临床常见病诊疗学

（上）

祁桠楠等◎主编

吉林科学技术出版社

图书在版编目（CIP）数据

　　临床常见病诊疗学/ 祁桠楠等主编 .-- 长春:吉
林科学技术出版社，2017.3
　　ISBN 978-7-5578-1868-5

　　Ⅰ．①临… Ⅱ．①祁… Ⅲ．①常见病—诊疗Ⅳ．
①R4

　　中国版本图书馆 CIP 数据核字(2017) 第 043484号

临床常见病诊疗学
LINCHUANG CHANGJIANBING ZHENLIAOXUE

主　　编	祁桠楠等
出 版 人	李　梁
责任编辑	赵　兵　张　卓
封面设计	长春创意广告图文制作有限责任公司
制　　版	长春创意广告图文制作有限责任公司
开　　本	787mm×1092mm　1/16
字　　数	947千字
印　　张	38
印　　数	1—1000册
版　　次	2017年3月第1版
印　　次	2018年3月第1版第2次印刷

出　　版	吉林科学技术出版社
发　　行	吉林科学技术出版社
地　　址	长春市人民大街4646号
邮　　编	130021
发行部电话/传真	0431-85635177　85651759　85651628
	85652585　85635176
储运部电话	0431-86059116
编辑部电话	0431-86037565
网　　址	www.jlstp.net
印　　刷	永清县晔盛亚胶印有限公司

书　　号	ISBN 978-7-5578-1868-5
定　　价	110.00元（全二册）

前　言

随着人们的衣食住行等的不断提高，疾病的发病率却越来越高，人们的健康及生活质量受到严重的威胁，对疾病诊断治疗上的完善是每一位医学工作者的不懈追求。日常生活中常见病的治疗是最最基本的，随着科技水平的进步，当前医学界的疾病诊治更注重精确化、个体化、综合治疗的理念。同时，科技飞速发展，新技术、新方法不断涌现，诊疗设备不断更新，对临床诊疗工作也提出了更高的要求。本书正是在此背景下编写，只为确保医疗的质量与安全，提高临床疗效，希望能成为可供广大医学工作者参考用书。

本书共分为四篇。第一篇介绍了基础理论，包括水、电解质及酸碱平衡紊乱，休克，超声，检验技术等；第二篇及第三篇则着重阐述了临床内科各系统疾病的诊断、治疗及普外科疾病的外科治疗方式方法等；第四篇主要讲述各系统疾病的护理内容。本书特点：科学、新颖、实用性强，介绍的方法可操作性也强。在临床工作中，治疗应因人而异、因病而异，要有计划、合理的采用当前最佳的治疗方法。

在编写过程中，编者参阅了大量相关教材、书籍及文献，反复进行论证，力求做到有理有据、准确使用，与临床紧密结合。在本书即将付梓之际，对先后为此书付出努力的同志表示诚挚的感谢！尽管我们已尽心竭力，但唯恐百密一疏，敬请同道和广大读者不吝批评指正。

编　者
2017 年 2 月

目　录

第一篇　基础篇

第二篇　内科疾病篇

第三篇　外科疾病篇

第四篇　护理篇

基础篇

第一章　水、电解质及酸碱平衡紊乱

第一节　人体正常体液调节

　　水是人体内含量最多的成分，体内的水和溶解在其中的物质构成了体液（body fluid）。体液以细胞膜为界分为细胞内液（intracellular fluid，ICF）和细胞外液（extracellular fluid，ECF）。ECF 因存在部位不同分为血浆和细胞间液（interstitial fluid），后者包括淋巴液。体液中的各种无机盐、低分子有机化合物和蛋白质都是以离子状态存在的，称为电解质（electrolate）。

　　人体的新陈代谢是在体液中进行的，体液的含量、分布、渗透压、pH 及电解质含量必须维持正常，才能保证生命活动的正常进行。各部位体液之间受机体生理机制的调节处于动态平衡。机体有很多非常精细的生理调控系统来维持内环境平衡，这些生理调控系统包括各种缓冲体系和高效率的肺及肾脏器官功能。它们协调工作，调节着细胞内与细胞外的水、电解质和 pH 的平衡。

一、水平衡

　　婴儿出生时，水分约占总体重的 70%，1 岁以后至中年逐渐降至 60%，其后男性降至 50%，女性因脂肪所占比例增加而使水分比例较男性约少 5%。约 2/3 的总体水（total body water，TBW）分布在 ICF，1/3 存在于 ECF，ICF 和 ECF 之间被细胞膜分隔。ECF 又被毛细血管内皮分隔为 3/4 为细胞间液，1/4 为血管内液。血管内液（全血）的无细胞液体部分（血浆）约占 60%，红细胞等约占 40%。

　　每天水的最少需求量可通过估算，如肾脏每天排出（尿液）1 200mL，皮肤蒸发和肺部呼出约 200mL，而体内由于氧化产生一部分水（代谢水）。因此，为维持体内水的平衡，成人一天至少应补充 1.5~2L 水。

二、体液中的电解质

　　体液中的各种无机盐、低分子有机化合物和蛋白质以离子状态存在，称为电解质。它们都具有维持体液渗透压的作用，保持着体内液体的正常分布。其中主要阳离子有钠离子

（Na^+）、钾离子（K^+）、钙离子（Ca^{2+}）和镁离子（Mg^{2+}），主要阴离子包括氯离子（Cl^-）、碳酸氢根（HCO_3^-）、磷酸根（HPO_4^{2-}、$H_2PO_4^-$）、硫酸根（SO_4^{2-}）以及有机阴离子如乳酸和蛋白质。体液中氢离子（H^+）的浓度约为其他电解质的百万分之一，体液的酸碱度以（pH）表示，即 $pH = -\log[H^+]$。

1. 体液中电解质的分布及平衡　Na^+、K^+、Cl^- 等是血浆中主要电解质。细胞间液是血浆透过毛细血管的超滤液，其电解质成分和浓度与血浆很相似，但血浆中含有较多的蛋白质，而细胞间液的蛋白质含量较少。细胞外液中主要阳离子和阴离子为 Na^+ 和 Cl^-，而 K^+ 主要分布在细胞内液，这种分布的不同主要是因为细胞膜上钠－钾泵的主动转运功能。钠－钾泵将 Na^+ 从细胞内泵出细胞外，同时将细胞外的钾回收到细胞内。因此，钠－钾泵在维持细胞内外电解质浓度的平衡起着重要的作用。体液中阳离子总数应与阴离子总数相等，并保持电中性。

2. 阴离子间隙　阴离子间隙（anion gap，AG）是指细胞外液中阳离子总数与阴离子总数之差，计算公式为：$AG = (Na^+ + K^+) - (Cl^- + HCO_3^-)$。波动范围是 (12 ± 2) mmol/L。在机体的各种疾病中，因代谢紊乱、酸性代谢产物增多，导致酸中毒，表现为 AG 增加。临床上 AG 升高常见于：①肾功能不全导致的氮质血症或尿毒症，引起磷酸盐和硫酸盐的潴留。②严重低氧血症、休克、组织缺氧等引起的乳酸堆积。③饥饿时或糖尿病患者，因脂肪动员分解增强，酮体堆积，形成酮血症和酮尿症。AG 降低见于低蛋白血症等。

3. 渗透压　渗透压是指溶质分子通过生物膜的一种吸水力量，使其达到平衡的一种压力。溶液的渗透压与溶解在其中带电荷或不带电荷的颗粒数成比例，而与溶质的分子量、半径等特性无关。由于血浆中晶体溶质数目远远大于胶体数目，所以血浆渗透压主要由晶体渗透压构成。血浆胶体渗透压主要由蛋白质分子构成，其中，白蛋白的分子量较小，数目较多（白蛋白 > 球蛋白 > 纤维蛋白原），决定血浆胶体渗透压的大小。

4. 体液的交换　在正常人体，每天补充的水和电解质在体内不断地在各区间进行交换，其中包括血浆与细胞间液、细胞间液与细胞内液之间的交换。人体的消化液、血浆、细胞间液和细胞内液等体液之间不断进行水分的交换，同时伴有营养物质的吸收、代谢物的交换以及代谢终产物的排出。所以体液的交换在维持生物体的生命活动中占有重要地位。各种体液在经常不断地进行交换的过程中保持着动态平衡。若体液中水分和电解质发生数量的改变，可产生脱水、水肿或电解质紊乱等病理症状。

（1）血浆与细胞间液之间的体液交换：血浆与细胞间液的交换主要是在毛细血管部位进行的。血浆的胶体渗透压比细胞间液的胶体渗透压高，通常将此压力差称为血浆有效胶体渗透压。水分在血管与细胞间液之间的交换是由毛细血管的血压和血浆有效胶体渗透压决定的。毛细血管动脉端的血压约为 34mmHg，静脉端约为 12mmHg。血浆有效胶体渗透压基本恒定，约为 22mmHg。

（2）细胞间液与细胞内液之间的体液交换：细胞间液与细胞内液隔以细胞膜，细胞膜是一种功能极其复杂的半透膜。液体总是由渗透压低的一侧流向渗透压高的一侧。当细胞外液渗透压升高时，水由细胞内转移至细胞外以维持体液渗透压的平衡。当细胞外液渗透压降低时，也需要依赖水分由细胞外液进入细胞内而起到调节渗透压的作用。

（张叶广）

第二节　体液代谢失调

体液动态平衡依赖于机体对水和电解质调节，一旦这种调节失常，就会造成体液平衡失调。水平衡失调常伴有电解质以及渗透压的平衡失调。体液代谢失调可以有 3 种表现：容量失调、浓度失调和成分失调。容量失调是指等渗性体液的减少或增加，只引起细胞外液量的变化，而细胞内液容量无明显改变。浓度失调是指细胞外液中的水分增加或减少，以致渗透微粒的浓度发生改变，即使渗透压发生改变。由于钠离子构成细胞外液渗透微粒的 90%，此时发生的浓度失调就表现为低钠血症或高钠血症。细胞外液中其他离子的浓度改变虽能产生各自的病理生理影响，但因渗透微粒的数量小，不会造成对细胞外液渗透压的明显影响，仅造成成分失调，如低钾血症或高钾血症，低钙血症或高钙血症，以及酸中毒或碱中毒等。

一、水平衡失调

水平衡失调可表现为总体水过少（脱水）或过多（水肿），或变化不大但水分布有明显差异，即细胞内水增多而细胞外水减少，或细胞内水减少而细胞外水增多。水失平衡的基本原因为水摄入和排出不相等，不能维持体内水的动态平衡。

（一）脱水

脱水是指体液丢失造成细胞外液减少。根据其伴有的血钠或渗透压的变化，脱水又分为低渗性脱水即细胞外液减少合并低血钠；高渗性脱水即细胞外液减少合并高血钠；等渗性脱水即细胞外液减少而血钠正常。各种脱水的分类的区别见表 1 - 1。

表 1 - 1　3 种不同类型脱水的特点

	高渗性脱水	等渗性脱水	低渗性脱水
特点	水丢失多于 Na^+ 丢失，血浆渗透压升高	丢失的水和电解质基本平衡，血浆渗透压变化不大	电解质丢失多于水的丢失，血渗透压降低
原因	水摄入不足或丢失过多	消化液丢失，大面积烧伤，反复放胸水、腹水等	丢失体液时，只补充水而不补充电解质
临床表现	口渴、尿少、体温上升及出现各种神经精神症状	血容量不足、血压下降、外周血循环障碍等	无口渴感、患者易恶心、呕吐、四肢麻木、无力以及神经精神症状
实验室检查	血浆 Na^+ > 150mmol/L 或 Cl^- + HCO_3^- >140mmol/L	血浆 Na^+ 为 130 ~ 150mmol/L 或 Cl^- + HCO_3^- 为 120 ~140mmol/L	血浆 Na^+ < 130mmol/L 或 Cl^- + HCO_3^- <120mmol/L

（二）水肿

当机体摄入水过多或排出减少，使体液中水增多、血容量增多以及组织器官肿胀，称为水肿或水中毒。引起水肿的原因有血浆蛋白浓度降低、充血性心力衰竭、水和电解质排泄障碍等。水肿后由于血浆渗透压出现不同的变化，又可分为高渗性、等渗性和低渗性水肿。

二、钠平衡失调

Na^+ 是细胞外液主要阳离子，对保持细胞外液容量、调节酸碱平衡、维持正常渗透压和细胞生理功能具有重要意义。细胞外液钠浓度的改变可由水或钠的含量变化而引起，故钠平衡失调常伴有水平衡失调。临床上测定血浆 $Na^+ < 130mmol/L$ 称为低钠血症（hyponatremia），$Na^+ > 150mmol/L$ 称为高钠血症（hypernatremia）。

（一）低钠血症

1. 病因　低钠血症可由钠减少或水增多引起，常见原因如下。

（1）肾性因素：肾功能损害引起的低钠血症有渗透性利尿、肾上腺功能低下、肾素生成障碍以及急、慢性肾功能衰竭等。

（2）非肾性因素：如呕吐、腹泻、肠瘘、大量出汗和烧伤等。除钠丢失外还伴有水丢失，血浆渗透压降低，引起水分向细胞内转移，出现细胞水肿，严重者可出现脑水肿。

2. 临床表现

（1）轻度：血 $Na^+ < 135mmol/L$，无口渴感，有恶心，呕吐，视觉模糊等。

（2）中度：血 $Na^+ < 130mmol/L$，有休克初期表现，如脉细速，血压不稳或下降，起立晕倒，尿少而尿中 Na^+ 和 Cl^- 浓度明显下降。

（3）重度：血 $Na^+ < 120mmol/L$，神志不清，肌痉挛，昏迷，休克。

（二）高钠血症

1. 病因

（1）水摄入不足：昏迷、拒食、消化道病变引起饮水困难，脑外伤、脑血管意外等导致渴感中枢迟钝或渗透压感受器不敏感。

（2）水丢失过多：①经肾外丢失，喘息状态、过度换气、气管切开等可使水从呼吸道丢失过多，胃肠道渗透性水样腹泻也可造成本症。②经肾丢失，主要由中枢性尿崩症及肾性尿崩症或应用大量渗透性利尿药引起。未被控制的糖尿病导致渗透性利尿也可导致高钠血症。

（3）水转入细胞内：乳酸性酸中毒时，糖原大量分解为小分子的乳酸，使细胞内渗透压过高，水转移到细胞内，也造成高钠血症。

（4）钠输入过多：常见于注射 $NaHCO_3$，过多输入高渗性 $NaCl$ 等，患者多伴有严重血容量过多。

（5）肾排钠减少：见于右心衰竭、肾病综合征、肝硬化腹水等肾前性少尿，急、慢性肾功能衰竭等肾性少尿，使用排钾保钠类药物等。

2. 临床表现　临床表现取决于血钠浓度升高的速度和程度，急性高钠血症比慢性高钠血症的症状较严重。高钠血症主要临床表现为神经精神症状。早期主要症状为口渴、尿量减少、软弱无力、恶心呕吐和体温升高；体征为口唇干燥、皮肤失去弹性、眼窝下陷。晚期则出现脑细胞失水的临床表现，如烦躁、易激惹或精神淡漠、思睡、抽搐或癫痫样发作和昏迷；体征有肌张力增高和反射亢进等，严重者因此而死亡。

三、钾平衡失调

（一）钾的生理功能

钾在人体的主要生理功能：①参与细胞内的正常代谢。②维持细胞内容量、离子、渗透压及酸碱平衡。③维持神经肌肉的应激性。④维持心肌的正常功能。

（二）钾的代谢

细胞内钾约占总钾量的98%，细胞外液钾仅占2%，血浆钾仅占0.3%。正常血浆钾浓度为3.5~5.5mmol/L。钾代谢平衡包括两个方面：①摄入与排出平衡，人体钾的来源完全从外界摄入。②细胞内、外平衡。

肾排钾受多种因素影响：①醛固酮能促进各段肾小管对钠的重吸收和钾的排泌。②醛固酮分泌除受肾素－血管紧张素系统调节外，还受到血钾、钠浓度的影响，当血钾升高、血钠降低时，醛固酮合成增加。③体液酸碱平衡改变也影响肾脏对钾的排泌，酸中毒时，尿钾增多；碱中毒时，尿钾减少。

（三）血钾异常

临床上以测定血清钾的浓度为准。影响血钾浓度的因素：①各种原因引起钾自细胞内移出时，则血钾增高。相反，某原因使细胞外液钾进入细胞内，血钾即降低。②细胞外液稀释时，血钾降低，浓缩时，血钾增高。③钾总量过多往往血钾过高，钾总量缺乏则常伴有低血钾。但当细胞外液的钾大量进入细胞内或血浆受到过分稀释时，钾总量即使正常，甚至过多时，也可能出现低血钾。若细胞内钾向细胞外大量释放或血浆明显浓缩时，钾总量即使正常甚至缺钾时也可能出现高血钾。④体液酸碱平衡紊乱，必定会影响到钾在细胞内外液的分布及肾排量的变化。

临床观察钾平衡时，除了观察血钾浓度外，还应考虑影响血钾的其他因素，如肾功能、醛固酮及肾素水平、酸碱平衡、尿电解质等，以便综合分析钾平衡紊乱的原因和对机体代谢的影响程度。

1. 低钾血症　是指实验室检查血清钾<3.5mmol/L。

（1）病因：①钾摄入不足，如慢性消耗性疾病，长时间进食不足使钾摄入减少，而肾脏照常排钾。②钾排出增多，如严重呕吐、腹泻、胃肠减压和肠瘘等因消化液丢失造成低钾。肾上腺皮质激素有促进排钾作用，长期应用可能引起低血钾。③细胞外钾进入细胞内，如静脉输入过多葡萄糖，尤其是加用胰岛素时，钾进入细胞内促进葡萄糖合成糖原，很易造成低血钾。代谢性碱中毒或输入过多的碱性药物，形成急性碱血症，H^+从细胞内移出到细胞外中和碱性，细胞外钾则进入细胞内，造成低血钾。④血浆稀释也可造成低血钾症。

（2）临床表现：低血钾改变了细胞内外钾含量的比例而影响神经肌肉的兴奋性，也影响细胞膜的功能，使患者出现低血钾的临床症状。严重低钾血症可出现肌无力，导致麻痹和呼吸衰竭。低血钾最重要的是影响心肌功能，表现为室上性心动过速、心传导阻滞、室性期外收缩和室性心动过速，严重者心跳停止于收缩期。典型心电图改变为T波降低、变平甚至倒置，进而出现ST段降低、QT间期延长和U波，但并不是所有低钾血症患者心电图具有上述典型改变，因此不能仅依据心电图诊断有无低钾血症。其他肌肉功能紊乱包括痉挛、肌束自发性收缩、麻痹性肠梗阻、换气过低、低血压、搐搦、横纹肌溶解。持续性低钾血症还可损害肾浓缩功能，引起多尿伴继发性烦渴。虽然低钾血症同样可伴随代谢性酸中毒发生，如腹泻和肾小管酸中毒，但常常有代谢性碱中毒。低钾血症导致碱中毒的原因为K^+自细胞内代偿性移至细胞外液，将通过Na^+、H^+交换进行，每移出3个K^+，即有2个Na^+和1个H^+进入细胞内，细胞外液H^+浓度降低；同时肾脏远曲小管Na^+、K^+交换减少，而Na^+、H^+交换，H^+排泄增加，患者出现低钾性碱中毒，而尿液反成酸性，称为反常性酸性尿。

2. 高钾血症　是指实验室检查血清钾 > 5.5mmol/L。

（1）病因：①钾输入过多，如钾溶液输入过快或量过大，特别是肾功能不全、尿量减少时，又输入钾溶液，尤其容易引起高钾血症。②排泄障碍，如少尿或无尿，如急性肾功能衰竭。③细胞内钾向细胞外转移，如大面积烧伤，组织细胞大量破坏，细胞内钾大量释放入血。代谢性酸中毒，血浆 H^+ 往细胞内转移，细胞内的钾转移到细胞外。与此同时，肾小管上皮细胞泌 H^+ 增加，泌钾减少，使钾潴留于体内。

（2）临床表现：高钾血症可出现神经肌肉症状，如肌肉酸痛、苍白和肢体湿冷等一系列类似缺血现象。主要毒性作用在心脏，可发生心内传导阻滞，出现心跳变慢及心律不齐，引起循环功能衰竭，甚至引起纤维性颤动，最后心脏停搏于舒张期。典型心电图表现为 T 波高尖、P 波下降，进而出现 QRS 波增宽。

四、钙平衡失调

（一）体内的钙的组成

体内的钙大部分以磷酸钙和碳酸钙的形式储存于骨骼中。血清钙浓度的正常值为 2.5mmol/L，其中 45% 为离子化钙，对维持神经肌肉的稳定性起重要作用；约 50% 为与血清蛋白相结合的非离子化钙；5% 为与血浆和组织之间液中其他物质相结合的非离子化钙。离子化与非离子化钙的比例与血液 pH 相关，酸中毒时 pH 降低离子化钙增加，碱中毒时 pH 上升可使离子化钙减少。

（二）影响血钙浓度因素

甲状旁腺激素增加血钙、降低血磷；降钙素、维生素 D 代谢物质降低血钙。氢离子浓度降低可减少离子钙浓度。离子钙是钙的生理活性形式。pH 每升高 0.1，离子钙降低 3% ～ 8%。白蛋白减少可降低总钙水平，但不影响离子钙浓度。

（三）血钙异常

1. 高血钙

（1）病因：多数高钙血症患者由甲状旁腺功能亢进或恶性肿瘤所致。甲状旁腺功能亢进症时可分泌过多的甲状旁腺素，促使破骨细胞活性增加，动员骨钙释放入血，近端肾小管对钙的回吸收增加，并间接促进肠钙吸收而形成高钙血症。恶性肿瘤可伴溶骨性转移，多见于乳腺癌、肾癌、肺癌和前列腺癌等，溶骨性转移引起大量骨质破坏，其释放出的钙超过肾和肠清除钙的能力，出现高血钙。约有 1/3 的患者在出现高血钙时可合并有低钾血症。

（2）临床表现：取决于血钙增高的程度和速度，主要表现为：①食欲不振、恶心、呕吐为最常见。②肾浓缩能力降低同时有溶质性利尿，患者有多尿、多饮、烦渴。③可损害神经系统传导，患者情绪低沉、失眠和表情淡漠等。严重者可有嗜睡、恍惚、幻觉，甚至昏迷。④高钙血症可增强心脏收缩，影响心脏传导，有心动过速或心动徐缓，心律失常，血压轻度增高，容易发生洋地黄中毒。当血钙 ≥3.75mmol/L 时，多数患者病情迅速恶化，如不及时抢救，常死于肾功能衰竭或循环衰竭。

2. 低血钙

（1）病因：①甲状旁腺激素（PTH）缺乏或作用受阻。②维生素 D 缺乏或代谢异常。

③慢性肾功能不全。④急性胰腺炎。

（2）临床表现：Ca^{2+} 浓度 < 1.5mmol/L 即可出现低钙血症的症状和体征。临床上常表现感觉异常、口唇麻木、深部腱反射亢进、痉挛、无力、恍惚和惊厥。患者也可出现 Chvostek 征（当手指敲击颧弓部位第Ⅶ对颅神经时出现嘴角颤动）或 Trousseau 征（当血压计袖带高于收缩压时充气 3min 以上，即可引起手部痉挛）。pH 每下降 0.1，离子钙的浓度大约会升高 0.05mmol/L，这是因为 H^+ 替代了与白蛋白结合的 Ca^{2+}；同样，如果 pH 升高，钙与白蛋白结合增多，因此，碱中毒的患者可有总体钙正常，而 Ca^{2+} 降低。难治性心力衰竭患者的血钙浓度也会降低。

五、镁平衡失调

正常成人体内镁总量约为 1 000mmol，约合镁 23.5g，约有 50% 的镁存在于骨骼内，其余几乎都存在于细胞内，仅有 1% 存在于细胞外液中。血清镁浓度的正常值为 0.70 ~ 1.20mmol/L。当机体血清镁浓度降低时，肾脏的排镁并不停止。在许多疾病中，均可出现镁代谢的异常。

（一）镁缺乏

1. 病因　长期的胃肠道消化液丧失，如肠瘘或大部分小肠切除术后，长期进食不足；长期应用无镁溶液治疗，静脉高营养未加适量镁作补充等。

2. 临床表现　常见症状有记忆力减退、精神紧张、易激动、神志不清、烦躁不安、手足徐动症样运动等。患者面容苍白、精神萎靡。严重缺镁者可有癫痫发作。

对于存在诱发因素且伴低血镁症状的患者，应该怀疑有镁的缺乏。镁缺乏常和缺钾与缺钙同时存在，在某些低钾血症患者中，若补钾后情况仍无改善时，应考虑有镁缺乏。血清镁浓度的测定一般对确诊价值不大，因为镁缺乏不一定会出现血清镁过低，而血清镁过低也不一定有镁缺乏。必要时，镁负荷试验有助于镁缺乏的诊断。正常人在静脉输注氯化镁或硫酸镁 0.25mmol/kg 后，注入量的 90% 很快地从尿内排出，而在镁缺乏患者，注入相同量的溶液后，输入镁的 40% ~ 80% 可保留在体内，甚至每天从尿中仅排出镁 1mmol。

（二）镁过多

1. 病因　常见于肾功能不全时，或应用硫酸镁治疗子痫的过程中。早期烧伤、大面积损伤或外科应激反应、严重细胞外液不足和严重酸中毒也可引起血清镁的增高。

2. 临床表现　疲倦、乏力、腱反射消失和血压下降等。血清镁浓度有较大的增高时，心脏传导功能发生障碍，心电图显示 PR 间期延长，QRS 增宽和 T 波升高，与高钾血症时的心电图变化相似。晚期可出现呼吸抑制、嗜睡和昏迷，甚至心搏骤停。血镁 > 3.5mmol/L 深部腱反射消失；血镁 > 4mmol/L 出现肌无力；血镁 > 5mmol/L 可有低血压；血镁 > 8mmol/L 时出现呼吸麻痹。

（张叶广）

第三节　酸碱平衡失调

正常人体的动脉血 pH 为 7.35 ~ 7.45，正常血液酸碱度是维持人体代谢及生理功能所必需的。pH <7.35 为酸血症，pH >7.45 为碱血症。机体通过多种方式调节血液酸碱度在正常范围内。当 H^+ 增加时，首先通过细胞外的缓冲系统降低其浓度，其次通过呼吸增快由肺排出 CO_2，部分 H^+ 进入细胞内，最后由肾脏排出 H^+，回收 HCO_3^-。肾脏虽然调节过程缓慢，但是作用重要，在处理酸碱平衡失调时需注意保护肾功能。

细胞内外的缓冲系统包括：碳酸氢盐 - 盐酸系统（$HCO_3 - H_2CO_3$）系统、血红蛋白（$HbO_2 - HHbO_2$ 及 $Hb - HHb$）系统、磷酸盐（$B_2HPO_4 - BH_2PO_4$）系统、血浆蛋白质（$Pr - HPr$）系统。碳酸氢盐 - 盐酸系统负责细胞外液的缓冲调节，血红蛋白缓冲系统负责细胞内液的缓冲，前者更为重要。细胞内外缓冲系统的特点是作用快，但缓冲能力有限，还需依靠肾脏和肺的调节。

正常氧代谢的最终产物主要是 CO_2 与 H_2O_2。正常成人在静息状态下每分钟产生 CO_2 约 200mL，相当于 10mmol。在剧烈运动时代谢亢进，CO_2 的产生量可增加 10 倍，由于肺的代偿作用，PCO_2 是相当恒定的，保持在 $36 \sim 44$mmHg。如果机体产生 CO_2 增多，通过 CO_2 对延髓呼吸中枢以及化学感受器的作用，呼吸运动加快、增强，通气量增加，CO_2 排出亦增加；反之亦然，这就是肺的调节作用。

正常情况下，肾脏每天可排出 H^+ $50 \sim 100$mmol。当体内 H^+ 产生增加时，肾脏的排 H^+ 功能可增加 10 倍。肾脏排出 H^+ 保留 HCO_3^- 作用，就是肾脏调节酸碱平衡的基本形式。

机体对维持酸碱平衡的调节有以下几个特点：①"肺快肾慢"，快与慢是指代偿作用的产生并达到最大代偿程度和消退的速率而言。肺代偿起始于代谢指标变化后 $30 \sim 60$min，在数小时内即可达高峰；与此相反，肾的代偿则始于呼吸指标变化后 $8 \sim 24$h，在 $5 \sim 7$ 天方能达到最大代偿程度。肾代偿的消退亦慢，约需在呼吸指标纠正后 $48 \sim 72$h。充分认识"肺快肾慢"这一特点，对临床病情判断与治疗都是十分重要的。②代偿作用是有限度的，如肾代偿肺的极限，是指单纯性呼酸的患者，当 $PaCO_2 >60$mmHg 并继续升高时，肾代偿也无法使血液中的 HCO_3^- 超过 40mEq/L；换言之，$HCO_3^- \leqslant 40$mEq/L 或 BE $\leqslant 15$mEq/L 就是肾代偿的极限。此时患者的 $PaCO_2$ 若进一步增加（>60mmHg），pH 就会随着 $PaCO_2$ 的上升而相应下降。根据同一法则，慢性呼酸患者，如果 BE > 15mEq/L，则不应单纯归咎于代偿所致，而应考虑此病例合并有代碱，因而应当作出复合性酸碱失衡的判断。③代偿是机体的一种生理性反应，它以原发性酸碱失衡为动力，属于继发性改变，代偿不会"过度"。临床上发现"过度代偿"，应考虑复合性酸碱失衡。

判断机体酸碱平衡失调的指标包括：①血 pH。②呼吸性指标：二氧化碳分压（PCO_2）和氧分压（PO_2）。③代谢性指标：标准碳酸氢盐（SB）、实际碳酸氢盐（AB）、剩余碱（BBE）、缓冲碱（BB）等。酸碱平衡由呼吸和代谢两个部分组成。机体新陈代谢可产生两种酸，即呼吸酸（H_2CO_3）和代谢酸。呼吸酸来自 H_2CO_3，又可分解成 CO_2 和 H_2O，由于 CO_2 可由肺排出，因而称为挥发性酸。代谢酸一般均来自氨基酸、脂肪和碳水化合物的中间代谢产物（乳酸等有机酸，还有磷酸及硫酸等无机酸），它们均由肾脏排出。由此可以看出，酸碱平衡与机体的呼吸、代谢状态以及肺、肾功能有着密切的关系。

血液酸碱度的异常多伴有电解质的改变，特别是代谢性因素导致的酸碱平衡失调。酸碱平衡失调一般分为 4 种：代谢性酸中毒、代谢性碱中毒、呼吸性酸中毒及呼吸性碱中毒（表 $1 - 2$）。

表 1-2　酸碱平衡失调的代偿变化

最初改变	代偿性反应	预期代偿	代偿时限	代偿极限
代谢性				
酸中毒　$\uparrow HCO_3^-$	$\downarrow PCO_2$	$PCO_2 = 1.5\,(HCO_3^-) + 8 \pm 2$ $HCO_3^- \downarrow 1mmol/L,\ PCO_2 \downarrow 1\sim1.3mmHg$ pH 的后两位数 = PCO_2（如 $PCO_2 = 28$，pH = 7.28） $HCO_3^- + 15$ = pH 的后两位数（$HCO_3^- = 15$，pH = 7.30）		
碱中毒　$\uparrow HCO_3^-$	$\uparrow PCO_2$	$HCO_3^- \uparrow 10mmol/L,\ PCO_2 \uparrow 6mmHg$ $HCO_3^- + 15$ = pH 的后两位数（$HCO_3^- = 35$，pH = 7.50）	12～24h	10mmHg
呼吸性				
酸中毒				
急性　$\uparrow PCO_2$	$\uparrow HCO_3^-$	$PCO_2 \uparrow 10mmHg,\ HCO_3^- \uparrow 1mmol/L$	几分钟	30mEq/L
慢性　$\uparrow PCO_2$	$\uparrow HCO_3^-$	$PCO_2 \uparrow 10mmHg,\ HCO_3^- \uparrow 3.5mmol/L$	3～5d	42～45mEq/L
碱中毒				
急性　$\downarrow PCO_2$	$\downarrow HCO_3^-$	$PCO_2 \downarrow 10mmHg,\ HCO_3^- \uparrow 2mmol/L$	几分钟	30mEq/L
慢性　$\downarrow PCO_2$	$\downarrow HCO_3^-$	$PCO_2 \downarrow 10mmHg,\ HCO_3^- \uparrow 5mmol/L$	3～5d	12～15mEq/L

（张叶广）

第四节　水、电解质与酸碱平衡紊乱的处理原则

一、水平衡失调

（一）脱水

1. 等渗性缺水　首先应尽可能同时处理引起等渗性缺水的原因，以减少水和钠的丧失。针对细胞外液量的减少，用平衡盐溶液或等渗盐水尽快补充血容量。脉搏细速和血压下降等症状常表示细胞外液的丧失量已达体重的 5%，可先从静脉给患者快速滴注上述溶液约 3 000mL（按体重 60kg 计算），以恢复血容量。如无血容量不足的表现时，则可给患者上述用量的 1/2～2/3，即 1 500～2 000mL，补充缺水量，或按红细胞压积来计算补液量。补等渗盐水量（L）=红细胞压积上升值/红细胞压积正常值×体重（kg）×0.20，此外，还应补给日需要量水 2 000mL 和氯化钠 4.5g。

等渗盐水含 Na^+ 和 Cl^- 各 154mmol/L，而血清内 Na^+ 和 Cl^- 的含量分别为 142mmol/L 和 103mmol/L，两者相比，等渗盐水的 Cl^- 含量比血清的 Cl^- 含量高 50mmol/L。正常人肾有保留 HCO_3^-、排出 Cl^- 的功能，故 Cl^- 大量进入体内后，不致引起高氯性酸中毒。但在重度缺水或休克状态下，肾血流减少，排氯功能受到影响。从静脉内输给大量等渗盐水，可导致血 Cl^- 过高，有引起高氯性酸中毒的危险。平衡盐溶液的电解质含量和血浆内含量相仿，用来治疗缺水比较理想，可以避免输入过多的 Cl^-，并对酸中毒的纠正有一定帮助。目前常用的平衡盐溶液有乳酸钠和复方氯化钠溶液（1.86% 乳酸钠溶液和复方氯化钠溶液之比为 1：2）与碳酸氢钠和等渗水溶液（1.25% 碳酸氢钠溶液和等渗盐水之比为 1：2）两种。在纠

正缺水后，钾的排泄会有所增加，K^+浓度也会因细胞外液量增加而被稀释降低，故应注意低钾血症的发生。一般应在尿量达 40ml/h 后补充氯化钾。

2. **低渗性缺水** 应积极处理致病原因。针对细胞外液缺钠多于缺水和血容量不足的情况，采用含盐溶液或高渗盐水静脉输注，以纠正体液的低渗状态和补充血容量。

（1）轻度和中度缺钠：根据临床上缺钠程度来估计需要补给的液体量。例如，体重60kg 的患者，测定血清钠为 128mmol/L，则估计每千克体重丧失氯化钠 0.5g，共缺钠盐30g，一般可先补给 50%，即 15g，再加上氯化钠的日需要量 4.5g，共 19.5g，可通过静脉滴注 5% 葡萄糖氯化钠约 2 000mL 来完成。此外，还应给日需要液体量 2 000mL，并根据缺水程度，再适当增加一些补液量。余下 50% 的钠，可在第 2 天补给。

（2）重度缺钠：对于出现休克者，应首先补足血容量，以改善微循环和组织器官的灌流。晶体液如乳酸复方氯化钠溶液、等渗盐水和胶体溶液如琥珀酰明胶、羟乙基淀粉、右旋糖酐和血浆白蛋白溶液等都可应用。但晶体液的用量一般要比胶体液用量大 2~3 倍。此后开始静脉滴注高渗盐水（3% 氯化钠溶液）200~300mL，尽快纠正血钠过低，以进一步恢复细胞外液量和渗透压，使水分从水肿的细胞内移出。以后根据病情再决定是否需继续给予高渗盐水或改用等渗盐水。

一般可按下列公式计算需要补充的钠盐量：

需补充的钠盐量（mmol）=［血钠的正常值（mmol/L）－血钠测得值（mmol/L）］×体重（kg）×0.60（女性为 0.50）。

按 17mmol Na^+ =1g 氯化钠计算补给氯化钠的量。当天补给 50% 和日需量 4.5g，其中2/3 的量以 5% 氯化钠溶液输给，其余量以等渗盐水补给。以后可测定血清 Na^+、K^+、Cl^-和做血气分析，作为进一步治疗时的参考。

（3）缺钠伴有酸中毒：在补充血容量和钠盐后，由于机体的代偿调节功能，酸中毒常可同时得到纠正，一般不需要在治疗的开始就使用碱性药物。如经血气分析测定，酸中毒仍未完全纠正时，可静脉滴注 5% 碳酸氢钠溶液 100~200mL 或平衡盐溶液 200mL，以后视情况再决定是否继续补给。在尿量达到 40ml/h 后，应补充钾盐。

3. **高渗性缺水** 应尽早去除病因，使患者不再丢失体液，以利机体发挥自身的调节功能。对于不能口服的患者，可经静脉滴注 5% 葡萄糖氯化钠溶液或 0.45% 氯化钠溶液，来补充已丧失的液体。估计需要补充已丧失的液体量有两种方法：①根据临床表现的严重程度，按体重百分比的丧失来估计。每丧失体重的 1%，补液 400~500mL。②根据血 Na^+ 浓度来计算。补水量（mL）=［血钠测得值（mmol/L）－血钠正常值（mmol/L）］×体重（kg）×4。计算所得的补水量不宜在当天一次补给，以免发生水中毒；一般可分 2 天补给。当天先给补水量的 50%，余下的 50% 在次日补给。此外，还应补给日需要量 2 000mL。

必须注意的是，血清 Na^+ 测定虽有增高，但因同时有缺水，血液浓缩，体内总钠量实际上仍有减少。故在补水的同时应适当补钠，以纠正缺钠。如同时有缺钾需纠正时，应在尿量超过 40ml/h 后补钾，以免引起血钾过高。经过补液治疗后，若酸中毒仍未纠正，可酌情补给碳酸氢钠溶液。

（二）水中毒

预防水中毒的发生比治疗水中毒更为重要，对于容易发生抗利尿激素分泌过多者，如存在疼痛、失血、休克、创伤和大手术等诱发因素，急性肾功能不全的患者和慢性心功能不全的患者，应严格限制入水量。对水中毒患者，应立即停止水分摄入，在机体排出多余的水分后，程度较轻者，水中毒即可解除。程度较重者，除禁水外，用利尿剂促进水分排出。一般用渗透性利尿剂，如20%甘露醇或25%山梨醇200mL静脉内快速滴注，以减轻脑细胞水肿和增加水分排出。也可静脉注射袢利尿剂，如呋塞米和依他尼酸。尚可静脉滴注5%氯化钠溶液，以迅速改善体液的低渗状态和减轻脑细胞肿胀。

二、电解质平衡失调

（一）钾平衡失调

1. 低钾血症　应尽早解除造成低钾血症的病因，以减少或终止钾的继续丢失。临床上较难判定缺钾的严重程度，可参考血清钾测定的结果来初步确定补钾量。血清钾 < 3mmol/L，补给 K^+ 200~400mmol，一般才能提高血清钾 1mmol/L。血清钾为 3.0~4.5mmol/L，补给 K^+ 100~200mmol，一般即可提高血清钾 1mmol/L。细胞外液的钾总量仅为 60mmol，如果从静脉中输注的含钾溶液过速，血钾即可在短时间内迅速增高，可引起致命的后果。补钾的速度一般不宜超过 20mmol/h（1.5g 氯化钾），每天补钾量则不宜超过 100~200mmol（7.5~15g 氯化钾）。如患者有休克，应先输给晶体或胶体溶液，以尽快恢复血容量。待每小时尿量超过 40mL 后，再从静脉输给氯化钾溶液。低血钾时常伴有细胞外碱中毒，和钾一起输入的 Cl^- 可有助于减轻碱中毒。此外，氯缺乏还能影响肾保钾的能力，故输给 KCl，除可补充 K^+ 外，还可增强肾的保钾作用，有利于低钾血症的治疗。完全纠正体内缺钾需时较长，患者能够口服后，可服氯化钾缓释片。

2. 高钾血症　高钾血症的患者有心跳骤停的危险，故发现患者有高钾血症后，应立即停给一切带有钾的药物或溶液，并尽快处理原发疾病和改善肾功能，避免食用含钾量较高的食物，以免血钾更加增高。降低血清钾浓度的方法有：

（1）使 K^+ 暂时转入细胞内：①静脉注射 5% 碳酸氢钠溶液 60~100mL 后，继续静脉滴注碳酸氢钠 100~200mL。高渗碱性溶液可使血容量增加，K^+ 得到稀释，K^+ 移入细胞内或由尿排出，有助于酸中毒的治疗。注入的 Na^+，也可对抗 K^+ 的作用。②用 25% 葡萄糖溶液 100~200mL，每 4~6g 葡萄糖加 1U 胰岛素静脉滴注，可使 K^+ 转移入细胞内，暂时降低血清钾浓度。必要时每 3~4h 重复给药。③肾功能不全，不能补液过多者，可用 10% 葡萄糖酸钙溶液 100mL、11.2% 乳酸钠溶液 50mL、25% 葡萄糖溶液 400mL，加入胰岛素 30U，行静脉持续滴注 24h，每分钟 6 滴。④静脉注射 10% 葡萄糖酸钙溶液 20mL，钙与钾有对抗作用，能缓解 K^+ 对心肌的毒性作用。葡萄糖酸钙可重复使用。也可用 30~40mL 葡萄糖酸钙加入静脉补液内滴注。

（2）应用阳离子交换树脂：每天口服 4 次，每次 15g，可从消化道携带走较多的 K^+。同时口服山梨醇或甘露醇导泻，以防发生粪块性肠梗阻。也可加 10% 葡萄糖溶液 200mL 后做保留灌肠。

（3）透析疗法：有腹膜透析和血液透析两种，一般用于上述疗法仍不能降低血清钾浓度时。

（二）钙平衡失调

1. 高钙血症　有下述情况时应紧急处理：血钙 > 3mmol/L，有临床表现、不能口服和肾功能异常者。

（1）静脉输注生理盐水 5～10L，纠正脱水状态，必要时进行有创血流动力学监测。

（2）呋塞米 40mg 静脉注射，注意不能加重脱水。伴有低钾血症或低镁血症患者，应同时纠正。避免使用噻嗪类利尿药，因为可加重高钙血症。

上述治疗无效者，可用降钙素 0.5～4MRC/kg，持续静脉滴注 24h，或每 6h 1 次肌内注射。同时给予氢化可的松 25～100mg，每 6h 1 次静脉滴注。血清钙增高达 4.5mmol/L 时，即有生命危险。对甲状旁腺功能亢进症应进行手术治疗，才能根本解除高钙血症的病因。对骨转移性癌患者，可给低钙饮食和充足的水分，防止缺水，以减轻症状和痛苦。乙二胺四乙酸（EDTA）和硫酸钠等药物输注，均可以暂时降低血钙浓度。

2. 低钙血症　无症状的患者可口服葡萄糖酸钙片，每天 1～4g，每 6h 1 次，可联合应用维生素 D（0.2μg，每天 2 次）。牛奶含钙量低，不适于补钙。

有症状的患者，可给予 10% 葡萄糖酸钙或氯化钙 10mL，10min 内静脉注入。如有碱中毒，需同时纠治，以提高血内离子化钙的浓度。必要时可多次给药（葡萄糖酸钙 1g 含 Ca^{2+} 2.5mmol；氯化钙 1g 含 Ca^{2+} 10mmol）。对需要长期治疗的患者可服乳酸钙，或同时补充维生素 D。

（三）镁失调

1. 低血镁　首先纠正容量不足和低钾血症、低钙血症和低磷酸盐血症。震颤性谵妄期间，第 1h 给予 2g 硫酸镁，随后在头 24h 内给予 6g，每 15min 检查深部腱反射。若血镁 ＞3.5mmol/L，患者深部腱反射消失，此时应停止输注含镁溶液。

一般可按 0.25mmol/（kg·d）的剂量补充镁盐。如患者的肾功能正常，而镁缺乏又严重时，可按 1mmol/（kg·d）补充镁盐。常用氯化镁溶液或硫酸镁溶液静脉滴注。患者有搐搦时，一般用硫酸镁溶液静脉滴注，可以较快地控制抽搐。用量以每千克体重给 10% 硫酸镁 0.5mL 计算。静脉给镁时应避免给镁过多、过速，以免引起急性镁中毒和心搏骤停。如遇镁中毒，应即静脉注射葡萄糖酸钙或氯化钙溶液作用抗剂。完全纠正镁缺乏需要时较长，故在解除症状后，仍应继续每天补镁 1～3 周。一般用量为 50% 硫酸镁 5～10mmol（相当 50% 硫酸镁 2.5～5mL），肌内注射或稀释后静脉注射。

2. 高血镁　首先用生理盐水纠正脱水，无肾功能衰竭的患者，应用呋塞米 20～40mg 静脉注射。酸中毒患者应改善通气，必要时静脉输注 5% 碳酸氢钠 50～100mL。有症状的患者，予以 10% 氯化钙 5mL 静脉注射，以对抗镁的作用。

三、酸碱失衡

（一）代谢性酸中毒

治疗上以消除引起代谢性酸中毒的原因为主要措施。由于机体可通过加速肺通气排出 CO_2，肾排 H^+ 保 Na^+ 和 HCO_3^- 来调节酸碱平衡的能力，因此只要病因被消除和增加补液来纠正缺水，轻度的酸中毒（血浆 $HCO_3^- ＞16～18mmol/L$ 者）常可自行纠正，一般不需要使用碱性药物治疗。

对血浆 $HCO_3^- ＜10mmol/L$ 的患者，应立刻用液体和碱剂进行治疗。常用碱性溶液为 5% 碳酸氢钠溶液，碳酸氢钠可离解为 Na^+ 和 HCO_3^-，HCO_3^- 与体液中的 H^+ 合成 H_2CO_3，再离

解为 H_2O 和 CO_2，CO_2 可由肺部排出，降低体内的 H^+ 浓度，从而改善酸中毒。而 Na^+ 留于体内，可提高细胞外液渗透压和增加血容量。5% 碳酸氢钠溶液每 20mL 含有 Na^+ 和 HCO_3^- 各 12mmol。一般稀释为 1.25% 溶液后应用。在估计输给 $NaHCO_3$ 的用量时，应考虑到体内非 HCO_3^- 缓冲系统的缓冲作用。因为输入体内的碳酸氢钠的一半会很快会被非 HCO_3^- 缓冲系统所释放的 H^+ 结合。下列公式可计算拟提高血浆 HCO_3^- 所需的 $NaHCO_3$ 的量。所需 HCO_3^- 的量（mmol）＝［HCO_3^- 正常值（mmol/L）－ HCO_3^- 的测得值（mmol/L）］× 体重（kg）× 0.4。一般可将应输给量的一半在 2～4h 内输完，以后再决定是否继续输给剩下的量的全部或一部分。不宜过快地使血浆 HCO_3^- 超过 14～16mmol/L，以免出现手足抽搐、神志改变和惊厥。过快纠正酸中毒，还可引起大量 K^+ 转移至细胞内，导致低钾血症，应注意避免。输注醋酸钾，可避免氯化钾引起的体内 Cl^- 多。在酸中毒时，离子化 Ca^{2+} 增多，即使患者有总体的低钙血症，仍可无手足抽搐的低钙表现。但在纠正酸中毒后，离子化 Ca^{2+} 减少，便有发生手足抽搐的可能，应及时静脉注射葡萄糖酸钙予以纠正。

（二）代谢性碱中毒

治疗上应着重于对原发疾病的积极治疗。对胃液丢失引起的代谢性碱中毒，可输注等渗盐水或葡萄糖盐水，恢复细胞外液量和补充 Cl^-，纠正低氯性碱中毒，使 pH 恢复正常。碱中毒时几乎都会伴发低钾血症，故需同时补给 KCl，才有利于碱中毒的纠正，但补给钾盐应在患者尿量超过 40mL/h 后。对缺钾性碱中毒，必须补充钾才能纠正细胞内外离子的异常交换，并终止 H^+ 从尿中继续排出。

治疗严重碱中毒时（血浆 HCO_3^- 45～50mmol/L，pH > 7.65），可应用盐酸的稀释溶液来迅速消除过多的 HCO_3^-。输入的酸只有一半可用于中和细胞外 HCO_3^-，另一半会被非碳酸氢盐缓冲系统所中和。采用下列公式计算需补给的酸量，即：需要补给的酸量（mmol）＝［测得的（mmol/L）－目标 HCO_3^-（mmol/L）］× 体重（kg）× 0.4。下列公式也应用：［Cl^- 的正常值（mmol/L）－ Cl^- 的测得值（mmol/L）］× 体重（kg）× 0.2，算出盐酸用量。第 1 个 24h 内一般可给计算所得的补给量一半。

纠正碱中毒也不宜过于迅速，一般也不要求完全纠正。在治疗过程中，可以反复测定尿内的氯含量，如尿内有多量的氯，表示补氯量已足够，不需再继续补充。

（三）呼吸性酸中毒

需尽快改善患者的通气功能和治疗原发病。必要时，予以气管插管或气管切开，使用呼吸机改善换气功能。如因呼吸机使用不当而发生酸中毒，则应调整呼吸机的频率、压力或容量。单纯给高浓度氧，对改善呼吸性酸中毒的帮助不大，反而使呼吸中枢对缺氧刺激不敏感，呼吸功能更受抑制。

导致慢性呼吸性酸中毒的多为慢性肺疾患，故其治疗比较困难。一般方法为控制感染、扩张小支气管、促进排痰等措施，以改善换气功能和减轻酸中毒的程度。该类患者耐受手术的能力较差，围手术期容易发生呼吸衰竭，导致酸中毒进一步加重，故应做好围手术期的肺功能维护。呼吸性酸中毒时应慎用碱性药物，尤其是在通气尚未改善前要严加控制。一般在通气改善后可慎重应用三羟甲基氨基甲烷（THAM，一种不含钠的有机碱）。一般不用碳酸氢钠，以免加重高碳酸血症和并发代谢性碱中毒。

（四）呼吸性碱中毒

应积极处理原发疾病。用纸袋罩住口鼻，增加呼吸道死腔，减少 CO_2 的呼出和丧失，以提高血液 PCO_2，也可给患者吸入含 5% CO_2 的氧气。如系呼吸机使用不当所造成的通气过度，应调整呼吸机。静脉注射葡萄糖酸钙可消除碱中毒时低钙引起的手足抽搐。

（张叶广）

第二章　休克

第一节　感染性休克

感染性休克（infectious shock）亦称中毒性休克或败血症性休克，是由病原微生物（包括细菌、病毒、立克次体、原虫与真菌等）及其代谢产物（包括内毒素、外毒素、抗原抗体复合物）在机体内引起的一种微循环障碍及细胞与器官代谢、功能损害综合征。

一、病因

感染性休克常见于革兰阴性杆菌感染（败血症、腹膜炎、坏死性胆管炎、绞窄性肠梗阻等）、中毒性菌痢、中毒性肺炎、暴发型流行性脑脊髓膜炎、革兰阳性球菌败血症、暴发型肝炎、流行性出血热、厌氧菌败血症（多发生于免疫功能抑制的慢性病患者，如肝硬化、糖尿病和恶性肿瘤等以及免疫功能缺陷的患者）和感染性流产等。

二、发病机制

感染性休克发病机制尚不十分明确，病原微生物及其毒素等产物作为动因，可激活宿主一系列体液和细胞介导系统，产生各种生物活性物质，后者相互作用，相互影响，引起微循环障碍和（或）细胞与器官代谢、功能损害。

1. 微循环障碍的发生与发展　微生物及其毒素等产物（主要为内毒素）可激活补体、激肽、凝血、纤溶等体液系统，导致血管扩张、循环血容量不足和低血压；后者通过压力感受器激活神经内分泌 - 交感肾上腺髓质系统（在应激状态下亦可直接被激活），分泌大量儿茶酚胺，使微血管张力发生明显改变，最后导致 DIC 和继发性纤溶，引起出血，心排血量进行性降低、低血压，形成恶性循环，使休克向纵深发展。

感染性休克依血流动力学改变不同可分为两种类型：①暖休克或高动力型（高排低阻型）：其特点是外周血管扩张，四肢末端温暖干燥，心排血量增加或正常，一般发生于早期或轻型患者。此型如不及时纠正，最终发展为冷休克。②冷休克或低动力型（低排高阻型）：最常见，其特点是心排血量降低，外周阻力增高，动脉血压下降，静脉淤血。它的发生与内毒素直接使交感 - 肾上腺髓质系统兴奋，内毒素使血小板、白细胞等释放生物活性物质，损伤血管内皮，激活凝血因子Ⅻ，从而促进激肽形成与 DIC 形成等有关。

2. 细胞损害和器官功能衰竭　细胞损害可继发于微循环灌注不足所引起的组织细胞缺血缺氧；但亦可为原发性，既可是休克动因如内毒素直接引起细胞损伤，使细胞膜通透性增加，细胞内 K^+ 逸出，而细胞外 Na^+ 和水进入细胞，从而使 $Na^+ - K^+ - ATP$ 酶活性增加，功能增强，大量消耗 ATP 终至耗竭并导致 Na^+、水在细胞内潴留，引起细胞肿胀和线粒体肿胀，ATP 生成减少，更加重钠、水在细胞内潴留，形成恶性循环；又多是由内毒素激活白细胞所产生的活性氧（氧自由基）、单核－巨噬细胞被激活所产生的肿瘤坏死因子（TNF）、白细胞介素 1（IL－1）以及抗原抗体复合物激活补体等诱致 TNF 与 IL－1 二者可相互诱生，也可自身诱生。细胞损害常先累及胞膜，胞膜磷脂在磷脂酶 A_2 的激发下形成花生四烯酸，后者经环氧化酶或脂氧化酶的代谢途径分别产生前列腺素类，包括血栓素（TXA_2）、前列环素（PGI_2）、PGE_2、白三烯（LT）等。上述产物可影响血管张力、微血管通透性，激活血细胞，造成细胞和组织损伤，在休克的发生发展中起重要作用。细胞损伤后释放的溶酶体酶、心肌抑制因子（MDF）等毒性肽与其他介质是使休克恶化的重要原因。

垂体在微生物及其毒素如内毒素激发下分泌 ACTH，同时亦激活内啡肽系统，β－内啡肽释放增加，它能抑制交感神经活动，使血压降低；而脑内的促甲状腺激素释放激素系统则和内啡肽系统起生理性拮抗作用。

在全身微循环障碍的基础上，各器官组织的功能和结构均可发生相似的病理生理改变，但在不同病例可有所侧重，从而导致 ARDS、急性肾衰竭、心功能不全、肝功能损害、脑水肿、胃肠道出血与功能紊乱等。

3. 休克时的代谢、电解质和酸碱平衡变化　在休克应激情况下，糖和脂肪分解代谢亢进，初期血糖、脂肪酸、三硝酸甘油等均见增加，随休克进展、糖源耗竭而转为血糖降低、胰岛素分泌减少，在缺血缺氧情况下 ATP 生成减少，影响胞膜钠泵功能，致细胞内外离子分布失常，Na^+ 与水进入细胞内，K^+ 则流向细胞外；细胞或胞膜受损时，发生 Ca^{2+} 内流，胞液内钙超载可产生许多有害作用，如活化磷脂酶 A_2，激活花生四烯酸代谢，导致低血糖，参与血小板凝集，触发再灌注损伤，增加心肌耗氧量等，直至造成细胞死亡。休克初期可因细菌毒素对呼吸中枢的直接影响或有效循环血量降低的反射性刺激而引起呼吸增快、换气过度，导致呼吸性碱中毒；继而因脏器氧合血液灌注不足，生物氧化过程发生障碍，三羧酸循环受抑制，ATP 生成减少，乳酸形成增多，导致代谢性酸中毒；休克晚期，常因中枢神经系统或肺功能损害而导致混合性酸中毒。可出现呼吸幅度与节律的改变。

三、临床表现

感染性休克必须具备感染和休克两方面的表现。

1. 休克早期　突然出现寒战、高热，或高热患者体温骤降或不升；继而出现烦躁不安、过度换气伴呼吸性碱中毒和精神状态改变。面色苍白、口唇和四肢轻度发绀、湿冷；可出现胃肠道表现如恶心、呕吐；血压可正常或稍低或稍高，脉压变小；呼吸、脉搏增快；尿量减少。眼底检查可见动脉痉挛现象，此期为低排高阻型休克（冷休克）。少数可表现为皮肤温暖、肢端色泽稍红，浅静脉充盈、心率无明显增快，血压虽偏低但脉压稍大，神志清楚，临床上称之为暖休克。

2. 休克发展期　患者意识不清，出现谵妄，躁动，甚至昏迷，呼吸浅速，心音低钝，脉搏细数，按压稍重即消失，收缩压降至 10.67kPa 以下，甚至测不出，脉压小。皮肤湿冷、发绀，常有花斑纹，尿少甚至无尿。

3. 休克晚期　可出现 DIC 和重要脏器功能衰竭。DIC 表现为顽固性低血压广泛出血（皮肤黏膜和内脏）。急性肾衰竭表现为尿量明显减少或无尿，血尿素氮和血钾升高。急性心功能不全者呼吸增快、发绀、心率加速，心音低钝，可有奔马律、心律失常；亦有心率不快或相对缓脉，出现面色灰暗，肢端发绀，中心静脉压和肺动脉楔压升高，分别提示右心和左心功能不全；心电图示心肌损害，心律失常改变。ARDS 表现为进行性呼吸困难和紫绀，吸氧不能使之缓解，呼吸频数，肺底可闻及细湿啰音或呼吸音减低。X 线胸片示散在小片状浸润影，逐渐扩展、融合，形成大片实变；血气分析 $PaO_2 < 5.26kPa$。脑功能障碍引起昏迷，一过性抽搐、肢体瘫痪及瞳孔、呼吸改变等。肝功能衰竭引起肝昏迷、黄疸等。

四、辅助检查

1. 血象　白细胞计数大多增多，伴核右移现象，但白细胞也可正常，甚至减少。可见到中毒性颗粒及中性粒细胞中胞浆空泡形成。血红蛋白和红细胞压积增高，提示血液有浓缩现象。血小板常减少。

2. 病原体检查　为明确病因诊断，尽可能在应用抗生素前常规进行血或其他体液、渗出液及脓液培养（包括厌氧菌培养），并做药敏试验，鲎溶解物试验（LCT）有助于内毒素的检测。

3. 尿常规和肾功能检查　测定尿比重、血尿素氮、肌酐等，以便及时了解肾功能。

4. 血液生化检查　常测者为二氧化碳结合力，有条件时应做血气分析，以及时了解酸碱平衡情况。血乳酸含量测定有预后意义，严重病例多明显升高。可有电解质紊乱，血钠多偏低，血钾高低不一。

5. 血清酶的测定　血清转氨酶、肌酸磷酸激酶、乳酸脱氢酶及其同工酶等，反映脏器、组织损害情况。酶值明显升高，预后不良。

6. 有关 DIC 检查　血小板计数、纤维蛋白原、凝血酶原和凝血酶时间等测定及血浆鱼精蛋白副凝（3P）试验等。

五、治疗

感染性休克必须早期诊断及时治疗，争取在短时间内使微循环得到改善，保证重要器官功能迅速恢复，尽快脱离休克状态。在积极治疗感染的同时，应采取如下综合措施。

1. 使气道通畅和给氧　感染性休克患者，即使无紫绀，亦应吸氧，可用鼻导管或面罩加压输入，如分泌物较多、严重缺氧时需气管插管给氧。必要时可考虑气管切开或采用人工呼吸机给氧。

2. 控制感染　感染性休克应积极控制感染，发现脓肿应及时引流。使用抗生素前应进行细胞学检查，在未明确致病菌前，只能从临床经验判断不同脏器感染的常见致病菌。选用抗生素以静脉给药为宜，剂量需较大。为了更好地控制感染，抗生素可以联合应用，但一般二联已足，严重感染亦可三联及四联，并根据致病菌选用抗菌谱较广的药物。待细菌培养得到结果后再进行调整。抗菌药物的应用原则是：正确选择、恰当组合、剂量要大、静脉滴注、集中给药、注意肝肾功能。根据患者的年龄、体重、肝肾功能、药物的抗菌性，适当调整抗菌药物的种类及剂量。抗生素选择情况见表 2－1。

表 2－1　感染性休克时抗生素选用参考表

细菌	革兰染色	首选药物
葡萄球菌	+	青霉素 G
耐青霉素金黄色葡萄球菌	+	新青霉素 Ⅱ、Ⅲ

续　表

细菌	革兰染色	首选药物
溶血性链球菌	+	青霉素 G
肠球菌	+	青霉素 G + 链霉素
肺炎双球菌	+	青霉素 G
肺炎杆菌	-	庆大霉素或卡那霉素
产气荚膜杆菌	+	青霉素 G
炭疽杆菌	+	青霉素 G
结核杆菌		链霉素或异烟肼
脑膜炎双球菌	-	磺胺嘧啶或青霉素 G
淋病双球菌	-	青霉素 G
流感杆菌		氯霉素
大肠杆菌	-	卡那霉素或庆大霉素或磺苄西林
绿脓杆菌	-	脱氧卡那霉素
		庆大霉素 + 呋布西林、磺苄西林
肺炎产气杆菌	-	多黏霉素或庆大霉素
痢疾杆菌	-	磺胺药 + TMP、氯霉素
沙门菌	-	氯霉素
奇异变形杆菌	-	卡那霉素
其他变形杆菌	-	卡那霉素

感染性休克患者应用抗生素时必须注意肾功能情况，当肾功能减退时经肾排出的抗生素其半衰期明显延长，使其血中浓度增高，不仅加重肾脏负担引起肾衰竭，还可损害各脏器和神经系统，故应选用适当的抗生素和调整抗生素的剂量。对轻度肾功能损害者，应用原量的1/2，中度损害者给 1/2 ~ 1/5 量，重度损害者给 1/5 ~ 1/10 量。

3. 补充血容量　补充血容量是治疗感染性休克的重要措施，只有补足血容量才能保证氧和血液对组织器官的有效灌注，改善微循环及心输出量，纠正休克。补液时应在中心静脉压监测下，于开始 2h 输液 1 000 ~ 2 000ml，应双管滴入，争取在 1 ~ 2h 获效。如血压在10.6kPa 左右，先输液 1 000ml，严重患者 24h 输液量常需 3 000 ~ 4 000ml 以上，并根据心、肾功能调节输液速度，依据电解质及酸碱平衡情况配合使用液体。

（1）低分子右旋糖酐：是一种合成的胶体溶液，有吸收血管外液的作用，是休克早期扩容的良好溶液。可以第 1h 快速输入 100 ~ 150ml，以后缓慢输液，24h 维持总量在 10 ~ 15ml/kg，最好不超过 1 000ml/d。该药主要通过提高血浆渗透压而达到增加血容量的目的，作用维持 8h，它能降低血液黏稠度、红细胞压积，减少血小板吸附和聚集，改善微循环的淤滞，增加静脉回流。但需注意过敏反应，对有心脏病、肾功能不全、严重失水状态或血小板减少者慎用，以免加重病情。

（2）血浆代用液：以羧甲淀粉（706）临床常用，为支链淀粉衍生物，有较好的扩容效果，使用时有过敏反应，需做过敏试验。

（3）平衡盐液：可使用林格液、碳酸氢钠溶液（林格液与等渗碳酸氢钠 2：1），或生理盐水、碳酸钠溶液，5%葡萄糖盐水溶液等。

（4）血浆或清蛋白：对于患者体力、抗病力基础较差者适当输血浆或清蛋白，特别是严重贫血及低血容量者，尤应考虑使用。

4. 纠正酸中毒　感染性休克常有明显的酸中毒，纠正酸中毒可改善微循环，防止弥散性血管内凝血的发生和发展，并可增强心肌收缩力，提高血管活性药物的效应。如休克状态持续 2h，血 pH <7.2，或静脉滴注血管活性药物而升压反应不佳，均应考虑伴有代谢性酸中毒的可能，应立即测定血浆二氧化碳结合力，根据临床表现静脉滴注碱性药物。一般轻度酸中毒在 24h 内需 5% 碳酸氢钠 250 ~ 400ml，重症酸中毒患者需 60 ~ 800ml，不宜 > 1 000ml，可分为 2 ~ 3 次用；儿童患者用 5% 碳酸氢钠 5ml/kg，若用后仍未纠正，在 4 ~ 6h 后再输碱性溶液一次，用量为上述剂量的一半。乳酸钠溶液不宜用于乳酸性酸中毒和感染性休克病例。三羟甲基氨基甲烷（THAM）大量快滴引起呼吸抑制和低血压，亦可导致低血糖和高血钾，所以较少采用。

5. 应用血管活性药物　休克患者血容量补足而血压仍未回升，组织灌注仍无改善甚或恶化者，即需采用血管活性药物。此类药物的正性肌力作用能升高心跳血量，选择性扩张血管，重新分配血液到受损器官内。缩血管药物的作用使血压升高，缺血区灌注改善。常用有价值的药物如下。

（1）α - 受体阻滞剂：通过解除小动脉及小静脉的痉挛，减少外周阻力，增加血管床容量，减少中心静脉血液，减轻肺水肿和肾脏并发症。适用于重症或晚期休克病例。

1）酚苄明：用量 0.5 ~ 2.0mg/kg，加入 10% 葡萄糖液 250 ~ 500ml 静滴，1 ~ 2h 滴完，作用持续 48h。

2）苄胺唑啉：它能对抗休克时伴发的血管收缩作用，促使血管扩张及增加组织灌流量，但必须在补充血容量后应用。剂量为 0.2 ~ 1.0mg/min，即 3 ~ 20μg/（kg·min）。

（2）β - 受体兴奋剂

1）异丙肾上腺素：具有扩张血管作用，舒张微循环小动脉及小静脉括约肌，使周围血管阻力减低；加强心肌收缩力，使心跳出量增加。用量为 0.2 ~ 1.0mg，加入 500ml 葡萄糖溶液中，2 ~ 4μg/min 静滴。在充分补充血容量及纠正酸中毒的条件下，对低排高阻型休克有较好的疗效。

2）多巴胺：广泛用于治疗休克，对心脏直接兴奋 β - 受体，对周围血管有轻度收缩作用，对心脏血管及冠状动脉有扩张作用，用药后心肌收缩力增强，心跳出量增多，肾血流量和尿量增加。平均剂量 10 ~ 20μg/（kg·min）。

3）多巴酚丁胺：作用于心肌 $β_1$ - 受体，使心输出量增加，且与剂量成正比，外周动脉收缩作用极微弱。用法：一般用量 10μg/（kg·min）。血管活性药物的应用原则是温暖型休克使用血管收缩剂，冷湿型休克使用血管扩张剂，在特定条件下可联合使用。如多巴胺与间羟胺、酚妥拉明与去甲肾上腺素或间羟胺合用。

（3）莨菪类药物：莨菪类药物在国内已广泛应用于感染性休克的急救治疗。该药能阻断 M 和 α - 受体在应激状态下的全部不利效应，减少细胞耗氧量，节约能量，供给 β - 受体更多的 ATP，充分发挥 β - 受体效应使血管平滑肌舒张，有助于改善微循环和内脏功能。常用药物为阿托品及东莨菪碱，剂量应根据病情酌情调整。

6. 纳洛酮的应用　该药是 20 世纪 80 年代推出的试用抗休克的新型药物，主要用于常规综合治疗无效的难治性休克所引起的持久性低血压，可获得显著疗效，特别适用于基层医院。对休克一时不能确定病因又没有更多的治疗措施时，应用纳洛酮可升高患者的血压，增加心肌收缩力，提高患者的生存率。成人初次剂量为 $10\mu g/kg$，必要时 $2\sim3min$ 重复一次，半衰期 $30\sim40min$，故应重复或持续给药。

7. 肾上腺皮质激素　感染性休克患者应用激素可改善肺、肾功能，对微循环有稳定作用，且能稳定溶酶体膜，保持细胞完整性，亦有抗炎、抗过敏作用，从而提高患者生存率。一般常用氢化可的松 $0.2\sim0.6g/24h$ 或地塞米松 $20\sim40mg/24h$。皮质激素可引起电解质紊乱、感染扩散、双重感染和溃疡病等，故疗程不宜超过 $3\sim5d$，休克纠正后应尽早停用。

8. 增加心肌收缩力和心跳量　发现有急性肺水肿或心衰征象时，可选用快速作用的毛花苷 C 0.4mg 置于 $20\sim40ml$ 葡萄糖溶液中静注，同时应用呋塞米 $20\sim40mg$ 静注，并减慢输液速度。

9. 自由基清除剂　腺苷脱氨酶抑制剂（EHNA）、别嘌呤醇、甘露醇、辅酶 Q_{10}、维生素 C 和维生素 E 等均有一定清除自由基的作用，值得注意的是，在中药丹参、川芎、赤芍、红参、山莨菪碱等中发现有清除自由基、保护细胞代谢的作用。

10. 防治 DIC　除积极治疗原发病和解除微循环障碍，改善毛细血管灌注量外，应及早应用肝素。一般成人首剂 50mg 加于 5% 葡萄糖液 $100\sim250ml$ 中静滴，4h 滴完，间隔 2h 再重复应用 1 次，肝素一般在 $4\sim6h$ 内排泄完。肝素与双嘧达莫合用可取得协同作用，双嘧达莫剂量成人为 $50\sim150mg$，每 6h 一次，静脉缓注。当有继发性纤溶发生严重出血时，在使用肝素后可静脉滴入 6 - 氨基己酸每次 $4\sim6g$，$6\sim8h$ 一次，或用对羧基苄胺每次 $100\sim200mg$ 静推。

（宋晓菲）

第二节　心源性休克

心源性休克（cardiogenic shock）系指由于严重的心脏泵功能衰竭或心功能不全导致心排血量减少，各重要器官和周围组织灌注不足发生的一系列代谢和功能障碍综合征。

一、病因

急性心肌梗死（AMI）为最常见的病因，据报道 AMI 患者中 15% 发生心源性休克。其他少见的原因有严重心律失常、急性心包填塞及肺梗死、心肌炎或心肌病、心房黏液瘤、心脏瓣膜病和恶性高血压等。

二、发病机制

1. 心室肌广泛破坏　使心室搏血功能急性衰减，心输出量和血压随之下降，引起：①冠状动脉灌注压下降。②心率加快，心脏舒张期缩短，冠状动脉灌注时间缩短。因此，冠状动脉灌注量相应降低，严重者梗死区缺血加重，整个心脏供血亦减少，心肌代谢全面恶化导致心肌无力，心输出量进一步下降。据病理学研究，左室心肌体积 40%～50% 破坏或广泛心内膜下梗死均可发生心源性休克。

2. 心输出量减少　左室残留血量增多，则左心室舒张期压力和容积均增加，左心室壁张力因而增高，导致冠状动脉灌注阻力增加；心肌耗氧量增多。在二者作用下，心肌缺血加重，心肌收缩力进一步减弱，心输出量更趋减少。

3. 兴奋交感－肾上腺髓质系统　血中儿茶酚胺水平增高，全身（除脑和心外）小动脉、微动脉、后微动脉和前毛细血管均处于紧缩状态，以维持一定的血压水平，保证心、脑的血供。但随着休克的发展，全身组织毛细血管灌注减少，缺氧代谢产物积聚，以及肥大细胞在缺氧时释出组胺，使前毛细血管及后微动脉转为舒张，但微静脉与小静脉对缺氧及酸中毒的耐受性较强，始终处于紧缩状态，因而出现毛细血管前阻力降低，毛细血管后阻力增高，血液"灌"而不"流"，滞留于真毛细管网内。这样一方面血管容量大大增加，回心血量因而减少；另一方面全身器官组织发生滞留性缺氧，毛细血管内静水压增高，加上缺氧的毛细血管通透性增加，血浆渗出于组织间隙，回心血量更为减少，有效循环血量不足，心输出量乃进一步下降。

4. 肺血管栓塞　当大块栓子堵塞肺动脉主干及其分支，肺血管发生反射性痉挛，使肺动脉阻力和肺循环压力急剧增高，导致右心室无法排出从体循环回流的血液，产生右心室扩张和右心功能不全，继而使心排量急剧下降。由于动脉血氧分压降低，冠状动脉反射性痉挛和右心腔压力增高影响冠脉血流，加重心肌缺血缺氧，进一步加剧心功能不全，导致泵衰竭。一部分伴有左心衰竭的患者，在心输出量下降、左心室舒张末期压力升高后，左心房压力继而升高，肺部淤血，甚至肺水肿，可以严重影响肺部气体交换，导致全身严重缺氧，其结果将加重心肌缺氧、无力，心输出量又将下降。近年来一些学者发现，各类型休克晚期患者，由于缺氧、酸中毒、溶酶体裂解，血浆中出现大量心肌抑制因子和溶酶水解酶。这些物质（尤其是前者）是很强的心肌毒素，各类型休克晚期患者出现心力衰竭，可能与此有关。

在上述一系列的变化中，心肌的缺氧损伤，全身缺氧及因此而引起的酸中毒，心房、心室的扩大和张力增高，血中脂肪酸、儿茶酚胺及其他血管活性物质的增多，水与电解质平衡紊乱等，都可引起心律失常。其中严重的心律失常如果不是迅速致命的话，也往往使输出量进一步下降及心肌耗氧量显著增加，使病情恶化。临床上，一些患者在发病初期一般情况尚好，但是由于上述恶性循环的影响，冠状动脉血供每况愈下，梗死区逐渐扩大，终于导致心源性休克，或者在心源性休克形成后，由于恶性循环，病情不断恶化，终至休克不可逆。

三、临床表现

心源性休克是临床上较为严重的病症，主要表现为动脉血压下降而导致各组织器官血流灌注不足，从而产生相应的症状和体征。临床上，在有原发性心脏病变的基础上，特别是在心肌梗死急性期，出现以下情况，应考虑有心源性休克。

1. 低血压　收缩压 <10.7kPa，或至少比原值低 4.0kPa，原有高血压者，其收缩压要下降10.7kPa 以上。

2. 组织器官血流量低灌注表现　①尿量减少，<20ml/h。②意识状态改变，如烦躁、淡漠、反应迟钝等。③皮肤湿冷、苍白。④脉搏细数。以上症状，尤其是低血压，应注意排除其他可引起血压降低的情况，如失血、脱水、血管迷走神经反射、药物反应等。这些情况纠正后，血压很快即可恢复正常。

四、治疗

1. 一般治疗

（1）吸氧与对症治疗：病情严重者，应使气道畅通，一般给予鼻导管或面罩吸氧。适当给予镇静剂，疼痛者可给吗啡或哌替啶止痛。消除恶心、呕吐，保持大便通畅，发热者应予物理或药物降温。尽快建立静脉输液通道。

（2）低血压的治疗：严重低血压可迅速引起脑、心肌的不可逆性损害。治疗首先要恢复灌注压，患者取平卧位，稍抬高下肢，同时用多巴胺或去甲肾上腺素等药物迅速增加全身阻力，加强心肌收缩力，提高中心灌注压。

（3）纠正酸碱平衡失调：休克时组织灌注不足和缺氧、无氧代谢，使乳酸堆积引起酸中毒，严重者（pH < 7.2）可抑制心肌收缩力，使血管对升压药物不敏感，易诱发心律失常。此时宜用碳酸氢钠纠正，并反复测定动脉血 pH，如有严重的呼吸性碱中毒可用镇静剂。

（4）心律失常的处理：心律失常是心源性休克的附加因素之一，快速性心律失常可使心功能恶化，加重心肌缺血性损害。当血流动力学急剧恶化时宜电击复律，一般可先用抗心律失常药。显著心动过缓伴低血压及低心排出量大多由迷走神经张力增高引起，可用阿托品 1.5~2.0mg 静注，如无反应或出现高度房室传导阻滞伴起搏点较低时，应安置起搏器。

2. 补充血容量　心源性休克患者因微循环障碍、血流淤滞及血浆渗出等，可继发血容量不足，故应予适量补液。补液种类可酌情选用血浆、全血、低分子右旋糖酐。逐步小量地增加液体输入量，对估价容量疗法的效果极为有益，开始在 5~10min 内输入液体 50~100ml，在持续血流动力学监测下，观察组织灌注的改善情况（一般获得最大心排出量须使其 PCWP 在 1.9~2.4kPa），若有效，又无肺水肿迹象方可继续输液。另外，应同时测定血浆胶体渗透压，对调节输液量极有价值，因为肺水肿的发生不单决定于肺静脉压，且与胶体渗透压有密切关系，故一般 PCWP 达到或超过胶体渗透压即可能发生肺水肿，一般输液后 CVP 保持在 0.78~1.18kPa，则可停止补液。

3. 血管活性药物的应用　应在补足血容量的基础上，使用血管活性药物，以维持动脉收缩压在 12kPa 或平均压在 10.6kPa 左右。

（1）先用血管升压药：首选多巴胺从 1μg/（kg·min）静脉滴注开始，以后每 5~10min 增加 1μg/（kg·min），直至升压满意或达 10μg/（kg·min）。多巴胺具有选择性收缩周围（如皮肤、骨骼肌等）血管和扩张重要内脏（如脑、肾、冠状动脉等）血管的作用。本药小剂量 [5~10μg/（kg·min）] 应用时，主要兴奋 β-肾上腺素能受体，有正性肌力作用，使心排血量增加和心室充盈压降低，平均每分钟可用 300~600μg；大剂量 [>20μg/（kg·min）] 应用时，主要兴奋 α-肾上腺素能受体，可加强血管收缩和提高灌注压。如多巴胺不能维持足够的灌注压，可给予间羟胺 8~15μg/（kg·min）静脉滴注，或多巴胺与间羟胺并用，如仍无效可给小剂量去甲肾上腺素 1~5μg/min 治疗。去甲肾上腺素小剂量应用时能增加心排血量伴以轻度血管收缩，但较大剂量时，外周阻力明显增加，心排血量减少。多巴酚丁胺是一种具有 α 和 β 肾上腺素能作用的拟交感神经药，对心脏的正性肌力作用较多巴胺强。该药 10~40μg/（kg·min）静滴，能增加心排血量和收缩压，降低肺动脉楔嵌压而不伴有室性早搏或心脏损伤，一般用量 5~15μg/（kg·min）。氨力农（氨吡酮）为新型正性肌力药物，具有正性肌力作用及负性扩张血管作用。该药首剂用 0.75~1.5mg/kg，

3 ~ 5min 后加量 0.75mg/kg。24h 最大量达 18mg/kg，与多巴胺联用对心源性休克有良效。

（2）扩血管药物：临床出现肺水肿及微循环血管痉挛，左室舒张终末压（前负荷）升高及心室后负荷恶化，心肌耗氧剧增时，应用血管扩张药是有效的。常用于治疗心源性休克的扩血管药物有：①硝酸甘油、异山梨酯扩张小静脉，降低前负荷，对急性肺水肿可获速效，以 5 ~ 10mg 加入 5% 葡萄糖液 250ml 中静脉缓慢滴注。②酚妥拉明、苯苄胺扩张小动脉，降低后负荷，酚妥拉明以 30 ~ 50mg 加入 5% 葡萄糖液 100ml 中静滴，滴速为 0.1 ~ 1.0mg/min。③硝普钠、哌唑嗪降低心脏的前后负荷，均衡地扩张动静脉。硝普钠：以 5 ~ 10mg 加入 5% 葡萄糖液 100ml 中静滴，滴速 20 ~ 100μg/min。应注意避光静滴。

血管升压药和扩血管药物的选择及配伍原则可概括如下：①一般病例，收缩压 ≥ 10.67kPa 者，首选多巴胺（轻症亦可试用美芬丁胺），视血压反应再考虑加用去甲肾上腺素或间羟胺。②血压急剧下降至 10.67kPa 以下时，应首选去甲肾上腺素或间羟胺，使收缩压提升至 12.0kPa 左右。③有左心衰竭或（及）外周血管阻力明显增高者，应加用苄胺唑啉或硝普钠。扩血管药物亦可与洋地黄及利尿剂同时联用。但必须注意，前述药物特别是硝酸甘油、硝普钠可使血压骤降，需与多巴胺联用。亦有报道单独用酚妥拉明后发生猝死者。使用时，必须在血流动力学严密监测下进行，并在泵衰竭及心源性休克给予一般治疗无效时方予采用，不作首选。

4. 洋地黄类药物的应用　用于心源性休克不仅无益，可能有害。洋地黄静注可使外周血管及冠状动脉发生暂时性收缩，使后负荷增加，冠状动脉供血减少，对急性心肌梗死后头24h，应用洋地黄导致严重心律失常的潜在危险性较大，可能出现冠状动脉及全身小动脉收缩，血压急剧上升，病情迅速恶化。

有肺水肿而无心律失常者，一般主张用毒毛花苷 K，首剂 0.25mg，加在 50% 葡萄糖液20 ~ 40ml 中缓慢静脉注射，每隔 2 ~ 4h 可再用 0.125mg，第一天总剂量不宜超过 0.5mg。合并阵发性室上性心动过速或房性早搏，多主张用毛花苷 C，首剂 0.4mg，每 4 ~ 6h 可再用0.2mg，第一天总量不宜超过 0.8mg。有人认为，要扭转心肌梗死并发的室上性阵速，洋地黄用量往往较大，故主张先用电转复，再用洋地黄维持量控制发作，用洋地黄后再做电转复则属禁忌。

5. 高血糖素的应用　高血糖素具有增强心肌收缩力、加快心率的作用，虽然这种作用不很强，但它不增加心肌应激性，不诱发心律失常，在洋地黄中毒时仍可应用，β - 受体阻断剂过量者，高血糖素最适宜。因此，心肌应激性增高及洋地黄中毒时亦可用之。高血糖素对肾小管有直接作用，能利尿及利钠，同时给予氨茶碱可增强强心利尿作用，应补充钾盐以防止低血钾。不良反应为恶心、呕吐。用法：高血糖素 10mg 加 5% 葡萄糖液 100ml 静脉滴注，速度 4mg/h，如效果欠佳，可临时静脉注射 5mg，或增大滴注浓度，最大量为 20mg/h。

6. 肾上腺皮质激素　激素通过稳定溶酶体膜及轻度 α - 受体阻滞作用而缩小心肌梗死面积，改善血流动力学异常，并可改善微循环及心脏传导功能，增加心排出量，在严重休克患者可短期大剂量应用。如地塞米松 10 ~ 20mg 或氢化可的松 200 ~ 300mg 静滴，连用 3d。

7. 心肌保护药　能量合剂和极化液对心肌具有营养支持和防止严重快速心律失常作用，而 1，6 - 二磷酸果糖（FDP）在心源性休克中具有较好的外源性心肌保护作用。剂量可加大，且无明显不良反应。

8. 辅助循环装置

（1）主动脉内气囊反搏术：在心源性休克应用最多。该方法将一带气囊的导管经股动脉送至降主动脉，气囊与泵相连，用体外控制系统和心电图同步装置控制气囊的启闭，于心脏舒张期向气囊内充气 30~40ml，左室射血前放出气体。气囊充气时提高舒张期灌注压，增加冠状动脉血流量；气囊放气时降低后负荷，增加心排出量。目前认为，该方法可获得暂时的血流动力效应，但对患者的长期存活影响甚微。

（2）体外反搏：最大优点是非侵入性，但一般认为其疗效较主动脉内气囊反搏差，目前国内较少应用。

（3）转流术：全心肺转流用于治疗心源性休克，但细胞破坏和非搏动性血流灌注，限制了该法的应用；部分转流术包括左房-动脉转流和左室-动脉转流。但因技术复杂，并发症多和价格昂贵而未广泛开展。

9. 急症外科手术　外科手术包括心肌血管的重建、左室室壁瘤的切除、二尖瓣置换以及室间隔穿孔的修补。其目的在于纠治心脏的机械性损害，增加缺血心肌的血流量。

（张叶广）

第三节　神经源性休克

神经源性休克是中枢神经系统功能障碍所致的低血压。常见于创伤后的患者，可伴有低血容量、张力性气胸或心脏压塞等其他问题。主要机制是交感神经系统功能障碍，结果血管广泛扩张，血容量相对不足。

一、病因

常见病因有脊髓麻醉、脊髓损伤、过敏性休克和晕厥（血管-迷走神经反应）。严重大脑、脑干或脊髓的损伤，是血管扩张与收缩之间的平衡障碍引起的低血压。与低血容量性休克不同，神经源性休克者血容量正常。

二、临床表现

皮肤色泽和温度几乎无变化，毛细血管再充盈正常，精神状态表现不一，但一般正常。

三、治疗

要排除其他原因所致的休克。必要时补充容量，用血管收缩剂。一般不需手术处理。可将患者置于 Trendelenburg 体位，补液，给予拟交感药物。

（张叶广）

第四节　低血容量性休克

低血容量性休克（hypovolemic shock）是指体内或血管内大量丢失血液、血浆或细胞外液，引起血容量减少，血流动力学失衡，组织灌注不足而发生的休克。

一、病因

低血容量性休克多为大量出血（内出血或外出血）、失水（如呕吐、腹泻、糖尿病、尿崩症、肾上腺皮质功能不全、肠梗阻、胃肠瘘管）、失血浆（如大面积烧伤、腹膜炎、创伤及炎症）等原因使血容量突然减少所致。此时静脉压降低，回心血量减少，心排血量降低，周围血管呈收缩状态。

二、发病机制

低血容量性休克，由于有大量出血和血浆丢失，使血容量丧失，组织破坏，分解产物释放和吸收，损伤部位出血、水肿和渗出，使有效血循环量大为减少。这种从血管内渗到组织间隙的体液，虽然在体内，并不能参加到有效循环中去，等于血容量的损失。同时，受伤组织逐渐坏死和分解，代谢产物产生，使儿茶酚胺、肾素－血管紧张素、组胺、激肽及各种蛋白酶的释放增多，引起微血管扩张和管壁通透性增加，使有效血容量进一步减少，组织更加缺血、缺氧，从而产生更多代谢性血管抑制物质，如乳酸、丙酮酸等，形成恶性循环，而加重休克的发展。

三、临床表现

按休克的严重程度，一般可分以下三种，但其间无明确分界线。

1. 轻度休克 表现为苍白，皮肤冷湿，先自四肢开始，然后遍及全身，口唇和指甲床略带青紫。患者发冷和口渴，尿少而浓，收缩压偏低，脉压减小。这主要是皮肤、脂肪、骨骼肌等非生命器官和组织灌注减少所致，相当于 10% ~20% 的血容量丢失。

2. 中度休克 上述情况加重，血压下降，收缩压可为 8 ~10.6kPa，脉压小，尿量 < 0.5ml/（kg·h），提示患者有显著肾血流量不足。此时肝、肾、胃肠道等生命器官血流灌注减少，相当于 20% ~40% 的血容量丢失。

3. 重度休克 病情更重，血压显著下降，收缩压 <8kPa，无尿，此时由于心、脑灌注减少，出现烦躁不安、易激动，以后可昏迷、呼吸急促、心律失常，以至心脏骤停，相当于 40% ~50% 以上的血容量丢失。

四、治疗

低血容量性休克的关键治疗是充分补液，输液的快慢、多少直接影响治疗效果及成败。同时根据输液对象年龄，即青年、成年或老年，是否有潜在性心、肝、肺、肾等疾患，决定补充血液、血浆扩张剂及电解质。

1. 补液

（1）输血：低血容量性休克，以失血性休克最常见，输血前应先估计失血量。可先触摸颈动脉搏动，如能触及，则收缩压不低于 8kPa，股动脉搏动为 9.33kPa，肱动脉为 10.66kPa，动脉压为 12kPa 及脉率 >120 ~140 次/min，则提示有较大量出血。血红蛋白 < 60g/L 时，要尽可能迅速充分输血，以利止血和纠正休克。大量失血者尽量输全血，常需 1 000ml 或更多。严重失血经输血无效或动脉失血者，可先动脉输血，输血量在 2 500ml 以内，可采用血库贮存的枸橼酸血，每输完 1 000ml，静注 10% 葡萄糖酸钙 10ml 和枸橼酸，

超过 2 500ml 时，应改用新鲜肝素血。

（2）补晶体溶液：低血容量性休克多数提倡用晶体溶液如生理盐水、复方氯化钠溶液、5% 葡萄糖盐水或盐平衡液。使用晶体液不仅补充血容量，且补充组织间液的缺失。近年来多应用高张盐液作容量复苏或补充急性创伤和术中出血，一般可用 7.5% 盐液或以 6% 右旋糖酐–70 制备的 7.5% 盐液 3 ~ 4ml/kg，有良好的效果。

但补液时要根据病情注意以下情况：①高热 > 39℃持续 24h 无汗者，大量水分从肺呼出，水分丧失达 2 000ml，而无电解质丧失，适当补充葡萄糖液即可。②患者出大汗时，24h 盐类损失约相当于 500ml 生理盐水的盐量，应加 10% 氯化钾 5ml。③患者呕吐时，平均每吐出 1 000ml 呕吐物补充 5% 葡萄糖液、生理盐水各 500ml，另加 10% 氯化钾 20ml。④患者腹泻时，平均每排出 1 000ml，补 10% 氯化钾 20ml。

（3）补多糖类血浆代用品：早期扩容、快速输入、容量补充是治疗低血容量性休克的重要环节。在紧急情况下，如暂无血源，可迅速选用以下液体。

1）低分子右旋糖酐：是休克早期扩容的良好溶液。可第一小时快速输入 100 ~ 150ml，以后缓慢输注，24h 维持总量在 10 ~ 15ml/kg，最好不超过 1 000ml/d。

2）血浆代用品：以 706 代血浆为临床常用，409、403、404 代血浆及海藻酸钠均有扩容作用，对出血性及创伤性休克疗效均较好。但应用时需做过敏试验。

3）人血胶体物质及水解蛋白：血浆、冻干血浆、人血清蛋白等是生理胶体液，能提高血浆渗透压而起到扩容作用，能有效和相当持久地维持血容量，又能补充蛋白质，故适用于各型休克、血浆蛋白过低及营养不良者。另外，对休克患者禁食已超过 3d，休克基本缓解，用水解蛋白每日从静脉输入 500 ~ 1 000ml，可供蛋白代谢，并在体内参与氨基酸代谢，直接产生能量。

2. 补充电解质及纠正酸中毒　由于输液量过大致电解质紊乱时，应根据实验检查输入钾、钠、氯、镁及氯化物等。若测定二氧化碳结合力较低，出现酸中毒时，可同时输入 5% 的碳酸氢钠，其原则是少量多次给予。

3. 血管活性药物的应用　如血容量已补足，血压不回升，特别是出现少尿或无尿时，可选用多巴胺或异丙肾上腺素静脉滴注，以加强心肌收缩力，降低外周阻力，增加心排血量和微循环血流量。但对于低血容量性休克早期不宜使用血管活性药物。

4. 纠治诱发因素　应及时治疗导致低血容量性休克的诱发因素，根据不同的病因，做出相应的处理。

（1）抗休克裤：抗休克裤目前广泛应用于创伤、出血性休克的急救转运。通常认为对头、胸部外伤引起的出血性休克不宜使用，对心包填塞和张力性气胸等则禁忌使用。

（2）氧自由基清除剂：休克时组织缺氧可产生大量氧自由基（OFR），它作用于细胞膜的类脂，使其过氧化而改变细胞膜的功能，并能使中性粒细胞凝聚造成微血管的损害。血管内皮细胞、线粒体膜的损害以及溶酶体膜的溶解都与 OFR 有关。在实验性休克中使用的 OFR 清除剂有：超氧化物歧化酶（SOD）、过氧化氢酶（CAT）、维生素 C 和 E、谷胱甘肽等。

（3）激素：肾上腺上皮质激素可改善微循环，保护亚细胞结构，增强溶酶体膜的稳定性，并有抗心肌抑制因子的作用。对重度休克可静滴氢化可的松 50 ~ 100mL/kg 或地塞米松 1 ~ 3mg/kg。

（4）ATP－MgC/Z：应用 ATP－MgC/Z 能提高实验动物的生存率。其抗休克作用在于直接为细胞提供能量。两者合用可防止 ATP 被血中二价离子螯合，降低 ATP 降解速率而防止单独应用 ATP 引起的降压反应。

（5）其他：前列环素（PGI_2）具有扩张血管和抑制血小板凝集作用，故可用来辅助抗休克。内源性鸦片物质如内啡肽有降血压作用，纳洛酮有拮抗作用，也可用于抗休克，剂量 0.06mg/kg，可增加心排血量30%。

必须强调指出，上述一些综合治疗的原则，应根据具体情况灵活运用，一些客观检查的结果，需正确地加以解释，做到治疗及时、正确而有效。

（张叶广）

第三章 临床基础检验

第一节 血红蛋白测定

一、氰化高铁血红蛋白（HiCN）测定法

（一）原理

血红蛋白（除硫化血红蛋白外）中的亚铁离子（Fe^{2+}）被高铁氰化钾氧化成高铁离子（Fe^{3+}），血红蛋白转化成高铁血红蛋白。高铁血红蛋白与氰离子（CN^-）结合，生成稳定的氰化高铁血红蛋白（hemoglobin cyanide，HiCN）。氰化高铁血红蛋白在波长540nm处有一个较宽的吸收峰，它在540nm处的吸光度同它在溶液中的浓度成正比。常规测定可从 HiCN 参考液制作的标准曲线上读取结果。

（二）试剂

HiCN 试剂：

氰化钾（KCN）　　0.050g

高铁氰化钾［$K_3Fe(CN)_6$］　　0.200g

无水磷酸二氢钾（KH_2PO_4）　　0.140g

非离子表面活性剂［Triton X－100，Saponic218 等］　　0.5～1.0ml

上述成分分别溶于蒸馏水中，混合，再加蒸馏水至1 000ml，混匀。试剂为淡黄色透明溶液，pH 值在7.0～7.4。血红蛋白应在5min内完全转化为高铁血红蛋白。

（三）操作

1. 标准曲线制备　将市售氰化高铁血红蛋白（HiCN）参考液稀释为四种浓度（200g/L，100g/L，50g/L，25g/L），然后以 HiCN 试剂调零，分别测定各自在540nm处的吸光度。以血红蛋白浓度（g/L）为横坐标，其对应的吸光度为纵坐标，在坐标纸上描点，绘制标准曲线。

2. 常规检测血红蛋白　先将20μl 血用5.0ml HiCN 试剂稀释，混匀，静置5min后，测定待检标本在540nm下的吸光度，查标准曲线求得血红蛋白含量。

（四）附注

（1）血红蛋白测定方法很多，但无论采用何种方法，都必须溯源至 HiCN 的结果。

（2）试剂应贮存在棕色硼硅有塞玻璃瓶中，不能贮存于塑料瓶中，否则会使 CN^- 丢失，造成测定结果偏低。

（3）试剂应置于4～10℃保存，不能放0℃以下保存，因为结冰可引起试剂失效。

（4）试剂应保持新鲜，至少一个月配制一次。

（5）氰化钾是剧毒品，配试剂时要严格按剧毒品管理程序操作。

（6）脂血症或标本中存在大量脂质可产生混浊，可引起血红蛋白假性升高。白细胞数 $>20 \times 10^9/L$、血小板计数 $>700 \times 10^9/L$ 及异常球蛋白增高也可出现混浊，均可使血红蛋白假性升高。煤气中毒或大量吸烟引起血液内碳氧血红蛋白增多，也可使测定值增高。若因白细胞数过多引起的混浊，可离心后取上清液比色；若因球蛋白异常增高（如肝硬化患者）引起的混浊，可向比色液中加入少许固体氯化钠（约 0.25g）或碳酸钾（约 0.1g），混匀后可使溶液澄清。

（7）测定后的 HiCN 比色液不能与酸性溶液混合（目前大都用流动比色，共用 1 个废液瓶，尤须注意），因为氰化钾遇酸可产生剧毒的氢氰酸气体。

（8）为防止氰化钾污染环境，比色测定后的废液集中于广口瓶中处理。废液处理：①首先以水稀释废液（1:1），再按每升上述稀释废液加次氯酸钠（安替福民）35ml，充分混匀后敞开容器口放置 15h 以上，使 CN^- 氧化成 CO_2 和 N_2 挥发，或水解成 CO_3^{2-} 和 NH_4^+，再排入下水道。②如果没有安替福民，可用"84"消毒液 40ml 代替，除毒效果基本相同。③碱性硫酸亚铁除毒：硫酸亚铁和 KCN 在碱性溶液中反应，生成无毒的亚铁氰化钾，取硫酸亚铁（$FeSO_4 \cdot 7H_2O$）50g，氢氧化钠 50g，加水至 1 000ml，搅匀制成悬液。每升 HiCN 废液，加上述碱性硫酸亚铁悬液 40ml，不时搅匀，置 3h 后排入下水道。但除毒效果不如前两种方法好。

（9）HiCN 参考液的纯度检查：①波长 450~750nm 的吸收光谱曲线形态应符合文献所述，即峰值在 540nm，谷值在 504nm。②A540nm/A504nm 的吸光度比值应为 1.59~1.63。③用 HiCN 试剂作空白，波长 710~800nm 处，比色杯光径 1.000cm 时，吸光度应小于 0.002。

二、十二烷基硫酸钠血红蛋白（SLS－Hb）测定法

由于 HiCN 试剂含剧毒的氰化钾会污染环境，对环境保护不利。为此，各国均相继研发不含 KCN 的测定血红蛋白方法，如 SLS－Hb 现已应用于血细胞分析仪上，但其标准应溯源到 HiCN 量值。

（一）原理

除 SHb 外，血液中各种血红蛋白均可与十二烷基硫酸钠（sodium lauryl sulfate，SLS）作用，生成 SLS－Hb 棕色化合物，SLS－Hb 波峰在 538nm，波谷在 500nm。本法可用 HiCN 法标定的新鲜血，再制备本法的标准曲线。

（二）试剂

1. 60g/L 十二烷基硫酸钠的磷酸盐缓冲液　称取 60g 十二烷基硫酸钠溶解于 33.3mmol/L 磷酸盐缓冲液（pH7.2）中，加 TritonX－100 70ml 于溶液中混匀，再加磷酸盐缓冲液至 1 000ml，混匀。

2. SLS 应用液　将上述 60g/L SLS 原液用蒸馏水稀释 100 倍，SLS 最终浓度为 2.08mmol/L。

（三）操作

1. 准确吸取 SLS 应用液　5.0ml 置于试管中，加入待测血 20μl，充分混匀。5min 后置

540nm 下以蒸馏水调零，读取待测管吸光度，查标准曲线即得 SLS – Hb 结果。

2. 标准曲线绘制　取不同浓度血红蛋白的全血标本，分别用 HiCN 法定值。再以这批已定值的全血标本，用 SLS – Hb 测定，获得相应的吸光度，绘制出标准曲线。

（四）参考区间

男：　　131 ~ 172g/L

女：　　113 ~ 151g/L

新生儿：　180 ~ 190g/L

婴儿：　　110 ~ 120g/L

儿童：　　120 ~ 140g/L

（五）附注

（1）注意选用 CP 级以上的优质十二烷基硫酸钠 ［CH_3（CH_2）$_3SO_4Na$，MW288.38］。本法配方溶血力很强，因此不能用同一管测定液同时测定血红蛋白和白细胞计数。

（2）如无 TritonX – 100 可用国产乳化剂 OP 或其他非离子表面活性剂替代。

（3）其他环保的血红蛋白测定方法还很多，如碱羟血红蛋白等。

（六）临床意义

生理性增加：新生儿、高原地区居住者。

减少：主要见于婴幼儿、老年人及妊娠中晚期等。

病理性增加：真性红细胞增多症、代偿性红细胞增多症，如先天性青紫性心脏病、慢性肺部疾病、脱水。

减少：各种贫血、白血病、产后、手术后、大量失血。

在各种贫血时，由于红细胞内血红蛋白含量不同，红细胞和血红蛋白减少程度可不一致。血红蛋白测定可以用于了解贫血的程度。如需要了解贫血的类型，还需做红细胞计数和红细胞形态学检查及红细胞其他相关的指标测定。

（李荣雪）

第二节　红细胞检验

一、红细胞计数

（一）原理

用等渗稀释液将血液按一定倍数稀释，充入计数池后显微镜下计数一定体积内红细胞数，换算求出每升血液中红细胞的数量。

（二）试剂与器材

1. 红细胞稀释液

枸橼酸钠　1.0g

36% 甲醛液　1.0ml

氯化钠　0.6g

加蒸馏水至100ml，混匀、过滤两次后备用。

2. 其他　显微镜、改良 Neubauer 血细胞计数板等。

（三）操作

（1）取中号试管1支，加红细胞稀释液2.0ml。

（2）用清洁干燥微量吸管取末梢血或抗凝血10μl，擦去管外余血后加至红细胞稀释液底部，再轻吸上层清液清洗吸管2~3次，立即混匀。

（3）混匀后，用干净微量吸管将红细胞悬液充入计数池，不得有空泡或外溢，充池后静置2~3min后计数。

（4）高倍镜下依次计数中央大方格内四角和正中共5个中方格内的红细胞。对压线细胞按"数上不数下、数左不数右"的原则进行计数。

（四）计算

红细胞数/L = 5个中方格内红细胞数 $\times 5 \times 10 \times 200 \times 10^6$

　　　　　= 5个中方格内红细胞数 $\times 10^{10}$

　　　　　= 5个中方格内的红细胞数 $\times 10^{12}/100$

式中：

$\times 5$　5个中方格换算成1个大方格；

$\times 10$　1个大方格容积为0.1μl，换算成1.0μl；

$\times 200$　血液的实际稀释倍数应为201倍，按200是便于计算；

$\times 10^6$　由1μl换算成1L。

（五）参考区间

男：　　（4.09~5.74）$\times 10^{12}/L$

女：　　（3.68~5.13）$\times 10^{12}/L$

新生儿：　（5.2~6.4）$\times 10^{12}/L$

婴儿：　（4.0~4.3）$\times 10^{12}/L$

儿童：　（4.0~4.5）$\times 10^{12}/L$

（六）附注

（1）采血时不能挤压过甚，因此针刺深度必须适当。

（2）稀释液要过滤，试管、计数板均须清洁，以免杂质、微粒等被误认为红细胞。

（3）参考范围数值内，两次红细胞计数相差不得超过5%。

（4）不允许以血红蛋白浓度来折算红细胞数。

（七）临床意义

红细胞增加或减少的临床意义与血红蛋白测定相似。一般情况下，红细胞数与血红蛋白浓度之间有一定的比例关系。但在病理情况下，此比例关系会打破，因此，同时测定二者，对贫血诊断和鉴别诊断有帮助。

二、红细胞形态学检查

各种贫血患者红细胞形态和着色有不同程度的改变，观察外周血红细胞形态有助于贫血的诊断和鉴别诊断。外周血红细胞变化有以下几种类型。

（一）大小异常

正常红细胞大小较为一致，直径为 6 ~ 9 μm。在各种贫血时，红细胞可出现大小不一。凡直径 > 10 μm 者称大红细胞，> 15 μm 者称巨红细胞，常见于巨幼细胞性贫血、肝脏疾病等；直径 < 6 μm 者称为小红细胞，多见于缺铁性贫血等疾病。

（二）形态异常

1. 球形红细胞（spherocyte）　红细胞直径通常 < 6 μm，厚度增加通常 > 2.6 μm，因而红细胞呈小圆球形，细胞中心区血红蛋白含量较正常红细胞多，常见于下列疾病。

（1）遗传性球形细胞增多症。

（2）自身免疫性溶血性贫血。

（3）异常血红蛋白病（HbS 及 HbC 病等）。

2. 椭圆形红细胞（elliptocyte）　红细胞呈椭圆形，横径缩短，长径增大，有时可呈畸形。正常人血液中也可见到，但最多不超过 15%。这种红细胞增多见于以下疾病。

（1）遗传性椭圆形细胞增多症，一般要高于 25% ~ 50% 才有诊断价值。

（2）其他各类贫血都可有不同程度的增多。

3. 靶形红细胞（target cell）　比正常红细胞扁薄，中心有少许血红蛋白，部分可与周围的血红蛋白连接，边缘部染色较中央深，故呈靶状。主要见于以下疾病。

（1）珠蛋白生成障碍性贫血。

（2）严重缺铁性贫血。

（3）一些血红蛋白病（血红蛋白 C、D、E、S 病）。

（4）肝病、脾切除后及阻塞性黄疸等。

4. 镰形红细胞（sickle cell）　细胞狭长似镰刀，也可呈麦粒状或冬青叶样，主要见于遗传性镰形红细胞增多症。

5. 口形红细胞（stomatocyte）　红细胞淡染区呈裂口状狭孔，正常 < 4%。增高见于以下疾病。

（1）口形细胞增多症。

（2）急性乙醇中毒。

6. 棘形红细胞（acanthocyte）　棘形红细胞是一种带刺状的红细胞，刺呈针刺状或尖刺状，见于以下疾病。

（1）棘细胞增多症（遗传性血浆 β 脂蛋白缺乏症）时，棘形红细胞可高达 70% ~ 80%。

（2）严重肝病或制片不当。

7. 锯齿细胞（crenated cell）　锯齿细胞也称短棘形细胞（echinocyte），细胞突起较棘细胞短，但分布较均匀。主要见于尿毒症、微血管病性溶血性贫血、丙酮酸激酶缺乏症、阵发性睡眠性血红蛋白尿症等。

8. 裂红细胞（schistocyte）　裂红细胞指红细胞碎片，包括盔形红细胞等，多见于 DIC 和心源性溶血性贫血等。其他也见于化学中毒、肾功能不全、血栓性血小板减少性紫癜等。

（三）染色异常

1. 着色过浅　红细胞中心淡染区扩大，多见于缺铁性贫血、地中海贫血及其他血红蛋白病。

2. 着色过深　中心淡染区不见，着色较深，多见于溶血性贫血及大细胞性贫血。

3. 嗜多色性红细胞　红细胞经瑞氏染色染成灰蓝色、灰红色、淡灰色，胞体较正常红细胞稍大，这是一种尚未完全成熟的网织红细胞，多染性物质是核糖体，随着细胞的成熟而逐渐消失，主要见于各种增生性贫血。

（四）结构异常

1. 嗜碱性点彩红细胞　用亚甲基蓝染色（或瑞氏染色），成熟红细胞内有散在的深蓝色嗜碱性颗粒，外周血中点彩红细胞增多，表示贫血时骨髓再生旺盛或有紊乱现象，某些重金属中毒时可大量出现。

2. 卡波环（Cabot ring）　成熟红细胞内有染成紫红色的细线状环，呈圆形或 8 字形，可能是残留核膜所致，见于恶性贫血、溶血性贫血、铅中毒等。

3. 染色质小体（Howell - Jolly body）　成熟红细胞中含有紫红色圆形小体，大小不等，数量不一，可能是残留的核染色质微粒。见于增生性贫血、脾切除后、巨幼细胞性贫血、恶性贫血等。

4. 有核红细胞　正常成人血片中不会出现，新生儿出生一周内可能有少量有核红细胞出现。溶血性贫血、急、慢性白血病、红白血病、髓外造血及严重缺氧等在外周血片中常见到有核红细胞。

（李荣雪）

第三节　白细胞计数

一、白细胞计数

（一）原理

血液经白细胞稀释液稀释，成熟红细胞全部被溶解，充入计数池后，在显微镜下计数一定体积内白细胞数，换算出每升血液中白细胞数量。

（二）试剂

白细胞稀释液：

冰乙酸　2ml

蒸馏水　98ml

10g/L 亚甲蓝溶液　3 滴

混匀过滤后备用。

（三）操作

（1）取小试管 1 支，加白细胞稀释液 0.38ml。

（2）用微量吸管准确吸取末梢血 20μl，擦去管外余血，将吸管插入小试管中稀释液的底部，轻轻将血放出，并吸取上清液清洗吸管 2 次，混匀。

（3）待红细胞完全破坏，液体变为棕褐色后，再次混匀后充池，静置 2～3min，待白细胞下沉。

（4）用低倍镜计数四角4个大方格内的白细胞数，对压线细胞按"数上不数下、数左不数右"的原则进行计数。

（四）计算

白细胞数/L = N/4 × 10 × 20 × 10^6 = N/20 × 10^9

式中：

N　4个大方格内白细胞总数；

÷4　为每个大方格（即0.1μl）内白细胞平均数；

×10　1个大方格容积为0.1μl，换算成1.0μl；

×20　血液稀释倍数；

×10^6　由1μl换算成1L。

（五）参考区间

成人：　男（3.97~9.15）×10^9/L

　　　　女（3.69~9.16）×10^9/L

儿童：　（8~10）×10^9/L

婴儿：　（11~12）×10^9/L

新生儿：　20×10^9/L

（六）附注

（1）采血时不能挤压过甚，因此针刺深度必须适当。

（2）小试管、计数板均须清洁，以免杂质、微粒等被误认为细胞。

（3）白细胞总数在参考范围内，大方格间的细胞数不得相差8个以上，两次重复计数误差不得超过10%。

（4）白细胞数量过高时，可加大稀释倍数；白细胞数量过低时，可计数8个大方格的白细胞数或加大取血量。

（5）一些贫血患者血液中有核红细胞增多，会当作白细胞计数，应予校正除去。

校正公式：

白细胞校正数/L = X × 100/（100 + Y）

式中：

X：未校正前白细胞数；

Y：在白细胞分类计数时，计数100个白细胞的同时计数到的有核红细胞数。

（七）临床意义

1. 增加

（1）生理性增加：新生儿、妊娠晚期、分娩期、月经期、饭后、剧烈运动后、冷水浴后及极度恐惧与疼痛等。

（2）病理性增加：大部分化脓性细菌所引起的炎症、尿毒症、严重烧伤、传染性单核细胞增多症、急性出血、组织损伤、手术创伤后、白血病等。

2. 病理性减少　病毒感染、伤寒、副伤寒、黑热病、疟疾、再生障碍性贫血、极度严重感染、X线照射、肿瘤化疗后和非白血性白血病等。

二、白细胞分类计数

（一）原理

把血液制成细胞分布均匀的薄膜涂片，用瑞氏或瑞氏 – 姬姆萨复合染料染色，根据各类白细胞形态特征予以分类计数，得出各类白细胞相对比值（百分数），同时应观察白细胞的形态变化。

（二）试剂

见第一节血涂片染色。

（三）操作

（1）见本章第一节血涂片染色，操作步骤（1）~（5）。

（2）先在低倍镜下浏览全片，了解染色好坏和细胞分布情况，观察有无异常细胞。

（3）选择涂片体尾交界处染色良好的区域，在油镜下计数 100 个白细胞，按其形态特征进行分类计数。求出各类细胞所占百分数和绝对值。

（四）参考区间

见表 3 – 1 及表 3 – 2。

表 3 – 1 成人白细胞分类计数参考范围

细胞类别	百分数（%）	绝对数（$\times 10^9$/L）
中性粒细胞		
杆状核	1 ~ 36	0.04 ~ 0.6
分叶核	50 ~ 70	2 ~ 7
嗜酸性粒细胞	0.5 ~ 5	0.02 ~ 0.5
嗜碱性粒细胞	0 ~ 1	0 ~ 1
淋巴细胞	20 ~ 40	0.8 ~ 4
单核细胞	3 ~ 10	0.12 ~ 1

表 3 – 2 儿童白细胞分类计数参考范围

细胞类别	百分数（%）
中性粒细胞	50 ~ 70（新生儿至婴儿 31 ~ 40）
嗜酸性粒细胞	5 ~ 50
嗜碱性粒细胞	0 ~ 7
淋巴细胞	20 ~ 40（新生儿至婴儿 40 ~ 60）
大单核细胞	1 ~ 8（出生后 2 ~ 7 天 12）
未成熟细胞	0 ~ 8（出生后 2 ~ 7 天 12）

（五）附注

（1）分类时应从血膜体尾交界处边缘向中央依次上下呈城垛状迂回移动，计数时不能重复和遗漏。

（2）白细胞数明显减少的血片，应检查多张血片。

（3）分类见有核红细胞，不计入100个白细胞内，以分类100个白细胞过程中见到多少有核红细胞报告，并注明所属阶段。

（4）除某些病理情况（如慢性淋巴细胞白血病）外，破碎细胞或不能识别细胞的数量不超过白细胞总数的2%。若破碎细胞仍能明确鉴别，如破碎的嗜酸性粒细胞，应包括在分类计数中。在结果报告中应对破碎细胞或不能识别细胞作适当描述。

（5）分类中应注意观察成熟红细胞、血小板的形态、染色及分布情况，注意有无寄生虫和其他异常所见。

（6）白细胞形态变化较大，遇有疑问应请示上级主管或主任进行核实，以减少错误。

（六）临床意义

1. 病理性增多

（1）中性粒细胞：急性化脓感染、粒细胞白血病、急性出血、溶血、尿毒症、急性汞中毒、急性铅中毒等。

（2）嗜酸性粒细胞：过敏性疾病如支气管哮喘、寄生虫病，某些传染病如猩红热，某些皮肤病如湿疹，某些血液病如嗜酸性粒细胞性白血病及慢性粒细胞白血病等。

（3）嗜碱性粒细胞：慢性粒细胞白血病、转移癌及骨髓纤维化等。

（4）淋巴细胞：百日咳、传染性单核细胞增多症、慢性淋巴细胞白血病、麻疹、腮腺炎、结核、传染性肝炎等。

（5）单核细胞：结核、伤寒、亚急性感染性心内膜炎、疟疾、黑热病、单核细胞白血病、急性传染病的恢复期等。

2. 病理性减少

（1）中性粒细胞：伤寒、副伤寒、疟疾、流感、化学药物中毒、X线和镭照射、抗癌药物化疗、极度严重感染、再生障碍性贫血、粒细胞缺乏等。

（2）嗜酸性粒细胞：伤寒、副伤寒以及应用肾上腺皮质激素后。

（3）淋巴细胞：多见于传染病急性期、放射病、细胞免疫缺陷等。

（李荣雪）

第四节　尿液一般性状检查

一、尿量

使用量筒或其他带刻度的容器直接测定尿量。

随气候、出汗量、饮水量等不同而异，一般健康成人约为 1.0～1.5L/24h，即 1ml/（kg·h 体重）；小儿按 kg 体重计算尿量较成人多 3～4 倍。

增多见于：

1. 生理性　饮水过多，饮浓茶、咖啡及乙醇类或精神紧张等。

2. 病理性　常见于糖尿病、尿崩症、慢性肾炎及神经性多尿等。

减少见于：

1. 生理性　饮水少、出汗多等。

2. 病理性　常见于休克、脱水、严重烧伤、急慢性肾炎、心功能不全、肝硬化腹水、流行性出血热少尿期、尿毒症、急慢性肾衰竭等。

二、尿液颜色

根据尿的颜色进行报告。正常尿液因含尿色素可呈淡黄色。尿液浓缩时，颜色可呈深黄色，并受某些食物及药物的影响。病理性尿色可呈无色、深黄色、浓茶色、红色、紫红色、棕黑色、绿蓝色、乳白色等，均应报告。尿色深红如浓茶样见于胆红素尿；红色见于血尿、血红蛋白尿；紫红色见于卟啉尿；棕黑色见于高铁血红蛋白尿、黑色素尿；绿蓝色见于胆绿素尿和尿蓝母；乳白色可能为乳糜尿、脓尿。

三、尿液透明度

根据尿的外观理学性状，将透明度分为清晰透明、微混、混浊、明显混浊等4个等级。清晰透明指没有肉眼可见的颗粒物质；微混指出现少数可见的颗粒物质，但透过尿液能看清本书上的字迹；混浊指出现可见的颗粒物质，透过尿液所见本书上的字迹模糊不清。明显混浊指透过尿液看不见本书上的字迹。

浑浊尿的鉴别步骤和顺序为：①加热，混浊消失，为尿酸盐结晶；②加入乙酸数滴，混浊消失且产生气泡，为碳酸盐结晶；混浊消失但无气泡，为磷酸盐结晶；③加入2%盐酸数滴，混浊消失，为草酸盐结晶；④加入10%氢氧化钠数滴，混浊消失，为尿酸盐结晶；呈现胶状，为脓尿；⑤在1份尿液中，加入乙醚1份和乙醇2份，振荡，混浊消失，为脂肪尿；⑥经上述处理方法尿液仍呈混浊，为菌尿。

四、尿液酸碱度

（一）试带法

尿三联或多联试带（包括pH，采用双指示剂系统原理）或pH试纸（1~10，1~14）。手工操作时，将试带或试纸一端浸入尿中，按试带说明书规定的时间取出，与标准比色板颜色对比，记录报告；或使用尿液分析仪，按照仪器说明书进行操作。

（二）指示剂法

洁净玻片或试管放入尿液少许，加溴麝香草酚蓝试剂1滴（溴麝香草酚蓝0.1g，0.01mol/L NaOH 16ml，研磨溶解，加蒸馏水至250ml；也可取溴麝香草酚蓝0.1g溶于20%乙醇100ml内），其呈色范围为pH6.0~7.6。观察结果，黄色为酸性，绿色为中性，蓝色为碱性尿。

（三）pH计法

pH计由指示电极（银－氯化银）和参比电极（汞－氯化汞）组成，能准确提供尿液pH。pH计需按照厂商提供的操作方法使用。

正常尿液可呈弱酸性（pH6），但因饮食种类不同，pH波动范围可为4.5~8.0。肉食者多为酸性，食用蔬菜水果可致碱性。测定尿液酸碱反应时，标本必须新鲜，久置腐败尿或泌尿道感染、脓血尿均可呈碱性。磷酸盐、碳酸盐结晶见于碱性尿；尿酸盐、草酸盐、胱氨酸结晶多见于酸性尿。酸中毒及服用氯化铵等酸性药物时尿可呈酸性。

五、尿液比密

（一）折射计法

尿折射率和尿比密有较好相关性，二者相关系数为 0.98。尿折射率和尿渗量在正常及基本正常尿的范围内，相关系数为 0.97。因此，在正常情况下，尿比密的末二位数 $\times 40 \approx$ 尿渗量［$mOsm/（kg \cdot H_2O$）］。使用折射计测定尿液比密，方法简单，精密度和准确度较比密计法高，而且标本用量只要 $1 \sim 2$ 滴（也可用于测其他体液比密），解决了少尿患者无法测比密的实际困难。它是目前我国测尿比密的确证方法。

1. 原理　入射角为 90° 的光线进入另一介质（密度不同）时，被折射的角度称为临界角，在终端观察时，依折射临界角的大小，可见明暗视物的改变，进而求出相对折射率。

2. 操作

（1）手提式折射计：在测量玻璃板上加一滴尿标本，然后把上面平板放下，紧压在液滴上，使两块玻璃板平行。手持仪器，面对光源，使光线通过标本和棱镜，用眼观察目镜，从专用的刻度标尺上，在明暗场交界线处读出比密值。

（2）座式折射计：开通光路后，按测定标本的程序，用蒸馏水调整基准线位置。测试标本时，滴加尿液 2 滴，盖上塑料盖（防止产生气泡），即可在目镜中读出相应的比密值。

（3）全自动尿液干化学分析仪：按照仪器说明书进行操作。

3. 附注

（1）折射计的校正：可用 $10g/L$、$40g/L$ 和 $100g/L$ 蔗糖溶液校正折射计，它们的折射率分别为 1.334 4、1.338 8 和 1.347 9。

（2）折射计法：被美国临床检验标准委员会（CUS/NCCLS）推荐为参考方法，具有标本用量少、在 $15 \sim 37$℃温度下自动进行温度补偿的优点。

（3）混浊尿会影响结果判读，应加热透明后再测定比密。

（二）比密计法

1. 原理　尿比密计是一种液体比密计，可测出规定温度下尿液的比密。物质的重量与同体积的纯水，在一定温度下（4.0℃、15.5℃）相比，得到的密度为该物质的比密（俗称比重）。

2. 操作

（1）充分混匀尿液后，沿管壁缓慢倒入小量筒或小量杯中，如有气泡，可用滴管或吸水纸吸去。

（2）比密计放入杯中，使悬浮于中央，勿触及杯壁或杯底。

（3）等比密计停稳后，读取与尿液凹面相切的刻度，即为被测尿液的比密。

3. 附注

（1）比密计的校正：购置的新比密计应用纯水在规定温度下观察比密是否准确。蒸馏水 15.5℃ 应为 1.000；$8.5g/L$ 氯化钠液在 15.5℃ 应为 1.006；$50g/L$ 氯化钠液在 15.5℃ 应为 1.035。

（2）温度影响：温度高时，液体的比密低，反之则比密高，故一般比密计上都注明测定温度。如不在指定的温度下测定时，则每高于指定温度 3℃ 时，比密应加 0.001，每低

3℃，则减去 0.001。

（3）尿内容物的影响：①尿内含糖、蛋白时，可增高比密。②盐类析出，比密下降，应待盐类溶解后测比密。③尿素分解，比密下降。④尿液含造影剂，可使比密大于 1.050。

（4）目前，比密计法因操作烦琐和影响因素多，已不再是测定尿液比密的准确方法。

（三）试带法

1. 原理　尿中电解质释放出阳离子，阳离子与试带中的离子交换体中的氢离子交换，使之释放出氢离子，氢离子再与其中的酸碱指示剂反应，根据指示剂显示的颜色可推知尿中的电解质浓度，以电解质浓度来代表密度，从而得出比密值。

2. 操作　使用尿液分析仪，并按照仪器说明书进行操作。

3. 参考区间　正常成人随机尿标本比密 1.003 ~ 1.030，晨尿 > 1.020，新生儿 1.002 ~ 1.004。

4. 附注

（1）测定受酸碱度、中等相对分子质量化合物影响较大。

（2）仅适用于正常人体检。

（3）与比密计法结果存在一定差异。

5. 临床意义

（1）比密增高：尿少时，比密可增高，见于急性肾炎、高热、心功能不全、脱水等；尿量增多同时比密增加，常见于糖尿病。

（2）比密降低：慢性肾小球肾炎、肾功能不全、尿崩症等。

连续测定尿比密比一次测定更有价值，慢性肾功能不全呈现持续低比密尿。

（李荣雪）

第五节　尿液化学成分检查

一、尿蛋白质定性检查

尿蛋白为尿液化学成分检查中最重要的项目之一。正常人的肾小球滤液中存在小分子量的蛋白质，在肾小管中绝大部分又被重吸收，因此终尿中的蛋白质含量很少，仅为 30 ~ 130mg/24h。随机一次检查尿中蛋白质为 0.80mg/L，尿蛋白定性实验呈实性。当尿液中蛋白质超过 150mg/24h 或尿中蛋白质浓度大于 100mg/L 时，常规化学定性实验呈阳性，称为蛋白尿（proteinuria）。正常时分子量在 7 万以上的蛋白质不能通过肾小球滤过膜，分子量在 1 万 ~3 万的低分子蛋白质虽大多可通过滤过膜，但又被近曲小管重吸收。肾小管细胞分泌的蛋白如 Tamm - Horsfall 蛋白（T - H 蛋白）及下尿路分泌的黏液蛋白可进入尿中。尿蛋白质 2/3 来自血浆蛋白，其中清蛋白（也称白蛋白）约占 40%，其余为小分子量的酶（溶菌酶等）、肽类、激素类，如将正常人尿液浓缩后再经免疫电泳，可按蛋白质的分子量大小分成以下 3 组。①高分子量蛋白质：分子量大于 9 万，含量极微，包括由肾髓袢升支及远曲小管上皮细胞分泌的 T - H 蛋白及分泌型 IgA 等。②中分子量蛋白质：分子量 4 万 ~9 万，是以清蛋白为主的血浆蛋白，可占尿蛋白总数的 1/2 ~2/3。③低分子量蛋白质：分子量小于 4

万，绝大多数已在肾小管重吸收，因此尿中含量极少，如免疫球蛋白 Fc 片段，游离轻链、α_1 - 微球蛋白、β_2 - 微球蛋白等。

（一）加热乙酸法

1. 原理　加热可使蛋白质变性凝固，加酸可使蛋白质接近等电点，促使蛋白质沉淀。此外，加酸还可以溶解碱性盐类结晶。

2. 试剂　5%（V/V）冰乙酸溶液：取冰乙酸 5mL，加蒸馏水至 100mL。

3. 器材　酒精灯、13mm×100mm 试管、试管夹、滴管。

4. 操作

（1）取尿：取试管 1 支，加清澈尿液至试管的 2/3 处。

（2）加热：用试管夹夹持试管下端，斜置试管使尿液的上 1/3 于酒精灯火焰上加热，沸腾即止。

（3）加酸：滴加 5% 冰乙酸 2 ~ 3 滴。

（4）加热：再继续加热至沸腾。

（5）观察：立即观察结果。

（6）判断见表 3 - 3。

表 3 - 3　加热乙酸法尿蛋白定性实验结果判断

反应现象	报告方式
清晰透明无改变	-
黑色背景下呈轻微浑浊	±
反应现象	报告方式
白色浑浊无颗粒	+
浑浊，有明显颗粒状物	+ +
有絮状物	+ + +
立即出现凝块和大量絮状物	+ + + +

（7）注意

1）坚持加热 - 加酸 - 再加热。

2）加入醋酸要适量。

3）加热部位要控制。

4）观察结果要仔细。

（二）磺基水杨酸法

1. 原理　在酸性条件下，磺基水杨酸的磺酸根阴离子与蛋白质氨基酸阳离子结合，形成不溶性蛋白质盐沉淀。

2. 试剂　200g/L 磺基水杨酸溶液：磺基水杨酸 200g 溶于 1L 蒸馏水中。

3. 器材　小试管、滴管。

4. 操作

（1）取尿：试管 2 支，各加入清澈尿液 1mL（约 20 滴）。

（2）加液：于一支试管内加入磺基水杨酸 2 滴，轻轻混匀，另一支试管不加试剂作空白对照。

（3）混匀。

（4）观察：1min 内在黑色背景下观察结果。

（5）判断见表 3-4。

表 3-4 磺基水杨酸法尿蛋白定性实验结果判断

反应现象	报告方式
清晰透明无改变	-
仅在黑色背景下，可见轻度混浊	极微量
不需黑色背景，可见轻微浑浊	±
明显白色浑浊，但无颗粒出现	+
明显浑浊并出现颗粒	+ +
更明显浑浊，并有絮状沉淀	+ + +
严重浑浊，并有大凝块	+ + + +

5. 注意

（1）本法敏感，能检出极微量蛋白质，无临床意义。

（2）判断结果应严格控制在 1min 内，否则随时间延长可导致反应强度升级。

（3）混浊尿应离心后取上清液做实验，强碱性尿应使用稀乙酸酸化尿液至 pH5.0 后再做实验。

（4）假阳性：见于受检者使用有机碘造影剂、大剂量青霉素等。尿中含尿酸或尿酸盐过多时，也可导致假阳性，但加热后消失。

（三）干化学试纸法

1. 原理　根据指示剂蛋白误差原理（protein error），即在 pH3.2 时指示剂溴酚蓝产生阴离子，与带阳离子的蛋白质如清蛋白结合，发生颜色反应，蛋白质浓度越高变色程度越大。

2. 试剂　试带条。

3. 器材　尿分析仪或目测。

4. 操作　按说明书要求进行，一般要求将试带浸于尿液中，1~2s 后取出，15s 后与标准比色板比较，观察结果，也可在尿分析仪上比色，仪器自动打印出结果。

（四）方法学评价

1. 尿蛋白定性实验　尿蛋白定性为过筛性实验，目前常用加热乙酸法、磺基水杨酸法和干化学试带法。

（1）加热乙酸法：为古老传统的经典方法，加热煮沸尿液使蛋白变性、凝固，然后加酸使尿 pH 值接近蛋白质等电点（pH4.7），有利于已变性蛋白下沉，同时可消除尿中某些磷酸盐因加热析出所致的混浊。本法能使所有蛋白质发生沉淀反应，结果准确，灵敏度为 0.15g/L，影响因素少，但如加酸过少、过多，致尿 pH 值远离蛋白质等电点，也可使阳性程度减弱。如尿中盐浓度过低，也可致假阴性。因操作烦琐，不适于筛检。

（2）磺基水杨酸法：在略低于蛋白质等电点的 pH 值条件下，蛋白质带有正电荷的氨基与带负电荷的磺基水杨酸根相结合，形成不溶性蛋白质盐而沉淀。该法操作简便敏感，清蛋白、球蛋白、本周蛋白均可发生反应。但在用某些药物如青霉素钾盐及有机碘造影剂（胆影葡胺、泛影葡胺、碘酸），或在高浓度尿酸、草酸盐、黏蛋白等作用下均可呈假阳性反应，加热煮沸后沉淀可消失，有别于尿蛋白。现常被用作尿蛋白定性实验过筛方法，本法检测蛋白尿的敏感度为 $0.05 \sim 0.1g/L$。

（3）干化学试带法：本法是利用指示剂的蛋白质误差原理（指示剂离子因与清蛋白携带电荷相反而结合，使反应显示的 pH 颜色变为较高 pH 颜色，这种 pH 颜色改变的幅度与清蛋白含量成正比）而建立的。该法有简便、快速等优点，适用于人群普查，还可以同时用肉眼观察和尿液分析仪检测，以减少误差。不同厂家、不同批号的试带显色有差异。缺点是指示剂只与清蛋白反应，与球蛋白反应很弱。

（五）参考值

定性实验：阴性。

（六）临床意义

1. 生理性蛋白尿 生理性蛋白尿或无症状性蛋白尿是指由于各种内外环境因素对机体的影响导致的尿蛋白含量增多，可分为功能性蛋白尿及体位性（直立性）蛋白尿。

（1）功能性蛋白尿（functional proteinuria）：指剧烈运动、发热、低温刺激、精神紧张、交感神经兴奋等时引起的暂时性、轻度性的蛋白尿。其形成机制可能是上述原因造成肾血管痉挛或充血使肾小球毛细血管壁的通透性增加。当诱发因素消失时，尿蛋白也迅速消失。功能性蛋白尿定性一般不超过（+），定量小于 $0.5g/24h$，多见于青少年期。

（2）体位性蛋白尿（postural proteinuria）：指由于直立体位或腰部前突时引起的蛋白尿，又称直立性蛋白尿（orthostatic proteinuria）。其特点为卧床时尿蛋白定性为阴性，起床活动若干时间后即可出现蛋白尿，尿蛋白定性可达（++），甚至（+++），平卧后又转成阴性，常见于青少年，可随年龄增长而消失。此种蛋白尿生成机制可能与直立时前突的脊柱压迫肾静脉，或直立位时肾的位置向下移动，使肾静脉扭曲致肾脏处于淤血状态，淋巴、血流受阻有关。

（3）摄食性蛋白尿：摄入蛋白质过多，也会出现暂时性蛋白尿。

2. 病理性蛋白尿 病理性蛋白尿，根据其发生机制可分为以下 6 类：

（1）肾小球性蛋白尿（glomerular proteinuria）：因受到炎症、毒素等损害，肾小球毛细血管壁通透性增加，滤出较多的血浆蛋白，超过了肾小管重吸收能力所形成的蛋白尿，称为肾小球性蛋白尿。形成蛋白尿的机制除肾小球滤过膜的物理性空间构型改变导致"孔径"增大外，还与肾小球滤过膜的各层，特别是唾液酸减少或消失致静电屏障作用减弱有关。蛋白电泳检查出的蛋白质中清蛋白约占 $70\% \sim 80\%$，β_2 - 微球蛋白可轻度增多。此型蛋白尿中尿蛋白含量常大于 $2g/24h$，主要见于肾小球疾病如急性肾小球肾炎，某些继发性肾脏病变如糖尿病性肾病，免疫复合物病如红斑狼疮性肾病等。

（2）肾小管性蛋白尿（tubular proteinuria）：由于炎症或中毒引起的近曲小管对低分子量蛋白质的重吸收功能减退，出现以低分子量蛋白质为主的蛋白尿，称为肾小管性蛋白尿。通过尿蛋白电泳及免疫化学方法检查，发现尿中以 β_2 - 微球蛋白、溶菌酶等增多为主，清蛋白正常或轻度增多。单纯性肾小管性蛋白尿，尿蛋白含量较低，一般低于 $1g/24h$。此型蛋白尿常见于肾盂肾炎、间质性肾炎、肾小管性酸中毒、重金属中毒及肾移植术后等。尿中

β_2 - 微球蛋白与清蛋白的比值，有助于区别肾小球与肾小管性蛋白尿。

（3）混合性蛋白尿（mixed proteinuria）：肾脏病变如果同时累及肾小球和肾小管，产生的蛋白尿称混合性蛋白尿。在尿蛋白电泳的图谱中显示低分子量的 β_2 - 微球蛋白及中分子量的清蛋白同时增多，而大分子量的蛋白质较少。

（4）溢出性蛋白尿（overflow proteinuria）：主要指血液循环中出现大量低分子量（分子量小于4.5万）的蛋白质，如本周蛋白、血浆肌红蛋白（分子量为1.4万），超过肾小管重吸收的极限，在尿中大量出现时称为溢出性蛋白尿。如当肌红蛋白增多超过肾小管重吸收的极限，在尿中大量出现时称为肌红蛋白尿，可见于骨骼肌严重创伤及大面积心肌梗死等。

（5）组织性蛋白尿（histic proteinuria）：由肾小管代谢生成的和肾组织破坏分解的蛋白质，以及由于炎症或药物刺激泌尿系统分泌的蛋白质（黏蛋白、T－H蛋白、分泌型IgA）形成的蛋白尿，称为组织性蛋白尿。组织性蛋白尿常见于尿路感染。

（6）假性蛋白尿（accidental proteinuria）：假性蛋白尿也称为偶然性蛋白尿，当尿中混有多量血、脓、黏液等成分导致蛋白定性实验阳性时称为偶然性蛋白尿。主要见于泌尿道炎症、出血及在尿中混入阴道分泌物、男性精液等，一般并不伴有肾脏本身的损害。

二、尿糖定性检查

正常人尿液中可有微量葡萄糖，尿内排出量小于2.8mmol/24h，用普通定性方法检查为阴性。糖定性实验呈阳性的尿液称为糖尿，一般是指葡萄糖尿（glucosuria），偶见乳糖尿、戊糖尿、半乳糖尿等。尿糖形成的原因和机制为：当血中葡萄糖浓度大于8.8mmol/L时，肾小球滤过的葡萄糖量超过肾小管重吸收能力即可出现糖尿。

尿中是否出现葡萄糖取决于3个因素：①血中的葡萄糖浓度；②每秒流经肾小球的血浆量；③近端肾小管上皮细胞重吸收葡萄糖的能力即肾糖阈。肾糖阈可随肾小球滤过率和肾小管葡萄糖重吸收率的变化而改变，当肾小球滤过率低时可导致肾糖阈提高，肾小管重吸收减少时可引起肾糖阈降低。葡萄糖尿除可因血糖浓度过高引起外，也可因肾小管重吸收能力降低引起，后者血糖可正常。

（一）班氏法

1. 原理　葡萄糖还原性醛基在热碱性条件下，将蓝色硫酸铜还原为氢氧化亚铜，进而生成棕红色的氧化亚铜沉淀。

2. 试剂

（1）甲液：柠檬酸钠85g，无水碳酸钠76.4g，蒸馏水700mL，加热助溶。

（2）乙液：硫酸铜13.4g，蒸馏水100mL，加热助溶。

冷却后，将乙液缓慢加入甲液中，不断混匀，冷却至室温后补充蒸馏水至1 000mL即为班氏试剂。如溶液不透明则需要过滤，煮沸后出现沉淀或变色则不能使用。

其中硫酸铜提供铜离子；柠檬酸钠可与铜离子形成可溶性络合物，防止生成氢氧化铜沉淀；碳酸钠提供碱性环境。

3. 器材　酒精灯、13mm×100mm试管、试管夹、滴管。

4. 方法

（1）取液：试管中加1mL班氏试剂。

（2）煮沸：边加热边摇动试管，检查班氏试剂是否变质，如变色则试剂变质不能使用。

（3）加尿：0.1mL 尿（2 滴）。

（4）再煮沸：1~2min。

（5）观察：冷却后观察沉淀颜色。

（6）判断见表3-5。

表3-5　班氏尿糖定性实验结果判断表

反应现象	结果报告
蓝色不变	－
蓝色中略显绿色，但无沉淀	±
绿色，伴少量黄绿色沉淀	＋
较多黄绿色沉淀（黄色为主）	＋＋
土黄色浑浊，有大量沉淀	＋＋＋
大量棕红色或砖红色沉淀	＋＋＋＋

（7）注意

1）标本必须新鲜，久置细菌能分解葡萄糖使结果偏低。

2）试剂与尿液比例为 10∶1。

3）尿中含有大量尿酸盐时，煮沸后可混浊并略带绿色，但冷却后沉淀物显灰蓝色不显黄色。

4）煮沸时应不断摇动试管，试管口不能对人。

5）非糖还原性物质也可呈阳性。

6）使用青霉素、维生素 C 等药物时，可出现假阳性反应。

（二）葡萄糖氧化酶试带法

1. 原理　尿液中的葡萄糖在试带中葡萄糖氧化酶的催化下，生成葡萄糖酸内酯和过氧化氢，在过氧化氢酶的作用下，使色原（邻甲苯胺等）脱氢，分子结构发生改变，色原显色。根据颜色深浅，可大致判断葡萄糖含量。

2. 试剂　试带条。

3. 器材　尿分析仪或目测。

4. 操作　按说明书要求进行，一般要求将试带浸于尿液中，1~2s 后取出，15s 后与标准比色板比较，观察结果，也可在尿分析仪上比色，仪器自动打印出结果。

（三）方法学评价

1. 班氏尿糖定性实验　此法稳定，敏感度为 5.5mmol/L，是测定葡萄糖的非特异实验。凡尿中存在其他糖（如果糖、乳糖、戊糖等）及其他还原物质（如肌酐、尿酸、维生素 C 等）均可呈阳性反应，现多已不用。

2. 葡萄糖氧化酶试带法　此法特异性高、灵敏性高、简便、快速，并可用于尿化学分析仪，可进行半定量分析，假阳性极少，但有假阴性。酶制品保存要适当。

3. 薄层层析法　此法是鉴别、确保尿糖种类的特异敏感的实验方法，但操作复杂，不适合临床使用，仅在必要时应用。

（四）参考值

定性实验：阴性。

（五）临床意义

1. 血糖增高性糖尿

（1）饮食性糖尿：可因短时间摄入大量糖类引起。因此为确诊有无糖尿，必须检查清晨空腹的尿液以排除饮食的影响。

（2）一过性糖尿：也称应激性糖尿。见于颅脑外伤、脑血管意外、情绪激动等情况下，血糖中枢受到刺激，导致肾上腺素、胰高血糖素大量释放，出现暂时性高血糖和糖尿。

（3）持续性糖尿：清晨空腹尿中尿糖呈持续阳性，最常见于因胰岛素绝对或相对不足所致糖尿病。此时空腹血糖水平已超过肾糖阈，24h 尿中排糖近于 100g 或更多，每日尿糖总量与病情轻重相平行，因而尿糖测定也是判断糖尿病治疗效果的重要指标之一。如并发肾小球动脉硬化症，则肾小球滤过率减少，肾糖阈升高，此时血糖虽已超过一般的肾糖阈值，但查尿糖仍可呈阴性。一些轻型糖尿病患者的空腹血糖含量正常，尿糖亦呈阴性，但进食后 2h 由于负载增加可见血糖升高，尿糖呈阳性。对于此型糖尿病患者，不仅需要同时进行空腹血糖及尿糖定量、进食后 2h 尿糖检查，还需进一步进行糖耐量实验，以明确糖尿病的诊断。

（4）其他血糖增高性糖尿：①甲状腺功能亢进：由于肠壁的血流加速和糖的吸收增快，因而在饭后血糖高出现糖尿。②肢端肥大症：可因生长激素分泌旺盛致血糖升高，出现糖尿。③嗜铬细胞瘤：可因肾上腺素及去甲肾上腺素大量分泌，致使磷酸化酶活性增加，促使肝糖原降解为葡萄糖，引起血糖升高出现糖尿。④库欣综合征：因皮质醇分泌增多，使糖原异生旺盛，抑制己糖磷酸激酶和对抗胰岛素作用，出现糖尿。

2. 血糖正常性糖尿　肾性糖尿属血糖正常性糖尿，因肾小管对葡萄糖的重吸收功能低下所致，见于范右尼综合征，患者出现糖尿但空腹血糖和糖耐量实验均正常。新生儿糖尿乃因肾小管功能还不完善。后天获得性肾性糖尿可见于慢性肾炎、肾病综合征。以上均需与真性糖尿鉴别，要点是肾性糖尿时空腹血糖及糖耐量实验结果均为正常。妊娠后期及哺乳期妇女，出现糖尿可能与肾小球滤过率增加有关。

3. 其他　尿中除葡萄糖外还可出现乳糖、半乳糖、果糖、戊糖等，除受进食影响外，也可能与遗传代谢紊乱有关。

（1）乳糖尿（lactosuria）：妊娠或哺乳期妇女尿中可能同时出现乳糖与葡萄糖，是因为缺乏乳糖酶。如摄入过多乳糖或牛奶也可诱发本病。

（2）半乳糖尿（galactosuria）：先天性半乳糖血症是一种常染色体隐性遗传性疾病，由于缺乏半乳糖 – 1 – 磷酸尿苷转化酶或半乳糖激酶，不能将食物内半乳糖转化为葡萄糖所致。患儿可出现肝大，肝功损害，生长发育停滞，智力减退、哺乳后不安、拒食、呕吐、腹泻、肾小管功能障碍蛋白尿等。

（3）果糖尿（fructosuria）：遗传代谢缺陷性患者可伴蛋白尿与氨基酸尿，偶见于大量进食蜂蜜或果糖者。糖尿病患者尿中有时也可查出果糖。

三、尿酮体定性检查

酮体为乙酰乙酸、β – 羟丁酸及丙酮的总称，为人体利用脂肪氧化产生的中间代谢产物。正常人产生的酮体很快被利用，在血中含量极微，约为 $2.0 \sim 4.0mg/L$。其中乙酰乙酸、β – 羟丁酸、丙酮约占 20%、78%、2%。尿中酮体（以丙酮计）约为 50mg/24h，定性测试为阴性。但在饥饿、各种原因引起的糖代谢障碍、脂肪分解增加及糖尿病酸中毒时，因产生酮体速度大于组织利用速度，可出现酮血症，继而发生酮尿（ketonuria，KET）。

（一）粉剂法

1. 原理　丙酮或乙酰乙酸在碱性溶液中与硝普钠和硫酸铵作用，生成异硝基或异硝基铵，后者与 $Fe(CN)_5^{3-}$ 生成紫红色复合物。

2. 试剂　硝普钠 0.5g，无水碳酸钠 10g，硫酸铵 10g。配制前分别将各种试剂烘干、称量并研磨混匀。密闭存于棕色瓶中，防止受潮。

3. 器材　玻片、塑料勺、滴管。

4. 方法

（1）取粉：取 1 小勺（约 1g）粉剂摊在玻片上。

（2）加尿：以浸润粉剂为准。

（3）观察：有无紫红色出现，见表 3－6。

表 3－6　尿酮体定性实验结果判断

反应现象	结果判断
5min 以上不出现紫色	－
逐渐呈现淡紫色	＋
立即呈现淡紫色而后转为深紫色	＋＋
立即呈现深紫色	＋＋＋～＋＋＋＋

5. 注意　尿酸盐可致橙色反应，肌酐可致假阳性。粉剂一定要研细否则出现颜色不均。本反应需在试剂与水接触产热时使氨放出。

（二）环状法

1. 取尿　2mL。

2. 加酸　0.2mL（3～4 滴），避免肌酐引起假阳性。

3. 加液　饱和硝普钠 0.2mL。

4. 混匀

5. 加氨　沿管壁。

6. 观察　环色，见表 3－7。

表 3－7　尿酮体定性实验结果判断

反应现象	结果判断
10min 后不显色	－
10min 内显淡紫红色环	＋
两液接触后渐显紫红色环	＋＋
两液接触后即见深紫红色环	＋＋＋

7. 注意　黄色环不能判断为阳性，是尿酸盐所致。

（三）方法学评价

以往采用硝普钠试管或粉剂检查法，现多被简易快速的干化学试带法取代。此法主要对丙酮及乙酰乙酸起反应，也可用酶法定量或进一步用气相色谱法分析。

（四）参考值

定性实验：阴性。

（五）临床意义

1. 糖尿病酮症酸中毒　由于糖利用减少，分解脂肪产生酮体，使酮体增加引起酮症。应与其他疾病（低血糖、心脑疾病乳酸中毒或高血糖高渗透性糖尿病昏迷）相区别。酮症酸中毒时尿酮体均呈阳性，而其他疾病时尿酮体一般不增高，但应注意糖尿病酮症者肾功能严重损伤而肾阈值增高时，尿酮体亦可减少，甚至完全消失。

2. 非糖尿病性酮症　感染性疾病如肺炎、伤寒、败血症、结核等发热期，严重腹泻、呕吐、饥饿、禁食过久、全身麻酸后等均可出现酮尿，此种情况相当常见。妊娠期妇女常因妊娠反应、呕吐、进食少，易发生酮症致酮尿。

3. 中毒　如氯仿、乙醚麻醉后、磷中毒等。

4. 服用双胍类降糖药　降糖灵等药物有抑制细胞呼吸的作用，可出现血糖下降，但酮尿阳性的现象。

四、尿胆色素定性检查

尿中胆色素包括胆红素（bilirubin）、尿胆原（urobilinogen）及尿胆素（urobilin），俗称尿三胆。由于送检的多为新鲜尿，尿胆原尚未氧化成尿胆素，临床上多查前两者，俗称尿二胆。

（一）尿胆红素定性检查（哈氏浓缩法）

1. 原理　用 $BaSO_4$ 吸附尿液中的胆红素并浓缩，胆红素与 $FeCl_3$ 反应，被氧化为胆绿素而显绿色。

2. 试剂

（1）0.41mol/L 氯化钡溶液：氯化钡（$BaCl_2 \cdot 2H_2O$）10.0g，溶于100mL 蒸馏水中。

（2）Fouchet 试剂：100g/L 的 $FeCl_3$ 溶液 10mL，250g/L 三氯乙酸溶液 90mL，混合后备用。

3. 方法

（1）取尿：5mL 于中试管。

（2）加液：$BaCl_2$ 溶液 2.5mL（尿量的一半）。

（3）混匀。

（4）离心：在 3 000r/min 下离心 3~5min。

（5）弃液：弃上清液留下管底沉淀。

（6）氧化：在沉淀上滴加福氏试剂 2~3 滴。

（7）观察：沉淀是否变色。

（8）判断：见表 3-8。

表 3 - 8　胆红素定性实验结果判断

反应现象	结果判断	报告方式
长时间不显颜色	阴性	－
逐渐出现淡绿色	弱阳性	＋
逐渐出现绿色	阳性	＋＋
立即出现蓝绿色	强阳性	＋＋＋

（9）注意

1）尿与 $BaCl_2$ 的比例。

2）尿中 SO_4^{2-}，PO_4^{3-} 不足，沉淀可减少。

3）氧化剂用量应适当，过多可使胆红素被氧化为胆绿素，再进一步氧化为胆黄素。

4）受检者使用阿司匹林等药物可出现假阳性。

5）标本需新鲜，否则胆红素易分解。

（二）尿胆原定性检查（改良欧立法）

1. 原理　尿胆原在酸性条件下与对二甲氨基苯甲醛反应，生成樱红色化合物。

2. 试剂　Ehrlich 试剂：对二甲氨基苯甲醛 2.0g，溶于 80mL 蒸馏水，再缓慢加入浓盐酸 20mL，混匀后储存于棕色瓶中备用。

3. 方法

（1）处理：去除尿中的胆红素。

（2）取尿：取 1mL 去除胆红素的尿液。

（3）加液：欧氏试剂 0.1mL。

（4）混匀。

（5）静置 10min。

（6）观察在白色背景下，从管口向管底观察结果。

（7）判断：见表 3 - 9。

表 3 - 9　尿胆原定性实验结果判断

反应现象	结果判断	报告方式
不变色	阴性	－
放置 10min 后呈微红色	弱阳性	＋
放置 10min 后呈樱红色	阳性	＋＋
立即出现深红色	强阳性	＋＋＋

（8）注意

1）新鲜尿：否则尿胆原氧化为尿胆素，出现假阴性，只有两者均阴性方可否定。

2）干扰物呈红色不溶于氯仿，可鉴别。

（三）尿胆红素定性检查

胆红素是红细胞破坏后的代谢产物，可分为未经肝处理的未结合胆红素和经肝与葡萄糖醛酸结合形成的结合胆红素。未结合胆红素不溶于水，在血中与蛋白质结合不能通过肾小球滤膜。结合胆红素分子量小，溶解度高，可通过肾小球滤膜，由尿排出。由于正常人血中结合胆红素含量很低，滤过量极少，因此尿中检不出胆红素，如血中结合胆红素增加，可通过肾小球滤膜使尿中结合胆红素量增加，尿胆红素实验呈阳性反应。

1. 方法学评价　尿内胆红素检查方法有氧化法与重氮法两种。氧化法是用氧化剂将胆红素氧化为胆绿素，呈绿色为阳性。Smith 碘法操作最简单，但敏感性低，Harrison 法操作稍繁，但敏感性高。以 2，4 - 二氯苯胺重氮盐偶联反应的干化学试剂带法操作简单，且可用于尿自动化分析仪，灵敏度为 $7 \sim 14 \mu mol/L$，目前多用其做定性筛选实验。如果反应颜色不典型，应进一步分析鉴别。在尿液 pH 值较低时，某些物质或其代谢产生（如吡啶和依托度酸）可引起假阳性反应，或不典型颜色。1.42mmol/L 维生素 C 可引起假阴性反应。

2. 参考值　定性实验：阴性。

（四）尿胆原及尿胆素定性检查

尿胆原经空气氧化及光线照射后转变成黄色的尿胆素（粪胆素）。

1. 方法学评价　尿胆原检测已成尿试带的组成之一，用于疾病的尿筛选检查。尿胆原的测定采用 Ehrlich 醛反应，即尿胆原与对二甲氨基苯甲醛反应后呈樱红色，既可用于定性检查也可用于定量检查。尿胆素的测定采用 Schleisinger 法，即将尿液中尿胆原氧化后加饱和的乙酸锌溶液，可观察到绿色荧光。在尿胆原为阴性时应用尿胆素检查进一步证实。检查尿胆原或尿胆素时均应除去胆红素，以免胆红素的色泽干扰。

2. 参考值

（1）尿胆原定性实验：阴性或弱阳性（1：20 稀释后阴性）。

（2）尿胆素定性实验：阴性。

3. 临床意义　利用尿胆红素、尿胆原和血胆红素等检查可协助鉴别黄疸病因（见表 3 - 10）。

表 3 - 10　不同类型黄疸的鉴别诊断

标本	指标	正常人	溶血性黄疸	肝细胞性黄疸	梗阻性黄疸
血清	总胆红素	正常	增高	增高	增高
	未结合胆红素	正常	增高	增高	正常/增高
	结合胆红素	正常	增高/正常	增高	增高
尿液	颜色	浅黄	深黄	深黄	深黄
	尿胆原	1：20 阴性	强阳性	阳性	阴性
	尿胆素	阴性	阳性	阳性	阴性
	尿胆红素	阴性	阴性	阳性	阳性
粪便	颜色	黄褐	深色	黄褐或变浅	变浅或白陶土色
	粪胆素	正常	增高	减低/正常	减低/消失

（1）溶血性黄疸：当体内有大量红细胞破坏时未结合胆红素增加，使血中胆红素含量增高，由于未结合胆红素不能通过肾脏滤过，故尿胆红素实验呈阴性。当其排入肠道后转变为粪胆原，因而肠道吸收粪胆原及由尿中排出尿胆原的量均亦相应增加，尿胆原实验呈明显阳性。溶血性黄疸可见于各种溶血性疾病、大面积烧伤等。

（2）肝细胞性黄疸：肝细胞损伤时其对胆红素的摄取、结合、排除功能均可能受损。

由于肝细胞摄取血浆中未结合胆红素能力下降，使其在血中的浓度升高，生成的结合胆红素又可能由于肝细胞肿胀、毛细胆管受压，在肿胀与坏死的肝细胞间弥散，经血窦进入血循环，导致血中结合胆红素升高。因其可溶于水并经肾排出，使尿胆红素实验呈阳性。此外，经肠道吸收的粪胆原也因肝细胞受损不能转变为胆红素，而以尿胆原形式由尿中排出，故肝细胞黄疸时尿胆红素与尿胆原测试明显呈阳性。在急性病毒性肝炎时，尿胆红素阳性可早于临床黄疸。其他原因引起的肝细胞黄疸，如药物、毒物引起的中毒性肝炎也可出现类似的结果。

（3）梗阻性黄疸：胆汁淤积使肝胆管内压增高，导致毛细胆管破裂，结合胆红素不能排入肠道而逆流入血由尿中排出，尿胆红素测试呈阳性。由于胆汁排入肠道受阻，尿胆原亦减少。可见于各种原因引起的肝内、外完全或不完全梗阻，如胆石症、胆管癌、胰头癌等。

五、乳糜尿定性检查

经肠道吸收的脂肪皂化后成乳糜液，由于种种原因致淋巴引流不畅而未能进入血循环，逆流至泌尿系统淋巴管中，可致淋巴管内压升高、曲张、破裂，乳糜液流入尿中，使尿液呈不同程度的乳白色，严重者似乳状称乳糜尿。如在乳糜尿中混有血液时称为血性乳糜尿。尿中乳糜的程度与患者摄入脂肪量、淋巴管破裂程度及运动强度有关。乳糜尿中主要含卵磷脂、胆固醇、脂酸盐及少量纤维蛋白原、清蛋白等。如并发泌尿道感染，可出现乳糜脓尿。

1. 原理　乳糜尿含有大量脂肪颗粒，形成乳糜状混浊尿。脂肪可溶于乙醚中，脂肪小滴可通过染色识别。

2. 试剂

（1）乙醚（AR）。

（2）苏丹Ⅲ乙酸乙醇染色液：5%乙醇10mL，冰乙酸90mL，苏丹Ⅲ粉末1药匙。先将乙醇与冰乙酸混合，再倾入苏丹Ⅲ粉末，使之充分溶解。

（3）猩红染色液：先配70%乙醇和丙酮1∶1溶液，后将猩红加入至饱和为止。

3. 样本　新鲜尿液。

4. 方法

（1）溶解脂肪：取尿液5~10mL，加入乙醚2~3mL，用力振摇，使脂肪溶于乙醚。

（2）静置离心：静置数分钟后，2 000r/min离心5min。

（3）涂片染色：吸取乙醚与尿液界面层涂片，加苏丹Ⅲ乙酸乙醇染色液1滴。

（4）结果观察：低倍镜下观察是否有红色脂肪小滴（必要时可高倍镜观察）。

（5）稀释：如为阳性，按1∶20稀释后再同上操作。

5. 注意

（1）乳糜含量和患者摄入脂肪量、运动的强度和淋巴管破裂程度等因素有关。乳糜尿的浊度和颜色取决于乳糜量，乳糜尿可呈乳白色、乳酪样或色泽较浑浊。

（2）乳糜尿须与脓尿、大量盐类的混浊尿和脂肪尿相区别。

（3）在丝虫病时，常可在尿沉渣中找到微丝蚴。

（一）方法学评价

乳糜尿由脂肪微粒组成，外观呈白色。尿液中加入乙醚充分振荡后，与原尿相比，如乳浊程度明显减轻则可确诊，因所含脂肪性成分被乙醚溶解。乳糜尿与脓尿或严重的结晶尿的鉴别要点为：后二者离心沉淀后上清液呈澄清状，沉渣显微镜检查可见多数白细胞或无定形磷酸盐结晶（加热、加酸后溶解），而乳糜尿离心沉淀后外观不变。丝虫病引起乳糜尿者，偶在尿液沉渣中查到微丝蚴，在乳糜尿中加入苏丹Ⅲ染液置显微镜下观察，见大小不等的橘红色球形小体则为阳性。

（二）临床意义

（1）淋巴管阻塞，常见于丝虫病。丝虫在淋巴系统中引起炎症反复发作，大量纤维组织增生，使腹部淋巴管或胸导管广泛阻塞。由于肾的淋巴管最脆弱，故易于肾盂及输尿管处破裂，出现乳糜尿。如为丝虫病引起的，可在尿沉渣中于显微镜下见到微丝蚴。先天淋巴管畸形、腹骨结核、肿瘤压迫等也可以出现乳糜尿。

（2）胸腹创伤、手术伤及腹腔淋巴管或胸导管炎症也可出现乳糜尿，但少见。

（3）过度疲劳、妊娠及分娩后、糖尿病脂血症、肾盂肾炎、包虫病、疟疾等也偶见乳糜尿。

六、尿液 HCG 检查

人绒毛膜促性腺激素（human chorionic gonadotropin，HCG）是妇女受精卵移动到子宫腔内着床后形成胚胎，由胎盘滋养层细胞分泌产生，具有促性腺发育功能的一种糖蛋白激素。HCG 的主要功能就是刺激黄体，使雌激素和黄体酮持续分泌，以促进子宫蜕膜的形成，使胎盘生长成熟。HCG 由一条 α 多肽链，一条 β 多肽链组成。HCG 的 α 链与其他激素，如黄体生成素（LH）、促卵泡生成素（FSH）及促甲状腺素（TSH）的 α 链相似，而 β 多肽链基本是 HCG 所特有的，故用 β – HCG 的抗体来测定 HCG 有较高的特异性。HCG 主要存在于孕妇的血液、尿液、羊水、初乳和胎儿体内。当妊娠 1～2.5 周时，孕妇血清和尿中的 HCG 水平即可迅速升高，孕第 8 周达到高峰，至孕期第 4 个月始降至中等水平，并一直维持到妊娠末期。尿液 HCG 检查主要用于早期妊娠的诊断和滋养层细胞肿瘤的诊断和疗效观察。

（一）胶乳凝集抑制实验

1. 原理　将尿液与抗 HCG 血清混合，经过一段时间反应后，加入被 HCG 致敏的胶乳悬液。当尿中有 HCG 时，HCG 先与抗血清结合，不引起胶乳的凝集反应，仍呈均匀的乳状。反之，当尿中无 HCG 时，抗血清中的抗体与胶乳抗原发生反应，出现凝集。

2. 试剂　抗 HCG 血清，HCG 胶乳抗原。

3. 方法

（1）加尿：在玻片上滴加尿液 1 滴。

（2）加抗血清：滴加抗血清 1 滴。

（3）混匀：与尿液充分混匀。

（4）静置：1min。

（5）加胶乳抗原：滴加 1 滴充分混匀的胶乳抗原。

（6）混匀：摇动 3min。

（7）观察：在强光下观察有无肉眼可见的颗粒状凝集。

（8）对照：阴性对照、阳性对照。

（9）判断：阴性对照：凝集。阳性对照：不凝集。标本凝集为阴性，不凝集为阳性。

（10）注意

1）标本新鲜、透明，浑浊尿应离心后取上清尿液检查。

2）抗原、抗体应是同一批号。

3）加液顺序不能错。

4）加液量一致。

5）试剂于 2~8℃保存，不能冷冻。

（二）胶体金实验

1. 原理　免疫胶体金法是将羊抗人 HCG 抗血清（多抗）、羊抗鼠 IgG 分别固定在特制的纤维素试带上并呈两条线上下排列，羊抗鼠 IgG 线在试带的上方为阴性对照，羊抗人 HCG 多抗在下方为测定。试带条中含均匀分布的胶体金标记鼠抗人 β – HCG 单克隆抗体和无关的金标记鼠 IgG。检测时将试带浸入被检尿液中（液面低于固定的两条抗体线）后迅速取出。尿液沿试带上行，尿中的 β – HCG 在上行过程中与胶体金标记单克隆抗体结合，待行至羊抗人 HCG 抗体检测线时，形成金标记的 β – HCG 单抗 – 尿 HCG – 羊抗人 HCG 抗体的双抗体夹心式复合物，而在试带上呈红色区带，为 HCG 阳性反应，试带上无关的金标记鼠 IgG 随尿液继续上行至羊抗鼠 IgG 处时与之形成紫红色的金标记的抗原抗体复合物为阴性对照。判断结果时，含 HCG 的尿液试带可显示上、下两条紫红色线条，阴性标本则只显出上边一条紫红色线（见图 3 – 1）。

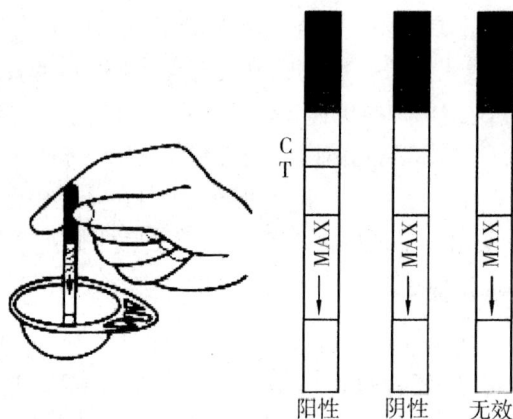

图 3 – 1　免疫胶体金法测定尿 HCG 示意图

2. 方法（或按说明书）

（1）浸尿：将试纸浸入尿液 5s。

（2）取出：取出后平放。

（3）观察：5min 内观察结果。

3. 结果判断

（1）上下两条红线：阳性。

（2）仅上面一条红线：阴性。

（3）仅下面一条红线：失效。

（4）上下均无红线：失效。

（三）测定方法及评价

1. 胶乳凝集抑制实验（latex agglutination inhibition test，LAIT）和血凝抑制实验（hemag‐glutination inhibition test，HAIT）　1960 年 Wide 及 Gemzell 开始采用胶乳凝集抑制实验技术测定尿中的 HCG，即将尿液与抗 HCG 血清混合后，加入已吸附抗原的胶乳，如尿液中含 HCG 较多，则胶乳先与抗 HCG 血清结合，当不再有多余的抗 HCG 血清与胶乳产生凝集而呈均匀的乳胶状时，为阳性。相反，不含 HCG 的尿液，不与抗血清作用，当加入吸附抗原的胶乳后，抗血清可与胶乳抗原反应，出现明显的特异性凝集颗粒，即为阴性。也可利用血细胞的血凝抑制实验检查 HCG，其原理与胶乳法一致，只是载体由胶乳改成羊红细胞。这两种实验方便简单，灵敏度为 100~500mU/mL，适合大批标本检查，但因特异性差，不能定量，已逐渐被单克隆抗体法取代。

2. 放射免疫实验（RIA）　利用放射标记的 HCG 与被检测尿中的 HCG 竞争性地结合抗 HCG 抗体，当被检尿中 HCG 增加时，结合物的放射性减低，与不同含量标准品对比可测尿中 HCG 的含量。RIA 使定量检测成为可能。由于 RIA 需一定设备，实验手续烦琐，且有核素污染问题，不适用于临床常规应用。

3. 酶联免疫吸附实验（ELISA）　该方法已广泛应用于临床，基本原理是运用夹心免疫酶分析技术，即采用 HCG 单克隆抗体包被于固相表面，样品中的 HCG 都将与支持物表面的抗体相结合。结合物与样品一起孵育后，冲洗，然后加入特异性酶标抗 β‐HCG 亚基的单克隆抗体，最后加入酶作用的基质，即产生颜色。该法可目测，灵敏度为 20~50μU/mL，采用抗 β‐HCG 单克隆抗体二点酶免疫法进行定量，灵敏度可达 2~10μU/mL。目前，免疫酶法进一步发展为更简便、适于患者自检的一步法，即免疫酶渗透实验。

4. 单克隆抗体胶体金实验　该方法快速简便、特异性强、灵敏度高（10~25IU/L），可半定量，在受精 7~10 天即可做出诊断。临床已广泛应用。试带中所用试剂为胶体金。胶体金是氯化金与还原剂反应形成的一种胶体颗粒。试带呈红色是由于胶体金颗粒大小呈红色到紫红色变化。

（四）参考值

定性实验：阴性。

（五）临床意义

HCG 的检查对早期妊娠诊断有重要意义，对与妊娠相关疾病、滋养细胞肿瘤等疾病的诊断、鉴别和病程观察有一定价值。

1. 诊断早期妊娠　孕后 35~50 天，HCG 可升至大于 2 500IU/L。孕后 60~70 天，可达 8 000~320 000IU/L。

2. 异常妊娠与胎盘功能的判断　①异位妊娠：如宫外孕时，本实验只有 60% 的阳性检出率，在子宫出血 3 天后，HCG 仍可为阳性，故 HCG 检查可作为异位妊娠与其他急腹症的鉴别。HCG 常为 312~625IU/L。②流产诊断与治疗：不完全流产如子宫内尚有胎盘组织残存，HCG 检查仍可呈阳性；完全流产或死胎时 HCG 由阳性转阴性，因此可作为保胎或吸宫治疗的参考依据。③先兆流产：如尿中 HCG 仍维持高水平多不会发生流产。如 HCG 在 2 500IU/L 以下，并逐渐下降，则有流产或死胎的可能，当降至 600IU/L 则难免流产。在保胎治疗中，如 HCG 仍继续下降说明保胎无效，如 HCG 不断上升，说明保胎成功。

3. 滋养细胞肿瘤诊断与治疗监测

（1）葡萄胎、恶性葡萄胎、绒毛膜上皮癌及睾丸畸胎瘤等患者尿液中 HCG 显著升高，可达 10 万到数百万单位，可用稀释实验诊断。如妊娠 12 周以前 1 ：500 稀释尿液呈阳性，妊娠 12 周以后 1 ：200 稀释尿液呈阳性，对葡萄胎诊断有价值。1 ：500 稀释尿液呈阳性对绒毛膜癌也有诊断价值，如男性尿中 HCG 升高，要考虑睾丸肿瘤如精原细胞癌、畸形及异位 HCG 瘤等。

（2）滋养层细胞肿瘤患者术后 3 周，尿液中 HCG 应小于 50IU/L，术后 8 ~ 12 周应呈阴性，如 HCG 不下降或不转阴性，提示可能有残留病变。

七、尿的其他检验

（一）血红蛋白尿检查

正常人血浆中含有 50mg/L 游离 Hb，尿中无游离 Hb。当有血管内溶血，血中游离 Hb 急剧上升，超过触珠蛋白的结合能力（正常情况下最大结合力为 1.5g/L 血浆）即可排入尿中，可通过尿游离 Hb 的实验（尿隐血实验）检出。

1. 方法学评价　血红蛋白尿检测采用的是与粪便隐血检查相同的化学法，如邻甲苯胺法、氨基比林法等，这两种方法除与 Hb 反应外，也与完整的红细胞反应（敏感度为红细胞达 5 ~ 10μL），故要注意尿沉渣中红细胞对结果的影响，现已被试带法取代。此外，尿路感染时某些细菌产生过氧化物酶可致假阳性，大剂量的维生素 C 或其他还原物质可导致假阴性。目前新发展起来的 Hb 单克隆抗体免疫检测法能克服以上缺点。

2. 参考值　定性实验：阴性。

3. 临床意义

（1）隐血阳性可见于各种引起血管内溶血的疾病，如 6 - 磷酸葡萄糖脱氢酶缺乏患者在食蚕豆或用药物伯氨喹、磺胺、非那西丁时引起的溶血。

（2）血型不合引起急性溶血、阵发性冷性或睡眠性血红蛋白尿症。

（3）重度烧伤、毒蕈中毒、毒蛇咬伤。

（4）自身免疫性溶血性贫血、系统性红斑狼疮等。

（二）肌红蛋白尿检查

肌红蛋白（Mb）是横纹肌、心肌细胞内的一种含亚铁血红素的蛋白质，其结构及特性与血红蛋白相似，但仅有一条肽链，分子量为 1.6 万 ~ 1.7 万。当有肌肉损伤时，肌红蛋白释放进入血循环，因分子量较小，易通过肾小球滤过，排入尿中。

1. 方法学评价

（1）化学法：因 Mb 分子中含血红素基团，也具有类似过氧化物酶样活性，故以往经常采用与血红蛋白相同的化学法检查。临床上已有多种隐血检查试剂及干化学试带，因此检查起来方便，灵敏度也较高。临床上常用来作为过筛实验。

（2）分光光度法：Mb 的氧化物在 578nm 处有吸收光谱；而 Hb 在 568nm 处有吸收光谱，借此可将二者区别，但不够敏感。

（3）单克隆抗体免疫法：最为敏感、特异的方法，既可作为确证实验又可进行尿液中 Mb 定量分析。尤其对急性心肌梗死的肌红蛋白尿液检查具有重要的临床价值。

2. 参考值 定性实验：阴性。

3. 临床意义 肌红蛋白尿多发生于有肌肉损伤时，例如：①阵发性肌红蛋白尿：肌肉痛性痉挛发作后72h，尿中出现Mb；②创伤：挤压综合征、子弹伤、烧伤、电击伤、手术创伤等；③组织局部缺血，如心肌梗死早期、动脉阻塞缺血；④砷化氢、一氧化碳中毒、巴比妥中毒、肌糖原积累等；⑤原发性（遗传性）肌疾病，如皮肤肌炎。

（三）本周蛋白尿检查

本周蛋白尿（Bence - Jones proteinuria，BJP）实质为免疫球蛋白轻链或其聚合体从尿中排出，特性为将尿液在pH4.5~5.5，56℃条件下加热出现白色混浊及凝固，100℃煮沸后混浊消失或明显减退，再冷却时又可重新凝固，又称凝溶蛋白。免疫球蛋白的轻链单体分子量为2.3万，二聚体分子量为4.6万。蛋白电泳时可在α_2至γ-球蛋白区带间的某个部位出现M区带，大多位于γ区带及β-γ区带之间。用已知抗κ和抗λ抗血清可进一步将其分型。BJP可通过肾小球滤过膜滤出，若量超过近曲小管所能吸收的极限，则从尿中排出，在尿中排出率多于清蛋白。肾小管对BJP具有重吸收及异化作用，当BJP通过肾排泄时，可抑制肾小管对其他蛋白成分的重吸收，并可损害近曲、远曲小管，导致肾功能障碍及形成蛋白尿，同时有清蛋白及其他蛋白成分排出。

1. 方法学评价 加热凝固法一般需尿中BJP大于0.3g/L，有时甚至高达2g/L，且必须在合适的pH值下才能检出。如尿中存在其他蛋白如清蛋白、球蛋白时，加酸后可出现沉淀，煮沸时沉淀不再溶解，影响判断结果。当BJP浓度过高时加热至沸腾，沉淀也可不再溶解。目前多用对甲苯磺酸法过筛，灵敏度高。如尿中存在清蛋白不沉淀，球蛋白大于5g/L可出现假阳性。乙酸纤维膜或聚丙烯酰胺凝胶电泳对BJP的阳性检出率可达97%，但如尿中含量较低，则需预先浓缩。

2. 临床意义 约35%~65%多发性骨髓瘤的病例尿液中可出现BJP，且多为λ型。早期BJP可呈间歇性排出，半数病例每日大于4g，最多达90g。在血性腹水或其他体液中也可查出。约15%的巨球蛋白血症患者也可出现BJP尿。重链病中μ链病也可有BJP尿。此外，淀粉样变性恶性淋巴瘤、慢淋白血病、转移癌、慢性肾炎、肾盂肾炎、肾癌等患者尿中也偶见BJP，其机制还不清楚，可能与尿中存在免疫球蛋白碎片有关。动态观察BJP有助于了解是否伴有肾功能不全。BJP产生水平常可反映产生BJP的单克隆细胞数，因此测定BJP对观察骨髓瘤病程和判断化疗效果等都有一定意义。

（四）尿液β_2-微球蛋白检查

血清β_2-微球蛋白（β_2M）平均浓度为1.8mg/L，β_2M可自由通过肾小球滤过膜，在肾小管被重吸收，故尿中仅含滤量的1%。可采用酶免疫或放射免疫法测定。

1. 参考值 血：β_2M<3mg/L；尿：β_2M<0.2mg/L。

2. 临床意义

（1）血或尿液中的β_2M可用于肾小球与肾小管损伤的鉴别。当肾小管损伤时，如急性肾小管炎症、坏死、药物及毒物（如庆大霉素、汞、镉、铬、金制剂等）引起肾小管损害，使得肾小管重吸收不良，尿中排出β_2M增高。肾小球病变早期，虽然肾小球通透性增加，β_2M大量滤过，但因肾小管重吸收功能尚好，故血或尿中β_2M均不增高。肾小球病变晚期，滤过功能降低，血中β_2M可明显增加。

（2）单纯性膀胱炎时尿中的 β_2M 正常。

（3）肾移植后如有排异反应，影响肾小管功能，尿中 β_2M 含量增加。

（4）自身免疫病如红斑狼疮活动期，造血系统恶性肿瘤如慢性淋巴细胞性白血病时，因 β_2M 合成加快，血清 β_2M 增加，尿中 β_2M 含量也可增高。

（五）尿含铁血黄素定性检查

人体内约有25%的储存铁，以铁蛋白和含铁血黄素两种形式存在。尿含铁血黄素（urine hemosiderin）是一种暗黄色不稳定的铁蛋白质聚合物，呈颗粒状。当发生血管内溶血时，大部分血红蛋白随尿排出产生血红蛋白尿，其中一小部分游离血红蛋白被肾小管上皮细胞吸收并分解为含铁血黄素，当细胞脱落时随尿排出。

1. 测定方法及评价　当尿中有含铁血黄素时，其中的高铁离子（Fe^{3+}）与亚铁氰化钾作用，在酸性环境中，生成蓝色的亚铁氰化铁沉淀称 Prussian 蓝反应；而含铁血黄素的低铁离子（Fe^{2+}）在酸性环境中被高铁氰化钾氧化成 Fe^{3+} 参加反应。本法阳性是诊断血管内溶血的有用指标，但尿含铁血黄素定性检查阴性也不能完全排除血管内溶血，因为只有含铁血黄素颗粒直径在 $1\mu m$ 以上时，才能在显微镜下观察出来。

2. 质量控制

（1）留清晨第一次尿，将全部尿液自然沉淀，再取沉淀物离心，提高阳性检出率。

（2）所用盛尿容器，检验用试管、玻片、试剂均应防止铁剂污染，否则会出现假阳性。

（3）每次实验应做阴性对照。如亚铁氰化钾与盐酸混合即显深蓝色，表示试剂已被污染。

（4）要保持盐酸的浓度，实验时盐酸过少，易出现假阴性。

3. 参考值　定性实验：阴性。

4. 临床意义　急、慢性血管内溶血、阵发性睡眠性血红蛋白尿症可引起含铁血黄素尿。在溶血初期，由于血红蛋白尚未被肾小管上皮细胞吸收，未形成含铁血黄素排出，虽然有血红蛋白尿，但该实验可呈阴性，而隐血实验可呈阳性。但有时血红蛋白含量少，隐血实验呈阴性，但本实验呈阳性。

（六）尿液亚硝酸盐定性检查

当尿中有病原微生物增殖，并且尿液在膀胱中存留足够长时间的情况下，某些含有硝酸盐还原酶的感染病原菌可将尿中的硝酸盐（nitrate）还原为亚硝酸盐（nitrite，NIT）。最常见的细菌有：大肠杆菌属、克雷伯杆菌属、变形杆菌、假单胞菌属等。此外，产气杆菌、铜绿假单胞菌、某些厌氧菌以及真菌也富含硝酸盐还原酶。因此，亚硝酸盐定性实验可作为泌尿系统感染的筛选指标之一。

1. 测定方法及评价　NIT 测定基本上都是利用 Griss 原理，即 NIT 先与对氨基苯磺酸或氨基苯磺酰胺反应形成重氮盐，再与 α - 萘胺结合形成红色偶氮化合物。

（1）湿化学法：即将混合药物的干粉直接与尿液作用，观察颜色的变化。此法使用方便，检测快速。

（2）干化学法：目前临床广泛使用的多联干化学试带是根据 Griss 原理设计开发的，主要用于检测尿路因大肠杆菌感染产生的亚硝酸盐。使用含白细胞测定模块的多联干化学试带对泌尿系统感染的诊断筛查更有意义。NIT 反应敏感度为 $0.3 \sim 0.6mg/L$。此法也可用于仪器检测。

由于 Griss 反应取决于以下 3 个条件：感染的病原微生物的种类，尿液滞留时间，硝酸盐的存在。因此，NIT 测定对泌尿系统感染的阳性检出率并非 100%。

2. 参考值 定性实验：阴性。

3. 质量控制

（1）防止假阳性干扰：当标本被非感染性细菌污染时会呈假阳性。因此应用新鲜标本测定。

（2）控制假阴性

1）最好使用晨尿，以便尿液在膀胱内有足够的存留时间使细菌完成还原作用。

2）患者服用利尿剂后，由于排尿次数增多会使结果呈假阴性。大剂量维生素 C 可抑制 Griss 反应而呈假阴性。

3）硝基呋喃可降低实验的敏感度，使用抗生素后可抑制细菌活动使反应转为阴性。

4）其他：高比重尿使反应的敏感度降低，当 NIT 含量小于 1mg/L 时结果会呈阴性。另外若饮食中摄入蔬菜、水果过少，也会呈阴性。

（3）结果分析：本实验只针对具有硝酸盐还原酶的病原体，因此在分析结果时应结合镜检报告。仅有 NIT 阴性不能排除泌尿系统感染，反之 NIT 阳性也未必一定有泌尿系统感染，应进一步进行细菌学检查。

4. 临床意义 该指标可作为泌尿系统感染的过筛实验，但 NIT 阴性不能排除感染。

（七）尿卟啉定性检查

卟啉是构成血红蛋白、肌红蛋白及细胞色素等的重要成分，是血红素合成的中间体。正常人血和尿中含有很少量的卟啉类化合物。卟啉病患者卟啉代谢紊乱，其产物大量由尿和粪便排出。尿液中排出过多的卟啉即卟啉尿（porphyrinuria）。可用乙酸乙酯提取尿中卟啉，再转入盐酸溶液，盐酸溶液中卟啉在紫外线照射下显红色荧光。本法最低检出量为 200μg/L 尿。也可用溶剂抽提后，用分光光度法、薄层层析法、高效液相层析法等做定量测定。正常人阴性，阳性见于卟啉病。卟啉病是由于人体内一些酶缺陷，在血红蛋白合成过程中产生过多的卟啉或其前体的疾病。本病常为遗传性，后天性多因肝炎、肝硬化、化学药物和铅中毒引起。

（八）尿苯丙酮酸定性检查

苯丙酮酸是苯丙氨酸的代谢产物。苯丙酮酸尿（phenylketonuria，PKU）是氨基酸尿的一种，为常染色体隐性遗传疾病。发病机理是由于肝脏中缺乏 L - 苯丙氨酸羟化酶，苯丙氨酸不能转化为酪氨酸，只能转变为苯丙酮酸，大量苯丙酮酸不能被肾小管重吸收而排入尿中。尿苯丙酮酸定性检查（三氯化铁实验）是尿液中的苯丙酮酸与三价铁离子作用产生蓝绿色反应。该法较敏感，操作简单，试剂便宜容易获得，缺点是尿中的干扰物质较多，与三氯化铁有显色反应，应注意观察。干扰显色而导致假阴性的是磷酸盐，可先用沉淀剂将磷酸盐转变成磷酸铵镁沉淀除去，如对羟基苯酮酸、胆红素、尿黑酸、丙酮酸、乙酰乙酸、对氨基水杨酸、氨基比林等。正常人阴性，苯丙酮酸尿患儿，出生后 5～15 天即可出现阳性，当排出量大于 0.5g/24h 时才能查出。

（李荣雪）

第六节　尿液沉渣检查

一、尿液沉渣显微镜检查

（一）制片

（1）取尿：取刻度离心管，倒入混合后的新鲜尿液 10mL。

（2）离心：1 500r/min 离心 5min。

（3）弃液：吸去上清液，留下 0.2mL 尿沉渣。

（4）混匀。

（5）涂片：用滴管吸取混匀尿沉渣 1 滴，滴在载玻片上，用盖玻片覆盖；或滴入专用的尿沉渣计数板中。

（二）镜检

先用低倍镜（10×）观察管型、上皮细胞及结晶，再转到高倍镜（40×）观察红细胞、白细胞，分别观察 20 个低倍镜视野和 10 个高倍镜视野，以观察到的最低值和最高值报告或平均值报告。

（三）注意

1. 鉴别管型　应注意管型与假管型（如结晶团、细胞团、类圆柱体、黏液丝）的鉴别。

2. 注意鉴别　RBC 与酵母菌等。

尿液显微镜检查是用显微镜对尿液中的有形成分进行鉴别观察，识别尿液中细胞、管型、结晶、细菌、寄生虫等各种病理成分，辅助诊断泌尿系统疾病定位、鉴别诊断及预后判断的重要常规实验项目。在一般性状检查或化学实验中不能发现的变化，常可通过尿液显微镜检查发现。如尿蛋白检查为阴性者，镜检却可见少量红细胞，这说明在判断尿沉渣结果时，必须与物理、化学检查结果相互参照，并结合临床资料等进行综合分析判断。

二、细胞

（一）红细胞

正常人尿中排出红细胞较少，如每个视野见到 1~2 个红细胞时应考虑为异常，若每个高倍视野均可见到 3 个以上红细胞，则诊断为镜下血尿。新鲜尿中红细胞形态对鉴别肾小球源性和非肾小球源性血尿有重要价值，因此除注意尿中红细胞数量外还要注意其形态。

（1）形态用相差显微镜观察，可将血尿分成 3 种

1）均一红细胞血尿：红细胞外形大小正常，在少数情况下也可见到因丢失血红蛋白使细胞外形轻微改变而形成棘细胞。总之，均一红细胞血尿中红细胞形态较一致，整个尿标本中不超过两种以上的红细胞形态类型。

2）变形红细胞血尿：红细胞大小不等，呈两种以上的多形性变化，常见以下形态：胞质从胞膜向外突出呈相对致密小泡，胞膜破裂，部分胞质丢失；胞质呈颗粒状，沿细胞膜内侧间断沉着；有皱缩的红细胞及大型红细胞，胞质沿边缘沉着；细胞的一侧向外展，类似葫芦状或发芽状；胞质内有散在的相对致密物，成细颗粒状；胞质向四周集中形似炸面包圈

样，以及破碎的红细胞等。

3）混合性血尿：为上述两种血尿的混合，依据其中哪一类红细胞超过50%又可分为以变形红细胞为主和以均一红细胞为主两种。肾小球源性血尿多为变形红细胞血尿，或以其为主的混合性血尿，可通过相差显微镜诊断，与肾活检的诊断符合率达96.7%。非肾小球疾病的血尿，则多为均一性血尿，与肾活检诊断符合率达92.6%。如果进一步用扫描电镜观察血尿标本，可观察到红细胞表面的细微变化，如红细胞有帽状、碗状、荷叶状、花环状等，即使红细胞有轻微的形态变化也可查出。

注意：不要把酵母菌误认为红细胞。

（2）临床意义：正常人特别是青少年在剧烈运动、急行军、冷水浴、久站或重体力劳动后可出现暂时性镜下血尿，这种一过性血尿属正常生理性变化范围。女性患者还应注意月经污染问题，应通过动态观察加以区别。引起血尿的疾病很多，可以归纳为3类原因。

1）泌尿系统自身的疾病：泌尿系统各部位的炎症、肿瘤、结核、结石、创伤、肾移植排异、先天性畸形等均可引起不同程度的血尿，如急、慢性肾小球肾炎、肾盂肾炎、泌尿系统感染、肾结石、肾结核等，都是引起血尿的常见原因。

2）全身其他系统的疾病：主要见于各种原因引起的出血性疾病，如特发性血小板减少性紫癜、血友病、DIC、再生障碍性贫血和白血病并发有血小板减少时，某些免疫性疾病如系统性红斑狼疮等也可发生血尿。

3）泌尿系统附近器官的疾病：如前列腺炎、精囊炎、盆腔炎等患者尿中也偶尔见到红细胞。

（二）白细胞

除在肾移植术后发生排异及淋巴细胞白血病时可在尿中见到淋巴细胞外，尿中白细胞一般主要是中性分叶核粒细胞。尿中的白细胞来自血液，健康成人尿中排出的白细胞和上皮细胞不超过200万/24h。因此在正常尿中可偶然见到1~2个白细胞/HPF，如果每个高倍视野见到5个以上白细胞为增多。

1. 形态　白细胞体积比红细胞大，呈圆球形，在中性、弱酸性或碱性尿中均见不到细胞核，通过染色可清楚地看到核结构。炎症时白细胞发生变异或已被破坏外形变得不规则，结构不清，称为脓细胞。急性肾盂肾炎时，在低渗条件下有时可见到中性粒细胞内颗粒呈布朗分子运动，由于光折射，在油镜下可见灰蓝色发光现象，因其运动似星状闪光，故称为闪光细胞（glitter cell）。

2. 临床意义

（1）泌尿系统有炎症时均可见到尿中白细胞增多，尤其在细菌感染时，如急、慢性肾盂肾炎、膀胱炎、尿道炎、前列腺炎、肾结核等。

（2）女性阴道炎或宫颈炎、附件炎时可因分泌物进入尿中，而见白细胞增多，常伴有大量扁平的上皮细胞。

（3）肾移植后如发生排异反应，尿中可出现大量淋巴及单核细胞，肾盂肾炎时也偶见到。

（4）尿液白细胞中单核细胞增多，可见于药物性急性间质性肾炎及新月形肾小球肾炎。急性肾小管坏死时单核细胞减少或消失。

（5）尿中出现大量嗜酸性粒细胞时称为嗜酸性粒细胞尿，可见于某些急性间质性肾炎患者。药物导致的变态反应，或在尿道炎等泌尿系统其他部位的非特异性炎症时，也可出现嗜酸性粒细胞尿。

（三）上皮细胞

尿中所见上皮细胞由肾小管、肾盂、输尿管、膀胱、尿道等处脱落掉入尿液。肾小管上皮细胞为立方上皮细胞，在肾实质损伤时可出现于尿液中。肾盂、输尿管、膀胱等处均覆盖移行上皮细胞。尿道为假复层柱状上皮细胞，近尿道外为复层扁平鳞状上皮细胞。在这些部位有病变时，尿中相应的上皮细胞会增多。男性尿中偶尔见到前列腺细胞。

1. 鳞状上皮细胞（squamous epithelium）　正常尿中可见少量鳞状上皮细胞，这种细胞大而扁平，胞质宽阔呈多角形，含有小而明显的圆形或椭圆形的核。女性尿中可成片出现，无临床意义，如同时伴有大量白细胞应怀疑有泌尿生殖系统炎症，如膀胱炎、尿道炎等。在肾盂肾炎时也增多，肾盂、输尿管结石时也可见到。

2. 移行上皮细胞（transitional epithelium）　正常时少见，有多种形态，如呈尾状称尾状上皮细胞，含有一个圆形或椭圆的核，胞质多而核小。在肾盂、输尿管或膀胱颈部炎症时可成片脱落，但形态随脱落部位而稍有区别。

3. 肾小管上皮细胞（renal tubular epithelium）　来自肾小管，是中性粒细胞的略约1.5倍，含一个较大的圆形胞核，核膜很厚，因此细胞核突出易见，在尿中易变形呈不规则的钝角状。胞质中有小空泡、颗粒或脂肪小滴，这种细胞在正常人尿中极为少见，在急性肾小管肾炎时可见到。急性肾小管坏死的多尿期可大量出现。肾移植后如出现排异反应亦可见成片脱落的肾小管上皮细胞。在慢性肾炎、肾梗死、充血性梗阻及血红蛋白沉着时，肾小管上皮细胞质中如出现脂肪颗粒或含铁血黄素颗粒，甚至将胞核覆盖者称为复粒细胞。

（四）吞噬细胞

吞噬细胞比白细胞大2～3倍，为含吞噬物的中性粒细胞，可见于泌尿道急性炎症，如急性肾盂肾炎、膀胱炎、尿道炎等，且常伴有白细胞增多。

（五）肿瘤细胞

泌尿系统的肿瘤细胞脱落可随尿排出，用瑞-吉或巴氏染色进行识别辨认。

三、管型

管型（casts）为尿沉渣中有重要意义的成分，它的出现往往提示有肾实质性损害。它是尿液中的蛋白质和细胞颗粒成分在肾小管、集合管内凝固形成的圆柱状结构物。管型的形成必须有蛋白尿，形成基质物为Tamm-Horsfall糖蛋白。在病理情况下，由于肾小球基底膜的通透性增加，大量蛋白质由肾小球进入肾小管，在肾远曲小管和集合管内浓缩（水分吸收）酸化（酸性物增加），在肾小管腔内凝集、沉淀，形成管型。

管型形成的必要条件是：①原尿中含有一定量的蛋白质（原尿中的清蛋白和肾小管分泌的T-H蛋白）；②肾小管有使尿液浓缩酸化的能力，同时尿流缓慢及局部性尿液积滞，肾单位中形成的管型在重新排尿时随尿排出；③具有可供交替使用的肾单位。尿液通过炎症损伤部位时，有白细胞、红细胞、上皮细胞等脱落，这些细胞黏附在处于凝结过程的蛋白质上形成细胞管型。如附着的细胞退化变性，崩解成细胞碎屑，则形成粗或细颗粒管型。在急性血管内溶血时大量游离血红蛋白从肾小球滤过，在肾小管内形成血红蛋白管型。如肾小管上皮细胞出现脂肪变性，可形成脂肪管型，进一步变性可形成蜡样管型。

根据管型内含物的不同可分为透明、颗粒、细胞（红细胞、白细胞、上皮细胞）、血红蛋白、脂肪、蜡样等管型。还应注意细菌、真菌、结晶体及血小板等特殊管型。

（一）透明管型

透明管型（hyaline casts）主要由 T－H 蛋白构成。这种管型呈规则的圆柱体状，无色、半透明、两端钝圆、质地薄，但也有少许的颗粒及少量的细胞黏附在管型外或包含于其中。透明管型一般较狭窄而短，但也有形态较大者，多呈直形或稍弯曲状。观察透明管型应将显微镜视野调暗，否则易漏检。在剧烈运动、发热、麻醉、心功能不全时，肾受到刺激后尿中可出现透明管型。大量出现见于急、慢性肾小球肾炎、肾病、肾盂肾炎、肾淤血、恶性高血压、肾动脉硬化等疾病。急性肾炎时透明管型常与其他管型并存于尿中，慢性间质性肾炎患者尿中可持续大量出现。

（二）细胞管型

细胞管型（cellular casts）为含有细胞成分的管型，其中细胞成分超过管型的 1/3 体积。按细胞类别可分为红细胞管型、白细胞管型和上皮细胞管型。

1. 红细胞管型　指管型中以红细胞为主超过 1/3 体积，通常管型内的红细胞已被破坏。尿中见到红细胞管型，提示肾单位内有出血，可见于肾小球或肾小管出血。常见于溶血性输血反应、急性肾小管坏死、肾出血、肾移植术后产生排异反应。在系统性红斑狼疮、肾梗死、肾静脉血栓形成等情况时红细胞管型也可能是唯一的表现。

2. 白细胞管型　指管型内以白细胞为主超过 1/3 体积，管型中白细胞多为退化变性坏死的白细胞。此种管型出现表示有化脓性炎症，常见于急性肾盂肾炎、间质性肾炎等，亦可见于红斑狼疮肾炎、肾病综合征及肾小球肾炎等。

3. 肾小管上皮细胞管型　指管型内以肾小管上皮细胞为主超过 1/3 体积。所含细胞比白细胞略大，常见叠瓦状排列，根据细胞核的形状可与白细胞进行区别。此管型出现提示肾小管受累，肾小管上皮细胞剥离变性。常见于急性肾小管坏死、急性肾炎、肾淀粉样变性、间质性肾炎及重金属、药物中毒等。

4. 复合管型　指两种以上细胞同时存在的混合管型，如果识别困难，可统称为细胞管型。主要见于活动性肾小球肾炎、缺血性肾小球坏死及肾梗阻等。

有时管型中的细胞成分难以区别，可笼统称为细胞管型，必要时可借助化学染色来区别。在 DIC 时，尿液中可出现血小板管型，可用相差显微镜或经抗血小板膜糖蛋白的 McAb 加以区别。

（三）颗粒管型

颗粒管型（granular casts）内含大小不同的颗粒物，其量超过 1/3 体积时称为颗粒管型。颗粒来自崩解变性的细胞残渣，也可由血浆蛋白及其他物质直接聚集于 T－H 蛋白基质中形成。其外形常较透明管型短且宽，呈淡黄褐色或棕黑色，还可根据颗粒的大小分成粗、细颗粒管型。可见于肾实质性病变，提示肾单位内淤滞，如急、慢性肾小球肾炎、肾病、肾动脉硬化等。药物中毒损伤肾小管及肾移植术发生排异反应时亦可见到。

（四）宽幅管型

宽幅管型（broad casts）又称肾功能不全管型（renal failure casts），宽度可为一般管型的 2～6 倍，也有较长者。宽幅管型形似蜡样管型但较薄，可由损坏的肾小管上皮细胞碎屑在内径宽大的集合管内凝聚而成，或因尿液长期淤积使肾小管扩张，形成粗大管型，可见于肾功能不全患者尿中。急性肾功能不全者在多尿早期可大量出现这种类型的管型，随着肾功能的改善逐渐减少消失。宽幅管型出现于慢性肾炎晚期尿毒症时，常表示预后不良。

（五）脂肪管型

脂肪管型（fatty casts）内可见大小不等，折光性很强的脂肪滴，亦可见含有脂肪滴的肾小管上皮细胞，可用脂肪染色鉴别。脂肪管型为肾小管损伤后上皮细胞脂肪变性所致，可见于慢性肾炎，尤其多见于肾病综合征。

（六）蜡样管型

蜡样管型（waxy casts）为浅灰色或淡黄色、折光性强、质地厚、有切迹的管型，一般略有弯曲或断裂成平齐状。在肾单位慢性损害，长期少尿或无尿的情况下，由颗粒管型或细胞管型等长期滞留肾小管中演变而来，是细胞崩解的最后产物，也可由发生淀粉样变性的上皮细胞溶解后逐渐形成。它的出现提示肾小管的严重病变，预后差。可见于慢性肾小球肾炎晚期、肾功能不全及肾淀粉样变性时，亦可在肾小管炎症和变性、肾移植慢性排异反应时见到。

（七）其他管型

1. 细菌管型　指管型中含有大量细菌。在普通光学显微镜下呈颗粒管型，可借助相差及干涉显微镜仔细识别，常见于肾脓毒性疾病。

2. 真菌管型　指管型中含有大量真菌。可见于真菌感染时，但辨认困难，常需用细菌学及特殊染色等手段识别。发现此类管型，可早期诊断原发性及播散性真菌感染，对抗真菌药物的监测有一定作用。

3. 结晶管型　指管型透明基质中含尿酸盐或草酸盐等结晶。临床意义类似相应的结晶尿。如管型中含小圆形草酸钙结晶时易被误认为是红细胞管型，应注意仔细观察，也可用细胞化学染色来区别。

4. 血小板管型　在弥散性血管内凝血患者尿中可见血小板管型。

5. 胆红素管型　管型中充满金黄色的非晶性的胆红素颗粒称为胆红素管型。

6. 空泡变性管型　肾病综合征并发重症糖尿病的患者尿中，可见到泡沫状的空泡变性管型。

（八）类管型、黏液丝及与管型相似的物质

1. 类管型　类圆柱体形态，与管型相似，但一端尖细扭曲或弯曲呈螺旋状。常与透明管型并存，可在急性肾炎患者尿液中见到，与肾血循环障碍或肾受刺激时有关。

2. 黏液丝　为长线条形，边缘不清，末端尖细卷曲，可见于正常尿中，如大量存在常表示尿道受刺激或有炎症反应。

3. 其他　包括非晶形尿酸盐或磷酸盐团、细胞团，其他异物如棉、毛、麻的纤维、毛发及玻片上的纹痕等，均应与管型鉴别。

四、结晶

尿液中出现结晶（crystal）称晶体尿（crystalluria），除包括草酸钙、磷酸钙、磷酸镁

铵、尿酸及尿酸盐等结晶外，还包括磺胺及其他药物析出的结晶。尿液中是否析出结晶，取决于这些物质在尿液中的溶解度、pH、温度及胶体状况等因素。当各种促进与抑制结晶析出的因子和使尿液状态维持稳定动态平衡的因素失衡时，可见结晶析出。尿结晶可分成代谢性、病理性两大类。代谢性结晶多来自饮食，一般无重要临床意义。

（一）尿内常见的结晶

1. 磷酸盐类结晶（phosphatic crystal）　包括无定形磷酸盐、磷酸镁铵、磷酸钙等。常在碱性或近中性尿液中见到，可在尿液表面形成薄膜。三联磷酸盐结晶无色透明闪亮，呈屋顶形或棱柱形，有时呈羊齿草叶形，加乙酸可溶解，一般在正常代谢中产生。如果长期在尿液中见到大量的磷酸钙结晶，应与临床资料结合考虑是否患有甲状旁腺功能亢进、肾小管性酸中毒，或因长期卧床骨质脱钙等。感染引起结石时，尿中常出现磷酸镁铵的结晶。

2. 草酸钙结晶（calcium oxalate crystal）　为八面体，无色方形闪烁发光，有两条对角线互相交叉，有时呈菱形。不常见的形态为哑铃形或饼形，应与红细胞区别。结晶溶于盐酸但不溶于乙酸，属正常代谢成分，但又是尿路结石主要成分之一。如草酸盐排出增多，患者临床表现尿路刺激症状（尿痛、尿频、尿急）或有肾绞痛并发血尿，应注意有患尿路结石症的可能，患者尿中偶尔可见到排出的结晶团。

3. 尿酸结晶（uric acid crystal）　肉眼可见类似红细砂粒，常沉积在尿液容器底层。在显微镜下可见呈黄色或暗棕红色的菱形、三棱形、长方形、斜方形的结晶体，可溶于氢氧化钠溶液。尿酸为机体核蛋白中嘌呤代谢的终产物，常以尿酸或尿酸铵、尿酸钙、尿酸钠的盐类形式随尿排出体外，正常情况下如多食含高嘌呤的动物内脏可使尿中尿酸增加，但在急性痛风症、小儿急性发热、慢性间质性肾炎、白血病时，因细胞核大量分解，可排出大量尿酸盐。在肾小管对尿酸的重吸收发生障碍时也可见到高尿酸盐尿。

4. 尿酸铵结晶（ammonium urate crystal）　黄褐色不透明，常呈刺球形或树根状，为尿酸与游离铵结合的产物。尿酸铵结晶可在酸性、中性、碱性尿中见到，正常人尤其是小儿（新生儿、乳儿）尿中易见。尿液放置时间过长后见到此结晶多无意义，如果出现在新鲜尿中应考虑可能存在膀胱的细菌感染。

（二）其他病理性结晶

1. 胱氨酸结晶　为无色、六边形、边缘清晰、折光性强的薄片状结晶，由蛋白分解形成，在尿沉淀物中少见。其特点是不溶于乙酸而溶于盐酸，能迅速溶解于氨水中，再加乙酸后结晶可重新出现。胱氨酸结晶可于先天性胱氨酸代谢异常时大量出现。

2. 亮氨酸与酪氨酸结晶　尿液中出现的亮氨酸与酪氨酸结晶，为蛋白质分解产生。亮氨酸结晶为淡黄色小球形油滴状，折光性强，并有辐射及同心纹，特性为不溶于盐酸而溶于乙酸。酪氨酸结晶为略带黑色的细针状结晶，常成束成团，可溶于氢氧化钠而不溶于乙酸。这两种结晶不见于正常尿中，可见于有大量的组织坏死的疾病如急性肝坏死、急性磷中毒患者尿中，在糖尿病性昏迷、白血病或伤寒等患者尿液中也可能出现。

3. 胆固醇结晶　在尿沉淀物中很少见胆固醇结晶，如有则多在尿液表面成薄片状。胆固醇结晶形态为缺角的长方形或方形，无色透明，可溶于氯仿、乙醚。胆固醇结晶常在乳糜尿中看到，偶见于脓尿中。

4. 胆红素结晶　镜下观察外形为黄红色成束针状或小块状结晶，由于氧化有时可呈非结晶体色素颗粒，加硝酸后因被氧化成胆绿素而成绿色，可溶解于氢氧化钠或氯仿中。可见于黄疸、急性肝坏死、肝癌及磷中毒等患者的尿中。

（三）药物结晶

随着化学治疗的发展，尿中可见药物结晶（drugs crystal）日益增多。

1. 放射造影剂　使用放射造影剂（如碘造影剂、尿路造影剂等）时患者如并发静脉损伤，可在尿中发现束状、球状、多形性结晶。尿比重可明显升高。结晶溶于氢氧化钠溶液，但不溶于乙醚、氯仿等有机溶剂。

2. 磺胺类药物结晶　某些磺胺类药物在体内乙酰化率较高，易在酸性尿中析出结晶引起血尿、肾损伤，甚至尿闭。磺胺嘧啶结晶为棕黄色不对称的麦秆束状或球状。磺胺甲基异恶唑结晶为无色透明、长方形（或正方形）的六面体，似厚玻璃块，厚度大，边缘有折光阴影，散在或集束成"＋""×"形等排列。

3. 解热镇痛药　退热药如阿司匹林、磺基水杨酸也可在尿中出现双折射性斜方形或放射性结晶，应加以注意。

此外由于新药日益增多，也有一些可能在尿中出现结晶，但尚未被人识别。因此对尿中出现异常结晶应多加研究，以识别其性质及来源。

五、其他成分

（一）脂肪球

肾上皮细胞、白细胞发生脂肪变性，尿中可见发亮的大小不等的小滴（不足以形成乳糜尿），可被苏丹Ⅲ染色，多见于肾病综合征。

（二）细菌

正常人的尿液自形成到储存在膀胱中，这一阶段是没有细菌的，实验中检出的少量细菌，主要来自外生殖器。尿液是一种很好的培养基，放置后有利于细菌的生长繁殖，在夏季更为明显。因此尿液的细菌检查如不用无菌手段采取新鲜尿液，并立即进行检查是没有临床意义的。

（三）真菌

糖尿病患者、女性尿及碱性尿中有时可见酵母样真菌。一般无色，大小为 $2.5 \sim 5 \mu m$ 的椭圆或圆柱形，有时有芽生孢子而群集。念珠真菌还可见到假菌丝。

（四）寄生虫

阴道毛滴虫多见于女性尿中，也可偶见于男性尿中，一般为感染所致。无色、大小为 $10 \sim 30 \mu m$，呈纺锤状，有鞭毛，在夏季新鲜尿中可见运动活泼，如失去活力且形体较小者，应与白细胞进行鉴别。

（五）精子

多见于男性遗精后及前列腺炎患者的尿中，也见于性交后的两性尿中。

（李荣雪）

第七节 粪便显微镜检查

一、直接涂片镜检

（1）洁净玻片上加等渗盐水 1～2 滴，选择粪便的不正常部分，或挑取不同部位的粪便做直接涂片检查。

（2）制成涂片后，应覆以盖片。涂片的厚度以透过玻片隐约可辨认本书上的字迹为宜。

（3）在涂片中如发现疑似包囊，则在该涂片上于盖玻片边缘近处加 1 滴碘液或其他染色液，在高倍下仔细鉴别，如仍不能确定时，可另取粪便做浓缩法检查。

（4）虫卵的报告方式：未找到者注明"未找到虫卵"，找到一种报告一种，找到几种报告几种，并在该虫卵后面注明数量若干，以低倍视野或高倍视野计算，建议逐步实施定量化报告。

（5）应注意将植物纤维及其细胞与寄生虫、人体细胞相鉴别，并应注意有无肌纤维、结缔组织、弹力纤维、淀粉颗粒、脂肪小滴球等。若大量出现，则提示消化不良或胰腺外分泌功能不全。

（6）细胞中应该注意红细胞、白细胞、嗜酸性粒细胞（直接涂片干后用瑞氏染色）、上皮细胞、巨噬细胞等。

（7）脂肪：粪便脂肪由结合脂肪酸、游离脂肪酸和中性脂肪组成。经苏丹Ⅲ染液（将 1～2g 苏丹Ⅲ溶于 100ml 70% 乙醇溶液）直接染色后镜检，脂肪呈较大的橘红色或红色球状颗粒，或呈小的橘红色颗粒。若显微镜下脂肪球个数 >60/HP 表明为脂肪泻。

（8）夏科 - 雷登（Charcot - Leyden）结晶：为无色或浅黄色两端尖而透明具有折光性的菱形结晶，大小不一。常见于肠道溃疡，尤以阿米巴感染粪便中最易检出。过敏性腹泻及钩虫病患者粪便亦常可见到。

（9）细菌约占粪便净重的 1/3，正常菌群主要是大肠杆菌、厌氧菌和肠球菌，约占 80%；而过路菌（如产气杆菌、变形杆菌、绿脓杆菌等）不超过 10%；芽孢菌（如梭状菌）和酵母样菌为常住菌，但总量不超过 10%。

正常菌群消失或比例失调可因大量应用抗生素所致，除涂片染色找细菌外，应采用不同培养基培养鉴定。

二、直接涂片镜检细胞的临床意义

1. 白细胞　正常粪便中不见或偶见。小肠炎症时，白细胞数量较少（<15 个/HP），均匀混合于粪便中，且细胞已被部分消化难以辨认。结肠炎症如细菌性痢疾时，白细胞大量出现，可见白细胞呈灰白色，细胞质中充满细小颗粒，核不清楚，呈分叶状，细胞肿大，边缘已不完整或已破碎，出现成堆的脓细胞。若滴加冰乙酸，细胞质和核清晰可见。过敏性肠炎、肠道寄生虫病（阿米巴痢疾或钩虫病）时还可见较多的嗜酸性粒细胞，同时常伴有夏科 - 雷登结晶。

2. 红细胞　正常粪便中无红细胞。上消化道出血时，红细胞多因胃液及肠液而破坏，可通过隐血试验予以证实。下消化道炎症（如细菌性痢疾、阿米巴痢疾、溃疡性结肠炎）、外伤、肿瘤及其他出血性疾病时，可见到多少不等的红细胞。在阿米巴痢疾的粪便中以红细胞为主，成堆存在，并有破碎现象。在细菌性痢疾时红细胞少于白细胞，常分散存在，形态多正常。

3. 巨噬细胞　细胞较中性粒细胞大，核形态多不规则，细胞质常有伪足状突起，内常吞噬有颗粒或细胞碎屑等异物。粪便中出现提示为急性细菌性痢疾，也可见于急性出血性肠炎或偶见于溃疡性结肠炎。

4. 肠黏膜上皮细胞　整个小肠和大肠黏膜的上皮细胞均为柱状上皮细胞。在生理情况下，少量脱落的上皮细胞大多被破坏，故正常粪便中不易发现。当肠道发生炎症，如霍乱、副霍乱、坏死性肠炎等时，上皮细胞增多。假膜性肠炎时，粪便的黏膜块中可见到数量较多的肠黏膜柱状上皮细胞，多与白细胞共同存在。

5. 肿瘤细胞　乙状结肠癌、直肠癌患者的血性粪便涂片染色，可见到成堆的癌细胞，但形态多不典型，不足以为证。

三、虫卵及原虫直接检查法

粪便检查是诊断寄生虫病常用的病原学检测方法。要取得准确的结果，粪便必须新鲜，送检时间一般不宜超过24h。如检查肠内原虫滋养体，最好立即检查，或暂时保存在35～37℃条件下待查。盛粪便的容器须洁净、干燥，并防止污染；粪便不可混入尿液及其他体液等，以免影响检查结果。

（一）直接涂片法

适用于检查蠕虫卵、原虫的包囊和滋养体。方法简便，对临床可疑患者可连续数天采样检查，提高检出率，但结果阴性并不排除有寄生虫感染。

1. 试剂

（1）生理盐水：称取氯化钠8.5g，溶于1 000ml蒸馏水中。

（2）碘液：有多种配方，较实用的介绍下列两种。

1）Lugol碘液：碘化钾10g，碘5g，蒸馏水100ml。先用约25～50ml水溶解碘化钾，再加入碘，待溶解后，加水稀释至100ml，此时，再加入碘少许即难溶解，有助于溶液长期稳定，棕色瓶贮存，置于暗处可稳定6个月以上。工作液为贮存液按1∶5水稀释，贮存于棕色滴瓶，供日常应用，每1～2周更新1次。

2）D'Autoni碘液：碘化钾1.0g，碘1.5g，蒸馏水100ml。配制操作同Lugol碘液。

2. 操作

（1）用蜡笔或其他记号笔，在玻片的左缘写下标本号。

（2）置1滴等渗盐水于玻片左半侧的中央，置1滴碘液于玻片右半侧的中央。

（3）用木棍或火柴挑起粪便约2mg，火柴头大小，加入等渗盐水滴中，并加入相似量粪便到碘液滴中。混合粪便与液滴以形成悬液。

（4）用盖玻片盖住液滴。操作时应首先持好盖玻片，使之与玻片成一角度，然后接触液滴边缘，并轻轻放下盖玻片到玻片上，以避免气泡产生。

（5）用低倍镜检查，如需要鉴定，在高倍镜下，以上下或横向移动方式检查。使全部盖玻片范围都能被检查到。当见到生物体或可疑物时，调至高倍镜以观察其更细微的形态。

3. 附注

（1）用 2mg 粪便制备的理想涂片应是均一的，既不要过厚以致粪渣遮住虫体，也不要过薄而存在空白区域。

（2）涂片的厚度以透过玻片隐约可辨认本书上的字迹为宜。

（3）应注意虫卵与粪便中的异物鉴别。虫卵都具有一定形状和大小；卵壳表面光滑整齐，具固定的色泽；卵内含卵细胞或幼虫。对可疑虫卵或罕见虫卵应请上级技师复核，或送参考实验室确认。

（4）气温越接近体温，滋养体的活动越明显。秋冬季检查原虫滋养体，为保持原虫的活力，应先将载玻片及生理盐水略加温，必要时可用保温台保持温度。应尽可能在 15min 内检查完毕。

（5）近年已有不少资料表明，人芽囊原虫（blastocystis hominis，曾称为人体酵母样菌，人体球囊菌）为人类肠道的致病性或机会致病性寄生原虫，如有查见应予报告，且注明镜下数量，以供临床积累资料，进一步评估其致病性。

（二）厚涂片透明法——加藤法（WHO 推荐法）

适用于各种蠕虫卵的检查。

1. 器材

（1）不锈钢、塑料或纸平板：不同国家生产的平板的规格不同。厚 1mm，孔径 9mm 的平板可通过 50mg 粪便；厚 1.5mm，孔径 6mm 的平板可通过 41.7mg 粪便；厚 0.5mm，孔径为 6.5mm 的平板可通过 20mg 粪便。在实验室内，平板的大小、厚度及孔径大小都应标准化，应坚持使用同一规格的平板以保证操作的可重复性及有关流行与感染强度方面资料的可比性。

（2）亲水性玻璃纸条：厚 40～50μm，大小 25mm×30mm 或 25mm×35mm。

2. 试剂

（1）甘油-孔雀绿溶液：3% 孔雀绿水溶液 1ml，甘油 100ml 和蒸馏水 100ml，彻底混匀。

（2）甘油-亚甲蓝溶液：3% 亚甲蓝水溶液 1ml，甘油 100ml 和蒸馏水 100ml，彻底混匀。

3. 操作

（1）置少量粪便标本在报纸或小纸片上，用滤网在粪便标本上加压，使部分粪便标本通过滤网积聚于网上。

（2）以刮片横刮滤网以收集筛过的粪便标本。

（3）在载玻片中央部位放置带孔平板，用刮片使孔内填满粪便标本，并用刮片边缘横刮板面以去除孔边过多的粪便（刮片和滤网用后可弃去，如经仔细清洗，也可再使用）。

（4）小心取下平板，使粪便标本成矮小圆柱状留在玻片上。

（5）以在甘油-孔雀绿或甘油-亚甲蓝溶液中浸过的玻璃纸条覆盖粪便。粪便标本较干时，玻璃纸条必须很湿；如为软便，则玻璃纸条水分可略少（如玻璃纸条表面有过多的甘油，可用卫生纸擦去）。在干燥的气候条件下，过多的甘油只能延缓而不能防止粪便标本的干燥。

（6）翻转玻片，在另一张玻片或在表面平滑、坚硬的物体上，朝向玻璃纸条挤压粪便标本，以使标本在玻片与玻璃纸条间均匀散开。澄清后，应能透过涂片读出本书上的字迹。

（7）轻轻从侧面滑动并移下上层玻片，避免与玻璃纸条分离或使之掀起。将玻片置于实验台上，玻璃纸条面朝上。此时，甘油使粪便标本清晰，水分随之蒸发。

（8）除检查钩虫卵外，标本玻片应置室温一至数小时，使标本清晰。为加速清晰及检查过程，也可将标本玻片置于40℃温箱置于或直射阳光下数分钟。

（9）本法制片中的蛔虫及鞭虫卵可在相当长时间内保存，钩虫卵在制片后30～60min就不能看到，血吸虫卵可保存数月。

（10）应以上下或横向移动方式检查涂片，并报告所发现的每种虫卵的计数。然后乘以适宜的数值得出每克粪便中虫卵的数目。如使用50mg平板，乘以20；使用41.7mg平板，乘以24；使用20mg平板，乘以50。

4. 附注

（1）玻璃纸条准备：将玻璃纸浸于甘油－孔雀绿溶液或甘油－亚甲蓝溶液中至少24h。

（2）使用此法需掌握粪膜的合适厚度和透明的时间，如粪膜厚透明时间短，虫卵难以发现；如透明时间过长则虫卵变形，也不易辨认。如检查钩虫卵时，透明时间宜在30min以内。

四、虫卵及包囊浓聚法

（一）沉淀法

原虫包囊和蠕虫卵的比密大，可沉积于水底，有助于提高检出率。但比密小的钩虫卵和某些原虫包囊则效果较差。

1. 重力沉淀法（自然沉淀法）

（1）操作

1）取粪便20～30g，置小搪瓷杯中，加适量水调成混悬液。

2）通过40～60目/英寸铜丝筛或2层纱布滤入500ml的锥形量杯中，再加清水冲洗筛网上的残渣，尽量使黏附在粪渣上的虫卵能被冲入量杯。

3）再加满水，静置25～30min（如收集原虫包囊则需静置6～8h）。

4）缓慢倾去上清液，重新加满水，以后每隔15～20min换水1次（查原虫包囊换水间隔为6h换1次），如此反复数次，至上清液清澈为止。

5）最后倾去上清液，取沉渣用显微镜检查。

（2）附注

1）本法主要用于蠕虫卵检查，蠕虫卵比密大于水，可沉于水底，使虫卵浓集。加之，经水洗后，视野清晰，易于检查。有些虫卵如钩虫卵，比密较轻，应用此法效果不佳。

2）本法缺点为费时，操作烦琐。

2. 离心沉淀法　本法省时，省力，适用于临床检验。

（1）取粪便0.5～1.0g，放入小杯内加清水调匀。

（2）用双层纱布或铜丝筛滤去粗渣。

（3）将粪液置离心管中，以1 500～2 000r/min，离心2min，倾去上液，再加水调匀后离心沉淀，如此反复沉淀2～3次，直至上液澄清为止。

（4）最后倾去上清液，取沉渣用显微镜检查。

3. 甲醛－乙酸乙酯沉淀法（WHO 推荐方法）

（1）试剂

1）10% 甲醛。

2）生理盐水。

3）Lugol 碘液。

4）乙酸乙酯试剂。

（2）操作

1）用小木棍将 1.0～1.5g 粪便加到含 10ml 甲醛液的离心管内，并搅动形成悬液。

2）将悬液通过铜丝筛或 2 层湿纱布直接过滤到另一离心管或小烧杯中，然后弃掉纱布。

3）补足 10% 甲醛到 10ml。

4）加入 3.0ml 乙酸乙酯，塞上橡皮塞，混匀后，剧烈振荡 10s。

5）除去橡皮塞，将离心管放入离心机，以 1 500r/min 离心 2～3min。

6）取出离心管，内容物分为 4 层：最顶层是乙酸乙酯，黏附于管壁的脂性碎片层，甲醛层和沉淀物层。

7）以木棍做螺旋运动，轻轻地搅动脂性碎片层后，将上面 3 层液体 1 次吸出，再将试管倒置至少 5s 使管内液体流出。

8）用一次性玻璃吸管混匀沉淀物（有时需加 1 滴生理盐水），取 1 滴悬液制片检查，也可作碘液制片。

9）先以低倍镜检查。如需鉴别，用高倍镜作检查，观察整个盖玻片范围。

（3）附注

1）本法不仅浓集效果好，而且不损伤包囊和虫卵的形态，易于观察和鉴定。

2）对于含脂肪较多的粪便，本法效果优于硫酸锌浮聚法。但对布氏嗜碘阿米巴包囊、蓝氏贾第鞭毛虫包囊及微小膜壳绦虫卵等的检查效果较差。

（二）浮聚法

利用比密较大的液体，使原虫包囊或蠕虫卵上浮，集中于液体表面。

1. 饱和盐水浮聚法　此法用以检查钩虫卵效果最好，也可用于检查其他线虫卵和微小膜壳绦虫卵。但不适于检查吸虫卵和原虫包囊。

（1）试剂：饱和盐水配制：将食盐 400g 徐徐加入盛有 1 000ml 沸水的容器内，不断搅动，直至食盐不再溶解为止，冷却后，取上清液使用。

（2）操作

1）取拇指（蚕豆）大小粪便 1 块，放于大号青霉素瓶或小烧杯内，先加入少量饱和盐水，用玻棒将粪便充分混合。

2）加入饱和盐水至液面略高于瓶口，以不溢出为止。用洁净载玻片覆盖瓶口，静置 15min 后，平执载玻片向上提拿，翻转后镜检。

2. 硫酸锌离心浮聚法　此法适用于检查原虫包囊、球虫卵囊、线虫卵和微小膜壳绦虫卵。

（1）试剂：33% 硫酸锌溶液：称硫酸锌 330g，加水 670ml，混匀，溶解。

（2）操作

1）取粪便约1g，加10~15倍的水，充分搅碎，按离心沉淀法过滤，反复离心3~4次（500g离心10min），至上液澄清为止。

2）最后倒去上清液，在沉渣中加入硫酸锌溶液，调匀后再加硫酸锌溶液至距管口约1cm处，以1 500r/min离心2min。

3）用金属环取表面的粪液置于载玻片上，加碘液1滴（查包囊），镜检。取标本时，用金属环轻轻接触液面即可，切勿搅动。离心后应立即取标本镜检，如放置时间超过1h以上，会因包囊或虫卵变形而影响观察效果。

常见蠕虫卵和原虫包囊的比密见表3-11。

表3-11 蠕虫卵和原虫包囊的比密

未受精蛔虫卵	1.210~1.230
肝片形吸虫卵	1.200
日本血吸虫卵	1.200
姜片吸虫卵	1.190
迈氏唇鞭毛虫包囊	1.180
华支睾吸虫卵	1.170~1.190
鞭虫卵	1.150
带绦虫卵	1.140
毛圆线虫卵	1.115~1.130
受精蛔虫卵	1.110~1.130
蛲虫卵	1.105~1.115
结肠内阿米巴包囊	1.070
微小内蜒阿米巴包囊	1.065~1.070
溶组织内阿米巴包囊	1.060~1.070
钩虫卵	1.055~1.080
微小膜壳绦虫卵	1.050
蓝氏贾第鞭毛虫包囊	1.040~1.060

五、寄生虫幼虫孵育法

本法适用于血吸虫病的病原检查。

（一）常规孵化法

1. 操作

（1）取新鲜标本约30g，放入广口容器内，加入少量清水，用长柄搅拌器将粪调匀成糊状。

（2）通过铜丝筛或2层纱布滤去粪渣，将滤液放入500ml锥形量杯或三角烧瓶内。

（3）加清水至容器口，静置20~30min，倾去上清液，将沉渣移入三角烧瓶内，加清水至接近瓶口，静置15min。

（4）如此操作共3次，待上层液体澄清即可，勿超过2h。

（5）也可用自动换水装置小心地洗至上液澄清，不冲去沉淀。

（6）放入 25~30℃温箱或温室中，孵化 2~6h，观察有无作一定方向运动的毛蚴。

（7）次晨复查，出具报告。

（8）孵化阴性应吸取沉渣涂片，注意有无寄生虫卵。

报告方式："毛蚴沉孵阳性"或"毛蚴沉孵阴性"。

2. 附注

（1）自来水中如含氯或氨浓度较高者应将水预先煮沸，或用大缸预先将水储存以去氯。也可在水中加硫代硫酸钠（120kg 水中加 50g/L 硫代硫酸钠 6ml）以除去水中的氯或氨。

（2）农村如使用河水者，应防止水中杂虫混入，对所换的水应先煮沸，冷却后使用。

（3）如水质混浊，可先用明矾澄清（100kg 水约用明矾 3g）。

（4）毛蚴孵出时间与温度有密切关系，>30℃仅需 1~3h，25~30℃需 4~6h，而 <25℃应过夜观察。如室温过高，为防止毛蚴逸出过早，可用 10g/L 盐水换洗，但最后换水孵化时，必须用淡水，不可含盐。

（二）尼龙袋集卵孵化法

1. 操作

（1）先将 120 目/英寸（孔径略大于血吸虫卵）的尼龙袋套于 260 目/英寸（孔径略小于血吸虫卵）的尼龙袋内（两袋的底部均不黏合，分别用金属夹夹住）。

（2）取粪便 30g，放入搪瓷杯内加水捣碎调匀，经 60 目/英寸铜丝筛滤入内层尼龙袋。

（3）然后将两个尼龙袋一起在清水桶内缓慢上下提动洗滤袋内粪液，或在自来水下缓慢冲洗，至袋内流出清水为止。

（4）将 120 目/英寸尼龙袋提出，弃去袋内粪渣，取下 260 目/英寸尼龙袋下端金属夹，将袋内粪渣全部洗入三角量杯内，静置 15min。

（5）倒去上清液，吸沉渣镜检。

（6）将沉渣倒入三角烧瓶内作血吸虫毛蚴孵化。

2. 附注　本法有费时短、虫卵丢失少，并可避免在自然沉淀过程中孵出的毛蚴被倒掉等优点，但需专用尼龙袋。

六、隐孢子虫卵囊染色检查法

目前，隐孢子虫卵囊染色检查最佳的方法为金胺-酚改良抗酸染色法，其次为金胺-酚染色法和改良抗酸染色法。对于新鲜粪便或经 10% 福尔马林固定保存（4℃ 1 个月内）的含卵囊粪便都可用下列方法染色，不经染色难以识别。

（一）金胺-酚染色法

1. 试剂　金胺-酚染色液：①第一液：1g/L 金胺-酚染色液，金胺 0.1g，酚 5.0g，蒸馏水 100ml；②第二液：3% 盐酸乙醇，盐酸 3ml，95% 乙醇 100ml；③第三液：5g/L 高锰酸钾溶液，高锰酸钾 0.5g，蒸馏水 100ml。

2. 操作

（1）制备粪便标本薄涂片，空气中干燥后，在甲醇中固定 2~3min。

（2）滴加第一液于晾干的粪膜上，10~15min 后水洗。

（3）滴加第二液，1min 后水洗。

（4）滴加第三液，1min 后水洗，待干。

（5）置荧光显微镜检查。

（6）低倍荧光镜下，可见卵囊为一圆形小亮点，发出乳白色荧光。高倍镜下卵囊呈乳白色或略带绿色，卵囊壁为一薄层，多数卵囊周围深染，中央淡染，呈环状，核深染结构偏位，有些卵囊全部为深染。但有些标本可出现非特异的荧光颗粒，应注意鉴别。

（二）改良抗酸染色法

1. 试剂　改良抗酸染色液：第一液酚复红染色液：碱性复红 4g，95% 乙醇 20ml，酚 8ml，蒸馏水 100ml；第二液 10% 硫酸溶液：纯硫酸 10ml，蒸馏水 90ml（边搅拌边将硫酸徐徐倾入水中）。第二液可用 5% 硫酸或 3% 盐酸乙醇；第三液 2g/L 孔雀绿溶液：取 20g/L 孔雀绿原液 1ml，与蒸馏水 9ml 混匀。

2. 操作

（1）制备粪便标本薄涂片，空气中干燥后，在甲醇中固定 2~3min。

（2）滴加第一液于晾干的粪膜上，1.5~10.0min 后水洗。

（3）滴加第二液，1~10min 后水洗。

（4）滴加第三液，1min 后水洗，待干。

（5）置显微镜下观察。

（6）经染色后，卵囊呈玫瑰红色，圆形或椭圆形，背景为绿色。

3. 附注

（1）如染色（1.5min）和脱色（2min）时间短，卵囊内子孢子边界不明显；如染色时间长（5~10min）脱色时间需相应延长，子孢子边界明显。卵囊内子孢子均染为玫瑰红色，子孢子呈月牙形，共 4 个。其他非特异颗粒则染成蓝黑色，容易与卵囊区分。

（2）不具备荧光镜的实验室，亦可用本方法先染色，然后在光镜低、高倍下过筛检查。如发现小红点再用油镜观察，可提高检出速度和准确性。

（李荣雪）

第八节　粪便隐血试验

上消化道有少量出血时，红细胞被消化而分解破坏，由于显微镜下不能发现，故称为隐血。

一、免疫学检测法

（一）原理

粪便隐血的免疫检测法是一个高灵敏度的免疫测定法，已有胶乳凝集试验、EIA 法、胶体金法、免疫层析法、免疫-化学并用法等，此外还有半自动、全自动的仪器。该法采用抗人血红蛋白的单克隆抗体和多克隆抗体，特异地针对粪便样品中的人血红蛋白。因此，本试验不受动物血红蛋白的干扰，试验前不需禁食肉类。

（二）操作

根据不同试剂盒的说明书操作。

（三）附注

1. 敏感性和特异性

（1）敏感性：样品中血红蛋白浓度超过 $0.2\mu g/ml$，就可得到阳性结果。

（2）特异性：粪便隐血免疫一步检验法对人血红蛋白特异性很强，样品中鸡、牛、马、猪、羊等动物血液血红蛋白含量在 $500\mu g/ml$ 以下时，不出现假阳性结果。

2. 试验局限性

（1）本法可以帮助医生早期发现胃肠道因病变的出血，然而，由于家族性息肉或直肠癌可能不出血，或出血在粪便中分布不均匀，或粪便处理不当（高温、潮湿、放置过久等）都可造成阴性结果。

（2）本法对正常人检验有时也会得到阳性结果，这是由于某种刺激胃肠道的药物造成粪便隐血所致。

（3）本检验法只能作为筛查或辅助诊断用，不能替代胃镜、直肠镜、内窥镜和 X 线检查。

（4）上消化道出血者本法阳性率低于化学法。

（四）临床意义

（1）消化道出血时，如溃疡病、恶性肿瘤、肠结核、伤寒、钩虫病等，本试验可为阳性。一般而言，上消化道出血时化学法比免疫法阳性率高；下消化道出血时免疫法比化学法灵敏度高。

（2）消化道恶性肿瘤时，一般粪便隐血可持续阳性，溃疡病时呈间断性阳性。本法对消化道恶性肿瘤的早期检出率约 $30\% \sim 40\%$，进行期约为 $60\% \sim 70\%$，如果连续检查 2 天，阳性率可提高 $10\% \sim 15\%$。

（3）作为大批量肠癌筛查仍以匹拉米洞为主。愈创木脂化学法更符合价廉、方便。

二、试带法

国内外生产以匹拉米洞、四甲基联苯胺为显色基质的隐血试验试带，使用方便，患者也可自留标本检测。

三、邻联甲苯胺法

（一）原理

血红蛋白中的亚铁血红素有类似过氧化物酶的活性，能催化 H_2O_2 作为电子受体使邻联甲苯胺氧化成邻甲偶氮苯而显蓝色。

（二）试剂

1. 10g/L 邻联甲苯胺（o - tolidine）溶液　取邻联甲苯胺 1g，溶于冰乙酸及无水乙醇各 50ml 的混合液中，置棕色瓶中，保存于 4℃冰箱中，可用 $8 \sim 12$ 周，若变为深褐色，应重新配制。

2. 3% 过氧化氢液

（三）操作

（1）用竹签挑取少量粪便，涂在消毒棉签上或白瓷板上。

（2）滴加 10g/L 邻联甲苯胺冰乙酸溶液 2~3 滴于粪便上。

（3）滴加 3% 过氧化氢 2~3 滴。

（4）立即观察结果，在 2min 内显蓝色为阳性。

（四）结果判断

（1）阴性：加入试剂 2min 后仍不显色。

（2）阳性（+）：加入试剂 10s 后，由浅蓝色渐变蓝色。

　　　　（2+）：加入试剂后初显浅蓝褐色，逐渐呈明显蓝褐色。

　　　　（3+）：加入试剂后立即呈现蓝褐色。

　　　　（4+）：加入试剂后立即呈现蓝黑褐色。

（五）附注

（1）o - tolidine［3，3' - Dimethyl - （1，1' - biphenyl）4，4' - Diamine，$C_{14}H_{16}N_2$，MW212.3]，中文名称邻联甲苯胺，亦称邻甲联苯胺。另有，o - toluidine（2 - Aminotoluene，C_7H_9N，MW107.2），中文名称邻甲苯胺，可用于血糖测定，两者应予区别。

（2）粪便标本必须及时检查，以免灵敏度降低。

（3）3% 过氧化氢易变质失效，应进行阳性对照试验，将过氧化氢滴在血片上可产生大量泡沫。

（4）强调实验前三天内禁食动物血、肉、肝脏及富含叶绿素食物、铁剂、中药，以免假阳性反应。齿龈出血、鼻出血、月经血等均可导致阳性反应。

（5）用具应加热处理，如试管、玻片、滴管等，以破坏污染的过氧化物酶。

（6）也可选用中等敏感的愈创木脂（gum guaiacum）法，但必须选购质量优良的愈创木脂，配制成 20g/L 愈创木脂乙醇溶液，或用匹拉米酮溶液代替 10g/L 邻联甲苯胺乙醇溶液，操作同上。

（李荣雪）

第九节　脑脊液检查

一、标本处理

（1）标本收集后应立即送检，一般不能超过 1h。将 CSF 分别收集于三个无菌试管（或小瓶）中，每管 1~2ml：第一管做细菌培养，必须留于无菌小试管中；第二管做化学或免疫学检查；第三管做一般性状检查和显微镜检查。

（2）收到标本后应立即检验。久置可致细胞破坏，影响细胞计数及分类检查；葡萄糖含量降低；病原菌破坏或溶解。

（3）细胞计数管应避免标本凝固，遇高蛋白标本时，可用 EDTA 盐抗凝。

二、一般性状检查

主要观察颜色与透明度，可记录为水样透明（白细胞 200/μl 或红细胞 400/μl 可致轻微混浊）、白雾状混浊、微黄混浊、绿黄混浊、灰白混浊等。脓性标本应立即直接涂片进行革兰染色检查细菌，并应及时接种相应培养基。

1. 红色　如标本为血性，为区别蛛网膜下隙出血或穿刺性损伤，应注意以下情况。

（1）将血性脑脊液试管离心沉淀（1 500r/min），如上层液体呈黄色，隐血试验阳性，多为蛛网膜下隙出血，且出血的时间已超过4h，约90%患者为12h内发生出血。如上层液体澄清无色，红细胞均沉管底，多为穿刺损伤或因病变所致的新鲜出血。

（2）红细胞皱缩，不仅见于陈旧性出血，在穿刺外伤引起出血时也可见到。因脑脊液渗透压较血浆高所致。

2. 黄色　除陈旧性出血外，在脑脊髓肿瘤所致脑脊液滞留时，也可呈黄色。黄疸患者（血清胆红素171~257μmol/L）的脑脊液也可呈黄色。但前者呈黄色透明的胶冻状。脑脊液蛋白≥1.50g/L，红细胞>100×10^9个/L也可呈黄色。橘黄色见于血液降解及进食大量胡萝卜素。

3. 米汤样　由于白（脓）细胞增多，可见于各种化脓性细菌引起的脑膜炎。

4. 绿色　可见于绿脓假单胞菌、肺炎链球菌、甲型链球菌引起的脑膜炎、高胆红素血症和脓性脑脊液。

5. 褐或黑色　见于侵犯脑膜的中枢神经系统黑色素瘤。

三、蛋白定性试验

1. 原理　脑脊液中球蛋白与苯酚结合，可形成不溶性蛋白盐而下沉，产生白色浑浊或沉淀，即潘氏（Pandy）试验。

2. 试剂　5%酚溶液：取纯酚25ml，加蒸馏水至500ml，用力振摇，置37℃温箱内1~2天，待完全溶解后，置棕色瓶内室温保存。

3. 操作　取试剂2~3ml，置于小试管内，用毛细滴管滴入脑脊液1~2滴，衬以黑背景，立即观察结果。

4. 结果判断

（1）阴性：清晰透明，不显雾状。

（2）极弱阳性（±）：微呈白雾状，在黑色背景下，才能看到。

（3）阳性（+）：灰白色云雾状。

　　　　（2+）：白色浑浊。

　　　　（3+）：白色浓絮状沉淀。

　　　　（4+）：白色凝块。

5. 临床意义　正常时多为阴性或极弱阳性。有脑组织和脑脊髓膜疾患时常呈阳性反应，如化脓性脑脊髓膜炎、结核性脑脊髓膜炎、梅毒性中枢神经系统疾病、脊髓灰质炎、流行性脑炎等。脑出血时多呈强阳性反应，如外伤性血液混入脑脊液中，亦可呈阳性反应。

四、有形成分检查

（一）细胞总数

1. 器材及试剂

（1）细胞计数板。

（2）红细胞稀释液（与血液红细胞计数稀释液相同）。

2. 操作

（1）对澄清的脑脊液可混匀后用滴管直接滴入计数池，计数 10 个大方格内红、白细胞数，其总和即为每微升的细胞数。再换算成每升脑脊液中的细胞数。如细胞较多，可计数一大格内的细胞 ×10，即得每微升脑脊液中细胞总数。如用"升"表示，则再乘以 10^6。

（2）混浊或带血的脑脊液可用血红蛋白吸管吸取混匀的脑脊液 $20\mu l$，加入含红细胞稀释液 0.38ml 的小试管内，混匀后滴入计数池内，用低倍镜计数 4 个大方格中的细胞总数，乘以 50，即为每微升脑脊液的细胞总数。

（二）白细胞计数

1. 非血性标本　小试管内放入冰乙酸 1~2 滴，转动试管，使内壁沾有冰乙酸后倾去之，然后滴加混匀的脑脊液 3~4 滴，数分钟后，混匀充入计数池，按细胞总数操作中的红、白细胞计数法计数。

2. 血性标本　将混匀的脑脊液用 1% 乙酸溶液稀释后进行计数。为剔除因出血而来的白细胞数，用下式进行校正。

脑脊液白细胞校正数 = 脑脊液白细胞测定值 - 出血增加的白细胞数

出血增加的白细胞数 = 外周血白细胞数 × 脑脊液红细胞数/外周血红细胞数

3. 参考区间　正常人脑脊液中无红细胞，仅有少量白细胞。白细胞计数：成人 $(0~8) \times 10^6/L$；儿童 $(0~15) \times 10^6/L$；新生儿：$(0~30) \times 10^6/L$。以淋巴细胞及大单核细胞为主，两者之比约为 7：3，偶见内皮细胞。

4. 附注

（1）计数应及时进行，以免脑脊液凝固，使结果不准确。

（2）细胞计数时，应注意新型隐球菌与白细胞的区别。前者不溶于乙酸，加优质墨汁后可见不着色的荚膜。

（3）计数池用后，应用 75% 乙醇消毒 60min。忌用酚消毒，因会损伤计数池的刻度。

（三）细胞分类

1. 直接分类法　白细胞计数后，将低倍镜换为高倍镜，直接在高倍镜下根据细胞核的形态分别计数单个核细胞（包括淋巴细胞及单核细胞）和多核细胞，应数 100 个白细胞，并以百分率表示。若白细胞少于 100 个应直接写出单核、多核细胞的具体数字。

2. 染色分类法　如直接分类不易区分细胞时，可将脑脊液离心沉淀，取沉淀物 2 滴，加正常血清 1 滴，推片制成均匀薄膜，置室温或 37℃ 温箱内待干，进行瑞氏染色后用油镜分类。如见有不能分类的细胞，应请示上级主管，并另行描述报告，如脑膜白血病或肿瘤细胞等。

3. 参考区间　脑脊液白细胞分类计数中，淋巴细胞成人 40%~80%，新生儿 5%~35%；单核细胞成人 15%~45%，新生儿 50%~90%；中性粒细胞成人 0%~6%，新生儿 0%~8%。

4. 临床意义

（1）中枢神经系统病变的脑脊液，细胞数可增多，其增多的程度及细胞的种类与病变的性质有关。

（2）中枢神经系统病毒感染、结核性或霉菌性脑脊髓膜炎时，细胞数可中度增加，常以淋巴细胞为主。

（3）细菌感染时（化脓性脑脊髓膜炎），细胞数显著增加，以中性粒细胞为主。

（4）脑寄生虫病时，可见较多的嗜酸性粒细胞。

（5）脑室或蛛网膜下隙出血时，脑脊液内可见多数红细胞。

五、细菌直接涂片检查

（一）革兰染色

临床怀疑流行性脑脊髓膜炎或化脓性脑脊髓膜炎时，应作细菌学涂片检查，未治疗细菌性脑脊髓膜炎患者革兰染色阳性率可达60%～80%。操作如下。

（1）将脑脊液立即以2 000r/min离心15min，取沉淀物涂片2张。

（2）涂片应在室温中，或置37℃温箱中干燥，切勿以火焰烤干。

（3）已干燥涂片经火焰固定后，一张涂片用0.5%～1%亚甲蓝染色30s，另一张作革兰染色。

（4）注意细胞内外的细菌形态，报告时应予以描述。

（二）抗酸染色

临床怀疑为结核性脑脊髓膜炎时，应作抗酸染色。单张涂片抗酸染色阳性率较低，但如将检查涂片增至4张，阳性率可达80%以上。

（三）湿片浓缩检查

可查见原虫，蠕虫感染等。

六、真菌检查——新型隐球菌检查

（1）取脑脊液，以2 000r/min离心15min，以沉淀物作涂片，加优质经过滤的细墨汁1滴，混合，加盖玻片检查。

（2）先用低倍镜检查，如发现在黑色背景中有圆形透光小点，中间有一细胞大小的圆形物质，即转用高倍镜仔细观察结构，新型隐球菌直径5～20μm，可见明显的厚荚膜，并有出芽的球形孢子。

（3）每次镜检应用空白墨水滴作为对照，以防墨汁污染。

（4）新型隐球菌患者约有50%阳性率。

报告方式：墨汁涂片找到"隐球菌属"。

七、脑脊液分光分析法检查

1. 原理　当红细胞混入脑脊液后，经过一定时间，红细胞破坏，可释放出血红蛋白，以氧合血红蛋白、高铁血红蛋白（MetHb）或胆红素等色素形式存在。它们的最大吸收峰值有差异，可用分光光度法鉴别。

2. 器材　可用波长能自动扫描的各类型分光光度计或国产721型分光光度计等。

3. 操作

（1）取得脑脊液后，立即以3 000r/min离心5min。

（2）上清液在分光光度计上自动描记，波长选择220～700nm。用蒸馏水调空白，然后按吸收曲线形态和吸光度数值加以分析，如病理标本致脑脊液色泽过深者，可用生理盐水稀释 3 ~ 5 倍后再扫描。

（3）如没有连续自动描记的分光光度计时，则可分别在 415nm、460nm、540nm、575nm、630nm 波长读取吸光度。

4、结果判断

（1）正常脑脊液，仅可见 280nm 处的蛋白吸收峰，而无其他吸收峰出现。

（2）如在 415nm、460nm、540nm、575nm、630nm 有色素吸收峰为阳性。

（3）HbO_2 为主时，最大吸收峰在 415nm；出现少量 MetHb 后，最大吸收峰向 406nm 移动，同时 630nm 处出现 MetHb 另一特异吸收峰；若脑脊液中以 MetHb 为主时，最大吸收峰移至 406nm。

5. 附注

（1）临床上采取脑脊液标本时，应按先后两管收集法立即送检。这样将先后两管脑脊液的分光分析结果进行比较，将有助于损伤血性与病理血性脑脊液的鉴别。

（2）穿刺损伤的血性脑脊液标本如未及时检验，则可因红细胞在试管内破坏后释出血红蛋白，造成假阳性。

6. 临床意义

（1）新鲜出血时，氧合血红蛋白出现最早，经 2 ~ 3 天达最高值，以后逐渐减低。而胆红素则在 2 ~ 3 天后开始出现，并逐渐增高。如在蛛网膜下隙出血的脑脊液中，发病 2h 内即可发现氧合血红蛋白，3 ~ 4 天后出现胆红素吸收峰，其量逐渐增加，而氧合血红蛋白则有减少的倾向，至第 3 周，逐渐吸收消失。

（2）脑脊液中氧合血红蛋白的出现，可作为新鲜出血或再出血的指标；高铁血红蛋白的出现，为出血量增多或出血时间延长的标志；胆红素的出现可说明为陈旧性出血。

（李荣雪）

第十节　痰液检查

痰液是肺泡、支气管和气管的分泌物。痰液检查对某些呼吸系统疾病如肺结核、肺吸虫、肺肿瘤、支气管哮喘、支气管扩张及慢性支气管炎等的诊断、疗效观察和预后判断有一定价值。

一、标本收集

痰液标本收集法因检验目的不同而异，但所用容器须加盖，痰液勿污染容器外（用不吸水容器盛留）。

（1）痰液的一般检查应收集新鲜痰，患者起床后刷牙，漱口（用 3% H_2O_2 及清水漱 3 次），用力咳出气管深处真正呼吸道分泌物，而勿混入唾液及鼻咽分泌物。

（2）细胞学检查用上午 9 点至 10 点深咳的痰液及时送检（清晨第一口痰在呼吸道停留时久，细胞变性结构不清），应尽量送含血的病理性痰液。

（3）浓缩法找抗酸杆菌应留 24h 痰（量不少于 5ml），细菌检验应避免口腔、鼻咽分泌物污染。

（4）幼儿痰液收集困难时，可用消毒棉拭子刺激喉部引起咳嗽反射，用棉拭子采取标本。

（5）观察每日痰排出量和分层时，须将痰放入广口瓶内。

（6）检验完毕后的标本及容器应煮沸 30～40min 消毒，痰纸盒可烧毁，不能煮沸的容器可用 5% 苯酚或 2% 来苏儿溶液消毒后才能用水冲洗。

二、检查方法

（一）一般性状检查

1. 痰量　正常人无痰或仅有少量泡沫痰。在呼吸系统疾病时，痰量可增多，超过 50～100ml。大量增加见于支气管扩张、肺结核、肺内有慢性炎症、肺空洞性病变。肺脓肿或脓胸的支气管溃破时，痰液呈脓性改变。

2. 颜色　有白色、黄色、铁锈色、绿色、黑色等。

3. 性状　黏液性、黏液脓性、脓性、浆液性、血性痰、泡沫痰等。

4. 血液　记录血丝、血块、血痰混合（注意颜色鲜红或暗红）。

5. 有无异常物质　将痰置于培养皿内，衬以黑色背景，用两只竹签挑动，使其展开成薄层后，观察有无支气管管型、库什曼（Curschmann）螺旋体、栓子、肺结石、肺组织坏死的碎片或干酪块等。

6. 临床意义　通常呈无色或灰白色。化脓感染时，可呈黄绿色；明显绿色见于绿脓杆菌感染；大叶性肺炎时可呈铁锈色；阿米巴肺脓肿时呈咖啡色；呼吸系统有病变时痰可呈黏液性、浆液性、脓性、黏液脓性、浆液脓性、血性等。

（二）显微镜检查

选择脓样、干酪样或带脓样血液部分，取 1 小块置玻片上，直接与生理盐水混合，涂成薄片，加盖片后轻压之，用低倍镜及高倍镜检查。注意有无红细胞、白细胞、上皮细胞、弹力纤维、库什曼螺旋体、夏科-雷登结晶、胆红素结晶、硫黄样颗粒（放线菌块）、真菌孢子、心力衰竭细胞、载炭细胞、癌细胞等。

（三）寄生虫检查

痰中可能查见肺吸虫卵、溶组织内阿米巴滋养体、棘球蚴的原头蚴、粪类圆线虫幼虫、蛔蚴、钩蚴、尘螨等；卡氏肺孢子虫的包囊也可出现于痰中，但检出率很低。

1. 肺吸虫卵检查　可先用直接涂片法检查，如为阴性，改为浓集法集卵，以提高检出率。

直接涂片法：在洁净载玻片上先加 1～2 滴生理盐水，挑取痰液少许。最好选带铁锈色的痰，涂成痰膜，加盖片镜检。如未发现肺吸虫卵，但见有夏科-雷登结晶，提示可能是肺吸虫患者，多次涂片检查为阴性者，可改用浓集法。

浓集法：收集 24h 痰液，置于玻璃杯中，加入等量 10% NaOH 溶液，用玻棒搅匀后，放入 37℃ 温箱内，数小时后痰液消化成稀液状。分装于数个离心管内，以 1 500r/min 离心 5～10min，弃去上清液，取沉渣数滴涂片检查。

2. 溶组织内阿米巴大滋养体检查　取新鲜痰液作涂片。天冷时应注意镜台上载玻片保温。高倍镜观察，如为阿米巴滋养体，可见其伸出伪足并作定向运动。

3. 其他　蠕虫幼虫及螨类等宜用浓集法检查。

（四）嗜酸性粒细胞检查

取痰液做直接涂片，干燥后用瑞氏或伊红－亚甲蓝染色液染色，油镜下计数 100 个白细胞，报告嗜酸性粒细胞百分数。

（五）细菌检查

取痰液涂成薄片，干燥后行革兰染色，查找肺炎链球菌、螺旋体、梭形杆菌、霉菌等；用抗酸染色找抗酸杆菌。

（六）其他检查

分泌型 IgA、乳酸脱氢酶、唾液酸等。正常人痰中分泌型 IgA 为（2.03±0.21）g/L，在慢性支气管炎急性发作时可降低，治疗后可回升。

慢性支气管炎患者痰中乳酸脱氢酶、唾液酸比正常人高 1.5 倍或更多，治疗后明显减少，因此可反映临床疗效。

（李荣雪）

第四章　临床基础超声检查

第一节　超声多普勒技术

本节着重介绍通过检测回声的多普勒信号来获取人体血流（运动）信息的技术。

一、血流动力学基础知识

人体内的血液是一种流动的液体，具有黏滞性和很小的可压缩性。应用多普勒技术研究和测量血流的特性，必须了解血流动力学的一些基本规律。

（一）血流流动的一般规律

1. 稳流和非稳流　稳流（steady flow）是指以恒定的速度和方向运动的流体。而流体内质点运动速度与方向随时间变化时，这种流动称为非稳定流动。

2. 层流与湍流

（1）层流：流体以相同方向呈分层的有规律流动，流层间没有横向的交流，同一层流体的流速相同，不同层流体的流速不同，这种流动称为层流。层流有稳定层流，如人体的肝门静脉血流；以及非稳定层流，如人体的动脉血流。

图 4-1 是层流抛物线速度分布示意图。图中箭头的长短表示速度的快慢，△V 表示相距；△L 表示 2 层的液体的流速差。下式是泊肃叶公式：

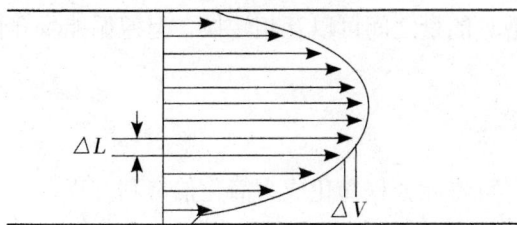

图 4-1　层流抛物线速度分布

$$\nu = \frac{P_1 - P_2}{4\eta L}\ (R^2 - r^2)$$

式中：ν 为距离血管轴心 r 处的层流速度；R 为血管的半径；$P_1 - P_2$ 为相距 L 两端的压差；L 为血管中某一段长度；η 为血流的黏滞系数。

按泊肃叶公式（Poiseuille's equation）可知，层流在管道轴线处（即 $r = 0$）流速最高，越近管道壁处流速越低，管壁处流速为零。因此，其速度分布剖面呈抛物线状。血管腔横断面积的平均流速公式如下。

$$\bar{v} = \frac{P_1 - P_2}{8\eta L} R^2$$

由上两式可见，稳定层流中，平均流速是最大流速的50%。血流速度越快，抛物线曲度越大；反之，血流速度越慢，抛物线变得越平坦。

在动脉血流中，由于心脏收缩和舒张的影响，血流失去稳定性，不再符合泊肃叶公式。动脉系统流速分布的决定因素有血流加速度，血流流经的几何形态，血液的黏滞性等。在这些因素影响下，可从抛物线状态变为多种形状流速剖面。

流体在弯曲管道的流动，当进入管道弯曲部分时，流体因向心加速度的作用，流体在管腔内侧处的流速较快；在管道的弯曲部分时，管道中央的流速增快；绕过管道的弯曲部分后，管道外侧处流速增高，内侧缘处流速低。流体在弯曲管道中的流速变化，形成流体在管道内的横向循环（流速增快从内侧缘→中央→外侧缘）或称为二次流动。人体血流从升主动脉到主动脉弓、从主动脉弓到降主动脉的流动，属于这种流动。

流体在扩张管道的流动，其在管道中央部分仍然是均匀的稳定层流，在膨大部近管壁处的流体成旋涡状流动。

流体在狭窄管道的流动，在通过狭窄区之前仍为层流，在狭窄区流体的流速剖面从"锥削型"改变为"活塞型"，但流速明显增高，称为射流（jet）；通过狭窄区后，流体扩散，流动方向改变，在管道壁处最明显，呈旋涡流动，此处的流体称反向（reverse）漩流。流体中部流速增高超过2 000雷诺数（Re）时称为湍流（turbulence）状态。再往远处延伸，湍流逐渐恢复为层流。

（2）湍流：流体的流速及流动方向都是多样化杂乱无章的不规则流体，而流体不分层，流体成分互相混杂交错。湍流经常在流体通过一窄孔后发生。当血流经过窄孔时，血流分布可分为射流区、湍流区、射流旁区、边界层和再层流化区等几部分。

（二）血流流动的能量守恒定律

理想流体在管中呈稳流时，其流体能量 E 是单位体积的压强 P、动能 $PV^2/2$ 和势能 ρgh 之和。即三者之和为一常数，能量之间可以互相转换，但遵循能量守恒定律，它符合伯努利方程（Bernoulli equation）。

$E = P + \rho gh + PV^2/2$

式中 ρ 密度。

为了实际计算的方便，可将此方程简化成为简化伯努利方程。

$\Delta P = 4V_{max}^2$

可用此方程优点跨瓣压差、心腔及肺动脉的压力等。

（三）血流流动的质量守恒定律

液体在管道里流动时，如管道内径宽窄不一，即存在各种大小不等的横断面积 A 和快慢不一的流速 V，但流经管道各处的质量 m 总是恒定，即 $m = \rho_1 A_1 V_1 = p_2 A_2 V_2 = p_3 A_3 V_3 \cdots$。$\rho AV = $ 恒量，这就是流体力学中心连续方程。例如，流过心脏 4 个瓣口的血流量（Q）总是相等的，即 $Q_{TV} = Q_{PV} = Q_{MV} = Q_{AV}$，利用频谱多普勒的连续方程，可以计算病变瓣膜口的面积。

（四）血管弹性与平均动脉压

1. 血管顺应性　血管两端的压强差，是导致血流流动的动力，而血管内外侧的压强差，即跨壁压强是引起血管扩张的动力。当血管内外侧的压强相等时，血管容积保持不变；只有内外侧（跨壁）压强为正值时，血管才会扩张。在血流动力学中，通常用血管顺应性来描述血管容积变化的跨壁压强之间的关系。

$$C = \frac{dv}{dp} = \frac{1}{dp}\int Q dt$$

式中 C 为血管的顺应性，dv 为血管容积增量，dρ 为血管跨壁压强增量。血管顺应性反映了血管的弹性，血管的弹性越大，容纳脉动性血流的能力也越强。

血管壁的弹性是脉搏形成的先决条件。随着心脏周期行收缩和舒张，有节律地流入动脉血流是脉搏形成的动力。脉搏以波的形式沿血管向前传播，即形成脉搏波。

2. 平均动脉压　整个心动周期内，各瞬时动脉压的总平均值，叫作平均动脉压（MABP）。它等于 1 个完整周期的压强曲线下的积分面积除以周期 T。

$$\overline{P} = \frac{1}{T}\int_0^t P(t)\,dt$$

平均动脉压并不等于收缩压和舒张压的平均值，而是要比其小。P 用来描述驱动血液流动的动力，要比收缩压 Ps 和舒张压 Pd 更具有代表性。

二、多普勒血流的检测方式

（一）连续波多普勒（continuous wave Doppler，CW）

探头内有 2 个超声换能器，一个用以连续发射超声，另一个用以连续接收回声。如图 4 - 2A 所示。由于连续工作，无选择检测深度的功能（即不能提供深度信息），但可测高速血流，不会产生混叠（aliasing）伪像。

（二）脉冲波多普勒（pulsed wave Doppler，PW）

如图 4 - 2B 所示，该检测方式采用同一个超声换能器间歇式（交替）发射和接收超声。通常瞬间发一个超声短脉冲后，在间歇期通过深度可调节的距离采样门（SV）获取回声信号。不仅检测取样的深度可以调节，而且取样的大小也可通过 SV 调节。

1. 取样深度与脉冲重复频率的关系　单位时间发射脉冲波的次数称为脉冲重复频率（pulse repetition frequency，PRF）。PW 检测的最大取样深度 dmax 取决于 PRF。

$$d_{max} = c/2PRF$$

当声速 c 一定时，脉冲重复频率越高，2 个脉冲间隔越短，取样深度也越小。

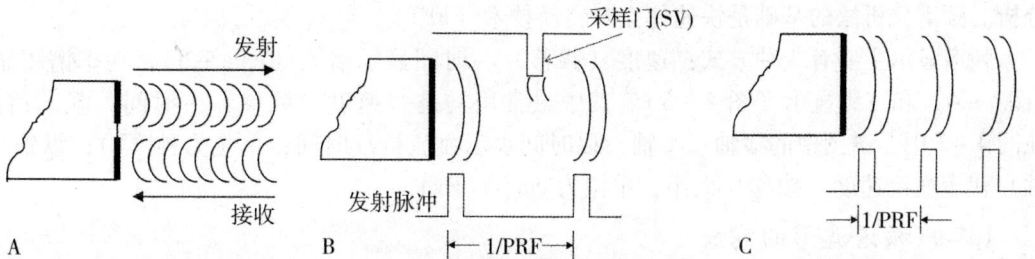

图 4 - 2　多普勒血流的检测方式

2. PW 检测血流速度与 PRF 的关系　PW 检测血流速度受到 PRF 限制。

$$f_d < \frac{1}{2}PRF$$

如果相应于 f_d 的流速超过这一极限时，就会出现流速大小和方向的伪差，即频率失真（frequency aliasing），产生频谱混叠，这一极限称为尼奎斯特频率极限（Nyguist frequency limit）。

3. 如何提高 PW 检测流速的能力

（1）增加 PRF：根据式（$f_d < \frac{1}{2}PRF$），通过增加 PRF 可以提高 f_d，从而增加血流速度测值。

（2）由式（$V \leqslant \frac{f_d C}{2f_0\cos\theta}$），（$d_{max} = c/2PRF$），（$f_d < \frac{1}{2}PRF$）可得公式如下。

$$V \leqslant \frac{C^2}{8f_0 d\cos\theta}$$

因此，通过选择频率（f_0）较低的探头、减小取样深度（的）和适当增加角度（θ）都可以提高检测血流速度的能力。

（3）移动零位线使单方向频移值增加 1 倍，因而流速可测值也增大 1 倍。

（三）高脉冲重复频率多普勒（high pulsedrepetition frequency Doppler，HPRF）

它是在 PW 基础上改进的一种模式。如图 4 - 2C 所示。这种模式是在探头发射一组超声脉冲后，不等取样处的回声返回探头，又提前发射出新的超声脉冲，从而增加了发射脉冲的重复频率，并提高了对血流速度的可测范围。由于它有较高脉冲重复频率，所以称高脉冲重复频率。

这种方式有 2 个或 2 个以上可显示的取样门。而且 $d_{max} > C/2PRF$。

三、多普勒频谱分析技术（Doppler spectrum analysis）

（一）频谱分析的原理

多普勒超声检测的不是 1 个红细胞，而是众多的红细胞，各个红细胞的运动速度及方向不可能完全相同。因此；探头接收的后散射回声含有许多不同的频移信号，接收后成为复杂的频谱分布。把形成复杂振动的各个简谐振动的频率和振幅分离出来，列成频谱，成为频谱分析。频谱分析法的基础是快速傅立叶转换技术（FFT）。

频谱显示主要有 3 种方式：速度（频移）- 时间显示谱图（图 4 - 3），功率谱图显示（图 4 - 4）和三维显示（图 4 - 5）。其中最常用的是"速度（频移）- 时间"显示谱图。在图 4 - 3 中，谱图中的横轴（X 轴）以时间表示血流持续时间，单位为秒（s）；纵轴（Y 轴）代表血流速度（频移）大小，单位为 cm/s（Hz）。

（二）频谱波形的意义

（1）零位基线上方的波形表示血流朝探头方向流动，而基线下方的波形表示血流背离探头方向流动。

（2）频谱的灰阶表示取样门内速度方向相同的红细胞数量。灰阶高的数量多。

（3）频谱宽度（频带宽度）是在频谱垂直方向上的宽度，表示某一时刻取样门中红细胞运动速度分布范围的大小。频带宽，反应速度分布范围大（速度梯度大）；频带窄，反应速度分布范围小（速度梯度小）。通常湍流为频谱宽，层流为频谱窄。频谱宽度也受取样门大小的影响，取样门小，易获窄频谱；取样门大，可使频谱变宽。大的动脉，常为窄频谱；外周小动脉，常为宽频谱。

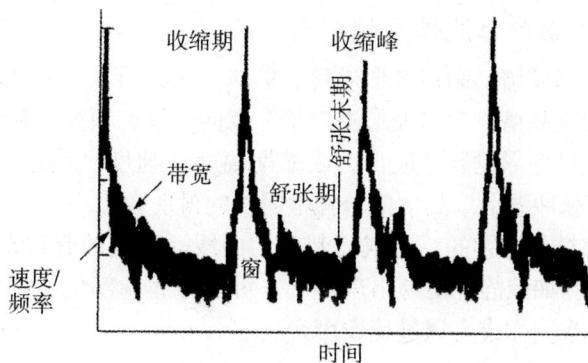

图 4-3 速度时间显示谱

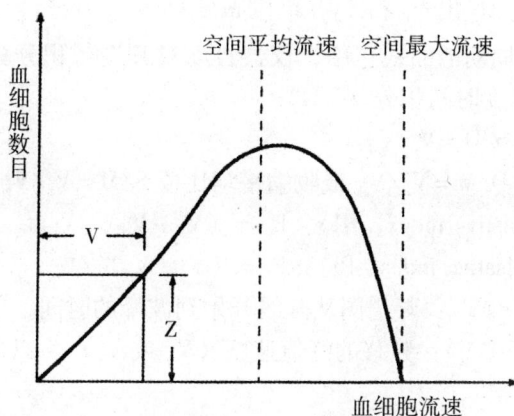

图 4-4 功率谱

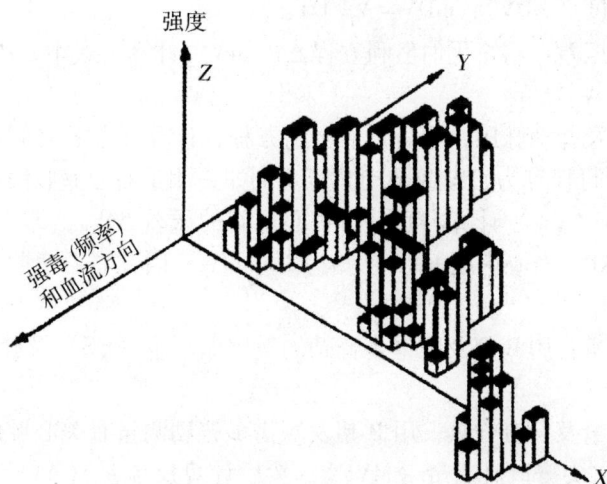

图 4-5 三维显示

（4）"收缩峰"指在心动周期内达到的收缩峰频率，即峰值流速 V_s 或 V_p。

（5）"舒张期末"指将要进入下一个收缩期的舒张期最末点，此点为舒张末期流速 V_d。

（6）"窗"为无频率显示区域，也称为"频窗"。

（7）零频移线或基线表示频移为零的水平线：在基线上面的频谱为正向频移，血流朝探头流动；在基线下面则为反向（负向）频移，血流背离探头流动。

（三）频谱多普勒对血流性质的判断

1. 层流　显示为窄频谱，频谱波形规整、单向，频窗明显。频谱信号音柔和有乐感。

2. 湍流　显示为宽频谱，频谱波形不规整、双向、没有频窗。频谱信号音粗糙、刺耳。

3. 动脉血流　频谱图形呈脉冲波形，收缩期幅度（速度）明显大于舒张期，舒张期开始可出现短暂的反向脉冲波形。频谱信号音呈明确的搏动音。

4. 静脉血流　频谱呈连续的、有或无起伏的曲线。曲线的起伏是由于呼吸时静脉压力的变化所致，大的静脉如腔静脉更易出现起伏，对静脉远端部位加压也可产生同样的效果。频谱信号音呈连续的吹风样或大风过境样声音。

（四）频谱多普勒测量的血流参数

（1）由频谱图直接测量出 V_s 和 V_d，单位 m/s。

（2）选取一个心动周期的曲线包络，仪器自动对其进行积分算出空间峰值时间平均流速 V_m（单位 m/s）和速度时间积分（VTI）。

（3）收缩舒张比值 $S/D = V_s/V_d$。

（4）舒张平均比值 $D/M = V_d/V_m$ 或收缩平均比值 $S/M = V_s/V_m$。

（5）阻力指数（resistive index，RI）：$R_I = (V_s - V_d)/V_s$。

（6）搏动指数（pulsative index，PI）：$P_I = (V_s - V_d)/V_m$。

（7）加速时间 Aot（AT）：频谱图从基线开始到波峰的时间，单位 ms。

（8）平均加速度（mAV）：频移的峰值速度（V_p 或 V_s）除以加速度时间 AT，即 $mA = V_p/AT$，单位 m/s^2。

（9）减速时间 Dot（DT）：从频谱图波形顶峰下降到基线的时间单位 ms。

（10）平均减速度（mDV）：$mDV = V_p/DT$。

（11）测量跨瓣压差：用简化伯努利方程 $\triangle P = 4V_{max}^2$ 计算，式中 $\triangle P$ 即压差（PG），V_{max} 为频移的峰值速度（V_p）。

（12）测量心腔及肺动脉压，用简化伯努利方程，计算两心腔之间或大血管与心腔之间的压差（PG），然后再换算为心腔或肺动脉压。例如，测量右心室收缩压（RVSP），先用三尖瓣反流的峰值速度（V_{TR}）计算右心室与右心房间的压差 $\triangle P_{TR}$，即 $\triangle P_{TR} = 4\triangle P_{TR} = 4V_{TR}^2$，而 $\triangle P_{TR} = RVSP - RAP$，右心房压 RAP 已知为 10mmHg，因此右心室收缩压 $RVSP = \triangle P_{TR} + 10mmHg$。

（13）测量分流量：用 B 超及频谱多普勒测量体循环量（QS）及肺循环量（QP），则分流量 = QP - QS。

（14）测量反流量及反流分数：用 B 超及频谱多普勒测量有关心腔的血流量，然后计算出反流量（AF）及二尖瓣口血流量（MVF），然后计算反流量（AVF - MVF）及反流分数 $RF = (AVF - MVF)/AVF = 1 - MVF/AVF$。

（15）测量瓣口面积：通过已知的正常瓣口面积，正常瓣口的平均血流速度、病变瓣口的血流速度就可以求得病变的瓣口面积，例如，利用二尖瓣环截面积 A_{MC}、二尖瓣环平均血流速度 V_{MC}、主动脉瓣口平均血流速度 V_{AO} 可以求主动脉瓣口面积 $A_{AO} = A_{MC} \times V_{MC} / V_{AO}$。

（五）频谱多普勒技术的调节方法

1. 频谱多普勒工作方式的选择　对于流速不太高的血流，一般选用脉冲多普勒，例如，腹腔、盆腔脏器以及外周血管、表浅器官的血流。对于高速血流的检测，多选用连续多普勒，如瓣膜口狭窄的射流、心室水平的分流、大血管于心腔间的分流及大血管间的分流等的高速射流。用 HPRF 也可检测到6m/s的高速血流。

2. 滤波条件的选择　根据血流速度高低而选择。检测低速血流时，采用低通滤波，要注意低速血流有否被去掉；对高速血流时，采用高通滤波，要注意有否低速信号干扰。

3. 速度（频移）标尺的选择　要选择与检测血流速度（频移范围）相应的速度标尺。用高速标尺显示低速血流不清楚；而用低速标尺显示高速血流，会出现混迭现象。

4. 取样门的选择　对于血管检测，取样门应小于血管内径；而检查心腔内、瓣膜口血流时，取样门选用中等大小。

5. 零位基线的调节　移动零位基线，可增大某一方向的频移测量范围，以避免出现混迭。

6. 频移信号上、下反转　使负向频谱换成正向，以便于测量及自动包络频谱波形。

7. 入射角　图4-6表示不同入射角的速度估计误差。超声束与血流方向的夹角越小越好，测量值越准确，但有时受到检查方向的限制无法太小，一般检测心血管系时应≤20°，外周血管≤60°，并应进行角度校正。

8. 发射频率的选择　低速血流选用较高的频率，而高速血流则选用较低的频率。

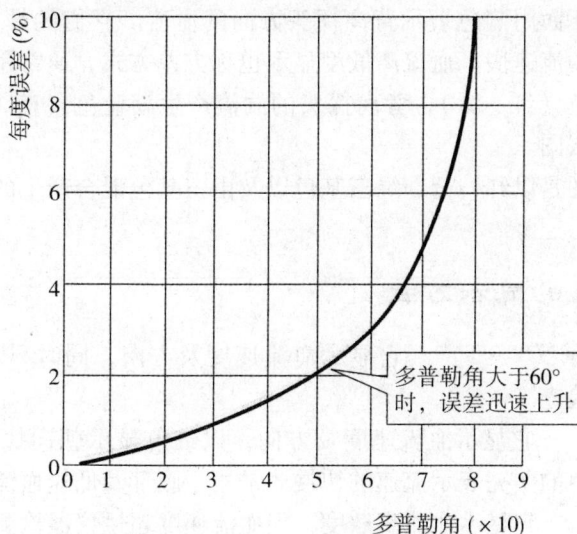

图4-6　不同入射角的速度估计误差

（李　敏）

第二节　彩色多普勒技术

多普勒成像（Doppler imaging）是通过多普勒技术获取的人体血流（或组织）的运动速度在组织平面上分布并以灰阶或彩阶方式形成的运动速度分布图。在二维超声图的基础上，用彩色图像实时显示血流的方向和相对的速度的技术，称为彩色多普勒血流成像法（color-Doppler flow imaging，CDFI）或彩色血流图（color flow mappig，CFM）。并在此基础上，发展了彩色能量图和方向能量图，以及彩色多普勒组织成像法。这类技术，既可以了解人体组织的结构学信息，又可以同时了解人体的血流（或组织）的运动学信息。所以，通常把这类超声诊断系统称为双功系统。

一、彩色多普勒技术原理

以 PW 为基础，通过动目标显示（movingtargetindication，MTI）、自相关技术、彩色数字扫描转换、彩色编码得到的彩色血流与 B 超图叠加而形成彩色血流图。

MTI 实际上是一种壁滤波器。它将血流信号成分分离出，而滤去心壁、瓣膜或血管壁等组织的信号。MTI 滤波器有高通滤波和低通滤波，它的性能决定显示血流图的质量。如果性能不佳，就会出现非血流成分（如心壁、瓣膜等）的伪像，致使整个图像带红色或蓝色，或低速血流不显示。

自相关技术用于对比来自同一取样部位的 2 个以上的多普勒频移信号，分析相位差。计算平均多普勒血流速度、速度离散度以及平均功率。它由延迟电路、复数乘法器和积分器组成。

经 MTI 得到的运动信息，由方向、速度、离散度等 3 个因素组成。通常用红色表示朝探头方向流动的血流，而用蓝色表示背离探头方向的血流。它们的辉度（颜色的深浅）表示速度的大小，浅色的流速快。血流离散度显示也称方差方式，通常用叠加绿色。因而，朝向探头的湍流出现黄色（红 + 绿），背离探头的湍流产生湖蓝色（蓝 + 绿）。明显的血流紊乱时，出现多彩的镶嵌图。

彩色多普勒血流图是以红、蓝、绿三基色以及由三基色混合产生的二次色来显示相应的血流信息。

二、彩色血流的显示方式

1. 速度 - 方差显示（V - T）　它显示血流速度及方向，同时显示湍流（变化程度），多用于心腔高速血流检查。

2. 速度显示（V）　它显示血流速度及方向，以红色显示朝向探头的血流，蓝色显示背离探头的血流，颜色的明亮表示流速的快慢。常用于腹部及低速血流检查。

3. 方差显示（T）　它显示血流离散度，当血流速度超过仪器检测的极限或湍流时，彩色信号从单一彩色变为多种朦胧色，直至五彩镶嵌。常见于瓣膜口狭窄的射流及心室水平的分流等。

4. 能量显示（P）　用彩色的饱和度显示血流能量大小，多用于低速血流的显示。

三、彩色多普勒技术的种类

1. 速度型彩色多普勒　彩色多普勒速度图（CDV）即彩色多普勒血流图（CDFI）它以红细胞运动速度为基础，用彩色显示血流图像，它用彩色表示血流方向和分散性，用彩色的明暗度表示血流平均速度的快慢。能反映血流的性质，所以该技术能表示血流的方向、速度和性质。但存在下述的局限性。

（1）存在对入射角的依赖性，入射角的改变不仅可以引起色彩亮度的改变，甚至可以改变颜色（因血流方向改变了），当入射角为 90° 时，cos90° 为零，不显示血流。

（2）超过尼奎斯特频率极限时出现彩色混迭。

（3）检测深度与成像帧频及可检测流速之间互相制约。

（4）湍流显示：的判断误差。当采用方差显示方式时，由于血流速度过快，超过尼奎斯特频率产生混迭，也会出现绿色斑点等湍流的表现形式。因此，出现绿色斑点不一定就是湍流，也可能由高速血流所致。因此，应慎重鉴别。

（5）对 B 型图质量的影响：彩色血流图是叠加在 B 型图之上。因彩色血流图处理数据量很大，为了获得实时显示，要较高的帧频，因而要减小扫查角度，会影响到 B 型图像质量。现在多采用多通道多相位同时分别处理彩色血流图与 B 型图，既提高血流图帧频又保持 B 型图质量。

2. 能量型彩色多普勒　简称能量图，又称功率多普勒显像（PDI）、彩色多普勒能量图（CDE）、彩色多普勒能量显像（CDPI）。此技术是以红细胞散射能量（功率）的总积分进行彩色编码显示。通常以单色（例如红色）表示血流信息。其有如下特点。

（1）对血流的显示只取决于红细胞散射的能量（功率）存在与否，彩色的亮度依赖于多普勒功率谱总积分，能量大小与红细胞数量有关；即使血流平均速度为零，只要存在运动的红细胞，能量积分不等于零，就能用能量图显示，所以能显示低速血流。

（2）成像相对不受超声入射角的影响。

（3）不能显示血流的方向、速度和性质。

（4）对高速血流不产生彩色混迭。

（5）为了提高检测血流灵敏度，需要增加仪器动态范围 10～15dB。

3. 速度能量型彩色多普勒　彩色多普勒速度能量图（CCD）又称方向性能量图（DCA）。它既以能量型多普勒显示血流，同时又能表示血流的方向。综合了前 2 种技术的优势。既能敏感地显示低速血流，又以双色表示血流方向。

4. 彩色多普勒组织成像法　彩色多普勒组织成像（color Doppler tissue imaging，CDTI）也称组织多普勒成像（tissue Doppler imaging，TDI）它与 CDFI 不同点在于采用血流滤波器代替壁滤波器滤去低幅高频的血流信息而保留高幅低频的组织运动信息，一般用来观察心肌组织运动情况。其能显示的速度范围在 0.03～0.24m/s。图 4-7 是 CDFI、CDTI 和 CDE 的关系原理图。

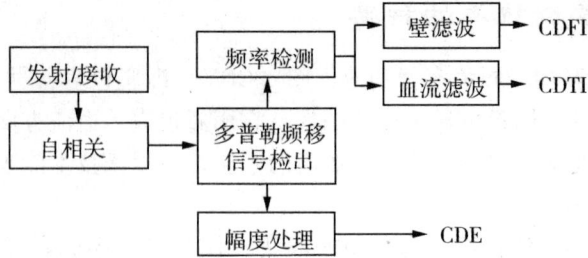

图 4-7 CDFI、CDTI 和 CDE 的关系原理

四、彩色多普勒技术检测血流的用途

（1）检出血管：在 B 型图上显示血管及其分布。

（2）鉴别管道性质：在实际脏器内所显示的管道，可能是血管、胆管及其他结构。用彩色血流图可以容易把血管与其他管道鉴别。

（3）识别动脉与静脉：动脉血流速快，收缩期、舒张期流速差别明显，动脉血流信号是闪动显现，亮度高，在低速标尺时易出现彩色混迭。静脉血流速度低，无时相之分，血流彩色信号连续出现且较暗。

（4）显示血流的起源、走向、时相。

（5）反映血流性质。

（6）表示血流速度快慢。

（7）引导频谱多普勒的取样位置。通过彩色血流图能引导频谱多普勒对瓣口狭窄、关闭不全、心内分流、大血管间分流、心腔与大血管的分流等异常血流的检测。

（李　敏）

第三节　谐波成像

一、超声波的非线性特性

（一）非线性参量 B/A

前面几节所述的超声诊断法都是基于线性波动方程的技术。随着超声诊断仪功能的不断提高，出现了许多新的超声诊断模式，声输出水平也明显提高。此时，有些超声诊断技术是建立在非线性波动方程上。实际上，有限振幅波在介质中传播时会发生非线性现象，诸如波形畸变、谐波滋生、辐射压力和冲流等。介质对非线性声学现象产生的影响，可以通过非线性参量来描述。

在绝热条件下，声波的压强 P 仅是密度 ρ 的函数，其物态方程如下：

$P = P (\rho)$

对于液体，将上式在 $\rho = \rho_0$ 附近按泰勒级数展开，并只保留二次项，公式如下：

$$\frac{B}{A} = \frac{\rho_0}{C_0} \left[\frac{\partial P}{\partial \rho} \right] \rho_0 = 2 C_0 \rho_0 \left[\frac{\partial C}{\partial P} \right]_{s,o}$$

进一步变换如下：

$$\frac{B}{A} = 2C_0\rho_0 \left[\frac{\partial C}{\partial P}\right]_{0,T} + \frac{2C_0 T\alpha'}{\rho_0 C_P}\left[\frac{\partial C}{\partial T}\right]_{0,P}$$

$$A = P_0\left[\frac{\partial P}{\partial \rho}\right]_{\rho_0} = \rho_0 C_0^2 \qquad B = \rho_0^2\left[\frac{\partial P}{\partial \rho^2}\right]_{\rho_0}$$

$$C_0^2 = \left[\frac{\partial P}{\partial \rho}\right]_{\rho_0}$$

T 是介质的绝对温度；α 是介质的热膨胀系数；CP 是定压比热；式中的下脚标"S"表示绝热过程，"T"表示等温过程，"0"表示平衡态。

由式 $\dfrac{B}{A} = \dfrac{\rho_0}{C_0}\left[\dfrac{\partial P}{\partial \rho}\right]\rho_0 = 2C_0\rho_0\left[\dfrac{\partial C}{\partial P}\right]_{S,0}$ 可见，非线性参量 B/A 是物态方程的泰勒级数展开式中，二级项系数 B 与一级项（线性项）系数 A 的比值。它表示某一介质被有限振幅声波激起的二次谐波为代表的非线性程度，相对于基频成分的比例量度。通过测量衡温下速度的压力系数 $\left[\dfrac{\partial C}{\partial P}\right]_{0,T}$ 和衡压下声速的温度系数 $\left[\dfrac{\partial C}{\partial P}\right]_{0,P}$ 由式 $\dfrac{B}{A} = 2C_0\rho_0\left[\dfrac{\partial C}{\partial P}\right]_{0,T} + \dfrac{2C_0 T\alpha'}{\rho_0 C_P}\left[\dfrac{\partial C}{\partial T}\right]_{0,P}$ 求出。

B/A 是非线性声学中的一个基本参量。它表明了超声波通过介质时产生非线性效应的大小，并可以对高频、大功率超声导致的波形畸变、输出饱和、谐波滋生等非线性现象进行表示。近年已有不少研究表明，非线性参量 B/A 能较线性参量（如特性声阻抗、声速、声衰减等）更灵敏地反映生物组织性质的变化。可以为组织定征及疾病的诊断提供新的途径。BZA 非线性参量成像技术目前还不成熟，还未能进入临床应用阶段。本节不作详细介绍。

（二）基波与谐波

超声波在介质中传播时，出现波形的畸变，这意味着谐波的滋生。若对畸变波形进行频谱分析，就会发现其频谱有一个幅度最大频率最低的波称为基波，基波的频率称为基频 f（图 4 - 8）。此外，还有若干个频率为基频整数倍的谐波，如图 4 - 8 中的 $2f_0$，$3f_0$，$4f_0\cdots nf_0$ 等这些谐波分别称为二次谐波、三次谐波、四次谐波……n 次谐波等。

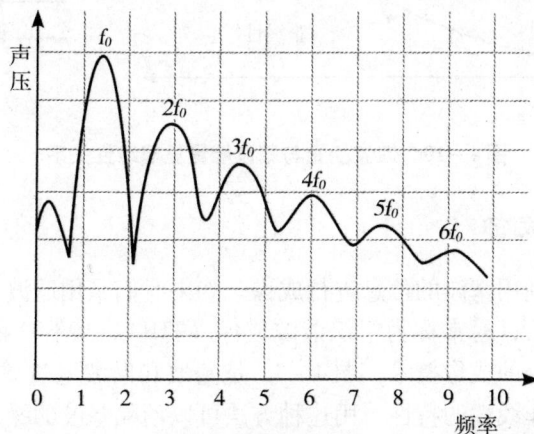

图 4 - 8　基波与谐波

有限振幅波在介质中开始传播，一直到锯齿波的形成所经历的距离，通常称之为间断距离。当介质和频率确定后，间断距离是和声学马赫数成反比，即声源发射的声压愈大则开成锯齿波需要的距离就愈短。在形成锯齿波时，谐波是最丰富的。谐波的形成有 2 个突出的特点。

1. 谐波强度随深度的变化是非线性　从图 4 - 9 所示，其中基波的强度随深度是按线性衰减的，而谐波的变化则是非线性的。谐波在皮肤层的强度实际为零，随着深度的增加而增强，直到深度因组织衰减作用超过组织的非线性参数 B/A 的作用时，该点（深度）成为幅度下降的转折点（如图 4 - 9 箭头所指的位置）。然而，在所有的深度上，组织谐波的强度都低于基波。

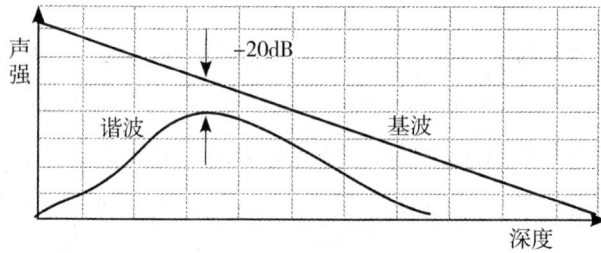

图 4 - 9　谐波随深度的非线性变化

2. 谐波的能量与基波能量呈非线性关系　从图 4 - 10 可见，弱的基波几乎不产生谐波能量，而强的基波产生较大的谐波能量。因此，频率为中心频率的基波产生的谐波能量较强，而旁瓣产生的谐波能量就非常弱。

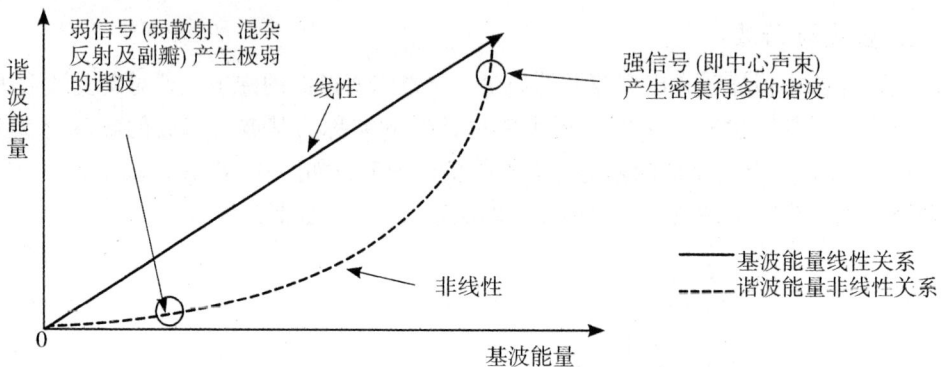

图 4 - 10　谐波能量与基波能量呈非线性关系

二、组织谐波成像

常规超声成像是仅利用基波的信息进行成像。如果我们采用滤波技术，去除基波而利用组织谐波进行成像的方法，通常称为组织谐波成像（THI）。当然这种方法还包括在基波的基础上增加二次谐波成分的成像技术。图 4 - 11 是基波和谐波通过滤波进行分离的示意图。由于组织谐波具有上述非线性的特性，用这种方法可以消除基波的噪声和干扰，以及旁瓣产生的混响。这样可以消除近场伪像干扰和近场混响。明显改善声噪比，提高图像的质量和对病灶的检测能力。特别对传统基波成像显像困难的患者，组织谐波成像对心内膜和心肌的显示和腹腔深部血管的病变边界的显示（心腔血流状态），血栓的轮廓，腹部占位性病变，腹部含液性脏器内病变及囊性病变的内部回声有明显的改变。

仪器组织谐波成像质量取决于：①超宽频探头能否准确发射和接收宽频带信号，以及足够高的灵敏度；②足够高的动态范围；③滤波器的技术和性能；④信号处理技术等。因此，不同仪器的组织谐波成像质量有很大的差异。

由于，要区分谐波成分和基波成分需要限制发射脉冲的带宽，这将导致轴向分辨力的降低。所以，对于基波的信噪比比较大、显像不困难时，就不必采用谐波成像了。

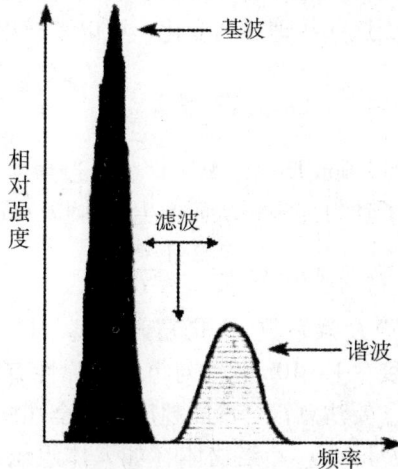

图 4 – 11　基波和谐波的滤波分离

三、造影谐波成像

造影谐波成像（CHI 或 Agents harmonic imaging，AHI），是一种利用造影剂的非线性振动产生的谐波进行成像的技术。该技术不仅提供血流灌注信息，还为超声分子影像和靶定位治疗打下基础。

（李　敏）

第四节　超声弹性成像

一、基本原理及相关物理参数

（一）基本原理

弹性成像（elasticity imaging），是对生物组织的弹性参数（elasticity coefficient）或硬度（stiffness）进行成像和量化。

人体软组织，除含有水分外，还含有一定量的纤维结构（如结缔组织、胶原纤维等），具有纵向伸缩弹性和横向剪切弹性，故既可以传播纵波，也可以传播剪切波。组织的弹性主要由反映其纵向伸缩弹性的杨氏模量 E，以及反映横向切变弹性的剪切模量 μ 来确定。软组织剪切波声速 C_S 仅为纵波声速 C 的 $10^{-2} \sim 10^{-3}$ 量级。而且，在 B 超探头的激励下，剪切波的声压与纵波的声压幅度相比也极其微小。在 B 超成像中，将其忽略，只考虑纵波。如果在新的超声诊断系统中，采用特殊的推动脉冲激励方式和信号提取，以及斑点跟踪和快速平行采集技术，在预测位置测出剪切波的速度 C_s，进而利用公式 $C_s = \sqrt{\dfrac{\mu}{\rho}}$ 计算出对应的剪切模量 μ。剪切模量越大，组织越硬。因此，根据组织的剪切模量分布图可以定性地判断组织的硬度或弹性。所以，弹性成像的原理是对组织施加一个内部（包括自身的）或外部的，动态的或静态的或准静态的激励，按照弹性力学、生物力学等物理规律的作用，组织将产生一个响应，导致描述组织弹性的物理量在正常组织和病变组织中，不同病变程度的组织中产生一定的差异或改变，通过检测这些物理量的变化，可以了解组织内部弹性属性的弹性模量等差异，并以图像显示。

（二）相关物理参量

1. 超声辐射力（acoustic radiation force，ARF）　通过聚焦超声入射生物组织，由于超声在组织中的扩散和反射引起了动力传输，从而产生的体积（volumic）辐射力。

$$F\ (r,\ t)\ = \frac{2\alpha I\ (r,\ t)}{C}$$

式中 C 是组织声速，α 是声衰减系数，I 是超声强度。这个力导致在组织内产生剪切波，剪切波在组织内的传播速度（$1 \sim 10 \text{m/s}$）与组织的弹性有关。超声辐射力越大，产生的剪切波幅度越大。在应用时，要注意符合诊断超声的安全性标准。

2. 杨氏模量 E（Young's modulus）　当物体（如人体组织）受到应力作用时，应力 σ 与由此所导致的应变 ε 之间的比值，称为杨氏模量。

$$E = \sigma / \varepsilon$$

单位：kPa，杨氏模量 E 越大，组织越硬。

3. 剪切模量 μ（shear modulus）　它是组织剪切弹性的固有的物理量，对不可压缩的纯弹性组织，存在 $E = 3\mu$。剪切模量越大，组织越硬。

4. 剪切波速度 C_s　剪切波是由应力引起的横向波动的弹性波，其传播速度 C_s 比起声波的传播速度要小得多，一般为 $1 \sim 10 \text{m/s}$。剪切波传播速度 C_s 与组织的弹性有关，剪切波速度越大，组织越硬。对纯弹性体的 C_s 符合下式。

$$C_s = \sqrt{\frac{\mu}{\rho}}$$

5. 应变（strain）与应变率（strain rate）　物体受到应力作用时，其长度、形状和体积都要发生变化，这种变化与物体原来的长度、形状或体积的比称为应变。是一张量，分为正应变和剪应变。组织越硬，应变越小。

6. 组织位移　指组织内一点位置的移动，通常分为纵向（轴向）和横向位移。组织位移越小说明组织越硬。

7. 泊松比（Passion's ratio）　是描述各向同性不均匀固体的物理性质的物理量，是每单位宽度横向压缩与单位长度的纵向扩张的比值。

在上述物理量中，杨氏模量 E 和剪切模量 μ 是最适合于描述组织弹性性质的材料固有的物理量，具有最大的动态范围。

二、超声弹性成像的类型

(一) 多普勒组织成像 (Doppler tissue imaging, DTI) 和速度向量成像 (velocity vector imaging, VVI)

早在彩色多普勒血流成像 (CDFI) 用来获取人体血流运动信息的同时发展了 DTI 技术, 它是最早应用在心血管的超声生物力学技术。心脏除了运动以外还有形变, 而应变和应变率是对形变的描述, 并且还反映了组织的弹性, 应变越小, 组织越硬。

采用高幅率的组织多普勒 (high frame rate tissue Doppler) 及声学采集 (acoustic captwce) 获取多普勒组织成像, 并利用自动定量应变率成像技术 (cguentitatiue strain rate imaging, CSI) 获取某一局部心肌的应变、应变率、达峰时间、达峰速度、位移等参数。借此了解心肌收缩与舒张引起形变在空间与时相上细微的变化。用以评估缺血性心脏病、各种心肌病以及心脏同步化治疗等方面。但基于多普勒原理的 DTI 受限于采样角度、帧频等因素。

(二) 速度矢量成像 (velocity vector imaging, VVI)

VVT 是用于对血液和软组织的小单元的运动速度矢量进行成像。小单元是指其尺寸小至相当于 1 个像素大小; 其回波特性是小单元中微散射体 (红细胞、纤维结构等) 背向散射的相干叠加数据, 称为斑纹图案。像素斑点 (pixel speckle) 的运动速度矢量的测量是基于一种斑点跟踪 (speckle tracking) 法。

新一代的超声诊断系统中, 利用新的平行波束采集处理技术, 可在极快速度和足够精度上, 实现血流和软组织的二维速度矢量成像。进一步将此技术运用于 2D 阵探头和 3D 成像系统, 通过整体跟踪 (ensemble tracking), 还可实现 3D 速度矢量成像。

VVI 含空间定位信息的成像原始信息。从中可以获取及形成各种图像与数据、曲线、彩色三维的速度图、应变图、应变率图。为定量检测心脏、心肌、血管壁的各种运动, 借以评价其功能提供了新的手段。因而, 促进了心血管超声技术的发展, 特别在心脏结构力学方面有新的突破。

该方法克服了 DTI 受角度和帧频的限制, 它将生物力学参数获得的准确性、重复性以及应用的广泛性提高到了一个新的水平。

(三) 弹性成像

上述两种成像技术, 虽然可以获取有关人体组织的力学信息, 包括应变、应变率及与之相关的弹性与形变。但都不是直接采用有关弹性的参数进行成像。所以, 还不能算弹性成像。下面介绍直接采用有关组织弹性的应变 ε 或剪切模量 μ 进行成像的技术。

1. 静态弹性成像 检查时, 慢慢压缩组织, 并测出产生的纵向位移, 利用弹性方程算出应变, 然后显示应变图。通常组织越硬, 应变越小。但弹性方程的解要知道边界条件, 但这是十分困难的。一般是尽可能控制边界条件而得到。因此, 只能提供定性的弹性信息。

(1) 应变成像: 从压缩前后的射频信号, 利用一维互相关 (cross - correlation) 的方法来估计位移和应变。所以应变成像首先通过常规的 A 或 B (模式) 获取压缩前的射频信号。然后向组织表面施加一个均匀压力, 该压力导致的变形不大于组织深度的 1%。并通过超声诊断仪获取压缩后的射频信号, 跟踪斑点, 计算纵向位移 $d = \frac{1}{2}c \cdot \tau$, 式中延迟时间 τ 从互相关的峰值位置获得。根据下式计算应变值。

$$\varepsilon = \frac{\partial d}{\partial z} = \frac{\partial_{\tau}}{\partial_{t}}$$

采用这种方法时，在求梯度时往往会引入噪声，影响测量结果。所以在实际应用中，梯度可以根据 2 个相隔 AT 的时间窗，采用下式来获取 ε。

$$\varepsilon = \frac{\tau_2 - \tau_1}{\Delta T}$$

由式可见，延迟时间 T 的测量精度直接决定应变图像的质量。在以互相关的峰值位置确定延迟时间 T 的方法中，假若以小的纵向压缩，其压缩前后散射体是高度相关的，斑点的运动充分代表了组织的运动，此时斑点的跟踪方法是有效的。但当纵向压缩过大时，会引起大的位移和应变的不确定性。因为大的位移变化率和成像平面外的质点运动会引起压缩前后 2 帧信号的相关，一旦应变 > 0.01，相关系数会低于 0.9，导致互相关峰值出现不确定，图像会被去相关噪声淹没。

（2）剪切模量成像：由于应变成像忽视了边界条件以及组织内应力的分布，其只能提供定性的弹性信息。在静态应变图中，边界条件的影响是很大的，有人以逆问题的方式试图从纵向位移和应变求出弹性横量的分布。假定生物组织是各向同性的线性弹性体，只发生平面应变，在二维成像平面去考虑组织结构和边界问题。这样简化后，可以使用直接的方法或迭代算法解决逆问题，实现剪切模量成像。

目前，心肌弹性成像和血管内弹性成像的基本原理和静态压缩弹性成像类似。只是心肌弹性成像的激励方式是依靠心脏自身的搏动。当连续采集 2 帧数据时，通过估计组织沿声束方向的纵向位移，从而获取心肌的应变和速度等参数的空间分布以及随时间的变化。该法没有角度依赖性，具有较高的精度、时间和空间分辨力以及好的重复性，可以客观地对局部心肌功能进行定量评价，特别用于心肌梗死和心肌缺血的定位。而血管内弹性成像是利用气囊、血压变化或者外部挤压来激励血管，采用纵向位移的检测而得到应变分布图，从而了解血管的弹性。

静态弹性成像，采用人手加压法，受人为影响因素较多，产生的应变与位移可因施加压力的大小不同而不同，也可因压、放的频率快慢而不同，而且对成像的深度和位置都有限制。这种方法，只能提供定性的弹性信息。

2. 动态弹性成像　为了解决静态弹性成像的缺陷，后来在普通超声探头基础上，增加一组产生激励组织运动的超声束，以此取代人工加压的方法，构成超声动态弹性成像技术。目前动态超声弹性成像主要有下述 2 类方法。

（1）利用外加低频振源（low frequency vibration）作用组织，使其运动。然后用常规超声探头检测多普勒信号，以获取组织低频振动的幅度和相位信息，已经知道弹性组织的运动速度不仅依赖于组织的硬度，而且和低频振动的频率有关。

由于这种方法使用了低频振动源和检测探头 2 个器件，在实际操作中不实用，而且存在方向的局限，当剪切波无法传播到的组织，便无法测量。

（2）利用聚焦于体内的超声束引起组织运动：这种方法是利用聚焦超声束在组织内的扩散和反射引起了动力传输，产生体积（volumic）辐射力，它将在组织内产生剪切波并在组织内传播，剪切波的传播速度（1 ~ 10m/s）与组织弹性有关。

通常组织是各向异性、不均匀和黏弹性的，弹性模量表达为复杂的四阶张量。如果假定组织是各向同性、局部均匀和不可压缩的线性弹性介质，则可简化为只有一个独立的弹性参量即剪切模量 μ。

这类利用声学射频压力诱发局部内部振动并追踪组织运动轨迹的方法是组织弹性成像有前途的发展方向。

3. 利用聚焦超声束加压的动态弹性成像的主要技术　目前主要有 1998 年由 Greenloaf 等提出的超声激发振动声成像（ultiasonic stimulated vibm - acoustographu，USVA）；2001 年由 Nightingale 等提出的声辐射力脉冲成像（acoustic radiation forceimpulse imaging，ARFI）；以及 Jeremy Bercoff 研究小组提出的超声剪切波成像（supersonic shear imaging，SSI）等 3 种技术。USVA 技术目前还未进入临床应用。下面着重介绍已在临床应用的 ARFI 和 SSI 技术。

（1）声辐射力脉冲成像（ARFI）：也有人称为微触诊。它以持续时间 <1.0ms 脉冲超声束作用于组织，并使组织内部产生局部位移，利用互相关算法评估组织的位移。可以用灰阶或彩阶进行显示。采用 ARFI 的弹性成像系统中，同一个探头既能产生射频压力，同时又能接收射频回波数据。应用 ARFI 技术的超声诊断设备 SCUSON S2000，提供了定性的声触诊组织成像技术（virtual touch tissue quantification，VTQ），即实现了定性的组织纵向位移图像和定量的小区域剪切波速度显示。

ARFI 技术采用实时采集离线处理，不能实时跟踪组织运动的情况。最近有人采用超快速成像的方法来跟踪组织的运动，从而出现了超声剪切波成像。

（2）超声剪切波成像（SSI）：法国 SSI 公司采用 SSI 技术生产的 shear wave TM Elastography 实际是多波超声诊断系统，包括产生 B 型高图像质量的超声波以及能测量和显示局部组织弹性的剪切波。

他们将超声触诊和超快速成像技术结合起来，能定量评估大范围的由超声辐射力引起的组织运动，从而提供感兴趣区定量的弹性信息。

这种技术所采用的探头有 2 组晶片，一组用以成像，频率较高；另一组发射频率较低的聚焦超声，利用聚焦超声辐射力在组织中产生准平面剪切波，提供可定量的弹性信息。检测的回波，采用互相关技术估算由剪切波引起的组织位移，并计算出组织的剪切横量，以灰阶或彩阶编码显示。一个完整的工作周期约需时 20ms，可以实时成像。

从这些介绍可见，超声弹性成像和前面介绍的超声诊断法最大的不同是：前面所介绍的技术都是利用超声在组织传播的纵波的有关参数进行成像；而超声弹性成像不仅要利用纵波还要利用横波，以获取剪切模量 μ 进行成像，所以超声弹性成像能反映组织的力学特性。对传统的超声成像是一个重要的补充。

（李　敏）

第五节　其他超声诊断法

超声诊断技术随着在临床上广泛而深入的应用，以及相关科学的发展而发展，不断出现新的超声诊断法。前面几节介绍的方法包括：①利用超声回波幅度获取人体解剖学信息的主要超声诊断模式；②利用超声回波多普勒信号获取人体血流动力学的主要超声诊断模式；③利用非线性效应的超声造影模式，在分子水平上获取组织血液灌注信息；④利用超声参数的弹性成像模式获取人体组织的力学信息。此外，还有一些为了补充上述方法不足，或是在一些特殊范围应用的模式或方法，将在本节介绍。

一、介入性超声

这类方法是为了弥补超声无创法的不足而发展起来的。近年，它与介入治疗一起取得较大发展，受到临床的重视，见有关章节。

二、超声诊断骨质疏松技术

骨质结构主要由骨松质和骨皮质构成，骨质疏松症在骨松质和骨皮质中有着不同的超声传播特性，对它们采用的超声检测方法是不同的。目前，对于骨松质主要采用超声透射法；而对骨皮质则采用超声轴向传播技术的第一到达波法。这2种方法都不同于前面几节所介绍的回波法。它们利用的都不是组织的回波，而是穿透波或传播波。

（一）骨松质的超声诊断原理及方法

目前，在临床上应用的骨松质超声诊断系统与上述所介绍的模式不同，它采用超声波透射法而不是穿透法，图4-12是超声透射法测量骨松质的示意图，超声换能器和皮肤的耦合方法有采用超声耦合剂的方式耦合（图中A）和采用水耦合的湿耦合（图中B）2种。超声透射法主要测量骨的3项指标：超声传播速度（SOS）、宽带超声衰减（BOA或BUA）和硬度指数（SI）。SOS是指超声纵波通过骨松质的平均速度，其值与骨矿物度（BMD）具有较高的相关性。BOA是宽带超声以不同频率穿过跟骨测定其净衰减值，因声衰减近似频率的线性函数，其回归线的斜率即为BUA。在采用带宽200～300kHz到600kHz至1MHz范围内，BUA与频率接近线性关系，并与BMD有较高的相关性。SI是SOS和BUA的线性组合，它同时反映骨松质的质量和结构性质，常用来预测和诊断骨质疏松症。

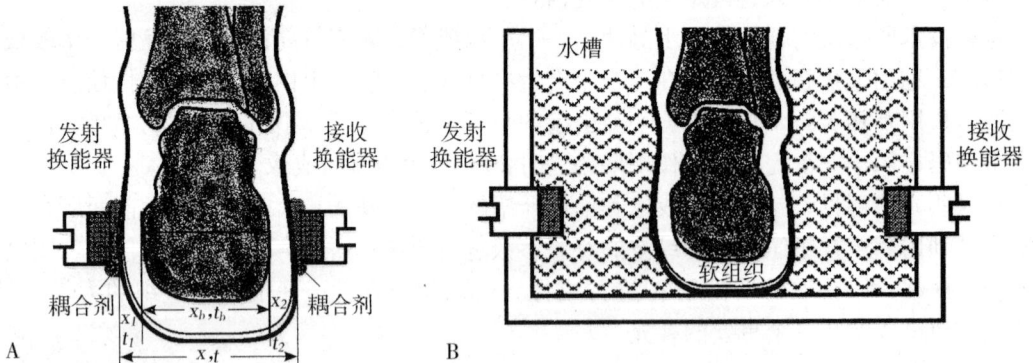

图4-12 超声透射法测量骨松质

A. 采用超声耦合剂耦合；B. 采用水耦合

目前，SOS和BUA的测量主要是在跟骨。因为跟骨90%由骨松质组成，而松质骨的新陈代谢率是骨皮质的8倍，能更早更准确反映骨质疏松和骨折的情况。此外，跟骨软组织较薄、有较大的平行面而易于测量。

健康人、骨质疏松症无骨折者和骨质疏松症有骨折者，SOS、BUA及SI的测值都是递减的，而且有明显的统计学差异。所以，这3项指标有助于骨质疏松症的诊断，并能预测发生的危险性，但在反映骨质改变程度的价值和确定骨折的方面，仍在研究。

目前的仪器不但给出 SOS、BUA 和 SI 的测值，还分别将它们和骨密度（BMD）相比，得出 T 值，并将结果以图显示（图 4 - 13）。世界卫生组织（WHO）提出骨质疏松的诊断标准是：T 值不低于正常年轻成年人平均值 1 个标准差（SD）为正常（图 4 - 13 中的 I 区）；T 值低于正常年轻成年人平均值 1 个标准差但不超过 2.5 个标准差（图 4 - 13 中的 II 区）为骨质减少。T 值低于正常年轻成年人平均值 2.5 个标准差（图 4 - 13 中的 III 区）为骨质疏松；T 值低于 2.5 个标准差，并有 1 次或多次脆性骨折为严重骨质疏松。

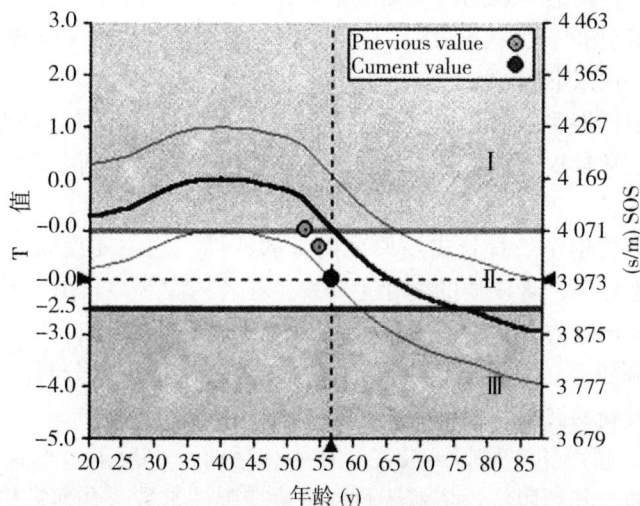

图 4 - 13　测量结果

但从国内大量的测量结果表示，中国人不同性别人群的峰值或 BMD 都明显低于国外，中国人骨密度的标准差多在均值的 10% 以上。明显高于国外的 5%，为此，中国老年学学会骨质疏松委员会诊断标准学科组提出了以峰值骨量为依据作为诊断标准：T 值低于同性别人群峰值骨量均值 1 个标准差之内为正常；T 值低于同性别人群峰值骨量均值 1 ~ 2 个标准差为骨量减少；T 值低于同性别人群峰值骨量均值 2 个标准差以上为骨质疏松症。同时伴有身体 1 处或多处部位骨折者为严重骨质疏松症。

应该注意到，上述参数虽与骨密度有高度的相关性，但它们很少反映骨骼的微结构信息，而这些微特性和骨的强度、硬度以及骨折直接有关。因此，仅测量 SOS 和 BUA 等参数，并不能全面反映骨的质量的骨折的风险，在上述方法中，并没有考虑到散射和频散等，实际上，骨组织是一种各向异性非均匀的流体多孔复合介质。发生散射和频散是不可避免的。近年有研究表明，超声背向散射信号能有效反映骨松质的微结构。由于超声背向散射的复杂性，目前只处于实验研究阶段，还未进入临床应用。

（二）骨皮质超声诊断的原理及方法

目前主要是采用超声轴向传播技术。测量时将发射和接收换能器置于长骨的同一侧，超声波沿长骨轴向传播。检测方法有达波法（FAS）和超声导波法（Lamb 波和超声柱面波）2 种。

1. 达波法　此法称第一接收波法（FAS），FAS 是指在用超声轴向传播技术评价长骨骨皮质时，由接收换能器接收到的第一个时域信号。FAS 的速度 VFAS 是两换能器之面的距离

△1 与传播时间 t 之比值。

$$V_{FAS} = \triangle 1 / t$$

由此可见，V_{FAS} 与相速度和群速度是不同的。测量传播时间 t 有阈值法、第一最大值法和过零点法等 3 种。

阈值法定义为射频信号的幅度第一次超过提前设定值后的时间，利用阈值两边样点的线性插值来估计。

第一最大值法是采用最大值两边样点的抛物线插值来估计。

过零点法是由零点两边样点的线性插值来估计。

近年来，用 FAS 评价长骨状况及骨质疏松有较大的进展，相关骨皮质超声诊断仪已在临床上应用，但其存在以下问题。

（1）FAS 法对皮质厚度及骨内膜区域不敏感，尤其波长小于骨皮质厚度时非常不敏感。但测量结果表明，正常骨皮质和患骨质疏松的骨皮质中，速度差别在 2% 左右。

（2）FAS 对骨的特性不敏感。

（3）FAS 不能评价整个长骨骨皮质厚度内骨的特性。它主要反映骨外板区域骨的材料特性，而在骨质疏松症中，骨皮质的变化主要发生在骨内膜区域。由于骨内膜孔隙度的增加最终导致了骨内膜的再吸收，骨皮质变薄，因而导致骨折危险增加。

（4）FAS 的波幅较小，且传播距离对其衰减较大。往往难以分辨其波形。现在已开始关注研究第二个接收到的波形——Lamb 波。

2. 超声导波法　超声导波是超声波在介质中传播时，由反射、模式转换及纵波和横波的相互干涉而产生的，其频散特性依赖于材料密度、弹性常数、几何结构和介质的厚度、相邻的介质以及所用的频率等。

超声导波包括超声 Lamb 和超声柱面波，Lamb 波是在板状结构中传播的超声导波，也称为板波；超声柱面波是指柱状或管状结构中传播的超声导波。

已有文献认为 Lamb 波 A 模式的速度对骨皮质厚度的改变较敏感。在低频下，其相速度与胫骨皮质厚度有很高的相关性，并且和 CT 方法有很高的相关性（r = 0.81）。因此，比 FAS 法更能评估骨皮质厚度变化，对整个骨皮质厚度的材料更敏感，而不只是骨外膜区域结构的变化。这样 Lamb 波法能更好地反映长骨的病理变化和评估骨质疏松。但是只有在长骨内半径与骨皮质厚度比大时，才能用板状结构简单地代替长骨来进行研究。例如该比值 > 10 时，只有频厚在 0.5MHz/mm 以上，管状和板状结构中导波的频散基本一致。但一般长骨该比值 < 5。所以，用板状结构代替长骨的研究结果有误差。为此，近年又进入甲超声柱面导波来评价长骨状况的研究。该法的优点有：①柱面导波在整个长骨骨皮质厚度内传播，对骨皮质厚度十分敏感，能获取较全面的骨皮质结构内部信息；②对骨皮质材料特性敏感，能测量骨皮质的弹性模量等；③部分柱面波模式的衰减较小；④每一个导波模式具有独特的模式形状和能流分布。由此可见，柱面导波能提供更多的关于长骨骨皮质骨状况及特性的信息，利于评价长骨骨皮质状况及骨质疏松症的诊断。然而，该法在技术上，如超声柱面导波模式的激发、检测与识别的问题，特别是在流迭的各种超声柱面导波模式信号中如何识别并提取所需要的模式上还有许多问题需要解决。

对于骨质的评价和骨质疏松症的诊断，超声骨诊断技术在临床上具有广阔的应用前景，特别在大规模人群骨质疏松筛查中。

三、超声 CT

CT 是计算机辅助断层成像技术（computerizedtomography）的缩写。

断层成像技术，一般系指通过在物体外部获取某一物理量的大量一维投影数据来重建该物体的二维断面图像的技术。

F. Greenleaf 等人首先于 1974—1975 年相继研制出了以超声衰减系数和超声速度为参量的 2 种超声 CT，并于 1977 年在临床诊断上试用。

超声 CT 的工作原理如图 4 – 14 所示。

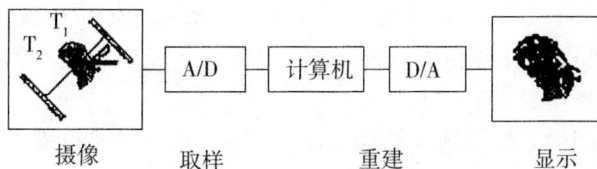

图 4 – 14　超声 CT 的工作原理

图中从摄像获取被测物的某一断面的大量投影数据开始，经模拟数据进行量化后输入计算机，计算机按某一重建理论进行断面像的重建，然后再经数模转换变成模拟信号并在显示器上予以显示。摄像方块中的 T_1 和 T_2 分别为发射与接收超声波的换能器阵列，图为声束于水平方向呈投影角为 θ 的情况。为获取全部投影角下的数据，在保持 T_1 与 T_2 相对位置不变的条件下，应在 0° ~ 180° 范围内依次扫描，并把不同角下 T_2 的每个换能器阵元获取的数据全部输入计算机处理，方可重建一幅完整的断面图像。从超声波在 T_1 与 T_2 之间的传播时间获取声速参量的数据，而由 T_2 接收到的超声波幅度来获取超声波的衰减数据。

从以上的讨论可知，在获取了大量投影数据之后，获取重建断面图像的关键是建立重建模型。

超声 CT 选用了区别于 B 型超声诊断仪的新的成像参量（如声速、声衰减等），因而可获得有关人体组织结构与状态的新的信息。

总的说来，超声 CT 自问世以来并没有取得预期的重大进展。这种情况看来主要决定于它本身所固有的若干局限性。

（1）目前在超声 CT 中采用的几何光学重组理论是近似的，它没有考虑到超声波在人体传播时发生的折射、衍射等现象，而非几何光学的重组理论研究工作尚不成熟。今后研究的方向是开发反射型超声 CT，并探索最佳工作参量及相应的重组理论。

（2）需要在 180° 扫查角内获取投影数据，往往受到人体内气体和骨组织的限制，这就大大限制了人体上可能接受诊断的部位。

（3）重组计算量大，不能做到实时成像。

（4）相对 B 型超声诊断仪而言，它的成本高而且设备复杂。

四、声学显微镜

目前的 B 型超声图像分辨力一般为 2mm，而声学显微镜已获得的分辨力比 B 型超声图像的分辨力要高出 4 个数量级以上。

声学显微镜用于观察生物样品时，不像电子显微镜那样，必须置样品于真空之中；也不像光学显微镜那样，必须要给样品加着色剂；它完全可以在自然的条件下进行观察。因此，将会在生物医学中开拓出新的应用领域。

在光学显微镜中，用光波作为探测和揭示物质结构信息的载体，而在声学显微镜中，则代之以声波作为探测信息的载体。我们知道，由于波的衍射作用，显微镜的分辨力大小主要决定于探测波的波长，波长越短，分辨力越高。当声波的频率相当高时，声波波长甚至可以比可见光的波长短得多。因此，声学显微镜的分辨率不仅能与光学显微镜的分辨率相媲美，而且还有可能超过它。

早在 1978 年，Quate 等人就成功地研制出频率为 3×10^9 Hz 的声学显微镜，他们用水作为显微镜的声耦合媒质。水中的声速为 $1.5 \times 10^9 \mu m/s$，所以对应的声波波长为 $1.5 \times 10^9 / (3 \times 10^9) = 0.5 \mu m$，比绿色的可见光波长 $0.55 \mu m$ 还要短些。他们第一次把声学显微镜的分辨率提高到了光学显微镜的水平。

声学显微镜有不同的工作方式和结构。Quate 等人的反射式扫描声显微镜的镜头部分结构如图 4-15 所示。

显微镜镜头的核心部分是一块蓝宝石，其上边为一平面，下边为一抛光的凹面声聚焦透镜。上边的平面沉积一层氧化锌压电薄膜，作为实现微波与声波之间能量相互转换的换能器，用以发射与接收高频声波。下边的凹面上涂了一层玻璃，在蓝宝石与水之间的声阻抗变化上起缓冲（匹配）作用，以减少声波的界面发射。

把宽度为 20~100ns、频率为 3×10^9 Hz 的微波脉冲加到氧化锌换能薄膜上，微波电脉冲转换为微波声脉冲，它传播至蓝宝石下边经半球形透镜聚焦，然后辐射到观测样品上作机械扫描。高频声脉冲经样品内部及表面反射后又由蓝宝石捕获，并由氧化锌薄膜通过压电效应将声脉冲转换成微波电信号。在信号中包含了样品表面及其内部精细结构的信息，经电子信号处理之后在阴极射线管的屏幕上显示。

后来，他们在 0.1K 温度下，用液氦作为声耦合媒质，已获得了 $0.09 \mu m$ 的高分辨力。

声学显微镜目前主要应用在眼科，特别是对闭角型青光眼前房深度和角膜厚度测量以及视网膜病变的观测方面。但是，声学显微镜在细胞病理学的研究与应用方面，其潜在性可能更大。

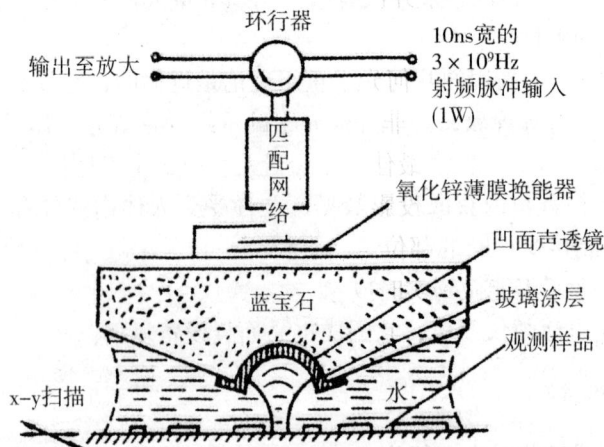

图 4-15　反射式扫描声显微镜镜头部分的结构

（李　敏）

第二篇

内科疾病篇

第五章　呼吸系统疾病

第一节　急性气管－支气管炎

急性气管－支气管炎（acute tracheobronchitis）是由生物、物理、化学刺激或过敏等因素引起的气管－支气管黏膜的急性炎症。临床主要症状有咳嗽和咳痰。常见于寒冷季节或气候突变时。也可由急性上呼吸道感染蔓延而来。

一、病因

1. 微生物　可由病毒、细菌感染致病。常见病毒为腺病毒、流感病毒（甲、乙）、冠状病毒、鼻病毒、单纯疱疹病毒、呼吸道合胞病毒和副流感病毒。常见细菌为流感嗜血杆菌、肺炎链球菌、卡他莫拉菌等，衣原体和支原体感染有所增加。也可在病毒感染的基础上继发细菌感染。

2. 物理、化学因素　过冷空气、粉尘、刺激性气体或烟雾（如二氧化硫、二氧化氮、氨气、氯气等）的吸入，对气管－支气管黏膜引起急性刺激和损伤。

3. 过敏反应　常见的吸入致敏原包括花粉、有机粉尘、真菌孢子等；或对细菌蛋白质的过敏，引起气管－支气管炎症反应。

二、发病机制

气管、支气管的黏膜有纤毛并分泌黏液，具有清除异物的功能。气道分泌物中尚有非特异性的酶，如干扰素，能抑制病毒的复制。乳铁蛋白有抑菌作用。气管黏膜的浆细胞和淋巴细胞还能分泌型 IgA，在补体和溶酶体存在下，有灭菌和中和病毒的作用。

当人体遇寒、受凉和过度疲劳时，可削弱呼吸道的生理性防御功能和机体的免疫功能而发病。

近年来有人注意到急性支气管炎与气道高反应性之间的关系。在复发性急性支气管炎的患者其哮喘轻度发作较正常人群为多。反之，急性支气管炎患者既往亦多有支气管哮喘或特异质病史，提示支气管痉挛可能是急性支气管炎患者咳嗽迁延不愈的原因。

三、病理

气管、支气管黏膜发生急性炎症，黏膜充血、水肿、黏液腺体肥大，分泌物增加并有淋巴细胞、中性粒细胞浸润，纤毛上皮细胞损伤、脱落，炎症消退后，气管、支气管黏膜的结构和功能可恢复正常。

四、临床表现

1. 常见表现　起病较急，常先有急性上呼吸道感染症状。

（1）症状：全身症状一般较轻，可有发热，38℃左右，多于3~5天降至正常。咳嗽、咳痰，先为干咳或少量黏液性痰，随后可转为黏液脓性或脓性，痰量增多，咳嗽加剧。咳嗽、咳痰可延续2~3周才消失，如迁延不愈，可演变成慢性支气管炎。

（2）体征：体征不多，呼吸音常正常，可以在两肺听到散在干、湿性啰音。啰音部位不固定，咳嗽后可减少或消失。

2. 非典型表现

（1）咯血：少部分患者可以出现痰中带血。

（2）如支气管发生痉挛，可出现程度不等的气促，伴胸骨后发紧感，肺部可闻及哮鸣音。

五、诊断

（一）实验室检查及器械检查

周围血中白细胞计数和分类多无明显改变。细菌感染较重时，白细胞总数和中性粒细胞增高，痰培养可发现致病菌。X线胸片检查，大多数表现正常或仅有肺纹理增粗。

（二）诊断与鉴别诊断

根据病史、咳嗽和咳痰等呼吸道症状以及两肺散在干、湿性啰音等体征，结合血象和X线胸片检查，可做出临床诊断，进行病毒和细菌检查，可确定病因诊断。本病需与流行性感冒、其他急性上呼吸道感染、支气管肺炎、肺结核、肺癌、肺脓肿、麻疹、百日咳等多种疾病鉴别。

（1）流行性感冒：起病急，有流行病史，除呼吸道症状外，全身症状如发热、头痛明显，病毒分离和补体结合试验阳性可鉴别。

（2）上呼吸道感染：鼻塞、流涕、咽痛等症状明显，无咳嗽、咳痰，肺部无异常体征。

（3）支气管哮喘：急性支气管炎患者如伴有支气管痉挛时，可出现吼喘，应与支气管哮喘相鉴别，后者有发作性呼吸困难、呼气费力、喘鸣及满肺哮鸣音及端坐呼吸等症状和体征。

六、治疗

1. 一般治疗　休息、保暖、多饮水、补充足够的热量。

（1）注意保证充足的睡眠和适当的休息，发病时应增加日间卧床休息时间，调整好饮食，保证足够的能量摄入。

（2）注意大量的饮水，水是痰液的最好的生理稀释剂，每日最少饮水 2.0L。如有发热，在此基础上还需增加。

（3）保持居室的温、湿度适宜，空气新鲜，避免呼吸道的理化性刺激（如冷空气、灰尘、刺激性气味等）。

2. 抗菌药物治疗　根据感染的病原体及药物敏感试验选择抗菌药物治疗。一般未能得到病原菌阳性结果前，可选用大环内酯类、青霉素类、头孢菌素类和喹诺酮类等

（祁桠楠）

第二节　病毒性肺炎

一、概述

病毒性肺炎（viral pneumoma，VP）是由多种不同种类的病毒侵犯肺实质而引起的肺部炎症，通常由上呼吸道病毒感染向下蔓延所致，常伴气管－支气管炎。临床表现无特异性，主要为发热、头痛、全身酸痛、干咳及肺部浸润等。目前已知能引起呼吸道感染的病毒约有200 种。自 2002 年 11 月于我国广东省首发而后波及世界许多国家和城市的严重急性呼吸综合征（SARS），系由一种新发现的病毒——SARS 病毒引起的病毒性肺炎。因其具有极强的传染性和较高的病死率而受到高度重视。

二、病因

引起病毒性肺炎的病毒以呼吸道合胞病毒（RSV）、流行性感冒病毒和腺病毒为常见，其他有副流感病毒、巨细胞病毒（CMV）、鼻病毒、冠状病毒、EB 病毒和某些肠道病毒，如柯萨奇病毒、埃可病毒等，以及单纯疱疹病毒（HSV）、水痘病毒、带状疱疹病毒、风疹病毒、麻疹病毒等。新发现的人类免疫缺陷病毒（HIV）、汉塔病毒、尼派病毒、高致病性禽流感病毒以及新冠状病毒（又称 SARS 病毒）也可引起肺炎。本病主要经飞沫和直接接触传播，但器官移植的病例可以通过多次输血，甚至供者的器官途径导致病毒感染。其一年四季均可发生，但多见于冬春季节。可散发流行或暴发流行。VP 的发生除与病毒本身的毒力、感染途径及感染量有关外，宿主的年龄、呼吸道局部及全身的免疫功能状态等也是重要的影响因素。一般儿童发病率高于成人，婴幼儿高于年长儿。据统计，在非细菌性肺炎中，病毒性肺炎约占 25% ~50%。近年来由于免疫抑制药物广泛应用于肿瘤、器官移植以及获得性免疫缺陷综合征（AIDS）的出现及其流行，HSV、水痘－带状疱疹病毒（VZV）、CMV 等都可引起严重的 VP。

三、发病机制

（一）基本发病机制

病毒感染主要表现为肺间质病变。最初累及纤毛柱状上皮细胞，然后侵及其他呼吸道细胞，包括肺泡细胞、黏液腺细胞及巨噬细胞。病毒在细胞内复制，然后释放出感染性病毒感染相邻细胞。被感染的纤毛细胞可出现退行性变包括颗粒变形、空泡形成、细胞肿胀和核固缩，继而坏死和崩解。细胞碎片聚集在气道内和阻塞小气道，并出现呼吸道肿胀。肺泡间隔

有明显的炎症反应，伴淋巴细胞、巨噬细胞浸润，偶有浆细胞和中性粒细胞浸润和水肿。肺泡毛细血管内可出现坏死和出血的纤维蛋白血栓，肺泡可见嗜酸性透明膜。重症感染者可出现肺水肿、实变、出血，肺实质坏死，肺不张。

（二）非典型表现发病机制

SARS 病毒通过短距离飞沫、气溶胶或接触污染的物品传播。发病机制未明，推测 SARS 病毒通过其表面蛋白与肺泡上皮等细胞上的相应受体结合，导致肺炎的发生。病理改变主要显示弥漫性肺泡损伤和炎症细胞浸润，早期的特征是肺水肿、纤维素渗出、透明膜形成、脱屑性肺炎及灶性肺出血等病变；机化期可见到肺泡内含细胞性的纤维黏液样渗出物及肺泡间隔的成纤维细胞增生，仅部分病例出现明显的纤维增生，导致肺纤维化甚至硬化。

人感染 H_5N_1 迄今的证据符合禽 – 人传播，可能存在环境 – 人传播，还有少数未得到证据支持的人 – 人传播。虽然人类广泛暴露于感染的家禽，但 H_5N_1 的发病率相对较低，表明阻碍获得禽流感病毒的物种屏障是牢固的。家族成员聚集发病可能由共同暴露所致。尸检可见高致病性人禽流感病毒肺炎有严重肺损伤伴弥漫性肺泡损害，包括肺泡腔充满纤维蛋白性渗出物和红细胞、透明膜形成、血管充血、肺间质淋巴细胞浸润和反应性成纤维细胞增生。

四、病理

病毒侵入细支气管上皮引起细支气管炎。感染可波及肺间质与肺泡而致肺炎。气道上皮广泛受损，黏膜发生溃疡，其上覆盖纤维蛋白被膜。气道防御功能降低，易招致细菌感染。单纯病毒性肺炎多为间质性肺炎，肺泡间隔有大量单核细胞浸润。肺泡水肿，被覆含蛋白及纤维蛋白的透明膜，使肺泡弥散距离加宽。肺炎多为局灶性或弥漫性，偶呈实变。肺泡细胞及巨噬细胞内可见病毒包涵体。炎性介质释出，直接作用于支气管平滑肌，致使支气管痉挛，临床上表现为支气管反应性增高。病变吸收后可留有肺纤维化。

五、临床表现

（一）症状

1. 常见症状　无特异性症状。常有上呼吸道感染的前驱症状如咽干、咽痛，继之喷嚏、鼻塞、流涕、头痛、乏力、发热、食欲减退以及全身酸痛等。病变进一步向下发展累及肺实质发生肺炎，则表现为咳嗽，多呈阵发性干咳、气急、胸痛，持续高热，尚可咳少量白色黏液痰。部分患者可并发细菌性肺炎。

2. 非典型症状　一些病毒性肺炎在临床表现上可以出现不典型改变，如儿童、老年人或免疫损害宿主患者易发生重症病毒性肺炎，出现呼吸困难、心悸、气急、发绀、嗜睡、精神萎靡，甚至出现休克、心力衰竭、急性呼吸窘迫综合征（ARDS）和肾功能衰竭等疾病的表现。成人水痘合并水痘病毒肺炎时，可发生致命性并发症，如肺水肿、休克等。在脏器移植（如肾移植、骨髓移植等）患者，CMV 肺炎可呈现为急剧进展的临床表现过程，在很短时间内（数小时或 1~2 天）发展为白肺状态，出现呼吸衰竭。SARS 起病急骤，多以发热为首发症状，体温大于 38℃，可有寒战、咳嗽、少痰，偶有血丝痰、心悸、呼吸困难或呼吸窘迫。可伴有肌肉关节酸痛、头痛、乏力和腹泻。禽流感重症患者可出现高热不退，病情发展迅速，几乎所有患者都有临床表现明显的肺炎，常出现急性肺损伤、急性呼吸窘迫综合征（ARDS）、肺出血、胸腔积液、全血细胞减少、多脏器功能衰竭、休克及瑞氏（Reye）综合征等多种并发症。可继发细菌感染，发生败血症。

（二）体征

1. 常见体征　一般病毒性肺炎胸部体征不明显或无阳性体征。其临床症状较重，而肺部体征较少或出现较迟为其特征。常见肺部体征为：轻中度患者病变部位浊音，呼吸音减弱，散在的干湿性啰音。

2. 非典型体征　重症患者体检可见吸气三凹征和鼻翼煽动，呼吸浅速、心动过速、发绀，可出现休克、心力衰竭体征，肺部可闻及较为广泛的干、湿性啰音，病情极危重者可听不到呼吸音及啰音。

六、实验室检查

（一）常见表现

白细胞计数一般正常，亦有稍高或偏低，血沉大多正常。继发细菌感染时白细胞总数和中性粒细胞均增多。痰涂片可见白细胞以单核细胞为主，痰培养常无致病菌生长。但若痰白细胞核内出现包涵体，则提示病毒感染。

血清学检测是目前临床诊断病毒感染的重要方法，双份血清病毒抗体滴度4倍以上升高有诊断意义。

病原学检查：病毒分离培养和鉴定是确诊病毒性肺炎的最可靠方法，可采集咽喉和鼻拭子、咽喉漱液、痰液、经纤支镜获取的下呼吸道分泌物、支气管肺泡灌洗液或血液标本，接种于鸡胚或组织细胞进行病毒培养，或采用动物接种法进行病毒分离，然后进行病毒鉴定。但病毒的分离培养一般实验室不能常规进行，阳性率也不高。特异性诊断技术如免疫荧光法、免疫酶法、同位素免疫标记法等检测病毒抗原、聚合酶链反应（PCR）检测病毒DNA等都有助于病原学诊断。

（二）非典型表现

外周血白细胞计数一般不升高，或降低，常有淋巴细胞减少，可有血小板降低。部分患者有血清转氨酶、乳酸脱氢酶升高等多系统损害的实验室检查结果。

七、器械检查

（一）常见表现

胸部X线检查可见肺纹理增多，小片状浸润或广泛浸润，病情严重者显示双肺弥漫性结节性浸润，但大叶实变及胸腔积液者均不多见。病毒性肺炎的致病原不同，其X线征象亦有不同的特征。

（二）非典型表现

病毒性肺炎在胸部影像学上常出现：①肺体征不明显时，即可出现X线改变；②大小不等的片状阴影或融合成大病灶，可形成肺气肿；③部分病灶吸收缓慢，需数周或更长等非典型特征。

八、诊断

在病毒感染的流行季节，根据患者有关病毒感染的基本特征，肺炎的症状和体征，以及胸片有絮状阴影或间质性肺炎改变，血象不高者并排除其他病原体引起的肺炎，应考虑病毒性肺炎的可能。确诊有赖于病原学检查，包括病毒分离、血清学检查以及分子病毒学检查等。呼吸道分泌物中细胞核内的包涵体可提示病毒感染。

九、鉴别诊断

（一）常见表现鉴别诊断

主要应与细菌性肺炎、支原体性肺炎、支气管哮喘、肺结核、卡氏肺孢子虫肺炎、衣原体肺炎、真菌性肺炎等相鉴别。一般根据发病季节、流行史及临床表现等方面，结合实验室检查和X线胸片所见，有助于病毒性肺炎的诊断，并可与其他呼吸道疾病相鉴别。值得注意的是，在呼吸道病毒感染的基础上，呼吸道自身防御能力及全身抵抗力均有不同程度的削弱，故易继发肺部的细菌感染。继发细菌感染多出现在后期，病情重，病死率高。临床上难以判断，归纳以下几点可做参考：①体温降至正常后再度发热，咳嗽加重，痰白色转黄色，全身中毒症状严重；②肺部体征增多，呼吸困难加重，发绀明显；③白细胞总数及中性粒细胞百分数由少到多；④白细胞碱性磷酸酶（AKP）积分 > 200 或四唑氮蓝（NBT）还原试验 > 15%；⑤血清C - 反应蛋白（CRP）浓度升高；⑥胸部X线示肺部出现新阴影；⑦痰液连续2次分离到相同致病菌，或其他方法证实的致病菌。

（二）非典型表现鉴别诊断

非典型表现应与军团菌肺炎、重症肺炎、肺水肿、支原体肺炎等相鉴别。

十、治疗

病毒性肺炎治疗除首先积极抗病毒治疗外，还应采取综合治疗措施，包括一般对症处理和支持疗法等。重点应预防继发细菌感染和并发症的发生。

1. 一般治疗　加强护理，注意休息，保持室内空气流通、新鲜，环境安静整洁。

2. 保持呼吸道通畅　对有呼吸困难和发绀的患者需保持呼吸道通畅，可给予雾化或湿化气道，给予祛痰药物，并行体位引流，清除呼吸道痰液。对有喘息症状者适当给予支气管扩张剂治疗，并早期进行持续氧疗（血气分析动脉氧分压 < 60mmHg 或 SpO_2 < 90% 者），如出现严重低氧血症，应行面罩或气管插管、气管切开机械通气。

3. 对症治疗

（1）退热与镇静：对于发热、烦躁不安或发生惊厥者，应及时给予降温及镇静治疗。烦躁不安或缺氧严重，有明显憋喘者可适当给予镇静剂如10% 水合氯醛口服或灌肠（有心力衰竭时禁用），有呼吸衰竭者慎用镇静剂，痰黏稠者不用异丙嗪。

（2）止咳平喘：对咳嗽有痰者，一般祛痰药可以达到减少咳嗽的作用，不用镇咳药。干咳，特别是因咳嗽引起呕吐及影响睡眠者可服用右美沙芬。对咳嗽明显者可雾化吸入糖皮质激素治疗。对有憋喘者酌情应用氨茶碱、沙丁胺醇、溴化异丙托品等。对有呼吸道梗阻、憋喘严重、中毒症状严重者，可应用短暂糖皮质激素治疗。

（3）物理疗法：对肺部啰音经久不消的患者，可用光疗、电疗、超短波等以减轻肺部淤血，促进肺部渗出物的吸收。

4. 抗病毒治疗　目前对于病毒性肺炎尚缺乏理想的特异性治疗。常用于临床的抗病毒药物有以下几种。

（1）利巴韦林（Ribavirin，RBV）：又称三氮唑核苷、病毒唑，是一种鸟苷类似物，通过干扰鸟苷酸合成而发挥抗病毒作用，为广谱抗病毒药物。临床主要可用于 RSV、腺病毒、流感病毒、副流感病毒、疱疹病毒、水痘病毒、麻疹病毒肺炎治疗。也可用于汉塔病毒感染的治疗。

（2）阿昔洛韦（Acyclovir，ACV）：又称无环鸟苷，对病毒 DNA 多聚酶呈强大抑制作用，阻止病毒 DNA 的合成，具有广谱、强效和起效快的特点，为疱疹病毒感染的首选治疗药物。临床主要用于疱疹病毒、水痘病毒性肺炎的治疗。尤其对免疫缺陷或应用免疫抑制药物者并发 VP 应尽早应用。

（3）阿糖腺苷：又称阿糖腺嘌呤，为嘌呤核苷类化合物，能抑制病毒 DNA 的合成，具有广泛抗病毒作用。临床主要用于疱疹病毒、水痘病毒及巨细胞病毒肺炎，尤其适用于免疫抑制患者并发 VP 的治疗。

（4）金刚烷胺和金刚乙胺：为人工合成的胺类抗病毒类药物，能阻止某些病毒进入人体细胞内，并有退热作用。临床上主要用于流感 A 型病毒肺炎的治疗，且在发病 24~48h 内应用效果最佳，可减轻发热和全身症状，减少病毒排出，防止流感病毒的扩散。

（5）更昔洛韦（Ganciclovir）：又名丙氧鸟苷，属无环鸟苷的衍生物，但比阿昔洛韦有更强更广谱的抗病毒作用。尤其对人巨细胞病毒（HCMV）有高度选择性抑制作用。主要用于治疗肾移植、骨髓移植等脏器移植患者和 AIDS 患者的巨细胞病毒性肺炎。

（6）膦甲酸钠（Foscarnet Sodium）：静滴治疗巨细胞病毒肺炎，并可作为免疫缺陷患者疱疹病毒耐药株 VP 的首选药物。静滴剂量每次 9mg/kg，2 次/天，滴速为 0.078mg/（kg·min）或连续静滴每日 20mg/kg，稀释浓度低于 12mg/ml，疗程 2~3 周。

5. 中医中药　双黄连粉针剂及口服液，以及金银花、贯众、板蓝根、大青叶和具有抗病毒作用的中药方剂等对病毒感染有一定疗效。

6. 免疫治疗

（1）干扰素（Interferon，IFN）：干扰素具有广谱抗病毒作用，可用于防治流感病毒、腺病毒、RSV 等引起的 VP。干扰素与阿昔洛韦或阿糖腺苷合用治疗骨髓移植后的巨细胞病毒性肺炎可取得较好的疗效。

（2）聚肌胞（Poly I：C）：是一种高效的干扰素诱导剂。主要用于预防和治疗婴幼儿病毒性肺炎。用法：2 岁以下儿童 1mg/次，2 岁以上儿童 2mg/次，每日或隔日肌注一次，共 2~4 周。

（3）其他：如白细胞介素-2（IL-2）、特异性抗病毒免疫核糖核酸（iRNA）、左旋咪唑、转移因子和胸腺肽也有一定的抗病毒作用。

（4）被动免疫治疗：包括输血和新鲜血浆、高效价特异性免疫球蛋白和抗体以及恢复期血清等也被用于治疗病毒性肺炎。

7. 抗生素的应用　无细菌感染证据的患者，无须抗菌药物治疗。一旦并发细菌感染或不能除外细菌感染者，应选用敏感的抗生素治疗。

8. 少见症状的治疗

（1）糖皮质激素的应用：应采取谨慎态度，严格掌握使用指征，必要时短程应用，并同时应用有效抗病毒药物，以防止病毒扩散，加重病情。

（2）ARDS 的治疗：对于病毒性肺炎患者发展为急性呼吸窘迫综合征（ARDS）时应将患者收入重症监护病房（ICU）进行救治，主要治疗措施包括：①氧疗，应高浓度吸氧；②机械通气，明确诊断后宜尽早机械通气，PEEP 从低水平开始，$5 \sim 15 cmH_2O$；③合适的血容量；④维持适当的液体平衡，轻度负平衡（$-500ml/$天），早期一般不宜补胶体，如有明显低蛋白血症，可考虑给予白蛋白；⑤其他如抗炎治疗，生命支持，保护器官功能，防治并发症等。

十一、预后

预后与年龄、机体免疫功能状态有密切关系。正常人获得性感染有自限性，肺内病灶可自行吸收，年龄越小、免疫力低下特别是器官移植术后、AIDS 患者以及合并其他病原体感染时预后差。

（祁桠楠）

第三节　支原体肺炎

一、概述

支原体肺炎（mycoplasmal pneumonia）是由肺炎支原体引起的呼吸道和肺部的急性炎症。常同时有咽炎、支气管炎和肺炎。秋冬季节发病较多，但季节性差异并不显著。临床主要表现为发热、咽痛、咳嗽及肺部浸润，肺部 X 线征象可较明显，体征相对较少。

本病约占非细菌性肺炎的 1/3 以上，或各种原因引起的肺炎的 10%，常于秋季发病。患者中儿童和青年人居多，婴儿有间质性肺炎时应考虑支原体肺炎的可能性。

本病潜伏期和呼吸道带菌时间长，但病死率较低，约为 1.4%。

肺炎支原体过去称"非典型肺炎"，该名称首次应用于 1938 年，描述一种常见的气管 - 支气管炎及症状。病原体于 1944 年由 Eaton 等首先自非典型肺炎患者的痰中分离，但直到 1961 年才被 Chanock 鉴定为肺炎支原体。

二、病理生理

支原体是一组原核细胞型微生物，介于细菌和病毒之间，是能在无细胞培养基上生长的最小微生物之一；无细胞壁，仅有三层结构的细胞膜，基本形态为杆状，长 $1 \sim 2\mu m$、宽 $0.1 \sim 0.2\mu m$，能在含有血清蛋白和甾醇的琼脂培养基上生长，$2 \sim 3$ 周后菌落呈煎蛋状，中间较厚，周围低平。

首次感染肺炎支原体后，病原体可在呼吸道黏膜内常驻，时间可长达数月（在免疫低下患者甚至可达数年），成为正常携带者，另外肺炎支原体可进入黏膜下和血流，并播散至其他器官。

肺炎支原体吸入呼吸道后，在支气管周围可有淋巴细胞和浆细胞浸润及中性粒细胞和巨噬细胞聚集，向支气管和肺蔓延，呈间质性肺炎或斑片融合性支气管肺炎。而且支原体通常存在于纤毛上皮之间，不侵入肺实质，通过细胞膜上神经氨酸受体位点，吸附于宿主呼吸道上皮细胞表面，抑制纤毛活动与破坏上皮细胞。

肺炎支原体致病性还可能与患者对病原体或其代谢产物的过敏反应有关。肺外器官病变的发生，可能与感染后引起免疫反应、产生免疫复合物和自身抗体有关。

肺炎支原体可附着并破坏呼吸道黏膜纤毛上皮细胞。在显微镜下，可见间质性肺炎、支气管炎和细支气管炎。支气管周围有浆细胞和小淋巴细胞浸润。支气管腔内有多形核白细胞、巨噬细胞、纤维蛋白束和上皮细胞碎片。

由于大环内酯类抗生素是临床上治疗支原体感染的首选药物，此类药物的广泛使用，导致支原体对大环内酯类抗生素耐药形势严峻。日本学者 Morozumi 等发现，2002 年肺炎支原体对大环内酯类耐药为 0，2003 年耐药为 5%，2004 年为 12.5%，2005 年为 13.5%，2006 年上升致 30.6%。而另一日本学者报道在 2000—2003 年上呼吸道感染患者分离的肺炎支原体中，有约 20% 对大环内酯类耐药。我国辛德莉等将 2004 年 1 月至 2005 年 7 月期间北京友谊医院临床确诊的肺炎支原体感染 260 例患儿留取鼻咽分泌物或咽拭子，经培养和鉴定阳性13 例，分离的 13 例阳性株中有 9 株耐药，占 69.2%，而且耐药株同时对阿奇霉素和交沙霉素耐药。可见肺炎支原体对大环内酯类耐药的形势十分严峻。

三、流行病学

血清流行病学显示全球范围的肺炎支原体感染率较高。支原体肺炎以儿童及青年人居多，主要通过呼吸道飞沫传播。支原体肺炎冬季高发，症状持续 1~3 周。

在普通人群中，肺炎支原体感染常呈家庭内传播。在大中小学校和集体单位可引起小范围的暴发和流行。儿童支原体肺炎有一定的流行规律，一般每 3~4 年流行一次。支原体肺炎占小儿肺炎的 15%~20%，占成人肺炎的比例可高达 15%~50%。40 岁以下的人群是支原体肺炎高发人群。

支原体肺炎的传染源是支原体肺炎患者和支原体携带者，主要通过口、鼻的分泌物在空气中传播，引起散发的呼吸道感染或者小流行。

四、临床表现

1. 症状 大多数感染者仅累及上呼吸道。潜伏期约 2~3 周，起病缓慢。潜伏期过后，表现为畏寒、发热，体温多在 38~39℃，伴有乏力、咽痛、头痛、咳嗽、食欲缺乏、腹泻、肌肉酸痛、全身不适、耳痛等症状。发热可持续 2~3 周，体温恢复正常后可能仍有咳嗽。偶伴有胸骨后疼痛。少数患者有关节痛和关节炎症状。

咳嗽是肺炎支原体感染的特点，咳嗽初期为干咳，后转为顽固性剧烈咳嗽，无痰或伴有少量黏痰，特别是夜间咳嗽较为明显，偶可有痰中带血。由于持续咳嗽，患者可因肌张力增加而发生胸骨旁胸腔疼痛，但真正的胸膜疼痛较少见。

病情一般较轻，有时可重，但很少死亡。发热 3 天至 2 周，咳嗽可延长至 6 周左右。可有血管内溶血，溶血往往见于退热时，或发生于受凉时。

2. 体征 体检示轻度鼻塞、流涕，咽中度充血、水肿。耳鼓膜常有充血、水肿，约15% 有鼓膜炎。颈淋巴结可肿大。少数病例有斑丘疹、红斑或唇疱疹。胸部一般无明显异常体征，约半数可闻干性或湿性啰音，约 10% ~15% 病例发生少量胸腔积液。

3. 并发症　可并发皮炎、鼓膜炎或中耳炎、关节炎等；中枢神经受累者，可见脑膜炎、脑炎及脊髓炎病变；可伴有血液（急性溶血、血小板减少性紫癜）或雷诺现象（受冷时四肢间歇苍白或发绀并感疼痛），此时病程延长。心包炎、心肌炎、肝炎也有发现。

五、实验室检查

1. X 线胸片　显示双肺纹理增多，肺实质可有多形态的浸润形，以下叶多见，也可呈斑点状，斑片状或均匀模糊阴影。约 1/5 有少量胸腔积液。肺部病变表现多样化，早期间质性肺炎，肺部显示纹理增加及网织状阴影，后发展为斑点片状或均匀的模糊阴影，近肺门较深，下叶较多。约半数为单叶或单肺段分布，有时浸润广泛、有实变。儿童可见肺门淋巴结肿大。少数病例有少量胸腔积液。肺炎常在 2 ~3 周内消散，偶有延长至 4 ~6 周者。

2. 血常规　血白细胞总数正常或略增高，以中性粒细胞为主。

3. 尿液分析　可有微量蛋白，肝功能检查可有转氨酶升高。

4. 病原学检查　可采集患者咽部分泌物、痰、支气管肺泡灌洗液等进行培养和分离支原体。

肺炎支原体的分离，难以广泛应用，无助于早期诊断。痰、鼻和咽拭子培养可获肺炎支原体，但需时约 3 周，同时可用抗血清抑制其生长，也可借红细胞的溶血来证实阴性培养。此项检查诊断可靠，但培养技术难度大，烦琐费时，无助于本病的早期诊断。

5. 血清学检查　血清学检查是确诊肺炎支原体感染最常用的检测手段，如补体结合试验、间接荧光抗体测定、间接血凝试验、酶联免疫吸附试验（EIISA）及生长抑制试验等。酶联免疫吸附试验最敏感，免疫荧光法特异性强。血清学方法可直接检测标本中肺炎支原体抗原，用于临床早期快速诊断。肺炎支原体 IgM 抗体阳性可作为急性感染的指标，尤其是在儿科患者。在成人，IgM 抗体阳性是急性感染的指标，但阴性时不能排除肺炎支原体感染，因为再次感染时 IgM 抗体可能缺如。

6. 冷凝集试验　是临床上沿用多年的一种非特异性血清学诊断方法，由于冷凝集抗体出现较早，阳性率较高，下降也快，故在目前仍不失为一项简便、快速、实用和较早期的诊断方法，但其他微生物也可诱导产生冷凝素，故该试验不推荐用于肺炎支原体感染的诊断，必须结合临床及其他血清学检测进行判断。

如果血清病原抗体效价 >1 ：32；链球菌 MG 凝集试验，效价 ≥1 ：40 为阳性，连续两次 4 倍以上增高有诊断价值。

7. 单克隆抗体免疫印迹法、多克隆抗体间接免疫荧光测定、固相酶免疫技术 ELISA 法等　可直接从患者鼻咽分泌物或痰标本中检测支原体抗原而确立诊断。此法快速、简便，但敏感性、特异性和稳定性尚待进一步提高。

8. 核酸杂交技术及 PCR 技术等　具有高效、特异而敏感等优点，易于推广，对早期诊断肺炎支原体感染有重要价值。

六、诊断

（1）好发于儿童及青少年，常有家庭、学校或军营的小流行发生，有本病接触史者有助于诊断。

（2）发病缓慢，早期有乏力、头痛、咽痛等症状。多为中等度发热，突出症状为阵发性刺激性咳嗽，可有少量黏痰或脓性痰，也可有血痰，部分患者无明显症状。

（3）肺部检查多数无阳性体征，部分患者可有干、湿啰音。

（4）周围血白细胞总数正常或稍增多，以中性粒细胞为主。

（5）血清免疫学检查：①红细胞冷凝集试验阳性（滴定效价 1：32 以上）持续升高者诊断意义更大。一般起病后 2 周，约 2/3 患者冷凝集试验阳性，滴定效价大于 1：32，特别是当滴度逐步升高时，有诊断价值。②链球菌 MG 凝集试验阳性（滴定效价 1：40 或以上），后一次标本滴度较前次增高达 4 倍或以上诊断意义更大；约半数患者对链球菌 MG 凝集试验阳性。③血清特异性补体结合试验阳性［滴定效价（1：40）～（1：80）］，2 周后滴度增高 4 倍，有重要诊断价值。

（6）痰液尤其是支气管吸出分泌物培养分离出肺炎支原体可确诊。

（7）X 线检查：肺部有形态多样化的浸润阴影，以肺下野斑片状淡薄阴影多见，肺门处密度较深。部分呈叶段性分布。

七、鉴别诊断

1. 气管 - 支气管炎　大多数感染肺炎支原体的患者症状很轻，起始时主要表现为上呼吸道症状，肺部也没有体征，白细胞通常是正常的，此种情况下容易误诊为急性气管和支气管炎，但通过胸部影像学的检查一般不难鉴别。对于不易诊断的可做胸部 CT 确诊。

2. 传染性非典型肺炎（SARS）　本病主要表现为发热等病毒感染的非特异性症状，实验室检查白细胞不升高或降低，特别表现为淋巴细胞数量的下降。由于 SARS 是新出现的一个疾病，易与支原体肺炎混淆。但 SARS 有很强的传染性，重症发生率高，对抗生素治疗无效，病情进展快。对于鉴别有困难的，可通过实验室检查进行鉴别。

3. 肺嗜酸粒细胞浸润症　多数支原体肺炎感染特征不是很明显，影像学特征又不具特异性，很容易与肺嗜酸粒细胞浸润症、过敏性肺炎等混淆，但非感染性肺疾病一般在病理学上有其相应特征，及时进行检查有助于鉴别。

4. 细菌性肺炎　临床表现较肺炎支原体肺炎重，X 线的肺部浸润阴影也更明显，且白细胞计数明显高于参考值上限。

5. 流感病毒性肺炎或流感后并发细菌性肺炎　发生于流行季节，起病较急，肌肉酸痛明显，可能伴胃肠道症状。

6. 腺病毒肺炎　尤其多见于军营，常伴腹泻。

7. 军团菌肺炎和衣原体肺炎　临床不易鉴别，明确诊断必须借助于病原的分离鉴定培养和血清学检查。

八、治疗

1. 早期使用适当抗生素　可减轻症状，缩短病程致 7～10 天。大环内酯类抗生素是肺炎支原体感染的首选药物，红霉素、克拉霉素、多西环素治疗有效，可缩短病程。喹诺酮类（如左氧氟沙星、莫昔沙星等）、四环素类也用于肺炎支原体肺炎的治疗。疗程一般 2～3 周。因肺炎支原体无细胞壁，青霉素或头孢菌素类等抗生素无效。若继发细菌感染，可根据痰病原学检查结果，选用针对性的抗生素治疗。

推荐剂量：红霉素 0.5g/次，每 6h 1 次；克拉霉素的胃肠道反应轻，其他副作用少，效果与红霉素相仿，用量 0.5g/天，口服；四环素 0.25g，每 6h 1 次；多西环素 0.1g/天，口服。治疗须继续 2~3 周，以免复发。罗红霉素、阿奇霉素的效果亦佳，且不良反应少。如果不能排除军团菌肺炎，应选用红霉素。如果不能排除衣原体肺炎，推荐四环素和多西环素。

对于耐药的肺炎支原体，可选用他利霉素和利福霉素。他利霉素属于酮内酯类，是新一代大环内酯类抗生素，该类抗生素由 14 元环大环内酯衍生而成，因在菌体内有更广泛的结合位点，具有更强的抗菌活性。

利福霉素具有抗菌谱广、作用强、吸收快、局部浓度高、副作用小、耐药率较低等优点，对于耐阿奇霉素肺炎支原体引起的下呼吸道感染选用联合利福霉素治疗，有明显的疗效。

支原体耐药与抗生素的使用密切相关，在临床治疗支原体感染时，应结合药敏试验足量使用敏感药物，并使疗程尽可能短，避免低浓度药物与支原体长期接触，人为造成"抗生素压力"，使原来占优势的敏感株被抑制或杀灭，诱导或选择出耐药菌株并使之繁衍成抗菌药物主要作用对象，造成治疗失败。

2. 对剧烈呛咳者　应适当给予镇咳药。

九、预后

本病预后良好。但在老年患者和已有慢性病，如 COPD 的患者，或继发其他细菌性肺炎患者，预后较差。

本病有自限性，部分病例不经治疗可自愈。注意事项：家庭中发病应注意隔离，避免密切接触。抗生素预防无效。支原体肺炎疫苗的预防效果尚无定论。鼻内接种减毒活疫苗的预防尚在研究中。

十、预防

预防支原体肺炎，一定要多到户外活动，以增强体质；外出回来及用餐前一定要用洗手液或肥皂洗手；咳嗽或打喷嚏时用手绢或纸掩住口鼻，尽量减少飞沫向周围喷射，以免传染他人。

（祁桠楠）

第四节　衣原体肺炎

一、概述

衣原体肺炎（chlamydia pneumonia）是由衣原体感染引起的肺部炎症，衣原体有沙眼衣原体（CT）、肺炎衣原体（CP）、鹦鹉热衣原体和家畜衣原体。与人类关系密切的为 CT 和 CP，偶见鹦鹉热衣原体肺炎。

二、流行病学

血清流行病学显示人类的衣原体感染是世界普遍性的，但具体的流行病学资料尚缺乏。

三、临床表现

轻症可无明显症状。青少年常有声音嘶哑、干咳，有时发热，咽痛等咽炎、喉炎、鼻窦炎、中耳炎和支气管炎等症状，且可持续数周之久，发生肺炎通常为轻型，与肺炎支原体感染的临床表现极为相似，并可能伴随肺外表现如红斑结节、甲状腺炎、脑炎和吉兰－巴雷（格林－巴利）综合征。成年人肺炎多较严重，特别是老年人往往必须住院和呼吸支持治疗。

四、实验室检查

1. 肺部 X 线　显示肺亚段少量片状浸润灶，广泛实变仅见于病情严重者。X 线也可显示双侧间质性或小片状浸润，双肺过度充气，CT 肺炎也可急性发病，迅速加重，造成死亡。

2. 血常规检查　示大部分患者血白细胞在正常范围。

五、诊断及鉴别诊断

1. 沙眼衣原体肺炎　1975 年有人开始报告新生儿衣原体肺炎，继发于包涵体脓性卡他之后。本病多由受感染的母亲传染，可眼部感染经鼻泪管传入呼吸道。症状多在出生后 2～12 周出现，起病缓慢，可先有上呼吸道感染表现，多不发热或偶有低热，然后出现咳嗽和气促，吸气时常有细湿啰音或捻发音，少有呼气性喘鸣。胸片显示双侧广泛间质和肺泡浸润，过度充气征比较常见，偶见大叶实变。周围血白细胞计数一般正常，嗜酸粒细胞增多。鼻咽拭子一定要刮取到上皮细胞。也可用直接荧光抗体试验（DFA）、酶免疫试验（EIA）检测鼻咽标本沙眼衣原体抗原。血清学检查特异性抗体诊断标准为双份血清抗体滴度 4 倍以上升高，或 IgM >1 ： 32，IgG >1 ： 512。也可应用 PCR 技术直接检测衣原体 DNA。

2. 鹦鹉热衣原体肺炎　来源于家禽接触或受染于鸟粪，是禽类饲养、贩卖和屠宰者的职业病。人与人的感染少见。病原体自分泌物及排泄物排出，可带菌很久。鹦鹉热衣原体通过呼吸道进入人体，在单核细胞内繁殖并释放毒素，经血流播散至肺及全身组织，引起肺实质及血管周围细胞浸润，肺门淋巴结肿大。潜伏期 6～14 天，发病呈感冒样症状，常有38～40.5℃的发热，咳嗽初期为干咳，以后有痰，呼吸困难或轻或重。有相对缓脉、肌痛、胸痛、食欲不振，偶有恶心、呕吐。如为全身感染，可有中枢神经系统感染症状或心肌炎表现，偶见黄疸。多有肝、脾肿大，需与伤寒、败血症鉴别。胸部 X 线检查，从肺门向周边，特别在下肺野可见毛玻璃样阴影中间有点状影。周围血白细胞数正常，血沉在患病早期稍增快。肺泡渗出液的吞噬细胞内可查见衣原体包涵体。轻症患儿 3～7 天发热渐退，中症 8～14 天，重症 20～25 天退热。病后免疫力减弱，可复发，有报道复发率达21%，再感染率10% 左右。

3. 肺炎衣原体肺炎　本症临床表现无特异性，与支原体肺炎相似。起病缓，病程长，一般症状轻，常伴咽、喉炎及鼻窦炎为其特点。上呼吸道感染症状消退后，出现干湿啰音等支气管炎、肺炎表现。咳嗽症状可持续 3 周以上。白细胞计数正常，胸片无特异性，多为单侧下叶浸润，表现为节段性肺炎，严重者呈广泛双侧肺炎。病原学检查与沙眼衣原体肺炎一样，以气管或鼻咽吸取物做细胞培养，肺炎衣原体阳性。或用荧光结合的肺炎衣原体特异性单克隆抗体来鉴定细胞培养中的肺炎衣原体。PCR 检测肺炎衣原体 DNA 较培养更敏感，但用咽拭子标本检测似不够理想，不如血清学检测肺炎衣原体特异性抗体。微量免疫荧光（MIF）试验检测肺炎衣原体仍最敏感。特异性 IgM 抗体≥1：16 或 IgM 抗体≥1：512 或抗体滴度 4 倍以上增高，有诊断价值。

六、治疗

衣原体肺炎的治疗原则与一般肺炎的治疗原则大致相同。

1. 一般治疗　注意加强护理和休息，保持室内空气新鲜，并保持适当室温及湿度。保持呼吸道通畅，经常翻身更换体位。烦躁不安可加重缺氧，故可给适量的镇静药物。供给热量丰富并含有丰富维生素、易于消化吸收的食物及充足水分。

2. 抗生素治疗

（1）大环内酯类抗生素

1）红霉素：衣原体肺炎的抗生素应首选红霉素，用量为 50mg/（kg·天），分 3~4 次口服连用 2 周。重症或不能口服者，可静脉给药。眼泪中红霉素可达有效浓度，还可清除鼻咽部沙眼衣原体，可预防沙眼衣原体肺炎的发生。

2）罗红霉素：用量为 5~8mg/（kg·天），分 2 次于早晚餐前服用，连用 2 周。如在第 1 疗程后仍有咳嗽和疲乏，可用第 2 疗程。

3）阿奇霉素：口服吸收很好，最高血清浓度为 0.4mg/L，能迅速分布于各组织和器官。对衣原体作用强。治疗结束后，药物可维持在治疗水平 5~7 天。$T_{1/2}$ 为 12~14h，每日口服 1 次，疗程短。以药物原型经胆汁排泄。与抗酸药物的给药时间至少间隔 2h。尚未发现与茶碱类、口服抗凝血药、卡马西平、苯妥英钠、地高辛等有相互作用。儿童（体重 10kg 以上）第一天每次 10mg/kg，以后 4 天每天每次 5mg/kg，1 次顿服，其抗菌作用至少维持 10 天。

（2）磺胺异噁唑：用量为 50~70mg/（kg·天），分 2~4 次口服，可用于治疗沙眼衣原体肺炎。

（3）支持治疗：对病情较重、病程较长、体弱或营养不良者应输鲜血或血浆，或应用丙种球蛋白治疗，以提高机体抵抗力。

七、预后

衣原体肺炎治疗反应比支原体肺炎慢，如治疗过早停止，症状有复发趋势。年轻人一般治疗效果好，老年人病死率为 5%~10%。

八、预防

隔离，避免与病原体接触，锻炼身体。

（祁桠楠）

第五节　肺炎链球菌肺炎

一、概述

肺炎链球菌肺炎（pneumococcal pneumonia）是肺炎链球菌感染引起的急性肺组织炎症，为社区获得性细菌性肺炎中最常见的一种。约占社区获得性细菌性肺炎的半数，医院内肺炎中仅占3%~10%。肺炎链球菌肺炎通常以上呼吸道急性感染起病，临床表现为高热、畏寒、咳嗽、血痰及胸痛，并有肺实变体征等。自从抗菌药物广泛应用，临床表现趋于不典型。国内肺炎链球菌肺炎缺乏确切的发病率，在美国其每年发患者数约为50万。近来虽然在诊断、治疗和预防等方面有了很大进步，但此病在全世界仍有较高的发病率和病死率。

二、病因

肺炎链球菌为革兰阳性双球菌，有荚膜，属链球菌科的链球菌属。肺炎链球菌在人体内能形成荚膜，系多糖多聚体，可保护细菌免受吞噬细胞吞噬。在普通染色标本中，菌体外围的荚膜区呈不着色的半透明环。根据荚膜多糖抗原特性，肺炎链球菌可分近90个血清型，大多数菌株不致病或致病力很弱，仅部分菌株有致病力，荚膜多糖抗原与肺炎球菌的致病力有密切关系。成人致病菌多为1~9型，以第3型毒力最强，常致严重肺炎。

三、发病机制

1. 基本发病机制　肺炎链球菌为口咽部定植菌，主要靠荚膜对组织的侵袭作用引起组织的炎性反应，通常在机体免疫功能低下时致病。在全身及呼吸道防御功能受损时，如上呼吸道病毒感染、受凉、淋雨、劳累、糖尿病、醉酒或全身麻醉均可使机体对肺炎链球菌易感。肺炎链球菌经上呼吸道吸入肺泡并在局部繁殖。细菌不产生毒素，不引起原发性组织坏死或形成空洞，其致病力是由于含有高分子多糖体的荚膜对组织的侵袭作用。细菌能躲避机体吞噬细胞的吞噬过程，并主要在肺泡内的富含蛋白质的渗液中繁殖。首先引起肺泡壁水肿，然后迅速出现白细胞和红细胞渗出，含菌的渗出液经Cohn孔向邻近肺泡扩散，甚至蔓及几个肺段或整个肺叶，典型的结果是导致大叶性肺炎。

2. 非典型表现发病机制　患有黏液、纤毛运动障碍的患者如慢性阻塞性肺病（COPD），或肺水肿及心力衰竭，特别容易感染本菌，老年及婴幼儿感染可沿支气管分布即支气管肺炎。

四、病理

病理改变有充血水肿期、红色肝变期、灰色肝变期和消散期。整个过程包括肺组织充血水肿，肺泡内浆液性渗出和红、白细胞浸润，吞噬细菌，继而纤维蛋白渗出物溶解、吸收，肺泡重新充气。初阶段是充血，特点是大量浆液性渗出物，血管扩张及细菌迅速增殖，持续1~2天；下一阶段叫做"红色肝样变"，即实变的肺脏呈肝样外观，一般从第3天开始，肺泡腔内充满多形核细胞，血管充血及红细胞外渗，因此肉眼检查呈淡红色。接着是"灰色肝样变"期，第4~6天达到高峰，该期的纤维蛋白集聚与处于不同阶段的白细胞和红细胞有关，肺泡腔充满炎症渗出物。最后阶段是以渗出物吸收为特征的消散期，常在病程第7~10天出现。实际上四个病理阶段很难绝对分开，往往相互重叠，而且在使用抗生素的情况下，这种典型的病理分期已很少见。病变消散后肺组织结构多无损坏，不留纤维瘢痕。

极个别患者由于机体反应性差，肺泡内白细胞不多，白细胞溶解酶少，纤维蛋白吸收不完全，甚至有成纤维细胞形成，发生机化性肺炎。如细菌毒力强且未及时使用有效抗生素，15%~20%细菌经胸淋巴导管进入血循环，形成肺外感染包括胸膜炎、关节炎、心包炎、心内膜炎、腹膜炎、中耳炎，5%~10%可并发脓胸，少数可发生败血症或感染性休克，侵犯脑膜可引起化脓性脑膜炎。

五、临床表现

（一）症状

1. 常见症状　本病以冬季和初春为多，这与呼吸道病毒感染流行有一定关系。青壮年男性或老幼多见。本病发病随年龄增大，发病率不断增高，春、冬季节因带菌率较高为本病多发季节。

（1）诱因：常有受凉、淋雨、疲劳、醉酒、精神刺激、上呼吸道病毒感染史，半数左右的病例有上呼吸道感染的先驱症状。

（2）全身感染中毒症状：起病多急骤，有高热，体温在数小时内可升到39~40℃，高峰在下午或傍晚，亦可呈稽留热型，与脉率相平行。常伴有畏寒，半数有寒战。可有全身肌肉酸痛，口角或鼻周出现单纯疱疹。

（3）呼吸系统症状：咳嗽，初起无痰或痰量不多，后逐渐变成带脓性、血丝或"铁锈"痰液。

2. 非典型症状　仅表现为高热性胸痛，而呼吸道症状不明显，可有食欲锐减、恶心、呕吐、腹痛、腹泻；患侧胸痛，可放射至肩部、腹部，咳嗽或深呼吸时加重，有时被误诊为急腹症、心绞痛或心肌梗死。累及脑膜时可表现意识模糊、烦躁不安、嗜睡、谵妄等。但在很多情况下，特别是婴幼儿和老年患者，本病较为隐袭，症状可不典型。少数年老体弱者起病后不久便表现为休克。

（二）体征

1. 常见体征

（1）急性热病容：面颊绯红、鼻翼煽动、皮肤灼热、干燥、口角及鼻周有疱疹；病变广泛、低氧血症时，可出现气急、发绀。

（2）肺部体征：典型的肺部实变体征受累侧胸部呼吸运动减弱，呼吸音减低，可闻及少许湿性啰音。大片肺叶实变时才有典型的实变体征如叩诊呈浊音，语颤增强，管状呼吸音和湿性啰音。病变累及胸膜时可引起局部胸壁压痛，听诊有胸膜摩擦音；并发大量胸腔积液时，气管可偏移，叩诊实音，呼吸音减低或消失。

2. 非典型体征

（1）在年幼、体弱和老年人以及感染早期，临床表现可不明显，仅表现出疲乏、精神恍惚或体温升高。

（2）由于早期诊断及治疗，近年来一般肺炎链球菌肺炎可能在未完全实变时已开始消散，部分可不出现明显的异常体征，仅有高热，无干、湿性啰音。

（3）少数有脓毒血症者，可出现皮肤、黏膜出血点，巩膜轻度黄染。发现头痛特别是颈部疼痛或有僵硬感，颈有阻力提示可能累及脑膜。心率增快、心界的扩大，提示心力衰竭。炎症延及膈胸膜外围可引起上腹部压痛，炎症严重者可引起腹部胀气及肠梗阻。严重感染可并发休克，血压下降或测不出。

六、实验室检查

（一）常见表现

1. 血常规检查　血白细胞计数多数在（$10 \times 10^9 \sim 30 \times 10^9$）/L，中性粒细胞常超过80%，并有核左移或见胞质内毒性颗粒。

2. 病原学检查　合格痰标本涂片检查有大量中性粒细胞和革兰阳性成对或短链状球菌，尤其在细胞内者，具有诊断参考意义。痰培养分离出肺炎链球菌是诊断本病的主要依据，可利用型特异抗血清确定出分离菌株的型别，但国内临床细菌室没有常规做菌型测试。为减少污染，应在漱口后采集深咳痰液，微生物标本必须在抗菌药物使用前留取，否则明显影响培养阳性率。

3. 血气分析　可出现动脉血氧分压（PaO_2）降低、二氧化碳分压（PaO_2）正常或降低，因原有基础病不同可有代谢性酸中毒改变。

（二）非典型表现

年老体弱、酗酒、免疫力低下者的白细胞计数常不增高，但中性粒细胞百分比仍升高。约10%～20%合并菌血症，重症感染不应忽视血培养的临床意义。也可经支气管镜防污染毛刷或支气管肺泡灌洗采样，因系侵袭性检查，仅限于少数重症感染。如合并胸腔积液，应积极抽胸液进行细菌培养。血培养阳性率不高，只有在病程早期的短暂菌血症期或并发脓毒血症时血培养才会出现阳性。

七、器械检查

1. 常见表现　病变早期肺部仅见纹理增多，或局限于肺段的淡薄、均匀阴影；随着病情进展，典型表现为肺叶或肺段分布的大片呈均匀致密阴影，在实变阴影中可见支气管充气征。也可表现为一个肺段中单一区域或几个区域的浸润影。在有效抗生素治疗数日后开始消散，一般3周后完全消散。

2. 不典型表现　由于抗生素的应用，典型的大叶实变已少见。肋膈角可有少量胸腔积液征。在肺炎消散期，X线显示炎性浸润逐渐吸收，部分区域吸收较早，可呈现"假空洞"征。老年人病灶消散较慢，容易出现吸收不完全而发展为机化性肺炎。少数患者可伴有胸膜增厚，并发胸膜或心包积液时可出现相应改变。

八、诊断

凡急性发热伴咳嗽、胸痛和呼吸困难都应怀疑为肺炎链球菌肺炎。根据病史、体征、胸部X线改变，痰涂片、痰培养或血培养，涂片革兰染色可见成对或短链状排列的阳性球菌、荚膜肿胀反应而缺乏其他优势菌群，并有大量的中性粒细胞，可做出初步诊断。痰培养分离出肺炎链球菌是诊断本病的主要依据，但如能在胸液、血液、肺组织或经气管吸出物中检出肺炎链球菌，则具有确诊价值。严重的患者病情变化急骤，开始表现轻微，但在数小时内发生唇绀、呼吸急促、鼻翼扇动和末梢循环衰竭引起休克等。无发热，特别是低体温往往与病情恶化相关。

九、鉴别诊断

（一）常见表现鉴别诊断

1. 干酪性肺炎　急性结核性肺炎临床表现与肺炎链球菌肺炎相似，X 线亦有肺实变，但结核病常有低热乏力，痰中容易找到结核菌。X 线显示病变多在肺尖或锁骨上、下，密度不均，久不消散，且可形成空洞和肺内播散。典型肺炎多发生于中下叶，阴影密度均匀。而肺炎链球菌肺炎经青霉素等治疗 3～5 天，体温多能恢复正常，肺内炎症也较快吸收。

2. 肺癌　少数周围型肺癌 X 线影像颇似肺部炎症。但一般不发热或仅有低热，周围血白细胞计数不高，痰中找到癌细胞可以确诊。中央型肺癌可伴阻塞性肺炎，经抗生素治疗后炎症消退，肿瘤阴影渐趋明显；或者伴发肺门淋巴结肿大、肺不张。对于有效抗生素治疗下炎症久不消散或者消散后又复出现者，尤其在年龄较大者，要注意分析，必要时做 CT、痰脱落细胞和纤支镜检查等，以确定诊断。

3. 急性肺脓肿　早期临床表现与肺炎链球菌肺炎相似。但随着病程的发展，出现大量特征性的脓臭痰。致病菌有金黄色葡萄球菌、克雷白杆菌及其他革兰阴性杆菌和厌氧菌等。葡萄球菌肺炎病情往往较重，咳脓痰。X 线胸片表现为大片炎症，伴空洞及液平。克雷白杆菌肺炎常引起坏死性肺叶炎症，累及上叶多见，痰呈红棕色胶冻样。肺脓肿 X 线显示脓腔和液平，较易鉴别。但须警惕肺脓肿与肺结核可同时存在。

4. 其他病菌引起的肺炎　葡萄球菌肺炎和革兰阴性杆菌肺炎，临床表现较严重。克雷白杆菌肺炎等常见于体弱、心肺慢性疾病或免疫受损患者，多为院内继发感染；痰液、血或胸液细菌阳性培养是诊断不可缺少的依据。病毒和支原体肺炎一般病情较轻，支原体肺炎和衣原体肺炎较少引起整个肺叶实变，可常年发作无明显季节特征；白细胞常无明显增加，临床过程、痰液病原体分离和血液免疫学试验对诊断有重要意义。

（二）非典型表现鉴别诊断

1. 渗出性胸膜炎　可与下叶肺炎相混淆，有类似肺炎的表现，如胸痛、发热、气急等症，但咳嗽较轻，一般无血痰，胸液量多时可用 X 线检查、B 超定位进行胸腔穿刺抽液，以明确诊断，须注意肺炎旁积液的发生。

2. 肺栓塞　常发生于手术、长期卧床或下肢血栓性静脉炎患者，表现为突然气急、咳嗽、咯血、胸痛甚至昏迷，一般无寒战和高热，白细胞中等度增加，咯血较多见，很少出现口角疱疹。肺动脉增强螺旋 CT 或肺血管造影可以明确诊断；但须警惕肺炎与肺栓塞可同时存在。

3. 腹部疾病　肺炎的脓毒血症可发生腹部症状，病变位于下叶者可累及膈胸膜，出现上腹痛，应注意与膈下脓肿、胆囊炎、胰腺炎、胃肠炎等进行鉴别。

十、治疗

（一）药物治疗

一经疑似诊断应立即开始抗生素治疗，不必等待细菌培养结果。青霉素可作为肺炎链球菌肺炎的首选药物，对无并发症的肺炎链球菌肺炎经验性治疗推荐青霉素，给青霉素 G 80万~240 万单位静脉注射，1 次/4~6h。青霉素自问世以来一直被认为是治疗肺炎链球菌感染的常规敏感药物。但自从 20 世纪 60—70 年代在澳大利亚和南非首次报道发现耐青霉素肺炎链球菌（PRSP）以来，PRSP 流行呈上升趋势；对 PRSP 引起的各种感染均应选择青霉素以外的抗生素治疗，但对低度耐药株可用大剂量的青霉素 G，使血药浓度远高于 MIC 以取得较好的抗菌效果。对于严重肺炎链球菌感染伴发原发疾病患者，也可选用青霉素 G，须在治疗过程中注意观察疗效，并根据药敏结果及时调整给药方案。医源性感染患者对青霉素低度耐药者可选用大剂量青霉素 G 治疗，β - 内酰胺类抗生素中以阿莫西林为最有效的药物，其他有效药物包括青霉素类如氨苄西林、阿莫西林，头孢菌素中的头孢唑啉、头孢丙烯、头孢克洛、头孢噻肟、头孢曲松也有效。万古霉素对 PRSP 感染有极强的抗菌活性，替考拉宁作用与万古霉素相似，不良反应减轻，半衰期延长。对青霉素过敏者，可静脉滴注红霉素，或口服克拉霉素或阿奇霉素。大环内酯类抗生素的抗菌活性，以红霉素最强，但国内耐红霉素肺炎链球菌的比例高达 50%。阿奇霉素与红霉素等沿用品种相比，其对流感嗜血杆菌和非典型病原的抗微生物活性明显增强；与头孢呋辛等 β - 内酰胺类抗生素相比，对呼吸道非典型病原有良好活性。由于阿奇霉素血浓度较低，国内外不推荐用于治疗伴有菌血症的肺炎链球菌肺炎。大环内酯类新品种，如罗红霉素、阿奇霉素、克拉霉素抗菌谱没有明显扩大，常用于社区获得性感染，不宜作为重症感染的主要药物，除非有病原体检查结果支持或临床高度疑似为军团菌感染。在体外和动物实验中，许多药物的联合用药表现出了很大的抗菌活性，如头孢曲松与万古霉素，氨苄西林与利福平，阿莫西林与头孢噻肟，氯苯吩嗪与头孢噻肟，对 PRSP 表现出协同作用，可能在将来针对 PRSP 感染的治疗中是一种较好的方案。PRSP 感染危及患者的生命，病死率高，更为严重的是 PRSP 菌株在患者之间的传播，控制感染方案失败，抗生素使用不合理，均可引起医院感染，因此对 PRSP 进行预防控制是很有必要的。新一代氟喹诺酮类组织渗透性好，痰液中药物浓度多达血药浓度的 50% 以上，肺组织浓度可达血浓度的 3~4 倍。如左氧氟沙星、莫西沙星、加替沙星对大多数中度耐药菌株有效。在第三代头孢菌素耐药比较高的某些地区，尽管经验性选用万古霉素治疗的方案有争议，但临床医生根据经验将氟喹诺酮或万古霉素作为首选。如对青霉素高度耐药，可用第三代头孢菌素，如头孢曲松或头孢噻肟，或伊米配能等。抗菌药物疗程一般为 5~7 天，或在退热后 3 天停药。对衰弱患者疗程应适当延长。除抗生素治疗外，还应予以适当的对症治疗和支持治疗，包括卧床休息、补充液体及针对胸膜疼痛使用止痛药。

（二）治疗矛盾及对策

近 20~30 年来，肺炎链球菌对抗生素的耐药性日益流行，给临床治疗带来困难。国外已有 20%~40% 的肺炎链球菌对青霉素中度耐药或高度耐药（PRSP），我国肺炎链球菌的耐药率尚低，中度耐药可采取加大青霉素剂量而获得有效治疗的方法，青霉素高度耐药菌株在我国甚少约为 0%~5%，但有逐年上升的趋势。国内已有资料显示肺炎链球菌对大环内酯类、磺胺类等抗生素耐药率很高，疑诊或明确为该菌感染时不宜选用。而肺炎链球菌多重耐药株（MDRP）也逐渐增多，引起医院内暴发流行。北京地区多重耐药肺炎链球菌上升到2001—2002年的6.9%。上海地区部分医院研究发现肺炎链球菌对除万古霉素以外抗菌药有不同程度的耐药性，同时存在交叉耐药现象。在某些地区肺炎链球菌对青霉素、头孢克洛、头孢呋辛等不敏感率也较高，应根据当地实际情况决定是否选用。肺炎链球菌对新型氟喹诺酮类敏感，但近来报告出现的耐药菌株已引起了人们的高度重视。万古霉素对所有肺炎链球菌均有抗菌活性，可作为伴有青霉素高耐药菌株易感因素的重症患者的首选药物。

（三）并发症的处理

1. 肺外感染　经适当抗生素治疗以后，高热一般在24h内消退，或在数天内呈分离性下降，如体温再升或3天后仍不退者，应考虑肺炎链球菌的肺外感染，如脓胸、心包炎或关节炎等。持续发热的其他原因还有混杂细菌感染，药物热或存在其他并存的疾患。肺炎治疗不当，可有5%并发脓胸，对于脓胸患者应予置管引流冲洗，慢性包裹性脓胸应考虑外科肋间切开引流。

2. 脑膜炎　如疑有脑膜炎时，给予头孢噻肟29静脉注射，1次/4～6h或头孢曲松1～29静脉注射，1次/12h，同时给予万古霉素1g静脉注射，1次/12h，可加用利福平600mg/天口服，直至取得药敏结果。除静脉滴注有效抗生素外，应行腰穿明确诊断，并积极脱水，吸氧并给予脑保护。

3. 感染性休克　强有效的控制感染是关键，有并发症如脓胸而需要引流或有转移感染灶如脑膜炎、心内膜炎、脓毒性关节炎需加大青霉素剂量。补充血容量，对老年发热患者慎用解热镇痛药，特别合并低血压者注意防止虚脱，补足液体量。可加用血管活性药物以维持休克患者的血压，保证重要脏器的血液灌流，并维持血压不低于100/60mmHg，现临床上常用以下方法。

（1）多巴胺以微量泵入，严重时加间羟胺静脉滴注。

（2）输氧：一般鼻导管给氧，呼吸衰竭可考虑气管插管、气管切开和呼吸机辅助通气。

（3）纠正水、电解质和酸碱失衡：监护期间要密切随访血电解质、动脉血气，尤其是对COPD患者。

4. 其他　临床表现腹痛又合并高热患者，排除外科急腹症可应用解热镇痛药；因基础病不同酌情予以解痉止痛药。如果临床症状逐步改善，而且病因明确，不应改变治疗方案。当患者仍无好转时，需考虑以下因素：病因诊断错误，药物选用不当，疾病已属晚期或重复感染，合并症使患者抵抗力低下，用药方法错误，肺炎链球菌属耐药菌株。青霉素的发现使肺炎链球菌性肺炎的病死率大大降低，本病总病死率为10%，但在已知病原菌的社区获得性肺炎死亡病例中，肺炎链球菌肺炎仍占较大比例。一般主张对35岁以上的患者要随访X线检查。胸部X线检查可能要在几周之后才能看到浸润消散，病情严重及有菌血症或原先已有慢性肺病的患者尤其如此。有肿瘤或异物阻塞支气管时，肺炎虽在治疗后消散，但阻塞因素未除，仍可再度出现肺炎。治疗开始6周或6周以上仍然有浸润，应怀疑其他疾病如原发性支气管癌或结核的可能。

十一、预后

本病自然病程1～2周。发病第5～10天时，发热可以自行骤降或逐渐减退。使用有效的抗菌药物可使体温在 2~3 天内恢复正常，患者顿觉症状消失，逐渐恢复健康。接受治疗较早的轻型患者，一般在 24~48h 内体温下降，但病情严重的患者，特别是具有预后不良因素的患者，往往需 4 天或 4 天以上才能退热。预后不佳的因素为：幼儿或老年，特别是 1 岁以下及 60 岁以上，血培养阳性，病变广泛、多叶受累者，周围血白细胞计数 <4 000/mm³，合并其他疾病如肝硬化、心力衰竭、免疫抑制、血液丙种球蛋白缺乏、脾切除或脾功能丧失、尿毒症等，某些血清型尤其是第 3 和第 8 型的病原体，发生肺外并发症如脑膜炎或心内膜炎。在已知病原菌的社区获得性肺炎死亡病例中，肺炎链球菌肺炎仍占较大比例。

十二、预防

避免淋雨受寒、疲劳、醉酒等诱发因素。对于易感人群可注射肺炎链球菌多糖疫苗。20 世纪 20 年代曾用过肺炎链球菌疫苗，由于抗生素的兴起而被摒弃，随着耐药菌的增加，近十余年来，疫苗接种又重新受到重视。目前多采用多型组合的纯化荚膜抗原疫苗，有商品供应的疫苗含肺炎链球菌型特异多糖抗原中的 23 种抗原，覆盖 85%~90% 引起感染的肺炎链球菌菌型。有研究表明，哮喘人群中侵袭性肺炎球菌病的发生率增加；接种肺炎链球菌多价荚膜多糖疫苗可减少其感染和携带率。虽然对精确的保护水平尚不甚了解，因为通常不能作抗体效价测定，一般认为健康人注射肺炎链球菌疫苗后 2~3 周，血清内出现抗体，4~8 周抗体效价持续增高，可降低肺炎链球菌肺炎的发病率，有效率超过 50%，保护的期限至少 1 年以上。对于高危人群，5~10 年后需重复接种。

（祁桠楠）

第六章　循环系统疾病

第一节　心脏骤停

一、病史采集

（1）心脏骤停是一种临终前状态，必须强调争分夺秒简要询问有无双眼上翻、突然意识丧失、抽搐等心脏骤停的先兆症状。

（2）有无急性心肌梗死、严重心律失常、触电、溺水、麻醉及手术等病史。

二、检查

（1）必须尽快在询问病史的同时完成必要的体格检查，包括意识状态、大动脉搏动、呼吸、瞳孔、心音、血压等情况。

（2）心电图检查及进行心电监护。

三、治疗原则

1. 院前急救（第一期复苏）

（1）畅通气道：输氧。

（2）人工呼吸：如无自主呼吸，应立即进行口对口人工呼吸，如牙关紧闭时可改为口对鼻呼吸，立即准备好气管插管，安上人工呼吸机。

（3）胸外心脏按压：患者平卧硬板床，拳击胸骨中点一次，如未复跳应立即进行胸外心脏按压，80～100 次/min。每次按压和放松时间相等。

2. 院内急救措施（第二期复苏）

（1）进一步维持有效循环，若胸外心脏按压效果不好必要时可考虑开胸按压。

（2）建立静脉滴注通道：滴注增加心排出量药物及碱性药物：如肾上腺素 1mg 静脉注射，必要时每隔 5～10min 重复一次；多巴胺每分钟 2～10μg/kg 静脉滴注；阿拉明每分钟静脉滴注 0.4mg；5% 碳酸氢钠 100mL 静脉滴注。

（3）心电图监测和心律失常的治疗，心律失常的治疗包括药物和电技术两方面：

1）电击除颤：心室纤颤可用非同步电击除颤，所需能量为 200～360J。

2）药物治疗：治疗快速性心律失常可选用利多卡因、普鲁卡因硫胺、溴苄胺等；若由于洋地黄中毒引起的室性心律失常可选用苯妥英钠静脉注射。

3）对窦性心动过缓，房室传导阻滞可用阿托品静脉注射治疗。

3. 重症监护室处理（第三期复苏）　心搏恢复后可进入 ICU 病房进行如下处理：

（1）维持有效的循环：纠正低血压，补充血容量，纠正酸中毒，处理心律失常；防治急性左心衰竭，等等。

（2）维持有效呼吸：关键问题是要防治脑缺氧及脑水肿，也可用呼吸兴奋剂，自主呼吸恢复前，要连续使用人工呼吸机。若气管插管已用 2～3d 仍不能拔除，应考虑气管切开。

（3）防治脑缺氧及脑水肿：

1）低温疗法：头部冰敷，冰帽，体表大血管处放置冰袋或使用冰毯降温。

2）脱水疗法：可用甘露醇、速尿、地塞米松及白蛋白等药物。

3）应用镇静剂。

4）促进脑细胞代谢药物：应用 ATP、辅酶 A，细胞色素 C，谷氨酸钾等。

（4）防治急性肾衰：尿量每小时少于 30mL，应严格控制入水量，防治高血钾，必要时考虑血透治疗。

（5）防治继发感染：最常见的是肺炎、败血症、气管切开伤口感染及尿路感染等，抗生素一般选用对肾脏毒性小的药物，不宜大量使用广谱抗生素，以防继发真菌感染。

四、疗效标准

（1）第一期复苏胸外按压有效时，可扪到颈动脉或股动脉搏动、瞳孔缩小，对光有反射，皮肤转色，收缩≥8kpa，达不到以上标准为无效。

（2）第二期复苏有效时，病人自动心搏恢复，皮肤色泽改善，瞳孔小，出现自主呼吸及意识的恢复，达不到以上标准为无效。

（3）第三期处理是心搏恢复后继续治疗及并发症的处理，如病人生命体征平稳，神志清楚，肾功能正常，又无继发感染等表现即为痊愈，未全部达到以上标准即为好转。

（祁桠楠）

第二节　心律失常

一、阵发性室上性心动过速

（一）病史采集

（1）常有既往多次发作病史。

（2）突然发作，突然终止。

（二）检查

（1）神志、血压、脉搏、心率、心律、心音。

（2）心电图检查及心电监护。

（三）诊断

（1）心悸突然发作及突然终止病史；

（2）根据心率、持续时间及伴发病不同，可出现心悸、晕厥、心衰、心绞痛、急性肺水肿及低血压；

（3）心律快而绝对规则；

（4）心电图示：①心率 150～240 次/min，节律绝对规则；②QRS 波形态基本同窦性；

③逆行 p 波。

（四）治疗原则

1. 院前急救措施　刺激迷走神经，方法如下：

（1）用压舌板刺激悬雍垂，诱发恶心呕吐；

（2）深吸气后屏气，用力做呼气动作（Valsalva 法）；深呼气后屏气，再用力做吸气动作（Muller 法）；

（3）颈动脉窦按摩：先按摩右侧 5～10s，再按左侧，不可同时两侧按摩；

（4）压迫眼球：视网膜脱离、青光眼、高度近视禁用此法。

2. 院内急救治疗原则

（1）抗心律失常药物：①异搏定 2.5～10mg＋50% GS40mL，静脉缓慢注射；②普罗帕酮（心律平）1～2mg/kg 静脉注射；③普萘络尔（心得安）0.05～0.2mg/kg 静脉注射；④胺碘酮：5～10mg/kg，缓慢静脉注射（＞20min）。

（2）升压药（高血压病人不宜使用）：①肾上腺素 0.5～1mg 稀释后静脉注射；②甲氧胺 10～20mg 稀释后静脉注射。

（3）新斯的明：兴奋迷走神经，心脏病及哮喘忌用。

（4）电复律：食道调搏复律：经静脉临时起搏复律；直流电复律：有严重血流动力学障碍者。

（5）射频消融术。

二、阵发性室性心动过速

（一）病史采集

（1）有无器质性心脏病史；

（2）有无代谢紊乱、药物中毒、Q－T 间期延长综合征。

（二）检查

（1）检查神志、呼吸、血压、心率、心音、心律；

（2）心电图检查及心电监护。

（三）诊断

（1）心悸、晕厥症状与原发病有关；

（2）心脏听诊：心音分裂，心律基本规则，颈静脉巨大的 a 波（炮音）；

（3）心电：①连续三个或以上的室性异位激动；②心室率超过 100 次/min，节律整齐或轻度不整齐；③QRS 波群增宽（＞0.12s），有继发 ST－T 改变；④房室分离；⑤心室夺获，室性融和波。

（四）治疗原则

1. 院前急救措施

（1）吸氧；

（2）平卧；

2. 院内治疗原则

（1）直流电复律；伴有血流动力学障碍、心肌缺血、心衰，应迅速同步直流电复律，能量 100~200J。

（2）若生命体征尚稳定者可选择药物：①利多卡因 1~4mg/kg 静脉注射；②普鲁卡因胺 100mg 每 5min 一次至≤1 000mg；③胺碘酮 5~10mg/kg 于 15~30min 静脉注射完。

（3）经静脉临时起搏器起搏心室，终止室速。

（4）射频消融术。

（5）预防再发：可服用 Ia 类、Ic 类、Ib 类抗心律失常药。

3. 特殊类型室性心动过速治疗　如下：

尖端扭转型（Q-T 间期延长）：①对因治疗；②补充镁盐；③除去引起 Q-T 间期延长的药物、诱因；④试用异丙肾上腺素；⑤临时心室起搏抑制室速。

4. 由窦缓、房室传导阻滞的心率缓慢所致室性快速心律失常

（1）用阿托品，异丙肾上腺素；

（2）心室起搏纠正。

三、心房纤颤

（一）病史采集

（1）询问有无风心病、冠心病、高血压心脏病及甲亢病史；

（2）询问有无饮酒、晕厥、偏瘫史及心绞痛。

（二）检查

（1）呼吸、血压、心界大小、心律、心音、心率、心脏杂音、脉搏；

（2）心电图检查。

（三）诊断

（1）心悸、乏力、焦虑；

（2）或有心绞痛、晕厥、体循环障碍；

（3）体征：第一心音强弱不等，心律绝对不规则，脉搏短绌，低血压；

（4）心电图：①p 波消失；②出现大小不等、形态各异、间隔不均的 f 波，频率 350~600 次/min；③R-R 间期绝对不等。

（四）治疗

1. 院前急救措施　吸氧。

2. 院内治疗原则

（1）寻找病因，对因治疗；

（2）减慢心室率：洋地黄、钙离子拮抗剂、Ic 类（心律平）、β-受体阻滞剂；

（3）复律：①电复律：临床症状严重者电复律，能量为 200J；预激合并房颤、心室率快者首选电复律；②药物：奎尼丁、乙胺碘呋酮；③射频消融术。

四、Ⅱ、Ⅲ度房 - 室传导阻滞

（一）病史采集

（1）有无头晕、疲乏、晕厥、抽搐、心功能不全；

（2）有无 Adams – Stokes 综合征病史。

（二）检查

（1）神志、血压、脉搏、心率、心律；

（2）心电图检查及心电监护。

（三）诊断

（1）头晕、晕厥、抽搐、黑朦病史。

（2）Adams – Stokes 综合片病史。

（3）心室率缓慢。

（4）心电图示

1）二度Ⅰ型房室传导阻滞：①P – R 间期逐渐延长，直至 P 波受阻，QRS 波脱漏；②R – R间期逐渐缩短，直至 P 波受阻；③包含受阻 P 波的 R – R 间期小于两个 P – P 间期之和。

2）二度Ⅱ型房室传导阻滞：①有间歇受阻的 P 波和心室脱漏；②P ~ R 间期恒定，可正常、可延长；③可伴有 QRS 波间期延长。

3）三度房室传导阻滞：①P 波与 QRS 波群无关；②心房速率较心室速率快；③QRS 时限可正常或延长；④心室速率常小于 40 ~ 60 次/min。

（四）治疗原则

1. 院前急救措施

（1）吸氧；

（2）平卧。

2. 院内急救治疗原则

（1）对因：抗感染，停用有关药物：洋地黄、奎尼丁、β - 受体阻滞剂等；纠正高血钾；

（2）药物：异丙肾上腺素：1mg 加入 5% 葡萄糖 500mL 中静脉滴注，控制心室率在60 ~ 70 次/min；但过量会导致室速、室颤；

1）阿托品：口服 0.3mg，每 q4h 一次或肌肉注射 1mg，每 4h 一次。

2）糖皮质激素：用于急性心肌炎，急性心梗等；

3）克分子乳酸钠静脉滴注或静脉推注：适用于高血钾或酸中毒者；

4）安置心脏起搏器：二度Ⅱ型及三度房宣传导阻滞，心室率缓慢伴有心、脑供血不足症状者，或曾有 Adams – Stokes 综合征发作者，均需安装临时或永久心脏起搏器。

五、控制心律失常药物治疗的注意事项

（一）警惕抗心律失常药物的副作用

1. 对心功能影响　几乎所有抗心律失常药物都不同程度抑制心功能。

2. 致心律失常作用　由于其能改变心脏电生理性质所致。

3. 与其他药物的相互作用

（1）奎尼丁，乙胺碘呋酮提高地戈辛血清浓度；

（2）乙胺碘呋酮增加华法令抗凝作用；

（3）异搏定与 β - 阻滞剂合用产生严重心动过缓等。

4. 其他各系统副作用　消化系统最多见，呼吸、血液、神经、内分泌各个系统均有。

（二）并非对所有的室性心律失常均需给予抗心律失常药物治疗

（1）良性室性心律失常，预后较好，原则上不使用药物治疗，即使用也是症状性治疗；

（2）恶性室性心律失常，必须给予抗心律失常药物治疗预防其发作，必要时使用非药物治疗。

（三）抗心律失常药物致心律失常作用的防治

（1）严格掌握用药指征。

（2）对于无器质性心脏病患者的各种早搏及非持续性室速，无明显症状一般无需要采用药物治疗。对于去除诱因可消除的心律失常，也无需治疗。

（3）对于必须用药物消除症状为目标或对恶性室性心律失常必须长期用药防止猝死者应严密监测；对于有心功能不全，电解质紊乱，Q - T 间期延长，室内传导阻滞者，更要警惕。

（4）一旦发生致心律失常作用，即刻停药。

（5）抗心律失常药引起的快速性心律失常，如：洋地黄中毒引起的，可补钾，静脉注射苯妥英钠。室速可用利多卡因，尖端扭转型室速可用硫酸镁 2g 静脉注射，或（和）人工越搏。

（6）抗心律失常药物引起的缓慢性心律失常，可采用阿托品和/或异丙肾上腺素如无效，可用人工心脏起搏。

（祁桠楠）

第三节　急性心肌梗死

一、病史采集

（1）最常见的典型症状为突然出现的胸骨后持续性压榨性疼痛，程度重于心绞痛。可向左上肢或颈部放射，伴有乏力、恶心、呕吐、大汗及濒死的恐惧感。

（2）病史应注意是否为胸骨后或心前区突然出现的疼痛或压榨感，与呼吸无关。应与心绞痛、肺梗死、主动脉夹层瘤、自发性气胸、胃及胆囊穿孔等相鉴别。

（3）老年人的心肌梗死可表现为"无痛性"或"上腹痛"。

二、体格检查

（1）体检须注意病人有无颜面苍白、皮肤湿冷、休克。

（2）听诊应注意有无奔马律、心包摩擦音、心律失常、急性左心衰竭等体征。

三、实验室检查

（1）迅速进行常规心电图检查，必要时加做 V_7、V_8、V_9 及 RV_2、V_3、V_4 导联。要注意超急性期的 T 波改变（高耸 T 波）以及 ST 段、T 波的演变过程。

（2）检验包括白细胞计数、出凝血时间、血沉、血清酶（GOT、CPK、LSH、XPK－MV、LDH）学检查。

（3）放射性核素心肌显像。

（4）彩色超声多普勒检查。

（5）24h 动态心电图检查。

四、诊断

典型的胸骨后压榨性疼痛；心电图动态演变符合急性心肌梗死改变；心肌酶学增高。三项中具备两项即可确诊为急性心肌梗死。

五、治疗原则

（1）心肌梗死一周内应绝对卧床休息，住入 ICU 病房，连续监测心率、节律、血压、呼吸、血氧饱和度。

（2）低脂流质饮食，保持大便通畅。

（3）迅速有效止痛，视情给予杜冷丁、吗啡及其他镇痛药。

（4）持续低流量吸氧。

（5）扩张冠状血管药物

1）硝酸甘油 $10 \sim 20mg$ 加入葡萄糖溶液中静脉滴注 $10 \sim 20\mu g/min$。低血压者慎用。

2）消心痛：10mg 3 次/d，口服。

3）心痛定：10mg 3 次/d，口服。

（6）脉内溶栓治疗，可选用

1）尿激酶 150 万单位加入 5% 葡萄糖溶液 100mL，30min 滴完。

2）链激酶 150 万单位加入 5% 葡萄糖溶液 150mL，60min 滴完。

3）重组组织型纤溶酶原激活剂：首剂 10mg，$3 \sim 5min$ 内注入；第 1h 静脉滴注 50mg；第 3h 内静脉滴注 40mg，总量为 100mg。

4）溶栓后应予以静脉滴注肝素，通常 $500 \sim 1\ 000$ 单位/h，连用 5d。

（7）有条件可行经皮腔内冠状动脉成形术。

（8）心源性休克的治疗

1）密切观察血压、尿量、中心静脉压、肺毛细血管压和心排量的变化。

2）根据血流动力学监测结果来决定补液量。

3）应用血管活性药物，如多巴胺或多巴酚丁胺。

4）纠正酸中毒，可用碳酸氢钠静脉滴注。

5）纠正电解质平衡失调，特别应注意低血钾、低血镁和低血氯。

6）有室上性心动过速者，可适当使用洋地黄制剂。

六、心肌梗死患者生活方式的改变

心肌梗死后生活方式改变包括戒烟、饮食方式改变、体重控制、限酒和规律身体锻炼。

（1）劝告所有吸烟患者戒烟，并提供戒烟服务的帮助，患者可以在网上获得 NICE 公共健康指导关于戒烟的简要干预和推荐建议。

（2）劝告患者采取地中海型饮食（多进食面包、水果、蔬菜、鱼；少进食肉类；应用植物油食物代替黄油和奶酪）。

（3）心肌梗死后的超重及肥胖患者要给予劝告和支持，以达到并维持符合 NICE 关于肥胖的临床指南的健康体重。

（4）劝告饮酒患者控制周饮酒量在安全范围内（男性不超过 21 单位，女性不超过 14 单位）避免酗酒（1~2h 内多于 3 次饮酒）。

（5）劝告患者每天进行 20~30min 达到轻微气短的体育活动。对无法到达此标准的患者建议逐步增加运动量，目的是改善运动能力。应该从感觉适宜为标准起步并逐步增加运动时间及强度。

（6）不推荐常规食用油性鱼类单纯用于预防再次心肌梗死的目的。如果患者心肌梗死后选择食用油性鱼，保健工作者应意识到目前无有害证据，鱼可以作为地中海型饮食的一部分（新推荐）。

（7）不推荐下列措施预防再次心肌梗死：①Omega－3 脂肪酸胶囊；②Omega－3 脂肪酸补充饮食。如果患者选择摄入 Omega－3 脂肪酸（胶囊或补充饮食），保健工作者应意识到目前无有害证据。

（8）药物治疗可以减轻症状，但是不能改变病理生理。医生应该像关注治疗一样关注预防。发病率和死亡率方面最伟大的改进不是由于个人责任，而是由于公共健康。并且该改变饱和脂肪酸在心脏疾病中起主要作用的旧观点了，同时还要关注饮食建议导致肥胖的危害。

（祁桠楠）

第四节　急性左心衰竭

一、病史采集

（1）发病急骤，感严重呼吸困难，端坐呼吸，频繁咳嗽，咯白色或粉红色泡沫痰，烦躁不安，面色灰白，大汗淋漓，心悸乏力。

（2）有如下心脏损害病史

1）急性弥漫性心肌损害；

2）急性机械性梗死；

3）急性容量负荷过重；

4）急性心室舒张受限；

5）严重的心律失常。

二、体格检查

病人口唇青紫，末梢发绀，双肺布满湿啰音及哮鸣音，心率增快，心尖部可听到奔马律及不同心脏病的相应体征，严重者可致心源性休克。

三、实验室检查

（1）X 线可见肺门有蝴蝶状阴影并向周围扩大，心尖搏动减弱。

（2）心电图示各种心律失常。

四、诊断

（1）有心衰肺水肿的临床表现及心脏病史。

（2）双肺布满湿啰音，哮鸣音，心尖可听到奔马律。

（3）X 线检查示肺门增大，心界增大。

五、鉴别诊断

应与支气管哮喘、肺源性肺水肿鉴别。

六、治疗原则

（1）体位：患者取坐位或半卧位，两腿下垂，必要时可轮流结扎四肢。

（2）给氧：高流量（6~8L/min）给氧，湿化瓶中加入 70% 乙醇。

（3）镇静：皮下或肌肉注射吗啡 5~10mg 或杜冷丁 50~100mg。

（4）强心药：如近 2 周内未用过洋地黄制剂，可给予速效洋地黄制剂。西地兰首剂为 0.4mg 加入 50% 葡萄糖 20mL 中缓慢静脉注射，必要时 2~4h 再给 0.2~0.4mg。

（5）利尿：可用速尿 20~40mg 静脉推注。

（6）血管扩张剂：舌下含服硝酸甘油 0.3mg，亦可静脉滴注硝酸甘油，滴注时注意观察血压变化。

（7）氨茶碱：氨茶碱 0.25g 加在 50% 葡萄糖 40mL 中缓慢静脉注射。

（8）静脉注射地塞米松 10~20mg。

（祁桠楠）

第七章 消化系统疾病

第一节 急性胃炎

急性胃炎（actlte gastritis）是指各种外在和内在因素引起的急性广泛或局限性胃黏膜炎症。病变可局限于胃底、胃体、胃窦或弥漫分布于全胃，病变深度大多仅限于黏膜层，严重时则可累及黏膜下层、肌层，甚至达浆膜层。临床表现多种多样，以上腹痛、上腹不适、恶心、呕吐最为常见，也可无症状或仅表现为消化道出血。胃镜下可见胃黏膜充血、水肿、糜烂、出血及炎性渗出物。组织学检查主要表现为中性多核细胞浸润。急性胃炎一般是可逆性疾病，病程短，经适当治疗或调整饮食在短期内痊愈；也有部分患者经过急性胃炎阶段而转为慢性胃炎。

急性胃炎的分类方法较多，目前尚未有统一的方案。临床上一般将急性胃炎分为四类：①急性单纯性胃炎。②急性糜烂性胃炎。③急性化脓性胃炎。④急性腐蚀性胃炎。以前两种较常见。

一、急性单纯性胃炎

急性单纯性胃炎（acute simple gastritis）多由微生物感染或细菌毒素引起，少数也可因物理、化学等刺激因素造成。

（一）病因和发病机制

1. 微生物感染或细菌毒素　进食被微生物或细菌毒素污染的饮食是急性胃炎最常见的病因。常见的微生物有沙门菌属、嗜盐杆菌、幽门螺杆菌、轮状病毒（rotavirus）、诺沃克病毒（norwalk virus）等。细菌毒素以金葡菌毒素、肉毒杆菌毒素等引起的病变最严重。

2. 物理因素　暴饮暴食或进食过冷、过热及粗糙的食物等均可破坏胃黏膜屏障引起急性炎症反应。另外，食入异物和柿石等也可导致胃黏膜的改变。

3. 化学因素

（1）药物：部分药物可刺激胃黏膜而引起急性胃炎。较常见的是非甾体类抗炎药（NSAID），如阿司匹林、对乙酰氨基酚、吲哚美辛、保泰松等，以及含有这类药物的各种感冒药物、抗风湿药物。此类药能使细胞的氧化磷酸化解离，并降低细胞的磷酸肌酐水平，从而使上皮细胞的能量代谢发生障碍，Na^+、Cl^-的转运速度减慢，使H^+逆流，细胞肿胀并脱落；非甾体类药还可抑制环氧化物，减少内源性前列腺素的生成，使其分泌的碳酸氢钠和黏液减少，破坏了胃黏膜屏障；同时明显减少胃黏膜血流量，影响胃黏膜的氧和各种营养物质的供给，从而降低了胃黏膜的防御功能。

另外，铁剂、碘剂、氧化钾、洋地黄、抗生素类、激素类、组胺类、咖啡因、奎宁、卤素类及某些抗癌药物等均可刺激胃黏膜引起浅表的损伤。

（2）酗酒及饮料：酒精、浓茶及咖啡等饮料均能破坏胃黏膜屏障，引起 H^+ 逆流，加重胃黏膜上皮细胞的损伤；同时损伤黏膜下的毛细血管内皮，使血管扩张，血流缓慢，血浆外渗，血管破裂等导致胃黏膜充血、水肿、糜烂及出血。

（3）误食毒物：误食灭虫药、毒蕈、灭鼠药等化学毒物等均可刺激胃黏膜，破坏胃黏膜屏障，从而引起炎症。

4. 其他　胃的急性放射性损伤、留置胃管的刺激，以及某些全身性疾病如肝硬化、尿毒症、晚期肿瘤、慢性肺心病和呼吸功能衰竭等均可产生一些内源性刺激因子，引起胃黏膜的急性炎症。

（二）病理

胃窦、胃体、胃底或全胃黏膜充血、水肿、点片状平坦性糜烂，黏膜表面或黏膜下有新鲜或陈旧性出血，黏膜表面有炎性渗出物。大多数病变局限在黏膜层，不侵犯黏膜肌层。

镜检可见表层上皮细胞坏死、脱落、黏膜下出血，组织中有大量的中性粒细胞浸润，并有淋巴细胞、浆细胞和少量嗜酸粒细胞浸润。腺体的细胞，特别是腺体颈部细胞呈不同程度的变性和坏死。

（三）临床表现

临床表现常因病因不同而不同。细菌或细菌毒素所致的急性单纯性胃炎较多见，一般起病较急，多于进食污染物后数小时至 24 小时发病，症状轻重不一，大多有中上腹部疼痛、饱胀、厌食、恶心、频繁呕吐，因常伴有急性水样腹泻而称为急性胃肠炎。严重者可出现脱水、电解质平衡失调、代谢性酸中毒和休克。如沙门菌感染常有发热、脱水等症状；轮状病毒感染引起的胃肠炎多见于 5 岁以下儿童，好发于冬季，有发热、水样腹泻、呕吐、腹痛等症状，常伴脱水，病程 1 周左右。

由理化因素引起的急性单纯性胃炎一般症状较轻。非甾体类药物引起的胃炎临床表现常以呕血、黑便为主，为上消化道出血的重要原因之一。出血多呈间歇性发作，大出血时可发生休克。

并非所有急性单纯性胃炎均有症状，约 30% 的患者，仅有胃镜下急性胃炎的表现，而无任何临床症状。体格检查可发现上腹部或脐周有压痛，肠鸣音亢进。一般病程短，数天内可好转自愈。

（四）相关检查

（1）血常规：感染因素引起的急性胃炎患者白细胞计数增高，中性粒细胞比例增多。

（2）便常规：便常规有少量黏液及红白细胞。便培养可检出病原菌。

（3）内镜检查：内镜检查对本病有诊断价值。内镜下可见胃黏膜充血、水肿，有时有糜烂及出血灶，表面覆盖厚而黏稠的玻璃样渗出物和黏液。

（五）诊断和鉴别诊断

1. 诊断　根据饮食不当或服药等病史，对起病急，有上腹痛、恶心、呕吐或上消化道出血等临床表现的患者可做出诊断。少数不典型病例须做胃镜才能明确诊断。

2. 鉴别诊断

（1）急性阑尾炎：急性阑尾炎早期可表现为急性上腹部疼痛，但急性阑尾炎的上腹痛或脐周痛是内脏神经反射引起的，疼痛经过数小时至 24 小时左右，转移并固定于右下腹是其特点，同时可有右下腹腹肌紧张和麦氏点压痛阳性。腹部平片可见盲肠胀气，或有液平面，右侧腰大肌影消失或显示阑尾粪石。

（2）胆管蛔虫症：胆管蛔虫症也可表现为上腹痛、恶心、呕吐等症状，但其腹痛常常为突发的阵发性上腹部剧烈钻顶样痛，有时可吐出蛔虫，间歇期可安静如常。既往有排蛔虫或吐蛔虫的病史。

（3）急性胰腺炎：急性胰腺炎也可呈现上腹痛和呕吐，疼痛多位于中上腹或左上腹，呈持续性钝痛、钻痛或绞痛；仰卧位时加重，前倾坐位时可缓解。疼痛一般较剧烈，严重时可发生休克。血、尿淀粉酶升高有助于本病的诊断。

（4）急性胆囊炎：急性胆囊炎时上腹痛多位于右上腹胆囊区，疼痛剧烈而持久，可向右肩背部放射；疼痛常于饱餐尤其是脂肪餐后诱发，Murphy 征阳性。超声检查可见胆囊壁增厚、粗糙，或胆囊结石。

（六）治疗

1. 去除病因　本病患者急性期应卧床休息，停止一切对胃黏膜有刺激的饮食或药物；进食清淡流质饮食，多饮水，腹泻较重时可饮糖盐水；必要时可暂时禁食。

2. 对症治疗

（1）腹痛者可局部热敷，疼痛剧烈者可给解痛剂，如 654 - 2 10mg 或阿托品 0.3 ~ 0.6mg，每日 3 次口服。

（2）剧烈呕吐或失水者应静脉输液补充水、电解质和纠正酸碱平衡；肌肉注射甲氧氯普胺、氯丙嗪，或针刺足三里、内关等以止吐。

（3）伴有上消化道出血或休克者应积极止血、补充液体以扩充血容量，尽快纠正休克；静脉滴注或口服奥美拉唑、H_2 受体拮抗剂以减少胃酸分泌；应用胃黏膜保护剂如硫糖铝、胶体铋剂等，以减轻黏膜炎症。

（4）对微生物或细菌毒素感染，尤其伴腹痛者可选小檗碱、甲硝唑、诺氟沙星、氨苄西林等抗菌药物。

（七）预后

在去除病因后，多于数天内痊愈。少数可因致病因素持续存在，发展为慢性浅表性胃炎。

二、急性糜烂性胃炎

急性糜烂性胃炎（acute erosive gastritis）是指不同病因引起胃黏膜多发性糜烂为特征的急性胃炎，也可伴急性溃疡形成。

（一）病因和发病机制

1. 应激因素　引起应激的因素有严重创伤、大面积烧伤、大手术、中枢神经系统肿瘤、外伤、败血症、心力衰竭、呼吸衰竭、肝和肾功能衰竭、代谢性酸中毒及大量使用肾上腺皮质激素等。发病机制可能为应激状态下体内去甲肾上腺素和肾上腺素分泌增多，使内脏血管收缩，胃血流量减少，引起胃黏膜缺血、缺氧，导致黏膜受损和胃酸分泌增多，黏液分泌不足，HCO_3^- 分泌减少，前列腺素合成减少，从而削弱了胃黏膜的抵抗力，结果加剧了黏膜的缺血缺氧，使 H^+ 反弥散，致使黏膜糜烂、出血。

2. 其他 引起急性单纯性胃炎的各种外源性病因，均可严重的破坏胃黏膜屏障，导致 H^+ 及胃蛋白酶的反弥散，引起胃黏膜的损伤而发生糜烂和出血。

（二）病理

本病病变多见于胃底和胃体部，但胃窦有时也可受累。胃黏膜呈多发性糜烂，伴有点片状新鲜或陈旧出血灶，有时见浅小溃疡。镜下可见糜烂处表层上皮细胞有灶性脱落，固有层有中性粒细胞和单核细胞浸润，腺体因水肿、出血而扭曲。

（三）临床表现

急性糜烂性胃炎起病前一般无明显不适，或仅有消化不良的症状，但由于原发病症状严重而被掩盖。本病常以上消化道出血为首发症状，表现为呕血和/或黑便，一般出血量不大，常呈间歇性，能在短期内恢复正常。部分患者可表现为急性大量出血，引起失血性休克，若不能及时正确处理，死亡率可高达50%以上。少数因烧伤引起本病者，仅有低血容量引起的休克，而无明显呕血或黑便，常易被误诊。

（四）诊断和鉴别诊断

1. 诊断 诊断主要依靠病前有服用非甾体类药、酗酒、烧伤、手术或重要器官功能衰竭等应激状态病史，而既往无消化性溃疡等病史；一旦出现上消化道出血症状应考虑本病的可能。但确诊最主要依靠急诊内镜检查，一般应在出血停止后 24~48 天内进行。

2. 鉴别诊断 急性糜烂性胃炎应与急性胰腺炎、消化性溃疡、急性阑尾炎、急性胆囊炎、胆石症等疾病相鉴别；合并上消化道出血时应与消化性溃疡、食管静脉破裂出血等鉴别，主要靠急诊胃镜检查确诊。

（五）治疗

1. 一般治疗 本病治疗首先应去除发生应激状态的诱因，让患者安静卧床休息，可给流质饮食，必要时禁食。

2. 止血措施

（1）抑酸剂：抑酸剂减少胃酸的分泌，防止 H^+ 逆向弥散，达到间接止血作用。如奥美拉唑、西咪替丁、法莫替丁等静脉滴注或口服。

（2）冰盐水：给胃内注入冰盐水 250ml，保留 15~20 分钟后吸出，可重复 4~5 次。冰盐水可使胃壁血管收缩并使胃酸分泌减少。

（3）药物止血：口服凝血酶、去甲肾上腺素、孟氏液等，如出血量较大可静脉输入巴曲酶、奥曲肽、酚磺乙胺等。

（4）内镜下止血：对上述止血措施效果不理想时，可酌情选用电凝、微波、注射药物或激光止血。

3. 胃黏膜保护剂 胃黏膜保护剂如硫糖铝、麦滋林－S颗粒、得乐胶囊等可阻止胃酸和胃蛋白酶的作用，有助于黏膜上皮再生和防止 H^+ 逆向弥散；促进前列腺素合成，减少黏液中表皮生长因子（ECF）降解，刺激黏液和碳酸氢盐的分泌，增加黏膜血流供应，具有保护黏膜的作用。

4. 外科治疗 少数患者经内科 24 小时积极治疗难以控制出血者应考虑手术治疗。

（六）预防

对多器官功能衰竭、脓毒血症、大面积烧伤等应激状态患者应给予 H_2 受体拮抗剂或制酸剂（氢氧化铝凝胶、氢氧化镁等）及黏膜保护剂如硫糖铝等，以预防急性胃黏膜病变。

三、急性化脓性胃炎

急性化脓性胃炎（acute phlegmonous gastritis）是胃壁受细菌感染引起的化脓性疾病，是一种罕见的重症胃炎，又称急性蜂窝组织性胃炎，本病男性多见，男女之比约为 3 : 1。

（一）病因和发病机制

本病多发生于免疫力低下，且有身体其他部位感染灶的患者，如脓毒血症、败血症、蜂窝组织炎等，致病菌通过血循环或淋巴播散到胃；或在胃壁原有病变如慢性胃炎、胃溃疡、胃息肉摘除的基础上繁殖，而引起胃黏膜下层的急性化脓性炎症。常见的致病菌为 α 溶血性链球菌，其他如肺炎球菌、葡萄球菌、绿脓杆菌、大肠杆菌、炭疽杆菌、产气荚膜梭状芽孢杆菌等也可引起本病。

（二）病理

急性化脓性胃炎的炎症主要累及黏膜下层，并形成坏死区，严重者炎症可穿透肌层达浆膜层，发生穿孔时可致化脓性腹膜炎。由产气芽孢杆菌引起者，胃壁增厚、胃腔扩张，其组织内有气泡形成。镜下可见黏膜下层有大量的白细胞浸润，亦可见到多数细菌，有出血、坏死、胃小静脉内也可见血栓形成。以化脓性感染范围可分为弥漫型和局限型。弥漫型炎症侵及胃的大部分或全胃，甚至扩散至十二指肠等胃的邻近器官；局限性炎症局限，形成单发或多发脓肿，以幽门区脓肿多见。

（三）临床表现

本病起病急骤且凶险，常有寒战、高热，剧烈的上腹部疼痛，也可为全腹痛，取前倾坐位可使腹痛缓解，称为 Deninger 征，为本病的特征性表现。恶心、频繁呕吐也是本病常见的症状，呕吐物中可见坏死脱落的胃黏膜组织；有时可出现呕血及黑便。部分患者有脓性腹水形成，出现中毒性休克。可并发胃穿孔、血栓性门静脉炎及肝脓肿。

体格检查上腹部有明显压痛、反跳痛和肌紧张等腹膜炎的征象。

（四）相关检查

（1）血常规：血白细胞计数一般大于 $10 \times 10^9/L$，以中性粒细胞为主，伴核左移现象。

（2）尿常规：尿常规镜检可见蛋白及管型。

（3）便常规：大便潜血试验可呈阳性。

（4）呕吐物检查：呕吐物中有坏死黏膜并混有脓性呕吐物。

（5）X 线检查：腹平片示胃扩张，如产气荚膜梭状芽孢杆菌感染者可见胃壁内有气泡形成；伴有穿孔者膈下可见游离气体。钡餐检查相对禁忌。

（6）超声检查：超声检查可见患者胃壁增厚，由产气荚膜梭状芽孢杆菌引起者，胃壁内可见低回声区。

（7）胃镜检查：本病因可诱发穿孔，禁忌行内镜检查。

（五）诊断和鉴别诊断

1. 诊断　根据本病有上腹部疼痛、恶心、呕吐、寒战高热等症状，以及上腹部压痛、反跳痛和肌紧张等体征，结合血常规检查和 X 线检查等可做出诊断。

2. 鉴别诊断　急性化脓性胃炎应与急性胰腺炎、急性阑尾炎、急性胆囊炎、胆石症等疾病相鉴别，一般根据临床表现和辅助检查可资鉴别。

（六）治疗

本病治疗的关键在于早期确诊，给予足量抗生素以控制感染；及时行胃壁脓肿切开引流或胃次全切除术，能明显降低死亡率。

四、急性腐蚀性胃炎

急性腐蚀性胃炎（acute corrosive gastritis）是由于误服或自服腐蚀剂（强碱如苛性碱，强酸如盐酸、硫酸、硝酸，以及来苏儿、氯化汞、砷、磷等）而引起胃壁的急性损伤或坏死。

（一）病因和发病机制

腐蚀剂进入消化道引起损伤的范围和严重性与腐蚀剂的种类、浓度、数量、胃内有无食物及与黏膜接触的时间长短等有关。轻者引起胃黏膜充血、水肿；重者发生坏死、穿孔；后期出现瘢痕、狭窄而使胃腔变形，引起上消化道梗阻。强酸类腐蚀剂所至损伤主要为胃，尤其是胃窦、幽门和小弯；而强碱类腐蚀剂食管损伤较胃严重。强酸可使蛋白质和角质溶解、凝固，组织呈界限明显的灼伤或凝固性坏死伴有焦痂，受损组织收缩变脆，大块坏死组织脱落造成继发性穿孔、腹膜炎或纵隔炎。强碱由于能迅速吸收组织中的水分，与组织蛋白质结合形成胶冻样物质，使脂肪酸皂化，造成严重的组织坏死；因此，强碱的病变范围多大于其接触面积。

（二）病理

病变程度与吞服的腐蚀剂剂量、浓度、胃内所含食物量及腐蚀剂与黏膜接触的时间长短等有关。轻者引起胃黏膜充血、水肿，重者发生坏死、穿孔，后期可出现瘢痕和狭窄引起上消化道梗阻。

（三）临床表现

临床症状与吞服的腐蚀剂种类有关。吞服后黏膜都有不同程度的损害，多立即出现口腔、咽喉、胸骨后及上腹部的剧烈疼痛，频繁恶心、呕吐，甚至呕血，呕吐物中可能会含有脱落坏死的胃壁组织。严重时因广泛的食管、胃的腐蚀性坏死而致休克，也可出现食管及胃的穿孔，引起胸膜炎和弥漫性腹膜炎。继发感染时可有高热。但也有部分腐蚀剂如来苏儿由于它对表层迷走神经有麻醉作用，并不立即出现症状。此外，各种腐蚀剂吸收后还可引起全身中毒症状。酸类吸收可致严重酸中毒而引起呼吸困难；来苏儿吸收后引起肾小管损害，导致肾衰竭。急性期过后，可出现食管、贲门和幽门狭窄及梗阻的症状。

各种腐蚀剂引起的口腔黏膜灼痂的颜色不同，有助于识别腐蚀剂的类型，硫酸致黑色痂，盐酸致灰棕色痂，硝酸致深黄色痂，醋酸致白色痂，来苏儿致灰白色痂，后转为棕黄色痂，强碱则呈透明的水肿。

（四）诊断

本病根据病史和临床表现，很容易做出诊断和鉴别诊断。急性期一般不做上消化道钡餐和内镜检查，以免引起食管和胃穿孔。待急性期过后，钡餐检查可见胃窦黏膜纹理粗乱，如果腐蚀深达肌层，由于瘢痕形成，可表现为胃窦狭窄或幽门梗阻。

（五）治疗

本病是一种严重的内科急症，必须积极抢救。①一般洗胃属于禁忌，禁食水，以免发生穿孔；尽快静脉补液，纠正水、电解质和酸碱失衡。②去除病因，服强酸者尽快口服牛奶、鸡蛋清或植物油100～200ml，避免用碳酸氢钠，以免产气过多而导致穿孔；服强碱者给食醋500ml加温水500ml分次口服，然后再服少量蛋清、牛奶或植物油。③有的学者主张在发病24小时内应用肾上腺皮质激素，以减少胶原、纤维瘢痕组织的形成，如每日氢化可的松200～300mg或地塞米松5～10mg静脉滴注，数日后改为口服醋酸泼尼松，使用皮质激素时应并用抗生素。④对症治疗，包括解痉、止吐，有休克时应给予抗休克治疗。⑤积极预防各种并发症。⑥急性期过后，若出现疤痕、狭窄，可行扩张术或手术治疗。

（祁桠楠）

第二节　慢性胃炎

慢性胃炎（chronic gastritis）是由各种病因引起的胃黏膜慢性炎症。根据内镜及病理组织学改变将慢性胃炎分为非萎缩性胃炎（浅表性胃炎）及萎缩性胃炎两大基本类型。慢性非萎缩性胃炎是指不伴有胃黏膜萎缩性改变、胃黏膜层见以淋巴细胞和浆细胞为主的慢性炎症细胞浸润的慢性胃炎。根据病变分布，可再分为胃窦炎、胃体炎、全胃炎胃窦为主或全胃炎胃体为主。

一、慢性非萎缩性胃炎

（一）流行病学

HP感染为慢性非萎缩性胃炎的主要病因。慢性非萎缩性胃炎的流行情况因不同国家、不同地区HP感染的流行情况而异。HP感染呈世界范围分布，一般HP感染率发展中国家高于发达国家，感染率随年龄增加而升高，男女差异不大。我国属HP高感染率国家，估计人群中HP感染率为40%～70%。流行病学研究资料显示，经济落后、居住环境差及不良卫生习惯与HP感染率呈正相关。由于HP感染几乎无例外地引起胃黏膜炎症，感染后机体一般难以将其清除而成为慢性感染，因此人群中HP感染引起的慢性非萎缩性胃炎患病率与该人群HP的感染率相平行。

（二）病因和发病机制

1. HP感染　HP感染是慢性非萎缩性胃炎最主要的病因，两者的关系符合Koch提出的确定病原体为感染性疾病病因的4项基本要求，即该病原体存在于该病的患者中，病原体的分布与体内病变分布一致，清除病原体后疾病可好转，在动物模型中该病原体可诱发与人相似的疾病。研究表明，80%～95%的慢性活动性胃炎患者胃黏膜中有HP感染，5%～20%的HP阴性率反映了慢性胃炎病因的多样性；HP相关胃炎者，HP胃内分布与炎症分布一致；根除HP可使胃黏膜炎症消退，一般中性粒细胞消退较快，但淋巴细胞、浆细胞消退需要较长时间；志愿者和动物模型中已证实HP感染可引起胃炎。

HP具有鞭毛，能在胃内穿过黏液层移向胃黏膜，其所分泌的黏附素能使其贴紧上皮细胞，其释放尿素酶分解尿素产生 NH_3，从而保持细菌周围中性环境。HP 的这些特点有利于其在胃黏膜表面定植。HP 通过上述产氨作用、分泌空泡毒素 A（VacA）等物质而引起细胞损害；其细胞毒素相关基因（CagA）蛋白能引起强烈的炎症反应；其菌体胞壁还可作为抗原诱导免疫反应。这些因素的长期存在导致胃黏膜的慢性炎症。

HP 相关慢性非萎缩性胃炎有 2 种突出的类型：胃窦为主全胃炎和胃体为主全胃炎。前者胃酸分泌可增加，因而增加了十二指肠溃疡发生的危险性；后者胃酸分泌常减少，使胃溃疡和胃癌发生的危险性增加。

2. 其他因素　幽门括约肌功能不全时含胆汁和胰液的十二指肠液反流入胃，可削弱胃黏膜屏障功能，使胃黏膜遭到消化液作用，引起炎症、糜烂、出血和上皮化生等病变。其他外源因素如酗酒、服用 NSAIDs 等药物、某些刺激性食物等均可反复损伤胃黏膜。理论上这些因素均可各自或与 HP 感染协同作用而引起或加重胃黏膜慢性炎症，但目前尚缺乏系统研究的证据。

（三）临床表现

流行病学研究表明，多数慢性非萎缩性胃炎患者无任何症状，有症状者主要表现为上腹痛或不适、上腹胀、早饱、嗳气、恶心等非特异性消化不良症状。功能性消化不良患者可伴或不伴有慢性胃炎，根除 HP 后慢性胃炎组织学得到显著改善，但并不能消除多数组织学改善者的消化不良症状，提示慢性胃炎与消化不良症状无密切相关。内镜检查、胃黏膜组织学检查结果与慢性胃炎患者症状的相关分析表明，患者的症状缺乏特异性，且症状的有无及严重程度与内镜所见、组织学分级并无肯定的相关性。

（四）相关检查

1. 胃镜及活组织检查　胃镜检查并同时取活组织做组织学病理检查是最可靠的诊断方法。内镜下慢性非萎缩性胃炎可见红斑（点状、片状、条状）、黏膜粗糙不平、出血点/斑、黏膜水肿及渗出等基本表现，尚可见糜烂及胆汁反流。由于内镜所见与活组织检查的病理表现常不一致，因此诊断时应两者结合，在充分活检基础上以活组织病理学诊断为准。为保证诊断的准确性和对慢性胃炎进行分型，活组织检查宜在多部位取材且标本要足够大，根据病变情况和需要，建议取 2~5 块为宜。内镜医生应向病理科提供取材部位、内镜所见和简要病史等资料。

2. HP 检测　活组织病理学检查时可同时检测 HP，并可在内镜检查时多取一块组织做快速尿素酶检查，以增加诊断的可靠性。根除 HP 治疗后，可在胃镜复查时重复上述检查，亦可采用非侵入性检查手段，如 ^{13}C 或 ^{14}C 尿素呼气试验、粪便 HP 抗原检测及血清学检查（定性检测血清抗 HP IgG 抗体）。应注意，近期使用抗生素、质子泵抑制剂、铋剂等药物，因有暂对抑制 HP 作用，会使上述检查（血清学检查除外）呈假阴性。

（五）诊断

鉴于多数慢性胃炎患者无任何症状，有症状也缺乏特异性，且缺乏特异性体征，因此根据症状和体征难以作出慢性胃炎的正确诊断。慢性非萎缩性胃炎的确诊主要依赖于内镜检查和胃黏膜活检组织学检查，尤其是后者的诊断价值更大。

慢性胃炎的诊断应力求明确病因。HP 感染是慢性非萎缩性胃炎的主要致病因素，故应作为慢性胃炎病因诊断的常规检测。

（六）治疗

慢性非萎缩性胃炎的治疗目的是缓解消化不良症状和改善胃黏膜炎症。治疗应尽可能针对病因，遵循个体化原则。消化不良症状的处理与功能性消化不良相同。无症状、HP 阴性的非萎缩性胃炎无须特殊治疗。

1. 根除 HP　前已述及，慢性非萎缩性胃炎的主要症状为消化不良，其症状应归属于功能性消化不良范畴。目前国内外均推荐对 HP 阳性的功能性消化不良行根除治疗。因此，有消化不良症状的 HP 阳性慢性非萎缩性胃炎患者均应根除 HP。大量研究结果表明，根除 HP 可使胃黏膜组织学得到改善；对预防消化性溃疡和胃癌等有重要意义；对改善或消除消化不良症状具有效 - 价比优势。

2. 消化不良症状的治疗　由于临床症状与慢性非萎缩性胃炎之间并不存在明确关系，因此症状治疗事实上属于功能性消化不良的经验性治疗。慢性胃炎伴胆汁反流者可应用促动力药（如多潘立酮）和（或）有结合胆酸作用的胃黏膜保护剂（如铝碳酸镁制剂）。有胃黏膜糜烂和（或）以反酸、上腹痛等症状为主者，可根据病情或症状严重程度，选用抗酸剂、H_2 受体阻滞剂或质子泵抑制剂。促动力药如多潘立酮、马来酸曲美布丁、莫沙必利、盐酸伊托必利主要用于上腹饱胀、恶心或呕吐等为主要症状者；胃黏膜保护剂如硫糖铝、瑞巴派特、替普瑞酮、吉法酯、依卡倍特适用于有胆汁反流、胃黏膜损害和（或）症状明显者。抗抑郁药或抗焦虑药可用于有明显精神因素的慢性胃炎伴消化不良症状患者。中药治疗可拓宽慢性胃炎的治疗途径。上述药物除具对症治疗作用外，对胃黏膜上皮修复及炎症也可能具有一定作用。

（七）预后

由于绝大多数慢性胃炎的发生与 HP 感染有关，而 HP 自发清除少见，故慢性胃炎可持续存在，但多数患者无症状。流行病学研究显示，部分 HP 相关性胃窦炎（＜20%）可发生十二指肠溃疡，少部分慢性非萎缩性胃炎可发展为慢性多灶萎缩性胃炎，后者常合并肠上皮化生。HP 感染引起的慢性胃炎还偶见发生胃黏膜相关淋巴组织淋巴瘤者。在不同地区人群中的不同个体感染 HP 的后果如此不同，被认为是细菌、宿主（遗传）和环境因素三者相互作用的结果，但对其具体机制至今尚未完全明了。

二、慢性萎缩性胃炎

慢性萎缩性胃炎是一种以胃黏膜固有腺体萎缩为病变特征的常见的消化系统疾病，多见于中老年人。临床主要表现为食欲减退、恶心、嗳气、胃灼热，上腹出现持续或间断性胀满或隐痛，少数患者可发生上消化道出血，以及消瘦、贫血等营养不良表现。其发病率随年龄的增大而明显增多。慢性萎缩性胃炎分为自身免疫性（A 型）和多灶萎缩性（B 型）。胃黏膜活检是最为可靠的诊断方法。在第二届全国慢性胃炎共识中，重申"胃黏膜萎缩"是指胃固有腺体减少，组织学上有 2 种类型。①化生性萎缩：胃固有腺体被肠化或假幽门腺化生腺体替代。②非化生性萎缩：胃黏膜层固有腺体被纤维组织或纤维肌性组织替代或炎症细胞浸润引起固有腺体数量减少。

（一）流行病学

慢性萎缩性胃炎是原因不明的慢性胃炎，在我国是一种常见病、多发病，在慢性胃炎中占 10% ~ 20%。

（二）发病机制

胃内攻击因子与防御修复因子失衡是慢性萎缩性胃炎的发病机制。HP 感染是慢性萎缩性胃炎的主要病因，其致病机制与以下因素有关：①HP 产生多种酶如尿素酶及其代谢产物氨、过氧化氢酶、蛋白溶解酶、磷脂酶 A 等，对黏膜有破坏作用。②HP 分泌的细胞毒素如含有细胞毒素相关基因（慢性萎缩性胃炎 A）和空泡毒素基因（VagA）的菌株，导致胃黏膜细胞的空泡样变性及坏死。③HP 抗体可造成自身免疫损伤。

此外，长期饮浓茶、烈酒、咖啡，食用过热、过冷、过于粗糙的食物，可导致胃黏膜的反复损伤；长期大量服用 NSAIDs 如阿司匹林、吲哚美辛等可抑制胃黏膜前列腺素的合成，破坏黏膜屏障；烟草中的烟碱不仅影响胃黏膜的血液循环，还可导致幽门括约肌功能紊乱，造成胆汁反流；各种原因的胆汁反流均可破坏黏膜屏障，造成胃黏膜慢性炎症改变；壁细胞抗原和抗体结合形成免疫复合体，在补体参与下破坏壁细胞；胃黏膜营养因子（如胃泌素、表皮生长因子等）缺乏；心力衰竭、动脉硬化、肝硬化合并门静脉高压、糖尿病、甲状腺病、慢性肾上腺皮质功能减退、尿毒症、干燥综合征、胃血流量不足及精神因素等均可导致胃黏膜萎缩。

（三）病理生理

慢性萎缩性胃炎分为 A、B 两型：A 型是胃体弥漫萎缩，导致胃酸分泌下降，影响维生素 B_{12} 及内因子的吸收，因此常合并恶性贫血，与自身免疫有关；B 型在胃窦部，少数人可发展成胃癌，与 HP、化学损伤（胆汁反流、非皮质激素消炎药、吸烟、酗酒等）有关。我国 80% 以上属 B 类。

（四）临床表现

慢性萎缩性胃炎的临床表现不仅缺乏特异性，而且与病变程度并不完全一致。

1. 症状　临床上有些慢性萎缩性胃炎患者可无明显症状，但大多数患者可有上腹部灼痛、胀痛、钝痛或胀满、痞闷（尤以食后为甚）、食欲不振、恶心、嗳气、便秘或腹泻等症状。严重者可有消瘦、贫血、脆甲、舌炎或舌乳头萎缩，少数胃黏膜糜烂者可伴有上消化道出血。其中 A 型萎缩性胃炎并发恶性贫血在我国少见。

2. 体征　本病无特异性体征，上腹部可有轻度压痛。

（五）相关检查

1. 实验室检查

（1）胃液分析：测定基础胃液排泌量（BAO）及注射组胺或五肽胃泌素后测定最大胃酸排泌量（MAO）和高峰胃酸排泌量（PAO）以判断胃泌酸功能，有助于萎缩性胃炎的诊断及指导临床治疗。A 型慢性萎缩性胃炎患者多无酸或低酸，B 型慢性萎缩性胃炎患者可正常或低酸。

（2）胃蛋白酶原测定：胃蛋白酶原由主细胞分泌，慢性萎缩性胃炎时血及尿中的胃蛋白酶原含量减少。

（3）血清胃泌素测定：胃窦部黏膜的 G 细胞分泌胃泌素。A 型慢性萎缩性胃炎患者血清胃泌素常明显增高；B 型慢性萎缩性胃炎患者胃窦黏膜萎缩，直接影响 G 细胞分泌胃泌素功能，血清胃泌素低于正常。

（4）免疫学检查：壁细胞抗体（PCA）、内因子抗体（IFA）、胃泌素分泌细胞抗体（GCA）测定可作为慢性萎缩性胃炎及其分型的辅助诊断。

（5）血清维生素 B_{12} 浓度和维生素 B_{12} 吸收试验：维生素 B_{12} 吸收有赖于内因子，只需少量内因子即可保证维生素 B_{12} 在回肠末端的吸收。正常人空腹血清维生素 B_{12} 的浓度为 300～900ng/L，若 <200ng/L 可肯定有维生素 B_{12} 吸收不良。维生素 B_{12} 吸收试验（Schilling 试验）能检测维生素 B_{12} 在回肠末端吸收情况。方法是用 ^{58}Co 和 ^{57}Co 标记的氰钴素胶囊同时口服，^{57}Co氰钴素胶囊内加有内因子，口服后收集 24 小时尿液，分别测定 ^{58}Co 和 ^{57}Co 的排除率。正常时两者的排除率均应 >10%；恶性贫血患者因缺乏内因子，尿中 ^{58}Co 排除率 <10%，而 ^{57}Co 排除率则正常。

2. 影像学检查　胃肠 X 线钡餐检查，大多数萎缩性胃炎患者无异常发现。气钡双重造影可显示胃体黏膜皱襞平坦、变细，胃大弯的锯齿状黏膜皱襞变细或消失，胃底部光滑，部分胃窦炎胃黏膜可呈锯齿状或黏膜粗乱等表现。

3. 胃镜及活组织检查　胃镜检查及活检是最可靠的诊断方法。胃镜诊断应包括病变部位、萎缩程度、肠化生及异型增生的程度。肉眼直视观察萎缩性胃炎内镜所见有 2 种类型，即单纯萎缩和萎缩伴化生成。前者主要表现为黏膜红白相间以白为主、血管显露、皱襞变平甚至消失；后者主要表现为黏膜呈颗粒或小结节状。

4. 幽门螺旋杆菌检查　包括有创检查和无创检查。有创检查主要指通过胃镜检查获得胃黏膜标本的相关检查，包括快速尿素酶试验、病理 HP 检查（HE 或 warthin - statry 或 giemsa染色）、组织细菌培养、组织 PCR 技术。无创检查指不需要通过胃镜获得标本，包括血清抗体检测、^{13}C 或 ^{14}C 尿素呼气试验、粪 HP 抗原检测等方法。

（六）诊断

慢性萎缩性胃炎在临床上无特异性表现，故诊断慢性萎缩性胃炎需要临床表现结合相关辅助检查，尤其是胃镜检查及胃黏膜活组织检查。胃镜及黏膜活检是确诊本病的唯一可靠方法。胃镜检查，镜下胃黏膜色泽红白相间，以白为主，或局部灰白色，胃黏膜变薄，黏膜下血管网透见。做胃镜时在胃部典型炎症部位取活体组织，胃黏膜腺体萎缩 1/3 为轻度萎缩性胃炎，萎缩 2/3 为中度萎缩性胃炎，重度为大部分腺体萎缩。

（七）鉴别诊断

主要鉴别的疾病有消化性溃疡、胃癌、功能性消化不良、胆囊炎、胆石症、慢性肝炎、慢性胰腺疾病等。

（八）治疗

慢性萎缩性胃炎的治疗原则是消除或削弱攻击因子，增强胃黏膜防御，改善胃动力，防止胆汁反流，改善萎缩和预防胃癌的发生。轻度无症状的萎缩性胃炎患者可不服药；有症状者，予药物对症治疗。中度以上，尤其是重度萎缩伴有重度肠上皮异型增生或化生者，因癌变可能性增大，要高度警惕，积极治疗，密切随访。

1. 一般治疗　慢性萎缩性胃炎患者不论其病因如何，均应戒烟、忌酒，避免使用损害胃黏膜的药物如 NSAIDs 等，以及避免对胃黏膜有刺激性的食物和饮品（如过于酸、甜、咸、辛辣和过热、过冷食物，浓茶、咖啡等），饮食宜规律，少吃油炸、烟熏、腌制食物，不食腐烂变质的食物，多吃新鲜蔬菜和水果，所食食品要新鲜并富于营养，保证有足够的蛋白质、维生素（如 β 胡萝卜素、维生素 C 及叶酸等）及铁质摄入，精神上乐观，生活要规律。

2. 对症治疗

（1）根除 HP 治疗：对慢性萎缩性胃炎来说，中至重度萎缩或中至重度肠上皮化生或异型增生或有胃癌家族史者应给予根除 HP 治疗。根除 HP 治疗能使很多患者改善症状，大量研究证实根除 HP 可使胃黏膜活动性炎症消失，且多数研究表明根除 HP 可防止胃黏膜萎缩和肠化的进一步发展，但萎缩、肠化是否能得到逆转尚待更多研究证实。对 HP 感染有效的药物包括铋剂、阿莫西林、克拉霉素、四环素、甲硝唑、替硝唑、呋喃唑酮（痢特灵）等。质子泵抑制剂对 HP 有较强的抑制作用，能加强抗菌药物的杀菌活性。临床常用的一线根除 HP 的治疗方案包括铋剂 + 2 种抗生素和质子泵抑制剂 + 2 种抗生素两种，一线治疗失败后可选择铋剂 + 质子泵抑制剂 + 2 种抗生素的四联治疗方案。根除 HP 治疗方案见表 7 - 1。

表 7 - 1　推荐的根除 HP 的治疗方案

方案与用药	用　法	疗　程
铋剂 + 2 种抗生素		
1. 铋剂标准剂量 + 阿莫西林 0.5g + 甲硝唑 0.4g	均每日 2 次	2 周
2. 铋剂标准剂量 + 四环素 0.5g + 甲硝唑 0.4g	均每日 2 次	2 周
3. 铋剂标准剂量 + 克拉霉素 0.5g + 甲硝唑 0.4g	均每日 2 次	1 周
质子泵抑制剂 + 2 种抗生素		
1. 质子泵抑制剂标准剂量 + 克拉霉素 0.5g + 阿莫西林 1.0g	均每日 2 次	1 周
2. 质子泵抑制剂标准剂量 + 阿莫西林 1.0g + 甲硝唑 0.4g	均每日 2 次	1 周
3. 质子泵抑制剂标准剂量 + 克拉霉素 0.25g + 甲硝唑 0.4g	均每日 2 次	1 周
其他方案		
1. 雷尼替丁枸橼酸铋（RBC）0.4g 替代推荐方案二中的 PPI		
2. H$_2$ 受体阻滞剂或质子泵抑制剂 + 推荐方案一，组成四联疗法		

注：1. 方案中甲硝唑 0.4g 可用替硝唑 0.5g 替代；

2. HP 对甲硝唑耐药率已较高，耐药影响疗效；

3. 呋喃唑酮抗 HP 作用强，HP 不易产生耐药性，可用呋喃唑酮 0.1g 替代甲硝唑；

4. 质子泵抑制剂 + 铋剂 + 2 种抗生素组成的四联疗法多用于治疗失败者。

（2）保护胃黏膜：加强胃黏膜屏障，避免黏膜损害，对于萎缩性胃炎的治疗尤为重要，可给予硫糖铝、胶体铋剂、前列腺素 E（米索前列醇）、替普瑞酮（施维舒）、吉法酯（惠加强 G）、谷氨酰胺类（麦滋林 S）、瑞巴派特（膜固思达）等药物。长期服用维酶素对黏膜保护可能有一定的积极作用。吉法酯能增加胃黏膜更新，提高细胞再生能力，增强胃黏膜对胃酸的抵抗能力，达到保护胃黏膜的作用。

（3）抑制胆汁反流促动力药：如多潘立酮可防止或减少胆汁反流；胃黏膜保护剂，特别是有结合胆酸作用的铝碳酸镁制剂，可增强胃黏膜屏障、结合胆酸，从而减轻或消除胆汁反流所致的胃黏膜损害。考来烯胺（消胆胺）可络合反流至胃内的胆盐，防止胆汁酸破坏胃黏膜屏障，方法为每次 3 ~ 4g，每日 3 ~ 4 次。

（4）改善胃动力：上腹饱胀或恶心、呕吐的发生可能与胃排空迟缓相关，促动力药如多潘立酮、马来酸曲美布丁、莫沙必利、盐酸伊托必利等可改善上述症状。具体应用方法：多潘立酮10mg，每日3次；莫沙比利5mg，每日3次。

（5）抑酸或抗酸治疗：对于慢性萎缩性胃炎伴有胃黏膜糜烂或以胃灼热、反酸、上腹饥饿痛等症状为主者，根据病情或症状严重程度，选用抗酸剂、H_2受体阻滞剂或质子泵抑制剂。

（6）抗抑郁药或抗焦虑治疗：可用于有明显精神因素的慢性胃炎伴消化不良症状患者，同时应予耐心解释或心理治疗。

（7）消化治疗：对于伴有腹胀、纳差等消化不良症而无明显上述胃灼热、反酸、上腹饥饿痛症状者，可选用含有胃酶、胰酶和肠酶等复合酶制剂。

（8）改善萎缩和预防胃癌的发生：某些具有生物活性功能的部分抗氧化维生素和硒可降低胃癌发生的危险度。叶酸具有预防胃癌的作用，可能与改善萎缩性胃炎有关。维生素C、维生素E、茶多酚、大蒜素亦具有一定的预防胃癌的作用。维生素A类衍生物对胃癌可能有一定的预防作用。硒对胃癌的预防有一定作用。

（9）其他对症治疗：包括解痉止痛、止吐、改善贫血等。对于贫血，若为缺铁，应补充铁剂。大细胞性贫血者根据维生素B_{12}或叶酸缺乏分别给予补充。方法是维生素B_{12}50~100μg/d，连用20~30天；叶酸5~10mg，每日3次，直至症状和贫血完全消失。

3. 中医中药治疗　常用的中成药有温胃舒胶囊、阴虚胃痛冲剂、养胃舒胶囊、虚寒胃痛冲剂、三九胃泰、猴菇菌片、胃乃安胶囊、胃康灵胶囊、养胃冲剂、复方胃乐舒口服液。

4. 手术治疗　中年以上慢性萎缩性胃炎患者，如在治疗或随访过程中出现溃疡、息肉、出血，或即使未见明显病灶，但胃镜活检病理中出现中、重度异型增生者，结合患者临床情况，可以考虑做部分胃切除，从这类患者的胃切除标本中可能检出早期胃癌。

5. 疗效评价　目前尚未有统一的疗效评价标准。建议疗效评判标准：显效，症状消失或基本消失，体征显著好转，黏膜组织学改变由萎缩性转变为浅表性；有效，症状明显减轻，体征改善，黏膜组织学改变减轻或病变范围缩小；无效，治疗前后症状、体征无显著变化，黏膜组织学无变化或加重。

（九）预后

慢性萎缩性胃炎绝大多数预后良好，少数可癌变，其癌变率为1%~3%。目前认为慢性萎缩性胃炎若早期发现、及时积极治疗，病变部位萎缩的腺体是可以恢复的，其可转化为浅表性胃炎或被治愈，改变了以往人们对慢性萎缩性胃炎不可逆转的认识。单纯萎缩性胃炎尤其是轻、中度萎缩性胃炎癌变率低；而重度萎缩性胃炎伴中、重度肠上皮化生及异型增生者，或伴癌胚抗原阳性的患者，癌变率高，应引起高度重视，定期随访，每3~6个月复查胃镜一次，有条件者可查细胞DNA含量及肿瘤相关抗原；手术后萎缩性残胃炎者因其长期受胆汁反流的刺激，癌变率亦较高，应积极采取措施，减轻碱性反流液的刺激，预防癌变的发生。

（祁桠楠）

第三节　胃食管反流

胃食管反流病（gastroesophageal reflux disease，GERD）是一种因胃和（或）十二指肠

内容物反流入食管引起胃灼热、反流、胸痛等症状和（或）组织损害的综合征，包括食管综合征和食管外综合征。食管综合征有典型反流综合征、反流胸痛综合征及伴食管黏膜损伤的综合征，如反流性食管炎（reflux esophagitis，RE）、反流性狭窄、Barrett 食管（barrett's esophagus，BE）及食管腺癌。食管外综合征有反流性咳嗽综合征、反流性喉炎综合征、反流性哮喘综合征及反流性蛀牙综合征，还可能有咽炎、鼻窦炎、特发性肺纤维化及复发性中耳炎。

根据内镜下表现的不同，GERD 可分为非糜烂性反流病（non - erosive renux disease，NERD）、RE 及 BE，我国 60% ~ 70% 的 GERD 表现为 NERD。

一、病因和发病机制

与 GERD 发生有关的机制包括：抗反流防御机制的削弱、食管黏膜屏障的完整性破坏及胃十二指肠内容物反流对食管黏膜的刺激等。

（一）抗反流机制的削弱

抗反流机制的削弱是 GERD 的发病基础，包括食管下括约肌（lower esophagealsphincter，LES）功能失调、食管廓清功能下降、食管组织抵抗力损伤、胃排空延迟等。

1. LES 功能失调　LES 功能失调在 GERD 发病中起重要作用，其中 LES 压力降低、一过性食管下括约肌松弛（transient lower esophageal sphincter relaxation，TLESR）及裂孔疝是引起 GERD 的三个重要因素。

LES 正常长 3 ~ 4cm，维持 10 ~ 30mmHg 的静息压，是重要的抗反流屏障。当 LES 压力 <6mmHg 时，即易出现胃食管反流。即使 LES 压力正常，也不一定就没有胃食管反流。近来的研究表明 TLESR 在 GERD 的发病中有重要作用。TLESR 系指非吞咽情况下 LES 发生自发性松弛，可持续 8 ~ 10s，长于吞咽时 LES 松弛，并常伴胃食管反流。TLESR 是正常人生理性胃食管反流的主要原因，目前认为 TLESR 是小儿胃食管反流的最主要因素，胃扩张（餐后、胃排空异常、空气吞入）是引发 TLESR 的主要刺激因素。裂孔疝破坏了正常抗反流机制的解剖和生理，使 LES 压力降低并缩短了 LES 长度，削弱了膈肌的作用，并使食管蠕动减弱，故食管裂孔疝是胃食管反流重要的病理生理因素。

2. 食管廓清功能下降

（1）食管：健康人食管借助正常蠕动可有效清除反流入食管的胃内容物。GERD 患者由于食管原发和继发蠕动减弱，无效食管运动发生率高，有如硬皮病样食管，致食管廓清功能障碍，不能有效廓清反流入食管的胃内容物。

（2）胃：胃轻瘫或胃排空功能减弱，胃内容物大量潴留，胃内压增加，导致胃食管反流。

（二）食管黏膜屏障

食管黏膜屏障是食管黏膜上皮抵抗反流物对其损伤的重要结构，包括食管上皮前（黏液层、静水层和黏膜表面 HCO_3^- 所构成的物理化学屏障）、上皮（紧密排列的多层鳞状上皮及上皮内所含负离子蛋白和 HCO_3^- 可阻挡和中和 H^+）及上皮后（黏膜下毛细血管提供 HCO_3^- 中和 H^+）屏障。当屏障功能受损时，即使是正常反流亦可致食管炎。

（三）胃十二指肠内容物反流

胃食管反流时，含胃酸、胃蛋白酶的胃内容物，甚至十二指肠内容物反流入食管，引起胃灼热、反流、胸痛等症状，甚至导致食管黏膜损伤。难治性 GERD 常伴有严重的胃食管反流。Vaezi 等发现，混合反流可导致较单纯反流更为严重的黏膜损伤，两者可能存在协同作用。

二、流行病学

GERD 是一常见病，在世界各地的发病率不同，欧美发病率为 10% ~ 20%，在南美约为 10%。亚洲发病率约为 6%。无论在西方还是在亚洲，GERD 的发病率均呈上升趋势。

三、病理

RE 的病理改变主要有：食管鳞状上皮增生，黏膜固有层乳头向表面延伸，浅层毛细血管扩张、充血和（或）出血，上皮层内中性粒细胞和淋巴细胞浸润，严重者可有黏膜糜烂或溃疡形成。慢性病变可有肉芽组织形成、纤维化以及 Barrett 食管改变。

四、临床表现

（一）食管表现

1. 胃灼热　是指胸骨后的烧灼样感觉，胃灼热是 GERD 最常见的症状。胃灼热的严重程度不一定与病变的轻重程度一致。

2. 反流　反流指胃内容物反流入口中或下咽部的感觉，此症状多在胃灼热、胸痛之前发生。

3. 胸痛　胸痛作为 GERD 的常见症状，日渐受到临床的重视。可酷似心绞痛，对此有时单从临床很难做出鉴别。胸痛的程度与食管炎的轻重程度无平行关系。

4. 吞咽困难　指患者能感觉到食物从口腔到胃的过程发生障碍，吞咽困难可能与咽喉部的发胀感同时存在。引起吞咽困难的原因很多，包括与反流有关的食管痉挛、食管运动功能障碍、食管瘢痕狭窄及食管癌等。

5. 上腹痛　也可以是 GERD 的主要症状。

（二）食管外表现

1. 咽喉部表现　如慢性喉炎、慢性声嘶、发音困难、声带肉芽肿、咽喉痛、流涎过多、癔球症、颈部疼痛、牙周炎等。

2. 肺部表现　如支气管炎、慢性咳嗽、慢性哮喘、吸入性肺炎、支气管扩张、肺脓肿、肺不张、咯血及肺纤维化等。

五、实验室及其他检查

（一）上消化道内镜

对 GERD 患者，内镜检查可确定是否有 RE 及病变的形态、范围与程度；同时可取活体组织进行病理学检查，明确有无 BE、食管腺癌；还可进行有关的治疗。但内镜检查不能观察反流本身，内镜下的食管炎也不一定都由反流引起。

洛杉矶分级是目前国际上最为广泛应用的内镜 RE 分级方案，根据内镜下食管黏膜破损的范围和形状，将 RE 划分为 A ~ D 级（图 7 - 1）。

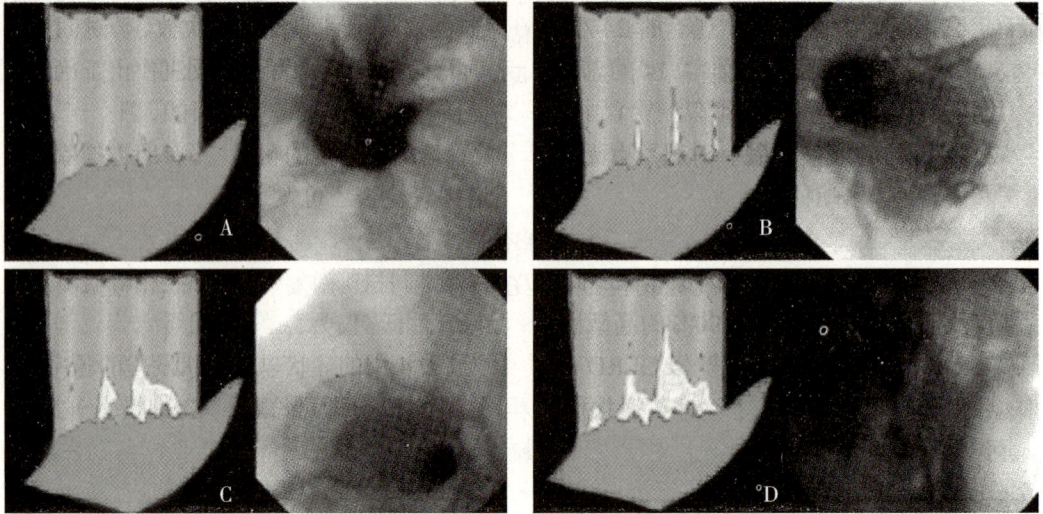

分级	内镜特征
A	一处或几处 ≤5mm 的食管黏膜破损，病变之间无融合
B	一处或几处 >5mm 的食管黏膜破损，病变之间无融合
C	一处或几处食管黏膜破损，病变之间相互融合，但未超过食管环周的 75%
D	一处或几处食管黏膜破损，病变之间相互融合，至少累及食管环周的 75%

图 7 - 1　GERD 内镜分级

（二）其他检查

1. 24 小时食管 pH 监测　是最好的定量监测胃食管反流的方法，已作为 GERD 诊断的金标准。最常使用的指标是 pH <4 总时间（%）。该方法有助于判断反流的有无及其和症状的关系，以及疗效不佳的原因。其敏感性与特异性分别为 79% ~90% 和 86% ~100%。该检查前 3 ~5 天停用改变食管压力的药物（胃肠动力剂、抗胆碱能药物、钙通道阻断剂、硝酸盐类药物、肌肉松弛剂等）、抑制胃酸的药物（PPI、H_2RA、抑酸药）。

近年无绳食管 pH 胶囊（Bravo 胶囊）的应用使食管 pH 监测更为方便，易于接受，且可行食管多部位（远端、近端及下咽部等）及更长时间（48 ~72 小时）的监测。

2. 食管测压　可记录 LES 压力、显示频繁的 TLESR 和评价食管体部的功能。单纯用食管压力来诊断胃食管反流并不十分准确，其敏感性约 58%，特异性约 84%。因此，并非所有的 GERD 患者均需做食管压力测定，仅用于不典型的胸痛患者或内科治疗失败考虑用外科手术抗反流者。

3. 食管阻抗监测　通过监测食管腔内阻抗值的变化来确定是液体或气体反流。目前食管腔内阻抗导管均带有 pH 监测通道，可根据 pH 和阻抗变化进一步区分酸反流（pH <4）、弱酸反流（pH 在 4 ~7）以及弱碱反流（pH >7），用于 GERD 的诊断，尤其有助于对非酸反流为主的 NERD 患者的诊断、抗反流手术前和术后的评估、难治性 GERD 病因的寻找、不典型反流症状的 GERD 患者的诊断以及确诊功能性胃灼热患者。

4. 食管胆汁反流测定　用胆汁监测仪（Bmtec 2000）测定食管内胆红素含量，从而了解有无十二指肠胃食管反流。现有的 24 小时胆汁监测仪可得到胆汁反流次数、长时间反流次数、最长反流时间和吸收值≥0.14 的总时间及其百分比，从而对胃食管反流做出正确的评价。因采用比色法检测，必须限制饮食中的有色物质。

5. 上胃肠道 X 线钡餐　对观察有无反流及食管炎均有一定的帮助，还有助于排除其他疾病和发现有无解剖异常，如膈疝，有时上胃肠道钡餐检查还可发现内镜检查没有发现的轻的食管狭窄，但钡餐检查的阳性率不高。

6. 胃 - 食管放射性核素闪烁显像　此为服用含放射性核素流食后以 γ 照相机检测放射活性反流的技术。本技术有 90% 的高敏感性，但特异性低，仅为 36%。

7. GERD 诊断问卷　让疑似 GERD 患者回顾过去 4 周的症状以及症状发作的频率，并将症状由轻到重分为 0~5 级，评估症状程度，总分超过 12 分即可诊断为 GERD（表 7-2）。

表 7-2　GERD 诊断问卷评分表

	从未有过	1 周 <1 天	1 周 1 天	1 周 2~3 天	1 周 4~5 天	几乎每天
胃灼热	0 分	1 分	2 分	3 分	4 分	5 分
反流	0 分	1 分	2 分	3 分	4 分	5 分
非心源性胸痛	0 分	1 分	2 分	3 分	4 分	5 分
反酸	0 分	1 分	2 分	3 分	4 分	5 分
	从未有过	非常轻微	轻微	中度	中重度	重度
胃灼热	0 分	1 分	2 分	3 分	4 分	5 分
反流	0 分	1 分	2 分	3 分	4 分	5 分
非心源性胸痛	0 分	1 分	2 分	3 分	4 分	5 分
反酸	0 分	1 分	2 分	3 分	4 分	5 分

8. 质子泵抑制剂（proton pump inhibitors，PPI）试验　对疑似 GERD 的患者，可服用标准剂量 PPI，每天 2 次，用药时间为 1~2 周。患者服药后 3~7 天，若症状消失或显著好转，本病诊断可成立。其敏感性和特异性均可达 60% 以上。但本试验不能鉴别恶性疾病，且可因用 PPI 而掩盖内镜所见。

六、并发症

1. Barrett 食管　为胃食管连接部位以上的食管鳞状上皮部分被化生的柱状上皮取代，GERD 是 BE 的主要原因。约 3/4 的 BE 患者化生上皮的长度不到 3cm，这类患者食管腺癌的风险明显低于化生范围广泛的患者。BE 患者中食管腺癌的发病率存在明显的性别及种族差异，男性远远多于女性，白种人多于其他人种。BE，尤其伴有特殊肠上皮化生的 BE 发生食管腺癌的危险性大，比一般人群高 30 倍，视为一种癌前病变，值得重视，应密切随访观察。

2. 狭窄　指由 GERD 引起的食管管腔的持续性狭窄。食管狭窄的典型症状为持续性吞咽困难。严重的反流性食管炎可致食管管腔狭窄，但其发生率不到 5%。

七、诊断

由于 GERD 临床表现多种多样，症状轻重不一，有的患者可能有典型的反流症状，但内镜及胃食管反流检测无异常；而有的患者以其他器官系统的症状为主要表现，给 GERD 的诊断造成一定的困难。因此，GERD 的诊断应结合患者的症状及实验室检查综合判断。

1. RE 的诊断　有胃食管反流的症状，内镜可见累及食管远端的食管炎，排除其他原因所致的食管炎。

2. NERD 的诊断　有胃食管反流的症状，内镜无食管炎改变，但实验室检查有胃食管反流的证据，如：①24 小时食管 pH 监测阳性。②食管阻抗监测、食管胆汁反流测定、静息放射性核素检查或钡餐检查显示胃食管反流。③食管测压示 LES 压力降低或 TLESR，或食管体部蠕动波幅降低。

八、鉴别诊断

1. 胃灼热的鉴别诊断　胃灼热是 GERD 最常见的症状。但部分胃灼热的患者没有明确的胃食管反流及其引起症状的证据且没有明确的病理性食管动力障碍性疾病的依据，应考虑为功能性胃灼热。功能性胃灼热的病理生理机制尚未阐明，可能与食管高敏感有关，部分功能性胃灼热患者存在心理方面的异常，如焦虑、躯体化障碍等。功能性胃灼热应注意与 NERD 鉴别。近年的研究表明，短时间反流、弱酸反流、非酸反流在 NERD 的发病中起重要作用。因此，常规食管 pH 监测阴性并不能明确排除胃食管反流的存在。

2. 胸痛的鉴别诊断　胸痛是一个常见的主诉，包括心源性胸痛和非心源性胸痛，两者有时难以鉴别，尤其在有吸烟、肥胖及糖尿病等冠心病危险因素的患者。非心源性胸痛最主要的原因是 GERD，典型的由于胃食管反流引起的胸痛主要为胸骨后烧灼样疼痛，多出现于餐后（也可因情绪或运动而加重，与心绞痛的症状相似），一般无放射痛，部分可向后背放射，平卧时疼痛加重，服用抑酸药可缓解。典型的心绞痛症状常表现为胸骨后疼痛或不适，多为劳累后诱发，持续数分钟，休息或服用硝酸甘油类药物可缓解。临床上确诊冠心病是有一定困难的，通常认为在怀疑心源性胸痛时，应进行冠状动脉造影检查。

九、治疗

胃食管反流病的治疗目标为：充分缓解症状，治愈食管炎，维持症状缓解和胃镜检查的缓解，治疗或预防并发症。

（一）GERD 的非药物治疗

非药物治疗指生活方式的指导，避免一切引起胃食管反流的因素等。如要求患者饮食不宜过饱；忌烟、酒、咖啡、巧克力、酸食和过多脂肪；避免餐后立即平卧。对仰卧位反流，抬高床头 10cm 就可减轻症状。对于立位反流，有时只要患者穿宽松衣服，避免牵拉、上举或弯腰就可减轻。超重者在减肥后症状会有所改善。某些药物能降低 LES 的压力，导致反流或使其加重，如抗胆碱能药物、钙通道阻断剂、硝酸盐类药物、肌肉松弛剂等，对 GERD 患者尽量避免使用这些药物。

（二）GERD 的药物治疗

1. 抑酸药　抑酸药是治疗 GERD 的主要药物，主要包括：PPI 和 H_2 受体拮抗剂（hista-

mine receptor antagonist，H_2RA），PPI 症状缓解最快，对食管炎的治愈率最高。虽然 H_2RA 疗效低于 PPI，但在一些病情不是很严重的 GERD 患者中，采用 H_2RA 仍是有效的。

2. 促动力药 促动力药可用于经过选择的患者，特别是作为酸抑制治疗的一种辅助药物。对大多数 GERD 患者，目前应用的促动力药不是理想的单一治疗药物。

（1）多巴胺受体拮抗剂：此类药物能促进食管、胃的排空，增加 LES 的张力。此类药物包括甲氧氯普胺（metoclopramide）和多潘立酮（domperidone），常用剂量为 10mg，每天 3～4 次，睡前和餐前服用。前者如剂量过大或长期服用，可导致锥体外系神经症状，故老年患者慎用；后者长期服用亦可致高催乳素血症，产生乳腺增生、泌乳和闭经等不良反应。

（2）非选择性 5 – HT_4 受体激动剂：此类药能促进肠肌丛节后神经释放乙酰胆碱而促进食管、胃的蠕动和排空，从而减轻胃食管反流。目前常用的为莫沙必利（mosapride），常用剂量为 5mg，每天 3～4 次，饭前 15～30 分钟服用。

（3）伊托必利（itopride）：此类药可通过阻断多巴胺 D_2 受体和抑制胆碱酯酶的双重功能，起到加速胃排空、改善胃张力和敏感性、促进胃肠道动力的作用。该药消化道特异性高，对心脏、中枢神经系统、泌乳素分泌的影响小，在 GERD 治疗方面具有长远的优势。常用剂量为 50mg，每天 3～4 次，饭前 15～30 分钟服用。

3. 黏膜保护剂 对控制症状和治疗反流性食管炎有一定疗效。常用的药物有硫糖铝 1g，每天 3～4 次，饭前 1 小时及睡前服用；铝碳酸镁 1g，每天 3～4 次，饭前 1 小时及睡前服用，具有独特的网状结构，既可中和胃酸，又可在酸性环境下结合胆汁酸，对于十二指肠胃食管反流有较好的治疗效果。枸橼酸铋钾盐（tripotassium dicitrato bismuthate，TDB），480mg/d，分 2～4 次于饭前及睡前服用。

4. γ–氨基丁酸（GABA）受体抑制剂 由于 TLESR 是发生胃食管反流的主要机制，因此 TLESR 成为治疗的有效靶点。对动物及人类研究显示，GABA 受体抑制剂巴氯芬（baclofen）可抑制 TLESR，可能是通过抑制脑干反射而起作用的。巴氯芬对 GERD 患者既有短期作用，又有长期作用，可显著减少反流次数和缩短食管酸暴露时间，还可明显改善十二指肠胃食管反流及其相关的反流症状，是目前控制 TLESR 发生率最有前景的药物。

5. 维持治疗 因为 GERD 是一种慢性疾病，持续治疗对控制症状及防止并发症是适当的。

（三）GERD 的内镜抗反流治疗

为了避免 GERD 患者长期需要药物治疗及手术治疗风险大的缺点，内镜医师在过去的几年中在内镜治疗 GERD 方面做出了不懈的努力，通过这种方法改善 LES 的屏障功能，发挥其治疗作用。

1. 胃镜下腔内折叠术 该方法是将一种缝合器安装在胃镜前端，于直视下在齿状线下缝合胃壁组织，形成褶皱，增加贲门口附近紧张度、"延长腹内食管长度"及形成皱褶，以阻挡胃肠内容物的反流。包括黏膜折叠方法或全层折叠方法。

2. 食管下端注射法 指内镜直视下环贲门口或食管下括约肌肌层注射无活性低黏度膨胀物质，增加 LES 的功能。

3. 内镜下射频治疗 该方法是将射频治疗针经活检孔道送达齿状线附近，刺入食管下端的肌层进行热烧灼，使肌层"纤维化"，增加食管下端张力。

内镜治疗 GERD 的安全性及可能性已经多中心研究所证明，且显示大部分患者可终止药物治疗，但目前仍缺乏严格的大样本多中心对照研究。

（四）GERD 的外科手术治疗

对 GERD 患者行外科手术治疗时，必须掌握严格的适应证，主要包括：①需长期用药维持，且用药后症状仍然严重者。②出现严重并发症，如出血、穿孔、狭窄等，经药物或内镜治疗无效者。③伴有严重的食管外并发症，如反复并发肺炎、反复发作的难以控制的哮喘、咽喉炎，经药物或内镜治疗无效者。④疑有恶变倾向的 BE。⑤严重的胃食管反流而不愿终生服药者。⑥仅对大剂量质子泵抑制剂起效的年轻患者，如有严重并发症（出血、狭窄、BE）。

临床应用过的抗反流手术方法较多：目前治疗 GERD 的手术常用 Nissen 胃底折叠术、Belsey 胃底部分折叠术。各种抗反流手术治疗的效果均应通过食管 24 小时 pH 测定、内镜及临床表现进行综合评价。

近十几年来，腹腔镜抗反流手术得到了长足的发展。腹腔镜胃底折叠术是治疗 GERD 疗效确切的方法，是治疗 GERD 的主要选择之一，尤其对于年轻、药物治疗效果不佳、伴有裂孔疝的患者。与常规开放手术相比较，腹腔镜手术具有创伤小、术后疼痛轻和患者恢复快的优点，特别适用于年老体弱、心肺不佳的患者。但最近的研究显示，术后并发症高达30%，包括吞咽困难、不能打嗝、腹泻及肛门排气等。约 62% 的患者在接受抗反流手术 10 年后仍需服用 PPI 治疗。因此，内科医师在建议 GERD 患者行腹腔镜胃底折叠术前应注意这些并发症，严格选择患者。

（五）并发症的治疗

1. 食管狭窄的治疗　早期给予有效的药物治疗是预防 GERD 患者食管狭窄的重要手段。内镜扩张疗法是治疗食管狭窄所致吞咽困难的有效方法。扩张疗法所需食管扩张器有各型探条、气囊、水囊及汞橡胶扩张器等。常将食管直径扩张至 14mm 或 44F。患者行有效的扩张食管治疗后，应用 PPI 或 H_2RA 维持治疗，避免食管再次狭窄。手术是治疗食管狭窄的有效手段。常在抗反流术前或术中同时使用食管扩张疗法。

2. BE 的治疗

（1）药物治疗：长期 PPI 治疗不能缩短 BE 的病变长度，但可促进部分患者鳞状上皮再生，降低食管腺癌发生率。选择性 COX-2 抑制剂有助于减少患食管癌，尤其是腺癌的风险。

（2）内镜治疗：目前常采用的内镜治疗方法有各种方式的内镜消融治疗和内镜下黏膜切除术等。适应证为伴有异型增生和黏膜内癌的 BE 患者，超声内镜检查有助于了解病变的深度，有助于治疗方式的选择。

（3）手术治疗：对已证实有癌变的 BE 患者，原则上应手术治疗。手术方法同食管癌切除术，胃肠道重建多用残胃或结肠，少数用空肠。

（4）抗反流手术：包括外科手术和内镜下抗反流手术。虽然能在一定程度上改善 BE 患者的反流症状，但不能影响其自然病程，远期疗效有待证实。

（祁桠楠）

第四节　肠梗阻

肠梗阻（intestinal obstructlon）指肠内容物在肠道中通过受阻，是常见急腹症，可由多种因素引起。

一、流行病学

目前缺乏完善的流行病学资料。

二、病因和发病机制

肠梗阻有多种病因，发病机制不同，其临床表现及预后相差很大，故肠梗阻依据病因和发病机制的不同进行以下临床分型：

按梗阻原因分

（1）机械性肠梗阻：最常见，由机械因素造成肠腔变窄或闭塞，使肠内容物通过障碍。原因有：①肠外因素，如粘连、肠扭转、嵌顿疝、肠外肿块压迫等。②肠壁病变，如肠道先天性病变、套叠、炎症、肿瘤等导致狭窄。③肠内因素，如粪块、蛔虫团、异物、胆石等堵塞肠腔。

（2）动力性肠梗阻：肠腔无器质性狭窄，是因肠壁肌肉舒缩紊乱而致肠内容物不能正常运行。分为：①麻痹性肠梗阻，多见，因腹部手术、感染中毒、低血钾、脊髓炎等影响肠道神经功能或平滑肌收缩，使肠蠕动丧失。②痉挛性肠梗阻，少见且多短暂出现，是由于肠肌持续过度收缩所致，可见于慢性铅中毒，急性肠炎等并发的肠梗阻。

（3）血运性肠梗阻：肠系膜血管血栓形成或栓塞，肠管血液循环障碍，导致肠麻痹，而使肠内容物不能运行。

（一）按肠壁血运情况分

（1）单纯性肠梗阻：肠壁血运正常，只是肠内容物通过受阻。

（2）绞窄性肠梗阻：梗阻并伴有肠壁血运障碍者，可因肠扭转、肠套叠、嵌顿疝等使肠系膜血管受压或肠系膜血管血栓形成或栓塞引起。

（二）按梗阻部位分

（1）高位小肠梗阻：主要指发生于十二指肠或空肠的梗阻。

（2）低位小肠梗阻：主要指回肠远段的梗阻。

（3）结肠梗阻：多发生于左侧结肠，尤其在乙状结肠或乙状结肠与直肠交界处。

（三）按梗阻程度分

分为部分性与完全性肠梗阻。

（四）按发病缓急分

分为急性与慢性肠梗阻。

值得指出的是，上述各型肠梗阻既相互关联，又可随病理过程演变而转化。例如：单纯性与慢性肠梗阻多为部分性肠梗阻，而一定条件下，单纯性可变为绞窄性，部分性可转成完全性，慢性亦可变为急性肠梗阻。

肠梗阻的主要病理生理变化包括肠膨胀、体液和电解质丢失、感染和毒素吸收三大方面。

（1）肠膨胀：肠梗阻后梗阻以上的肠腔因积气积液而膨胀，梗阻部位越低，时间越长，则肠膨胀越明显。肠腔积气主要来自咽下的空气，其余是由血液弥散或肠内容物腐败、发酵产生的气体。积聚的液体主要是消化液，正常时绝大部分被小肠黏膜吸收，而梗阻后肠膨胀、肠内压增高，既抑制肠黏膜吸收，又刺激其分泌增多，结果肠内液体越积越多。肠内压增高到一定程度，可使肠壁血运障碍，单纯性肠梗阻变为绞窄性肠梗阻。早期主要是静脉回流障碍，肠壁充血、水肿，呈暗红色；继而动脉血流受阻、血栓形成，肠管因缺血而坏死，呈紫黑色，最后可自行破裂。严重的肠膨胀可使膈肌升高，影响患者的呼吸、循环功能。

（2）水电解质、酸碱平衡紊乱：正常成人每日胃肠道分泌液的总量约为8L，绝大部分被再吸收，以保持体液平衡。高位肠梗阻患者频繁呕吐，大量水分及电解质被排出体外；低位肠梗阻时呕吐虽较少，但梗阻以上肠腔中大量积液，造成体液内丢失。如有肠绞窄存在，更丢失大量血液。这些变化导致机体严重缺水、血液浓缩，以及电解质、酸碱平衡失调。但其变化也因梗阻部位的不同而有差别。如为十二指肠第1段梗阻，可因丢失大量胃酸而产生低氯低钾性碱中毒。一般小肠梗阻，丧失的体液多为碱性或中性，钠、钾离子的丢失较氯离子为多，以及在低血容量和缺氧情况下酸性代谢物剧增，加之缺水，少尿可引起严重的代谢性酸中毒。严重的缺钾可加重肠膨胀，并可引起肌肉无力和心律失常。

（3）感染和中毒：正常人小肠内仅有极少数细菌，肠梗阻时内容物滞留，梗阻以上肠腔内细菌大量繁殖，产生许多毒素及其他毒性产物。肠膨胀、肠壁变薄，黏膜屏障破坏，尤其肠管绞窄时，毒素和细菌可通过肠壁引起腹腔感染，并经腹膜吸收产生全身中毒。

肠梗阻的病理生理变化程度随着梗阻的性质、部位而有所差异。如单纯性肠梗阻，以体液丧失和肠膨胀为主。如发生绞窄性肠梗阻，开始时肠壁静脉回流受阻，小静脉和毛细血管淤血、通透性增强，大量血浆、血液渗入肠腔和腹腔，同时动脉继续向绞窄肠袢供血，使血容量迅速减少。继而动脉血流被阻断，肠管缺血性坏死，当肠坏死、穿孔，发生腹膜炎时，全身中毒尤为严重。最后可因急性肾功能及循环、呼吸功能衰竭而死亡。

三、临床表现

腹痛、呕吐、腹胀和无肛门排气排便是肠梗阻的典型症状，但在各型肠梗阻中表现并不一致。

（1）腹痛：机械性肠梗阻时肠段的最先反应是梗阻以上部位增强蠕动，导致阵发性绞痛，多位于腹中部，也可偏于梗阻所在部位。绞痛的程度和间歇期的长短与梗阻部位的高低和病情的缓急有关，急性空肠梗阻时绞痛较剧烈，结肠梗阻者腹痛一般不如小肠梗阻明显。麻痹性肠梗阻一般无腹绞痛，但可因肠管高度膨胀引起持续性胀痛。

（2）呕吐：很快即可发生，早期为反射性的，呕吐物多为胃内容物，晚期则为反流性呕吐，梗阻部位越高，呕吐越严重。结肠梗阻时因回盲瓣作用，晚期才出现呕吐，呕吐物可含粪汁。如呕吐物呈棕褐色或血性，应考虑绞窄性梗阻。麻痹性肠梗阻时，呕吐多为溢出性。

（3）腹胀：较迟出现，程度与梗阻部位有关，低位肠梗阻及麻痹性肠梗阻常有显著全腹膨胀。结肠梗阻时如回盲瓣关闭良好，梗阻以上结肠可形成闭袢，则腹周高度膨胀且往往不对称。腹胀不均匀对称，是肠扭转等闭袢性肠梗阻的特点。

（4）停止排便排气：完全性肠梗阻后多患者多停止排便排气，但在早期，尤其高位梗阻者，梗阻以下肠内残留的气体和粪便仍可排出，所以不能因此否定完全性肠梗阻诊断。某些绞窄性肠梗阻尚可排出血性液体或果酱样便。

（5）全身症状：单纯性肠梗阻早期，患者全身情况多无明显变化。梗阻晚期或绞窄性肠梗阻，患者可出现严重脱水，电解质、酸碱紊乱表现及感染、毒血症状和休克征象。

（6）腹部体征：视诊：机械性肠梗阻常可见肠型和蠕动波，在慢性梗阻和腹壁较薄者尤为明显。触诊：单纯性肠梗阻因肠管膨胀，可有轻度压痛。绞窄性肠梗阻，可有固定压痛和腹膜刺激征。蛔虫团、肠套叠或结肠癌等导致的梗阻，可触及相应的腹块。叩诊：腹腔有渗液时，可出现移动性浊音。听诊：机械性肠梗阻早期，肠鸣音亢进，有气过水声或金属音。麻痹性肠梗阻或机械性肠梗阻并发腹膜炎时，肠鸣音则减弱或消失。

四、实验室检查及特殊检查

（1）实验室检查：单纯性肠梗阻早期无明显变化，随着病情发展，因缺水、血液浓缩，血常规可有血红蛋白及血细胞比容升高。白细胞和中性粒细胞计数明显增加。血生化可出现血钾、血氯、血钠降低。代谢性酸中毒时，二氧化碳结合力可降低。

（2）X线平片：一般在肠梗阻、发生4~6小时，X线即可出现变化。取直立位或左侧卧位摄片，可见到阶梯状的液平面和充气的肠袢。由于梗阻部位不同，X线表现不一，如空肠黏膜的环状皱襞呈"鱼骨刺"样。结肠胀气时显示结肠袋形，位于腹部周边。

五、诊断和鉴别诊断

在诊断过程中必须明确以下几个问题：

（一）是否肠梗阻

典型肠梗阻具有以下特点：

（1）有腹痛、呕吐、腹胀、停止自肛门排气排便这四大症状。

（2）腹部检查可见肠型或蠕动波、腹部压痛、肠鸣音亢进或消失等体征。

（3）腹部X线透视或拍片可见气胀肠袢及多个液平面。

但某些病例并不完全具备这些典型表现，特别是某些绞窄性梗阻早期，可能与急性坏死性胰腺炎、输尿管结石、卵巢囊肿蒂扭转等疾病混淆，甚至误诊为一般肠痉挛，尤应注意。肠梗阻的原因需根据年龄、病史、症状、体征、X线检查等综合分析而做出判断，新生儿肠梗阻以先天性肠道畸形多见；3岁以下幼儿，则肠套叠多见；儿童可有蛔虫性肠梗阻；青中年患者的常见原因是肠粘连、嵌顿性疝、肠扭转；老年人则以结肠癌或粪块堵塞多见。临床上粘连性肠梗阻最常见，多发生于有腹部手术、外伤或感染史者；而有心脏病者，应考虑肠系膜血管栓塞。

（二）单纯性肠梗阻和绞窄性肠梗阻的鉴别

绞窄性肠梗阻预后严重，必须及早手术治疗，应首先明确或排除。有下列表现者应怀疑为绞窄性肠梗阻：

（1）腹痛发作急骤，起始即呈持续性剧痛，可有阵发性加重，或由阵发性绞痛转为持续性腹痛，或出现腰背痛。

（2）呕吐出现早且频繁，呕吐物为血性或肛门排出血性液体或腹腔穿刺抽出血性液体。

（3）腹胀不对称，可触及压痛的肠祥或有腹膜刺激征，肠鸣音可不亢进。

（4）全身情况急剧恶化，毒血症表现明显，早期出现休克。

（5）X线检查见孤立、固定胀大的肠祥，可见扩张的肠管充满液体或显示肠间隙增宽，提示有腹水。

（6）经积极非手术治疗而症状、体征无明显改善。

（三）机械性肠梗阻和动力性肠梗阻的鉴别

前者多须手术，后者常不必手术，故鉴别十分重要。首先分析病史有无机械性肠梗阻因素或引起肠动力紊乱的原发病。机械性肠梗阻的特点是阵发性腹绞痛，腹胀早期可不显著，肠鸣音亢进，X线检查见胀气限于梗阻以上的肠管，即使晚期并发肠麻痹和绞窄，结肠也不会全部胀气。麻痹性肠梗阻特征为无绞痛、肠鸣音减弱或消失、腹胀显著，X线检查见全部小肠和结肠都均匀胀气。痉挛性肠梗阻时腹痛突然发作和消失，间歇不规则，肠鸣音减弱而不消失，无腹胀，X线检查肠亦无明显胀气。

（四）高位肠梗阻和低位肠梗阻的鉴别

高位小肠梗阻，呕吐出现早而频繁，腹胀不明显；低位小肠梗阻和结肠梗阻则反之。后两者可通过X线检查鉴别：低位小肠梗阻，扩张的肠管多在腹中部，液平较多，而结肠内无积气。结肠梗阻时扩张的肠管分布在腹周围，胀气的结肠在梗阻处突然中断，小肠内积气则不明显。

（五）完全性肠梗阻和部分性肠梗阻的鉴别

完全性梗阻多为急性发作，症状体征明显且典型。部分性梗阻多为慢性梗阻，症状不明显，可反复发作，可有排气排便。X线检查完全性梗阻者肠祥充气、扩张明显，梗阻以下结肠内无气体；部分性梗阻则否。

六、治疗

治疗原则是纠正因肠梗阻所引起的全身生理紊乱和解除梗阻，包括非手术和手术治疗两方面。

（一）非手术治疗

是被首先采用的治疗措施，手术治疗必须在此基础上进行。多数动力性肠梗阻只需非手术治疗。对单纯性机械性肠梗阻，尤其早期部分性肠梗阻，如粘连或蛔虫、粪块阻塞所致的肠梗阻，通过非手术治疗可使症状解除；早期肠套叠、肠扭转引起的肠梗阻亦可在严密观察下先行此法使患者免于手术。但在治疗期间必须严密观察，如症状体征不见好转或反有加重，即应手术治疗。非手术治疗具体包括以下措施：

（1）禁食、胃肠减压：怀疑有肠梗阻存在，应严格禁食，超过2天即应给予营养治疗。有效的胃肠减压能减少肠腔内积液积气及细菌和毒素量，减轻腹胀，降低肠腔内压，改善肠壁血液循环及因腹胀引起的循环和呼吸窘迫症状。少数轻型单纯性肠梗阻经有效的减压后可恢复畅通。对需手术治疗者，胃肠减压可减少手术操作困难，增加安全性。

高位小肠梗阻一般采用较短的 Levin 管；低位小肠梗阻和麻痹性肠梗阻，用较长的 Miller – Abbott 管并能放置至梗阻部位，则效果较好；结肠梗阻发生肠膨胀时，插管减压多无效，常需手术减压。

（2）纠正水、电解质和酸碱平衡紊乱：是极重要的措施。输液的种类和量要根据患者呕吐情况、脱水类型及程度、尿量及尿比重、血液浓缩程度、血电解质及肌酐测定、血气分析及中心静脉压监测情况综合分析计算。不但要补充因呕吐、胃肠减压等外丢失量，还要充分考虑到渗至肠腔、腹腔等的内丢失量。要注重酸中毒的纠正及钾的补充。绞窄性肠梗阻和机械性肠梗阻晚期尚应注意血浆或全血等的补给。

（3）防止感染和中毒：适时合理应用抗生素可防止因梗阻时间过长或发生绞窄时继发的多种细菌感染。一般选用以抗革兰阴性杆菌及厌氧菌为主的广谱抗生素。

（4）恢复肠道功能：可试用口服或胃肠灌注油类、中医中药、针灸等方法解除梗阻。麻痹性肠梗阻如无外科情况可用新斯的明注射、腹部芒硝热敷等治疗。肠套叠可用空气钡灌肠法，乙状结肠扭转可用结肠镜，使之复位解除梗阻。

此外，适当应用镇静剂、解痉剂等进行对症处理，麻醉性止痛剂只能在确定手术治疗后使用。

（二）手术治疗

各种类型绞窄性肠梗阻、绝大多数机械性肠梗阻，以及非手术治疗无效的患者，需做手术治疗。由于急性肠梗阻患者的全身情况常较严重，所以手术的原则和目的是：在最短手术时间内，以最简单的方法解除梗阻和恢复肠腔的通畅。具体手术方法要根据梗阻的病因、性质、部位及全身情况而定。手术的主要内容为：①松解粘连或嵌顿性疝，整复套叠或扭转的肠管等，以消除梗阻的局部原因。②切除坏死或有肿瘤的肠段，引流脓肿等，以清除局部病变。③行肠造瘘术以解除肠膨胀，肠吻合术以绕过病变肠段等，恢复肠道功能。

七、预后

绞窄性肠梗阻的预后不良，死亡率高，达 10% ~20%。而单纯性肠梗阻相对较好，死亡率约 3%。

（祁桠楠）

第五节　急性肝功能衰竭

急性肝功能衰竭（Acute liver failure，ALF）是指平时肝功能正常的人出现肝功能快速恶化，导致意识和凝血功能障碍的一种少见状态。在美国，每年大约 2 000 人次发生 ALF。最主要的原因是药物诱发性肝损伤，病毒性肝炎，自身免疫疾病和休克或低灌注状态，约有 20% 的患者无明确原因。年轻人发病率高于其他人群，病死者年轻人更多；儿童发病者少，但病死率可达 70%。开展肝移植前，ALF 的存活率不足 15%，近年来，由于肝移植的广泛开展，目前移植后短期存活率可达 65% 以上。

一、病因

寻找 ALF 的病因对诊断、处理和预后评估均有重要作用。ALI 病因中，我国以病毒性肝炎（乙、丙型）最为多见，欧美国家 40% ~54% 是由对乙酰胺基酚中毒所致，其次是血清阴性肝炎和病毒性肝炎；感染性原因包括细菌感染如脓毒症、败血症，寄生虫病感染如血吸虫病，病毒性感染如巨细胞病毒（CMV）、EB 病毒、肠道病毒等；中毒性原因包括毒蘑菇中毒，药物诱发性肝毒性如抗结核药、化疗药、乙醇等；代谢异常如肝豆状核变性（Wilson病）、遗传性代谢障碍等；自身免疫性肝炎；肝损伤如休克，急性缺血性肝损伤，充血性心衰致肝淤血性损伤，创伤性肝损伤，辐射性肝损伤；急性妊娠脂肪肝综合征；Budd - Chiari 综合征；恶性肿瘤肝浸润；肝移植、外科手术后等；不明原因性肝功能衰竭。

二、临床表现

急性肝衰竭早期可表现为极度乏力，明显厌食或食欲减退，恶心、呕吐、腹胀等严重消化道症状。皮肤巩膜黄染，并进行性加深。出血倾向，随着病情加重或病程延长可有出血性瘀斑，上消化道出血等。重者合并精神、定向力障碍，嗜睡、昏睡甚至昏迷等肝性脑病表现。体检可见精神不振或萎靡不振，黄疸，出血点、瘀斑。心动过速。如合并感染可出现肺部啰音等。腹水征阳性，叩诊有肠胀气表现，早期肝脏可有肿大，但不一定能触及，暴发性肝衰竭者肝脏可缩小，肝浊音界变小等，肠鸣音减少或消失。注意，虽可有黄疸，但并非所有患者均有肉眼黄疸。右上腹压痛变化较大。由于大面积肝细胞坏死，肝浊音界可能无法叩清，肝脏大小触诊不清。早期病毒性肝炎、恶性肿瘤肝浸润、充血性心衰或急性 Budd - Chiari 综合征史患者可能肝脏增大。

三、辅助检查

（1）初始实验室检查：血常规，血型；生化检查如血钠、血钾、血氯、碳酸氢盐、血钙、血镁、血磷、血糖等；肝功能检查如 AST、ALT、ALP、GGT、胆红素（结合/游离），白蛋白/球蛋白；肾功能如 Cr、BUN；凝血功能如凝血酶原时间（PT）/国际标准化比率（INR）；动脉血气分析；动脉血乳酸；血淀粉酶和脂肪酶。

（2）病毒性肝炎血清学检查：如抗 HAV IgM，HBsAg，抗 HBc IgM，抗 HEV，抗 HCV；血氨水平检测；自身抗原如抗核抗体（ANA）、抗中性粒细胞抗体、抗线粒体抗体，以及免疫球蛋白水平等；疑为中毒性肝衰竭者应在病史询问基础上，选择性进行毒物检测；育龄妇女应做妊娠试验检查；疑有 AIDS 者应监测 HIV。

（3）其他检查：如心肌酶谱变化，大小便常规等。

（4）影像学检查：肝脏 B 超，必要时行 CT 扫描，以了解肝脏大小、结构变化，以及胆道系统、脾脏、胰腺情况，有无腹水等。胸片检查有助于排除肺部病变，胸腔积液情况。ECG 检查了解心电变化，特别是有无心肌缺血性改变等。

四、诊断评估与鉴别

1. 分期　根据病程，肝功能衰竭分为 4 类：超急性期、急性期、亚急性期和慢性期。超急性期是指病程少于 7 天者，急性期指病程 7 ~ 21 天者，亚急性期指病程多于 21 天而少于 26 周者，慢性期指病程超过 26 周者。但这种诊断的区分对预后意义不大，除非是对乙酰胺基酚中毒者。

所有临床或实验室提示中到重度急性肝炎的患者均应立即检测凝血酶原时间（PT），并认真检查、评估意识状态。如果 PT 延长约 4 ~ 6s 或以上（INR≥1.5），并有感觉异常的证据者，可诊断为急性肝功能衰竭，并应入院治疗。因为 ALF 进展迅速，数小时内会发生意识变化，一旦诊断确立，便应转入 ICU 治疗。

2. 各期肝衰竭命名及鉴别

（1）急性肝衰竭：是指急性起病，2 周内出现以Ⅱ度以上肝性脑病（四度划分法）为特征的肝衰竭，表现为极度乏力，伴有明显厌食、腹胀、恶心呕吐等消化道症状，数天内黄疸进行性加深，出血倾向明显，凝血酶原活动度（PTA）低于 40%，肝脏进行性缩小；病理表现为肝细胞呈一次性坏死，坏死面积大于肝实质的 2/3，或亚大块坏死，或桥接坏死，伴存活肝细胞严重变性，肝窦网状支架不塌陷或非完全性塌陷。

（2）亚急性肝衰竭：是指起病较急，15 天至 26 周出现肝衰竭的临床表现，如极度乏力，明显消化道症状，黄疸迅速加深，血清总胆红素大于正常值上限 10 倍或每日上升 ≥ 17.1μmol/L，PT 明显延长，PTA≤40%，排除其他原因者；病理表现为肝组织呈新旧不等的亚大块坏死或桥接坏死，较陈旧的坏死区网状纤维塌陷，或有胶原纤维沉积，残留肝细胞有程度不等的再生，并可见细、小胆管增生和胆汁淤积。

（3）慢加急性（亚急性）肝衰竭：是指在慢性肝病基础上，出现急性肝功能失代偿；病理表现为在慢性肝病损害的基础上，发生新的程度不等的肝细胞坏死性病变。

（4）慢性肝衰竭：是指在肝硬化基础上，出现慢性肝功能失代偿，如出现腹水或其他门静脉高压表现，可有肝性脑病，血清总胆红素升高，白蛋白明显下降，有凝血功能障碍，PTA≤40%；病理表现为弥漫性肝脏纤维化以及异常结节形成，可伴有分布不均的肝细胞坏死。

五、治疗

肝衰竭尚无特异药物和手段，主要强调早期诊断、早期治疗，针对不同病因采取个体化的综合治疗措施，防治并发症。

（一）支持治疗

卧床休息，抬高床头 20°～30° 有助于减轻脑水肿，减少能量消耗，减轻肝脏负担，加强生命体征监护和生化指标监测。充分补给热量，以高碳水化合物、低脂、适量蛋白质饮食为主，维持水、电解质和酸碱平衡。60kg 成人总热卡约 1 500～2 000kcal/d，或 35～50kcal/kg，如无法经口补充，应考虑静脉补足。纠正低白蛋白血症和凝血功能障碍。维生素 E、还原型谷胱甘肽等抗氧化剂可能对肝脏有一定保护作用。

ALT 易合并脑水肿和（或）颅内高压、肝性脑病，约 80% 的暴发性肝衰竭伴Ⅳ级肝性脑病患者发生脑水肿，通常 q4～6 小时检查和评估神经功能。Ⅰ/Ⅱ级肝性脑病者应做头颅 CT 扫描，以排除其他引起意识改变的疾病，但对脑水肿诊断价值不大；避免刺激，必要时给予镇静；预防性使用抗生素。血氨水平 >200μg/dl 与脑疝有高度相关性，口服乳果糖（无法口服者可用乳果糖灌肠）有助于降低肠道产氨，防止氨的吸收，一般 30～60ml/d，口服，或 60～120ml 灌肠，保持大便 2～4 次/d 即可。Ⅲ/Ⅳ级肝性脑病者在上述处理基础上，大多数需气管插管保持气道通畅，适当镇静，抬高床头约 30° 左右，有条件者可作颅内压监测。

（二）控制抽搐

抽搐会升高颅内高压，引起脑缺氧，加重脑水肿，应积极控制抽搐或惊厥。最好选用苯妥英钠，因镇静剂对意识评估不便，且肝衰竭时地西泮（安定）清除减慢，使用苯二氮䓬类时宜小剂量给药。

（三）防治脑水肿

（1）甘露醇是最有效的脱颅压药，一般 0.5 ~ 1g/d，iv drip，q6 ~ 8 小时，注意避免血浆渗透压过高（一般≤320mOsm/L），但不必预防性使用甘露醇。

（2）过度通气能收缩脑血管，降低脑血流，可迅速降低颅内压，一般控制 $PaCO_2$ 于 25 ~ 30mmHg，但这种效应不能持久。

（3）最近随机对对照研究发现，30% 的高渗氯化钠可起到降低颅内高压的作用，维持血清钠在 145 ~ 155mmol/L，但需更多研究证实。

（4）对严重颅内高压且对上述措施效差的患者，可考虑使用短效巴比妥类如硫喷妥钠或戊巴比妥，可起到降低颅内压的作用，但易引起低血压，限制了其使用。用法：戊巴比妥 100 ~ 150mg，iv，q15min×4 次，而后 1 ~ 3mg/（kg·h）可有效控制脑水肿；或硫喷妥钠 250 ~ 500mg，iv×15min，继之 50 ~ 250mg/h。

（5）激素对肿瘤和颅内感染引起的颅内高压有预防和治疗作用，但对 ALF 患者的脑水肿防治和提高存活率均无益处。

（6）低体温可预防脑充血，改变脑氨水平和（或）糖代谢，32 ~ 34℃ 的中度低体温可起到预防或控制 ALF 颅内高压作用，但低体温有增加感染、引起或加重凝血障碍和心律失常的风险。

（四）感染

所有 ALF 患者均有感染（细菌或真菌）的风险，严重者引起脓毒症，感染和（或）全身炎症反应综合征（SIRS）与肝性脑病深度有相关性，肝性脑病增加脑水肿概率，发热也会增加颅内压，预防细菌和真菌感染可减少感染风险，降低脑水肿和颅内高压的风险。入院前 3 天感染的主要致病菌是金黄色葡萄球菌、表皮葡萄球菌或革兰阴性肠杆菌（如大肠杆菌），可考虑口服肠道不吸收抗生素如多西环素等。一旦有发热、白细胞升高等感染征象，应积极寻找感染部位，可定期（一般 3 ~ 5 天）复查胸片和送血、尿、痰标本作细菌和真菌培养，寻找感染源和致病菌。经验性使用肝素毒性较小的抗生素，可选用三代头孢菌素如头孢噻肟 2 ~ 6g/d，iv，哌拉西林 – 他唑巴坦和万古霉素等。常见的真菌感染是念珠菌或曲菌，多是在广谱抗生素使用 1 周后出现。

（五）凝血障碍

肝衰竭导致凝血因子合成减少，可能发生凝血因子和血小板消耗增多，因此，不少患者血小板≤$100 × 10^9$/L（10 万/mm³）。常规使用维生素 $K_1$5 ~ 10mg 皮下注射，或 10 ~ 30mg，静脉滴注，qd。明显凝血功能障碍（PT 延长 4s 或以上、INR≥1.5）伴出血者，应考虑输注新鲜冷冻血浆（FFP），如无出血，不必使用新鲜血浆。冷沉淀物同样有助于改善凝血功能。血小板一般以 $100 × 10^9$/L（10 万/mm³）界线。不过，如能维持在（50 ~ 70）× 10^9/L（5 万 ~ 7 万/mm³），常规有创操作如注射、抽血等可能不会产生较多出血，但如 $50 × 10^9$/L（<5 万/mm³），应考虑输注血小板。如有条件，ALF 伴凝血障碍者可考虑输注重组活化Ⅶ因子（rFⅦa），有研究表明 FFP + rFⅦa 效果更佳。

（六）胃肠道出血预防

胃肠道出血是 ALF 公认的并发症，机械通气 >48 小时和凝血功能障碍是危重患者胃肠道出血的最主要危险因素，其他危险因素包括肝、肾衰竭、脓毒症（sepsis）、休克等。H_2 受体拮抗剂如雷尼替丁［3mg/（kg·d）］和硫糖铝（2~4g/d）均可有效预防和减少此类出血的发生，前者的有效性更大，后者只作为二线用药，但两者在预防肺炎方面的作用相当。质子泵抑制剂也有效，但研究资料更少。维持胃液 pH >5.0 可有效减少胃肠道出血。

（七）血流动力学

ALF 生理机制与肝硬化和肝肾综合征相似。由于意识变化导致摄入不足、液体渗出至血管外和可能有的消化道失血等原因，可能患者入院时就有血管内容量不足。因此，大多数患者需要液体复苏，而放置肺动脉导管对液体控制和监测指导补液有定一作用。对 ALF 患者，胶体液如白蛋白较晶体液如生理盐水更为重要，应首先考虑，输入液中应含葡萄糖，以维持能量需求和血糖水平。充分的液体复苏和控制潜在感染和脓毒症对纠正低血压起着重要作用，必要时加用升压药，以维持平均动脉压 ≥50~60mmHg，肺毛细血管楔压 8~14mmHg。为维持血压水平，可选用多巴胺、肾上腺素、去甲肾上腺素，但多巴胺对增加氧输送似乎更有效；但一般不选用加压素类，否则会增加脑血流，促进颅内高压。

（八）肾功能保护

ALF 患者常合并急性肾衰竭，大多是肾前性或低血容量，其他原因包括肝肾综合征、急性肾小管坏死，药物或毒素中毒等。对乙酰胺基酚中毒导致 ALF 者，约占肾衰竭的 70%，而其他原因约 30%。ALF 患者合并肾衰竭是预后恶劣的重要预测因素，因此，避免使用肾毒性药如氨基糖苷类、非甾体抗炎药（NSAID）、对比造影剂和积极控制感染显得极为重要。如有透析指征，首选持续静脉-静脉替代（CVVHD）而非间断透析疗法，这对改善心血管功能稳定和控制颅内压很有帮助。

（九）代谢问题

ALF 患者最常出现四低（4H），即低血糖（Hypoglycaemia）、低血钠（Hyponatraemia）、低血钾（Hypokalaemia）、低血磷（Hypophosphataemia）和代谢性碱中毒。因此，需密切监测血糖，血气分析和血清钾、钠、镁、磷等。低血糖可能因肝性脑病而掩盖，尤应反复监测血糖水平，防止或及早发现低血糖，以便即时处理，一般最好维持血糖 >4mmol/L。电解质和酸碱平衡对保持正常代谢极为重要，严格限制蛋白摄入，每日蛋白量控制在 60g（1g/kg）即可，支链氨基酸并未优于其他制剂。原则上只要有能力，应首选胃肠道营养，但肝性脑病者忌经肠内给予蛋白，以防增加血氨产量，加重病情。

（十）肝移植

原位肝移植是 ALF 维持生命的最后希望。但因条件所限，不少患者无法获得此机会。主要适应证包括各种原因所致的中晚期肝衰竭，经积极内科和人工肝治疗疗效欠佳；各种类型的终末期肝硬化。

（十一）人工肝支持

人工肝是指通过体外的机械、物理化学或生物装置，清除各种有害物质，补充必须物质，改善内环境，暂时替代衰竭肝脏部分功能的治疗方法，能为肝细胞再生及肝功能恢复创造条件或等待机会进行肝移植。有条件者可试用，但其确切有效性尚待进一步论证，最近的初步研究显示体外全肝灌注（Extracorporeal whole liver perfusion，EWLP）可有效清除血氨。目前人工肝主要包括血浆置换、血液灌流、血浆胆红素吸附、血液滤过、血液透析、白蛋白透析、血浆滤过透析和持续性血液净化疗法。主要适于：①各种原因引起的肝衰竭早、中期，PTA 在 20% ~40% 之间和血小板大于 5 万/mm。为宜；晚期肝衰竭患者也可进行治疗，但并发症明显增多；对未达到肝衰竭诊断标准者而有肝衰竭倾向者，也可考虑早期干预。②晚期肝衰竭肝移植术前等待供体、肝移植术后排异反应、移植肝无功能期。其禁忌证包括：严重活动性出血或弥漫性血管内凝血者；对治疗过程中所用血制品或药品如血浆、肝素和钱精蛋白等高度过敏者；循环功能衰竭者；心脑梗死非稳定者；妊娠晚期等。

（祁桠楠）

第八章　泌尿系统疾病

第一节　急性肾小球肾炎

急性肾小球肾炎（acute glomerulo nephritis）（简称急性肾炎）是急性起病，以血尿、蛋白尿、水肿和高血压为主要表现，并常有肾小球滤过率一过性下降的一组肾小球疾病。其病理类型为毛细血管内增生性肾炎。该肾炎多发生在链球菌感染后，其他微生物感染也可引起。

一、病因及发病机制

急性肾炎常发生在 β−溶血性链球菌 A 组 12 型等"致肾炎菌株"感染后，此感染常为上呼吸道感染（多为扁桃体炎）或皮肤感染（多为脓疱病）。

感染导致机体免疫反应引起肾炎。链球菌的致病抗原从前认为是胞壁上的 M 蛋白，但以后发现该抗原主要在胞膜及胞浆中。这些抗原可与其抗体在循环中形成免疫复合物，然后沉积于肾小球致病；这些抗原也可先"种植"于肾小球，然后吸引循环中游离抗体，在肾小球内形成原位免疫复合物致成肾炎。

二、临床表现

急性肾炎多发生于儿童，男多于女。前驱感染后常有 1～3 周潜伏期，皮肤感染者潜伏期常较呼吸道感染者长，起病急。

急性肾炎临床表现轻重差别很大。轻者呈亚临床型，无明显症状及体征，仅尿化验异常，易误诊为隐匿性肾炎；重者酷似急进性肾炎，病情急剧进展，短期内出现少（无）尿及急性肾衰竭。

1. 尿异常　急性肾炎患者几乎全有血尿，为肾小球源血尿，从无血尿者极难考虑本病。约40%的患者呈肉眼血尿，常为疾病首发症状。蛋白尿一般不重，仅不足20%的患者出现大量蛋白尿（>3.5g/d）。尿中常有管型（包括颗粒管型及红细胞管型等）。急性肾炎早期，患者尿中尚可有白细胞，甚至白细胞管型，莫误诊为泌尿系统感染。

2. 水肿　约90%的患者出现水肿，也常为疾病最早症状。轻者仅眼睑及面部水肿，晨起时明显；少数病重者，水肿可遍及全身，呈可凹性，发生肾病综合征时还会出现腹水及胸水。

伴随水肿尿量减少，少数患者甚至出现少尿（<400ml/d）。多数患者起病2～4周后即自发出现利尿，随尿量增多水肿逐渐消退。

3. 高血压　约75%的患者病初水肿明显时，也出现高血压。一般为轻、中度高血压；少数患者（尤其患儿）可呈重度高血压，甚至诱发脑病。当患者自发利尿后，高血压也随之恢复正常。

4. 肾功能异常 急性肾炎患者肾功能可以正常，但病初尿量减少时，亦可有肾小球滤过率下降，甚至肌酐及尿素氮轻度升高，但该肾功能异常为一过性，待自发利尿出现后即恢复正常。极少数少尿患者，可发生急性肾衰竭，临床表现酷似急进性肾炎。

5. 血清补体测定 急性肾炎患者发病初期血清补体 C_3 及总补体 CH50 常明显降低（C_3常降至正常值的 50% 以下），并于起病 8 周内恢复正常。血清补体的这一变化在急性肾炎诊断及鉴别诊断上意义极大。

6. 病原学检查 为确定前驱感染是否由链球菌引起，早期可做病灶（咽部或皮肤感染灶）细菌培养，后期可查血清抗链球菌溶血素"O"抗体（ASO）。链球菌感染后 3 周，患者血清 ASO 滴度即开始上升，感染后 3~5 周渐达高峰，一直维持 6 个月或更长时间才逐渐恢复正常。

病原学检查对疾病诊断意义有限。急性肾炎发病时前驱感染多已消退，故病灶细菌培养常显阴性。

另外，若感染的链球菌致肾炎株不分泌溶血素"O"，或虽能分泌溶血素"O"，但细菌在感染早期即被抗生素杀灭，患者血清 ASO 滴度均可不高。

7. 病理表现 急性肾炎的病理类型为毛细血管内增生性肾炎（endocapillary proliferative glomerulo nephritis）。光镜检查可见肾小球内皮细胞及系膜细胞弥漫增生，早期尚有中性白细胞及单核细胞浸润，免疫病理检查可见 IgG 及 C_3 呈粗颗粒于系膜区及毛细血管壁沉积。电镜检查于上皮下可见驼峰样大块电子致密物。

三、诊断

1. 诊断 链球菌感染后 1~3 周发生血尿、蛋白尿、水肿及高血压，伴或不伴肾功能损害，均应怀疑急性肾炎。如化验发现血清补体 C_3 下降（发病 8 周内恢复正常），急性肾炎临床诊断即可成立。若临床表现欠典型，则需作肾穿刺病理检查，急性肾炎病理类型应为毛细血管内增生性肾炎。

2. 病情危重指标 急性肾炎患者若出现少尿及急性肾衰竭，则表示病情危重，如不及时进行透析治疗，患者可因严重水、电解质及酸碱平衡紊乱而死亡。

急性肾炎患者出现少尿时，还可诱发急性肺水肿或脑病（头痛、呕吐、嗜睡乃至神志不清、惊厥及癫痫发作），也属危重病情，若不积极抢救也可危及生命。

3. 误诊漏诊原因分析 急性肾炎诊断扩大化，是目前临床上一个值得注意的问题。

不少医生不看患者是否有急性肾炎综合征表现（血尿、蛋白尿、水肿、高血压及一过性肾功能损害），尤其不管是否有血尿，只看发病时间短，就诊断急性肾炎，这是造成诊断扩大化的一个重要原因。

另外，某些医师不给患者做血清补体 C_3 检查，也不开展肾穿刺活检，只要临床呈急性肾炎综合征就诊断急性肾炎，这是造成诊断扩大化的另一原因。因为某些慢性肾炎及继发性肾小球疾病也能呈急性肾炎综合征表现（详见下叙），必须仔细鉴别。

4. 鉴别诊断

（1）隐匿性肾小球肾炎：轻型（亚临床）急性肾炎需与隐匿性肾炎鉴别。从临床表现上二者无法区分，唯有早期化验血清补体 C_3 或（和）进行肾穿刺病理检查才能帮助鉴别诊断。隐匿性肾炎患者血清补体应正常，病理类型常为肾小球轻微病变、轻度系膜增生性肾炎或局灶节段性增生性肾炎，均与急性肾炎不同。

（2）慢性肾炎：病理类型为系膜毛细血管性肾炎及系膜增生性肾炎（包括 IgA 肾病）的慢性肾炎患者，感染后能出现急性肾炎综合征。当它们以急性肾炎综合征表现起病时，需与急性肾炎鉴别。鉴别要点如下：①感染至发病的间期（潜伏期）。急性肾炎为 1~3 周，慢性肾炎不到 1 周（其中 IgA 肾病短至数小时至 3d）。②血清补体 C_3。急性肾炎患者血清补体 C_3 于起病初降低，8 周内自行恢复；50%~75% 的系膜毛细血管性肾炎患者血清补体 C_3 亦降低，但为持续性，8 周内不恢复正常；而系膜增生性肾炎（包括 IgA 肾病）患者血清补体 C_3 正常。③病理表现。急性肾炎的病理类型为毛细血管内增生性肾炎，与系膜毛细血管性肾炎及系膜增生性肾炎均不同。④疾病过程。急性肾炎为自限性疾病，有自愈倾向，而慢性肾炎持续不愈。

（3）急进性肾炎：重型急性肾炎患者可出现少尿及急性肾衰竭，临床酷似急进性肾炎，其中 Ⅱ 型急进性肾炎患者血清补体 C_3 也可降低，与急性肾炎更难鉴别。两病鉴别要点：①免疫学检查。Ⅰ 型急进性肾炎患者血清抗肾小球基底膜（GBM）抗体阳性，多数 Ⅲ 型急进性肾炎患者血清抗中性白细胞胞浆自身抗体（ANCA）阳性，而补体 C_3 均正常，与急性肾炎不同。②病理表现。急进性肾炎为新月体肾炎，而急性肾炎为毛细血管内增生性肾炎，二者迥然不同。肾穿刺活检是紧急情况下鉴别两病的关键。

（4）继发性肾小球疾病：狼疮性肾炎及过敏性紫癜肾炎等继发性肾小球疾病，也均可呈现急性肾炎综合征；但它们有全身系统疾病的临床及实验室表现，可与急性肾炎鉴别。

四、治疗

急性肾炎以休息及对症治疗为主，少数急性肾衰竭患者应予透析，待其自然恢复。此病不宜用肾上腺皮质激素及细胞毒药物。

1. 一般治疗

（1）休息：肉眼血尿消失、水肿消退及血压恢复正常前，应卧床休息。

（2）饮食：有水肿及高血压时，应予低盐饮食（食盐 <3g/d），但不限水。唯出现少尿而又未做透析时，患者才需限水（每日入量按尿量加不显性失水减内生水计算）。

肾功能正常者可进正常蛋白质饮食 [1g/（kg·d）]，但出现氮质血症时应减少蛋白质摄入量 [直至 0.6g/（kg·d）]，并选择高质量蛋白（富含必需氨基酸的动物蛋白，尤其是蛋和奶）食用。

2. 对症治疗

（1）利尿消肿：一般首选噻嗪类利尿药，如氢氯噻嗪 25~50mg，3 次/d。无效时换襻利尿剂，如呋塞米 20~100mg/d，或布美他尼（布美他尼）0.5~2.0mg/d，注射或分次口服。

急性肾炎患者一般不用保钾利尿药（如氨苯蝶啶、武都力及螺内酯等），尤其在尿量减少时，以免致成高钾血症。

（2）降高血压：首选利尿剂，利尿后血压仍控制不满意时，才予降压药。降压药常选用血管扩张剂（如肼屈嗪 25mg，3 次/d，口服）、α_1 受体阻断剂（压宁定 30~60mg，2 次/d，口服）或钙通道阻滞剂（如硝苯地平 10mg，3 次/d，口服）。由于急性肾炎患者血浆肾素水平常降低，故用β受体阻断剂或血管紧张素转换酶抑制剂降压效果常不佳，而且后者尚可引起高钾血症，因此一般不用。

3. 感染灶治疗　急性肾炎发作时，若咽部或皮肤链球菌感染尚未痊愈，则可予患者注射青霉素（或其他敏感抗生素）治疗2周。

若病程已达3~6个月，尿化验仍异常，且考虑与扁桃体病灶相关时，在肾炎病情稳定情况下［无水肿及高血压，肾功能正常，尿蛋白少于（+），尿沉渣红细胞少于10个/高倍视野］，可行扁桃体摘除术，术前术后2周均需注射青霉素。

4. 危重并发症急救

（1）急性肾衰竭：有下列情况之一即应开始透析治疗。①少（无）尿2d。②血清肌酐升达442μmol/L（5mg/dl），血清尿素氮升达21mmol/L（60mg/dl）。③血钾高于6.5mmol/L。④高血容量，出现肺水肿或脑病先兆。⑤严重代谢性酸中毒，二氧化碳结合力低于13mmol/L，且难以矫正。⑥尿毒症症状极重。

（2）急性肺水肿：系由高血容量及高血压引起，故主要治疗措施为：①减少血容量。进行利尿（需用强效襻利尿剂）或（和）脱水（用血液滤过或连续性动静脉血液滤过脱水）治疗。②减轻心脏前后负荷及降血压。用酚妥拉明（从0.1mg/min开始静脉点滴，每10~15min增加0.1mg/min，直至起效或出现低血压不良反应，最大剂量为1~2mg/min）；或硝普钠（从15μg/min开始避光静脉点滴，每5min增加5μg/min，直至起效或出现低血压不良反应，最大剂量为150μg/min）治疗。一般毋需用洋地黄类强心药。

（3）脑病：首先应积极降低高血压。除常用酚妥拉明或硝普钠外，现还可选用柳胺苄心定（20mg缓慢静脉注射，每10~20min 1次，直至疗效满意或累积量达200mg；或200mg溶至5%葡萄糖溶液200ml中静脉点滴）；或压宁定［12.5~25mg用生理盐水10ml释后缓慢静脉注射，10~15min后可再重复1次；或50~100mg溶至5%葡萄糖溶液250ml中，以2~4μg/（kg·min）速度静脉点滴］降压。此外，还应配合应用襻利尿剂降低高血容量。发生惊厥或抽搐时，还应予镇惊药（如安定、苯巴比妥钠或硫酸镁注射）治疗，并吸氧。

五、预后

急性肾炎有自愈倾向，患者多于起病后2~4周自行利尿，随之水肿消退，血压及肾功能恢复正常。但是，尿常规完全恢复则较慢，轻度镜下血尿及微量蛋白尿可持续达半年，甚至1年以上。尽管如此，该病仍有6%~18%患者可转成慢性肾炎。老年患者预后一般较差，死于心、脑并发症及急性肾衰竭者，以及转成慢性肾炎者均比年轻人多。

（祁桠楠）

第二节　慢性肾小球肾炎

慢性肾小球肾炎（chronic glomerulonephritis）是以蛋白尿、血尿、水肿、高血压为主要表现的一组慢性进展性的原发性肾小球疾病。

一、病因及发病机制

1. 病因　大多数病因不清，少数由于急性链球菌感染后肾炎迁延不愈，其他细菌及病毒等感染后亦可引起。

2. 发病机制

（1）免疫介导炎症：①抗原抗体复合物在肾小球内出现（包括循环免疫复合物在肾小球内沉积、肾小球原位抗原抗体复合物的形成），激活补体导致损伤同时引起肾小球固有细胞活化分泌基质及细胞因子，介导肾小球炎症。②细菌毒素及代谢产物等经旁路直接激活补体导致肾小球损伤。

（2）非免疫因素：①血流动力学改变介导肾小球硬化。②高血压肾损伤。③高血脂肾损害。④间质小管病变，促进肾小球病变进展。

二、临床表现

1. 病程 起病一般隐匿，病程持续数年，甚至数十年。

2. 临床特点 多数患者有轻至中度水肿，轻至中度高血压，易有急性发作倾向，可在感染、劳累后出现肉眼血尿、尿蛋白增加、血压升高、水肿加重、肾功能减退。

3. 尿改变 尿蛋白轻、中度增多，有时定量达 3.5g/d，镜下血尿较常见，可见管型。

4. 肾功能 随病情的发展，逐渐出现肾功能不全，最终缓慢发展至终末期肾衰竭。

5. 辅助检查

（1）实验室检查：①血红蛋白、血沉。②尿检验，包括尿蛋白定性及定量、尿沉渣镜检、尿红细胞位相。③肾功能检查，包括血肌酐、尿素、肌酐清除率和血尿 β_2 微球蛋白。

（2）B超：早期双肾大小正常，随肾功能不全的出现，双肾逐渐萎缩变小。

（3）肾活检病理检查：仅在没有双肾萎缩和慢性肾衰竭等肾活检禁忌证时进行。其病理类型包括系膜增生性肾小球肾炎、膜增生性肾小球肾炎、膜性肾病、局灶性肾小球肾炎和增生硬化性肾小球肾炎。

三、诊断

1. 诊断 ①有蛋白尿、血尿、水肿和高血压，亦可有不同程度的肾功能不全。②除外继发性肾小球肾炎。③无禁忌证时可肾活检确诊。

2. 病情危重指征 ①进展性肾功能恶化。②难以控制的高血压。

3. 误诊漏诊原因分析 ①中年男性，原发高血压伴蛋白尿，易误诊为原发性肾小球肾炎，病史及眼底检查有助于原发高血压的鉴别诊断。②中青年女性，有蛋白尿、血尿和（或）高血压，系统表现不明显，易误诊为原发性慢性肾小球肾炎，应做免疫学检查以排除狼疮性肾炎。

4. 鉴别诊断

（1）原发高血压肾损害：其特点为中老年起病，高血压在先，尿蛋白在后，尿蛋白一般小于 1.5g/d，肾小管损害早于肾小球损害，尿浓缩功能下降，眼底检查有动脉硬化，可伴心脏肥大。

（2）慢性肾盂肾炎：其特点为女性多见，有泌尿系统感染史，尿白细胞增多，细菌培养阳性，晚期可有尿蛋白增多并高血压，肾小管损害为主，氮质血症轻且进展慢，双侧肾脏不等大，可见瘢痕，双侧肾损害不对称。

（3）继发性肾小球疾病：如糖尿病肾病、狼疮性肾炎、肾淀粉样变性等，它们都有各自的疾病特点，只要能想到，鉴别大多不困难。

四、治疗

由于目前无针对病因的有效办法，并且过分积极的治疗将带来很多不良反应，所以治疗目的应以保护肾功能为主，以缓解症状和治疗并发症为辅，而不以消除尿蛋白和血尿为目标。目前一般采用综合性治疗措施。

1. 一般治疗　防止过分劳累，降低感染发生率，避免应用具有肾毒性的药物。

2. 饮食控制

（1）控制蛋白摄入：肾功能不全者根据肾功能减退情况控制蛋白质摄入量，一般在 $30 \sim 40g/d$，饮食中应予优质蛋白（如瘦肉、蛋、奶、鱼、虾等），辅以必需氨基酸。肾功能正常者，蛋白质摄入量可相应放宽，但每天不应大于 $1g/kg$。

（2）限制盐摄入：利于消除水钠潴留和控制血压。

（3）控制血脂：对于合并有高脂血症的患者应通过饮食及药物予以控制。

3. 降压治疗

（1）β 受体阻滞剂：如倍他乐克（美托洛尔），$25 \sim 50mg$，2 次/d。

（2）α 受体阻滞剂：如压宁定，$30 \sim 60mg$，2 次/d。

（3）钙通道阻滞剂：如心痛定（硝苯地平），$10 \sim 20mg$，3 次/d。

（4）血管紧张素转换酶抑制剂（ACEI）：多年来研究表明，ACEI 有降低尿蛋白、保护肾功能的作用，而且并非完全依赖于其降血压的作用，可选用洛叮新 $10mg$，1 次/d。血肌酐大于 $40mg/L$ 时，慎用或不用。

（5）利尿剂：适用于有水钠潴留的患者，肾功能正常者可用噻嗪类利尿剂（双氢克尿噻 $25mg$，1 次/d），肾功能不全者可短期用呋塞米 $20mg$，1 次/d。

目前不主张应用激素或细胞毒药物治疗慢性肾小球肾炎，但对于尿蛋白定量大于 $1g/d$ 的 IgA 肾病，主张足量激素治疗。

（祁桠楠）

第三节　肾性糖尿

肾性糖尿（renal glycosurias）是近端肾小管对葡萄糖的重吸收功能减退而引起的疾病，表现为血糖正常而尿中出现较多葡萄糖。此症临床上不常见，发病率为 $0.2\% \sim 0.6\%$。

一、病因和发病机制

病因为遗传性或获得性。多有家族史，呈常染色体隐性遗传，纯合子为重型，杂合子为轻型。间歇性糖尿在妊娠中后期和终末期肾衰竭患者较常见，这些情况下葡萄糖转运力学的改变与单个肾单位肾小球滤过率增加引起肾小管流率增加有关。

生理状态时，血浆内葡萄糖从肾小球完全滤过，在近端肾小管内几乎全部被重吸收，剩余部分在远端肾小管和集合管被完全重吸收。正常成人最小肾糖阈（TminG）为 $220mg/(min \cdot 1.73m^2)$，肾小管对葡萄糖最大重吸收率（TmG）为 $(325 \pm 36) mg/(min \cdot 1.73m^2)$。正常人 24h 尿糖应 $<125mg$，儿童稍多。如果近端肾小管对葡萄糖重吸收功能降

低，则在血糖正常时尿中会出现较多葡萄糖。

二、分型

根据葡萄糖重吸收曲线不同，将肾性糖尿分为 3 种亚型。

1. A 型　TminG 和 T_MG 均降低，但重吸收曲线形态正常。可能是由于葡萄糖转运蛋白基因突变，使所有肾单位对葡萄糖重吸收功能均减低。此型临床上较少见，可为肾小管单独对葡萄糖转运障碍，更常伴发于其他近端肾小管功能障碍，如 Fanconi 综合征、Lowe 综合征及重金属中毒等。

2. B 型　TminG 降低，T_MG 正常，曲线形态显示患者重吸收率到达最高值时间延长。此型可能是个别肾单位重吸收功能降低或是由于基因突变使转运蛋白亲和力降低，而产生所谓不均匀性吸收所致。本型较常见，一般是单独的近端肾小管对葡萄糖转运障碍，可并发葡萄糖甘氨酸尿，亦偶见合并碳酸氢盐吸收异常。

3. O 型　TminG 和 T_MG 均显著降低，肾小管对葡萄糖重吸收功能严重减退或完全障碍，重吸收曲线低平。可能是某种遗传因素导致葡萄糖转运蛋白缺如或完全失活所致。此型临床罕见。

三、临床表现

肾性糖尿一般无症状，亦不影响生长发育。其临床特点是尿中经常出现葡萄糖而血糖正常。轻症患者仅饭后出现尿糖阳性，重症患者空腹时也有尿糖阳性，可呈持续性糖尿。尿糖量呈轻至中度增高，大多 24h < 3g，偶有高达 10g。少数病例可有轻度多饮、多食和多尿等症状，易误诊为糖尿病。但需指出，肾性糖尿可以是糖尿病的前奏，在其基础上发展为真正的糖尿病。个别 O 型患者在妊娠或饥饿时可能引发脱水或酮症。

四、诊断

尿中出现葡萄糖，24h 尿糖 > 500mg（饮食中糖类含量占 50%）；无高血糖［血糖 < 7.84mmol/L（140mg/dl）］，口服糖耐量试验正常，血胰岛素水平正常，血游离脂肪酸和糖化血红蛋白水平正常。证实尿中排出的糖是葡萄糖，一般采用葡萄糖氧化酶方法进行鉴定，并排除其他糖尿情况，如戊糖尿、果糖尿、蔗糖尿、麦芽糖尿、半乳糖尿和乳糖尿等。无合并其他肾小管转运功能缺陷，如氨基酸、碳酸氢盐、磷酸和尿酸等。

五、鉴别诊断

（一）糖尿病
血糖检测或葡萄糖耐量试验（OGTT）可鉴别，但注意肾性糖尿可为糖尿病的前奏。

（二）继发性肾性糖尿
继发于慢性肾盂肾炎、肾病综合征、多发性骨髓瘤、Fanconi 综合征及其他肾毒物损害，如重金属中毒等。详细的病史和职业史询问可鉴别。

六、治疗

肾性糖尿终身不愈，但预后良好，不影响生长发育，所以无须特殊治疗。严重病例有低血糖时，应对症处理。

（祁桠楠）

第四节　急性肾衰竭

一、急性肾小管坏死

急性肾小管坏死（acute tubular necrosis，ATN）主要由肾缺血、肾中毒引起，临床上以急性肾衰竭为主要表现，多数肾功能可能恢复。

（一）病因及发病机制

1. 病因　急性肾小管坏死约占急性肾衰竭的40%，引起ATN的原因主要分为肾缺血和肾中毒两大类。

（1）肾缺血：严重创伤，出血，感染性休克，大手术后等引起肾血流量急骤下降致使肾缺血，缺氧造成肾小管上皮细胞肿胀、坏死。

（2）肾中毒

1）外源性中毒：药物中毒，抗生素（氨基甙类、头孢类、磺胺类），环孢素A，多肽类中毒。造影剂过量或短期内重复使用。其他药物，如麻醉药、右旋醣酐、甘露醇、利尿剂、农药等。肿瘤化疗药及免疫抑制剂。

重金属：汞、铅、铜、铍等。

生物毒素中毒：蛇毒、蝎毒、蜂毒、蕈毒、鱼胆毒等中毒。

有机溶剂中毒：乙二醇、四氯化碳、甲醇、苯、酚等。

2）内源性毒物：血型不合的输血或药物均可引起血管内溶血，大量血红蛋白堵塞肾小管，大面积挤压伤，横纹肌溶解断裂，大量肌红蛋白堵塞肾小管引起肾小管坏死。

2. 发病机制　ATN是由于肾缺血和肾中毒两种病因相互作用而致病。

（1）肾小管损伤

1）反漏损害：肾缺血或肾中毒直接损害肾小管，使肾小管上皮细胞变性坏死，肾小管基底膜断裂，使肾小管内液反漏入肾间质引起肾间质水肿。

2）阻塞损伤：变性、坏死的肾上皮脱落入管腔内，与近端肾小管刷毛缘脱落的纤毛形成囊泡状物，并与管腔液中的蛋白质共同形成管型阻塞肾小管。阻塞的肾小管上方腔内压升高并继之扩张，使肾小球的有效滤过降低，从而引起少尿。

（2）细胞代谢障碍的细胞损伤：ATN发生过程中肾小管上皮细胞的损伤及其代谢障碍，最终导致细胞结构破坏和细胞死亡。

（3）肾血流动力学变化：肾缺血和肾中毒的作用致使血管活性物质释放，引起肾血流动力学变化，肾血灌注量减少，肾小球滤过率下降。持续的血管收缩，使入球小动脉阻力增高，肾小球有效滤过进一步减少引起少尿和无尿。

（4）缺血再灌注性肾损伤：实验表明在肾缺血后如使肾血流再通，反而可见细胞的损伤加重，可能为细胞内钙超负荷和氧自由基在急性肾衰竭缺血再灌注肾损伤中起重要作用。

（二）临床表现

1. 少尿型 ATN 的临床表现

（1）少尿期：在缺血、创伤、毒物等损害后 1~2d 出现少尿（尿量 <400ml/d）或无尿（尿量 <100ml/d）。一般少尿期持续 2~3d 到 3~4 周，少尿期长者提示肾损害重，超过 1 个月提示有广泛的肾皮质坏死。少尿期的表现如下。

1）水钠潴留：全身水肿，血压升高，肺水肿，脑水肿及心力衰竭。

2）电解质紊乱：高钾血症，血钾 >6.5mmol/L，患者可有四肢无力，麻木，胸闷憋气，心电图提示结性心律，房室传导阻滞，高尖 T 波，QRS 波增宽，P-R 间歇延长，严重可出现心室颤动，心脏停搏。低钠血症，患者可出现神志淡漠、抽搐等脑水肿症状。高磷血症及低钙血症，在纠正酸中毒之后可出现低钙性抽搐。

3）尿毒症症状：各种毒素在体内蓄积引起全身各系统的中毒症状。消化系统，纳差，恶心呕吐，腹痛，腹泻，消化道出血。呼吸系统，肺水肿合并感染，患者有呼吸困难，咳嗽憋气，胸痛。心血管系统，尿毒症心肌病、高血压、心律失常、心力衰竭。血液系统，可有贫血、出血倾向，溶血现象。中枢神经系统可有意识障碍、躁动、谵语、抽搐、昏迷等尿毒症脑病症状。

4）代谢性酸中毒：表现恶心呕吐，疲乏，嗜睡及呼吸深大，严重抑制中枢神经系统而出现昏迷。

（2）多尿期：少尿期后尿量逐渐增加 400ml/d 以上，每日尿量可成倍增加，6~7d 可达 3 000~5 000ml，多尿期 1 周后血尿素氮及血肌酐开始下降，尿毒症症状逐渐改善，多尿期因水分及电解质随尿排出，易出现脱水，低血钾，低血钠。

（3）恢复期：多尿期后肾小管上皮细胞再生与修复，肾功能逐渐恢复，尿素氮及肌酐逐渐恢复至正常。完全恢复需半年至 1 年，少数患者遗留不同程度的肾功能损害。

2. 非少尿型 ATN 的临床表现　非少尿型 ATN，每日尿量平均 >1 000ml，甚至可达 2 000ml，但血肌酐和尿素氮升高。易造成误诊。

非少尿型的致病因素是以氨基糖苷类抗生素及造影剂所致为主，而少尿型 ATN 多以大手术肾缺血导致。

3. 高分解型 ATN　由于大面积烧伤，严重的外伤，挤压伤，严重感染致使组织代谢分解极度旺盛表现为高分解型。其诊断指标为：每日血尿素氮升高 >8.9~35.7mmol/L（20~100mg/dl），血肌酐升高 >176.8μmol/L（>2mg/dl），血钾升高 >1.0mmol/L，每日血 HCO_3^- 下降 >2mmol/L。高分解型 ATN 的高钾血症及严重代谢性酸中毒是两个主要死亡原因。由于毒素急剧升高，尿毒症症状严重，中枢神经系统症状突出。高分解型 ATN 常伴多器官功能衰竭，死亡率高。

4. 多器官功能衰竭　严重 ATN 伴发全身多脏器功能衰竭（心、肺、脑、肝等），肾衰竭合并肺功能衰竭的死亡率最高，合并三个脏器衰竭者死亡率达 50%~75%；累及四个脏器者死亡率达 100%。

5. 辅助检查

（1）实验室检查

1）血液检查：血常规检查血红蛋白大多在正常范围，部分患者可有程度不等的贫血，重者血红蛋白可到 5~60g/L；合并感染时白细胞可增高，血沉一般均加快。

血液生化检查血浆蛋白多正常，血尿酸可偏高，血钙低，血磷高，少尿期可高血钾。

2）尿常规：尿蛋白 + ~ + +，尿比重可呈固定低比重尿 < 1.016，尿渗透压 < 350mmol/L，尿钠 >40mmol/L 尿液可见肾小管上皮及红、白细胞。

（2）其他检查：①B 超提示双肾体积正常或增大，肾实质增厚。②指甲肌酐正常。③肾脏活检：可见肾小管上皮细胞变性，坏死，管腔扩大，细胞核浓缩、破碎及溶解。

（三）诊断

1. 诊断

（1）病史与诱因：既往无肾脏病史，有诱发 ATN 的病因如肾缺血或肾中毒。

（2）尿量少，在补液扩容后或控制心力衰竭后尿量仍不增加者。

（3）急性肾衰竭表现。

（4）急性肾衰竭的辅助检查：B 超示双肾增大或正常大小，指甲肌酐正常。

（5）肾活检可助诊断。

2. 病情危重指标

（1）高血钾≥6.5mmol/L。

（2）严重代谢性酸中毒血重碳酸盐 <15mmol/L。

（3）高分解型 ATN。

（4）并发多脏器衰竭。

3. 误诊、漏诊原因分析　因非少尿型 ATN，每日尿量可 >1 000ml，易造成误漏诊。

4. 鉴别诊断

（1）与肾前性氮质血症少尿鉴别见表 8 - 1。

表 8 - 1　ATN 与肾前性氮质血症鉴别

	肾前性氮质血症	ATN
尿比重	>1.020	<1.010
尿渗透压（mmol/L）	>500	<350
血/尿渗透压	>1.3	<1.1
自由水清除率（ml/h）	< -20	> -1
肾小球清除率（ml/min）	>20	<20
尿钠（mmol/L）	<20	>40
钠排泄分数（%）	<1.0	>2
肾衰指数（mmol/L）	<1	>1
尿/血肌酐	>40	<20

$$钠排泄分数 = \frac{尿钠 \times 血肌酐}{血钠 \times 尿肌酐} \times 100\%$$

$$肾衰指数 = \frac{尿钠（mmol/L）\times 血肌酐}{尿肌酐}$$

（2）与肾后性氮质血症鉴别

1）有明确尿路梗阻的原发病：如结石、肿瘤、前列腺肥大等，在梗阻解除后尿量骤然增加，血尿素氮降至正常。

2）影像学检查：B 超及肾盂静脉造影显示双肾增大，肾盂肾盏、输尿管扩张，积液。同位素肾图示梗阻图形。

（3）与肾小球疾患，肾间质及肾血管病变所致 ARF 的鉴别：

1）与原发性肾小球疾患所致的急性肾衰竭的鉴别：如急进性肾炎，重症急性肾小球肾炎，IgA 肾病，肾病综合征大量蛋白尿所致的特发性急性肾衰竭。

2）与系统性红斑狼疮鉴别：经仔细询问病史，临床特征，化验有助于诊断。

3）与抗中性粒细胞胞浆抗体（ANCA）相关肾小球肾炎所致急性肾衰竭鉴别：临床表现与肾小球肾炎相似，ANCA 阳性可助诊断。

4）与急性间质性肾炎所致急性肾衰竭鉴别：药物过敏性间质性肾炎常有用药过敏史，用药后可出现发热，皮疹，淋巴结肿大，血嗜酸细胞升高，IgE 升高，尿嗜酸性粒细胞增多，轻度血尿及蛋白尿。

（四）治疗

1. 预防措施

（1）病因治疗：积极控制原发病或致病因素。①积极纠正水、电解质和酸碱平衡紊乱。②对有创伤、大手术及麻醉、感染患者，应注意容量。③抗休克：对创伤、感染休克者，应静脉输入林格氏液，等渗葡萄糖盐水以扩充血容量，同时应用肾上腺素能 α 受体阻断剂或 β 受体兴奋剂恢复容量，改善肾组织血灌注。多巴胺 $1 \sim 3 \mu g /$（kg·min）有扩张血管、增加肾血流作用，与速尿（呋塞米）合用效果更好。

（2）有效抗感染治疗：合理使用抗生素，清除感染灶，清创引流。

（3）利尿剂的应用：当血容量纠正而尿量仍少时可给 20% 甘露醇 $125 \sim 250 ml$ 静脉点滴，有利尿、扩容、增加肾血流作用；速尿每次 4mg/kg 静脉注入可利尿、冲刷管型、减轻肾小管阻塞作用。若经上述治疗无效时不可再用，避免药物对肾脏损害。

2. 非透析治疗

（1）少尿期：①控制液体入量，以量出为入，每日液体入量 = 出量（尿、便、呕吐、引流量）+500ml。密切监测体重，血钠和中心静脉压。②纠正高钾血症。严格控制钾的摄入，控制感染，清除病灶坏死组织，避免输陈旧血，可用阳离子交换树脂促使钾从肠道排出。③纠正代谢性酸中毒。当血重碳酸盐 <15mmol/L 时应给予 5% 碳酸氢钠 $100 \sim 250 ml$ 静脉滴注，并注意在纠正酸中毒后给予 10% 葡萄糖酸钙 $10 \sim 20 ml$。

（2）多尿期：①监测体重，水、电解质（钾、钠、钙、镁）并及时给予补充。②监测尿素氮，不正常仍需限制蛋白质入量，若已正常可增加蛋白质入量，有利于损伤的肾细胞修复与再生。

（3）恢复期：此期不应用对肾脏有损伤药物，不宜妊娠、手术，每隔 $1 \sim 2$ 月复查肾功能。

3. 透析疗法

（1）透析指征：血钾 ≥6.5mmol/L 或每日上升 1mmol/L，尿素氮 >21mmol/L（60mg/dl）或每日上升 7.15mmol/L（20mg/dl），血肌酐 >442μmol/L（5mg/dl），具有严重尿毒症症状及严重酸中毒。

（2）透析方法

1）血液透析：具有效率高，起效快的优点，适用于高分解型，但有腹部手术的患者，由于体外循环血流动力学影响大，故在活动性出血，血管通道难以建立时不宜做血液透析。

2）腹膜透析：其优点设备简单，易操作，不需用肝素，对血流动力学影响不大，故适用于活动性出血，心肺功能无法耐受血液透析患者及儿童患者。

3）连续性动静脉滤过（CAVH）：具有操作简便，持续低流量滤过的特点。它采用高效小型滤过器，血流经动脉（A）血引入滤过器，依赖血流在滤过器内静水压力差作为动力，每小时可滤水 600～1 000ml 液体，然后血液经滤过器回输至体内。此疗法适宜于急性肾衰竭的少尿期高度水肿患者。尤其伴有多脏器衰竭即不能选择血液透析又不能选择腹膜透析患者。

（五）预后

ATN 导致急性肾衰竭为临床急症，其死亡率高达 50%。近年来提倡在积极纠正可逆因素同时，主要早期透析治疗有利于降低 ATN 的病死率，提高存活率。因此，多数 ATN 患者肾功能可恢复正常而存活，有 5% 的患者遗留下肾功能不全逐渐进展为慢性肾衰竭。

二、造影剂性肾损害

由于造影剂在临床的广泛使用，造影剂所致肾损害（nephrotoxicity of radiocontrast agents）日益增多，临床表现为非少尿型急性肾衰竭，停药后肾功能逐渐恢复。

（一）病因及发病机制

1. 高渗性造影剂引起渗透性肾脏病变　高渗性造影剂使用后可引起肾脏缺血性改变，肾小球滤过率下降及缺氧性损害。

2. 造影剂对近端肾小管的直接毒性　造影剂使肾小管上皮细胞 Ca^{2+} 内流增加，胞内 Ca^{2+} 浓度增高，细胞的骨架结构被破坏导致细胞死亡。

3. 过敏反应　造影剂作为药物性过敏原，可引起免疫性间质性肾炎。

（二）临床表现

1. 尿改变　注射造影剂后 48h 出现一过性蛋白尿。

2. 肾小管损害　近端肾小管受损可出现尿酶升高及尿 β_2 微球蛋白升高；远端肾小管受损可表现尿比重低与尿渗透压下降。

3. 肾功能改变　重者可表现为少尿或非少尿型急性肾衰竭，其中以非少尿型急性肾衰竭常见。

4. 辅助检查

（1）尿化验：可见肾小管上皮细胞管型或粗颗粒管型，早期可见尿 γ - 谷氨酰转肽酶（γ - GT），N - 乙酰 β - D - 葡萄糖苷酶（NAG）及 β_2 微球蛋白升高；尿钠 <10mmol/L。

（2）血生化：多数患者血肌酐上升，<265μmol/L。

（三）诊断

1. 高危人群　在高龄、血容量不足、原有慢性肾功能不全、多发性骨髓瘤等，大剂量使用造影剂，特别是用离子型或高渗性造影剂后。

2. 肾脏受累表现　多表现为非少尿型急性肾衰竭，或一过性蛋白尿、尿酶升高及尿渗透压下降等。

（四）预后

1. 选好用药适应证 有高危因素的患者应尽量避免进行造影检查。必要时，应小剂量使用造影剂，同时注意纠正诱发因素。肾功能不全者应尽可能避免做造影检查。

2. 避免短期内重复使用造影剂 一般第一次造影后间隔 3 个月左右再行第二次造影。

3. 改换造影剂种类 用非离子型、低渗造影剂（如优维显）可以减少造影剂肾损伤发生的机会。

4. 造影后水化治疗 多饮水，必要时输液，予以"水化"治疗。静脉内输液使肾血流量增加，防止肾小管堵塞，减轻肾血管收缩。

5. 急性肾衰竭的治疗 按急性肾衰竭治疗。对于过敏性急性间质性肾炎的急性肾衰竭可短期使用强的松治疗。

三、血红蛋白及肌红蛋白导致的急性肾小管坏死

红细胞在大量破坏时，血红蛋白被大量释放入血，形成血红蛋白血症；在肌细胞大量破坏时，肌红蛋白大量释放入血形成肌红蛋白血症。血红蛋白或肌红蛋白随尿排出形成血红蛋白尿或肌红蛋白尿。大量的血红蛋白或肌红蛋白可堵塞肾小管、破坏肾小管，引起急性肾小管坏死和急性肾衰竭。

（一）病因及发病机制

1. 血红蛋白尿导致的急性肾小管坏死的病因 ①不合血型的输血。②药物过敏或中毒。③感染：疟疾、严重的革兰阴性杆菌败血症。④蛇咬伤或其他生物毒素中毒。⑤砷、酚等化学毒物中毒。⑥机械或物理因素：例如体外循环、人工瓣膜、大量输入低渗液体。⑦免疫因素：例如自身免疫性溶血性贫血、阵发性夜间血红蛋白尿。

2. 肌红蛋白尿导致的急性肾小管坏死的病因

（1）创伤性：①挤压综合征。②高压电电击休克。③剧烈运动后，癫痫持续发作。④严重病毒感染，严重革兰阴性杆菌败血症，由于高热引起肌肉溶解。⑤一氧化碳中毒：毒性、缺氧以及昏迷倒地自身压迫导致肌肉溶解。

（2）非创伤性：①酒精中毒对肌肉的溶解作用。②低钾血症导致肌肉无力、变性溶解。

（3）混合性：某些毒物不但对肌肉有直接的溶解毒性，而且能导致患者昏迷。患者长期昏迷倒地自身压迫引起肌肉溶解。

3. 发病机制

（1）血红蛋白尿导致的急性肾小管坏死的发病机制：血红蛋白和血红蛋白结合蛋白的亲和力较大，游离血红蛋白可以和血红蛋白结合蛋白相结合不能从肾小球滤过；当血中血红蛋白的量超出血红蛋白结合蛋白的结合能力时，游离血红蛋白即自肾小球滤过。当原尿中血红蛋白超出近端肾小管的重吸收能力时，血红蛋白即自尿中排出形成血红蛋白尿。当有 100ml 血液中的红细胞溶解时即可形成血红蛋白尿。血红蛋白尿导致急性肾小管坏死的发病机理如下：①大量血红蛋白出现于肾小管中，形成血红蛋白管型堵塞肾小管，引起急性肾小管坏死。②在酸性尿环境时（pH < 5.5），血红素可以氧化成高铁血红素，高铁血红素有肾脏毒性，可损伤肾小管导致急性肾小管坏死。③红细胞破坏释放的某些物质可以引起肾血管收缩和肾脏缺血，也是引起急性肾小管坏死的原因之一。

（2）肌红蛋白尿导致的急性肾小管坏死的发病机制：肌红蛋白和血浆中的 α_2-球蛋白结合，但结合疏松，因分子量小容易被肾小球滤过出现于尿中。当血浆中的肌红蛋白的量超出 15mg/L 时即可形成肌红蛋白尿和肾小管内肌红蛋白管型，引起肾小管阻塞和急性肾小管坏死。另外肌红蛋白的直接肾毒性也是其引起急性肾小管坏死的原因之一。

（二）临床表现

1. 血红蛋白尿导致的急性肾小管坏死的临床表现

（1）急性溶血的表现：可以查见引起急性溶血的原发病的表现，例如不合血型的输血、各种可引起溶血的毒物接触史。急性溶血时出现寒战高热，恶心呕吐等溶血中毒症状。临床检查有黄疸。

（2）贫血的表现：由于红细胞大量破坏而出现贫血。

（3）血红蛋白尿：尿为酱油色，潜血阳性，但尿沉渣镜检没有红细胞。尿的性状与肌红蛋白尿相同，尿蛋白电泳有助于两者的鉴别。

（4）急性肾衰竭：多为少尿型高分解型急性肾衰竭。跟其他类型的急性肾小管坏死相比，本型急性肾衰竭高钾血症、高尿酸血症和高磷血症更明显。如果处理不及时可因高血钾导致死亡。

2. 肌红蛋白尿导致的急性肾小管坏死的临床表现

（1）肌肉溶解的表现：肌肉溶解局部红肿疼痛或青紫。

（2）肌红蛋白尿。

（3）急性肾衰竭：与血红蛋白溶解导致的急性肾衰竭相仿。只是由于肌肉坏死后钙化消耗血清钙，所以往往患者的低钙血症更明显。

（4）血清肌酶增高。

3. 辅助检查

（1）血红蛋白尿导致的急性肾小管坏死：①溶血性贫血，有血红蛋白下降，血间接胆红素升高，网织红细胞升高，血中血红蛋白结合蛋白水平下降甚至消失。②血红蛋白尿：尿蛋白电泳为血红蛋白。③血肌酐、尿素氮、尿酸、钾离子、磷等升高。

（2）肌红蛋白尿导致的急性肾小管坏死：①血红蛋白正常。②肌红蛋白尿，尿蛋白电泳为肌红蛋白。③肌酶增高。④血钙下降比血红蛋白尿导致的急性肾小管坏死明显。⑤血肌酐、尿素氮、尿酸、钾离子、磷等升高。

（三）诊断

1. 诊断

（1）血红蛋白尿导致的急性肾小管坏死的诊断要点：①有引起红细胞溶解的原发病。②酱油尿。尿沉渣镜检没有红细胞，但尿潜血阳性。③急性肾衰竭，常常为少尿型，高钾血症、高磷血症、高尿酸血症往往比其他类型的急性肾小管坏死明显。④血清呈红色，血浆中查见游离血红蛋白。血浆血红蛋白结合蛋白水平下降。

（2）肌红蛋白导致的急性肾小管坏死的诊断要点：①有引起肌肉溶解破坏的原发病。②酱油尿。尿沉渣镜检没有红细胞，但尿潜血阳性。③急性肾衰竭，常常为少尿型，高钾血症、高磷血症、高尿酸血症往往比其他类型的急性肾小管坏死明显。④由于肌红蛋白分子量小，与 α_2-球蛋白的结合松散，所以排出较快，不容易从血浆中检出。血中的血红蛋白结合蛋白水平正常。

2. 病情危重指标

（1）肾衰竭导致的严重高血钾、酸中毒和水潴留导致的肺水肿时，病情危重；但由于现代透析技术的发展，患者很少直接死于急性肾衰竭。

（2）病情危重指标还与原发病有关。

3. 误诊、漏诊原因分析　由于本病有明确的病因和起始因素，患者临床症状明显，所以不难诊断。关键在于诊断原发病时想到急性肾衰竭的可能，从而得以进一步检查明确诊断。

4. 鉴别诊断　本病不难与其他急性肾小管坏死鉴别，关键是血红蛋白尿和肌红蛋白尿导致的急性肾小管坏死的鉴别。从临床表现可见血红蛋白和肌红蛋白尿导致的急性肾小管坏死十分相似，均呈酱油尿、急性肾衰竭。血红蛋白尿者有红细胞溶解的原发病，血浆检出血红蛋白，尿蛋白电泳发现血红蛋白带，血浆中的血红蛋白结合蛋白水平下降甚至消失。肌红蛋白尿者有肌肉溶解破坏的原发病，血浆中不易检出肌红蛋白，尿蛋白电泳发现肌红蛋白带，血浆中的血红蛋白结合蛋白的水平不下降。

（四）治疗

1. 一般治疗　营养支持，纠正水和电解质平衡紊乱。

2. 病因治疗　原发病的治疗十分重要。引起红细胞溶解和肌肉溶解的因素必须尽快去除。立即停止不合血型的输血、治疗自身免疫性疾病、抗感染等。去除病因才能防止红细胞的进一步破坏。有昏迷自身压迫者应立即解除压迫，经常给患者更换体位。

3. 特殊治疗

（1）碱化尿液：防止血红蛋白或肌红蛋白在肾小管凝集阻塞肾小管。静脉点滴5%碳酸氢钠，保持尿液的 pH 在 7.0 ~ 8.0。在碱性环境中血色素不易氧化为高铁血色素，减少肾脏毒性。

（2）利尿：甘露醇有渗透性利尿作用，可用来冲刷肾小管，防止蛋白停留阻塞。可给25%甘露醇100ml静脉点滴。甘露醇和速尿合用效果更佳。

（3）治疗急性肾衰竭：急性肾小管坏死者肾功能一般均能恢复，关键是帮助患者度过急性肾衰竭的急性期。治疗与一般的急性肾衰竭治疗相同。有透析指征时进行透析治疗。如果有透析脱水应当注意，脱水过度时造成肾缺血，减慢急性肾小管坏死肾功能的恢复。

（五）预后

本病肾功能大多能够恢复。原发病直接影响预后。

（邵慧真）

第五节　慢性肾衰竭

一、慢性肾衰竭

慢性肾衰竭（chronic renal failure）是各种原因引起慢性病理性肾脏损害，并导致肾功能逐渐恶化的结果。肾功能损害的程度可从轻度直至终末期肾衰竭，以至于需要透析或移植替代肾脏功能。

（一）病因及发病机制

1. 病因 各种原发或继发性肾脏疾病晚期均可以出现慢性肾衰竭。成人常见原因有：

（1）原发性肾脏疾病：慢性肾小球肾炎，慢性小管－间质性肾炎等。

（2）继发性肾脏疾病：高血压性肾损害，糖尿病肾病，自体免疫性及结缔组织疾病肾损害等。

（3）遗传性肾脏病：多囊肾、Alport综合征等。

2. 发病机制 各种疾病导致肾损害后，肾功能可进展恶化到终末期肾衰竭。肾功能进行性恶化的机制尚不完全清楚，可能与高血压、高灌注、高滤过、肾小管高代谢，脂代谢异常，继发性甲状旁腺功能亢进以及与尿毒症毒素等有关。当并发感染时，亦会加重肾功能损害。

（二）临床表现

1. 肾功能不全的分期

（1）肾功能不全代偿期：临床无症状，SCr 133～177μmol/L（1.5～2mg/dl），CCr 50～80ml/min。

（2）肾功能不全失代偿期：临床上可出现乏力、轻度贫血、食欲减退等症状，SCr 186～442μmol/L（2～5mg/dl），CCr 50～20ml/min。

（3）肾衰竭期：患者出现贫血、代谢性酸中毒及水、电解质紊乱等症状，SCr 451～707tμmol/L（5～8mg/dl），CCr 20～10ml/min。

（4）尿毒症期：患者酸中毒明显，SCr＞707μmol/L（8mg/dl），CCr＜10ml/min。

2. 症状

（1）一般症状：疲乏无力。

（2）皮肤：苍白、干燥、脱屑及瘙痒，易出现瘀斑。

（3）心血管系统：高血压、心功能不全、心包炎及心肌病等。

（4）消化系统：食欲不振、厌食，严重时恶心、呕吐，口中有尿味，可出现胃炎、十二指肠炎、胃肠多发性溃疡、出血等。

（5）泌尿生殖系统：夜尿、尿少、阳痿、月经不规律甚至闭经。

（6）神经肌肉系统：不安腿、麻木、痉挛，注意力不集中，记忆力减退，严重者可出现嗜睡、意识障碍等。

（7）呼吸系统：由于肺淤血、肺循环通透性增加及水钠潴留，可出现呼吸困难、咳嗽、咯泡沫痰，双肺可闻及湿性啰音，可出现胸膜炎体征，严重代谢性酸中毒可出现柯氏呼吸。

（三）辅助检查

（1）实验室检查

1）尿常规：尿中有蛋白（一般轻度），少量红细胞、白细胞及管型，尿比重低且固定。

2）血常规：血红蛋白及血细胞比容均降低，为正常细胞正常色素性贫血。白细胞及血小板数目一般正常。

3）生化指标：血尿素氮及肌酐增高，肌酐清除率下降，二氧化碳结合力下降，血磷升高，血钙降低，可有电解质及脂质的异常。

（2）B超：双肾缩小，实质变薄。

（3）指甲肌酐水平增高：>9.8mg/100g指甲。

（4）X线胸片：可出现尿毒症肺表现。

（5）血气分析：代谢性酸中毒。

（6）放射性核素检查：双肾小，肾脏有效血浆流量减少，肾小球滤过率下降。

（四）诊断

1. 诊断

（1）慢性肾脏病史。

（2）慢性肾功能不全临床症状。

（3）血肌酐>133μmol/L（>1.5mg/dl），肌酐清除率<80ml/min。

（4）B超示双肾缩小，实质变薄。

（5）指甲肌酐>9.8mg/100g指甲。

2. 病情危重指标

（1）有明显尿毒症症状：如脑病。

（2）严重代谢性酸中毒：二氧化碳结合力<13mmol/L。

（3）严重高血钾：>6.5mmol/L。

（4）肺水肿或脑水肿。

（5）严重高血压。

（6）大出血（胃肠道出血或脑出血）。

3. 误诊、漏诊原因分析 一些慢性肾衰竭患者无明确的肾脏病史，常因某些症状而就诊。如因贫血就诊于血液科；因纳差、恶心而就诊于消化科；也常因高血压、心功能不全就诊心血管内科。因此，仔细的询问病史、查体及进行尿常规、肾功能检查则不难确诊本病。

4. 鉴别诊断

（1）急性肾衰竭：①既往无肾脏病史，此次有引起急性肾衰竭的原因（如肾缺血或中毒等）。或在慢性肾脏病基础上，肾功能急剧恶化。②B超示双肾增大或正常大小，实质厚度正常。③指甲肌酐正常。④血红蛋白一般不低于80g/L。

（2）慢性肾衰竭病因的确定：慢性肾衰竭一旦确诊，其基础肾脏病因的确定远不如密切监测肾功能及纠正各种可逆的加重肾损害因素更重要。

（五）治疗

1. 去除加重肾功能损害的诱因 如感染等。

2. 非透析疗法

（1）纠正水电解质紊乱及代谢性酸中毒：水要量出为入，根据血压、水肿及尿量情况调整钠的入量。预防并积极处理高血钾，高磷者要限制磷的摄入，可用磷结合剂（如碳酸钙、醋酸钙等），可予静脉注射或口服碳酸氢钠纠正酸中毒。

（2）营养治疗：保证足够的热卡摄入，一般123~164kJ/（kg·d），低蛋白饮食中高生物价蛋白应占50%以上。蛋白质摄入量应根据肾小球滤过率（GFR）决定，如GFR<5ml/min，蛋白质摄入量应为0.6~0.8g/（kg·d）；GFR<25ml/min，蛋白质摄入量应为0.6g/（kg·d）。有条件的患者在低蛋白饮食的基础上可加用必需氨基酸治疗，用法主要为口服。

如肾安干糖浆 0.1~0.2g/（kg·d），分 3~5 次溶于水服，消化道症状重如恶心、呕吐患者，可以短期内静脉注射，每日 250ml 左右，以 1ml/min 左右速度缓慢滴注。亦可加用酮酸氨基酸治疗，α-酮酸在体内经过转氨基或氨基化作用转变为相应的氨基酸。以肾灵为例，用量为 1 片/（5kg·d），分 3 次口服。

（3）贫血的治疗：重组人红细胞生成素的应用能够纠正绝大多数慢性肾衰竭患者的贫血。用法：每次 1 500~3 000U，皮下注射，每周 2~3 次，如经 3~4 周治疗，血细胞比容不升高，应将药量增加 25%。维持量因个人而异，一般为原治疗量的 30%~50% 不等。应保持血红蛋白 110~120g/L，血细胞比容 33%~36%。给予红细胞生成素的同时，要注意铁剂及叶酸的补充。铁剂以静脉输注效果最佳，如专用于静脉的右旋糖酐铁。常用口服铁剂有：福乃得（硫酸亚铁控释片）1 片每日 1 次或硫酸亚铁 0.3~0.6g 每日 3 次等。叶酸 5~10mg，每日 3 次。应用红细胞生成素过程中，要密切监视血压变化，注意及时调整药物剂量以控制血压。

（4）控制血压：在低盐饮食基础上可适当应用利尿剂。当肾功能严重受损时，噻嗪类利尿剂如双氢克尿塞常无效，需选用速尿、丁尿胺类。效果强的利尿剂，对于与容量有关的血压增高常有较好的效果。另外，根据患者血压情况，可考虑应用其他降压药物。研究表明：血管紧张素转化酶抑制剂一类药物能降低肾小球的高灌注、高滤过，从而延缓肾功能进展。但是当血肌酐 >309.4~353.6μmol/L 时要慎用，避免高血钾的发生。钙离子通道阻滞剂能直接松弛血管平滑肌，扩张周围小动脉，是较理想的控制血压用药。此外，还有血管扩张剂、β 受体阻滞剂等，需根据患者的具体情况及药物的特点、适应证、禁忌证等酌情选用。

（5）口服透析液疗法：利用全消化道黏膜做透析面积，通过口服含各种电解质及甘露醇的透析液，引起腹泻（以 2~3 次为宜），以帮助清除血中尿素氮及其他代谢废物，改善症状。

3. 透析疗法　当肾功能不全进展到尿毒症阶段，保守治疗无效时，应采取透析治疗或肾移植术。透析疗法包括血液透析和腹膜透析。透析方法的选择应根据患者的情况及医疗单位的条件等决定（表 8-2）。

表 8-2　透析方法的选择

适合血液透析	适合腹膜透析
心功能稳定	腹腔无广泛粘连
无严重脑血管病变	有足够的腹膜面积及腹腔容积
非高龄或小儿患者	腹部皮肤无感染
能够建立合适的血管通路	无严重肺功能不全
有腹透禁忌证	有血透禁忌证
腹腔有广泛粘连	心功能欠佳
腹部皮肤有感染	有心律失常或血压偏低
腹膜面积及腹腔容积严重减少	血管通路制造困难
近期腹部大手术后	有活动性出血
肺功能不全	脑功能不稳定

4. 肾移植术　肾移植是治疗慢性肾衰竭并改善患者生存质量的有效方法。影响移植肾患者长期存活的因素很多，合适的肾移植受者是重要因素之一，包括以下几个方面：

（1）原发病：常见的适合做肾移植的原发病为慢性肾小球肾炎。对于一些有复发倾向的肾脏疾病，应在非活动期且病情稳定时做肾移植。与感染、药物过敏、代谢异常等有关的疾病，需在原发病控制后可考虑肾移植。10余年来，证实了糖尿病患者可以通过较少剂量的类固醇药及有效控制血压及感染而使肾移植可获得成功。

（2）年龄：近年来，肾移植患者的年龄已放宽，60~70岁的患者仍可考虑做肾移植。

（3）并发症：肾移植患者应尽量避免出现与慢性肾衰竭及透析有关的长期并发症出现，如铝中毒性骨病，与输血等有关的乙型或丙型肝炎及铁的过度负荷，与贫血及尿毒症有关的心功能不全等。

慢性肾衰竭患者如存在顽固性心力衰竭，慢性呼吸衰竭，慢性难治性感染，恶性肿瘤，严重泌尿系先天畸形和精神病患者等均不适宜做肾移植。

二、肾性骨营养不良

骨矿化及代谢的异常是慢性肾功能不全患者的重要合并症，称之为肾性骨营养不良（renal osteodystrophy）。它可发生于肾功能不全的早期以及晚期已行透析治疗的患者，可表现为不同类型的骨病及程度不等的变化。

（一）病因及发病机制

1. 维生素 D 代谢异常

（1）慢性肾功能不全患者由于 $1-\alpha$ 羟化酶缺乏，使肝内合成的 $25-(OH)D_3$ 不能在肾内羟化为 $1,25-(OH)_2D_3$，导致活性维生素 D_3 缺乏。

（2）获得性维生素抵抗：由于尿毒症毒素引起胃肠道、骨及甲状旁腺 $1,25-(OH)_2D_3$ 受体数目减少，受体阻滞，受体调节功能下降等原因所致。

（3）由于营养不良等因素导致获得性活性维生素 D 减少。

由于维生素 D 的代谢异常可导致骨质钙化不良，骨样组织增多，骨质软化。

2. 继发性甲状旁腺功能亢进　由于 $1,25-(OH)_2D_3$ 缺乏，磷的潴留，骨对 PTH 的抵抗，PTH 调节机制异常，钙的调定点上移，以及 PTH 在外周组织代谢异常及代谢性酸中毒等，导致甲状旁腺过度分泌，PTH 水平升高，从而使骨的形成和吸收增加，发展到一定程度即出现纤维性骨炎。

3. 铝中毒　造成铝在骨中沉积的主要原因有：使用含铝的磷结合剂及透析液或饮水中铝含量高。过多的铝可抑制肾脏 $1-\alpha$ 羟化酶活性，使 $1,25-(OH)_2D_3$ 产生减少，抑制骨的矿化和形成。此外，铝可以直接抑制 PTH 活性，使成骨细胞数目减少，造成对骨的毒性作用。

4. 降钙素　一般来讲，降钙素与 PTH 呈负相关。有研究表明：内源性降钙素在继发性甲状旁腺功能亢进性骨病发病中并没有这种保护作用，并没有出现对早期骨代谢的调节作用。

5. 与透析有关的因素　有文献报告，透析治疗可以改变肾性骨营养不良的自然病程。透析技术可影响血钙和磷的水平，影响酸中毒的纠正，透析膜影响免疫系统，影响骨祖细胞的活性，可能对骨病的类型有一定影响。

（二）临床表现

1. 症状与体征　患者可有或无症状，其与肾功能损害程度不平行。患者可有骨痛，以持重骨为显著，关节不适，骨骼变形，骨折及近端肌无力。转移性钙化可引起顽固的皮肤瘙痒、肢端缺血性溃疡、关节周围炎等。随疾病进展，症状可逐渐加重。

2. 辅助检查

（1）实验室检查

1）尿常规检查：尿有蛋白、红细胞及管型等。

2）血常规检查：血红蛋白及红细胞压积降低。

3）血生化及其他检查：血肌酐和尿素氮升高，肌酐清除率降低，血磷升高，血钙降低、正常或升高，iPTH 及骨特异性碱性磷酸酶（BAP）可升高、正常或降低，血清铝可正常或升高。

（2）B 超检查示双肾缩小，实质薄；核素肾动态检查示双侧肾小球滤过率下降。

（3）骨活检：能确诊骨病及其组织形态学类型。

（4）其他：骨扫描、X 线手指骨包片检查、双能 X 线吸收术、甲状旁腺 B 超去铁胺试验等都有助于骨病的诊断。

（三）诊断

1. 诊断

（1）慢性肾功能不全。

（2）骨病。

（3）除外其他原因引起的骨损害。

2. 病情危重指标

（1）严重肌无力、骨痛、骨折。

（2）严重高血钙。

3. 漏诊误诊原因分析

（1）慢性肾功能不全患者合并肾性骨营养不良可无或仅有较轻的症状而易被忽视。因此，有关骨病的检查包括骨活检对于早期诊断及治疗都是十分重要的。

（2）慢性肾功能不全患者出现无力、瘙痒等非特异性症状时不易与骨病联系起来，应该做有关的检查明确诊断。

4. 鉴别诊断

（1）与风湿、类风湿、骨关节病等鉴别。根据病史、症状体征及一些生化、X 线等检测，必要时骨活检以资鉴别。

（2）不同类型的肾性骨营养不良：可参考血钙、磷、iPTH、BAP、血清铝及去铁胺试验等结果，骨活检是金标准。

（四）治疗

1. 铝中毒性骨病

（1）停止或限制使用含铝的磷结合剂。

（2）用反渗水进行血液透析治疗。

（3）给予去铁胺 15～20mg/kg 静脉点滴，每周 3 次，应用半年到 1 年。

（4）应用高通量、高效透析器进行血液滤过或血液透析滤过，清除更多与去铁胺螯合的铝。

2. 继发性甲状旁腺功能亢进性骨病

（1）降低血磷

1）限制磷的摄入：0.6~1.0g/d。

2）应用磷的结合剂：如碳酸钙、醋酸钙等餐中服用。

（2）应用活性维生素 D_3 及其衍生物：可口服罗钙全（骨化三醇）0.25μg/d 或 α-D_3 0.25~0.5μg/天。对中、重度继发性甲状旁腺亢进性骨病可采用静脉或口服冲击疗法：2~4μg。治疗期间应密切监测血钙水平。对药物治疗效果不佳，用药过程中出现顽固的高钙血症，甲状旁腺亢进伴发严重的难治性瘙痒，持续存在的严重软组织钙化，可考虑行甲状旁腺组织注射 1, 25-$(OH)_2D_3$ 或无水乙醇，甲状旁腺次全切或全切加甲状旁腺自体移植术治疗。

（3）钙敏感受体促进剂（calcimimetics）：可有效抑制尿毒症患者 PTH 的分泌。

3. 再生不良性骨病 非铝中毒性再生不良性骨病的病因尚不明确。鉴于其主要危险为高钙血症，因此，高血钙者应该减少饮食中钙的摄入，必要时降低透析液中钙离子水平，可应用钙敏感受体拮抗剂。

4. 轻度骨损害 控制血钙、磷在一个合适的水平。

（邵慧真）

第九章 内分泌系统疾病

第一节 下丘脑综合征

下丘脑综合征（hypothalamic syndrome）系由多种病因累及下丘脑所致的疾病，主要临床表现有内分泌代谢功能失调，自主神经功能紊乱，以及睡眠、体温调节和性功能障碍、尿崩症、多食肥胖或厌食消瘦、精神失常、癫痫等症群。

一、病因

有先天性和后天性，器质性和功能性等，可归纳如下：

1. 先天性或遗传因素 如 Kallmann 综合征（Kallmann syndrome）为一种家族性的单纯性促性腺激素缺乏症，伴有嗅觉丧失或减退，即性幼稚－嗅觉丧失症群；Laurence－Moon－Biedl 综合征，为一遗传性疾病，其特征为肥胖、视网膜色素变性、智力减退、性腺发育不良、多指（趾）或并指（趾）畸形，可伴有其他先天性异常。

2. 肿瘤 颅咽管瘤、星形细胞瘤、漏斗瘤、垂体瘤向鞍上生长、异位松果体瘤、脑室膜瘤、神经节细胞瘤、浆细胞瘤、神经纤维瘤、髓母细胞瘤、白血病、转移性肿瘤、外皮肉瘤、血管瘤、恶性血管内皮瘤、脉络丛囊肿、第三脑室囊肿、脂肪瘤、错构瘤、畸胎瘤、脑膜瘤等。

3. 肉芽肿 结核瘤、结节病、网状内皮细胞增生症、慢性多发性黄色瘤、嗜酸性肉芽肿。

4. 感染和炎症 结核性或化脓性脑膜炎、脑脓肿、病毒性脑炎、流行性脑炎、脑脊髓膜炎、天花、麻疹、水痘、狂犬病疫苗接种、组织胞浆菌病。

5. 退行性变 结节性硬化、脑软化、神经胶质增生。

6. 血管损害 脑动脉硬化、脑动脉瘤、脑出血、脑栓塞、系统性红斑狼疮和其他原因引起的脉管炎等。

7. 物理因素 颅脑外伤、脑外科手术，放射治疗（脑、脑垂体区）。

8. 脑代谢病 急性间歇发作性血卟啉病、二氧化碳中毒。

9. 药物 服抗精神病药物、抗高血压药物、多巴胺受体阻断药、避孕药等均可引起溢乳－闭经综合征。

10. 功能性障碍 因环境变迁、精神创伤等因素可发生闭经或阳痿伴甲状腺功能和（或）肾上腺皮质功能的减退，以及厌食消瘦等症状。

下丘脑综合征的病因与发病年龄相关（表9－1）：

表 9 – 1　不同年龄阶段下丘脑综合征的常见病因

发病年龄	常见病因
早产儿和新生儿	脑室内出血
	细菌性脑膜炎
	肿瘤（神经胶质瘤、血管瘤）
	外伤
	脑积水、胆红素脑病
1 个月至 2 岁	肿瘤（胶质瘤、组织细胞增多症 X、血管瘤）
	脑积水
	脑膜炎
	家族性疾病（Laurence – Moon – Biedl 综合征；Prada – Willi 综合征等）
2～10 岁	肿瘤（颅咽管瘤、胶质瘤、无性细胞瘤、错构瘤、组织细胞增多症 X、白血病、神经节瘤、室管膜瘤、成神经管瘤）
	脑膜炎（细菌性、结核性）
	病毒性脑炎
	家族性尿崩症
	放疗
	糖尿病酮症
10～25 岁	肿瘤（颅咽管瘤、胶质瘤、无性细胞瘤、错构瘤、组织细胞增多症 X、白血病、皮样囊肿、脂肪瘤、神经母细胞瘤）
	外伤
	血管性（蛛网膜下腔出血、动脉瘤、动静脉畸形）
	炎症性疾病（脑膜炎、脑炎、结节病）
	慢性脑积水、颅内压增高
25～50 岁	营养性：Wernicke 脑病
	肿瘤（胶质瘤、淋巴瘤、脑膜瘤、颅咽管瘤、垂体瘤、血管瘤、浆细胞瘤、室管膜瘤、肉瘤、组织细胞增多症 X）
	炎症性疾病（结节病、结核、病毒性脑炎）
	血管性（蛛网膜下腔出血、动脉瘤、动静脉畸形）
	垂体放疗损害
>50 岁	营养性：Wernicke 脑病
	肿瘤（垂体瘤、肉瘤、成胶质细胞瘤、室管膜瘤、淋巴瘤）
	炎症性疾病（结节病、脑膜炎、脑炎）
	血管性（梗死、蛛网膜下腔出血、垂体卒中）
	垂体肿瘤及其他癌症放疗后损害

二、临床表现

由于下丘脑体积小，功能复杂，而且损害常不限于一个核群而累及多个生理调节中枢，因而下丘脑损害多表现为复杂的临床综合征。

（一）内分泌功能障碍

可引起内分泌功能亢进或减退，可造成一种或数种激素分泌异常。

1. 全部下丘脑释放激素缺乏　可引起全部腺垂体功能降低，造成性腺、甲状腺和肾上腺皮质功能等减退。

2. 促性腺激素释放激素分泌失常

（1）女性：亢进者性早熟，减退者神经源性闭经。

（2）男性：亢进者性早熟，减退者肥胖、生殖无能、营养不良症、性发育不全和嗅觉丧失症群。

3. 泌乳素释放抑制因子（或释放因子）分泌失常

（1）泌乳素过多：发生溢乳症或溢乳 - 闭经综合征。

（2）泌乳素缺乏症。

4. 促肾上腺皮质激素释放激素分泌失常　可引起肾上腺皮质增生型皮质醇增多症。

5. 促甲状腺激素释放激素分泌失常

（1）下丘脑性甲状腺功能亢进症。

（2）下丘脑性甲状腺功能减退症。

6. 生长激素释放激素（或抑制激素）分泌失常

（1）亢进者：在骨骺愈合前发病者表现为巨人症，在骨骺愈合后起病者表现为肢端肥大症。

（2）减退者：儿童起病者表现为侏儒症，成年后起病者为成人生长激素缺乏症。

7. 抗利尿激素分泌失常

（1）亢进者为抗利尿激素分泌过多症。

（2）减退者为尿崩症。

（二）神经系统表现

下丘脑病变如为局限性，可出现一些提示下丘脑损害部位的征象。如下丘脑病变为弥漫性，则往往缺乏定位体征。常见下丘脑症状如下：

1. 嗜睡和失眠　下丘脑后部、下丘脑外侧核及腹内侧核等处病变时，大多数患者表现嗜睡，少数患者有失眠。常见的嗜睡类型有：①发作性睡病（narcolepsy），患者不分场合，可随时睡眠，持续数分钟至数小时，为最常见的一种形式；②深睡眠症（parasomnia），发作时可持续性睡眠数天至数周，但睡眠发作期常可喊醒吃饭、小便等，过后又睡；③发作性嗜睡强食症（Kleine - Levin 综合征），患者不可控制地出现发作性睡眠，每次睡眠持续数小时至数天，醒后暴饮暴食，食量较常量增加数倍甚至十倍，极易饥饿，患者多肥胖。

2. 多食肥胖或顽固性厌食消瘦　病变累及腹内侧核或结节部附近（饱食中枢），患者因多食而肥胖，常伴生殖器官发育不良（称肥胖生殖无能营养不良症，即 Frohlich 综合征）。为进行性肥胖，脂肪分布以面、颈及躯干部最显著，其次为肢体近端，皮肤细嫩，手指尖细，常伴骨骼过长现象，智力发育不全或减退，或为性早熟以及尿崩症。病变累及下丘脑外侧，腹外侧核（摄食中枢）时有厌食、体重下降、皮肤萎缩、毛发脱落、肌肉软弱、怕冷、心跳缓慢、基础代谢率降低等。当病变同时损害垂体时则出现垂体性恶病质，又称西蒙兹病

（Simmonds disease），临床表现为腺垂体功能减退症。

（三）发热和体温过低

病变在下丘脑前部或后部时，可出现体温改变，体温变化表现为：①低热：一般在37.5℃左右；②体温过低：体温可降到36℃以下；③高热：可呈弛张型或不规则型，一天内体温多变，但高热时肢体冰冷，躯干温暖，有些患者甚至心率与呼吸可保持正常，高热时一般退热药无效。脑桥或中脑的病变，有时亦可表现为高热。

（四）精神障碍

当后腹外核及视前区有病变时常可产生精神症状，主要表现为过度兴奋，哭笑无常，定向力障碍，幻觉及激怒等症。

（五）其他

头痛是常见症状，患者常可出现多汗或汗闭，手足发绀，括约肌功能障碍，下丘脑性癫痫。当腹内侧部视交叉受损时可伴有视力减退、视野缺损或偏盲。血压忽高忽低，瞳孔散大、缩小或两侧不等。累及下丘脑前方及下行至延髓中的自主神经纤维时，可引起胃和十二指肠消化性溃疡或出血等表现。

其中以多饮、多尿、嗜睡及肥胖等最多见，头痛与视力减退虽也常见，但并非下丘脑综合征的特异性表现，也可能与颅内占位性病变引起的脑膜刺激、颅内压增高及视神经交叉受压等有关。

三、功能定位

下丘脑病变或损害部位与临床表现之间的关系大致为：①视前区受损，自主神经功能障碍；②下丘脑前部视前区受损，高热；③下丘脑前部受损，摄食障碍；④下丘脑前部、视上核、室旁核受损，中枢性特发性高钠血症、尿崩症、抗利尿激素分泌不适当综合征；⑤下丘脑腹内侧正中隆起受损，性功能低下，促肾上腺皮质激素、生长激素和泌乳素分泌异常，尿崩症等；⑥下丘脑中部外侧区受损，厌食、体重下降；⑦下丘脑腹内侧区受损，贪食，肥胖，性格改变；⑧下丘脑后部受损，意识改变，嗜睡，运动功能减退，低体温；⑨乳头体、第三脑室壁受损，精神错乱，严重记忆障碍。

四、诊断

引起下丘脑综合征的病因很多，临床症状在不同的患者中可十分不同，有时诊断比较困难，必须详问病史，联系下丘脑的生理，结合各种检查所得，综合分析后作出诊断。除诊断本症外，尚须进一步查明病因。

头颅 CT 或磁共振检查有助于明确颅内病变部位和性质。脑脊液检查除颅内占位病变有颅内压增高、炎症有白细胞升高外，一般均属正常。

脑电图检查可见 14Hz/s 的单向正相棘波弥漫性异常，阵发性发放，左右交替的高波幅放电可有助于诊断。

垂体及靶腺内分泌功能测定，必要时行相应的功能试验，有助于了解性腺、甲状腺和肾上腺皮质功能情况。丘脑肿块定性困难者可考虑行穿刺检查。

五、治疗

1. 病因治疗　对肿瘤可采取手术切除或放射治疗。对炎症则选用适当的抗生素，以控制感染。由药物引起者则应立即停用有关药物。精神因素引起者须进行精神治疗。

2. 内分泌治疗　有腺垂体功能减退者，则应根据靶腺受累的程度，予以相应激素补充替代治疗。有溢乳者可用溴隐亭 2.5~7.5mg/d，或 L - 多巴 1~2g/d。

3. 对症治疗　发热者可用氯丙嗪、地西泮或苯巴比妥以及物理降温。

（高艳芳）

第二节　垂体瘤

一、概述

垂体瘤（pituitary tumors）是一组起源于腺垂体和神经垂体以及颅咽管残余鳞状上皮细胞的肿瘤。垂体瘤是中枢神经系统和内分泌系统常见的肿瘤，临床有明显症状的垂体腺瘤占所有颅内肿瘤的 10%，在尸解中，直径小于 10mm 的垂体意外瘤检出率高达四分之一，垂体影像学检查可在 10% 的正常个体中检出小的垂体病变。垂体瘤可发生于任何年龄，男性略多于女性。华山医院 1982—2006 年 3 375 例垂体瘤手术患者（华山组）年龄分布显示 31~40 岁组占 26.3%，41~50 岁及 21~30 岁组分别为 24.2%、17.8%，>60 岁及 <10 岁组分别占 9.2%、0.5%。

垂体瘤绝大多数为良性肿瘤，垂体癌罕见。来源于腺垂体的垂体腺瘤占垂体瘤的绝大多数，是导致成人垂体激素分泌异常最常见的原因。

二、发病机制

迄今为止垂体瘤的确切发病机制尚未清楚。采用 X 染色体失活方法已证实垂体瘤系单克隆增殖，此提示垂体瘤是由于腺垂体单个细胞内的基因改变，从而导致细胞单克隆扩增所致。在生长激素（GH）瘤中大约 40% 的瘤组织存在刺激性 G 蛋白 α 亚基（Gsα）基因的突变，但对其他垂体瘤的发病机制了解甚少。一些研究发现，垂体瘤的发生主要与癌基因激活和抑癌基因缺失或失活有关。另外，垂体肿瘤转化基因（PTTG）及局部细胞生长因子异常也对垂体肿瘤的发生发展起重要作用。分别简述如下：

（一）癌基因

一些癌基因与垂体肿瘤发生有关，其中以 gsp 癌基因家族的研究最多。生长激素腺瘤存在膜结合刺激因子 GTP 结合蛋白的 α 亚单位（Gsα）基因突变，认为 Gsα 基因突变后导致其内在的 GTPase 丧失，持续激活腺苷酸环化酶，促进 cAMP 合成，增加细胞内 Ca^{2+} 和 cAMP 依赖蛋白激酶活性，促使调节 cAMP 转录作用的 cAMP 反应元件结合蛋白（CREB）磷酸化，造成细胞生长分化异常而引发肿瘤。垂体癌和 PRL 腺瘤存在 H - ras 基因突变，但在垂体肿瘤 ras 激活是一种晚期事件，大多数垂体肿瘤没有 ras 基因突变，认为 ras 基因突变只能作为垂体肿瘤具有高度侵袭性的一种生物学标记。

（二）抑癌基因

多发性内分泌腺瘤1型（MEN$_1$）基因，命名为menin基因，认为menin基因缺失与单克隆发生的垂体肿瘤有密切关系。随后许多研究证实它是大多数单克隆起源的垂体腺瘤的始发因素。p53基因突变或缺失在人类肿瘤中十分常见，但在垂体肿瘤组织中p53基因异常的发生率低。此外观察到p21、p27及p57抑制细胞周期素依赖激酶（CDK）；p16、p18、p15及p19则特异性抑制CDK4及CDK6。其中p16基因主要作用是与细胞周期素D（cyclin D）竞争性结合抑制CDK活性，阻止视网膜母细胞瘤易感基因（Rb基因）磷酸化，防止细胞异常增殖。Rb基因敲除会导致小鼠垂体中间部肿瘤发生，但在人垂体瘤的研究中并未经常发现Rb基因突变。

（三）垂体肿瘤转化基因（PTTG）

是一种强有力的肿瘤转化基因，在大鼠垂体瘤细胞、人垂体各种腺瘤尤其是泌乳素瘤中呈高水平表达，在侵袭性功能性垂体瘤中表达最高。作为一种转录启动子，能在体内和体外起到促进细胞转化的作用，功能涉及抑制细胞周期中的姐妹染色单体分离、染色体不稳定、通过调节基本成纤维细胞生长因子（bFGF，FGF-2）的生成进而促进血管的形成和有丝分裂等。

（四）其他促进因子

下丘脑激素如GHRH分泌过高会导致垂体生长激素细胞增殖，进而导致腺瘤的发生。但垂体瘤分泌激素常常呈自主性，不受下丘脑调控，手术全切肿瘤后往往可以治愈该疾病，此提示并不是由促进多克隆垂体细胞增殖的下丘脑激素刺激发生，不过下丘脑部分激素能促进并保持已转化的垂体细胞的增殖。能调节垂体细胞分泌和增殖的生长因子有成纤维细胞生长因子（FGF-2和FGF-4），在人垂体腺瘤组织中表达，参与了PRL的分泌、新生血管发生和泌乳素瘤的发生。受hPTTG调控的FGF-2是强有力的血管形成因子，与肿瘤的增长有关。转化生长因子-α（TGF-α）转基因小鼠会发生泌乳素瘤，反义抑制TGF-α的表达则抑制泌乳素细胞增殖，其机制可能与介导雌激素引起的泌乳素细胞增殖有关。雌激素能刺激泌乳素细胞和促性腺素细胞有丝分裂，其在泌乳素瘤细胞上的受体主要为ERβ基因所编码，表达丰富。大剂量的雌激素可以导致大鼠泌乳素细胞的增生和腺瘤的形成。泌乳素瘤在女性多见，且在怀孕期间瘤体积增大可以此来解释。此外，雌激素还能激活PTTG、FGF-2及其受体和TGF-α、TGF-β。但使用大剂量雌激素的患者很少发生泌乳素瘤，因而雌激素与垂体瘤的关系尚需进一步研究。新近发现在垂体瘤组织中还富含PPAR-γ，体外试验发现PPAR-γ的配体罗格列酮抑制垂体瘤细胞增殖，并促进其凋亡提示PPAR-γ参与了垂体瘤的发生。

三、病理

垂体瘤大多数为良性腺瘤，少数为增生，腺癌罕见。肿瘤的体积大小不一，嗜酸细胞性或嗜碱细胞性腺瘤体积往往较小，而嫌色细胞性腺瘤则常较大。小肿瘤生长在鞍内，大者往往向鞍外发展。小肿瘤常呈球形，表面有光滑的包膜，大者多数呈不规则的结节状，包膜完整，可压迫和侵蚀视交叉、下丘脑、第三脑室和附近的脑组织。第三脑室受压后可引起侧脑室扩大和积水。肿瘤偶尔也可侵蚀蝶骨并破坏骨质而长入鼻咽部。若为恶性肿瘤，则癌肿组织可浸润和破坏蝶鞍周围的结构。瘤内可出血、变性而形成囊肿。光镜下，嫌色细胞性腺瘤细胞呈多角形或梭形，呈片状或条索状排列，细胞核较小和轻度不规则，呈圆形或椭圆形，胞质染色淡，可含有细颗粒或不含颗粒而呈透亮状。间质为丰富的薄壁血窦，瘤细胞可沿血窦排列成假乳头状。常可见到出血、囊性和钙化等变化。嗜酸细胞性腺瘤的瘤细胞呈圆形或多角形，边界清楚，呈片状或丛状分布，细胞体积普遍较嫌色细胞者为大，核圆，有核仁，胞质丰富，内含许多较粗的颗粒，间质中血管较嫌色细胞者少。嗜碱细胞性腺瘤的瘤细胞为多角形或圆形，体积较大，细胞核圆形居中，胞质丰富，含有许多嗜碱性粗颗粒。间质中血管丰富，常呈玻璃样变性，部分腺瘤组织中可含一种以上的瘤细胞称为混合型腺瘤，常见的是嫌色细胞与嗜酸细胞的混合型。垂体腺癌或垂体瘤恶变时，常见瘤细胞较丰富、异形和核分裂，并见瘤细胞呈浸润性生长入蝶鞍周围组织，或有远处转移。电镜下发现生长激素腺瘤及泌乳素腺瘤细胞内颗粒较大，可分两种，一种为颗粒致密型，以泌乳素细胞内颗粒最大，平均直径大约 600nm，最大可达 1 200nm，伴错位胞溢，内质网明显，排列成同心轮（称 nebenkem）状。生长激素细胞内颗粒次之，直径多数为 350～450nm，两种细胞的粗面内质网与高尔基复合体均发达丰富。另一种为颗粒稀少型，颗粒小而稀，促肾上腺皮质激素腺瘤细胞呈球形或多角形，核圆形或卵圆形，胞质基质深，粗面内质网和核糖体皆丰富，高尔基复合体明显，内含致密型颗粒，圆形或不规则形，直径 250～450nm。促甲状腺激素腺瘤及促性腺激素腺瘤极罕见。前者颗粒最小，直径约 100～200nm，后者颗粒稀少，此两者以往均属嫌色细胞瘤。多形性腺瘤中以多种细胞同时存在为特征。用免疫组织化学法可识别不同细胞的分泌功能。

四、分类

Kovacs 五层次的分类法实用、经济、有效，并能促进病理与临床之间的相关性。主要内容如下：

（一）根据患者的临床表现和血中激素浓度分类

垂体腺瘤的功能分类：

1. 内分泌功能亢进
（1）肢端肥大症/巨人症，生长激素浓度增高。
（2）高泌乳素血症。
（3）库欣病，促肾上腺皮质激素和可的松血浓度增高。
（4）甲状腺功能亢进，伴不适当促甲状腺素过度分泌。
（5）促卵泡激素、黄体生成素和（或）α-亚单位的明显增高。
（6）多种激素过度产生。
2. 临床无功能
3. 功能状态不确定
4. 异位性内分泌功能亢进
（1）继发于异位的生长素释放因子过度产生的临床肢端肥大症（增生/腺瘤）。
（2）继发于异位的促皮质素释放因子过度产生的库欣病（增生/腺瘤）。

（二）根据来自神经影像学和手术中的信息分类

1. 根据部位

（1）鞍内。

（2）鞍外。

（3）异位（罕见）。

2. 根据大小

（1）微腺瘤（≤10mm）。

（2）大腺瘤（>10mm）。

3. 根据生长类型

（1）扩张型。

（2）肉眼可见硬膜、骨、神经和脑的侵犯。

（3）转移（脑、脊髓或全身）。

（三）根据肿瘤切片在光学显微镜下的形态作分类

垂体腺瘤的组织学分类：

1. 腺瘤

（1）典型。

（2）不典型（多形性、核分裂多、高 MIB－1 标记指数）。

2. 癌［转移和（或）侵犯脑］

3. 非腺瘤

（1）原发或继发于非腺垂体肿瘤。

（2）类似腺瘤的垂体增生。

五、临床表现

垂体瘤（尤其是微小腺瘤）早期临床表现很少。

（一）腺垂体本身受压症群

由于腺瘤体积增大，瘤以外的垂体组织受压而萎缩，造成其他垂体促激素的减少和相应周围靶腺体的萎缩。临床表现大多系复合性，有时以性腺功能低下为主；有时以继发性甲状腺功能减退为主；偶有继发性肾上腺皮质功能低下；有时肿瘤压迫神经垂体或下丘脑而产生尿崩症。

（二）垂体周围组织压迫症群

肿瘤较大压迫垂体周围组织时发生，除头痛外多属晚期表现。

1. 头痛　华山组 69.1% 患者诉头痛，以前额及双颞侧隐痛或胀痛伴阵发性剧痛为特征。头痛多由于硬脑膜受压紧张所致，或鞍内肿瘤向上生长时由于蝶鞍隔膜膨胀引起，如肿瘤生长到鞍外时，因颅底部脑膜及血管外膜如颈内动脉、大脑动脉、Willis 动脉环等均有痛觉纤维存在，垂体肿瘤可累及上述神经血管组织而引起头痛。

2. 视力减退、视野缺损和眼底改变　肿瘤向前上方生长，往往压迫视神经、视交叉，华山组 66.7% 患者产生不同程度的视力减退，59% 患者视野缺损（偏盲）。视力减退可为单侧或双侧，甚至双目失明；视野改变可有单侧或双颞侧的偏盲。少数亦可产生鼻侧视野缺损，视野向心性缩小往往是功能性的，临床定位意义不大；眼底可见进行性视神经色泽变淡，视神经乳头呈原发性程度不等的萎缩，少数有视盘水肿。

3. 下丘脑症群　肿瘤向上生长可影响下丘脑功能和结构，发生下丘脑综合征。

4. 海绵窦综合征　眼球运动障碍和突眼是肿瘤向侧方发展压迫和侵入海绵窦的后果。可使第Ⅲ、Ⅳ和Ⅵ对脑神经受损，产生相应症状。肿瘤向蝶鞍外侧生长累及麦氏囊使第Ⅴ脑神经受损，引起继发性三叉神经痛或面部麻木等功能障碍。

5. 脑脊液鼻漏　少数患者肿瘤向下生长破坏鞍底及蝶窦，引起脑脊液鼻漏，还可并发脑膜炎，后果严重。

（三）腺垂体功能亢进症群

1. 巨人症与肢端肥大症　由于垂体腺瘤分泌过多的生长激素所致。

2. 皮质醇增多症　系垂体腺瘤分泌过多的促肾上腺皮质激素引起。

3. 溢乳－闭经症　系垂体分泌过多的泌乳素所致，女性高达 60%（华山组）。

4. 垂体性甲状腺功能亢进症　极少数垂体腺瘤分泌过多的促甲状腺激素而发生甲状腺功能亢进症，其特点为血 TT_3、TT_4、FT_3、FT_4 和血 TSH 均明显升高，且不受 TRH 兴奋，亦不被 T_3 所抑制。抗甲状腺自身抗体阴性。有甲状腺功能亢进症群，一般不伴眼征，有头痛、视野缺损等症。

5. Nelson 综合征　由于双侧肾上腺被全切除后，垂体失去了肾上腺皮质激素的反馈抑制，原已存在的垂体瘤进行性增大，分泌大量促肾上腺皮质激素和（或）黑色素细胞刺激素（为 ACTH 与 β－LPH 的片段）。全身皮肤往往呈进行性发黑，以及垂体瘤逐渐增大而产生垂体的压迫症群。血浆 ACTH 及 MSH 测定明显升高。

6. 促性腺激素腺瘤　并不少见，华山组 72% 的患者并有性欲减退，促性腺激素腺瘤者达 7%。瘤细胞一般呈嫌色性，少数为嗜酸性。患者年龄发病高峰在 50～60 岁，男性显著多于女性。大多数患者因巨大腺瘤造成压迫症群。男性常表现阳痿、不育。FSH 虽升高但无活性，LH 高于正常者少见，α－亚单位、FSH 或 LH 亚单位升高，血睾酮正常或低于正常。

（四）垂体卒中

垂体卒中是指垂体突然出血或梗死而引起的综合征。多见于垂体瘤较大、生长迅速、放疗或服用溴隐亭后。临床表现为突发剧烈头痛、高热、眼肌麻痹、视力减退、视野缺损、恶心、呕吐、颈强直、神志模糊，甚至死亡。

六、影像学检查

影像学检查是诊断垂体瘤的重要方法之一，包括头颅平片、蝶鞍分层、磁共振、CT 扫描、正电子发射计算机体层扫描（PET）检查等。

（一）头颅平片及分层摄片

垂体瘤在鞍内生长，早期体积小者并不影响蝶鞍。此后，肿瘤继续增大，引起轻度局限性的骨质改变，于薄层分层片上可发现蝶鞍一小段骨壁轻微膨隆、吸收或破坏。

继之则呈典型鞍内占位性改变，蝶鞍前后径、深径、宽径和体积超过正常，蝶鞍扩大呈杯形、球形或扁平形。向鞍旁生长则呈鞍旁占位改变，鞍底呈双重轮廓，肿瘤巨大者可破坏鞍背和鞍底。垂体瘤出现病理钙化斑的占 1.2% ~ 6.0%。

（二）磁共振检查

MRI 敏感性较 CT 高，可发现 3mm 的微腺瘤。MRI 能提供肿瘤的确切形状、大小、生长方向、鞍上池、第三脑室受压及海绵窦侵犯情况。

（三）CT 扫描检查

平扫示一垂体瘤肿块的密度略高于脑质，周围脑池和脑室含低密度的脑脊液，均可被 CT 扫描所发现。肿瘤向上生长，突破鞍隔，则可见鞍上池变形乃至大部分闭塞，其中可见等密度或略高密度肿块，肿瘤中可见坏死或囊性低密度区；肿瘤可突入第三脑室前部和两侧脑室前角的下方，并有脑室积水表现；蝶鞍扩大，鞍背变薄、倾斜。肿瘤向下生长，膨入蝶窦内而于蝶窦内出现圆形软组织影。增强检查肿瘤呈均一或周边明显强化，边界更加清楚可见。

（四）正电子发射计算机体层扫描（PET）

PET 可以观察到垂体瘤的血流量、局部葡萄糖代谢、氨基酸代谢、蛋白质合成、受体密度和分布等生理和生化过程，能用于区别治疗中的肿瘤坏死和复发。[18]氟代葡萄糖（[18]F - FDG）PET 显像对垂体瘤的显示较 CT 好，与 MRI 相近，而 PET 与 CT 或 MRI 一起检查，可提高 15% ~ 20% 的阳性率。但昂贵的价格限制了 PET 用于垂体瘤的诊断。

七、鉴别诊断

（一）颅咽管瘤

各年龄组均可发生，但以儿童及青少年多见。儿童期肿瘤发生于鞍内常引起垂体功能低下、侏儒、性发育不全，向鞍上生长时可产生下丘脑症群（如 Frohlich 综合征、尿崩症、嗜睡等）及视神经交叉压迫症状，X 线示蝶鞍扩大。鞍上型的主要症状为第三脑室室间孔堵塞所产生的颅内压增高症；蝶鞍侧位片示蝶鞍压扁。颅平片侧位常示钙化点阴影。

（二）脑膜瘤

鞍结节脑膜瘤多见于成年女性，蝶鞍扩大，鞍结节或蝶骨平面部可有骨质增生，内分泌症状不明显，主要为头痛及视神经受压症状如视力减退及视野改变。嗅沟脑膜瘤如向后发展可压迫视交叉，而产生视力及视野改变，同时可有嗅觉障碍，有时可伴有颅内压增高症。脑血管造影可示大脑前动脉受压抬高、移位及肿瘤染色等典型改变。

（三）动脉瘤

颈内动脉瘤可压迫一侧视神经致视神经萎缩、视力减退及单侧鼻侧偏盲。同时可有动眼神经及三叉神经第一支受压的症状。一般无内分泌症状和蝶鞍改变，偶有蝶鞍扩大，需作脑血管造影明确诊断。

（四）颅压增高所致蝶鞍改变

蝶鞍可呈球形扩大，可伴鞍背破坏吸收，但交叉沟多平坦低下，前床突无变形，鞍背多不向后竖起，此外常伴有颅内压增高的其他征象。临床上有时可有轻度内分泌症状。

（五）颅底蛛网膜炎

常有颅内炎症、外伤、梅毒或结核等病史，临床上可有视力下降及视野缺损，但视野改变往往不典型，不对称，有时呈不规则的向心性缩小。一般无内分泌症状及蝶鞍改变。

（六）空泡蝶鞍

可有视交叉压迫症和轻度垂体功能低下，蝶鞍常扩大呈球形，尤其不易和球形扩大的垂体瘤鉴别。头颅 CT 扫描或磁共振检查有助于鉴别。

八、治疗

治疗应根据患者的具体病情而定，方法有：①手术治疗。②放射治疗。③药物治疗。

（一）手术治疗

1. 手术目的　通过切除肿瘤以解除腺瘤对视交叉及鞍区周围组织的压迫及破坏，减少或制止有功能性腺瘤分泌垂体促激素过多所产生的症状，并解除无功能性腺瘤压迫垂体所造成的垂体促激素不足，及相应周围腺体功能低下或萎缩所引起的临床症状。

2. 手术方法　目前有经蝶窦及经颅两种途径。

（1）经蝶窦手术：目前已是治疗垂体瘤的首选方法。手术指征：①腺瘤向鞍下生长至蝶窦内者最宜用此手术入路。②肿瘤向上轻度生长未影响下丘脑及第三脑室者。③垂体腺瘤伴有脑脊液鼻漏者。④有或无功能性垂体小腺瘤可用此入路作选择性肿瘤切除。⑤垂体卒中。⑥视交叉前固定，肿瘤向交叉后生长，临床常有旁中央暗点。⑦患者全身状况较差，不能耐受开颅手术者。⑧药物抵抗、不耐受药物瘤者。⑨患者个人选择、大腺瘤希望短期内怀孕。⑩需要组织学诊断等。

疗效：据报道术后视力与视野恢复或改善者占 70% 左右，对有功能的垂体腺瘤术后内分泌症状有明显好转甚至消失。华山组对小于 3.5cm 垂体瘤的全切除率高达 93%。常见的手术并发症有短期和远期并发症，短期并发症为尿崩症、脑脊液漏、SIADH、蛛网膜炎、脑膜炎、术后精神异常、局部血肿、动脉壁损伤、鼻出血、局部脓肿、肺栓塞、发作性睡眠等；远期并发症（不到 10%）有尿崩症、全或部分垂体功能减退、视力受损、SIADH、血管闭塞、CNS 损伤、鼻中隔穿孔等，手术死亡率不到 1%。术中越来越多采用内窥镜、神经导航系统（无框架立体定向设备）帮助提高肿瘤全切概率和手术安全性。

（2）经颅手术：方法中最常应用者为经额下入路（硬膜内或硬膜外），少数可用颞侧入路及经额经蝶窦入路。经颅手术优点是手术野显露清楚，尤适用于肿瘤明显向鞍上及鞍外生长者，缺点是手术并发症及病死率较高。手术指征：①肿瘤向鞍上生长引起视交叉受压，下丘脑及第三脑室受压引起脑积水等症状者。②肿瘤向鞍前生长达到颅前窝额底者。③垂体卒中。④放射治疗效果不满意或有恶化者。⑤有功能性或无功能性腺瘤产生临床垂体功能亢进或减退症状者。以上情况均应采用经额下入路。⑥肿瘤向鞍旁或鞍后生长者宜采用经颞侧入路（鞍后生长者可切开天幕手术）。⑦有人认为巨大肿瘤向上生长影响下丘脑者适用经额经蝶窦手术以增加全切除的机会及减少手术危险性。

疗效：国内 305 例经手术治疗后，视力恢复正常或进步者占 62.2%，视野恢复或进步者占 58.3%。术后内分泌症状有改善的则为数不多。

（二）放射治疗

可分为外照射和内照射。外照射是国内常用的方法。近年来高能射线发展，已取代了常规 X 线治疗。内照射有放射性核素^{90}钇（^{90}YC）、^{198}金（^{198}Au）。

放射治疗指征：①诊断肯定而尚无手术指征者。②手术后辅助治疗。③手术后复发，肿瘤不大，暂不宜再行手术者。④单纯放射性治疗后复发病例，相隔至少一年后再放疗。但多次放疗可引起脑部并发症［累积剂量最好不超过100Gy（10 000rad）］。

1. 外照射

（1）高能射线治疗：国内外一般采用（^{60}Co）或加速器6MV – X外照射方法治疗垂体瘤。对小的肿瘤采用三野照射即两颞侧野加一前额野，大的肿瘤偶尔可用两颞侧野对穿照射。一般照射野5cm×5cm，较大肿瘤可适当放大。每周5次，每次200cGy，总剂量45～55Gy，4.5～5.5周完成。儿童照射总剂量40～45Gy/4～5周。照射可能发生的并发症有急性脑水肿、脑组织放射性损伤、肿瘤内出血、局部皮肤及骨骼损害、垂体恶变及空泡蝶鞍等。

（2）重粒子放射治疗：α粒子束、质子束、负π介子、快中子（fast neutron）等优点为发射出的照射剂量在射程过程中近于相同，而在达到末端时，照射剂量明显增高。①α粒子束照射：总剂量为35～80Gy（3 500～8 000rad），分4次照射，5d内完成。②质子束照射：总剂量35～100Gy（3 500～10 000rad），分12次照射，2周左右完成。

（3）立体定向放射神经外科治疗（γ – 刀）：手术时先安装定位架行CT或MRI扫描，计算出靶点坐标，通过调整活动手术床位置，使靶点与射线聚焦点吻合，继而实施照射治疗。γ – 刀有201个^{60}Co（^{60}钴）源，通过半球形头盔上的准直仪将射线集中到靶点上，使受照组织内达到较高剂量的射线，而周围组织射线剂量锐减，不至于产生损伤。通常照射剂量为20～50Gy，照射时间为10～20min，疗效约80%～90%。

2. 内照射　即通过开颅手术（额路）或经鼻腔穿过蝶窦途径将放射性物质植入蝶鞍当中进行放射。①^{198}Au：剂量需限制在15～20mCi。②^{90}YC：治疗剂量为5～10mCi（相当于50～100Gy）。

总体而言，放射治疗作为手术和药物治疗的辅助手段，针对手术无法全切或手术有禁忌的病例可以作为首选。伽马刀治疗的并发症主要有腺垂体功能减退，该情况多发生在放疗10年以后，故需要长期随访。放疗后可伴有持续性泌乳素升高，机制可能系放射线损伤下丘脑 – 垂体血管网络和部分损伤分泌多巴胺的神经元所致。照射剂量小于10Gy时极少对视神经产生影响，亦未见继发性脑瘤的发生。

（三）药物治疗

按腺垂体功能情况，治疗上可分为两组。

1. 腺垂体功能减退者　根据靶腺受损的情况，给以适当的替代补充治疗。

2. 腺垂体功能亢进者

（1）多巴胺激动剂：常见为溴隐亭（bromocriptine）、培高利特、喹高利特（quinagolide）和卡麦角林。多巴胺激动剂不仅抑制PRL的合成，而且抑制PRL mRNA和DNA的合成以及细胞增殖、肿瘤的生长，同时减少胞浆体积、导致细胞空泡形成和细胞破碎以及细胞凋亡。可以治疗高泌乳素血症中泌乳素瘤。多巴胺兴奋剂对TSH腺瘤患者也有一定的疗效。溴隐亭虽能刺激正常垂体释放生长激素，但能抑制肢端肥大症中生长激素细胞分泌生长激素，可用于治疗，但剂量较大，约从7.5mg/d到60mg/d以上。近年来有多种新型的多巴胺兴奋剂如喹高利特（诺果宁，quinagolide）及长效溴隐亭（parlodel LAR）用于临床，疗效较溴隐亭佳、作用时间长、不良反应小。

（2）赛庚啶（cyproheptadine）：此药为血清素受体抑制剂，可抑制血清素刺激 ACTH 释放激素（CRH），对库欣病及 Nelson 病有效。一般每天 24～32mg，有嗜睡、多食等不良反应。

（3）生长抑素类似物：生长抑素（somatostatin，SS14）能抑制肢端肥大症 GH 分泌，但 SS 血中半衰期短，且有反跳现象，故无临床使用价值。近年来应用八肽类似物 Sandostatin（SMS201–995，即 SMS）又称奥曲肽（octreotide）及新长效型生长抑素类似物兰瑞肽治疗肢端肥大症获较好疗效。它对 TSH 腺瘤患者也有效，可使腺瘤缩小，视野缺损状况改善，TSH 与 T_4 下降。一般用于腺瘤手术和（或）放疗后。

（4）其他：PPAR–γ 配体罗格列酮能抑制垂体瘤细胞增殖并促进其凋亡，及显著抑制小鼠垂体瘤的生长。其机制为抑制细胞周期，阻止静止期细胞由 G_0 进入 G_1 期。因而罗格列酮可能成为治疗垂体瘤（尤其并发糖代谢紊乱）的一种新的方法。

（邵慧真）

第三节　垂体生长激素瘤

垂体长期过多分泌生长激素，在患者成年前引起巨人症，成年后引起肢端肥大症。导致这些疾病的原因，95% 以上是垂体生长激素瘤，仅极少数患者是由分泌生长激素释放激素的肿瘤，如肺部和胰腺的癌症，也有一些是其他疾病的一部分，如 Carney 综合征和多发性内分泌腺瘤病等。

一、病因

导致垂体生长激素细胞形成肿瘤的机制，如同其他大多数肿瘤一样，目前还不明确。肿瘤组织细胞内研究发现，40% 的生长激素瘤的 G 蛋白 α 亚单位基因有突变。正常情况下，G 蛋白 α 亚基与腺苷酸环化酶结合而使后者活化，利用 ATP 生成 cAMP；由于 α 亚单位有结合三磷酸鸟苷酸（GTP）部位，并具有 GTP 酶的活性，一段时间后 α 亚基上的 GTP 酶活性使结合的 GTP 水解为 GDP，亚基又恢复最初构象，从而与环化酶分离，环化酶活化终止。α 亚单位基因突变后，GTP 酶的活性丧失，因而细胞内 cAMP 生成过多，刺激细胞功能亢进。

二、临床表现

生长激素过多，导致患者出现比较明显的症状和（或）体征，一般需要多年的时间，患者就诊主诉主要还是肿瘤本身引起的症状如头痛、视野缺损，多伴有皮肤比较明显的异常，如手和足部类似海绵样肿胀、体毛增加、多汗、油性皮肤、皮赘数量增加、足跟下软组织垫增厚、指（趾）甲变硬变厚、面部特征较以往变粗、可以观察到粗大的毛孔、眼睑肿胀、鼻子增大、声音低沉有空谷回声、皮肤色素加深（尤其在臀间的区域）。

其他症状还包括乏力、背部和关节疼痛、手套和鞋子尺码不断增加、牙列逐渐稀疏，可伴下颌咬合为反颌，或咬合不足、性欲丧失和阳痿、多尿、多饮、虚弱、睡眠时严重打鼾、嗜睡、溢乳、女性月经不调或停经、抑郁、关节疼痛、肌肉无力和感觉异常。

体格检查：患者具有特殊的面容，称为肢端肥大症面容，典型情况下表现有头颅明显增大，头发粗黑，面容粗陋（眉弓前凸，鼻翼增厚肥大，嘴唇变厚，下颌骨前伸，形成反颌，耳朵肥大，牙列稀疏）。几乎所有的内脏都增大，但由于患者身体轮廓也增大，这些增大的内脏体格检查时不一定能发现。皮肤和手足部也都有比较特殊的临床表现。

肢端肥大症的主要体征：面部和四肢末端皮肤有揉面团样感觉，最早可能表现在足底和手掌部位；厚且硬的指（趾）甲；前额与鼻唇褶沟回加深；毛孔增大可见；眼睑肿厚；下唇肥大，鼻子增大呈三角架构；牙间隙增宽，下颌前突；回状头皮或称头皮松垂（头皮类似大脑沟回样改变）；皮肤表面小的有或无蒂纤维瘤，如皮赘；半数以上患者毛发增多，与多毛症不同，肢端肥大症患者前额毛发不增加；皮肤为油性，但痤疮少见；40%患者有皮肤色素沉着，一部分患者可有黑棘皮病样皮肤改变；外分泌腺功能旺盛，多汗；乳腺组织萎缩，少数患者可有溢乳；高血压；二尖瓣反流。

肢端肥大症可以与一些皮肤改变的综合征相关联，如 Carney 综合征、LAMB 综合征、McCune – Albright 综合征。另外，少数情况下，肢端肥大症可以单独是家族遗传性疾病。

由于骨和软组织增生，生长激素本身对抗胰岛素等作用，生长激素瘤常导致一系列并发症，如：10% ~ 20%患者患糖尿病；19% ~ 44%患者有高三酰甘油血症；患者肺活量男性增加81%、女性增加56%，小气道狭窄占36%，上呼吸道狭窄占26%；可发生急性呼吸困难和喘鸣；阻塞性睡眠呼吸暂停综合征；高血压；心肌肥厚，左心室体积增大，功能障碍；可以有高钙高磷血症；尿路结石；尽管肌肉容量增加，但患者仍感觉虚弱无力；神经根受压导致神经根病变；椎管狭窄；腕管综合征；结肠息肉和恶变（即结肠癌）。

三、辅助检查

（一）实验室检查

肢端肥大症患者在活动期的生长激素分泌过多，分泌节律异常。随机的生长激素测定的诊断价值有限，因为生长激素受生理和外界因素影响，分泌呈阵发性，并且它的半衰期短，一部分生长激素瘤患者随机血标本生长激素测定值与其他情况的数值有较多重叠。简单有效的诊断方法是在患者口服 100g 葡萄糖后 1h 采血测定生长激素。如果口服葡萄糖后生长激素明显升高（>10ng/mL），结合临床表现，可以明确肢端肥大症的诊断；如果口服葡萄糖后生长激素正常（<5ng/mL），则可以基本排除肢端肥大症。

只有很少一部分比例的怀疑肢端肥大症的患者，口服葡萄糖后的生长激素水平介于 5 ~ 10ng/mL，对这一部分患者需要进行其他检查以确定体内生长激素水平分泌是否异常。

人体内胰岛素样生长因子 – Ⅰ（IGF – Ⅰ）主要由生长激素刺激肝脏分泌，能反映生长激素分泌的整体水平，并且这种因子的半衰期长，因此它应该能较好地反映体内生长激素分泌水平。由于 IGF – Ⅰ 随着年龄的变化在血液中的浓度有所不同，因此需要各实验室自己的各年龄段正常值进行判别；此外它还受饥饿、肥胖和糖尿病影响而减少，在妊娠时增加，这些在做结果分析时都应综合考虑到。

血液中 IGF – Ⅰ 主要与胰岛素样因子结合球蛋白 – 3 结合，它的测定值对肢端肥大症的诊断有较好的支持，同时也能反映在治疗过程中患者病情的活动性。

如果能测定生长激素释放激素，可能对一些特殊患者的诊断有帮助，如果血清中的浓度 >300ng/mL，则高度提示是下丘脑之外来源的释放激素在发挥作用。如果是生长激素瘤，生长激素释放激素在血液中是正常或被抑制。

约20%的生长激素瘤同时分泌泌乳素，因此生长激素瘤患者在测定生长激素的同时，也应测定血液中泌乳素水平。患者泌乳素水平升高，有可能是肿瘤同步分泌，也可能是垂体柄受压所致，诊断时的区分有时比较困难。

较大的垂体瘤还需要测定其他垂体分泌的激素，因为肿瘤可能破坏垂体导致垂体其他促激素分泌减少，为明确这些促激素对靶腺影响，多需要同步测定肾上腺、甲状腺和性腺功能状态。

（二）影像学检查

1. 垂体　无明显临床功能的肿瘤发生率较高，影像学检查结果只在临床有关生长激素过多分泌的证据充分的情况下有指导意义。首先应扫描蝶鞍部位，绝大部分生长激素瘤来自垂体。建议使用 MRI，对垂体软组织，MRI 的敏感性要高于 CT，并能提供更多的有关垂体周围软组织的解剖情况，如视放射和海绵窦。

如果 MRI 未发现明显的占位，建议 CT 检查胸部，观察是否有可能是支气管源性分泌生长激素或生长激素释放激素的类癌。

2. X 线检查　肢端肥大症患者有下列征象：下颌骨长度和厚度增加前突，导致反咬合；颅骨增厚，头颅畸形；骨边缘和肌肉附着处增大；鼻旁窦和乳突增大；由于软骨结合部增生，肋骨延长生长，可形成宽大的桶状胸；椎骨骨膜下骨形成，使椎骨的关节边缘骨刺形成；喉软骨增生肥大；长骨骨皮质增厚。

（三）病理检查

1. 生长激素瘤的肿瘤细胞可以有多种组织学改变　如：分泌生长激素细胞内有致密分泌颗粒的腺瘤；分泌生长激素细胞内有稀疏分泌颗粒的腺瘤；生长激素和泌乳素混合细胞腺瘤；嗜酸性干细胞腺瘤；生长激素泌乳素细胞的祖细胞腺瘤；多激素分泌性垂体腺瘤；生长激素细胞癌；生长激素细胞增生；形态学不能确定的变化。

2. 皮肤组织活检组织学改变　表皮轻度变薄；真皮层乳头和上层网状水肿或黏液性改变，可观察到致密的葡胺聚糖沉积；胶原纤维分离；成纤维细胞数量轻度增加。

四、鉴别诊断

生长激素瘤临床鉴别主要分 2 种情况：在青春发育期，主要与体质性生长过快鉴别，可以通过激素测定得到区分；成人的肢端肥大主要与假性肢端肥大症和厚皮性骨膜病综合征相鉴别。

假性肢端肥大症的患者有一定的肢端肥大的临床表现，但体内生长激素和 IGF－Ⅰ并不升高，这些患者往往有严重的胰岛素抵抗。

厚皮性骨膜病综合征可以表现杵状指、四肢末端增大、皮肤增生性改变和骨膜下骨形成导致相应的临床类似肢端肥大症的表现。此病病因尚不清楚，患者体内生长激素和 IGF－Ⅰ水平不增加。

五、治疗

到目前为止，生长激素瘤仍需要综合治疗，任何一种治疗方法都不能解决患者所有的问题。一般推荐先进行手术治疗，然后再针对残留的肿瘤进行内科药物治疗，放射治疗现在多只用于对所有治疗没有反应的患者。针对性治疗的药物现在包括生长抑素、生长激素受体抑制剂和长效多巴胺类似物如溴隐亭。

分泌生长激素的垂体腺瘤导致的是一种慢性致残性疾病，常首选经蝶窦垂体手术治疗。这种手术可以迅速缓解由肿瘤侵犯导致的症状，显著降低或恢复生长激素/IGF－Ⅰ到正常水平。对垂体微腺瘤，手术的治愈率达 80%～85%，对大腺瘤达 50%～65%。手术后需要仔细随访垂体占位体积变化，即使观察到肿瘤复发的征象。在观察到肿瘤复发前，很多患者基础生长激素水平正常，因此需要评估肿瘤的生化活性：生长激素肿瘤生化治愈是指 IGF－Ⅰ水平正常，同时葡萄糖抑制后生长激素水平 <1ng/mL，由很大一部分生长激素瘤患者手术后长期随访存在这些异常，并且多在手术后 1 年内出现。如果患者口服葡萄糖后生长激素水平和 IGF－Ⅰ水平异常，手术后复发的可能增大。

由于手术治愈率仅 60% 左右，放射和药物治疗目前仍是很重要的手段。现在生长抑素缓释制剂被广泛应用，已有的资料显示疗效可以达到 50%～60%，没有发现严重的不良反应。

由于生长抑素是生长激素的天然抑制剂，它的类似物奥曲肽现在在这方面应用最广泛。奥曲肽与生长抑素受体Ⅱ和Ⅴ结合，抑制生长激素分泌。持续用奥曲肽治疗能使 65% 的生长激素瘤患者血清生长激素水平降低到 5ng/mL，使 40% 患者的降低到 2ng/mL；使 60% 患者 IGF－Ⅰ降低到正常水平；使 20%～50% 患者肿瘤体积缩小，这点对新诊断的生长激素瘤患者更明显。

溴隐亭能使 75% 的生长激素瘤患者血清生长激素水平下降，但只有 20% 的患者生长激素水平降低到正常值以内，后者在分泌生长激素和泌乳素混合瘤的患者中多见。溴隐亭治疗不能减小肿瘤体积。

随着时间的延长，生长激素瘤放射治疗后疗效增加，约 60% 的患者在 10 年后基础生长激素的水平 <5ng/mL，可惜发生全垂体功能低下的比例也与疗效相当。这些结果导致生长激素瘤放射治疗只作为肿瘤有较大范围侵犯的辅助治疗和有手术禁忌证时应用。还有研究显示放射治疗后继发肿瘤的可能性增大。

六、预后

早期诊断、早期治疗的预后良好，手术后对垂体的功能影响较小。由于肿瘤呈浸润性生长，手术范围应比肿瘤范围大，所以较大的垂体瘤手术多不易彻底切除，垂体前叶功能受损。生长抑素治疗疗效确切，但需要长期坚持治疗，停药后肿瘤可能会迅速复发。

（柳振芳）

第四节　空泡蝶鞍综合征

空泡蝶鞍综合征（empty－sella syndrome，ESS）系因鞍隔缺损或垂体萎缩，蛛网膜下腔在脑脊液压力下疝入鞍内，其中为脑脊液填充，致蝶鞍扩大、变形，垂体受压变平而产生的一系列临床表现。临床表现主要包括头痛、高血压、肥胖、内分泌功能紊乱、视力减退和视野缺损。部分患者可有脑脊液鼻漏。可分两类：发生在鞍内或鞍旁手术或放射治疗后者为"继发性空泡蝶鞍综合征"；非手术或放射治疗引起而无明显病因可寻者为"原发性空泡蝶鞍综合征"。原发性 ESS 很常见，尸体解剖的发现率在 5%～25% 之间。

一、病因和发病机制

（一）原发性空泡蝶鞍综合征

病因至今尚未完全阐明，可有下列数种因素：

1. 鞍隔的先天性发育缺陷 Buoch 尸检788例中，发现仅有41.5%鞍隔完整，21.5%鞍隔为2mm宽的环，5.1%鞍隔完全缺如，而在该组中，因鞍隔缺损致原发性空泡蝶鞍的发病率为5.5%。鞍隔不完整或缺如，在搏动性脑脊液压力持续作用下使蛛网膜下腔疝入鞍内，以致蝶鞍扩大，骨质吸收、脱钙，垂体受压萎缩而成扁平状贴于鞍底。

2. 慢性颅内压增高 即使颅内压正常，也可因鞍隔缺损，正常搏动性脑脊液压力可传入鞍内，引起蝶鞍骨质的改变。Foley认为慢性颅内压增高造成空泡蝶鞍的可能性最大。

3. 鞍区的蛛网膜粘连 是本病发生的重要因素之一，可能因鞍区局部粘连使脑脊液引流不畅，即在正常的搏动性脑脊液压力作用下，冲击鞍隔，逐渐使其下陷、变薄、开放，待鞍隔开放（缺损）达一定程度后，蛛网膜下腔及第三脑室的前下部可疝入鞍内。

4. 妊娠期垂体增生肥大 在妊娠期垂体呈生理性肥大，可增大2~3倍，多胎妊娠时垂体继续增大，妊娠中垂体变化有可能把鞍隔孔及垂体窝撑大，于分娩后哺乳期垂体逐渐回缩，使鞍隔孔及垂体窝留下较大的空间，有利于蛛网膜下腔疝入鞍内。原发性空泡蝶鞍多见于多胎妊娠的中年妇女可能与此有关。有内分泌靶腺（性腺、甲状腺、肾上腺）功能减退或衰竭者垂体可增生肥大，用相应靶腺激素替代治疗后，可使增生的垂体回缩，从而产生空泡蝶鞍。

5 垂体病变 因垂体供血不足而引起垂体梗死而致本病。垂体瘤或颅咽管瘤发生囊性变，此囊可破裂与蛛网膜下腔交通而致空泡蝶鞍。此外，垂体瘤自发变性坏死可致鞍旁粘连或引起蛛网膜下腔疝入鞍内。多数原发性ESS患者存在垂体抗体，提示淋巴细胞性垂体炎可使垂体萎缩而形成ESS。

6. 鞍内非肿瘤性囊肿 可由垂体中间部位雷斯克袋（Rathke pouch）的残留部钙化而来。

（二）继发性空泡蝶鞍综合征

因鞍内或鞍旁肿瘤，经放射治疗或手术后发生。

二、临床表现

（一）头痛和视野缺损

多见于女性（约占90%），尤以中年以上较胖的多胎产妇为多。头痛是最常见的症状，有时剧烈，但缺乏特征性，可有轻、中度高血压。少数患者有视力减退和视野缺损，可呈向心性缩小或颞侧偏盲。少数患者有良性颅内压增高（假性脑肿瘤），可伴有视盘水肿及脑脊液压力增高。部分患者有脑脊液鼻漏，发生原因可能是脑脊液压力短暂升高，引起蝶鞍和口腔之间胚胎期留下的通道开放。少数患者伴有垂体功能低下，可呈轻度性腺和甲状腺功能减退及高泌乳素血症。神经垂体功能一般正常，但在个别小儿中可出现尿崩症。儿童中可伴有骨骼发育不良综合征。国内报告的原发性空泡蝶鞍综合征中男性略多于女性，年龄在15~63岁之间，以35岁以上者居多，常见有头痛、肥胖、视力减退和视野缺损，伴颅压增高，少数患者有内分泌失调，以性功能减退为主。偶有出现下丘脑综合征者。

（二）垂体功能异常

由于 ESS 时垂体受压，可有不同程度的垂体功能受损。近年来报道在空泡蝶鞍综合征中进行全面的垂体激素测定及垂体储备功能试验发现在部分患者中显示一种或多种的分泌激素异常，其中有 ACTH、皮质醇、TSH、T_4、LH、FSH、T 或 CH（尤其在小孩中）的降低，而 PRL 升高。腺垂体储备功能试验可呈现多种腺垂体激素对下丘脑释放激素的刺激无反应。提示他们的腺垂体激素储备功能有缺陷。

（三）其他表现

肥胖、高血压在女性患者中多见，少数患者有甲状腺功能减退、性功能低下、精神异常如焦虑或抑郁伴行为异常等表现。

三、诊断和鉴别诊断

病史中注意询问有关造成空泡蝶鞍综合征的病因资料，结合临床表现和鞍区 CT、MRI 检查可明确诊断。

（1）头颅平片显示蝶鞍扩大，呈球形或卵圆形。大部分患者的蝶鞍骨质示有吸收，蝶鞍背后床突可近于消失，颅骨其他结构可有轻度骨吸收，此与慢性颅内压增高有关。

（2）CT 扫描可显示扩大的垂体窝，鞍内充满低密度的脑脊液，受压变扁的垂体呈新月状位于鞍窝后下部或消失不见，形成特征性的"漏斗征"（infundibulum）。

（3）磁共振检查：垂体组织受压变扁，紧贴于鞍底，鞍内充满水样信号之物质，垂体柄居中，鞍底明显下陷。

鉴别诊断需除外垂体肿瘤等引起的慢性颅内压增高症。空蝶鞍的 X 线平片表现很易与鞍内肿瘤或慢性颅内压增高引起的蝶鞍扩大相混淆。鞍内肿瘤蝶鞍扩大伴变形，呈杯形、球形或扁平形，鞍结节前移，鞍底下陷，鞍背后竖，故典型的鞍内肿瘤不难与本病区别，部分球形扩大的病例，则鉴别较难；慢性颅内压增高引起的蝶鞍扩大，常伴骨质吸收，亦难与本病区别，最后需经 CT 及磁共振等检查确诊。近年来，有人用放射免疫法测定血浆和脑脊液中的腺垂体激素和靶腺激素以助诊断，原发性空泡蝶鞍综合征患者的腺垂体功能多较正常，脑脊液中不能测出垂体激素。但垂体瘤不同，因其常向鞍上扩展，破坏血脑屏障，使腺垂体激素从血管进入脑脊液，因此脑脊液中垂体激素浓度升高。

（4）放射性核素造影：伴脑脊液鼻漏时，可行放射性核素脑池造影检查。

四、治疗

主要根据临床表现确定。一般认为如症状轻微勿需特殊处理，但如有视力明显障碍者应行手术探查，若系视神经周围粘连，行粘连松解术，可使视力有一定程度的改善。有人提议用人造鞍隔治疗。并发脑脊液鼻漏者，经蝶窦入路手术，用肌肉和移植骨片填塞垂体窝。对非肿瘤性囊肿，可将囊肿打开，部分切除囊肿包膜。如伴有内分泌功能低下，则酌情予以替代治疗。如腺垂体激素储备功能有缺陷者，尽管这些患者临床上无腺垂体功能减退的表现，亦应加强随访并及时进行激素的替代治疗。如 PRL 增高者，可用溴隐亭治疗。

（柳振芳）

第五节 巨人症和肢端肥大症

巨人症（gigantism）和肢端肥大症（acromegaly）系腺垂体生长激素细胞腺瘤或增生，分泌生长激素过多，引起软组织、骨骼及内脏的增生肥大及内分泌代谢紊乱。临床上以面貌粗陋、手足厚大、皮肤粗厚、头痛眩晕、蝶鞍增大、显著乏力等为特征。发病在青春期前，骺部未闭合者为巨人症；发病在青春期后，骺部已闭合者为肢端肥大症。巨人症患者有时在骨骺闭合后继续受生长激素过度刺激可发展为肢端肥大性巨人症。本病并不罕见，华山医院1982—2006年3 375例垂体瘤手术患者GH瘤占6%。男女之比为1.1：1。发病年龄在肢端肥大症中以31～40岁组最多，21～30岁、41～50岁组次之。

一、病因和病理

巨人症患者垂体大多为生长激素细胞增生，少数为腺瘤；肢端肥大症患者垂体内大多为生长激素细胞腺瘤，少数为增生，腺癌罕见。近年发现，在约40%GH腺瘤细胞中，介导跨膜信息传递的兴奋性三磷酸鸟苷（GTP）结合蛋白α亚单位（Gsα）发生突变，使GH的合成和分泌增加，导致GH细胞的增生，久之形成肿瘤，发生Gsα突变的基因被称为生长刺激蛋白（gsp）癌基因。也有人认为肢端肥大症可能系下丘脑生长激素释放抑制激素不足或生长激素释放激素过多，使垂体生长激素细胞受到持久的刺激，形成肿瘤。垂体常肿大，引起蝶鞍扩大变形，鞍壁及前后床突受压迫与侵蚀；毗邻组织亦受压迫，尤其是垂体本身、视交叉及第三脑室底部下丘脑更为显著。腺瘤直径一般在2cm左右，大者可达4～5cm，甚而引起颅内压增高。晚期肿瘤内有出血及囊样变化，使腺功能由亢进转为减退。

内分泌系统中，肾上腺、甲状腺、甲状旁腺都有增生和腺瘤，生殖腺早期增生，继以萎缩，晚期病例肾上腺和甲状腺亦萎缩，胸腺呈持久性增大。

内脏方面，心、肝、肺、胰、肾、脾皆巨大，肠增长，淋巴组织增生。

骨骼系统病变常颇明显，有下列特征：巨人症的长骨增长和增大，肢端肥大症的长骨骨骺部加宽，外生骨疣。颅骨方面的变化除两侧鼻窦皆增大外，巨人症患者仅见全面性增大；肢端肥大症患者头颅增大，骨板增厚，以板障为著，颧骨厚大，枕骨粗隆增粗突出，下颌骨向前下伸长，指（趾）端增粗而肥大。脊柱骨有多量软骨增生，骨膜骨化，骨质常明显疏松，引起脊柱骨楔状畸形，腰椎前凸与胸椎后凸而发生佝偻。

二、分类

根据临床表现及病理学特征可将垂体GH腺瘤分为两类：一类表现为瘤体小、生长慢、细胞分化好、细胞内颗粒多、临床过程隐匿，而对生长抑素的反应好，gsp癌基因检测阳性率高；第二类表现为瘤体大、进展快、分化差、仅有散在颗粒及较易复发，GH水平较高。

三、病理生理

本病主要病理由于生长激素分泌过多所致，正常成人血浆生长激素浓度基值为3～5μg/L，而本病患者可高达100～1 000μg/L。治疗后可下降至正常水平。过多的生长激素可促进机体蛋白质等合成性代谢，有氮、磷、钾的正平衡，钙的吸收增加，钠亦趋正平衡。表现为全身软组织、脏器及骨骼的增生肥大，其骨与软骨的改变主要由于 GH 诱导的类胰岛素生长因子 -1（IGF -1）所介导。血中的 IGF -1 主要来源于肝脏，GH 本身对各种组织的细胞分化也有刺激作用；糖代谢方面有致糖尿病倾向，降低胰岛素降血糖的敏感性，脂肪代谢方面有促进脂肪动员及分解作用以致血浆游离脂肪酸增高，生酮作用加强。此外，本症中尚有泌乳激素，促性腺激素等影响。早期垂体功能显著亢进，晚期部分激素分泌功能衰退，尤其是促性腺激素等衰退较明显，形成了本病的复杂症群。

四、临床表现

（一）巨人症

单纯的巨人症较少见，成年后半数以上继发肢端肥大症，临床表现可分两期。

1. 早期（形成期）　发病多在青少年期，可早至初生幼婴，本病特征为过度的生长发育，全身成比例地变得异常高大魁梧，远超过同年龄的身高与体重。躯干、内脏生长过速，发展至 10 岁左右已有成人样高大，且可继续生长达 30 岁左右，身高可达 210cm，肌肉发达、臂力过人，性器官发育较早，性欲强烈，此期基础代谢率较高，血糖偏高，糖耐量减低，少数患者有继发性糖尿病。

2. 晚期（衰退期）　当患者生长至最高峰后，逐渐开始衰退，表现精神不振，四肢无力，肌肉松弛，背部渐成佝偻，毛发渐渐脱落，性欲减退，外生殖器萎缩；患者常不生育，智力迟钝，体温下降，代谢率减低，心率缓慢，血糖降低，耐量增加。衰退期历时 4~5 年，患者一般早年夭折，平均寿限约 20 余岁。由于抵抗力降低，易死于继发感染。

（二）肢端肥大症

起病大多数缓慢，病程长。上海华山医院曾对 144 例本病患者进行临床分析，其中 98 例入院前病程平均 5.68 年，最长者 27 年，症状亦分两期：

1. 形成期　一般始自 20~30 岁，最早表现大多为手足厚大，面貌粗陋，头痛疲乏，腰背酸痛等症状，患者常诉鞋帽手套变小，必须时常更换。当症状发展明显时，有典型面貌。由于头面部软组织增生，头皮及脸部皮肤增粗增厚，额部多皱折，嘴唇增厚，耳鼻长大，舌大而厚，言语常模糊，音调较低沉。加以头部骨骼变化，有脸部增长，下颌增大，眼眶上嵴、前额骨、颧骨及颧骨弓均增大、突出，牙齿稀疏，有时下切牙处于上切牙前，容貌趋丑陋。四肢长骨虽不能增长，但见加粗，手指足趾粗而短，手背足背厚而宽。脊柱骨增宽，且因骨质疏松发生楔形而引起背部佝偻后凸、腰部前凸的畸形，患者易感背痛。皮肤粗糙增厚，多色素沉着，多皮脂溢出，多汗，毛发增多，呈现男性分布。男性患者性欲旺盛，睾丸胀大；女性经少或经闭、乳房较发达，泌乳期可延长至停止哺乳后数年之久，有时虽无妊娠亦现持续性自发泌乳，甚至见于男性患者。神经肌肉系统方面有不能安静、易怒、暴躁、头痛、失眠、神经紧张、肌肉酸痛等表现。头痛以前额部及双侧颞部为主。嗜睡，睡眠时间延长。约 30% 患者因软组织肿胀，压迫正中神经，引起腕管综合征。常伴有多发性神经炎病变。心血管疾病是肢端肥大症致死的主要原因之一，可有高血压、心脏肥大、左心室功能不全、心力衰竭、冠状动脉硬化性心脏病及心律不齐等。由于患者气管受阻，临床上可表现呼吸睡眠暂停综合征。内脏普遍肥大，胃肠道息肉和癌症发生率增加。糖尿病症群为本症中重要表现，称为继发性糖尿病，144 例中有糖尿病者占 24%，其中少数病例对胰岛素有抵抗性。甲状腺呈弥漫性或结节性增大，基础代谢率可增高达 +20% ~ +40%，但甲状腺功能大多正常，基础代谢率增高可能与生长激素分泌旺盛促进代谢有关。血胆固醇、游离脂肪酸常较高，血磷于活动期偏高，大多在 1.45 ~ 1.78mmol/L 之间，可能是生长激素加强肾小管对磷的重吸收所致，血钙与碱性磷酸酶常属正常。X 线检查示颅骨蝶鞍扩大及指端丛毛状等病变，磁共振示垂体瘤。病程较长，大多迁延十余年或二三十年之久。

2. 衰退期　当病理发展至衰退期时患者表现精神萎靡，易感疲乏，早期多健忘，终期多精神变态。皮肤、毛发、肌肉均发生衰变。腺瘤增大可产生腺垂体本身受压症群如性腺、甲状腺或肾上腺皮质功能低下；垂体周围组织受压症群如头痛、视野缺损、视力减退和眼底改变、下丘脑综合征、海绵窦综合征、脑脊液鼻漏、颅内压增高症等。

一般病例晚期因周围靶腺功能减退，代谢紊乱，抵抗力低，大多死于继发感染以及糖尿病并发症、心力衰竭及颅内肿瘤之发展。

五、诊断和鉴别诊断

(一) 诊断

根据特殊的外貌，随机 GH 水平 > 0.4μg/L 或口服葡萄糖抑制试验 GH 谷值 > 1.0μg/L，影像学检查发现垂体占位，诊断本症并不困难。

1. 体征　典型面貌，肢端肥大等全身征象。

2. 内分泌检查

(1) 血 GH 测定：明显升高，随机 GH > 0.4μg/L。由于 GH 呈脉冲式分泌，波动范围大，可以低至测不出，或升高大于 30μg/L，单次血 GH 测定对本症诊断价值有限。24 小时血 GH 谱测定能很好地反映机体 GH 分泌情况，但测定复杂且患者难以接受，一般用于科研。

(2) 血 IGF - 1 测定：高于年龄和性别匹配的正常值范围。空腹血 IGF - 1 与疾病活动度和 24 小时血 GH 整合值有很好的相关性，并较血 GH 测定更为稳定。临床怀疑肢端肥大症或巨人症的患者应首先测定血 IGF - 1。血 IGF - 1 是目前肢端肥大症与巨人症诊断、疾病活动度及疗效观察的重要指标。

(3) 血 IGF 结合蛋白（IGF - BP）测定：主要是 IGF - BP3，明显升高，但诊断价值有限。

(4) 口服葡萄糖抑制试验：目前临床最常用诊断 GH 瘤的试验。一般采用口服 75g 葡萄糖，分别于 0、30、60、90、120、180min 采血测定血 GH 水平。口服葡萄糖后，血清 GH 谷值在 1μg/L 以下，本症患者口服葡萄糖不能抑制 GH，GH 水平可以升高，无变化，或约有 1/3 的患者可有轻度下降。

(5) GHRH 兴奋实验和 TRH 兴奋试验：国外资料报道仅约 50% 患者有反应，临床很少使用。

(6) 血 GHRH 测定：有助于诊断异位 GHRH 过度分泌导致的肢端肥大症和巨人症，准确性高。血浆 GHRH 水平在外周 GHRH 分泌肿瘤中升高，垂体瘤患者中则正常或偏低，下丘脑 GHRH 肿瘤患者血浆 GHRH 水平并不升高。此病因罕见，临床极少应用。

(7) 钙磷测定：高血磷高尿钙提示疾病活动，高血钙低血磷须除外 MEN_1。

(8) 其他垂体激素测定：肿瘤压迫发生腺垂体功能减退时可有相应垂体激素及其靶腺

激素的降低。肿瘤压迫垂体柄或自身分泌 PRL 时可有 PRL 升高。

3. 影像学检查

（1）颅骨 X 线检查：肿瘤较大者可有蝶鞍扩大、鞍床被侵蚀的表现。由于 CT 和 MRI 的普及，目前已较少使用。

（2）CT 检查：垂体大腺瘤一般头颅 CT 平扫即可有阳性发现，微腺瘤须作冠状位薄层平扫及增强。CT 对垂体微腺瘤诊断价值有限，阴性结果亦不能完全排除垂体微腺瘤。但 CT 对骨质破坏及钙化灶的显示优于 MRI。

（3）MRI 检查：对垂体的分辨率优于 CT，有助于微腺瘤的诊断，并有助于了解垂体邻近结构受累情况或与其他病变相鉴别。一般采用冠状面或矢状面薄层成像。

（4）生长抑素受体显像：不仅可以用于 GH 瘤的诊断，还可以预测患者对生长抑素的治疗反应。

（5）其他部位 CT 检查：有助于诊断或除外垂体外肿瘤。

（二）鉴别诊断

1. 类肢端肥大症　体质性或家族性，本病从幼婴时开始，有面貌改变，体形高大类似肢端肥大症，但程度较轻，蝶鞍不扩大，血中 GH 水平正常。

2. 手足皮肤骨膜肥厚症　以手、足、颈、脸皮肤肥厚而多皱纹为特征，脸部多皮脂溢出、多汗，胫骨与桡骨等远端骨膜增厚引起踝、腕关节部显著肥大症，但无内分泌代谢紊乱，血中 GH 水平正常。蝶鞍不扩大，颅骨等骨骼变化不显著为重要鉴别依据。

此外，如空泡蝶鞍、类无睾症及异位生长素瘤亦需加以鉴别。

六、治疗

治疗目标是要降低疾病相关的致残率，使死亡率恢复到正常人群水平。即通过安全的治疗手段，减轻肿瘤造成的不良影响或消除肿瘤，GH 和 IGF-1 恢复至正常，并避免垂体功能减退。目前公认的治愈标准为：①口服葡萄糖抑制试验 GH 谷值 $< 1.0 \mu g/L$；②IGF-1 恢复到与年龄和性别相匹配的正常范围内；③影像学检查肿瘤消失，无复发。目前主要治疗手段包括手术治疗、药物治疗和放疗。手术治疗是首选治疗，药物治疗与放疗一般作为辅助治疗。

（一）手术治疗

外科切除分泌 GH 的腺瘤是多数患者的首选治疗。主要包括经蝶垂体瘤摘除术和经额垂体瘤摘除术。微腺瘤的治愈率约 70%，大腺瘤的治愈率不到 50%。软组织肿胀在肿瘤切除后迅速得到改善。GH 水平在术后 1h 内即降到正常水平，IGF-1 水平在 3~4 天内恢复正常。约 10% 的肢端肥大症患者在接受了成功的手术后数年后复发；垂体功能低下发生率高达 15%。术者的经验与手术的疗效和并发症的发生直接相关。手术并发症包括尿崩、脑脊液漏、出血、脑膜炎以及垂体功能减退。

（二）药物治疗

1. 生长抑素（SST）类似物　常用药物包括奥曲肽及其长效制剂以及兰瑞肽、SOM230 等。作用机制为结合 SST 受体（SSTR，以 SSTR2 和 SSTR5 为主），抑制细胞内腺苷酸环化酶，减少 cAMP 的产生，从而抑制 GH 的分泌和细胞增殖。其临床疗效包括抑制 GH 和 IGF-1 水平，改善头痛和肢端肥大症状及缩小瘤体等。对这种类似物无效的患者不到 10%。

疗效不佳（SST 抵抗）的原因可能是 SSTR 突变，有人发现在基因组和肿瘤 DNA 的 SSTR5 基因存在两处 C→T 突变，使 SST 无法发挥正常作用。

（1）奥曲肽长效制剂（octreotide LAR）：OctreotideLAR 作用时间较长，约 4 周。每次肌内注射 20mg，注射间隔一般为 28d，6 个月后 GH 水平由 27.6μg/L 降到（5.03 ±5.38）μg/L，IGF-1 由（889.55 ±167.29）μg/L 降到（483.00 ±239.71）μg/L（n = 9），66% 的患者肿瘤体积缩小。

（2）兰瑞肽：兰瑞肽作用时间稍短，约为 10d。每次 60mg，每月注射 3 次，如疗效不明显，可将注射间期缩短至 1 周。报道 92 例肢端肥大症患者应用兰瑞肽平均治疗 24 个月后，有 88% 患者的 GH、65% 患者的 IGF-1 降至正常范围，且 IGF-1 恢复正常的患者比例从第 1 年的 49% 逐渐增至第 3 年的 77%，近半数患者的瘤体积缩小。

（3）SOM230：SOM230 是一种新的 SST 类似物，半衰期 23h。其对 SSTR1、SSTR3、SSTR5 的结合力分别是奥曲肽的 30、35、40 倍，较奥曲肽对 GH/PRL 瘤和 PRL 细胞的抑制作用（主要通过 SSTR5 介导）更强。

生长抑素类似物在大多数患者耐受性良好。不良反应多是短期的，且多数与生长抑素抑制胃肠活动和分泌相关。恶心、腹部不适、脂肪吸收不良、腹泻和肠胃胀气发生于三分之一的患者，虽然这些症状多在 2 周内缓解。奥曲肽抑制餐后胆囊的收缩，延缓胆囊的排空，高达 30% 的患者长期治疗后发生胆囊泥沙样回声或无症状的胆囊胆固醇结石。

2. GH 受体拮抗剂 培维索孟（pegvisomant）是第一个用于临床的 GH 受体拮抗剂，它能阻断 GH 受体二聚体的形成，从而阻止 GH 的外周作用。还可使 IGF-1 水平降至正常，显著缓解症状和体征，纠正代谢紊乱，且不良反应轻微。但对肿瘤体积没有减少作用，应使用 IGF-1 作为疗效衡量指标。该药适用于对 SST 类似物抵抗或不耐受的患者。

3. 多巴胺激动剂 多巴胺激动剂一般用于伴高分泌 PRL 的垂体瘤，但对于 GH 的分泌也有一定抑制作用，溴隐亭可以抑制部分肢端肥大症患者的 GH 过度分泌，但剂量大（≥20mg/d），每日分 3~4 次服用。约 20% 的患者 GH 水平抑制到 5μg/L 以下，仅有 10% 的患者 IGF-1 水平恢复正常。卡麦角林（0.5mg/d）也抑制 GH 分泌，缩小肿瘤体积。多巴胺激动剂与 SST 类似物联合使用效果较佳。

（三）放射治疗

包括常规放疗、质子刀、X 刀和 γ 刀，表 9-2 概括了不同方法的优缺点。放射治疗常作为辅助治疗手段。放射治疗起效慢，50% 的患者需要至少 8 年才能使 GH 水平降到 5μg/L 以下；18 年后有 90% 的患者能够抑制到此水平，但是 GH 抑制欠佳。在放疗效果达到最大之前，患者可能需要数年的药物治疗。多数患者还可发生下丘脑 - 垂体损害，在治疗后 10 年内发生促性腺激素，ACTH 和（或）TSH 不足。有生育要求的患者不适用放射治疗。放射治疗的并发症主要包括脱发、脑神经麻痹、肿瘤坏死出血，垂体功能减退，偶尔可发生失明、垂体卒中和继发性肿瘤。

表 9-2 几种不同的垂体放射治疗的比较

放射治疗名称	优点	缺点
常规放疗	可用于邻近视交叉的肿瘤	治疗次数多，需 20~30 次
	达到缓解的时间长，10~20 年	

续　表

放射治疗名称	优点	缺点
质子刀	单次或分次	配备的单位不多
	肿瘤距视交叉必须大于5mm	
X 刀	单次或分次	肿瘤距视交叉必须大于5mm
γ 刀	单次，起效较快，1~3 年	配备的单位不多
	肿瘤距视交叉必须大于5mm	

　　本症患者须长期随访。手术治疗后，患者应每3个月一次接受随访直到生化水平得到控制。其后，每半年进行一次激素评估。达到治愈标准的患者，每1~2年进行一次 MRI 检查。对于未能达到治愈标准的患者或需要激素替代的患者，应每半年进行一次视野检查和垂体储备功能检查，每年进行一次 MRI 检查，并对临床表现、内分泌代谢表现进行评估。对年龄超过50岁的患者和患有息肉病的患者应进行乳房检查和结肠镜检查。

　　垂体生长激素瘤治疗流程见图9-1。

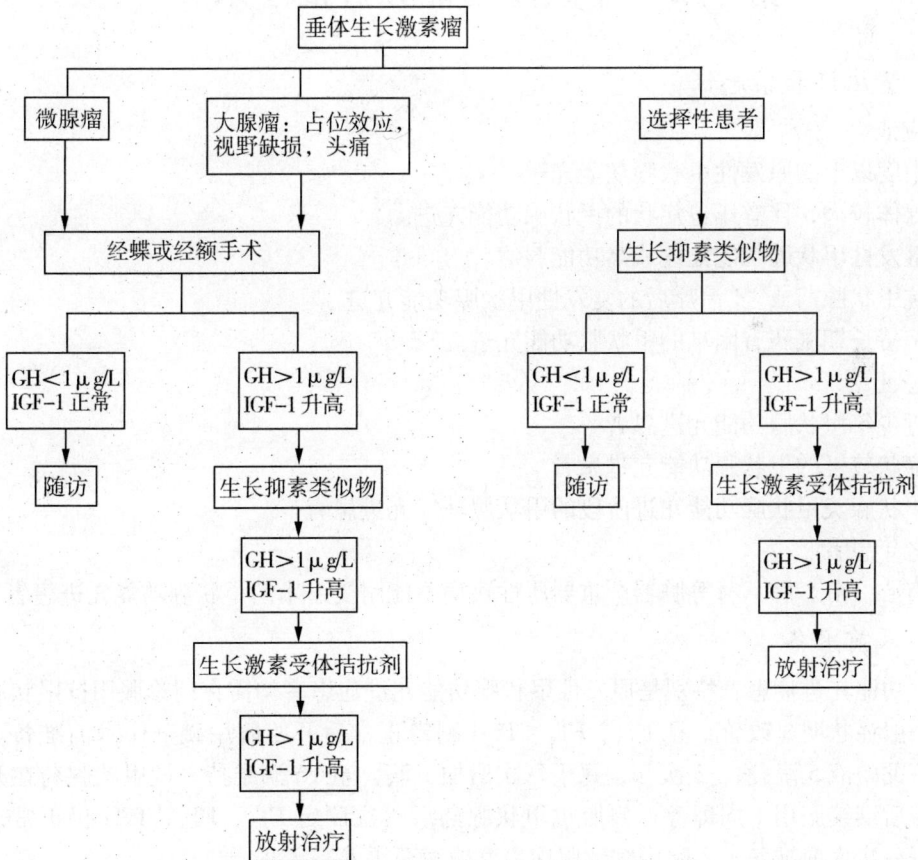

图9-1　垂体生长激素瘤治疗流程

（李志鹏）

第三篇

外科疾病篇

第十章　甲状腺外科

第一节　甲状腺功能亢进症手术

（一）适应证和禁忌证

1. 适应证

（1）中度以上的原发性甲状腺功能亢进。

（2）腺体较大，伴有压迫症状的甲状腺功能亢进。

（3）继发性甲状腺功能亢进或高功能腺瘤。

（4）抗甲状腺药或^{131}I治疗后的复发性甲状腺功能亢进。

（5）坚持长期服药有困难的甲状腺功能亢进。

2. 禁忌证

（1）青少年甲状腺功能亢进患者。

（2）症状较轻的甲状腺功能亢进患者。

（3）甲状腺炎甲状腺功能亢进阶段的甲状腺功能亢进患者。

（4）老年患者。

（5）有心、肝、肺、肾等脏器严重器质性疾病不能耐受手术的甲状腺功能亢进患者。

（二）术前准备

甲状腺功能亢进症患者特别是原发性甲状腺功能亢进症患者均需在门诊服用抗甲状腺药治疗，待一般症状明显改善，且 FT_3、FT_4、TSH 测定正常后开始服用碘剂作术前准备。服碘方法：卢戈碘液 5 滴/次，3 次/d，每天每次增加 1 滴，至 16 滴维持。抗甲状腺药在开始服卢戈碘液后继续服用 1 周即停。停服抗甲状腺药后再次测定 FT_3、FT_4、TSH 仍正常，则收入院作进一步术前准备。入院后继续服用卢戈碘液至手术当天止。

术前检查如下：

（1）原发性甲状腺功能亢进症患者，在入院后再次复查 FT_3、FT_4、TSH 应属正常。并应同时检查 TPOAb、TgAb 以了解是否有慢性淋巴细胞性甲状腺炎并存。

（2）测 BMR：3 次正常（±10%）。

（3）测脉率：每 6 小时 1 次，每次均 <90 次/min，且波动幅度 <10 次/min。

（三）麻醉

气管内插管全身麻醉或颈神经丛阻滞。

（四）手术步骤

（1）切口：如腺体较大，上极较高者，切口两端可适当顺胸锁乳突肌前缘向上延长。

（2）皮瓣游离要充分。

（3）常规缝扎颈前静脉。

（4）横断双侧颈前肌群，显露双侧甲状腺及峡部。

（5）锥体叶切除：在施行甲状腺手术时，凡遇有锥体叶者，应将锥体叶切除，原发性甲状腺功能亢进症患者尤应如此。切除方法是：先于甲状软骨下方横断锥体叶，其断端以钳夹作牵引，沿锥体叶两侧及后方进行游离，直达锥体叶末端，以直角钳钳夹，完整切除锥体叶。注意：在游离时应于钳夹间切断，以免出血。

（6）处理右叶上极：沿锥体叶横断处创面，游离松解右叶悬韧带，直达上极，结扎、切断上极。

（7）依次处理右叶中静脉、下极血管。

（8）横断峡部。

（9）次全切除右叶甲状腺腺体，残留腺体创面缝合：切除时应尽量保留腺体后被膜。在切除腺体时要注意保护脂肪颗粒样组织，勿被切下；缝合创面时不要过深，以避免并发症的发生。

（10）按上述方法次全切除左叶腺体，残留腺体创面缝合。

（11）完成双叶次全切除，残留甲状腺创面缝合后，反复用 0.9% 氯化钠溶液（生理盐水）冲洗创面，止血，放置引流管，缝合切口。

（五）术后处理

（1）术后取高坡卧位（全身麻醉患者待其完全清醒后再改高坡卧位）。

（2）术后当天禁食、禁饮、勿咳、勿下床，吸氧，输液，可适当使用抗生素，注意监测体温、脉搏、呼吸及血压。

（3）床旁放置气管切开包和吸引器，供抢救窒息时急用。

（4）术后继续服用卢戈碘液，每次 16 滴，3 次/d，每天每次递减 1 滴，术后共服用 3 ~ 5 天，也可以含服普萘洛尔（心得安），10mg/次，每 6 小时 1 次。

（5）术后第 1 天可进食少量流质，术后第 2 天拔除引流管，改半流质饮食。

（6）术后第 5 天拆除切口缝线，第 6 天可出院休息。嘱至少全休 3 个月。术后 1 个月门诊复查，测定 FT_3、FT_4、TSH。终身随访。

（7）对未孕妇女应嘱在妊娠前、妊娠期、产后哺乳期进行 FT_3、FT_4、TSH 监测。其分娩时，应抽取胎儿脐带血检查甲状腺功能，以早期发现新生儿甲状腺功能减退。

（六）术后并发症及处理

（1）术后患者如出现呼吸困难，则首先检查是否有切口内出血。必要时拆除切口缝线检查。如切口内出血，则在床旁初步清除血块后即送手术室手术止血；如止血后仍有呼吸困难者，则应作气管切开。

（2）手术当晚或第1天以后出现面部、唇部或手足针刺样麻木感或强直感，甚至手足搐搦时，应立即静脉注射10%葡萄糖酸钙注射液20ml，同时抽血进行血钙、血磷检查。

（七）手术经验和探讨

（1）原发性甲状腺功能亢进症是由各种原因导致正常甲状腺素分泌的反馈调控机制丧失，引起血液循环中甲状腺素异常增多，而以全身代谢亢进为主要特征的总称。甲状腺次全切除术对中度以上的甲状腺功能亢进仍是目前最常用的有效疗法，但手术治疗有可能发生一定的并发症，对采取手术治疗者一定要严格掌握手术适应证。

（2）术前采取充分而完善的准备是保证手术顺利进行和减少并发症的关键。甲状腺功能亢进患者在基础代谢率亢进的情况下进行手术是十分危险的。

（3）在处理上极时，应紧贴上极在包膜内结扎、切断甲状腺上极血管，以避免损伤喉上神经；在处理下极时，为避免损伤喉返神经，紧贴腺体结扎甲状腺下动脉分支，并尽量保留腺体背面，不必常规靠近颈总动脉结扎其主干。

（4）为了避免术后复发或甲状腺功能减退，腺体残留量是关键。总的原则是：腺体越大，残留腺体可适当多一些；腺体越小，残留腺体应越少。通常是切除腺体的80%～90%，每侧残留的腺体大小如成人拇指末节大小为宜（3～4g），常规切除峡部。有锥体叶者，一定要将锥体叶切除。

（5）甲状腺功能亢进症患者特别是原发性甲状腺功能亢进症患者术后48小时内一定要严密观察呼吸、心率、体温等情况，以便及时发现并发症，及时做出相应的处置。

（张叶广）

第二节 甲状腺肿手术

一、结节性甲状腺肿手术

（一）适应证

（1）临床可扪及明确结节（肿块）的结节性甲状腺肿，其中有结节 >2cm 者。

（2）合并甲状腺功能亢进的结节性甲状腺肿。

（3）疑有恶变的结节性甲状腺肿。

（4）位于胸骨后的结节性甲状腺肿。

（二）术前准备

（1）按甲状腺手术术前常规检查项目进行术前检查。对肿块巨大者，尤应注意气管狭窄及移位情况。

（2）合并有甲状腺功能亢进者应按原发性甲状腺功能亢进症术前准备的要求进行术前准备。

（三）麻醉

一般选用气管内插管全身麻醉。结节较大，且有明显气管移位或气管狭窄者，尤宜选用气管内插管全身麻醉。

（四）基本术式

根据术中探查情况决定具体术式。可供选择的具体术式如下：

（1）双侧甲状腺次全切除术：适用于双叶均有结节，而且双叶均可保留部分正常腺体者。

（2）一侧甲状腺次全切除术＋对侧腺体内结节剜出术：适用于结节集中于一个腺叶内，对侧腺叶内仅有 1～2 个小囊性结节者。

（3）一侧甲状腺近全切除术＋对侧腺叶部分切除术：适用于一叶大结节或一叶内多个结节，几乎无正常腺体，而对侧叶亦有多个小结节者。

（五）手术步骤

1. 切口　较大的结节性甲状腺肿切口可适当向两侧及向上延长。

2. 横断颈前肌群　遇有较大肿块者，可以横断一侧或两侧颈前肌群。横断前应缝扎颈前静脉。

3. 根据术中探查结果决定具体术式

（1）双侧甲状腺次全切除术：一般先完成右侧次全切除，后行左侧次全切除，操作起来较为方便。①先松解右叶甲状腺悬韧带，处理右叶上极；右叶中静脉及右叶下极血管分支，切断峡部，切除右叶大部分，注意保留腺体的背面部，缝合右叶残余腺体创面。②同法切除左叶大部分及缝合左叶创面。将标本送快速切片病理学检查。③缝合切口，放置引流管。

（2）一侧甲状腺次全切除＋对侧结节剜出术：其结节剜出术的手术操作如下。

1）先完成一侧的甲状腺次全切除术＋峡部切除，其残留腺体创面缝合。

2）甲状腺结节剜出术：用血管钳夹住甲状腺近峡部的创面切缘，用扁桃体钳从腺体创面内剜出结节，然后缝合该叶创面。如有困难，则可切开结节表面的腺体直达结节处，从此切口内用弯血管钳或小纱布球作钝性分离，将结节完整取出。结节取出后，用纱布压迫片刻止血，遇出血点予以结扎或缝扎止血，彻底止血后，将腺体创口用 1 号（或 2 号）丝线间断内翻缝合，封闭剜出结节所遗留的甲状腺空隙。

最后缝合切口，放置引流管。

（六）术后处理

（1）同"甲状腺腺瘤切除术"术后处理。

（2）出院后坚持服用甲状腺素片至少 3 年，以避免复发。

（七）手术经验和探讨

（1）甲状腺叶的切除，根据其切除腺叶量的多少可分为部分切除术、次全切除术、近全切除术、全叶切除术。一般以每个腺叶为单位，切除腺叶的 10%～50% 者称"部分切除术"；切除量 >50%、<95% 者称"次全切除术"；切除量 >95%，但尚保留有少量腺叶组织者称"近全切除术"；腺叶组织全部被切除则称"全腺叶切除术"。

（2）结节性甲状腺肿的临床表现多样，故其式的选择要根据术中探查情况决定，并无固定模式可言。但总的手术原则是：结节一定要切除干净，正常腺体尽量保留。

（3）根据统计，结节性甲状腺肿居甲状腺住院患者的首位，即使临床或 B 超检查发现为单个结节（肿块）的患者，其病理诊断亦可能为结节性甲状腺肿。

（4）结节性甲状腺肿术后易复发：其复发的原因主要有 2 个。

1）术中探查不仔细，遗留有小结节未切除。

2）术后未坚持服药：故预防复发的关键在于术中探查仔细，可疑结节一定要切除干净；术后一定坚持服用甲状腺素片至少3年。

二、巨大甲状腺肿手术

甲状腺腺叶或甲状腺肿块长径＞10cm者，称"巨大甲状腺肿"，其手术切除操作有其特点。

（一）术前准备

除一般甲状腺手术的术前准备外，要特别注意从X线胸片＋颈部正、侧位片中了解气管移位及狭窄的详细情况，以供麻醉插管和手术操作者参考。

（二）麻醉

应选用气管内插管全身麻醉，麻醉插管应选用管内有支撑架的气管导管。

（三）手术步骤

（1）切口要够长：肿块侧的低衣领皮肤切口应沿患侧胸锁乳突肌内侧缘向上延长。

（2）要充分游离皮瓣：患侧皮瓣的游离，上界要达到或接近肿块的边缘，并应将患侧胸锁乳突肌的内侧缘筋膜切开，分离，可以减轻胸锁乳突肌张力。

（3）常规横断患侧颈前肌群，以便充分显露患侧甲状腺腺叶（对侧胸锁乳突肌则可不横断）（图10-1）。

（4）在分离甲状腺前方时，一定要找准间隙，即从甲状腺固有膜与外科被膜之间的疏松间隙进入。分离时勿损伤肿块表面曲张、迂曲的血管，遇有出血点要结扎或缝扎。双叶甲状腺显露后，先探查健侧，后探查患侧。遇有锥体叶者，应先将锥体叶切除。

（5）在处理甲状腺上、下极前，先横断甲状腺峡部。峡部横断后，再依次松解患侧甲状腺悬韧带，处理上极、中静脉、下极血管，然后钝性剜出肿块，并切除之。根据具体情况，健侧叶做出相应处置（图10-2）。

（6）仔细检查气管是否软化，如有软化或可疑软化，则应作气管悬吊术。

（7）常规放置引流管。

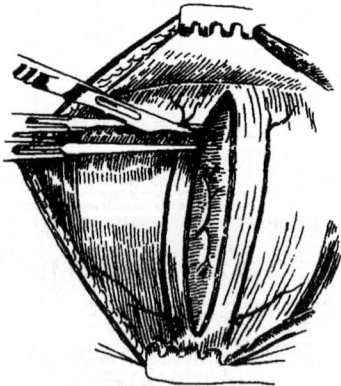

图10-1　常规横断颈前肌群

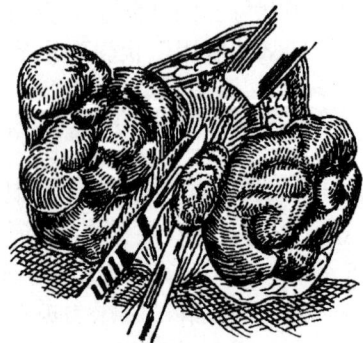

图10-2　先切除峡部及一侧腺体

（四）手术经验和探讨

（1）在施行巨大甲状腺肿手术时，关键在于找准肿块部位的进入间隙，即从甲状腺固有膜与外科被膜之间的疏松间隙进入。否则不仅出血多，且操作将十分困难，甚至难于完成手术。

（2）巨大甲状腺肿的肿块表面血管一般均迂曲、粗大，且肿块内积血，故手术操作过程中应严格注意止血。

（3）切下标本应送快速切片病理学检查，警惕甲状腺交界性肿瘤的可能。

三、胸骨后甲状腺肿手术

通过术前检查，如甲状腺腺体（或肿块）全部位于胸骨后者，应由心胸外科处理。仅小部分位于胸骨后，而大部分甲状腺（及肿块）位于颈部者，则可以颈部手术切除。如大部分位于胸骨后，而仅小部分位于颈部者，即整个甲状腺叶或肿块的2/3，或腺叶（肿块）下极深入到胸骨后 >5cm 者，则常需作开胸手术。

【颈部吸尽囊液切除术】

（一）适应证

巨大囊性肿块，但有大部分是位于胸骨后者。

（二）麻醉

一般宜选用气管内插管全身麻醉。

（三）手术步骤

（1）常规颈部切口：常规显露甲状腺及肿块后，探查双叶甲状腺。如术中证实确为巨大囊性肿块，而又按常规颈部手术操作切除有困难时，则采用从颈部穿刺吸尽囊液，使肿块缩小后从颈部切除。

（2）在准备穿刺的部位，用小圆针、4号丝线预先作一荷包缝合备用。

（3）将囊肿前壁显露后用一次性使用的 10ml 注射器（无菌）套上 5ml 注射器的针头，从荷包处刺入，抽尽囊内液体。然后拔出针头，锁紧荷包，以免残留囊内液体流出。囊性肿块明显缩小，按常规手术操作做患侧叶近全切除术或次全切除术。有时仅为一巨大囊肿而几乎无正常腺体，则肿块切除为腺叶全切除术或腺叶近全切除术（图 10 - 3）。

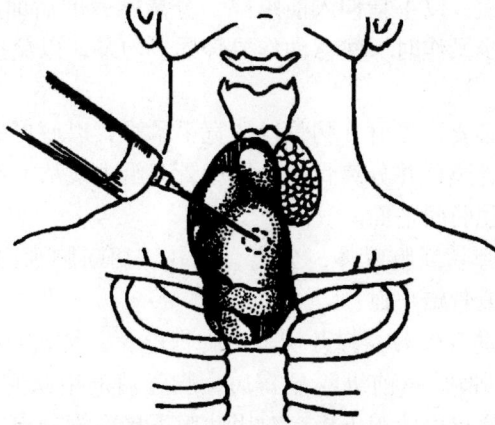

图 10 - 3　颈部吸尽囊液切除法

【"蚂蚁上树"颈部切除法】

（一）适应证

巨大甲状腺肿块，而肿块为实质性，且大部分位于颈部，仅小部分（＜1/3）位于胸骨后窝。

（二）麻醉

气管内插管全身麻醉。

（三）手术步骤

（1）常规显露双叶甲状腺，探查双叶甲状腺后，先依次游离好甲状腺上极，结扎，切断中静脉，使位于颈部的甲状腺或肿块游离。

（2）用粗丝线、弯圆针缝住大块腺体作为牵引线，将腺体（或肿块）向上、向外侧提起，同时推开外科被膜，遇有血管分支则予以结扎、切断。如此逐步向下推进，便可将胸骨后部分腺体（肿块）游离至颈部。特别值得注意的是，在提拉过程中，动作应轻柔，切勿用暴力，以免腺体（肿块）撕裂，造成手术困难或撕裂血管，造成大出血。

（3）术毕常规放置引流管。

【开胸切除法】

（一）适应证

腺体部分位于颈部，而大部分（腺叶或肿块的2/3或下极伸入到胸骨后＞5cm）位于胸骨后的巨大甲状腺肿（或肿块）。

（二）麻醉

气管内插管全身麻醉。

（三）手术步骤

（1）颈部低衣领皮肤切口，其切口位置要低，同时从颈部低衣领皮肤切口中点向下作一稍偏离中线的纵弧形皮肤切口至第3前肋肋软骨水平。

（2）显露胸骨柄及胸骨体上端，两侧距中线1～2cm，分离两侧的胸骨舌肌及胸骨甲状肌的内缘，紧贴胸骨柄深面，以手指伸入前纵隔，分离胸骨的后面，向后钝性推开甲状腺、大血管及胸膜。在进行此步操作时，注意动作要轻柔，勿躁，以免损伤胸骨柄后方的组织器官或造成大出血。

（3）劈开胸骨：如有必要，可劈开胸骨以拓宽手术野，以便更好地显露胸骨后方的甲状腺或肿块。首先切开胸骨骨膜，并分离骨膜，用胸骨刀沿中线从上而下垂直劈开胸骨柄，至第2前肋肋软骨或第3前肋肋间平面。

（4）切断胸骨体：横形切断胸骨体，分离，结扎、切断胸廓内动脉。对骨膜剥离面及胸骨断面的出血可用电凝或骨蜡止血。

（5）显露前纵隔：用肋骨牵开器撑开切开之胸骨边缘，前纵隔可获得良好显露。

（6）分离甲状腺（或肿块）：前纵隔显露后，胸骨后的甲状腺（或肿块）便可获得良好显露，可用手指钝性分离出甲状腺下极，对甲状腺下极血管分支应紧贴甲状腺结扎、离断（图10－4）。将整个甲状腺（或肿块）游离出来后，将其拉至颈部，按需要作甲状腺叶切除。

在施行以上操作过程中，注意勿损伤左侧的无名静脉，勿撕破胸膜。万一胸膜被撕破，则应立即进行修补，并于术后抽吸胸膜腔内积气。

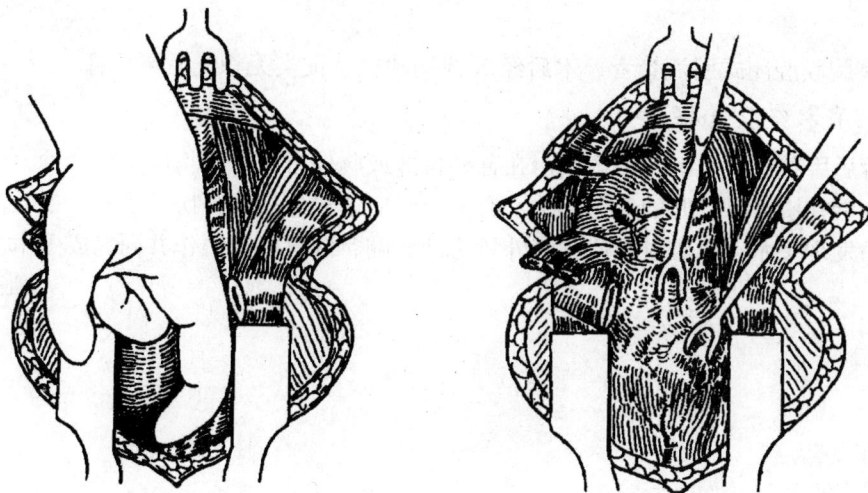

图 10 - 4　分离甲状腺

（7）冲洗创面，彻底止血。

（8）缝合胸骨，在劈开的胸骨平面上钻孔 2 ~ 3 个，用医用钢丝拉紧对合胸骨。注意钢丝结头应埋入胸骨间隙内，然后缝合骨膜、胸大肌腱膜。

（9）放置引流管：应于切除的甲状腺窝内，常规放置小号硅胶引流管，引流管从颈部皮肤切口下方一侧另戳小口引出，并固定好。

（10）缝合切口：按常规缝合颈部切口及胸骨部位切口。

（11）颈、胸切口缝合后，将引流管接好引流袋，围巾式包扎颈部的切口（图 10 - 5）。

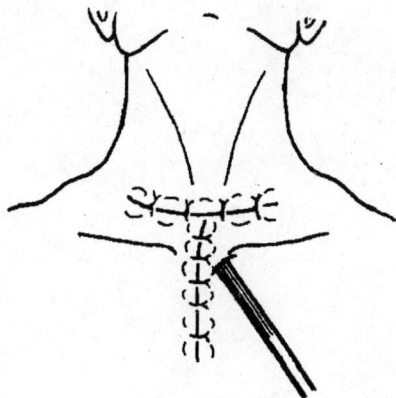

图 10 - 5　缝合切口，放置引流管

（四）术后处理

（1）术后待全身麻醉清醒后 8 小时改半坐位卧式，手术当天禁食，禁饮，勿起床，勿咳嗽。术后第 1 天可进食流质，拔管后改半流质饮食。

（2）注意监测呼吸、心率、血压：常规床边备气管切开包。

（3）注意引流管内引流量及颜色，如流量很少，且颜色变淡，可于术后第 2 天拔除引流管。

（4）有胸膜腔闭式引流管者，术后经 X 线胸片检查证实无积气后可拔管。

（五）手术经验和探讨

对胸骨后甲状腺肿患者，无论收治在普外科抑或胸外科，术前均应两科会诊，做好开胸准备。如收治在胸外科，开胸后颈部手术有困难时应请普外科医师协助手术，如收治在普外科，在术中发现手术有困难时，应请胸外科协助开胸，两科医师协作共同完成手术。

（张叶广）

第十一章　乳腺外科

第一节　乳腺纤维腺瘤

乳腺纤维腺瘤（Fibroadenoma of breast）是青年女性常见的一种良性肿瘤。国外一些学者早在 100 多年前就开始对此病进行探讨，主要在发病率方面颇有争论。一般认为此种肿瘤含有增生的纤维组织和腺泡上皮及不典型的导管。本病进一步发展可形成叶状囊肉瘤，少数纤维腺瘤可恶变成纤维肉瘤，但恶变为癌者罕见。

一、发病率

乳腺纤维腺瘤较常见，发病率在乳腺良性肿瘤中居首位。在普查中此瘤并不少见，估计其发病率要高出乳腺癌几倍至几十倍。据报道本病在 20～25 岁发病率最高，年龄最小的 11 岁，最大的 81 岁。Demetrakopopulos 报道，本病在成年女性中的发病率为 9.3%。

二、病因

乳腺纤维腺瘤好发于青年女性，其发病机制不详。

一般认为乳腺组织对内分泌刺激的反应有关。内分泌功能不稳定，激素水平不协调，雌激素水平过高，过度刺激可诱发本病。雌激素过度刺激可导致乳腺导管上皮和间质的异常增生而形成肿瘤。王俊丽报道：女大学生乳腺纤维腺瘤患者血清皮质醇、孕激素水平较正常同龄女子明显增高，而睾酮、雌激素水平较正常同龄女子为低。这也证明激素紊乱与乳腺纤维腺瘤的发病有关。钱礼认为，其所以形成局部肿瘤的原因可能是先天性的局部解剖生理特性，即与乳腺局部组织对雌激素的敏感性有关。临床观察在妊娠期开始时小叶内腺泡、间质迅速生长，这是容易发生过度增生形成肿瘤的一个时期。原来存在的纤维腺瘤在此时也容易加快生长。妊娠中后期腺泡继续增多，间质逐渐减少，但已形成的肿瘤不会退化。动物试验证明反复注射雌激素可促使发病。这足以说明雌激素是促使发病的重要因素。

三、病理

乳腺纤维腺瘤属于良性间质与上皮的混合性瘤。如果肿瘤以腺管增生为主，纤维组织较少时称为纤维腺瘤；如果纤维组织在肿瘤中占主要成分，腺管数量较少，则称为腺纤维瘤；如果瘤组织由大量的小腺管和少量纤维组织构成，则称为腺瘤。从临床角度上，上述 3 种形态学上的差异，并没有治疗、预后等临床方面的差别。

（一）乳腺纤维腺瘤的大体形态

瘤体常呈圆形、椭圆形或扁圆形，直径一般在 1～3cm，但有时可 >10cm，表面略呈结节状，边界清楚，较易与周围组织剥离，表面似有包膜，质地硬韧有弹性。切面质地均匀、实性，略向外翻，色淡粉白；若上皮细胞增生，其切面略呈棕红色。管内型及分叶型纤维腺瘤切面可见黏液样光泽和排列不整齐的裂隙；管周型纤维腺瘤切面上不甚光滑。少数肿瘤内可见小囊肿，偶见较大的囊肿，囊内为血清样液，棕色液或黏液。极少数肿瘤内除有囊腔外，囊内可见乳头样瘤样结构。

（二）光镜下所见

根据乳管腺泡和纤维组织结构的相互关系可分 3 型。

1. 管内型　亦称管型纤维腺瘤，为乳管和腺泡的上皮下纤维组织增生变厚所发生的肿瘤，可累及 1 个或数个乳管系统，呈弥漫性的增生，增生组织逐渐向乳管组织突入充填挤压乳管，将乳管压扁，腺上皮呈密贴的两排，上皮下平滑肌组织也参与生长，无弹力纤维成分。病变早期上皮下纤维组织呈灶性生长，细胞呈梭形，间质常有黏液性变。成长的肿瘤纤维组织可变致密，发生透明性变，也可受压变扁，上皮萎缩甚至完全消失。

2. 围管型　亦称乳管及腺泡周围性纤维腺瘤。病变主要为乳管和腺泡周围的弹力纤维层外的纤维组织增生，其中有弹力纤维亦增生，但无平滑肌，亦不成黏液性变，乳腺小叶结构部分或全部消失。纤维组织由周围压挤乳管及腺泡时乳管或腺泡呈小管状。纤维组织致密，红染，亦可胶原性变或玻璃样变，甚至钙化，软骨样变或骨化等。腺上皮细胞正常，轻度增生或偶可囊性扩张及乳头状增生，唯一腺上皮增生不如纤维组织增生活跃，腺上皮细胞增生可呈梭形，形体较大，偶见多核细胞。

3. 混合型　以上两型结构同时存在。

四、纤维腺瘤与癌变

关于乳腺纤维瘤癌变问题也是一个需要探讨的问题，国外一些学者尚有不同的看法。有人认为二者无关系。但 Moskowitz 认为绝经期和绝经后发生纤维腺瘤者，患癌危险性增高。Hutchinson 指出，患乳腺纤维囊性病患者若同时患纤维腺瘤，则患癌危险性增加。纤维腺瘤是常见的良性肿瘤，其恶变倾向较小，少数乳腺纤维腺瘤可恶变。国内有些学者认为，叶状囊肉瘤虽然可以由纤维腺瘤经肉瘤变形而形成，但多数可开始时就是肉瘤，不一定经过纤维腺癌阶段。因此，虽然少数纤维腺瘤有肉瘤变，但纤维腺瘤不完全是叶状囊肉瘤的前期病变。纤维腺瘤发生肉瘤变的因素尚待认识。罕见上皮成分癌变为小叶原位癌或导管原位癌。若同时合并腺纤维囊性病，则倾向于发生浸润性导管癌。

五、临床表现

乳腺纤维腺瘤常见于 18～35 岁的青年女性，肿瘤往往无意中发现，大多因洗澡时被触及。肿瘤常为单发，或在双侧乳腺内同时或先后生长，以单发为多见。乳腺上方较下方多见，外侧较内侧多见，故以外上象限者最多。瘤体初期较小，生长缓慢，肿瘤大小一般为 1～3cm，通常长到 5cm 直径时不再增大，但也有 >10cm 者。患者多无自觉症状，大多无疼痛及触痛，偶尔可有轻微触痛，肿瘤呈圆形或椭圆形，表面光滑，质地实韧，边界清楚，与周边组织无粘连，触及有滑动感，表面皮肤无改变。瘤体可在妊娠期或绝经期前后突然增大。腋窝淋巴结无肿大。乳腺纤维腺瘤临床可分 3 型。

1. 普通型纤维腺瘤　此型最多见，瘤体较小。一般 <3cm，很少 >5cm，生长缓慢。

2. 青春型纤维腺瘤　月经初潮前发生的纤维腺瘤，临床上较少见，其特点为生长较快，瘤体较大,病程在1年左右肿瘤可占满全乳腺,致使乳房皮肤高度紧张,甚至皮肤发红及表面静脉怒张。

3. 巨纤维腺瘤 亦称分叶型纤维腺瘤、分叶状囊肉瘤。此型肿瘤可生长较大,可 > 10cm。多发生在15~18岁的青春期以及40~50岁的绝经前期的女性。前者是卵巢功能成熟时期,后者是逐步衰退时期,这两个时期体内激素水平不稳定,是促使肿瘤生长的重要因素。

六、特殊检查

(一)钼靶检查

钼靶检查可见圆形、椭圆形或分叶状、边缘光滑整齐,密度较周围组织略高且均匀的软组织影。肿瘤影与临床触及的相似,有时在肿瘤周围可见低密度晕环,为肿物周围脂肪组织影。月经期乳腺明显充血水肿可导致肿块边缘模糊,因此,乳腺钼靶检查时应避开月经期。

(二)超声波检查

B型超声波检查为无损伤性检查,简便易行,可以重复检查。特征表现为椭圆形低回声肿块,内部回声均匀,边缘清晰光滑呈线状高回声,肿块长径与前后径比 >1.4;而乳腺癌多数表现为不规则肿块,内部回声不均匀,边缘不光滑呈带状高回声,肿块长径与前后径比 <1.4。

(三)液晶热图检查及透照检查

肿瘤为低热图像,皮肤血管无异常走行。

肿瘤与附近周围组织透光情况一致,瘤体较大者肿瘤边界清晰,无血管改变的暗影。

透照对乳腺纤维腺瘤的确诊率高于热图像。

(四)活组织检查

针吸活检或乳腺肿块经手术切除后送病理,此种检查是最确切的检查。对高度怀疑恶性者,不宜行针刺活检,以防穿刺道转移,整块切除活检为首选,也可在做好手术前准备后穿刺,一旦确认为恶性,及时手术。

七、诊断

乳腺纤维腺瘤一般不难诊断,但与乳腺囊性增生病或乳腺癌有时不易区别。临床诊断时应结合患者年龄,肿块大小、形状、活动度,以及辅助检查情况综合判断。诊断困难时应行肿块切除,进行病理学检查。

(一)临床表现

乳腺内无痛性肿块,多为单发,少数多发,肿块呈卵圆形、圆形,质实而硬,表面光滑,活动度大。

(二)辅助检查

1. 钼靶检查 乳腺纤维腺瘤表现为卵圆形、圆形密度增强影,边缘清楚,少数有粗大钙化。

2. 红外透照检查 显示乳腺内有一边缘清楚肿块影,血管影正常。

3.B超检查　显示肿块形状为卵圆形、圆形，实质，边界清，内部回声均质，肿块后方回声增强。

八、鉴别诊断

（一）乳腺囊性增生病

本病好发于 30~40 岁，典型表现是单侧或双侧乳腺有界限不清的条索样肿块，或扁状增厚组织，呈结节状，质韧，有明显压痛，疼痛与月经周期有明显关系，月经前 1 周疼痛明显，月经来潮疼痛即缓解。

有些乳腺囊性增生为单一肿块，边界清楚，可自由推动，因肿块有一定的张力或肿块较深，触诊时有实质硬韧感，而有些纤维腺瘤边界不太清楚，或由很多小而多发纤维腺瘤生长一块，故两者易误诊，需病理进一步确诊。

（二）乳腺癌

乳腺癌临床表现可多种多样，尤其是肿瘤最大直径 <1cm 且位于乳腺深处的乳腺癌，酷似纤维腺瘤。如轻轻推移肿瘤发现肿瘤与皮肤有粘连，即使是轻度粘连也要首先考虑到乳腺癌的诊断，可借助特殊检查有一定帮助，可疑恶性者，及时手术切除病灶，行病理检查。

（三）大导管内乳头状瘤

肿瘤多位于乳腺中间带或近乳晕部，肿瘤呈囊性，大多伴有血性乳头溢液。

极少数乳腺纤维腺瘤呈囊性感，触诊时与大导管内乳头状瘤很相似，个别乳腺纤维腺瘤因肿瘤生长突入大导管中伴乳头血性溢液，易误诊为乳头状瘤。

（四）乳房脂肪瘤

乳房脂肪瘤易与纤维腺瘤囊性变者相混淆，但乳房脂肪瘤极少见，多发生在脂肪丰富的乳房。超声或钼靶检查有助于区别。

九、治疗

乳腺纤维腺瘤的处理原则是手术切除，并送病理检查，这不仅因为乳腺纤维腺瘤不能自行消退，并可逐渐增大，而且可以防止恶变。纤维腺瘤切除后不再复发，但在乳腺其他部位仍可发生。近年从美容学角度出发可通过腔镜施行手术的报道逐渐增加。如高度怀疑肿瘤恶变或恶性肿瘤时，应行手术中冰冻切片病理检查，恶变者即按乳腺癌手术原则进行。如肿瘤平时生长缓慢，在没有任何促使肿瘤增长的因素下，如妊娠、外伤等肿瘤突然增长很快，应考虑肿瘤发生黏液性变，应立即手术切除。

十、预后

乳腺纤维腺瘤虽是良性肿瘤，但可发生恶变，是发生乳腺癌的危险因素之一，因此，需及时治疗。手术切除预后良好，手术完整切除后不再复发，但少数患者在乳腺他处或对侧乳腺内可新生纤维腺瘤，所以手术后亦应定期复查。

（张叶广）

第二节　乳管内乳头状瘤

乳腺导管内乳头状瘤为妇女的一种良性肿瘤。病灶多位于乳晕下方较大的输乳管内，瘤体为多数细小分支的乳头状新生物构成，形似杨梅的肿物，蒂与扩张的导管壁相连。故此得名乳头状瘤。

一、发病率

乳腺的导管内乳头状瘤占所有乳腺疾病的 5.1%，多发生在 40～50 岁的妇女。根据各家的不同报道，年龄最小的为 19 岁，最大的为 82 岁，平均年龄 45.3 岁。

二、病因

乳腺导管内或囊内乳头状瘤与乳腺囊性病变病因相同，并不十分明确。但多数学者认为是孕激素水平低下，雌激素水平增高所致。

黄朴厚对 1 669 例良性乳腺疾病患者血浆中 E_2 和孕酮的浓度与 569 例正常妇女作对照，结果表明：卵泡期血浆中 E_2 的浓度在良性乳腺疾病组远高于对照组（$P < 0.010$）。这一结果提示良性乳腺疾病患者有垂体 - 卵巢轴分泌功能失调，血浆的 E_2 提早过高分泌，导致对靶器官的持续刺激，很可能是良性乳腺疾病的致病原因。但是关于这方面的文献报道并不一致，Manvais 观察到患有良性乳腺疾病患者在黄体期血浆孕酮的浓度低于正常，而且血浆中 E_2 的浓度与对照组相等。姜格宁报道 1 例避孕药间接引起乳腺导管内乳头状瘤，由于产后过早服用避孕药使抑制生乳素的激素过度抑制，生乳素分泌增加，形成高生乳素血症，从而引起闭经泌乳综合征。由于乳腺导管受到长期持续的高生乳素血症的不断刺激，导管扩张，上皮细胞增生，形成导管内乳头瘤。

三、病理

乳管内乳头状瘤可分 3 种类型：①大导管内乳头状瘤，指从乳管开口部至壶腹以下 1.5cm 左右的一段导管，罕见癌变，不属于癌前疾病。②中、小导管内乳头状瘤病，指发生于乳晕外乳腺周围区中、小导管的多发性乳头状病变。③发生在乳腺末梢导管的称乳头状瘤病。②和③分轻度、中度和重度。其中，中度和重度乳头状瘤病与乳腺癌关系密切，属于癌前病变。导管内上皮呈乳头状生长，瘤体很小，直径多为 0.5～1.0cm，偶尔 >2cm。一般肉眼观察到多为单发性肿瘤，但是，也可以同时累积同一乳腺的几支大导管内，也可能先后累及对侧乳腺。质地柔软，可呈半流体状，有时可见肿瘤充满管腔，使分泌物充塞，而导管呈囊状扩张。乳头状瘤有的有蒂，有的无蒂，蒂的粗细不一。蒂包括有许多绒毛，富于薄壁血管，故易出血。

光镜下观察乳头状瘤的蒂在组织上包括两种类型：一种为上皮下结缔组织，无弹力纤维构成。这种多在大乳管内的乳头状瘤生长力较微弱，临床较少见；另一种为乳管周围和腺泡周围的结缔组织，包含有弹力纤维构成，这种多在小乳管内和腺泡内，生长旺盛，较为多见。乳头状瘤的瘤体组织有蒂的主要为柱状上皮，无蒂的多为立方形或多角形或圆形上皮。它们的细胞核小而细胞质内常含有嗜酸性颗粒。在瘤体的基底部或顶端可看到柱状上皮时有恶变的趋势。但是恶性的细胞核深染，核仁较大，而且有较多的分裂。3 型的乳头状瘤病，管内肿瘤多发、瘤体米粒大小、粉红色、颗粒状分布在乳腺组织之间，光镜下见导管上皮和间质增生，呈乳头状。此型恶变率较高，病变常累及 2 个腺叶以上，单纯切除后易复发。

四、临床表现

乳头状瘤的主要症状为不在月经期间乳头溢出血性液体，患者多无疼痛和其他病症，仅在内衣上见到棕黄色的血迹，但少数患者可能有乳腺疼痛和炎症的表现，并且可以与皮肤粘连皱缩等症状，有的患者在临床上可以没有乳头溢液，这样的肿瘤多位于乳腺的边缘部位的小乳管或腺泡内，较为坚实的乳头状瘤。而位于乳腺中心部的达到管内的乳头状瘤，增长较快，乳头分支较多、质地较脆的乳头状瘤，出血机会较多，临床表现为乳头溢出血性液。

据 Stout 对 108 例乳管内乳头状瘤的病例分析，其中位于中心部的 81 例，有乳头溢液的 70 例；而位于周围部位的 27 例中有 8 例有乳头溢液。但是各家的报道不一，Grey 报道乳头状瘤溢液者为 80%；Gesclickter 报道乳头状瘤溢液者为 4%；Dergihart 报道为 48%。在临床上常见的溢液较多者肿瘤较小或肿瘤位于中心部位的大乳管内。溢液较少者肿瘤就较大，或者是肿瘤位于乳腺的边缘部位，原因可能为乳腺导管堵塞液体排出不畅所致。

总之，乳头溢液与乳头状瘤的类型和部位有一定关系。在临床上能摸到肿块的大都位于大导管内，肿物多呈圆形，质较软，光滑活动。如继发感染、多与皮肤胸壁粘连，但可以推动。轻压肿块时可自乳头溢出血性液体。但是有的患者的肿块也不一定检查到，临床上大约有 1/3 的患者能摸到肿块。因小的肿物仅几毫米。如果患者乳头溢血性液体，并能扪到肿块，则约 95% 的患者可能为导管内乳头状瘤。

五、特殊检查

（一）超声

超声波检查具有无创伤、简便易行、可反复进行的特点，因此，近年在临床应用广泛，文献多有报道。乳管内乳头状瘤的特点：伴有或不伴有乳管扩张的乳管内肿块；囊内肿块；乳管内充满型的实体肿块影。

（二）乳腺导管造影

此为一种乳头溢液诊断的较为常用而且安全可靠的检查方法。对早期诊断乳管内病变与定位有较高的价值，尤其对扪不到肿块的病例，可以诊断出肿块的部位与大小。造影后的钼靶片上可显示出单发或多发的砂粒大小的圆形或椭圆形的充盈缺损。一般多位于 1~2 级乳腺导管内而近端导管呈扩张状态，但无导管完全中断。肿块多为单发，也可为多发。有的病例还可以在钼靶片上显示为分叶状的充盈缺损。

（三）乳管镜

1991 年日本的 Makita 首先报道了将纤维内镜用于乳管疾病的诊断。通过反映在监视器上的肿块像，可直观看到肿块的大小、色泽、分叶情况，有无糜烂、坏死等。其诊断符合率远较乳管造影高。随着内镜技术的发展以及相关产品如摄像系统、活检钳以及细胞刷的开发，乳管镜检查已经取代乳管造影，成为乳头溢液病的首选诊断手段。随着技术改进以及器械发展，乳管镜治疗也在不断发展。

（四）钼靶照相

乳管内乳头状瘤平片上不易显示肿块影，如有肿块时，平片上可显示出规则的圆形肿物阴影，边界尚整齐。

（五）乳腺透照

清楚的红色或棕色病灶，衬以正常组织红色或黄色背影，完全透光与暗影之间有规则的清楚边界。

（六）脱落细胞学

此为一种简单易行的检查方法，将分泌物涂在玻璃片上，然后在光镜下找瘤细胞，以排除乳腺癌，但此项检查阳性率较低，而且并无决定性价值。

（七）针吸活检细胞学

对乳腺肿物已应用近10年，对乳腺癌的诊断率，有人报道在80%以上，但对乳头状瘤的诊断较差一些。

六、诊断

（一）临床表现

中年女性出现乳头溢液，可为鲜红色、暗红色血性。也可为淡黄色浆液性液体，多无疼痛感觉，常在更换内衣时发现有少许污迹。同时可伴有乳腺肿块，肿块<1cm，常不能触及，多位于乳晕周围，质中等，边界清楚，按压肿块乳头即有液体溢出。

（二）辅助检查

1. 乳腺导管X线造影　可在乳头沿溢液的乳管开口，插入钝头细针，注射碘油或泛影葡胺，可在钼靶片上显示扩张的导管及其树状分支影，并可见芝麻或米粒大小的充盈缺损。

2. 乳头溢液细胞学检查　将乳头溢液进行涂片，光镜下观察，偶可见肿瘤细胞，但阳性率较低。

3. 乳管内镜检查　乳管内镜可见乳头状瘤，为黄色或充血样实体肿物，其表面呈颗粒状，突入腔内，质脆易出血。

七、鉴别诊断

（一）乳管内乳头状癌

此为一种原位癌，可发在乳腺内的大小导管内，在临床上与乳头状瘤难以区别，因为早期都为血性溢液。癌细胞可穿透厚的管壁浸润到周围间质内，导管造影可见导管中断或完全中断，管壁被破坏。

（二）导管癌（粉刺癌）

此为一种导管内的原位癌，较为罕见，可伴有乳头溢液，但为粉刺状，可继发导管内感染。肿瘤切面可见有粉刺样物质，自管口溢出，多发生在较小导管内，管壁可见钙化，细胞分化较差。

（三）乳腺增生

为乳腺的良性病变，临床上可出现乳腺疼痛，乳头溢液为透亮清白液。乳腺疼痛与乳头溢液也多为周期性的，与月经有关系。乳房内可触及增生的腺体。

（四）乳管扩张症

此为一种退行性病变，可出现乳头溢液，多为淡黄色液体，有时也为血性溢液，有时在乳晕下还可触及增粗的乳管。导管造影可见增粗的乳管，管壁光滑无肿物。

另外还有一些仅有乳头溢液，而无其他任何体征。对于此等病例，首先考虑病理性的，应及早通过手术探查，以明确诊断，才不至于使恶性病变延误治疗。

八、治疗

导管内乳头状瘤与导管内乳头状癌有时难以区别，即使冰冻切片检查也辨认不清，只有在石蜡切片中才能得到正确的诊断。因此，导管内的乳头状瘤应尽早手术切除。在手术时我们主张冰冻切片，如诊为恶性癌瘤可行根治性手术；如为良性可行区段切除；如果冰冻切片难以确定诊断，可先行肿块完整切除，待石蜡切片的病理结果汇报后再进行进一步治疗。因为不必要的乳腺切除，其危害远比对一个乳头状癌患者略为延迟几日手术的危害性为大。

乳管内乳头状瘤的手术方法：①区段切除，首先确定并了解病变的准确位置与范围，可在乳头溢液的导管开口处，用一钝针头插入该乳管内，然后沿针做皮肤的放射状切口，切除该乳管及其周围的乳腺组织，注意切除范围要够，不要留下病变，以防复发。②保留乳头的乳腺单纯切除，适用于年龄较大的妇女，或多乳管溢液者。③追加治疗，对术后石蜡切片确诊为乳腺癌时根据其进展程度选择适当的治疗方法（详见乳腺癌章节）。

九、预后

乳管内乳头状瘤是一种良性病变，恶变率较低。临床上所见到的乳头状癌，多为原发，并非恶变而来。乳头状瘤只通过局部切除后均能获得满意效果。

Haagensen 报道 569 例乳头状瘤做了大导管单纯切除术后，对 72 例进行随访，其中除了 3 例手术后 5 年内死于其他疾病外，有 67 例存活 5～10 年以上无复发。

（张叶广）

第三节　乳腺癌

一、诱发乳腺癌的主要因素

1. 年龄　在女性中，发病率随着年龄的增长而上升，在月经初潮前罕见，20 岁前亦少见，但 20 岁以后发病率迅速上升，45～50 岁较高，但呈相对的平坦，绝经后发病率继续上升，到 70 岁左右达最高峰。死亡率也随年龄增加而上升，在 25 岁以后死亡率逐步上升，直到老年时始终保持上升趋势。

2. 遗传与家族因素　有家族史的妇女中如有第一级直亲家族的乳腺癌史者，其乳腺癌的危险性明显增高，是正常人群的 2～3 倍；且这种危险性与绝经前后患病及双侧或单侧患病的关系密切。绝经前乳腺癌患者的一级亲属危险性增加 3 倍，绝经后增加 1.5 倍；双侧乳腺癌患者一级亲属的危险性增加 5 倍；如果是绝经前妇女双侧乳腺癌，其一级亲属的危险性增加 9 倍，而同样情况对绝经后妇女的一级亲属危险性增加为 4 倍。乳腺癌家族史是一个重要危险因素，这可能是遗传易感性造成的，也可能是同一家族具有相同的生活环境所致。遗传异常的 BRCA1 或 BRCA2 基因突变也使乳腺癌发病危险性明显增高。

3. 其他乳房疾病史　有关乳腺癌发生的公认假设为持续数年的持续进展的细胞增至改变：正常乳管→管内增生→不典型管内增生→导管内原位癌→浸润性导管癌。在部分女性体内导管内细胞的增殖导致了导管增生，少部分进一步发展为小叶原位癌和导管原位癌；部分最终发展为恶性浸润性癌。现认为，不会增加癌变风险的良性乳腺疾病，包括腺病、乳腺导管扩张、单纯纤维腺瘤、纤维化、乳腺炎、轻度上皮增生、囊肿及大汗腺和鳞状上皮组织化生等。会轻度增加乳腺癌发病风险的良性乳腺疾病包括非单纯纤维腺瘤、中度或重度典型或非典型上皮增生、硬化性腺病和乳头状瘤。而不典型导管或小叶增生则会使乳腺癌发病的风险升高 4 ~ 5 倍，如果同时伴有一级亲属患有乳腺癌，则可升高至 10 倍。

4. 月经初潮年龄、绝经年龄　初潮年龄 <12 岁，绝经年龄 >55 岁者，行经年数 >35 年为各自独立的乳腺癌危险因素。初潮年龄 <12 岁者乳腺癌发病的危险性为年龄 >17 岁者的 2.2 倍；而绝经年龄 >55 岁者比 <45 岁的危险性也相应增加，绝经年龄越晚，乳腺癌的风险性越高；行经期 >35 年比行经期 <25 年的妇女发生乳腺癌的危险性增加 2 倍。

5. 初产年龄、生育次数、哺乳月数　是 3 个密切相关的生育因素。首次怀孕年龄较晚、最后一次怀孕年龄较大都可增加患乳腺癌的危险度。生育次数增加则可降低乳腺癌发生的危险度。哺乳也可降低乳腺癌发生的危险性，随着哺乳时间的延长，乳腺癌发生的危险呈下降趋势，其机制可能与排卵周期的抑制而使雌激素水平下降，催乳素水平升高有关。

6. 口服避孕药和激素替代治疗　流行病学研究证实，乳腺癌发病危险增加与使用口服避孕药无关联或仅有轻微关联。但是，在某些特殊类型的女性中，使用口服避孕药会增加乳腺癌发生的危险度，包括一级亲属患有乳腺癌的女性和 BRCA1 基因携带者。并且，年龄较小时使用口服避孕药的女性和使用较早规格口服避孕药的女性发生乳腺癌的风险均较高。

绝经后妇女如长期服用雌激素或雌激素加孕激素替代治疗，可能会增加乳腺癌的危险性，特别是超过 5 年的长期治疗者。

7. 饮食与肥胖　长期高脂肪膳食的情况下，肠道内细菌状态发生改变，肠道细菌通过代谢可能将来自胆汁的类固醇类物质转变为致癌的雌激素。高热量膳食可使妇女月经初潮提前和肥胖增加，肥胖妇女可代谢雌烯二酮成为脂肪组织中的雌激素，其血清雌酮也增高。这些因素都可以增加乳腺癌的危险性。

8. 饮酒　近 20 年来的绝大多数流行病学研究均表明饮酒和乳腺癌发病危险的增加有关。随着酒精消耗量的增加，乳腺癌发病相对危险度持续升高，但是效应量很小；与不饮酒者相比，每天平均饮酒 12g 的女性（近似一个典型酒精饮料的量）乳腺癌发病的相对危险度为 1.10。

9. 吸烟　较早年龄开始主动吸烟的女性会使乳腺癌发病危险度轻度增加；未生育且平均每天吸烟 ≥20 支的女性以及累计吸烟 ≥20 年的女性，乳腺癌发病的危险度明显增加。

10. 电离辐射　随着电离辐射暴露剂量增加，乳腺癌发病危险性升高。

11. 精神因素　性格内向、长期烦恼、悲伤、易怒、焦虑、紧张、疲倦等不良情绪，均可作为应激源刺激机体，产生一系列应激反应，通过心理→神经→内分泌→免疫轴的作用，导致机体免疫监视、杀伤功能降低，T 淋巴细胞减少，抑制抗癌瘤的免疫，在致癌因子参与下促使癌症的发生、发展。

12. 其他系统疾病　一些疾病如非胰岛素依赖型糖尿病会增加乳腺癌发病的危险性；而另一些疾病如子痫、先兆子痫或妊娠期高血压疾病则会减少乳腺癌发病的危险性。

虽然许多乳腺癌危险因素都有很高的相对危险度，但是几乎没有一种乳腺癌的危险因素在人群中的影响高于10%～15%。年龄是乳腺癌的最主要的危险因素之一。2001年美国女性浸润性乳腺癌的发病率和年龄的关系、乳腺癌的常见危险因素及其相对危险度和归因危险度如表11-1所示。

表11-1　乳腺癌的传统危险因素及它们的相对危险度和人群归因危险度

危险因素	基线分类	危险分类	相对危险度	暴露率（%）	人群归因危险度
初潮年龄	16岁	<12岁	1.3	16	0.05
绝经年龄	45～54岁	>55岁	1.5	6	0.03
初产年龄	<20岁	没有生育或>30岁	1.9	21	0.16
乳腺良性疾病	未行切检或针吸检查	任何良性疾病	1.5	15	0.07
		乳腺增生性疾病	2.0	4	0.04
		非典型增生	4.0	1	0.03
乳腺癌家族史	一级亲属没有	母亲患乳腺癌	1.7	8	0.05
		两个一级亲属患乳腺癌	5.0	4	0.14

注：人群归因危险度 = ［暴露率 × （相对危险度 - 1）］ ÷ ｜［暴露率 × （相对危险度 - 1）］ + 1｝。

二、发病机制

1. 遗传因素　Li（1988）报道，美国患有软组织恶性肿瘤的年轻人，而他们的孩子有的即患乳腺癌，这是乳腺癌综合征。研究证明了女性乳腺癌中有部分患者是由遗传基因的传递所致，即发病年龄越小，遗传倾向越大。随着遗传性乳腺癌发病机制的深入研究，将来可能会有一定的阐述。遗传性乳腺癌的特点：①发病年龄轻。②易双侧发病。③在绝经前患乳腺癌患者，其亲属亦易在绝经前发病。

2. 基因突变　癌基因可有两种协同的阶段但又有区别，即启动阶段和促发阶段。目前对癌基因及其产物与乳腺癌发生和发展的关系，已得出结论：有数种癌基因参与乳腺癌的形成；正常细胞第1次引入癌基因不一定发生肿瘤，可能涉及多次才发生癌；癌基因不仅在启动阶段参与细胞突变，而且在乳腺癌形成后仍起作用；在正常乳腺上皮细胞→增生→癌变过程中，可能有不同基因参与。

（1）放射线照射可引起基因损伤，使染色体突变，导致乳腺癌发生。

（2）内分泌激素对乳腺上皮细胞有刺激增生作用，动物实验表明雌激素主要作用于癌形成的促发阶段，而正常女性内分泌激素处于动态平衡状态，故乳腺癌的发生与内分泌紊乱有直接关系。

雌激素、黄体酮、催乳素、雄激素和甲状腺激素等与乳腺癌的发生发展均有关系。乳腺中的雌激素水平比血液中雌激素水平高若干倍。乳腺中的胆固醇及其氧化产物，即胆固醇环氧化物可诱发乳腺上皮细胞增生，且胆固醇环氧化物本身便是一种致突变、致癌、有细胞毒性的化合物。

（3）外源性激素，如口服避孕药，治疗用雌激素、雄激素等，都可引起体内上述内分泌激素平衡失调，产生相应的效应。

（4）饮食成分和某些代谢产物如脂肪与乳腺癌的关系：由动、植物油引起的高脂血症的小鼠乳腺肿瘤发生率增加。在致癌剂对小鼠的致癌作用的始动阶段，增加脂肪量不起作用，但在促发作用阶段，脂肪喂量增加，肿瘤增长迅速加快。

3. 机体免疫功能下降　机体免疫力下降，不能及时清除致癌物质和致癌物诱发的突变细胞，是乳腺癌发生的宿主方面的重要因素之一，随着年龄的增加，机体的免疫功能尤其是细胞免疫功能下降，这是大多数肿瘤包括乳腺癌易发生于中老年的原因之一。

4. 神经功能状况　乳腺癌患者不少在发病前有过精神创伤，表明高级神经系统过度紧张，可能为致癌剂的诱发突变提供有利条件。

三、组织学分类

乳腺癌组织形态较为复杂，类型众多，需综合判断分类。且乳腺癌多为混合型癌，即在同一块癌组织中，甚至同一张切片内可有两种以上类型同时存在，对这种混合型癌常以占优势的成分诊断命名，次要成分可在其后备注。目前乳腺癌的分类，在实际应用中仍未统一，国内乳腺癌的分类如下：

1. 非浸润性癌　指癌瘤最早阶段，病变局限于乳腺导管或腺泡内，未突破基底膜时称非浸润癌。

（1）小叶原位癌：起源于小叶导管及末梢导管上皮的癌，癌细胞未突破末梢乳管或腺泡基底膜。此型约占乳腺癌的1.5%。病变组织切面呈粉红色半透明稍硬颗粒状区，病变大多呈多灶性，癌细胞体积较大，形态一致，排列紊乱；细胞质较丰富，淡染；细胞核稍大，染色质细致，分布较均匀，核分裂象少见。常累及双侧，发展缓慢。

（2）导管内癌：发生于中心导管的原位癌，癌细胞局限于导管内，未突破管壁基底膜。病变可累及导管范围广或呈多中心散在分布，根据癌细胞排列具有4种特征性图像：实性、粉刺状、乳头状和筛状。这4种图像常混合存在，但在一个肿瘤中常以某一图像为主。

2. 早期浸润癌　从非浸润性癌到浸润性癌是一逐渐发展的过程。其间经过早期浸润阶段，根据形态的不同，分为两类。

（1）早期浸润小叶癌：小叶原位癌穿过基底膜，向小叶内间质浸润，但仍局限于小叶内，尚未浸润至小叶范围之外。

（2）早期浸润导管癌：导管内癌少量癌细胞突破导管基底膜，开始生芽，向间质浸润，但浸润范围小。

3. 浸润性癌　癌组织向间质内广泛浸润，形成各种形态癌组织与间质相混杂的图像。浸润型癌又分为浸润性特殊型癌和浸润性非特殊型癌。浸润性非特殊型癌又根据癌组织和间质比例多寡分为单纯癌、硬癌、髓样癌。

（1）浸润性非特殊型癌

1）浸润性导管癌：最常见的乳腺恶性肿瘤，导管中浸润成分不超过癌实质半量。若超过半量，则以其浸润性成分的主要形态命名。肉眼和显微镜下表现多样，肿瘤细胞常排列呈巢状、条索状和腺样结构。

2）浸润性小叶癌：小叶癌明显向小叶外浸润，包括小细胞型浸润癌。癌细胞形态似小叶原位癌，通常只有少量核分裂。癌细胞常呈单行线状，或围绕导管呈靶环状排列，亦可单个散布于纤维间质中。有时可见残存的小叶原位癌成分。

3）硬癌：约占乳腺癌总数的10%，癌实质少，纤维间质多为特点。体积小，质地硬，切面瓷白色，癌边缘呈蟹足状向周围浸润。

4）单纯癌：较多见，约占乳腺癌一半以上。癌组织实质和纤维间质成分接近，癌细胞常集聚成小巢，片状或粗索状，也可有腺样结构。

5）腺癌：癌实质中腺管状结构占半量以上者。癌细胞异型性明显，腺管形态不规则，层次不等。

6）髓样癌：癌组织主质为多，间质少。瘤体可达巨大体积，切面灰白色，中心部常有坏死。根据间质中淋巴细胞浸润程度的不同，可分为两个亚型：淋巴细胞浸润少的为非典型髓样癌；浸润多者为典型髓样癌。后者预后好，常划入浸润性特殊型癌内。

（2）浸润性特殊型癌

1）乳头状癌：大导管内癌，极少由大导管内乳头状瘤演变来。多见于50～60岁妇女，肿块单发或多发，部分有乳头溢液，大多血性，溢液涂片可找到癌细胞。切面呈棕红色结节，质脆，结节内有粉红色腐肉样或乳头状组织。此癌生长缓慢，转移也较晚。当癌实质一半以上表现为腺管样结构时，可诊断为腺癌。

2）黏液腺癌：又称胶样癌，较少见。发病年龄大，生长缓慢，境界清楚，切面半透明胶冻样物，显微镜下可见癌组织中含有丰富黏液，黏液位于肿瘤细胞内或肿瘤细胞周围。单纯的黏液癌恶性程度较低，腋下淋巴转移较少见，预后较浸润性导管癌为好。

3）髓样癌伴大量淋巴细胞浸润：癌细胞较大，胞质丰富，淡嗜碱性，胞膜不清，常互相融合。胞核空泡状，核仁明显，分裂象多见。癌细胞密集，常呈片块状分布，偶见乳头状结构成弥漫分布。间质纤维少，癌周边界清楚，癌巢周围有厚层淋巴细胞浸润。

4）乳头乳晕湿疹样癌：又称Paget病。此癌形态上特征为乳头、乳晕皮肤呈湿疹样改变和表皮内出现一种大而有特征性的Paget细胞。此癌多数合并导管内癌和小叶原位癌，部分为浸润性导管癌等。

5）小管癌：又称管状癌，是一种高分化腺癌，癌细胞立方形或柱状，大小相当一致，异型性不明显，核分裂象少见。大部分癌细胞排列成大小比较规则的单层腺管，散乱浸润于间质中，引起纤维组织反应。

6）腺样囊性癌：又称腺囊癌，是一种具有特殊的筛状结构的浸润性癌。此肿瘤具有在唾液腺瘤中所见到的典型结构，由基底细胞样细胞形成大小、形态不一的片状或小巢，内有数目不等、大小较一致的圆形腔隙；腔面及细胞片块周围可见肌上皮细胞。此瘤在乳腺并不常见。

4. 其他罕见癌

（1）分泌型癌：癌细胞淡染，排列成条索、腺样或巢状，有显著的分泌现象。癌细胞内和腺样腔隙中有耐淀粉酶PAS阳性物质。此型预后较好，多见于儿童，不应与妊娠妇女的导管癌相混淆。

（2）富脂质癌：又称脂质分泌型癌，癌细胞大，胞质透明或呈泡沫状，内含多量脂质，脂肪染色呈强阳性。胞核不规则，核仁明显。癌细胞排列方式不定，可伴有导管内癌或小叶原位癌成分。有些尚不清楚究竟来自小叶或导管的肿瘤被称为小细胞癌和印戒细胞癌等。

（3）腺纤维瘤癌变：腺纤维瘤内的腺上皮细胞部分或全部呈恶性状态，可表现为导管内癌或小叶原位癌，亦可进一步发展为浸润性癌。应排除其他型癌侵犯腺纤维瘤。

（4）乳头状瘤病癌变：乳头状瘤病的病变内出现灶性癌组织区，且两者在形态上有过渡性改变。癌变区常表现为导管内癌。

（5）伴化生的癌：乳腺癌组织中，除了可见到浸润性导管癌以外，偶可见到不同类型的化生性改变，如部分腺上皮形成扁平细胞；间质中出现骨、软骨成分等。这些肿瘤仍然归原来的组织类型，但须注明化生成分。常见的化生性改变有：鳞状上皮化生，梭形细胞化生、软骨和骨型化生以及混合型化生，后者是前述类型的混合。

四、分级

肿瘤的组织学分级与患者预后的关系早已引起肿瘤学家的重视。乳腺癌的分化程度与预后有十分密切的关系，但各种分级标准的差异颇大。乳腺癌组织学分级主要从腺管形成的程度、细胞核的多形性以及核分裂计数3个方面进行评估。以下为不同的分级标准：

（一）SBR 分级标准

1. 分化程度估计　根据形成腺管或乳头的能力。①整个肿瘤可看到为1分。②不容易发现为3分。③1分与3分之间为2分。

2. 多形性　①核规则、类似乳腺上皮为1分。②核明显不规则，有巨核、畸形核为3分。③1分与3分之间为2分。

3. 核分裂数（×400）　①1/10HPF为1分。②2/10HPF为2分。③＞2/10HPF为3分。

（二）WHO 分级标准

1. 腺管形成　①＞75%为1分。②10%～75%为2分。③＜10%为3分。

2. 核的多形性　①核小、规则、形态一致为1分。②核的形状、大小有中等度的变化为2分。③核的形状、大小有明显变化为3分。

3. 核分裂数（×400）　①0～5/10HPF为1分。②6～10/10HPF为2分。③＞11/10HPF为3分。

（三）我国常见恶性肿瘤诊治规范的分级标准

1. 腺管形成　①有多数明显腺管为1分。②有中度分化腺管为2分。③细胞呈实性片块或条索状生长为3分。

2. 细胞核大小、形状及染色质不规则　①细胞核大小、形状及染色质一致为1分。②细胞核中度不规则为2分。③细胞核明显多形性为3分。

3. 染色质增多及核分裂象（×400）　①1/10HPF为1分。②2～3/10HPF为2分。③＞3/10HPF为3分。

各标准的3项指标所确定的分数相加，3～5分为Ⅰ级（分化好），6～7分为Ⅱ级（中等分化），8～9分为Ⅲ级（分化差）。

（四）乳腺癌组织学分级的意义

乳腺癌组织学分级的预后意义早为大家所认识。有学者对有5年以上随访的476例乳腺癌患者进行了分级研究，其结果是组织学分级和生存情况为Ⅰ级、Ⅱ级和Ⅲ级的5年生存率分别是82%、63.4%和49.5%，其差别有显著性意义（P＜0.01）。在同一临床分期内，患者的 5 年生存率随着组织学分级的提高而下降。

组织学分级与 DNA 增殖指数和 DNA 倍体有关，分化好的乳腺癌增殖指数低，反之分化差的增殖指数高。利用流式细胞证实了二倍体的乳腺癌，常常是分化好的，而异倍体的乳腺癌常常是分化差的。组织学分级和生长因子受体、癌基因产物的表达也有关，Ⅲ级乳腺癌常有上皮生长因子受体的表达，提示预后差，某些癌基因产物如 C – erbB – 2 的表达提示患者预后较差，常在Ⅲ级乳腺癌中表达。

乳腺癌的组织学分级和组织学分型均为影响乳腺癌预后的病理因素，两者中组织学分级比分型对判断患者的预后更有意义。

虽然组织学分级和分型均为独立的预后因素，但淋巴结有无转移、肿瘤大小更是影响患者预后的重要因素。1982 年，Ilaybiffle 和 Elston 等认为与预后有关的 3 个因素：①肿瘤大小（病理测量）。②组织学的淋巴结分期。③组织学分级。并在 Cox 分析中得出预后指数的公式：预后指数 = 0.2 × 肿瘤大小 + 淋巴结分期 + 组织学分级，预后指数增高的患者预后差，以后多量的病例分析也证实了他们的论点。

五、临床分期

目前最常用的国际 TNM 分类分期是为统一治疗设计和分析治疗效果，国际共同遵守的方案。

（一）TNM 分期系统的一般法则

TNM 分期系统主要依据为疾病所累及的解剖范围，分类仅适用于癌，并需组织学证实。

T：原发肿瘤的范围，应有体格检查及影像学检查的资料。

N：区域淋巴结，分类依据体格检查及影像学检查。

M：远方转移状况，应根据体格检查及影像学检查。

（二）国际抗癌联盟（UICC）分类分期

1. 临床分类

T　原发肿瘤。

Tis　浸润前期癌（原位癌），非浸润性导管癌，非浸润性小叶癌，局限于乳头乳腺实质内无明显肿块的乳头乳晕湿疹样癌（Paget 病）。

T_0　乳腺内未触及肿瘤。

T_1　肿瘤最大直径 ≤ 2.0cm。

T_{1a}　与胸肌筋膜或胸肌无粘连。

T_{1b}　与胸肌筋膜或胸肌有粘连。

T_2　肿瘤最大直径 > 2.0cm，但 ≤ 5.0cm。

T_{2a}　与胸肌筋膜或胸肌无粘连。

T_{2b}　与胸肌筋膜或胸肌有粘连。

T_3　肿瘤最大直径 > 5.0cm，或肿瘤为两个或更多。

T_{3a}　与胸肌筋膜或胸肌无粘连。

T_{3b}　与胸肌筋膜或胸肌有粘连。

T_4　无论肿瘤大小，只要直接侵犯胸壁或皮肤，胸壁指肋骨、肋间肌和前锯肌，不包括胸大肌。

T_{4a}　肿瘤与胸壁固定。

T_{4b}　乳房皮肤水肿、浸润或溃疡（包括"橘皮"样变，或局限于同侧乳房的卫星结节）。

T_{4c}　包括 T_{4a} 和 T_{4b} 均存在。

T_{4d}　炎性乳腺癌。

Tx　肿瘤灶已被切除，资料不详。

N　区域淋巴结。

N_0　同侧腋窝未触及活动的肿大淋巴结。

N_1　同侧腋窝有活动的淋巴结。

N_{1a}　考虑淋巴结内无转移。

N_{1b}　考虑淋巴结内有转移。

N_2　同侧腋窝淋巴结融合成团或与其他组织粘连。

N_3　同侧锁骨上、下淋巴结内转移或有上肢水肿（上肢水肿或因淋巴管阻塞所致）。

Nx　淋巴结情况不详。

M　远处转移。

M_0　无远处转移证据。

M_1　有远处转移，包括皮肤浸润超过同侧乳房。

M_1　用下列标志进一步指明范围：肺 PUL；骨髓 MAR；骨 OSS；胸膜 PEL；肝 HEP；腹膜 PER；脑 BRA；皮肤 SKI；淋巴结 LYM；其他 OTH。

2. 临床分期

Tis　原位癌：乳头乳晕湿疹样癌（Paget 病），非浸润性导管癌，非浸润性小叶癌。

Ⅰ期　$T_{1a}N_{0\sim1a}M_0$。

　　　　$T_{1b}N_{0\sim1b}M_0$。

　　　　$T_0N_{1b}M_0$。

Ⅱ期　$T_{1a}\sim1bN_{1b}M_0$。

　　　　$T_{2a\sim2b}N_{0\sim1a}M_0$。

　　　　$T_{2b}N_{1b}M_0$。

Ⅲ期　任何 T_3 和任何 NM_0。

　　　　任何 T 和任何 N_2M_0。

　　　　任何 T 和任何 N_3M_0。

Ⅳ期　任何 T，任何 N，M_1。

六、病理分期

1. pT　原发肿瘤：与 TNM 分类之 T 分类一致。要求标本周围切缘应无肉眼可见肿瘤，镜下才能发现的癌灶不影响分类。

2. pN　区域淋巴结：要求手术切除的标本最少须包括腋窝低位组淋巴结，并且一般须包括 6 个或更多数目的淋巴结。

pNx　区域淋巴结无法分析（手术未包括该部分或过去已切除）。

pN_0 　无区域淋巴结转移。

pN_1 　同侧腋窝淋巴结转移，可活动。

　　pN_{1a} 　只有微小转移≤0.2cm。

　　pN_{1b} 　淋巴结转移>0.2cm。

　　pN_{1b} 　Ⅰ 　转移淋巴结1~3个，0.2cm<转移灶<2.0cm。

　　pN_{1b} 　Ⅱ 　转移淋巴结4个或更多，0.2cm<转移灶<2.0cm。

　　pN_{1b} 　Ⅲ 　淋巴结转移灶浸出包膜，<2.0cm。

　　pN_{1b} 　Ⅳ 　转移淋巴结>2.0cm。

pN_2 　同侧腋窝多个转移淋巴结互相融合或与其他组织固定。

pN_3 　同侧内乳淋巴结转移。

3. pM 　远处转移：与临床 TNM 分类之 M 相同。

七、临床表现

乳腺癌的早期可无症状，随着病情发展，可能表现出局部及全身症状。

1. 肿块 　肿块是乳腺癌的首发症状。特别是无痛性小肿块常为乳腺癌最早的征象特征。国外报道，多数肿块位于外上象限，其次是内上及乳头乳晕区，下象限者较少。肿块大小不一，以 2~3cm 大小比较常见，多为单发，偶可多发。肿块多呈圆形或卵圆形，边界欠清，一般都为硬结，活动度都较差。

2. 疼痛 　多数乳腺癌患者缺乏疼痛症状。由于疼痛发生较少，故乳腺癌不易被早期发现。疼痛常表现为乳腺刺痛、胀痛或隐痛，如癌周伴有乳腺囊性增生也可出现周期性疼痛。

3. 乳房皮肤改变 　乳腺组织被位于皮下的浅筋膜所包绕，深浅筋膜之间由 Cooper 韧带相连。由于浅筋膜与皮肤相连，当乳腺癌侵及乳腺间的 Cooper 韧带使之缩短时，会牵拉皮肤，使局部皮肤凹陷，如同酒窝，称"酒窝征"。另外肿瘤直接与皮肤粘连也可能造成此种情况。酒窝征在乳腺癌较早时即可出现，在患侧手臂上下活动时更为明显。（图 11-1）

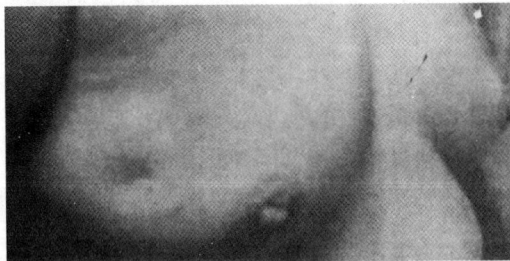

图 11-1 　乳腺癌"酒窝征"

（1）发红及肿胀：生长较快，体积较大的肿瘤，可出现皮肤表浅静脉怒张，肿瘤局部皮温升高。如肿瘤接近皮肤表面时皮肤可发红。如癌细胞阻塞了皮下淋巴管，即可出现皮肤水肿，呈"橘皮"样变。（图 11-2）

乳腺癌皮肤红肿以炎性乳腺癌最为典型，皮肤颜色浅红或深红，由局限的一块很快扩展到大部分乳腺，乃至全乳（图 11-3）。触诊时，整个乳腺增厚、变硬，皮温增高，且肿胀、粗糙，有明显的"橘皮"样变。

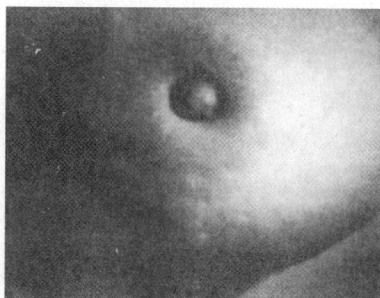

图 11 -2 乳腺癌"橘皮"样变

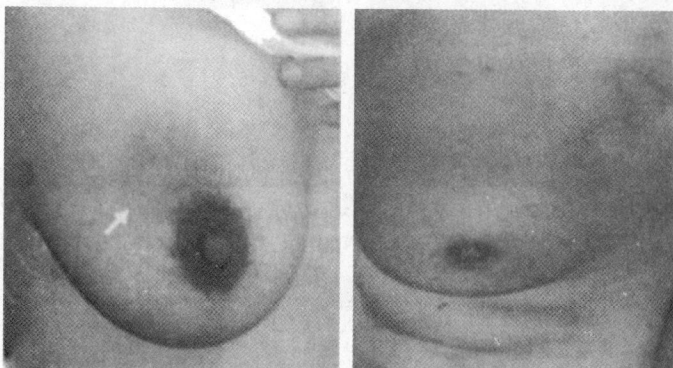

图 11 -3 炎性乳腺癌

（2）皮肤破溃：肿瘤发展到晚期，肿块长大，可使皮肤隆起，如血液供应不足，随着皮肤发红，变薄，可发生破溃。患者常伴疼痛，有时剧痛难忍。由于创面有大量的坏死组织及血性分泌物渗出，患者常因此出现消瘦、贫血征象。（图 11 -4）

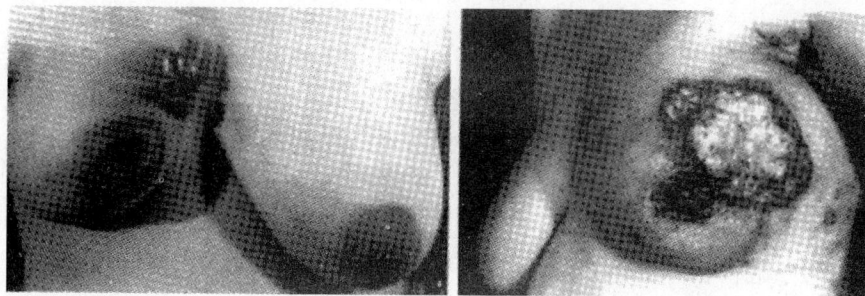

图 11 -4 乳腺癌皮肤破溃

（3）皮肤结节：结节分布在病变周围的皮肤时，称"卫星结节"，它是癌细胞沿淋巴管、乳腺导管或浅筋膜梁索直接浸润于皮肤所致。卫星结节可单个或数个，后者多呈分散分布。

（4）铠甲癌：数个皮肤结节融合成片，覆盖整个患侧胸壁，并可延及腋窝至背部，甚至可超过胸骨中线，延伸到对侧胸壁。厚硬成板块的皮肤好似古代士兵所穿的铠甲，故称"铠甲癌"。

4. 乳腺轮廓改变　当肿块较大时，乳腺可有局部隆起，乳腺增大。当肿瘤累及皮肤或胸肌时，可使乳房变硬，缩小。患者端坐时，患侧乳腺可抬高。(图 11 - 5)

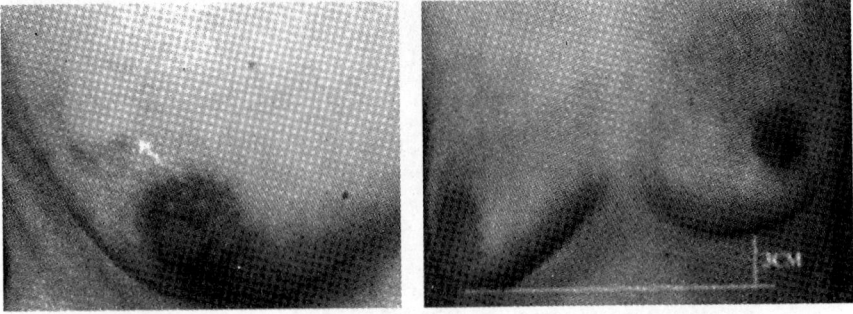

图 11 - 5　患侧乳房抬高

5. 乳头乳晕改变

(1) 乳头回缩及朝向改变：乳头扁平、回缩、凹陷、朝向改变，直至完全缩入乳晕下，看不见乳头。乳腺癌所致的乳头下陷与先天性乳头内陷不同。后者经常可用手牵拉提出，而乳腺癌所致的乳头回缩不可能被拉出，而且凹陷的乳头下或周围可扪及肿块。(图 11 - 6)

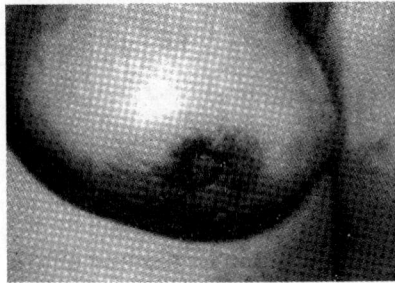

图 11 - 6　乳头回缩

(2) 乳头的湿疹样改变：最初为乳头瘙痒，乳头上皮增厚、脱屑、渗液，逐渐出现糜烂而反复结痂、剥脱，乳晕皮肤剥脱后出现红色肉芽，乳头可慢慢变平，最后消失。

6. 乳头溢液　乳头溢液伴肿块者，乳腺癌所占的比例较大。溢液可以是无色、乳白色、淡黄色、棕色、血性等；可以呈水样、血样、浆液性或脓性；溢液量可多可少，间隔时间也不一致。

7. 区域淋巴结肿大

(1) 腋淋巴结转移：最为常见，转移灶较小时，淋巴结不肿大，或肿大不明显，较难触及。转移病变一般是累及胸肌外侧淋巴结，触之多较硬，不规则，活动度欠佳，晚期可侵及锁骨上淋巴结。

(2) 锁骨上淋巴结：转移淋巴结多位于左侧锁骨上窝或右侧锁骨上窝，病灶较硬，一般较小。(图 11 - 7)

(3) 内乳淋巴结：转移常不显著，术前无确诊的方法，只有肿瘤生于乳房内半部时，则在扩大根治手术时才能发现。

(4) 上肢水肿由腋窝淋巴结广泛转移：触诊可触到腋窝或锁骨上有固定、融合肿大的转移淋巴结。

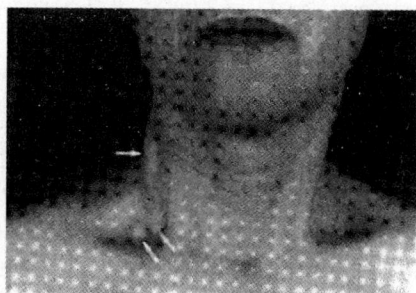

图 11 –7　锁骨上淋巴结肿大

8. 远处转移表现　乳腺癌可经血液或淋巴途径发生远方转移，好发部位以肺、胸膜、骨、肝、脑及软组织较多见。

（1）肺及胸膜转移：肺是乳腺癌常见的转移部位，常表现为结节性多发转移，多为双侧。可出现咳嗽及呼吸困难、咯血、胸痛等。胸膜转移主要表现为咳嗽，疲乏、虚弱、呼吸困难，部分患者有胸痛。

（2）骨转移：最易受累的部位依次为脊柱、肋骨、骨盆及长骨，亦可出现在肩胛骨、颅骨等。主要表现为疼痛。

（3）肝转移：肝转移灶较小时，并无特殊症状，当肿块较大，或较广泛时可出现肝大、肝区疼痛、食欲下降、腹胀等。晚期可出现黄疸、腹水等症。

（4）脑转移：脑转移主要表现为脑膜及脑实质转移，头痛及精神状态改变是常有的症状，并可出现脑功能不全、视力障碍等。如脊膜受到侵及可出现背痛、感觉障碍、膀胱功能障碍、排尿困难等。

八、辅助检查

1. 超声检查　超声检查无损伤性，可以反复应用。对乳腺组织较致密者应用超声检查较有价值，但主要用途是鉴别肿块系囊性还是实性。超声检查对乳腺癌诊断的正确率为80%～85%。乳腺癌肿块外形多不规则，通常无包膜，边缘粗糙不整，多呈锯齿状、蟹足状；肿块内部回声多为低回声，也可呈中或高回声，分布强弱不均；可有散在、成簇或弥漫分布的针尖样或颗粒样钙化；肿块后方回声多衰减，可有皮肤或胸肌浸润；肿块血液供应丰富，呈粗大条状血流，可由外穿入，多有分支。

对于 <0.5cm 的肿瘤，超声检查易漏诊。对较小的肿瘤超声检查的鉴别诊断也较困难。

2. X 线检查

（1）乳腺 X 线摄片对乳腺癌的确诊率可达 80%～90%：在乳腺良、恶性病变的鉴别诊断和乳腺癌早期诊断方面，目前还没有其他方法能够取代它，现常用的有钼靶和干板摄片两种方法。X 线平片有以下特征时，要考虑为乳腺癌。

1）肿块影：在 X 线片上乳腺癌患者肿块的显示率随乳腺类型及病理类型而异。脂肪型乳房显示率高，而年轻而又致密的乳房中，因腺体组织掩盖，肿块显示率较低。X 线片上显示的肿块大小多小于临床触诊，此为恶性征象之一。大多数恶性肿块在 X 线片上表现为不规则或呈分叶状，无明显界限，中心密度高，有的其边缘有短的毛刺，外突而呈星芒状表现，或有僵直的索状带向外周延伸。有时肿块周围结构紊乱变形，可出现沙粒样钙化，有时可见增粗扭曲的血管影，或可见到临近皮肤增厚凹陷或乳头凹陷（图 11 - 8）。肿块周围常有一模糊较透亮的晕环。

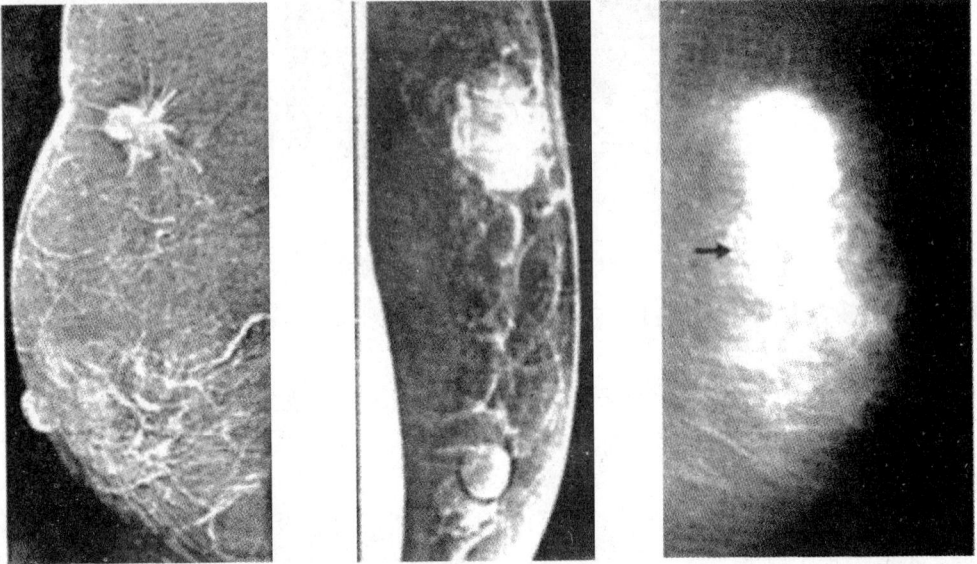

A.右乳侧位片（示上方毛刺行肿块）　B.左乳斜位片（示2cm×2cm　C.左乳侧位片（示上方半圆形肿块，肿块
　　　　　　　　　　　　　　　　　　　　　浅沟型分叶肿块）　　　　　下角及周围可见密集的泥沙样钙化）

图 11 - 8　乳腺癌 X 线表现（肿块）

2）钙化影：钙化在乳腺癌诊断中占据特别重要的地位。有部分患者临床上扪不到肿块，X 线片上也可能没有肿块影，钙化是诊断的惟一阳性依据。典型的恶性钙化多表现为簇状分布，大小、数目、形态不一，常常是细沙粒状、细线状、条状、分叉状、不规则多角形或分支状等多种形态同时存在（图 11 - 9）。

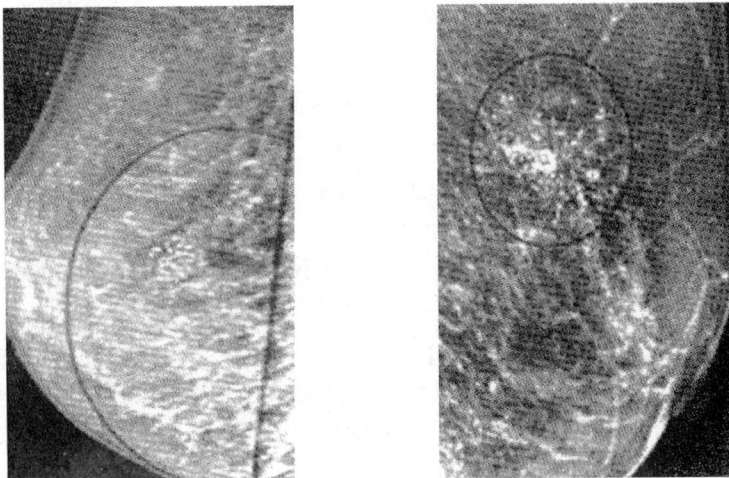

A.右乳侧位片[示乳腺中下方密集　　　B.左乳侧位片[示上方团簇状、小
　大量泥沙样钙化（圆圈）]　　　　　　　杆状、泥沙样混合钙化灶（圆圈）]

图 11 - 9　乳腺癌 X 线表现（钙化影）

（2）乳腺导管造影：影像特征可因癌肿的浸润、梗阻、破坏而引起乳腺导管壁僵硬、局部狭窄、管壁不规则破坏或突然中断，或本应呈树枝状分支的导管树整体走向扭曲异常（图 11 - 10）。

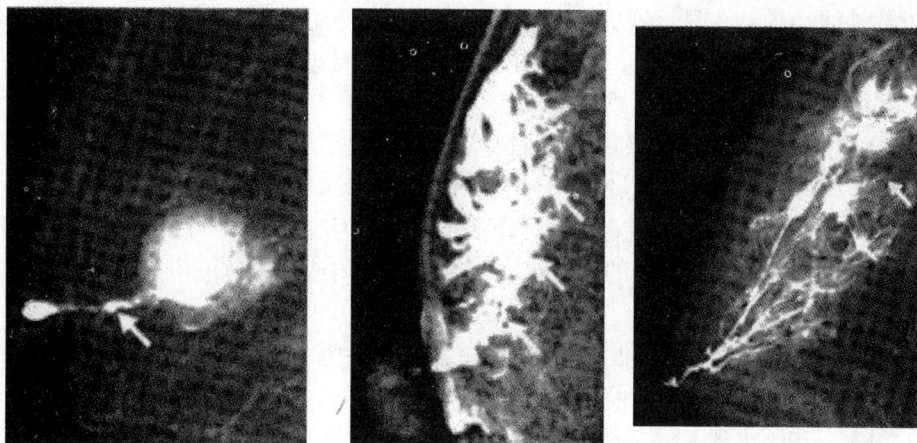

A.乳头状瘤癌变（箭头示肿块堵塞型 导管扩张） B.单纯癌（造影示"虫蚀征"） C.导管浸润型小叶癌（箭头示"潭湖征"）

图 11 - 10 乳腺导管造影

3. MRI 检查 MRI 检查对于小乳腺癌检出优于普通 X 线检查。MRI 检查以其良好的软组织分辨率和无 X 线辐射的优点，更适合乳腺的影像学检查。乳腺 MRI 检查对浸润性乳腺癌的检出率很高，达 86% ~ 100%，特异性亦高达 90% 以上，越来越多的临床研究显示 MRI 检查能检出乳腺 X 线摄影及临床上隐匿性的早期的小乳腺癌，且对致密型乳腺内乳腺癌病灶的检出及乳腺癌术前分期有显著优势。动态增强 MRI 检查对绝大多数乳腺肿瘤的鉴别诊断和乳腺癌的预后判断具有重要价值，对于意向行保乳根治术的乳腺癌患者，术前行常规乳腺 MRI 检查，对乳腺癌组织的病变范围、浸润程度做评估。而对乳腺癌保乳手术后并局部进行放射治疗的患者，对其早期局部复发病灶的检出，MRI 检查较 X 线及 B 超检查更有优势。

MRI 检查图像上显示肿块边缘不规则，可见较长的毛刺结构等，一般提示恶性肿瘤；相反，圆形、卵圆形边缘较光滑或略有分叶者常提示为良性肿块。病灶内部结构不甚均匀，部分区域显著强化而其他区域轻度强化，甚至仅见不规则边缘环形强化者，倾向于恶性病灶；而病灶内部较均匀，但有低信号，无明显强化的间隔常提示良性肿瘤。

4. 乳腺导管内视镜检查 乳腺导管内视镜应用于检查有乳头溢液的患者，操作简单、痛苦小、影像清晰、病变定位准确、可重复操作，甚至可以进行活检，兼有治疗作用。对于乳腺癌却表现为单纯乳头溢液、临床触不到肿块者，进行乳腺导管内视镜检查或活检，优于乳头溢液涂片细胞学检查和乳腺导管造影，可早期诊断乳管内乳腺癌。对部分良性病变可以通过注药、局部治疗，减少盲目切除造成的组织损伤。

湘雅二医院 2003 年 12 月到 2007 年 9 月共行乳管镜检 1 478 例，发现乳管内癌 25 例。乳管镜下乳管内的恶性肿瘤通常可呈灰白色或暗红色，一般无蒂，以宽大的基底与管壁相连；多位于主乳管和一级、二级乳管分支内，可见沿管壁环行分布或纵向伸展的不规则隆起，周围管壁僵硬、弹性差。

5. 热图像检查　应用图像显示体表温度分布，由于癌细胞增殖快血运丰富则相应体表温度较周围组织高，用此差异可做出诊断。但是这种诊断方法缺乏确切的图像标准，热异常部位与肿瘤不相对应，诊断符合率差，近年来渐少应用。

6. 近红外线扫描　在显示器屏幕上可见到由浅到深灰色甚至黑色多个灰度中心的阴影，可大于实际肿块，而且边界不清，形状不规则，同时其周边伴有异常的血管影，粗大扭曲中断，呈放射状、条束状、鼠尾状或蝌蚪状。

7. CT检查　可用于不能扪及的乳腺病变活检前定位，确诊乳腺癌的术前分期，检查乳腺后区、腋部及内乳淋巴结有无肿大，有助于制定治疗计划。

8. 肿瘤标志物检查　在癌变过程中，由肿瘤细胞产生、分泌，直接释放细胞组织成分，并以抗原、酶、激素或代谢产物的形式存在于肿瘤细胞内或宿主体液中，这类物质称肿瘤标志物。

（1）癌胚抗原（CEA）：为非特异性抗原，在许多肿瘤及非肿瘤疾病中都有升高，无鉴别诊断价值，可手术的乳腺癌术前检查为 20%～30% 血中 CEA 含量升高，而晚期及转移性癌中则有 50%～70% 出现 CEA 高值。

（2）铁蛋白：血清铁蛋白反映体内铁的储存状态，在很多恶性肿瘤如白血病、胰腺癌、胃肠道肿瘤、乳腺癌中有铁蛋白的升高。

（3）单克隆抗体：用于乳腺癌诊断的单克隆抗体 CA15－3 对乳腺癌诊断符合率为 33.3%～57%。

9. 病理学检查

（1）乳头溢液细胞学检查：多用于单乳乳头溢液者。乳头溢液细胞学检查，经济方便，其诊断准确率在 40%～70%，但假阳性率<4%，诊断阳性多可确诊。

（2）刮片细胞学检查：对乳头乳晕有湿疹样病变的患者可做印片或刮片检查，如能查见 Paget 细胞，有助于诊断湿疹样乳腺癌。

（3）针吸细胞学检查：阚秀（1993）报道，针吸细胞学检查对乳腺癌的准确率为 76.3%，假阳性率<1%。一旦针吸发现癌细胞即可确诊，但阴性不能排除癌。对性质不定的乳腺肿块，均可做针吸活检，Dawson 等（1998）认为细针穿刺抽吸细胞学检查是对年轻妇女乳腺病灶的较理想的检查方法，可避免延误诊断，改善患者预后。

（4）切除活检：临床检查高度怀疑为恶性者，最好住院。在做好根治性手术准备的情况下，先切除肿瘤及周围部分正常组织，送快速冷冻活检。一旦明确为乳腺癌诊断，一次性行根治性手术。只有对怀疑乳腺肿瘤良性可能较大者，才可在门诊局部麻醉下切除肿瘤送检，但如证实为恶性则需尽快入院行根治性手术。

（5）乳管内镜咬取活检：对乳头溢液者用导管内精细纤维内镜检查，发现肿物时咬取活检，对早期乳腺癌的诊断有重要价值，但阴性不能排除癌。

（6）空芯针活检：空芯针活检简便、安全、微创。可获得较大的组织样本，与开放手术准确率相似，敏感性为 92%～100%，特异性为 94%～100%。原细针经皮穿刺活检因标本量不足，使多数人放弃它而选择有大切割针的空芯针活检。

采用空芯针活检，对病灶的不同区域进行多处采样，才能确保标本的准确性。在大多数情况下，准确的病灶取样需要 4～5 个标本，这样才可以确保得到反映病灶真实性的活检标本。如采用自动活检枪需要进行多次穿刺以获取多条组织标本。

（7）超声引导下麦默通（Mammotome）微创活检：麦默通是利用真空将组织吸入取样盒中，然后用高速旋转刀将肿瘤切除，再将肿瘤吸入到体外一盒子中。Mammotome 系统活检，一次穿刺，多次取样，切除标本量大，病理诊断准确，能满足乳腺癌免疫组化指标测定的要求。皮肤小切口（＜3mm），微创，美容效果好，无乳腺组织变形，无术后活动不便。尤其对那些不能扪及肿块的病变，配合 B 超或最先进的钼靶定位系统及 MRI，能提供更为准确的组织学诊断结果。有研究表明麦默通活检可以完全解决小的良性肿瘤，用这种方法可以有效治疗乳腺小的良性病变。目前有临床试验研究是否可用这一设备作为手术切除肿块治疗小的乳腺癌的替代治疗。

乳腺癌的诊断，无论采用何种方法检查，但最终仍需由病理切片检查确诊。

九、诊断

乳腺癌的诊断方法很多，常用的是彩色 B 超检查，普查常用的是乳腺钼靶片，最准确和最终确定诊断的是病理诊断。一般先行影像学检查，如有怀疑再进行病理检查。随着西医的病理结果与中医证型密切关系的深入研究，乳腺的中医诊断也不可轻视，诊断的最终目的是治疗，中西医联合诊断会对合理的中西医综合治疗起到重大的推动作用。

1. 影像学检查　乳腺的影像学检查方法包括 B 超声检查、X 线检查、乳腺导管内视镜检查、CT 检查、MRI 检查等。

2. 病理学检查　是确诊乳腺癌的金标准。

3. 诊断乳腺癌方法的评价　综合评价针吸细胞学检查、癌细胞 DNA 含量分析、癌胚抗原检测和乳腺钼靶片在诊断乳腺癌中的作用，其中以针吸细胞学检查诊断符合率最高，为 80.35%；流式细胞术测定细胞 DNA 含量的假阳性率最高，为 34.20%；钼靶 X 线摄片的假阴性率最高，为 44.54%；而 4 项指标联合诊断使乳腺癌诊断符合率提高到 92.35%，假阳性率降至 1.96%，假阴性率降至 5.93%。4 项指标联合诊断可以明显提高乳腺癌的正确诊断率，并有助于早期诊断。

乳腺针吸细胞学检查不仅对乳腺疾病诊断有重要实用价值，而且对乳腺癌早期诊断及分型诊断有重要价值，特别对鉴别乳腺增生及乳房纤维腺瘤有否癌变有重要指导意义。穿刺成功率高达 100%，早期诊断率为 16.9%，总诊断准确率高达 98.6%。乳腺针吸细胞学检查具有创伤小、简单快速、安全可靠、经济实用、结果准确等优点，各项技术指标明显高于传统诊断方法，是目前任何方法无法取代的，有较高推广实用价值。

4. 中医证型与西医病理的相关性　研究肝郁痰凝型乳腺癌的钼靶 X 线影像特点，探讨其病理基础。如肝郁痰凝型乳腺癌中，乳腺类型以致密型及混合型居多（占 78%）。异常血管征及透环征出现频率较高（占 80% 以上）。腋淋巴结转移出现频率偏低（占 12%）。

十、鉴别诊断

1. 乳腺增生　又称乳腺结构不良，是妇女最常见的非炎性、非肿瘤性乳腺疾病。多因妇女内分泌功能紊乱引起。发病年龄多为 20～40 岁，发达国家发病率可达 1/3，国内约占 50%，主要表现为乳腺组织增厚，稍晚则可触到大小不等的结节，与皮肤和乳腺后方均无粘连。好发生在乳腺外上象限，多为双侧。患者多伴有不同程度的疼痛，月经前明显，月经来潮后即可缓解或解除。

2. 乳腺导管扩张　又称浆细胞性乳腺炎，多发生在37～50岁中年妇女。主要表现为乳房疼痛，乳头溢液，乳头可内陷，极似乳腺癌。

以下各点可与乳腺癌鉴别：

（1）患者年龄较轻，多在40岁左右。

（2）乳头溢液多为浆液性或脓性，少数也可为血性。

（3）乳头或乳晕下有时可触到增粗的乳管。

（4）乳房肿块多位于乳晕周围，伴有疼痛，与大导管关系密切。

（5）乳腺有炎性表现或有炎症病史和哺乳障碍史，乳房肿块可有缩小或增大的情形。

（6）乳管造影可显示导管扩张。

（7）乳头溢液有大量的炎细胞。

（8）乳腺肿块穿刺可见大量炎细胞或脓细胞。

（9）腋窝淋巴结肿大，质较软并有压痛。

3. 乳腺结核　乳腺结核有以下特点。

（1）患者多为中青年妇女。

（2）多数有结核病史，或有其他部位的结核。

（3）病变都有炎症史，肿块时大时小，对抗结核药治疗有效。

（4）肿块局部可有发红、破溃等症状，部分囊肿有囊性感。

（5）肿块针吸可见有干酪样组织，有稀薄的脓液。

（6）有乳头溢液史，可为脓性。

（7）少数患者的乳头溢液或针吸出的脓液，涂片可见有结核分枝杆菌。

（8）乳腺X线检查多数无异常，并有呈淡阴影者。

（9）有乳腺结核与乳腺癌有并存者，约占5%。

4. 乳腺脂肪坏死　主要鉴别分析如下。

（1）缺乏特征性临床表现，本病肿块一般较硬，形态不规则，酷似乳腺癌。一般在临床上分2型：腺体外型，表浅，位于乳腺的皮下，形态不规则，有炎性改变，易诊断为乳腺结核；腺体内型，肿块位于乳腺实质内，缺乏特征，易被误诊为乳腺癌。

（2）缺乏有效的辅助检查，尤其是中老年妇女，肿块位于皮下，且肿块不见增长或有缩小情形，并乳腺有外伤史。转移淋巴结应做切除活检。

5. 急性乳腺炎　常见于分泌性乳房，特别是初产后3～4周，病原菌大多数是金黄色葡萄球菌和少数为链球菌，感染途径多因乳头皲裂处逆行感染所致。也可因细菌直接侵入乳管，上行至腺小叶引起感染。

开始时乳腺局部表现红、肿、热、痛，以及周围淋巴结肿大，当形成坏死液化时，可有脓肿。乳房肿大，活动性强，变硬有压痛，形成脓肿时，肿块软化有波动感。同时感全身不适，寒战、高热。X线表现结构界限较明显模糊的片状致密影，皮肤增厚，皮下脂肪显示紊乱，有较多的血管和淋巴管阴影，并出现条索状结缔组织模糊影，有时可伴有泥沙样钙化病灶。

急性乳腺炎与乳腺癌比较：①乳腺皮肤无"橘皮"样改变，无卫星结节。②乳腺肿块很少占据全乳，半数以上有囊性感。③乳腺肿块较少见。④多数患者体温及白细胞计数增高。⑤消炎治疗有效。⑥针吸多为脓液或有炎细胞，有助于诊断。

6. 慢性乳腺炎及脓肿 常有脓肿形成，触之为肿块，边缘不清，呈囊性感，可有轻压痛，与周围组织有轻度粘连感。X线所见为局部致密的片状影，边界不清，皮肤稍增厚。乳腺脓肿可表现为边缘较清楚的圆形或椭圆形不规则的致密阴影，中心部位无结构，周围可因水肿密度较淡。

7. 乳腺单纯囊肿 在乳腺中部较为常见，多由于乳腺导管上皮细胞增生、增多，导致导管延长、迂曲、折叠，在折叠处导管由于缺血可发生坏死，形成囊肿，以后管壁萎缩。X线平片上表现为圆形、椭圆形致密阴影，密度均匀，边缘光滑锐利，由于囊肿挤压周围的脂肪组织而出现透亮晕。单发囊肿为圆形，多发囊肿为椭圆形，囊壁光滑整齐。

8. 积乳囊肿 较少见。在哺乳期因某一乳管阻塞，即形成囊肿。囊肿可单发或多发，呈灰白色，内含乳汁或干酪样物质。囊壁厚薄不一，大小不等，可发生在任何部位，以较深的乳腺部位最常见。X线显示圆形或椭圆形的透亮区，体积小，一般为 1~1.5cm，偶见有 >3cm 者，边缘光滑锐利，密度稍低于脂肪。

9. 乳房纤维腺瘤 多发生于 20~25 岁青年妇女，由腺体和纤维组织所构成，有青春型和巨纤维腺瘤型两种，但无质的不同。本病的发生与雌激素有密切关系，有单发和多发2种。单发的乳房纤维腺瘤好发于乳腺外上象限，多为较小的卵圆形肿块，月经初潮前生长的乳房纤维腺瘤都可生长较大。表面光滑，质坚韧，肿瘤边界清楚，与皮肤和周围组织无粘连，在乳房内容易推动，触之有滑动感。生长缓慢，数年内可无变化，但妊娠期可迅速增大。多发性乳房纤维腺瘤表现均匀一致，中等硬度，大小不等。较大的可呈分叶状，光滑，质韧，边界清楚，肿瘤中心有钙化颗粒。

乳房纤维腺瘤外有包膜，切面呈灰白色，有光亮，不平滑，肉眼可见切面有多数不规则的裂隙为扩张的乳管。

巨纤维腺瘤 X线平片可见为密度均匀的巨大肿块影，呈分叶状。周围组织被压形成透亮区，肿瘤中心可有钙化影，附近多伴有血管增粗和曲张。

乳房纤维腺瘤虽瘤体很小，但恶变的机会较大，因此还必须认真治疗。

10. 乳管内乳头状瘤 多发生在 40~50 岁的妇女，75% 发生在接近乳头的大乳管内，或发生在乳头附近与乳管相连的囊肿内。可单发也可多发。瘤体很小，但常带有绒毛及较多的薄壁血管，极易出血。

临床多无疼痛，在非月经周期间自乳头溢出血性液体，肿块多摸不到，如果扪查到肿块，多为几毫米直径，位于乳晕区。乳瘤常呈圆形，质较硬，不与皮肤有粘连，可推动，轻压此肿瘤，即可有乳头血性溢液。

乳管内乳头状瘤 6%~8% 可癌变，故术前应做血管造影，以明确诊断。手术应切除彻底，以患病乳管及其周围腺体组织一并切除，以免后患。年龄较大的妇女，应做乳房单纯切除。

（王 旭）

第四节 乳腺肿块切除术

（一）适应证

乳房良性肿瘤如乳房纤维腺瘤，且患者为年轻女性或未哺乳女性，希望尽量保证乳房外形及保护乳管少受损伤以利于将来哺乳者。

（二）术前准备

（1）术前用温水清洗乳房皮肤，保持局部清洁。如正值哺乳期，为避免术后形成乳瘘，应停止哺乳。

（2）皮肤准备范围包括患侧腋窝、锁骨上区和胸前壁。

（三）麻醉和体位

（1）麻醉：局部浸润麻醉或静脉复合全身麻醉或连续硬膜外阻滞。

（2）体位：仰卧位，患侧上肢外展90°。

（四）手术步骤

（1）切口：乳晕部肿瘤及乳房边缘处肿瘤采用弧形切口，乳房其他部位肿瘤采用放射状切口。

（2）切除肿块：切开皮肤、皮下组织，显露乳腺组织，继续切开乳腺组织直至肿块表面。以组织钳夹住肿块后，将肿块提起，用止血钳或剪刀沿肿块边缘钝性或锐性分离，将肿块完整从乳腺组织中分离出来并予以切除。

（3）缝合：创面仔细止血后，用丝线缝合乳腺创面，避免留有死腔。切口予以皮内连续缝合或间断缝合。

（五）术后处理

（1）为防止创口渗血，可用紧身乳罩，或用弹力绷带加压包扎。

（2）标本应常规送病理学检查。

（六）手术经验和探讨

（1）注意切口方向，尽量避免损伤乳腺导管，也不要造成乳头内陷而影响哺乳及美观。

（2）应严格把握手术指征：一般而言，乳房良性肿瘤应选择行乳腺区段切除术，因为单纯乳腺肿块切除有时并不能保证能将乳腺肿块切除干净，尤其是肿块包膜易导致残留，从而使复发机会增加。

（3）标本应行病理学检查，有条件者应行快速切片病理学检查，以明确诊断。

（王　旭）

第十二章　胃、肠外科

第一节　胃扭转

一、概述

各种原因引起的胃沿其纵轴（贲门与幽门的连线）或横轴（胃大弯和小弯中点的连线）扭转，称胃扭转。胃扭转不常见，其急性型发展迅速，诊断不易，常延误治疗，而其慢性型的症状不典型，也不易及时发现。

（一）病因

新生儿胃扭转是一种先天性畸形，可能与小肠旋转不良有关，使胃脾韧带或胃结肠韧带松弛而致胃固定不良。多数可随婴儿生长发育而自行矫正。

成人胃扭转多数存在解剖学因素，在不同的诱因激发下而致病。胃的正常位置主要依靠食管下端和幽门部的固定，肝胃韧带、胃结肠韧带和胃脾韧带也对胃大、小弯起了一定的固定作用。较大的食管裂孔疝、膈疝、膈膨出以及十二指肠降段外侧腹膜过度松弛，使食管裂孔处的食管下端和幽门部不易固定。此外，胃下垂和胃大、小弯侧的韧带松弛或过长等，均是胃扭转发病的解剖学因素。

急性胃扩张、急性结肠胀气、暴饮暴食、剧烈呕吐和胃的逆蠕动等可以成为胃的位置突然改变的动力，故常是促发急性型胃扭转的诱因。胃周围的炎症和粘连可牵扯胃壁而使其固定于不正常位置而出现扭转，这些病变常是促发慢性型胃扭转的诱因。

（二）分型

1. 按起病的缓慢及其临床表现　可分为急性和慢性两型。急性胃扭转具有急腹症的临床表现，而慢性胃扭转的病程较长，症状反复发作。

2. 根据扭转的范围　可分为胃全部扭转和部分扭转。前者是指除与横膈相贴的胃底部分外整个胃向前向上的扭转。由于胃贲门部具有相对的固定性，胃全部扭转很少超过180°。部分胃扭转是指胃的一个部分发生扭转，通常是胃幽门部，偶可扭转360°。

3. 按扭转的轴心　胃扭转可分为下列两型。

（1）系膜轴扭转型：是最常见的类型，胃随着胃大、小弯中点连线的轴心（横轴）发生旋转。多数是幽门沿顺时针方向向上向前向左旋转，有时幽门可达贲门水平。胃的前壁自行折起而后壁则被扭向前。幽门管可因此发生阻塞，贲门也可以有梗阻。右侧结肠常被拉起扭转到左上腹，形成一个急性扭曲而发生梗阻。在少数情况下，胃底部沿逆时钟方向向下向右旋转。但较多的胃系膜轴扭转是慢性和部分型的。

（2）器官轴扭转：是少见的类型。胃体沿着贲门幽门连线的轴心（纵轴）发生旋转。

多数是向前扭转，即胃大弯向上向前扭转，使胃的后壁由下向上翻转到前面，但偶也有相反方向的向后扭转。贲门和胃底部的位置基本上无变化。

二、诊断

（一）临床表现

急性胃扭转起病较突然，发展迅速，其临床表现与溃疡病急性穿孔、急性胰腺炎、急性肠梗阻等急腹症颇为相似，与急性胃扩张有时不易鉴别。起病时均有骤发的上腹部疼痛，程度剧烈，并牵涉至背部。常伴频繁呕吐和嗳气，呕吐物中不含胆汁。如为胃近端梗阻，则为干呕。此时拟放置胃肠减压管，常不能插入胃内。体检见上腹膨胀而下腹平坦，腹壁柔软，肠鸣音正常。如扭转程度完全，梗阻部位在胃近端，则有上述上腹局限性膨胀、干呕和胃管不能插入的典型表现。如扭转程度较轻，临床表现很不典型。腹部 X 线平片常可见扩大的胃泡阴影，内充满气体和液体。由于钡剂不能服下，胃肠 X 线检查在急性期一般帮助不大，急性胃扭转常在手术探查时才能明确诊断。

慢性胃扭转多系部分性质，若无梗阻，可无明显症状，或其症状较为轻微，类似溃疡病或慢性胆囊炎等慢性病变。腹胀、恶心、呕吐，进食后加重，服制酸药物疼痛不能缓解，以间断发作为特征。部分因贲门扭转而狭窄，患者可出现吞咽困难，或因扭转部位黏膜损伤而出现呕血及黑便等。部分患者可无任何症状，偶尔行胃镜、胃肠钡餐检查或腹部手术而发现。

（二）辅助检查

1. 放置胃管受阻　完全性胃扭转时，放置胃管受阻或无法置入胃内。

2. 上消化道内镜检查　纤维或电子胃镜进镜受阻，胃内解剖关系异常，胃体进镜途径扭曲，有时胃镜下充气可使胃扭转复位。

3. 腹部 X 线检查　完全性胃扭转时，腹部透视或平片可见左上腹有充满气体和液体的胃泡影，左侧膈肌抬高。胃肠钡餐检查是重要的诊断方法。系膜轴扭转型的 X 线表现为双峰形胃腔，即胃腔有两个液平面，幽门和贲门处在相近平面。器官轴扭转型的 X 线表现有胃大小弯倒置、胃底液平面不与胃体相连、胃体扭曲变形、大小弯方向倒置、大弯在小弯之上、幽门和十二指肠球部向下、胃黏膜纹理呈扭曲走行等。

（三）诊断

急性胃扭转依据 Brochardt 三联症（早期呕吐，随后干呕；上腹膨隆，下腹平坦；不能置入胃管）和 X 线钡剂造影可确诊。慢性胃扭转可依据临床表现、胃镜和 X 线钡剂造影确诊。

三、治疗

急性胃扭转必须施行手术治疗，否则胃壁血液循环可受到障碍而发生坏死。急性胃扭转患者一般病情重，多伴有休克、电解质紊乱或酸碱平衡失调，应及时进行全身支持治疗，纠正上述病理生理改变，待全身症状改善后，尽早手术；如能成功地插入胃管，吸出胃内气体和液体，待急性症状缓解和进一步检查后再考虑手术治疗。在剖开腹腔时，首先看到的大都是横结肠系膜及后面绷紧的胃后壁。由于解剖关系的紊乱以及膨胀的胃壁，外科医师常不易认清其病变情况。此时宜通过胃壁的穿刺将胃内积气和积液抽尽，缝合穿刺处，再进行探查。在胃体复位以后，根据所发现的病理变化，如膈疝、食管裂孔疝、肿瘤、粘连带等，予以切除或修补等处理。如未能找到有关的病因和病理机制者，可行胃固定术，即将脾下极至胃幽门处的胃结肠韧带和胃脾韧带致密地缝到前腹壁腹膜上，以防扭转再度复发。

部分胃扭转伴有溃疡或葫芦形胃等病变者，可行胃部分切除术，病因处理极为重要。

（柳振芳）

第二节　胃癌

一、病因

胃癌病因和发病机制尚未阐明，研究资料表明胃癌的发生是多因素综合作用的结果。目前认为下列因素与胃癌的发生有关。

1. 环境因素　不同国家与地区发病率有明显差别，胃癌高发区向低发区的第 1 代移民胃癌发生率与本土居民相似，第 2 代即有明显下降，第 3 代胃癌的发生率则与当地居民相似。提示胃癌的发病与环境因素有关，其中最主要的是饮食因素。在人类，胃液中亚硝胺前体亚硝酸盐的含量与胃癌的患病率明显相关，可通过损伤 DNA 发生致癌作用。流行病学调查证实饮水中亚硝酸盐含量高的地区胃癌发病率高；腌制蔬菜、鱼、肉含有大量硝酸盐和亚硝酸盐；萎缩性胃炎胃酸过低的情况下，硝酸盐受胃内细菌硝酸盐还原酶的作用而形成亚硝酸盐类物质。

食物中还可能含有某些致癌物质或癌前物质，在体内通过代谢或胃内菌群的作用转化为致癌物质。如油煎食物在加热过程中产生的某些多环碳氢化合物；熏制的鱼肉含有较多的 3，4 - 苯并芘（benzopyrene）；发霉的食物含有较多的真菌毒素，可与 N - 亚硝基化合物起协同致癌作用；大米加工后外覆的滑石粉，化学性质与结构都与石棉纤维相似，上述物质均被认为有致癌作用。

饮酒在胃癌发病中的作用尚未有定论，而高盐饮食、吸烟、低蛋白饮食、较少进食新鲜的蔬菜与水果则可能增加患胃癌的危险性。一些抗氧化的维生素如维生素 A、维生素 C、维生素 E 和 β - 胡萝卜素及绿茶中的茶多酚有一定防癌作用。水土中某些元素含量和比例的异常可能亦与胃癌发生有关。

其次，研究提示，某些职业与胃癌的发病相关：开采煤炭、锡矿，木材加工，金属制造（尤其是钢铁），橡胶处理等会增加胃癌的危险性；可能与暴露在工作环境中的灰尘颗粒损伤胃黏膜，或吸收、转运致癌物质如 N - 亚硝基化合物到胃内有关。

2. 感染因素

（1）幽门螺杆菌（Hp）感染：与胃癌发病相关，已被 WHO 列为 I 类致癌物。流行病学调查表明胃癌发病率与 Hp 感染率正相关，胃癌高发区的 Hp 感染年龄提前。Hp 感染的致癌机制复杂：①可能通过引起炎症反应，继而产生基因毒性作用。多数学者认为，Hp 感染主要作用于慢性活动性胃炎，慢性萎缩性胃炎 - 肠组织转化的癌变起始阶段，使胃体壁细胞泌酸减少，有利于胃内细菌繁殖和亚硝基化合物形成；同时细胞毒素及炎症反应激活细胞因子、氧自由基、NO 释放，造成 DNA 损伤、基因突变也可能成为主要原因。②Hp 感染诱导胃黏膜上皮细胞凋亡和增殖失平衡，促进癌变发生。③Hp 感染导致胃内抗坏血酸明显减少，削弱其清除亚硝酸盐、氧自由基的作用。

（2）EB 病毒感染：胃癌患者的癌细胞中，大约 10% 有 EB 病毒感染，在癌旁组织中可检出 EB 病毒基因组。据报道在美国和德国发生率最高（16% ~ 18%），在中国最低（3.1%），分布无地域性；它与未分化胃癌尤其是淋巴上皮样癌关系密切，在组织学上类似于鼻咽部恶性肿瘤，病理类型多样，淋巴结转移较少；在这些患者中，Hp 感染率较低。

3. 遗传因素　胃癌发病有家族聚集倾向，患者家属胃癌发病率高于一般人 2 ~ 4 倍。不同 ABO 血型的人群胃癌的发病率可能有差异，不同种族间也有差异，均提示有遗传因素存在。较多学者认为某些遗传素质使易感者在同样的环境条件下更易致癌。

4. 基因调控　正常情况下胃黏膜细胞增殖与凋亡受到癌基因、抑癌基因、生长因子及其受体、细胞黏附因子及 DNA 修复基因等的调控。近 20 年来，随着细胞分子生物学的研究与进展，对胃癌的癌变过程进行了大量研究，现已明确的癌基因有 ras、met、c - myc、erb B2、akt - 2 等。如 ras、met 基因过量表达发生于癌变早期；met、erb - B2 等扩增与肿瘤快速生长、淋巴结转移有关；抑癌基因在细胞增殖分化中起稳定作用，p53、p16、nm^{2}3、APC 等抑癌基因的失活或突变可能与胃癌的发生和转移有关。同时，还发现不少调节肽如表皮生长因子、转化生长因子、胰岛素样生长因子 - Ⅱ、血小板转化生长因子等，在胃癌发生过程中起调节作用。此外，研究提示环氧化酶 - 2（COX - 2）表达出现于 70% 胃癌患者中。其高表达与淋巴结浸润及不良预后相关。DNA 甲基化是基因在转录水平的调控方式之一，胃癌患者，癌基因甲基化水平越低，其分化程度往往越差。

5. 癌前期变化　一致认为某些疾病是胃癌发生的癌前状态，如慢性萎缩性胃炎、胃溃疡、残胃、巨大黏膜皱襞症、胃息肉特别是直径超过 2cm 者。胃癌的癌前病变——肠组织转化，有小肠型和大肠型两种。小肠型（完全型）具有小肠黏膜特征，分化较好。大肠型（不完全型）与大肠黏膜相似，又分为两个亚型：Ⅱa 型能分泌非硫酸化黏蛋白；Ⅱb 型能分泌硫酸化黏蛋白，此型与胃癌发生关系密切。

指某些具有较强的恶变倾向的病变，包括癌前期状态（precancerous conditions）与癌前期病变（precancerous lesions），前者系临床概念，后者为病理学概念。

（1）胃的癌前期状态：包括慢性萎缩性胃炎、胃溃疡、胃息肉、残胃炎、胃黏膜肥厚等。

A. 慢性萎缩性胃炎：慢性萎缩性胃炎基础上可进一步发生肠上皮组织转化、不典型增生而癌变。其病史长短和严重程度与胃癌的发生率有关，不少报道在慢性嗜酸性胃炎基础上胃癌的发生率 2% ~10%。

B. 胃息肉：最常见的是炎性或增生性息肉，一般很少发生癌变。腺瘤型或绒毛型息肉癌变率为 15% ~40%，直径大于 2cm 者癌变率更高。

C. 残胃：胃良性病变手术后残胃发生的胃癌称残胃癌。胃手术后尤其在术后 10 年开始，发生率显著上升。Billroth Ⅱ式胃空肠吻合术后发生胃癌较 Billroth Ⅰ式为多，十二指肠内容物反流至残胃，胆酸浓度增高是促使发生癌变的重要因素，有报道可达 5% ~10%，我国残胃癌发生率为 2% ~3%。

D. 良性胃溃疡：良性胃溃疡癌变的发生率各家报道不一。一般认为癌变率约为 1% ~5%。目前认为，胃溃疡本身并不是一个癌前期状态，而溃疡边缘的黏膜则会发生肠上皮化生与恶变。

E. 恶性贫血和巨大胃黏膜肥厚症：癌变率约为 10%，但这两种疾病在我国的发病率均很低。

（2）胃的癌前期病变

A. 异形增生：亦称不典型增生，是由慢性炎症引起的病理细胞增生，包括细胞异型、结构紊乱、分化异常。国内将异型增生分为腺瘤型、隐窝型、再生型，后者癌变率较低。近年发现的球样异型增生认为与印戒细胞癌关系密切。异型增生在我国分为轻、中、重 3 级，内镜随访结果表明，轻度异型增生可能逆转，重度异型增生的癌变率可超过 10%。

B. 肠组织转化：是指胃黏膜上出现类似肠腺上皮，具有吸收细胞、杯状细胞和潘氏细胞等，有相对不成熟性和向肠、胃双向分化的特点。根据吸收细胞形态可分为小肠型与结肠型两种，小肠型（完全型）具有小肠黏膜的特征，分化较好。结肠型（不完全型）与结肠黏膜相似，又可分为 2 个亚型：Ⅱa 型，能分泌非硫酸化黏蛋白；Ⅱb 型能分泌硫酸化黏蛋白，此型肠化分化不成熟，与胃癌发生（尤其是分化型肠型胃癌）关系密切。

近端胃肿瘤，特别是胃食管连接处的肿瘤危险因素较明确，可能与吸烟有关，与 Hp 感染无关。胃食管连接处腺癌占胃癌的 25%，与远端胃肿瘤不同，近几十年来的发病率一直升高，多发生在 Barret 食管化生情况下，是食管腺癌的变型。

二、病理

胃癌可以发生在胃的任何部位，最多见于胃窦，其次为胃小弯，再次为贲门，胃大弯和前壁较少。

胃癌的大体形态，随病期而不同，宜将早期胃癌和进展期胃癌分开。

（1）早期胃癌：指所有局限于黏膜或黏膜下层的胃癌，不论其是否有淋巴转移。分为三型：Ⅰ型隆起型，癌块突出约 5mm 以上；Ⅱ型浅表型，癌块微隆与低陷在 5mm 以内，有 3 个亚型，Ⅱa 表面隆起型，Ⅱb 平坦型，Ⅱc 表面凹陷型；Ⅲ型凹陷型，深度超过 5mm。最近我国有人提出小胃癌（癌灶直径 6～10mm）和微小胃癌（癌灶直径 <5mm）的概念，把胃癌诊断水平推向早期始发阶段，使经根治后 5 年存活率提高到达 100%。

（2）进展期胃癌：①块状型癌。小的如息肉样，大的呈蕈伞状巨块，突入胃腔内，表面常破溃出血、坏死或继发感染。此型肿瘤较局限，生长缓慢，转移较晚。②溃疡型癌。癌中心部凹陷呈溃疡，四周边缘呈不规则隆起，溃疡直径一般大于 2.5cm，基底较浅，周围有不同程度的浸润，此型发生出血穿孔者较多见，转移的早晚视癌细胞的分化程度而有所不同。③弥漫浸润型癌。癌细胞弥漫浸润于胃壁各层内，遍及胃的大部或全部，胃壁僵硬，呈革袋状。此型癌的细胞分化较差，恶性程度较高，转移亦较早。

国际上多按传统的 Bomnann 分类，将胃癌分为 4 型：Ⅰ型即结节型；Ⅱ型指无浸润的溃疡型（井口样，边缘清楚，有时隆起呈围堤状而无周围浸润）。Ⅲ型指有浸润的溃疡型（边界不清，并向四周浸润）；Ⅳ型即弥漫型。

根据组织学结构可分为 4 型：①腺癌。②未分化癌。③黏液癌。④特殊类型癌，包括腺鳞癌、鳞状细胞癌、类癌等。有人根据胃癌的生物学特性，将其分为 2 种，即肠型癌、弥漫型癌，其中肠型癌多属分化较高的管状或乳头状腺癌，呈局限生长；弥漫型癌分化差，呈浸润生长。

三、临床表现

(一) 症状

胃癌早期,临床症状多不明显,也不太典型,如捉摸不定的上腹不适、隐痛、嗳气、反酸、食欲减退、轻度贫血等,类似胃十二指肠溃疡或慢性胃炎等症状。晚期可出现以下几方面的症状。

(1) 胃部疼痛为胃癌常见的症状,初期可隐痛、胀满,病情进一步发展疼痛加重、频繁、难以忍耐,肿瘤一旦穿孔,则可出现剧烈腹痛的胃穿孔症状。

(2) 食欲减退、消瘦、乏力,这是一组常见而又不特异的胃癌表现。

(3) 恶心、呕吐等,胃窦部癌增长到一定程度,可出现幽门部分或完全梗阻而发生呕吐,呕吐物多为宿食和胃液;贲门部癌和高位胃小弯癌可有进食梗阻感。肿瘤破溃或侵袭到血管,导致出血或突发上消化道大出血。

(4) 再晚期,出现上腹肿块或其他转移引起的症状,如肝大、腹水、锁骨上淋巴结肿大。此时消瘦、贫血明显,终成恶病质。

(二) 体征

体检在早期多无特殊,晚期上腹肿块明显多呈结节状,质硬,略有压痛;若肿块已固定,则多表示浸润到邻近器官或癌块附近已有肿大的淋巴结块。发生直肠前凹种植转移时,直肠指诊可摸到肿块。

四、检查

(1) 实验室检查

1) 胃液分析:正常胃液无色或浅黄色,每100ml中游离盐酸0~10U,胃癌患者的胃酸多较低或无游离酸。当胃癌引起幽门梗阻时,可发现大量食物残渣,如伴有出血,则可出现咖啡样液体,对胃癌诊断具有一定的意义。

2) 大便潜血:反应持续性大便潜血阳性,对胃癌的诊断有参考价值。

3) 细胞学检查:目前临床取材方法有以下几种。

A. 一般冲洗法检查:前一天晚饭进流质,当天早晨禁食,下胃管抽空胃液,再用生理盐水反复冲洗,并让患者变换体位,最后收集冲洗液,离心后涂片、染色。

B. 直视下冲洗法:用纤维胃镜在直视下对可疑病变进行冲洗,再用导管吸出冲洗液进行检查。

C. 刷拭法:在纤维胃镜直视下,对可疑病变用尼龙细胞刷来回摩擦后取出涂片镜检。

D. 印片法:纤维胃镜直视下活检,取出胃黏膜组织在玻片上涂片镜检。

胃脱落细胞学检查是诊断胃癌的一种比较好的方法,操作简单、阳性率高、痛苦少、患者易于接受。但它不能确定病变的部位,和X射线钡餐,胃镜检查联合应用,可提高胃癌的早期诊断率到98%。

胃癌细胞表现为成簇、多种形态或重叠,出现印戒细胞;细胞内核比例增大、核膜增厚、核仁增大、核染色质不规则和颗粒大等改变。

(2) X射线检查:钡餐造影主要观察胃的轮廓失常、黏膜形状的改变、蠕动以及排空时间等做出诊断。X射线诊断胃癌的正确率为70%~90%。不同类型的胃癌，其X射线表现亦各不同，蕈伞型癌主要表现为突入胃腔内的不规则充盈缺损，黏膜破坏或中断。溃疡型癌表现为位于胃轮廓以内的溃疡龛影，溃疡边缘不整齐附近胃壁僵直。浸润型癌表现胃壁僵硬，蠕动和黏膜皱襞消失，胃腔缩窄而不光滑，钡剂排出较快。如整个胃受侵则呈革袋样胃。

X射线钡餐检查对早期胃癌的确诊率可达89%，但需要应用各种不同的检查法，包括不同充盈度的投照、黏膜纹显示、控制压力量的加压投照和双重对比等方法。早期胃癌隆起型，在适量钡剂充盈下加压或在中等量充气的双重对比下，能显示出小的充盈缺损。表浅型因有轻度的低洼，可见一小片钡剂积聚或在充盈相呈微小的突出。凹陷型的在加压投照或双重对比时有钡剂积聚，其形态多不规则，邻近黏膜呈杆状中断。

（3）内窥镜检查：由于纤维内窥镜技术的发展和普遍应用，早期胃癌的诊断率和术后5年生存率明显提高。现今应用的电子内窥镜，其特点是直径较细，广角前视、高分辨率、高清晰度，包括内窥镜、电视显示和录像，还可摄像。最近又有超声内镜，胃癌可按5层回声带的改变来辨别胃癌的浸润深度，甚至发现胃外淋巴结转移。

胃癌的确诊有待于胃镜进行活组织检查。每次要多挟几处，在四周分点取材，不要集中于一点，以避免漏诊。

（4）血管造影检查（DSA）：胃癌的术前诊断，主要依靠X射线双重对比造影及胃镜检查。两者都是从胃的黏膜而来观察、发现病灶，就其定性诊断有较高的敏感性，但做定量诊断则是粗略的，可靠性不大。利用DSA进行胃癌的定量诊断技术可清楚地显示肿瘤浸润范围、深度、病灶数量、周围有无侵犯、病灶周围淋巴结及远隔脏器有无转移等情况，可为能否手术切除和切除范围提供影像学依据。陈晓林等报道11例手术切除标本的病理改变与DSA所见相对照，其符合率为86.6%。其方法为：①患者仰卧位，常规消毒。②在局部麻醉下采用Seldinger法，经右侧股动脉穿刺插管。③分别行腹腔动脉、选择性胃左动脉及脾动脉（DSA）。④使用45%泛影葡胺3~6ml/s，总量12~13ml。

胃癌DSA所见：①肿瘤供血动脉二级分支以下血管增多、紊乱、迂曲、边缘不整、细不均。②二分支血管呈网状，边缘不整、毛糙。③不规则的肿瘤染色。④造影时见胃腔内有斑点状造影剂外渗，呈雪花状改变。⑤供血动脉主干血管增粗、僵硬、边缘不整呈锯齿状改变。⑥附近淋巴结染色（血管化）增大，肝内有转移灶。

（5）放射免疫导向检查：胃癌根治术成败的关键在于能否在术时确定胃癌在胃壁内的浸润及淋巴结转移的范围，发现可能存在的临床转移灶从而彻底合理地切除，放射免疫导向检查使之成为可能。方法：选用高阳性反应率、高选择性及高亲和力的抗胃癌McAb3H$_{11}$，将纯化后的McAb以Iodogen法标记，^{131}I。将此^{131}I-3H以250~800uc及墨汁于术前经胃镜作瘤局部多点注射。手术时应用手提式探测器作贴近组织的探测，该探测器的大小为12.7~25.4cm，准直孔径4cm，探测的最小分辨距离为1.8cm，可探及4×10^{5}癌细胞，且有较好的屏蔽性。因此可探及小于1mm的亚临床转移灶如淋巴结和可疑组织。

（6）四环素荧光试验：四环素试验的方法很多，但基本原理都是根据四环素能与癌组织结合这一特点。如四环素进入体内后被胃癌组织所摄取，因而可以在洗胃液的沉淀中找到荧光物质。方法是口服四环素250mg，每日3次，共5d，末次服药后36h洗胃，收集胃冲洗液，离心后的沉渣摊在滤纸上，温室干燥，暗室中用荧光灯观察，有黄色荧光者为阳性。阳性诊断率为79.5%。

（7）胃液锌离子测定：胃癌患者胃液中锌离子含量较高，胃癌组织内含锌量平均为健康组织含锌量的2.1倍。因在胃癌患者胃液内混有脱落的癌细胞，癌细胞锌经过胃酸和酶的作用，使其从蛋白结合状态中游离出来，呈离子状态而混入胃液中，所以以胃癌患者的胃液中锌离子含量高。

（8）腹部CT检查：CT检查可显示胃癌累及胃壁向腔内和腔外生长的范围，邻近的解剖关系和有无转移等。胃癌的CT表现大多为局限性胃壁增厚（>1cm）。各型胃癌的CT上均可见胃内外缘轮廓不规则，胃和邻近器官之间脂肪层面消失。当观察到小网膜、大网膜、脾门、幽门下区淋巴结肿大时，多提示淋巴道转移。如有肝、肾上腺、肾、卵巢、肺等转移，均可在CT上清楚显示。

五、并发症

（1）出血约5%的患者可发生大出血，表现为呕血和（或）黑便，偶为首发症状。

（2）幽门或贲门梗阻取决于胃癌的部位。

（3）穿孔比良性溃疡少见，多发生于幽门前区的溃疡型癌。

六、分期

1. 临床病理分期是选择胃癌合理治疗方案的基本　国际上有关分期甚多，几经修改现今通用的是1988年由国际抗癌联盟（IUCC）公布的新PTNM分期。P代表术后病理组织学证实，T指肿瘤本身，N指淋巴结转移，M指远处转移。然后按照肿瘤浸润深度将T分为：T_1不管肿瘤大小，癌灶局限于黏膜或黏膜下层的早期胃癌；T_2癌灶侵及肌层，病灶不超过1个分区的1/2；T_3肿瘤侵及浆膜或虽未侵及浆膜，但病灶已经超过一个分区的1/2，但未超过1个分区；T_4肿瘤已穿透浆膜或大小已超过1个分区。根据淋巴结转移至原发癌边缘的距离，将N分为：N_0无淋巴结转移；N_1指<3cm内的淋巴结转移；N_2指>3cm的淋巴结转移，包括胃左动脉、肝总动脉、脾动脉和腹腔动脉周围的淋巴结。M则分为：M_0，即无远处转移；M_1有远处转移，包括12～16组淋巴结转移。

2. 美国肿瘤联合委员会AJCC的TNM分类如下

胃癌TNM分期

原发肿瘤（T）

T_x　原发肿瘤无法评估

T_0　无原发肿瘤的证据

T_{is}　原位癌：上皮内肿瘤，未侵及固有层

T_1　肿瘤侵犯固有层或黏膜下层

T_2　肿瘤侵犯固有肌层或浆膜下层

T_{2a}　肿瘤侵犯固有肌层

T_{2b}　肿瘤侵犯浆膜下层

T_3　肿瘤穿透浆膜（脏层腹膜）而尚未侵及邻近结构

T_4　肿瘤侵犯邻近结构

区域淋巴结（N）

N_x　区域淋巴结无法评估

N_0　区域淋巴结无转移

N_1　1~6 个区域淋巴结有转移

N_2　7~15 个区域淋巴结有转移

N_3　15 个以上区域淋巴结有转移

远处转移（M）

M_x　远处转移情况无法评估

M_0　无远处转移

M_1　有远处转移

组织学分级（G）

G_x　分级无法评估

G_1　高分化

G_2　中分化

G_3　低分化

G_4　未分化

分期	T	N	M
0 期	Tis	N_0	M_0
Ⅰ A 期	T_1	N_0	M_0
Ⅰ B 期	T_1	N_1	M_0
	$T_{2a/b}$	N_0	M_0
Ⅱ 期	T_1	N_2	M_0
	$T_{2a/b}$	N_1	M_0
	T_3	N_0	M_0
Ⅲ A 期	$T_{2a/b}$	N_2	M_0
	T_3	N_1	M_0
	T_4	N_0	M_0
Ⅲ B 期	T_3	N_2	M_0
Ⅳ 期	T_4	$N_{1~3}$	M_0
	$T_{1~3}$	N_3	M_0
	任何 T	任何 N	M_1

七、诊断

胃癌到了晚期，根据胃痛、上腹肿块、进行性贫血、消瘦等典型症状，诊断并不困难，但治愈可能性已经很小。胃癌的早期诊断是提高治愈率的关键。问题是胃癌的早期症状并不明显，也没有特殊性，容易被患者和医务人员所忽略。为了早期发现胃癌，做到下列两点是重要的：①对于胃癌癌前病变者，如胃酸减少或胃酸缺乏、萎缩性胃炎、胃溃疡、胃息肉等，应定期系统随诊检查，早期积极治疗。②对 40 岁以上，如以往无胃病史而出现早期消化道症状或已有长期溃疡病史而近来症状明显或有疼痛规律性改变者，切不可轻易视为一般病情，必须进行详细的检查，以做到早期发现。

八、鉴别诊断

（1）胃溃疡：胃溃疡与溃疡型胃癌常易混淆，应精心鉴别，以免延误治疗（表12-1）。

表12-1　胃溃疡与胃癌鉴别

项目	胃溃疡	胃癌
年龄	好发于40岁左右	40~60岁最常见
病史和症状	病程缓慢，有反复发作史；痛有规律性，抗酸剂可缓解，一般无食欲减退	病程短，发展快，疼痛不规律，持续性加重，食欲减退，乏力，消瘦
体征	无并发症时一般情况良好，上腹部可有轻压痛，无肿块，左锁骨上无肿大淋巴结	短期内出现消瘦、贫血，晚期可表现恶病质，上腹部可扣及包块或腹水及左锁骨上淋巴结肿大
实验室检查	胃酸正常或偏低，查不到癌细胞，大便潜血合并出血时为阳性，治疗后可能转阴性	胃酸减低或缺乏，并可能查到癌细胞，大便潜血常持续阳性
X射线钡餐检查	胃壁不僵硬，蠕动波可以通过溃疡一般小于2.5cm，为圆形或椭圆形龛影，边缘平滑且无充盈缺损	肿瘤处胃壁僵硬，蠕动波中断消失，溃疡面大于2.5cm，龛影不规则、边缘不整齐；突出胃腔内肿块可呈充盈缺损
胃镜检查	溃疡呈圆形或椭圆形，边缘光滑、溃疡基底平坦	溃疡多不规则，边缘呈肿块状隆起，有时伴出血糜烂，溃疡底凹凸不平

（2）胃结核：多见于年轻人，病程较长，常伴有肺结核和颈淋巴结核。胃幽门部结核多继发于幽门周围淋巴结核，X射线钡餐检查显示幽门部不规则充盈缺损。胃镜检查时可见多发性匐行性溃疡，底部色暗、溃疡周围有灰色结节，应当取活检检查确诊。

（3）胃恶性淋巴瘤：胃癌与胃恶性淋巴瘤鉴别很困难，但其鉴别诊断有其一定的重要性。因胃恶性淋巴瘤的预后较胃癌好，所以更应积极争取手术切除。胃恶性淋巴瘤发病的平均年龄较胃癌早，病程较长而全身情况较好，肿瘤的平均体积一般比胃癌大，幽门梗阻和贫血现象都比较少见，结合X射线、胃镜及脱落细胞检查可以帮助区别。但有时最后常需要病理检查才能确诊。

（4）胰腺癌：胰腺癌早期症状为持续性上腹部隐痛或不适，病程进展较快，晚期腹痛较剧。自症状发生至就诊时间一般平均3~4个月。食欲减低和消瘦明显，全身情况短期内即可恶化。而胃肠道出血的症状则较少见。

九、治疗

目前综合治疗是提高胃癌生存率和生活质量的保证。综合治疗的目的有以下几点：去除或杀灭肿瘤，提高患者的生存率；使原来不能手术切除的病例得以接受手术治疗；减少局部复发和远处转移播散的机会，提高患者的治愈率；改善患者的一般状况及免疫功能，提高生活质量和延长生存期。

胃癌综合治疗的基本原则：胃癌根治术是目前唯一有可能将胃癌治愈的方法。胃癌诊断一旦确立，应力争早日手术切除；胃癌因局部或全身的原因，不能行根治术也应争取做原发病灶的姑息性切除；进展期胃癌根治术后应辅以放疗、化疗等综合治疗；各种综合治疗方法应根据胃癌的病期、全身状况选择应用，而不是治疗手段越多越好；对不能手术者，应积极地开展以中西药为主的综合治疗，大部分患者仍能取得改善症状、延长寿命之效。

（张叶广）

第三节　小肠先天性畸形

一、先天性肠旋转不良

（一）概述

先天性肠旋转不良是指在胚胎中期发育过程中，以肠系膜上动脉为轴心的正常旋转运动发生障碍，使肠道位置发生变异，肠系膜未附着或附着不全，从而引起肠梗阻或中肠扭转。大约在 6 000 个出生婴儿中有一例。男性多见，男：女为 2：1。临床表现特点与年龄有关，约 63%～80% 病例在新生儿期出现症状，部分在婴儿或儿童期发病，少数病例在成人期发病或终生无症状。

肠道位置变异的病理机制有：①胚胎期肠管旋转异常，包括脐环过大、中肠不旋转或旋转不完全、反向旋转；②肠管发育不良；③结肠系膜未附着，有背侧总肠系膜；④肠管发育障碍或肠系膜固定不全，近端结肠或小肠襻继续旋转而形成扭转。

（二）诊断思路

1. **病史要点**　新生儿期肠旋转不良以突发急性高位肠梗阻为特点，典型症状是出生后胎粪排出正常，并排出过正常黄便，约出生后 1～3 周内突然发生大量的胆汁性呕吐，排便量减少或便秘。这常是进奶后肠蠕动加剧引起肠扭转。肠扭转轻者，可在体位改变或再次肠蠕动时自然复位，症状缓解，但不久再发，呈间歇性不全性肠梗阻发作。若肠扭转持久，呕吐频繁，呕吐物含咖啡样物或呕血，出现便血表示已发生肠绞窄。一旦发生肠系膜动脉栓塞、肠坏死和肠穿孔，则出现腹膜炎、高热、脱水和酸中毒，死亡率很高。

非新生儿期肠旋转不良以反复发作的消化道症状为特点，包括顽固性发作性呕吐、慢性间歇性腹痛、营养不良和发育障碍、便秘或腹泻以及乳糜腹等。

2. **查体要点**　新生儿期肠旋转不良部分新生儿病例可发生黄疸，一般手术治疗后可消失，但严重肠扭转发生肠坏死时伴发黄疸者提示预后不良。

发病初期腹部阳性体征不多，有的病例表现上腹膨胀或有胃蠕动波，如有剧烈呕吐腹部反而平坦而柔软。到肠扭转晚期，形成闭襻性肠梗阻，肠腔扩张积气，全腹膨胀。一旦发生肠坏死或穿孔，腹部高度膨胀，腹壁发亮，静脉扩张，腹肌紧张压痛，肠鸣音消失。

3. **辅助检查**

（1）常规检查：腹部立位平片：新生儿可显"双泡征"，或见胃十二指肠扩大，小肠内含少量气体。如在 X 线片上见到空回肠倒置征象，提示为小肠扭转。当肠腔扩张明显，并有多数扩大的液平面呈阶梯状排列，表示肠管呈闭襻性梗阻或有坏死可能。

（2）其他检查

1）实验室检查：直接胆红素增高，可能是因胃、十二指肠扩张，压迫胆总管引起阻塞性黄疸；间接胆红素升高，可能是因为门静脉受压后血流减少，肝动脉血流代偿增加，未经处理的间接胆红素又进入血流所致。

· 253 ·

2）钡剂灌肠检查：可显示盲肠或结肠位置异常，对肠旋转不良诊断有决定性意义；若显示盲肠位置正常者并不能排除肠旋转不良，应行其他检查。

3）钡餐或碘油造影检查：可见十二指肠、十二指肠空肠曲位置乃至空肠位置的异常，还可发现十二指肠内并存畸形如闭锁或狭窄。检查后应将钡剂吸尽以免误吸。

4）腹部 B 超检查：虽然上消化道造影检查确诊率高，但对新生儿病例，钡餐检查有引起误吸、加重十二指肠梗阻，甚至发生肠穿孔的潜在危险。肠旋转不良时 B 超显示肠系膜上静脉移位至肠系膜上动脉的左前方或正前方，即腹主动脉前。不仅无损害、无痛苦，且准确可靠。

5）腹部 CT 检查：口服消化道造影剂行腹部 CT 检查，可显示肠旋转不良各种肠道解剖位置异常的影像。

4. 诊断标准　凡是新生儿有高位肠梗阻的症状，呕吐物含有大量胆汁，曾有正常胎便排出者，应考虑肠旋转异常的诊断，可做 X 线检查加以证实。腹部平片可显示胃及十二指肠扩大，有液平面，而小肠仅有少量气体充盈。钡剂灌肠为主要诊断依据，查证盲肠的位置，位于上腹部或左上腹部可确诊。当与其他原因引起高位肠梗阻表现而鉴别有困难时，不宜进行过多检查，应早期手术探查。

较大婴儿和儿童病例在发生不完全性十二指肠梗阻时可吞服少量稀钡或碘油检查，可见造影剂滞留于十二指肠，仅少量进入空肠。如显示复杂的肠管走行图像，提示合并有中肠扭转存在。

诊断流程见图 12 - 1。

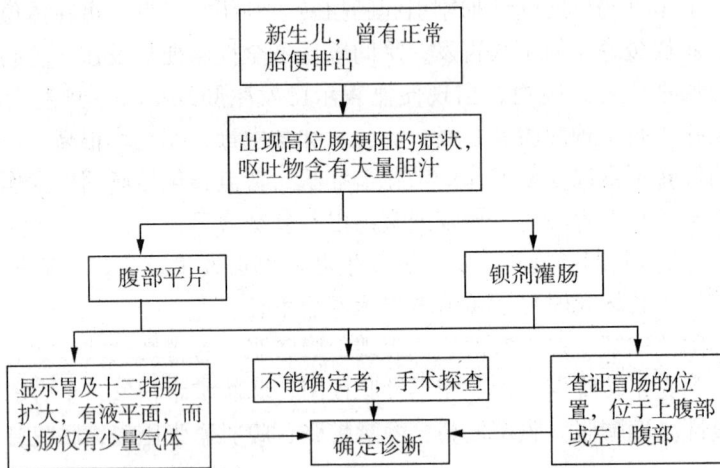

图 12 - 1　先天性肠旋转不良诊断流程

5. 鉴别诊断

（1）十二指肠闭锁或狭窄：出生时体重多在 2 500g 以下，呕吐发生大多较早，钡餐检查病变多位于十二指肠第二段，而肠旋转不良患儿出生体重则多在 2 500～3 000g，呕吐发生时间较迟，且多呈间歇性，钡餐检查病变多位于十二指肠第三段。

（2）新生儿坏死性小肠结肠炎：发病急骤、病势凶险，起病即伴有高热或体温不升、腹泻、腹胀。1～2 天内就出现严重的中毒症状。

（3）黄疸：可通过 X 线检查与新生儿高胆红质血症、新生儿肝炎或先天性胆道畸形相鉴别。

（4）环状胰腺：有十二指肠梗阻征象，但钡剂灌肠显示出正常结肠形态为环状胰腺特征之一。通过口服造影剂腹部 CT 或 ERCP 可确定环状胰腺的形态、开口部位以及并存的胆胰管连接部位异常情况。

（三）治疗措施

1. 一般治疗　无症状者不宜手术，留待观察。极少数未成熟和病程较缓慢的轻型病例可在密切观察下采用保守治疗。绝大多数病例确诊后均需手术治疗，避免造成婴幼儿生长发育障碍，防止肠扭转坏死的发生。而成人的肠旋转不良常常只有通过手术方可确诊。传统的 Ladd 手术，治疗效果满意。

2. 手术治疗

（1）术前准备

1）急性肠梗阻伴脱水者，术前输血及适量血浆，脱水情况改善后立即手术。

2）有便血、呕吐或腹膜刺激症状者，提示肠扭转肠系膜绞窄，应补液后 2~4 小时内急诊手术。

3）胃肠减压，不全梗阻者，每日应洗胃。

4）抗生素预防感染。

5）纠正慢性脱水、营养不良及贫血。

（2）手术步骤

1）探查：小肠若呈暗红色，且不见盲肠与升结肠，表明存在肠扭转，应迅速将全部小肠提出腹腔，按逆时针方向旋转肠管复位，直至系膜根部完全展平。

2）然后显露位于上腹部的盲肠。切断盲肠、升结肠与右侧后腹壁之间的 Ladd 索带。锐性分离十二指肠及空肠起始部周围所有粘连索带，拉直十二指肠，将空肠起始部推移至脊柱右侧，将小肠置于右侧腹腔。分开盲肠与十二指肠、空肠之间粘连，将盲肠、结肠置于左下腹。

3）松解小肠系膜根部以及系膜间粘连，展平系膜根部，将系膜附着点扩大至有 5cm 宽的系膜面。

4）阑尾内翻切除。将盲肠置于左下腹部并固定数针。

5）若合并肠坏死，需行肠切除术，广泛肠坏死行广泛肠切除者，术后需依靠胃肠外营养维持生命。

6）若并存其他畸形应仔细全面检查消化道并同时给予矫正。

（3）术后并发症

1）遗漏并存畸形：术后肠梗阻症状依旧存在，因而在施行 Ladd 手术时可经胃管内注气，逐一检查胃、幽门、十二指肠、小肠直至直肠。

2）术后腹腔内高压：术后出现呼吸窘迫、尿量减少，心排出量减少以及肠系膜动脉灌注不良，甚至出现心肾功能衰竭、酸中毒以及继发肠管坏死而死亡。

3）术后肠梗阻：原因可能有十二指肠周围、屈氏韧带以及空肠近端的粘连松解不彻底；Ladd 索带虽已松解，而盲肠、结肠仍留在右侧腹腔，使盲肠、结肠再次与十二指肠及空肠粘连。粘连松解剥离面较广，创面出血或渗血，也容易造成再粘连。

4）同其他手术常见并发症。

（四）预后评价

肠旋转不良预后良好。成功治愈的关键在于早期诊断及正确施行 Ladd 手术。单纯肠旋转不良经 Ladd 手术治愈率为 94%～100%。主要的死亡原因是合并其他严重畸形、低体重和晚期肠扭转导致广泛肠坏死和穿孔。

（五）最新进展

近年来，国外儿童腹腔镜辅助 Ladd 手术逐渐应用于临床。腹腔镜手术的难点是操作空间狭小，特别是腹胀的时候，有较高的技术要求。有学者指出，腹腔镜下 Ladd 手术中，视野大小关系着手术的成败，认为术中最大的困难是辨认异常的解剖关系，所以应选择大龄患儿进行腹腔镜辅助下 Ladd 手术，其腹腔操作空间相对较大，对解剖关系的分辨相对清楚，在手术开始后，可首选脐下切口进镜，观察腹腔内情况，操作孔可以选择便于手术操作的左下腹。肠旋转不良以松解粘连带和整理肠管位置为主。手术的要点是使肠旋转完全复位。十二指肠前的腹膜索带及空肠上段膜状粘连应彻底松解，松解后的十二指肠和空肠近段沿脊柱垂直而下，为避免日后发生阑尾炎时诊断困难，应常规切除阑尾，此时务必弄清横结肠与小肠系膜、肠系膜上动脉的关系，否则将造成手术错误。在整理好肠管后，可以不行肠固定术。

二、小肠重复畸形

（一）概述

小肠重复畸形是指附着于小肠系膜侧的具有与消化道相同特性的球形或管形空腔肿物，可发生在消化道的任何部位，但以回肠发病最多，是一种比较少见的先天性畸形。依据其病理形态可分为肠外囊肿型重复畸形、肠壁内囊肿型重复畸形、管状型重复畸形和胸腹腔重复畸形。大多数畸形与所依附主肠管融合成一共同的肌壁，享有共同的浆膜、肠系膜和血液供应，但具有独立相互分割或有交通的黏膜腔。少数畸形有单独的系膜和血管支。80%重复畸形黏膜腔与主肠管互不交通，腔内积蓄黏膜分泌液，形成囊肿。重复畸形多为单发，在小儿为良性疾病，但于成年期可发生癌变。

（二）诊断思路

1. **病史要点**　小肠重复畸形因其病理解剖特点、所在部位、病理形态、范围大小、是否与肠道相通以及有无并发症等复杂因素，临床症状变异很大。囊肿可压迫肠管或诱发肠套叠引起梗阻症状，表现为突发的腹痛、呕吐、腹胀和肛门停止排便、排气等，套叠者还可能合并有果酱样便。部分小肠重复畸形可使附着的肠段发生扭转而导致肠坏死。管状畸形与肠道相通者，可因腔内衬有异位胃黏膜组织引起溃疡而导致消化道出血，表现为便血。便血往往是回肠管状重复畸形的首发症状，多出现于一岁以上病儿，且大多无明显前驱症状。有的病例甚至发生囊肿破裂或溃疡穿孔导致腹膜炎的发生。

2. **查体要点**　大的球形囊肿可在腹部扪及圆形或椭圆形、光滑的囊性肿块，有一定的活动度。管状畸形与肠管相通者，因腔内积液可经肠道排出，故不易触及肿块。若有肠梗阻表现者查体可有腹部膨隆、肠型、腹部压痛、肠鸣音亢进或减弱等。若有腹膜炎表现者，查体还可出现腹肌紧张、反跳痛等。

3. 辅助检查

（1）常规检查

1）钡餐检查：可见某一组小肠钡剂充盈缺损或受压，可伴有脊柱畸形，如果重复畸形与主肠管相通，则钡剂可进入其中而排空延迟，或可呈分叉状。还应注意末端回肠和回盲瓣附近部位影像。若能见到小肠肠道以外的管状或憩室状钡剂充盈，并出现蠕动时有重要诊断价值。

2）B超：可提示囊性病变，周围有肠管包绕，较大者肠管受压移位。B超检查时显示厚壁囊肿，存在发育良好的平滑肌，部分患者可观察到囊壁蠕动收缩的轮廓改变，可与薄壁的肠系膜囊肿等鉴别。对肠壁内囊肿由于受气体干扰多不易确诊。

（2）其他检查

1）CT检查：表现为低密度单层囊性肿块，大多为球形，多与肠管不通，有些重复畸形为管状，可与肠管相通。增强扫描囊壁可均匀强化，囊内无强化，推移囊肿后扫描，其位置可发生一定变化。螺旋CT腹腔动脉与肠系膜上动脉血管造影，能够清晰显示肠系膜上动脉及其分支，对与梅克尔憩室相鉴别有一定帮助。

2）^{99m}Tc核素扫描：对于出血病例，如含有异位胃黏膜组织，可显示放射性浓聚区，提示出血部位，从而间接诊断为重复畸形，但回肠重复畸形不能与梅克尔憩室鉴别。异位胃黏膜显像时，梅克尔憩室和小肠重复畸形两者在显像上出现不同形态或出现相同形态不同大小的改变。前者多呈现较小范围而单一的圆形或类圆形异常浓聚区，位置固定，放射性稍低于胃部，且随时间渐增强。后者显示的浓聚影像范围则较大（直径4cm以上），呈条索肠襻状，团块状或大圆形。但在一般情况下两者不易区别。

4. 诊断标准　当出现以下情况时：①反复发作的肠套叠；②原因不明的肠梗阻；③反复出现的消化道出血；④腹部扪及囊性包块，尤其是长管状包块。若有前三种情况的一种再加上腹部扪及囊性包块应高度怀疑本病。钡餐检查可见某一组小肠钡剂充盈缺损或受压，若能见到小肠肠道以外的管状或憩室状钡剂充盈，并出现蠕动时有重要诊断价值。B超可提示囊性病变，^{99m}Tc核素扫描对于出血病例，如含有异位胃黏膜组织，可显示放射性浓聚区，提示出血部位，从而间接诊断为重复畸形，将B超和^{99m}Tc核素扫描联合应用可以提高本病的确诊率。急性肠梗阻或急性出血病例，一般较难在术前做出诊断，往往因并发症行急诊剖腹手术方获确诊。

诊断流程见图12-2。

5. 鉴别诊断

（1）梅克尔憩室：可表现为间断性血便，但无腹部包块存在，常无梗阻，而且便血量较大，呈暗红或紫红色，有时伴有血块。大多数患者没有症状，若合并憩室炎、憩室穿孔，可引起右下腹痛。X线造影检查有助于诊断，并有助于排除上消化道和结肠病变。但临床上往往在手术探查时方得到确诊。

（2）肠系膜囊肿：当囊肿发生囊内出血或继发感染后可出现腹部隐痛或胀痛，并能触及腹部肿物，B超和CT可肯定占位性病变并区别囊实性。囊壁无肌层，不与肠腔相通。肠系膜囊肿的内容物为淋巴液，为无色透明液体，而肠重复畸形的囊腔内为部分肠内容物或有出血感染等。

```
┌─────────────────────────┐
│ 反复发作的肠套叠；或原因不明的 │
│ 肠梗阻;或反复出现的消化道出血 │
└─────────────────────────┘
            │
┌─────────────────────────┐
│ 腹部扪及囊性包块，尤其是     │
│ 长管状包块                 │
└─────────────────────────┘
     │         │         │
┌─────────┐ ┌──────────┐ ┌──────┐
│ 钡餐检查 │ │⁹⁹ᵐTc核素扫描│ │ B超  │
└─────────┘ └──────────┘ └──────┘
     │         │            │
┌──────────┐ ┌──────────┐ ┌──────────┐
│显示可见某一组小│ │显示放射性浓聚区│ │提示囊性病变│
│肠钡剂充盈缺损或│ └──────────┘ └──────────┘
│受压       │      │           │
└──────────┘      ▼           │
            ┌──────────┐ ◄─────┘
            │ 有助于诊断 │
            └──────────┘
```

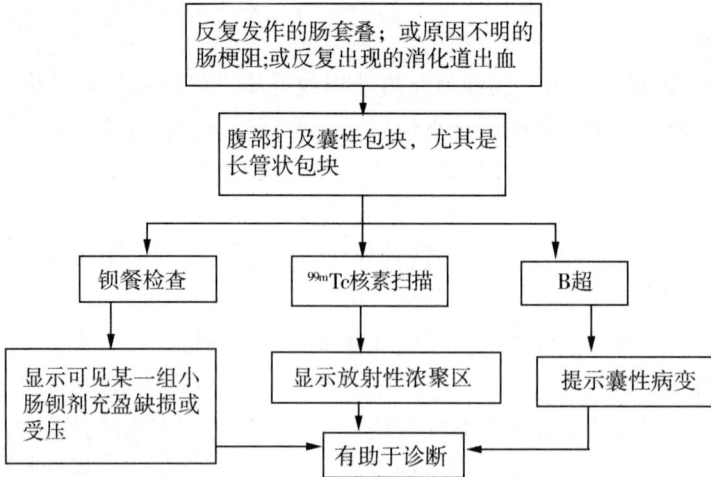

图 12 - 2   小肠重复畸形诊断流程

（三）治疗措施

1. 一般治疗　手术是唯一的治疗方法。无症状的小肠重复畸形也应手术切除，以防并发症和成年后癌变的发生。术前放置胃管胃肠减压、纠正脱水与电解质失衡、适量补充血容量、保暖，给予维生素 K 和抗生素。

2. 手术治疗

（1）术前准备

1）纠正脱水、血容量不足和酸中毒。

2）抗生素预防感染。

（2）手术步骤

1）重复畸形囊肿切除术：部分小肠重复畸形具有单独的系膜和血管支，可将囊肿完整切除。对重复畸形紧密依附于主肠管系膜内者，应于主肠管与重复畸形囊肿之间仔细寻找直接营养囊肿的血管分支。手术中如果认真辨认仔细操作，可将畸形囊肿分离切除而不损伤主肠管的血液供应。

2）重复畸形与主肠管切除肠吻合术：对于与主肠管共享营养血管及肌壁的重复畸形和肠壁内重复畸形难以单独切除。如病变范围长度小于 35cm，可将畸形肠管连同主肠管一并切除行肠吻合术。回肠末段的重复畸形切除需慎重，距回盲瓣 10cm 以上的畸形应尽量保留回盲瓣。

3）重复畸形黏膜剥除术：范围极广及小肠大部的重复畸形，肠管大量切除将导致短肠，应行畸形肠管黏膜剥除术。沿重复肠管一侧纵行切开肌壁达黏膜下层，锐性分离黏膜，于黏膜下注入适量生理盐水更便于黏膜剥离，将黏膜完整切除。然后切除部分重复畸形的肌壁。若重复畸形与主肠管有交通开口，则将重复畸形黏膜剥离后，连同主肠管连接部一并切除行肠吻合术。

（3）术后并发症

1）短肠综合征：术中切除肠管过多导致小肠吸收面积减少，从而引起腹泻和严重的营养障碍。

2）残余肠管坏死：术中对可疑肠管活力判断有误，导致术后可疑肠管进一步坏死，或由于分离畸形囊肿时损伤了主肠管的血供而术中未能发现，导致受累肠管坏死，引起腹膜炎，甚至感染性休克。

3）其他：如肠瘘、肠粘连同其他手术常见并发症。

（四）预后评价

肠重复畸形较为少见，可发生于消化道从口腔到肛门的任何部位，重复畸形黏膜同主肠管，其中小肠重复畸形占消化道重复畸形的 42.5% ~66.6%，多有异位的胃黏膜，其次为胰腺组织或呼吸道黏膜，可发生溃疡、出血，甚至穿孔，形成弥漫性腹膜炎，部分可终生不出现症状。术前诊断率仅 15.2% ~45.7%。X 线、B 超、CT、^{99m}Tc 扫描有助于诊断，手术是唯一可望治愈的方法，约80%病例因急腹症手术。

（高艳芳）

第十三章 肝胆外科

第一节 原发性肝癌

原发性肝癌是一种常见的恶性肿瘤，为癌症致死的重要原因之一，全球每年发病人数达120万人。在世界范围内居男性常见恶性肿瘤第7位，居女性的第9位，在我国列为男性恶性肿瘤的第3位，仅次于胃癌、食管癌，女性则居第4位。原发性肝癌是非洲撒哈拉一带和东南亚地区最常见的恶性肿瘤之一。近年来，B型和C型传染性肝炎在全球的流行导致了亚洲和西方国家肝癌发病率正快速升高。我国原发性肝癌的分布特点是：东南沿海高于西北和内陆；东南沿海大河口及近陆岛屿和广西扶绥地区，形成一个狭长明显的肝癌高发带。通常，男性较女性更易罹患原发性肝癌，我国普查资料表明，男女之比约为3：1。原发性肝癌可发生在任何年龄，但以中壮年为多见。据我国3 254例的统计分析，平均患病年龄为43.7岁，而非洲班图族人的平均年龄为37.6岁，印度为47.8岁，新加坡为50岁，日本为56.6岁，美国为57岁，加拿大为64.5岁；而在原发性肝癌高发地区主要发生在较年轻的人中，如莫桑比克25~34岁年龄组的男性肝癌发病率约为英、美同龄组白人的500倍。但在65岁以上年龄组中，前者发病率仅为后者的15倍。我国原发性肝癌的比例远较欧美为高，据卫生部统计，我国每年约13万人死于肝癌，占全球肝癌死亡总数的40%。因此，研究原发性肝癌的病因、诊断和治疗是我国肿瘤工作的一项重要任务。

一、病因

原发性肝癌的病因迄今尚不完全清楚，根据临床观察和实验研究，可能与下列因素有关。

1. 乙型肝炎病毒（HBV） 一般说来，相关性研究已证实肝细胞癌的发病率在HBsAg携带者的流行率呈正相关关系。由于东南亚和非洲撒哈拉地区HBsAg流行率很高（超过10%），所以这些地区的肝细胞癌发生率也是最高的。但在大部分欧美国家的人群中，肝细胞癌发病率低，其HBsAg携带者的流行率亦低。用克隆纯化的HBV-DNA杂交试验证明，由肝细胞癌建立的肝细胞系，肝细胞癌患者的恶性肝细胞以及长期无症状的HBsAg携带者肝细胞的染色体组中都整合进了HBV-DNA。在非肝细胞癌患者中这种整合现象的存在表明整合不足以发生肝细胞癌。总之，在若干（不同的）人群中HBV和肝细胞癌之间的强度、特异性和一致性的关系，HBV感染先于肝细胞癌发生的明确证据，以及来自实验室研究的生物学可信性，都表明HBV感染和肝细胞癌发生之间呈因果关系。

2. 黄曲霉素 黄曲霉素是由黄曲霉菌产生的真菌毒素。主要有四类：黄曲霉素B_1和B_2、G_1和G_2。在动物实验中证明黄曲霉素有很强的致癌作用。其中黄曲霉素B_1的作用最显著，但对人的致癌作用证据尚不足。不过，流行病学调查资料表明，随着饮食中黄曲霉素水平的增加，肝癌发生率也随之增高。

3. 肝硬化与肝细胞癌　肝硬化与肝细胞癌的关系密切，据1981年全国肝癌协作组收集的500例病理资料，肝硬化的发生率为84.4%，而肝硬化亦绝大多数属于大结节型的坏死后肝硬化。大结节性肝硬化常见于非洲和东南亚地区，这些地区为肝细胞癌的高发区。而小结节性肝硬化常见于欧洲和美国的肝细胞癌低发区。大结节性肝硬化的产生多半与HBV有关，并趋向于亚临床，患病的第一信号通常与肝细胞癌有关。因此，有人总结肝癌的发病过程为急性肝炎－慢性肝炎－肝硬化－肝细胞癌。这进一步说明了HBV可通过启动致癌过程，或既充当启动因子又通过与肝硬化有关的肝细胞再生作为后期致癌剂，从而引起肝细胞癌。

4. 其他　遗传因素是值得进一步探讨的，江苏启东市调查259例肝癌患者家族，发现有2人以上患肝癌有40个家族，占15.4%。非洲班图族肝细胞癌多见，而居于当地的欧洲人则肝癌少见。另外，还有较多致癌很强的化学物质——亚硝胺类化合物可以诱发原发性肝细胞癌。肝癌患者中约有40%有饮酒史，吸烟致癌的系列研究中某些观察结果表明，肝细胞癌有中等程度增高。有人提示血吸虫与肝癌也有联系。众所周知，在口服避孕药的妇女中患肝细胞腺瘤的危险性增加。综上所述，原发性肝癌的演变过程是多种多样的，因此，对其病因尚无法作肯定性结论。

二、病理

原发性肝癌大体形态可分为三型：结节型、巨块型和弥漫型（图13－1），其中以结节型为多见。结节型肿瘤大小不一，分布可遍及全肝，多数患者伴有较严重的肝硬变。早期癌结节以单个为多见，多发癌结节的形成可能是门静脉转移或癌组织多中心发生的结果，本型手术切除率低，预后也较差。巨块型呈单发的大块状，直径可达10cm以上，也可由许多密集的结节融合而成，局限于一区，肿块呈圆形，一般比较大，有时可占据整个肝叶。巨块型肝癌由于癌肿生长迅速，中心区容易发生坏死、出血，使肿块变软，容易引起破裂、出血等并发症。此型肝癌也可伴有肝硬变，但一般较轻。弥漫型肝癌较少见，有许多癌结节散布全肝，呈灰白色，有时肉眼不易与肝硬变结节区别，此型发展快，预后差。

中国肝癌病理协作组根据500例尸检肝癌大体特征的研究，提出了四大型六亚型的分类法。弥漫型：小癌结节弥漫性地散布于全肝，因而此种类型仅在肝癌尸检病例中可以见到。块状型：癌块直径在5~10cm之间，超过10cm为巨块型。根据癌块的数量与形态又分为单块状型、融合块状型和多块状型3个亚型。结节：癌结节直径在3~5cm之间，又分为单结节型、多结节型和融合结节型3个亚型。小癌型：单个或双个癌结节，直径小于或等于3cm。血清甲胎蛋白阳性者在肿瘤切除后转为正常。从病理组织来看，原发性肝癌也可分为三类：肝细胞型、胆管细胞型和二者同时出现的混合型。肝细胞癌占绝大多数，为85%以上。癌细胞呈圆形或多角形，核大而核仁明显，胞浆丰富呈颗粒状，癌细胞排列成索状或巢状，尤以后者为多见。胆管细胞型肝癌多为单个结节，极少合并肝硬化，血清AFP阴性。肿瘤因含有丰富的纤维间质而呈灰白色，质地实而硬。混合型肝癌：肝细胞癌与胆管细胞癌同时存在，称为混合型肝癌。两种癌细胞成分可以在一个结节中不同区域或混合存在，通常认为源自同一细胞克隆。混合型肝癌多合并有肝硬化，在临床上更多地表现出肝细胞癌的特征。

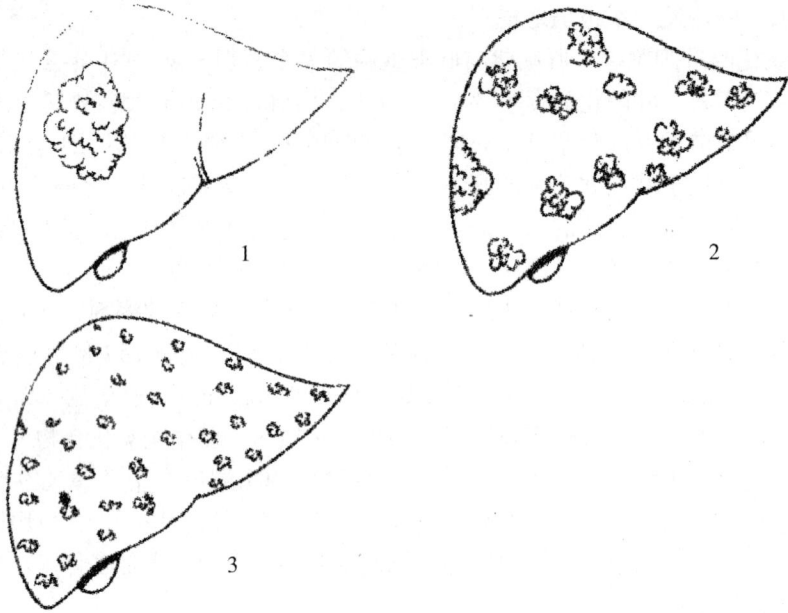

图 13 - 1 原发性肝癌的大体类型
1. 结节型；2. 巨块型；3. 弥漫型

Anthony 根据 263 例肝细胞癌的细胞形态、排列以及间质多少的不同，将肝细胞癌分为四型：①肝细胞型（77.7%），癌细胞的形态及其排列与正常肝细胞极为相似。②多形细胞型（11.4%），此型癌细胞多种多样，排列不规则，成窦性团块，无小梁和血窦。③腺样型（7.2%），癌细胞呈腺管状结构。④透明细胞型（1.5%），癌细胞似透明细胞，内含有糖原和脂肪。胆管细胞癌较少见，细胞多呈立方形或柱状，排列形成大小不一的腺腔。混合型最少见，癌细胞的形态部分似肝细胞，部分似胆管细胞，有时混杂，界线不清。

原发性肝癌极易侵犯门静脉和肝静脉引起血行转移，肝外血行转移至肝门淋巴结最多，其次为胰周、腹膜后、主动脉旁及锁骨上淋巴结。此外，向横膈及附近脏器直接蔓延和种植性转移也不少见。

三、临床表现和体征

原发性肝癌的临床表现和体征多种多样，往往在患者首次就诊时多已属晚期。主要原因是除了肝癌生长迅速，在某些病例中肿瘤倍增时间可短至 10 天内，另外，肝脏体积大意味着肿瘤在被感觉到或侵犯邻近的脏器结构前必定已达到相当大的体积；肝脏大的储备量，使大部分肝脏组织被肿瘤替代前不会出现黄疸和肝功能衰竭。因此，肝细胞癌起病隐匿，并在早期处于静止阶段，难以做出早期诊断；加之缺乏特异性症状与体征，肝脏深藏于肋缘内，触诊时手难于触及，况且肝功能生化检查缺乏特异性变化等综合因素，皆延迟了肝癌的进一步诊断。到发展为大肝癌方始治疗，已无法改变其不良预后。由于肝细胞癌自发地表现出症状时预后已很差，近年来，人们越来越多地把注意力集中到早期诊断上，采用血清 AFP 检测、B 超检查、CT、MRI 等有助于早期发现。在高危人群的普查中，可以发现几乎无症状的小肝癌，即所谓的"亚临床期肝细胞癌"，肝癌常见的临床表现是肝区疼痛、肝肿大或腹胀、食欲减退、消瘦、乏力和消化道症状等。

1. 肝区疼痛 肝区疼痛是最常见的症状和最常开始的主诉。疼痛多为持续性隐痛、钝痛、胀痛，有时可散发至背部，或牵涉到右肩痛。如疼痛逐渐加重，经休息或治疗仍不见好转，应特别警惕是否患肝癌的可能。疼痛多由癌肿迅速生长使肝包膜紧张所致。如突然发生剧烈的腹痛并伴有腹膜刺激征和休克，多有肝癌破裂的可能。肝硬变患者出现原因不明的上腹部疼痛时，应当怀疑肝细胞癌的可能。

2. 腹胀 患者可因腹胀症而自动减食而加速消瘦，体重减轻。当患者腹围增大或全腹胀时，应考虑有中等或大量腹水。在肝硬变患者中出现原因不明的肝肿大或腹水（尤其是血性腹水），应警惕肝细胞癌发生的可能。门静脉或肝静脉癌栓，可出现顽固性腹水或腹胀。

3. 食欲减退、恶心、呕吐等消化道症状 典型的肝细胞癌的症状是上腹部疼痛伴不同程度的虚弱、乏力、厌食、消瘦和腹胀，其消化道症状诸如恶心、呕吐、便秘、腹泻和消化不良亦可出现，但这些非特异性表现对诊断帮助甚微。

4. 发热 肝区疼痛或不明显原因的发热应怀疑肝癌的可能，因为巨块型肝癌易发生坏死，释放致热原进入血液循环引起发热。

临床上常见的肝癌患者的体征以肝肿大为主要症状占94%以上。如患者在短期内肝脏迅速肿大，肋下可触及肿块，质硬有压痛，表面光滑或有结节感，更易诊断。如肿块位于肝的下部则比较容易扪到，如肿块位于膈顶部，可见右膈肌上抬，叩诊时浊音界也抬高，有时膈肌固定或运动受限，甚至出现胸水。晚期肝癌可出现脾肿大，这是因为原有长期肝硬化病史，脾肿大是由门静脉高压所引起。脾在短期内增大应警惕门静脉癌栓阻塞的可能性。

除上述症状和体征外，有临床肝硬变背景的患者可能出现黄疸，初诊时黄疸可能为轻度，随着病程的发展，黄疸逐渐加深。黄疸多见于弥漫型或胆管细胞癌。癌肿结节压迫胆道或因肝门区淋巴结肿大压迫胆道时，均可出现黄疸。当肝硬变严重而有肝癌的患者还可出现一系列肝硬变的症状，如鼻衄、牙龈出血，以及门静脉高压所致呕血或黑便等。

由于肝癌的早期症状和体征不明显，而且部分患者无症状和体征，所以早期普查已越来越受到重视。

四、诊断

1. 诊断标准 2001年9月在广州召开的第八届全国肝癌学术会议上通过的肝癌诊断标准：

（1）AFP≥400μg/L，持续4周，能排除妊娠、生殖腺胚胎源性肿瘤、活动性肝病及转移性肝癌，并能触及肿大、坚硬及有大结节状肿块的肝脏或影像学检查有肝癌特征的占位性病变者。

（2）AFP<400μg/L能排除妊娠、生殖系胚胎源性肿瘤、活动性肝病及转移性肝癌，并有两种影像学检查有肝癌特征的占位性病变或有两种肝癌标志物（DCP、GGTⅡ、AFU及CA199等）阳性及一种影像学检查有肝癌特征的占位性病变者。

（3）有肝癌的临床表现并有肯定的肝外转移病灶（包括肉眼可见的血性腹水或在其中发现癌细胞）并能排除转移性肝癌者。

肝细胞癌治疗历经令人失望的漫长岁月后，在过去20多年间迎来了诊断和治疗方面的重大进展。自从采用 AFP 检测以来，肝癌的诊断水平又有了迅速提高，我国临床诊断的正确率已达 90% 以上。尤其是肿瘤影像技术的显著进步，如血管造影术、CT 和超声显像术再加上 MRI 使肝癌的早期诊断变得更容易。但由于肝癌早期症状不明显，中晚期症状多样化，AFP 检测虽然对原发性肝癌诊断有特异性，但在临床上有 10%~20% 的假阴性，因此，在肝癌的诊断过程中，医务人员必须根据详细的病史、体格检查和各项化验检查以及某些特殊检查结果加以认真分析，从而做出正确的诊断。

肝癌多见于 30 岁以上的男性，但在肝癌多发地区，发病年龄高峰移向更年轻人群，这与肝炎发生于年轻人群的流行病学特点相吻合。据我国统计 3 254 例，平均为 43.7 岁；非洲班图族人的平均发病年龄为 37.6 岁，在美国则为 57 岁，故在多发地区肝癌的高发率主要是发生在较年轻的患者。

2. 免疫学检查　肝癌诊断上的突破性进展是肿瘤标志物 AFP 的发现。1956 年 Abelev 利用新生小鼠血清为抗原，制备成抗血清，首先在带有移植性肝细胞癌的小鼠血清中发现此种胚胎性血清蛋白。1964 年 Tatarinov 首先证实原发性肝癌患者血清中存在 AFP。此后，血清的 AFP 检测试验便广泛用于临床上诊断原发性肝癌。

AFP 是在胚胎时期在肝实质细胞和卵黄囊中合成的，存在于胎儿血清中，在正常成人血清中一般不存在这种蛋白，即使有也是极微量。但当发生肝细胞癌时，在血清中又出现这种蛋白。肝细胞癌具有合成 AFP 的能力，对诊断原发性肝癌提供了有力依据。我国率先使用 AFP 测定进行大规模的肝癌普查，在临床诊断亚临床期肝癌积累了大量资料，阳性率达 72.3%，于是给原发性肝癌的早期诊断及早期手术开辟了道路。

肝细胞癌的分化程度与 AFP 也有一定的关系，高度分化及低度分化的肝细胞癌或大部分肝细胞癌变性坏死时，AFP 的检测结果可呈假阴性。有人在分析临床病例的基础上，归纳几点：①AFP 在肝细胞癌患者血清中出现占 60%~90%，但在胆管细胞癌患者不出现。②在肝转移癌的患者中不出现。③肝脏的良性肿瘤和非肿瘤造成的肝病患者中不出现 AFP。④经手术完全切除肝细胞癌后，血清中 AFP 即消失，随访过程中，AFP 又出现阳性时，说明癌肿复发。

目前常用的 AFP 检测方法是抗原抗体结合的免疫反应方法。临床上常用的琼脂扩散和对流免疫法是属于定性的诊断方法，不很灵敏，但比较可靠，特异性高，肝癌时的阳性率大于 80%，若用比较灵敏的放射免疫法测定，可有 90% 的患者显示有不同程度的血清 AFP 升高。各种不同方法能测得的血中 AFP 含量的范围如下。

琼脂扩散法 >2 000μg/L

对流免疫法 >300μg/L

反向间接血凝法 >50μg/L

火箭电泳法 >25μg/L

放射免疫法 >10μg/L

AFP 假阳性主要见于肝炎、肝硬变，占所有"假阳性"的 80%。另外，生殖腺胚胎癌因含卵黄囊成分，故可以产生一定量的 AFP。除此之外，胃肠道肿瘤，特别是有肝转移者也可能有 AFP 假阳性出现。

血清 AFP 虽是诊断 HCC 的可靠指标，但存在着较高的假阳性或假阴性。随着分子生物学的发展，已经可以采用逆转录聚合酶链式反应（RT‐PCR）来检测外周血 AFP mRNA，其灵敏度比放射免疫法还高，有助于肝癌早期诊断、肝癌转移或术后复发的监测。

除 AFP 诊断肝癌以外，较有价值的肝癌标志物探索正方兴未艾。例如：

α－L－岩藻糖苷酶（AFU）：AFU 属溶酶体酸性水解酶类，主要生理功能是参与岩糖基的糖蛋白、糖脂等生物活性大分子的分解代谢。1980 年法国学者 Deugnier 等研究发现，原发性肝癌患者血清 AFU 升高。AFU 超过 110nKat/L（1nKat = 0.06IU）时应考虑为肝细胞癌。在 AFP 阴性的病例中，大约有 70% ~ 85% 出现 AFU 的阳性结果，在小肝癌病例血清 AFU 的阳性率高于 AFP，因此同时测定 AFU 与 AFP，可使 HCC 的阳性检出率从单侧的 70% 提高至 90% ~ 94%。AFP 阴性和 AFP 升高而不足以诊断 HCC 患者，其血清 AFU 的阳性率达 80.8%。肝组织活检证实为 HCC 患者，血清 AFU 的阳性率（67%）为 AFP 阳性率（20%）3 倍以上。因此，AFU 测定对 AFP 阴性和小细胞肝癌的诊断价值更大。

CA199：它是一种分子量为 5 000kD 的低聚糖类肿瘤相关糖类抗原，其结构为 Lea 血型抗原物质与唾液酸 Lexa 的结合物。CA199 为消化道癌相关抗原，是胰腺癌和结、直肠癌的标志物。血清 CA199 阳性的临界值为 37kU/L。肿瘤切除后 CA199 浓度会下降；如再上升，则可表示复发。结直肠癌、胆囊癌、胆管癌、肝癌和胃癌的阳性率也会很高。若同时检测 CEA 和 AFP 可进一步提高阳性检出率。

癌胚抗原（CEA）：正常 < 2.5μg/L。原发性肝癌可有升高，但转移性肝癌尤多。

碱性磷酸酶（AKP）：正常 < 13 金氏单位，肝癌中阳性率 73.7%，肝外梗阻 91.2%。同工酶 AKP 为肝癌特异，原发性肝癌 75% 阳性，转移肝癌 90% 阳性。

γ－谷氨酰转肽酶（γ－GTP）：正常 < 40 单位，肝癌及梗阻性黄疸皆可升高。

5′核苷酸磷酸二酯同工酶 V（5′－NPD－V）：原发性肝癌 70% 阳性，转移性肝癌 80% 阳性。

铁蛋白（Ferritn）：正常值 10 ~ 200μg/L，肝癌中升高占 76.3%，有报道在 AFP < 400μg/L 的肝癌病例中，70% 铁蛋白 > 400μg/L。从以上介绍不难看出，除 AFP 外，目前常用的肝癌肿瘤标志物大多缺乏特异性，但有助于 AFP 阴性肝癌的诊断。

3. 超声检查　自超声显像问世以来，使肝占位性病变诊断取得了很大进展。目前，超声显像在检查小病灶如小肝细胞癌方面已成为不可缺少的手段，并正在继续完善以进一步提高分辨力。超声显像根据肿瘤的形状可分为结节型、巨块型和弥漫型三种。①结节型：肿瘤与肝实质分界明显，因此，肿瘤能清晰识别，该型肿瘤可为单发或多发。②巨块型：肿瘤通常较大，直径 5cm 以上，虽然一般瘤体轮廓可辨，但较模糊。③弥漫型：瘤体不清晰，边界模糊，肝实质内呈弥漫性分布，可看到不均匀、粗糙的异常回声光点。

肝癌的超声回声类型有：①低回声（Low－echo pattern），病灶回声比肝实质为低，常见于无坏死或出血，内质均匀的肿瘤。此型常见于小肝细胞癌、小的转移性肝癌及大的增生结节等。②周围低回声型（low－peripheryechopattern），肿瘤以低回声环与肝实质清晰的分隔，其瘤体内部回声可较周围实质稍高或等同，或者高低混合。③高回声型（high－echo pattern），其内部回声一般比周围实质高，从组织学上可见肿瘤广泛坏死或出血，此型见于有脂肪变性的肝细胞癌。④混合回声型（mixedecho pattern），瘤体内部为高低回声混合的不均匀区域，可能因在同一肿瘤中出现各种组织学改变所致，此型常见于大肝癌和大的转移性肝癌。超声可显示直径 0.3cm 的癌结节，直径 3 ~ 5cm 的小肝癌呈圆形或不规则圆形，主要见于结节型肝癌；直径 6 ~ 7cm 的肝癌呈卵圆形团块，多由数个结节融合，边缘可辨认或模糊不清，大于 8cm 的巨块其形态多不规则；弥漫型肝癌多发生于肝硬化的基础上，肝弥漫性回声增强，呈密集或较密的粗颗粒状中小光点与强回声条索，其间散在多个细小的低回声结节；卫星样结节出现在肝癌大块病灶周围，癌灶部分包膜局部连续中断，有子结节突出；较大的低回声肿瘤边缘呈蚕蚀状，形态不整。小肝癌的超声表现为圆形、椭圆形，直径在 3mn 以下的结节，分低回声（77.4%）、强回声（16.2%）和等回声（6.4%）。小肝癌的超声图像特征是癌周围有声晕：①低回声（或相对低、弱回声）型，显示后方回声可增强，低回声中仍有少许强光点；大的低回声结节较少见，生长慢，坏死不明显，有门静脉、小胆管中断现象。②强回声型，显示周围有声晕，边缘不规则，内部回声较肝组织增强。③等回声型，显示肿瘤周围有低回声声晕，厚 1~2mm 或有薄的完整的包膜，侧方有声影，无内收表现；或后方回声稍强，内部回声不均匀。

4. CT 影像　电子计算机断层扫描（computed Tomography，CT）是借助电子计算机重建不同组织断面的 X 射线平均衰减密度而形成影像。由于 CT 是逐层次扫描而且图像密度分辨率高，故与常规的 X 射线摄影相比有很大优越性和特性。在各种影像检查中，CT 最能反映肝脏病理形态表现，如病灶大小、形态、部位、数目及有无病灶内出血坏死等。从病灶边缘情况可了解其浸润性，从门脉血管的癌栓和受侵犯情况可了解其侵犯性，CT 被认为是补充超声显像估计病变范围的首选非侵入性诊断方法。肝癌的 CT 表现，平扫表现：病灶几乎总是表现为低密度块影，部分病灶周围有一层更低密度的环影（晕圈征）。结节型边缘较清楚，巨块型和混合型边缘多模糊或部分清楚。有时也表现为等密度块影，极个别可呈高密度块影，衰减密度值与周围肝脏相似的肿瘤，无论肿瘤大小如何均难以为 CT 平扫所发现。因此，一般需增强扫描，其目的在于：①能更好地显示肝肿瘤；②发现等密度病灶；③有助于明确肿瘤的特定性质。增强表现：静脉注射碘造影剂后病灶和肝组织密度得到不同程度的提高，谓之增强。包括：①动态增强扫描：采用团注法动态扫描或螺旋 CT 快速扫描，早期（肝动脉期）病灶呈高密度增强，高于周围正常肝组织时间 10~30s，随后病灶密度迅速下降，接近正常肝组织为等密度，此期易遗漏；病灶密度继续下降肝组织呈低密度灶，此期可持续数分钟，动态扫描早期增强图易于发现肿块直径小于 1cm 或 1~2cm 的卫星灶，亦有助于小病灶的发现。②非动态扫描：普通扫描每次至少 15s 以上，故病灶所处肝脏层面可能落在上述动态扫描的任何一期而呈不同密度，极大部分病灶落在低密度期，因此病灶较平扫时明显降低。门脉系统及其他系统受侵犯的表现：原发性肝癌门静脉系统癌栓形成率高，增强扫描显示未强化的癌栓与明显强化的血液间差异大，表现条状充盈缺损致门脉主干或分支血管不规则或不显影。少数患者有下腔静脉癌栓形成。肝门侵犯可造成肝内胆管扩张，偶见腹膜后淋巴结肿大、腹水等。肺部转移在胸部 CT 检查时呈现异常，比 X 线胸片敏感。

近年来新的 CT 机器不断更新，CT 检查技术的不断改进，尤其是血管造影与 CT 结合技术如肝动脉内插管直接注射造影剂作 CT 增强的 CTA（CT-Angiography）、于肠系膜上动脉或脾动脉注射造影剂于门静脉期行 CT 断层扫描（CTAP），以及血管造影时肝动脉内注入碘化油后间隔 2~3 周行 CT 平扫的 Lipiodol-CT（Lp-CT）等方法，对小肝癌特别是直径 1cm 以下的微小肝癌的检出率优于 CT 动态扫描。但上述多种方法中仍以 CT 平扫加增强列为常规，可疑病灶或微小肝癌选用 CTA 和 CTAP 为确诊的最有效方法。

5. 磁共振成像（magnetic resonance imaging，MRI）　MRI 可以准确地了解腹部正常与病理的解剖情况，由于氢质子密度及组织弛豫时间 T_1 与 T_2 的改变，可通过 MRI 成像探明肝脏的病理状态。虽然肝组织成像信号强度按所受的脉冲序列而变化，但正常肝组织一般均呈中等信号强度。由于肝的血管系统血流流速快，在未注射造影剂的情况下就能清楚地显示正常肝内血管呈现的低信号强度的结构。肝细胞癌的信号强度与正常肝组织相比按所使用的以获得成像的 MRI 序列而不同，肝细胞癌的信号强度低于正常肝组织用 MRI 成像可以证实肝细胞癌的内部结构，准确显示病灶边缘轮廓，清晰地描绘出肿瘤与血管的关系。由于正常肝组织与肝细胞癌的组织弛豫时间 T_1 与 T_2 的差别较显著，因此，MRI 成像对单发或多发病灶肝细胞癌的诊断通常十分容易。大部分原发性肝癌在 MRI T_1 加权像上表现为低信号，病灶较大者中央可见更低信号区，系坏死液化区在 T_2 加权像上多数病变显示为不均匀的稍高信号，坏死液化区由于含水增多显示为更高信号，包膜相对显示为等或高信号，原因是病变内含脂增多。含脂越多在 T_1 加权像上病灶信号越高。少部分原发性肝癌在 T_2 加权像上显示为等信号，容易遗漏病变，因而要结合其他序列综合确定诊断。部分小肝癌（＜3cm）出血后，病灶内铁质沉积，此种病变无论是在 T_1 加权像还是 T_2 加权像上，均显示为低信号。原发性肝癌病变中央区常因缺血产生液化坏死，MRI T_1 加权像上坏死区信号比肿瘤病变更低，在 T_2 加权像上则比肿瘤病变更高。MRI 对原发性肝癌包膜显示较 CT 好，由于包膜含纤维成分较多，无论在 T_1 加权像或 T_2 加权像均显示为低信号。尤其是在非加权像上，原发性病变表现为稍高信号，包膜为带状低信号，对比清晰，容易观察。文献报道极少数原发性肝癌病变由于肝动脉和门脉双重供血，在 CT 双期扫描时相中均显示为等密度不易被检出，MRI 由于其密度分辨率高，则可清楚显示病变。

6. 肝血管造影　尽管近年 CT、超声显像和磁共振显像学检查方面有许多进展，但血管造影在肝肿瘤诊断与治疗方面仍为一重要方法。唯有利用肝血管造影才能清晰显示肝动脉、门静脉和肝静脉的解剖图。对 2cm 以下的小肝癌，造影术往往能更精确迅速地做出诊断。目前国内外仍沿用 Seldinger 经皮穿刺股动脉插管法行肝血管造影，以扭曲型导管超选择法成功率最高，为诊断肝癌，了解肝动脉走向和解剖关系，导管插入肝总动脉或肝固有动脉即可达到目的，如疑血管变异可加选择性肠系膜上动脉造影。如目的在于栓塞治疗，导管应尽可能深入超选择达接近肿瘤的供血动脉，减少对非肿瘤区血供影响。肝癌的血管造影表现有：①肿瘤血管和肿瘤染色，是小肝癌的特征性表现，动脉期显示肿瘤血管增生紊乱，毛细血管期示肿瘤染色，小肝癌有时仅呈现肿瘤染色而无血管增生。治疗后肿瘤血管减少或消失和肿瘤染色变化是判断治疗反应的重要指标。②较大肿瘤可显示以下恶性特征如动脉位置拉直、扭曲和移位；肿瘤湖，动脉期造影剂积聚在肿瘤内排空延迟；肿瘤包绕动脉征，肿瘤生长浸润使被包绕的动脉受压不规则或僵直；动静脉瘘，即动脉期显示门静脉影；门静脉癌栓形成，静脉期见到门静脉内有与其平行走向的条索状"绒纹征"，提示门静脉已受肿瘤侵犯，有动静脉瘘同时存在时此征可见于动脉期。血管造影对肝癌检测效果取决于病灶新生血管多少，多血管型肝癌即使 20cm 以下或更小亦易显示。近年来发展有数字减影血管造影（DSA），即利用电子计算机把图像的视频信号转换成数字信号，再将相减后的数据信号放大转移成视频信号，重建模拟图像输出，显示背景清晰、对比度增强的造影图像。肝血管造影检查意义不仅在诊断、鉴别诊断，而且在术前或治疗前用于估计病变范围，特别是了解肝内播散的子结节情况；血管解剖变异和重要血管的解剖关系以及门静脉浸润可提供正确客观的信息。对判断手术切除可能性和彻底性以及决定合理的治疗方案有重要价值。血管造影检查不列入常规检查项目，仅在上述非创伤性检查不能满意时方考虑应用。此外血管造影不仅起诊断作用，有些不宜手术的患者可在造影时立即进行化疗栓塞或导入抗癌药物或其他生物免疫制剂等。

7. 放射性核素显像　肝胆放射性核素显像是采用γ照像或单光子发射计算机断层仪（SPECT）近年来为提高显像效果致力于寻找特异性高、亲和力强的放射性药物，如放射性核素标记的特异性强的抗肝癌的单克隆抗体或有关的肿瘤标志物的放射免疫显像诊断已始用于临床，可有效地增加放射活性的癌/肝比；^{99m}Tc－吡多醛五甲基色氨酸（^{99m}Tc－PMT）为一理想的肝胆显像剂，肝胆通过时间短，肝癌、肝腺瘤内无胆管系统供胆汁排泄并与PMT有一定亲和力，故可在肝癌、肝腺瘤内浓聚停留较长时间，在延迟显像（2～5h）时肝癌和肝腺瘤组织中的^{99m}Tc－PMT仍滞留，而周围肝实质细胞中已排空，使癌或腺瘤内的放射性远高于正常肝组织而出现"热区"，故临床应用于肝癌的定性定位诊断，如用于AFP阴性肝癌的定性诊断，鉴别原发性和继发性肝癌，肝外转移灶的诊断和肝腺瘤的诊断。由于肝细胞癌阳性率仅60%左右，且受仪器分辨率影响，2cm以内的病变尚难显示，故临床应用尚不够理想。

五、治疗

原发性肝癌是我国常见的恶性肿瘤，近年来诊断和治疗水平有了很大的提高。目前对肝癌的治疗和其他恶性肿瘤一样，采用综合疗法，包括手术切除、放射治疗、化学药物治疗、免疫疗法及中医中药治疗等。一般对早期肝癌采取手术治疗为主，并辅以其他疗法，对暂时不能切除的肝癌可经肝动脉插管化疗栓塞缩小后再切除，明显增加了手术切除率，减少了手术死亡率。因此，如何及时、正确地选用多种有效的治疗方法，或有计划地组合应用，是目前值得十分重视的问题。

1. 手术治疗　目前全球比较一致的意见是：外科手术切除仍是治疗HCC的首选方法和最有效的措施。现代科技的高速发展，带动了外科技术的迅速进步，也使人们对肝癌切除概念不断更新。当今的肝脏外科已不存在手术禁区。

2. 导向化学药物治疗及栓塞疗法　近年来，原发性肝癌的诊断和治疗由于基础和临床研究的不断进步，已取得了突破性进展。经过积极合理的综合治疗，使肝癌治疗水平又上了一个新台阶，确切地说，不能切除的肝癌通过导向化学药物治疗缩小后可再切除。另外，联合药物化疗研究的结果颇令人乐观。

（1）经肝动脉化疗（TAI）和栓塞（TAE）治疗肝癌：正常肝脏血供25%～30%来自肝动脉，70%～75%来自门静脉，而肝癌的血供90%～99%的来自肝动脉。因此，栓塞后肝癌的血供可减少90%，致使肿瘤坏死、液化、缩小，获得良好的疗效。肝动脉化疗栓塞术被公认为非手术治疗的首选方法，主要适用于不能切除的肝癌，特别是以右叶为主，或术后复发而无法手术切除者。对于不能根治切除的肝癌，经多次肝动脉化疗栓塞治疗后，如肿瘤明显缩小，应积极争取及时手术切除，使患者获得根治的机会。对于可一期根治性切除的肝癌，特别是直径小于5cm单个结节的肿瘤，宜积极予以及时手术切除，一般可不考虑术前应用肝动脉化疗栓塞。在切除术后辅以肝动脉化疗栓塞为主的综合治疗可清除可能残存的微小病灶并预防术后的复发。鉴于肝癌存在多中心发生及高复发率，肝癌根治性切除术后采用积极的干预，治疗，预防术后复发是提高肝癌疗效的重要手段。肝癌根治性切除术后可采用多种方法的综合应用以预防复发。其中肝动脉化疗栓塞是切实可行的手段，其主要作用是进一步清除肝内可能残存的肝癌细胞，降低复发高峰期的复发率。肝动脉化疗栓塞对播散卫星灶和门静脉癌栓的治疗有一定限度，更难控制病灶的远处转移。为了达到长期防治的目的，需与其他治疗方法特别是生物治疗联合应用，以期在肝癌切除术后充分调动机体的生物学抗肿瘤机制，消灭残存的肿瘤细胞，并进一步阻断肝癌的复发。

1）联合化疗：常用药物为 5 – 氟脲嘧啶、丝裂霉素、阿霉素、顺铂等。经临床观察，联合药物化疗优于单一用药化疗，证明联合用药有增效作用。局部化疗优于全身化疗。近年来，用微型血管化疗泵植入皮下，间歇性化疗药物注射也获得了满意的疗效。

2）TAE：是在肝动脉造影技术进步的基础上开展的，采用 Seldinger 技术，将导管超选择性地置入肝左、右动脉内进行栓塞、化疗。TAE 具有以下的优点：①同时进行肝动脉造影，以明确病灶的部位、范围，发现 B 超、CT 不能发现的病灶和病灶血供来源，因肿瘤的血供可来源于迷走动脉，如肠系膜上动脉（多数为肝右叶肿瘤）、胃十二指肠动脉（多数为肝左叶肿瘤）。②选择适应证范围较宽，对较晚期的病例或肿瘤累及全肝或门静脉肝内有癌栓尚可进行 TAE 治疗。③同时可以进行化疗，使用针对肿瘤细胞不同周期有效的抗癌药物且高浓度地达到肿瘤部位，较全身化疗药物的浓度可提高 2～3 倍，且副作用明显降低，其疗效更佳。较常用的是碘油类和碘化油或碘苯酯，可以选择地滞留在肿瘤血管甚至卫星结节的肿瘤血管内，保留时间在半年以上，达到长期栓塞和阻止侧支代偿形成的良好效果。

（2）门静脉化疗：由于门静脉血供在肝癌生长中的重要作用及肝癌细胞对门静脉系统的易侵入性，经门静脉注入化疗药物可选择性进入并作用于肿瘤生长最活跃的细胞，抑制癌细胞增生，控制肿瘤生长。在肝癌伴有门静脉癌栓的情况下，门静脉化疗更有其特殊重要的价值。在肝动脉阻断的情况下，随着门静脉对肿瘤血供的代偿性增加，经门静脉注入的化疗药物能更多地进入肿瘤组织。此外，化疗药物在低压、低流速的门静脉系统中缓慢流动，增加了肿瘤细胞接触化疗药物的时间，使药物在局部停留得更久。虽然有研究证明，肝动脉化疗时，对药物摄取远高于门静脉化疗，但是在肝动脉血流阻断的情况下，经门静脉化疗能显著地提高疗效。

（3）经化疗泵化疗和栓塞治疗肝癌：化疗泵是一种植入式药物输注系统，其基本设想在于让抗癌药物有选择性、高浓度、大剂量地进入肿瘤组织，从而提高抗癌效果，减少毒副作用。皮下植入式输液器（化疗泵的前身）于 1970 年由 Blackshear 首先设计研制，70 年代后期应用于临床。我国于 20 世纪 80 年代中期研制成功，继而应用于临床，目前已广泛应用于中晚期肿瘤的治疗，获得了较好效果。化疗泵的应用范围较当初明显扩大，可用于：①肿瘤的化疗。②通过化疗泵注入栓塞剂（主要是液态或末梢性栓塞剂，如碘化油），栓塞肿瘤供血血管。③通过化疗泵注入免疫调节剂，对肿瘤进行免疫治疗。④通过化疗泵注入造影剂进行肿瘤血管造影。⑤通过化疗泵注入镇痛药物用于晚期肿瘤的镇痛。化疗泵已广泛应用于多种肿瘤的治疗，如肝癌、乳腺癌、胃癌、胰腺癌和直肠癌等。其中，最常应用于肝癌的治疗。在肝癌的治疗中，化疗泵植入途径可分为肝动脉、门静脉和肝动脉 – 门静脉双途径。一般在术后两周开始灌注化疗。术中也可化疗一次。若肝动脉与门静脉同时置泵时，注药化疗可同时进行也可交替进行。

3. 射频消融术（Radio Frequency Ablation，RFA）　RFA 引入我国只是近几年的事，但早在 20 世纪 80 年代中期，日本学者就已将其应用于临床。只不过当时是单电极，肿瘤毁损体积小，疗效也欠佳。经过改良，RFA 双电极、伞状电极、冷却电极、盐水增强电极等陆续面世，使 RFA 在临床上的应用有了质的飞跃。其治疗原理为：插入瘤体内的射频电极，其裸露的针尖发出射频电流，射频电流是一种正弦交流电磁波，属于高频电流范围。此电流通过人体时，被作用组织局部由于电场的作用，离子、分子间的运动、碰撞、摩擦产生热以及传导电流在通过组织时形成的损耗热，可使肿块内的温度上升到 70~110℃，细胞线粒体酶和溶酶体酶发生不可逆变化，肿瘤凝固性坏死。同时为了防止电极针尖部周围组织在高温下碳化影响热的传导，通过外套针持续向针尖部灌注冰水，降低其温度，以扩大治疗范围和增强疗效。对于肝癌合并肝硬化者，由于肝纤维组织多，导电性差，热量不易散发，可形成"烤箱效应"，所以 RFA 治疗原发性肝癌的疗效好于继发性肝癌。RFA 的最佳适应证为直径≤3cm 病灶，少于 5 个的肝血管瘤患者和原发性、继发性、术后复发性肝癌患者，特别是肿瘤位于肝脏中央区、邻近下腔静脉或肝门的肿瘤，肝功能不低于 II 级，患者一般情况尚可。由于 RFA 有多电极射频针，实际上对肿瘤直径在 5cm 左右的患者也可进行治疗。每周治疗一次，每次治疗 1~3 个病灶，每个病灶治疗 12~15min。肝癌治疗方面，RFA 治疗后肿瘤的完全凝固坏死率为 60%~95%，肿瘤直径越小者完全坏死率越高。目前报道 RFA 治疗的最大肿瘤为 14cm×13cm×13cm。多数临床病例报道 RFA 治疗后 1、3、5 年生存率不亚于手术组，且术后复发率显著低于手术组。另外，较 RFA 先应用于临床的经皮激光治疗和经皮微波固化治疗，其治疗原理与 RFA 相似，都是使肿瘤组织产生高温，形成坏死区。但插入瘤体内的光纤和微波电极周围组织，在温度升高后常伴随组织碳化，阻止了能量的输出，无法达到使肿瘤全部坏死的效果。两者治疗的适应证与 RFA 相似。RFA 以其适用范围广、痛苦小、安全、疗效可靠、可反复治疗，甚至可以在门诊进行治疗而成为微创治疗的新兴生力军。而经皮激光治疗和经皮微波固化治疗在肝脏外科中的应用似趋于冷落。但 RFA 治疗费用昂贵，并且难以与手术治疗的彻底性和 PEI 的普及性相比，还有待于进一步发展和完善。

4. 冷冻治疗　1963 年 Cooper 首先报道采用液态氮冷冻治疗恶性肿瘤。1972 年 Southam 发现冷冻治疗肿瘤能够使患者获得对该肿瘤细胞的特异的免疫性，从而确立了冷冻治疗后产生免疫功能的设想。随着冷冻设备和技术的进步，近十几年来，冷冻治疗外科有了很大的发展。目前的冷冻治疗已经不仅广泛应用于各种体表的良性肿瘤的治疗，还广泛地应用于内脏的良恶性肿瘤的治疗。如胃癌、肺癌，直肠肛管癌和肝癌等。冷冻不仅能直接杀伤肿瘤组织细胞，而且还可以产生免疫效应。冷冻肿瘤细胞坏死后，可产生特异性肿瘤抗原，刺激机体产生特异抗体，通过抗体肿瘤细胞的免疫反应消灭残留的癌细胞。肝癌冷冻治疗常用的制冷剂有液氮（-196℃）、二氧化碳雾（-78℃）、氟利昂及氧化亚氮（笑气）等。目前最常用的制冷剂是液氮。液氮无色，无味，不易燃，易操作，它的气体无毒，无刺激性。是否能达到对全部肿瘤的有效低温是能否彻底杀死肿瘤细胞的关键。一般认为 -40~-60℃ 足以杀死肝癌细胞，而 -20℃ 则未能杀死肿瘤细胞，从而使肿瘤周边部位术后肿瘤复发。肝癌的冷冻治疗一般采用液氮冷冻治疗机，先选择合适的探头（根据肿瘤大小和部位），将冷冻探头刺入病灶内至适当深度，降低冷冻探头的温度至最低点，使肿瘤组织冷冻成固形冰块，达到所需要的范围。如有可能，应先阻断肿瘤区的血液供应，然后冷冻，如此即可避免肿瘤的血行扩散，易于使肿瘤组织制冷，且不至于引起全身温度过于降低。能否将肿瘤细胞彻底地冷冻致死是冷冻治疗肿瘤成功的关键。因此医生应熟悉达到冷冻坏死的各种因素及其过程，才能根据肿瘤的大小、部位和组织类型等进行冷冻治疗。动物实验和临床研究表明，快速冷冻和缓慢复温的模式对组织细胞具有最大的破坏力。多次冻融比单次冻融的效果好。降温速度应为每分钟100℃左右的梯度差急速冷冻，复温速度则应以每分钟1~10℃的温度梯度缓慢复温。在这种条件下，对组织细胞的破坏程度最大。冷冻时间应为每次5~15min。

5. 免疫治疗 1970年Burnet提出肿瘤免疫监视概念以来，世界各地纷纷开展肿瘤免疫治疗实验的研究和临床观察。经过20多年的研究，基本上一致认为肿瘤的免疫治疗对消灭残癌，减少复发，改善机体的免疫状态有发展前途。目前，免疫治疗原发性肝癌有前途的方法还是非特异性免疫治疗。非特异性免疫治疗肿瘤的基本原则是：①提高机体免疫功能。②调节机体免疫状态，使其恢复正常。③用单克隆抗体等免疫手段结合药物或毒素进行治疗。免疫促进剂或调节剂种类繁多，如卡介苗、短小棒状杆菌等微生物制剂，或转移因子、干扰素肿瘤坏死因子以及白细胞介素-2（IL-2）等生物制剂。近年国内外对肝癌的免疫治疗，采用一种过继性免疫疗法，即将肿瘤患者的淋巴细胞经淋巴因子IL-2诱导，再经体外培养诱导为非特异性杀伤细胞，然后，将这种淋巴因子激活的杀伤（LAK）细胞回输给患者。Rosenberg等报道LAK疗法对肝癌尤其有效。

从免疫治疗原发性肝癌的资料分析，归纳如下：①原发性肝癌除其他治疗手段外，辅以免疫治疗有很大的帮助。②免疫治疗中的非特异性免疫治疗有发展前途，如干扰素、肿瘤坏死因子以及IL-2。③利用肝癌细胞的单克隆抗体结合化疗和毒素局部使用。④中草药的免疫促进及调节还应进一步地研究。

6. 酒精瘤内注射治疗（PEI） 对无法手术切除的原发性肝癌，可在B超引导下用无水酒精注射治疗，这是一种安全有效的方法。

（1）适应证：无水酒精适用于肿瘤直径小于2cm的肝癌，结节总数不超过3个的小肝癌患者。直径3cm以上的肝癌常有肿瘤包膜浸润或血管侵犯，可以获得满意疗效。

（2）术前准备

1）应详细了解肝肿瘤的位置、大小、包膜与血管、胆管的关系，肝外血管侵犯和肝外转移情况。

2）术前检查肝、肾功能、出凝血机制。

（3）操作方法

1）操作设备：①超声导向设备，选用有导向穿刺装置的超声探头。②22号穿刺细针或PTC细针。③99.5%以上的纯酒精、局麻药等。

2）操作步骤：①在B超引导下反复取不同方向体位比较，选择适宜穿刺部位穿刺进针点。②常规消毒铺巾。③穿刺针刺入皮内后在超声引导下向肿瘤部位穿刺，抵达肿瘤后拔出针芯，接上无水酒精注射器，注入无水酒精。较大的肿瘤可采用多方向、多点、多平面穿刺，注射操作者感到注射区内部有一定压力乃停止注射，退出穿刺针。为避免无水酒精沿针道溢出刺激腹膜产生一过性疼痛，可在退针时注入局麻药2~3ml以减轻或防止疼痛。④酒精注入剂量：2cm以内的小肿瘤，一般2~5ml；直径3cm以上的肝癌，每次10~20ml。每隔4~10天，一般7天一次。如体质较好可以耐受者，可每周2次，一疗程4~6次。无水酒精注射后副作用少，有一过性局部灼痛，半数患者注射当天有低至中等发热。梗阻性黄疸患者穿刺易损伤胆管引起胆汁外漏，或穿刺后出血。近来随着超声设备不断地更新，技术操作水平的提高，超声介入治疗正向新的高度发展，已不仅限于瘤内酒精注射方法，改进瘤内应用药物也多样化。经皮醋酸注射（PAI）和经皮热盐水注射（PSI）都是自PEI衍生出来的治疗方法。前者杀灭肿瘤的原理亦是使细胞蛋白质变性、凝固性坏死，但醋酸在瘤体内的均匀弥散优于无水酒精；后者的治疗原理是利用煮沸的生理盐水直接杀灭肿瘤细胞，而热盐水冷却后成为体液的一部分，相对于无水酒精和醋酸无任何毒副作用。两者治疗的适应证与PEI相似。虽然有资料称PAI和PSI的疗效好于PEI，但目前尚缺少它们的大宗临床病例报道，其近、远期疗效有待进一步观察。

7. 中医中药治疗　我国已普遍开展中医中药治疗原发性肝癌。在临床上运用更多的是中医辨证施治，根据肝癌患者的主征、舌苔、脉象，运用祖国医学的理论进行辨证，从整体观念出发，采用扶正培本为主，着重调动机体的抗病能力，比较注意处理如局部与整体，扶正与祛邪关系的治疗原则，经探讨初步发现，中药仍以采用健脾理气药物为好。对不能切除的肝癌，我们采用中药和化疗相结合，使肿瘤在一定程度上受到抑制，发展缓慢。中药治疗肝癌有一定的前景，但目前仍处于探讨阶段。

（张叶广）

第二节　转移性肝癌

肝脏是恶性肿瘤转移最常见的靶器官。在欧美发达国家，由于原发性肝癌少见，转移性肝癌可多于原发性肝癌几十倍。而我国转移性肝癌与原发性肝癌的发病率相近。容易转移至肝脏的大肠癌、胰腺癌、肺癌和乳腺癌等，近年在我国均有明显上升的趋势，为此我国转移性肝癌也必将增多。

全身各种组织器官的恶性肿瘤均可通过血道、淋巴或直接浸润而转移至肝，但主要是通过门静脉或肝动脉。根据过去的统计，原上海医科大学150例转移性肝癌尸检中，来自消化道肿瘤者占30.0%，来自造血系统肿瘤者占29.3%，胸部肿瘤（肺、食管）占18.7%，其余依次为泌尿系、女性生殖系、头颈部、乳腺、软组织等。在临床实践中，大肠癌的肝转移最常见，其预后也较好。

一、临床表现

转移性肝癌可在恶性肿瘤，特别是腹腔脏器恶性肿瘤，手术前或手术时发现，但多数在术后随访时发现。术后随访时可因癌转移至肝出现症状而发现，也可在定期随访过程中通过肿瘤标记（如癌胚抗原CEA、CA19-9等）和/或影像医学（超声显像、CT等）的监测而发现。少数以肝转移癌为首发症状就医而发现。也有发现转移性肝癌后至死未能查清原发癌者。

转移性肝癌可出现与原发性肝癌相仿的临床表现。但转移性肝癌多无肝病背景，多不合并肝硬化，故临床表现常较轻而不易早期发现。随肝转移癌的增大，可出现肝区痛、上腹胀、乏力、消瘦、发热、食欲不振及上腹肿块等。由于多无肝病背景，故多无肝硬化相关的表现。扣诊时肝软而癌结节相对较硬，有时可扣到"脐凹"。其中不少患者有不明原因低热。晚期可出现黄疸、腹水、恶病质。

如没有明确的原发癌史，患者可同时出现原发癌相关的临床表现。如原发癌来自大肠，患者可能同时有黑粪、大便带血、腹部游走性痛伴块物、腹部扣及肿块等。如原发癌来自肺，可出现咳嗽、痰中带血等。如原发癌来自胰腺，可能出现背痛、腹块、黄疸等。

二、实验室与影像学检查

1. 实验室检查　由于多无肝病背景，故乙型和丙型肝炎病毒标记常阴性。早期肝功能检查大多正常，晚期可出现胆红素增高，γ-谷氨酰转肽酶也常升高。甲胎蛋白（AFP）检查常阴性，但少数消化道癌（如胃癌、胰腺癌）的肝转移 AFP 可出现低浓度升高。大肠癌肝转移者，癌胚抗原（CEA）常异常升高。由于转移性肝癌来自大肠癌者最多，故一旦疑为转移性肝癌者，CEA 和 CA19-9 等应作为常规检查。在大肠癌手术后，CEA 的定期监测是早期发现肝转移的重要手段。

2. 影像学检查　影像学检查是转移性肝癌诊断所不能或缺者。最常用者为超声显像。通常可检出 1cm 左右的肝转移癌。转移性肝癌在超声显像中常表现为散在多发的类圆形病灶。小的转移癌多为低回声灶，大的肿瘤则多为高回声灶，有时可见中心为低回声，称"牛眼症"。彩色超声提示多数转移性肝癌的动脉血供较原发性肝癌少。电子计算机 X 线断层显像（CT）多不可缺少，它可提供更为全面的信息。转移性肝癌在 CT 上常表现为多发散在类圆形低密度灶。由于多数转移性肝癌的血管不如原发性肝癌丰富，注射造影剂后，病灶增强远不如原发性肝癌明显，有时仅见病灶周围略增强。磁共振成像（MRI）也常用。

3. 原发癌的寻找　临床上一旦怀疑为转移性肝癌，如原先无明确的原发癌史，应在治疗前设法寻找原发癌。除上述 CEA 等外，如怀疑来自大肠癌者，可查大便隐血、纤维肠镜或钡剂灌肠。如怀疑来自胃癌者，可查胃镜或钡餐。如怀疑来自胰腺癌者，可查超声显像和/或 CT。如怀疑来自肺癌者，可查痰脱落细胞、胸片或 CT。如怀疑来自乳腺癌者也应不难发现。

三、诊断与鉴别诊断

1. 临床诊断　①有原发癌史或证据。②有肝肿瘤的临床表现。③CEA 升高，而 AFP、HBsAg 或抗 HCV 常阴性。④影像学检查证实肝内实质性占位性病变，且常为散在分布、多发、大小相仿的类圆形病灶。细针穿刺活检证实为与原发癌病理相同的转移癌。

2. 鉴别诊断

（1）原发性肝癌：多有乙型或丙型病毒性肝炎、肝硬化背景，但无原发癌史。AFP、乙肝或丙肝标记常阳性。影像学检查常有肝硬化表现，肝内实质性占位性病灶常为单个，或主瘤旁有卫星灶，瘤内动脉血供常较丰富，有时可见门静脉癌栓。

（2）肝血管瘤：无原发癌史。女性较多，发展慢，病程长，临床表现轻。CEA、AFP 均阴性。乙肝和丙肝标记常阴性，多无肝硬化背景。超声显像可单个或多个，小者常为高回声光团；大者可呈低回声灶，内有网状结构。CT 静脉相常见自外向中心的水墨样增强。核素肝血池扫描阳性。

（3）局灶性结节样增生：无原发癌史。CT 动脉相和静脉相均明显增强，有时可见动脉支供应。

（4）炎性假瘤：无原发癌史。超声显像常呈分叶状低回声灶。CT 动脉相和静脉相均无增强。

（5）肝脓肿：无原发癌史，常有肝外（尤其胆道）感染病史。常有炎症的临床表现，如寒战、发热、肝区痛、白细胞总数及中性粒细胞增多。超声、CT 可见液平。穿刺有脓液。

四、治疗

转移性肝癌的治疗主要有手术切除、经手术的姑息性外科治疗、不经手术的局部治疗、药物治疗以及对症治疗。

1. 治疗方法的选择 转移性肝癌的治疗选择应考虑以下方面。①原发癌的情况：如原发癌已经作根治性切除，对转移性肝癌的治疗应采取较积极的态度。如原发癌未治疗，通常应首先治疗原发癌，然后考虑转移性肝癌的治疗。如原发癌已有广泛播散，通常只作对症治疗。②转移性肝癌的情况：除原发癌情况需首先考虑外，如转移性肝癌为单个病灶，应争取手术切除。如为 2~3 个病灶，仍可考虑手术切除。如为 3 个以上病灶，则考虑切除以外的经手术或不经手术的局部治疗。③全身情况：如全身情况较好，对转移性肝癌应采取积极的态度。如全身情况很差，则只宜作对症治疗。

2. 手术切除

（1）切除指征：①原发癌已作根治性切除，或个别原发癌和单个肝转移癌有可能作一期切除者。②肝转移癌为单个病灶或局限于半肝，或虽累及左右肝而结节数不超过 3 个，且转移灶的大小和所在部位估计技术上能切除者。③无其他远处转移灶。④全身情况可耐受肝转移癌的手术切除，无心、肺、肾严重功能障碍，无其他严重疾病（如糖尿病等）。⑤肝转移癌切除后较远期的单个复发性肝转移癌而无其他转移灶者。

（2）手术方式：手术切除方式与原发性肝癌者相仿。由于转移性肝癌多不伴肝硬化，故可耐受较大范围的肝切除，包括扩大半肝切除，术中肝门阻断的时间也可延长。但通常有足够切缘的局部切除已能达到要求，过分强调规则性切除常弊多利少。

（3）手术时机：如可切除的原发癌尚未切除，对可切除的转移性肝癌的手术可同期或分期进行。凡患者能耐受者，可同期切除。如估计患者不能耐受，或二者的手术均较大，或不能确定肝转移癌为单个或 3 个以内，宜分期进行，通常在原发癌切除后数周待患者基本恢复后进行。

（4）手术切除的疗效：近年随着诊断技术（尤其是肿瘤标记和影像医学）的提高，尤其是原发癌术后随访的重视，不少转移性肝癌已能在尚无症状的亚临床期发现，使转移性肝癌的切除率明显提高，手术死亡率明显下降，切除的疗效也逐步提高。Ohlsson 等（1998）对比 1971—1984 年和 1985—1995 年两个阶段结直肠癌肝转移切除术，手术死亡率由 6% 降至 0，5 年生存率由 19% 提高到 35%。Nordlinger 等（1996）报道 1 568 例结直肠癌肝转移切除术后 5 年生存率为 28%。过去转移性肝癌手术切除以来自大肠癌者的疗效较好，近年非大肠癌肝转移切除的疗效也有提高。影响转移性肝癌手术切除疗效有诸多因素，如原发癌病期的早晚、转移癌数目的多少、CEA 水平的高低、同期出现或原发癌切除后延期出现（无瘤间期的长短）肝转移等。但原发癌的生物学特性可能是十分重要的因素。

3. 切除以外的局部治疗

（1）经手术的局部治疗：通常在腹部原发癌手术时发现有转移性肝癌而不宜切除者，可酌情作肝动脉结扎、插管，术后行化疗灌注或化疗栓塞。由于转移性肝癌的血供不少来自门静脉，也可合并门静脉插管，术后作化疗灌注。如转移灶数目不多，肿瘤不太大，亦可作术中液氮冷冻治疗。较小较少的肝转移灶，也可作术中微波治疗或术中无水乙醇瘤内注射。

（2）经导管动脉内化疗栓塞（TACE）：对多发转移性肝癌或肿瘤巨大而不能切除者，

或患者不能耐受手术者，目前多采用 TACE。TACE 的疗效常取决于肿瘤的动脉血供和对化疗药物的敏感度。如动脉血供较多，碘化油在瘤内的浓聚程度也较好，疗效将好于动脉血供少者。化疗药物的敏感性则取决于原发癌的种类。通常转移性肝癌用 TACE 治疗的疗效常不如原发性肝癌的 TACE 治疗的疗效。TACE 对转移性肝癌在部分患者可延长生存期，但远期疗效多不理想。

（3）经皮瘤内无水乙醇注射：对转移性肝癌数目较少、肿瘤较小者可选用此法，但需施行多次。个别患者疗效不错。

（4）经皮射频治疗：近年出现的射频治疗，其肿瘤坏死的程度常优于无水乙醇注射。对转移性肝癌数目不多、肿瘤不太大者可选用。

（5）放射治疗：如转移性肝癌病灶比较局限，也可选用外放射治疗。复旦大学肿瘤医院曾报道 36 例转移性肝癌的放射治疗，其 3 年生存率为 9.7%。放疗的疗效也取决于肿瘤对放疗的敏感性。

4. 全身化疗、生物治疗和中医治疗　除个别原发癌对化疗敏感（如恶性淋巴瘤）者外，全身化疗对多数转移性肝癌疗效甚差。对来自消化道肿瘤的转移性肝癌，也可试用口服5 - 氟尿嘧啶类药物，如替加氟、去氧氟尿苷等。生物治疗如 α 干扰素（IFN）也可试用，对肿瘤血管较多的肿瘤，IFN 有抑制血管生成的作用。其他如 IL - 2/LAK 细胞治疗等也可试用。近年还有胸腺素等，有助增强免疫功能。对不能切除的转移性肝癌，有时采用中医中药健脾理气之品，有助提高免疫功能、改善症状，甚或延长生存期。

五、预后

原发癌已切除的转移性肝癌，除单个或 3 个以下能切除者外，大多预后较差。转移性肝癌的预后取决于原发癌的部位、原发癌的切除与否、原发癌的生物学特性、转移性肝癌的数目和肝脏受侵范围的程度以及治疗的选择等。如来自消化系统肿瘤的转移性肝癌，通常来自大肠癌者预后最好，来自胃癌者较差，来自胰腺癌者更差。

（宋晓菲）

第三节　胆囊癌

胆囊癌是胆道系统中较常见的恶性肝癌，国内统计约占肝外胆道癌的 25%。

一、病因

胆囊癌的病因可能与以下因素有关：①胆囊结石与胆囊慢性炎症。由于结石的长期存在及胆囊黏膜慢性炎症的刺激，可促使上皮增生而发生癌变倾向。国内资料报道胆囊癌合并结石占 20% ~ 82.6%，国外为 54.3% ~ 100%。②胆固醇的代谢紊乱。胆汁滞留与刺激，可能为致癌因素。③细菌的作用。有人报道 2/3 的胆石中可发现厌氧菌和其他细菌，从胆汁培养的厌氧菌中有 40% 是梭状芽孢杆菌，这种细菌与肠道中产生致癌物质的细菌相同。④胆囊腺瘤恶变。良性腺瘤直径多小于 12mm，而恶性腺瘤的直径多超过 12mm。此外，有人研究认为胆囊腺肌病为胆囊癌前病变。

二、病理

胆囊癌好发于胆囊底、体部，其次是颈部与胆囊管。80%为腺癌（硬化性癌约占60%，乳头状癌占25%，黏液癌占15%），其次为未分化癌（6%），鳞状细胞癌（3%）和混合性癌（1%）。

乳头状癌的癌组织可呈菜花状，并可发生癌组织脱落与出血，导致胆囊管或胆总管阻塞。黏液癌或癌肿黏液性变时，可见胆囊内有大量胶冻状物质。Nevin（1976）提出根据癌细胞分化程度分为3级：Ⅰ级，分化良好；Ⅱ级，中度分化；Ⅲ级，分化不良。并按病变侵犯深度分为五期：Ⅰ期，位于黏膜（原位癌）；Ⅱ期，侵及黏膜与肌层；Ⅲ期，全层受侵犯；Ⅳ期，侵犯全层加局部淋巴结受累；Ⅴ期，侵犯肝脏或转移到其他器官。

胆囊癌的转移途径可经淋巴、血行、胆管、神经和直接蔓延等方式。局部浸润则以肝脏多见。胆囊癌的淋巴转移多经肌层和浆膜下层转移到胆囊颈部淋巴结、肠系膜上血管周围淋巴结、汇合于主动脉旁淋巴结。因此在胆囊癌的根治术中应注意上述两路淋巴结的清扫。血行转移可至肝、肺、骨等处，分化不良者易于发生腹腔内种植转移。

三、诊断与鉴别诊断

胆囊癌早期缺乏临床症状，一旦做出诊断，其病程多已属中晚期。常有以下特征：①长期发作的胆囊炎及胆囊结石病史。②胆囊部肿块质地硬，不规则，若胆囊管阻塞，则胆囊肿大，囊内积液。晚期患者的癌细胞侵犯肝脏，使肝肿大。③当胆囊内癌组织脱落或出血引起胆道阻塞时，继发于胆绞痛之后多可出现黄疸，黄疸的程度较轻，且可消退。亦可因癌组织局部浸润和淋巴转移，压迫肝外胆管而出现黄疸，早期程度较轻，以后逐渐加重。常伴有低热，当胆管发生阻塞和继发感染时，亦可出现高热。在临床上应与胆管的恶性肿瘤、肝癌、胰头癌以及引起上消化道出血的疾病相鉴别。

现代影像学检查可提示早期诊断依据，B超检查为首选的检查方法，影像检查上可发现胆囊黏膜的隆起性改变，胆囊壁增厚，胆囊的内腔消失，胆囊与肝床间的界线消失或变模糊不清，肝脏的转移灶等。影像学检查亦有助于胆管梗阻的定位、淋巴转移的诊断等。

近年来内镜超声检查（EUS）的应用，使早期胆囊癌的诊断率有所提高。

内镜超声检查是采用高频探头在胃或十二指肠腔内对胆囊进行扫描，避免了受腹壁肥厚，肠管积气等影响，对胆囊壁的结构能得到较清楚的图像，使胆囊癌绝大多数可早期得到确诊。

四、治疗

本病的治疗以手术为主。手术的方式一般包括：①单纯胆囊切除术。②扩大胆囊切除术，即同时楔形切除距胆囊床边缘2cm无肿瘤的肝组织，清除所属引流的淋巴结。③肝切除术，包括切除肝右叶、肝外胆管和广泛的淋巴结清除。④肝门部胆管与空肠Roux-en-y吻合术，或置U形管引流术，对无法切除的胆囊癌可采用上述方法以解除胆道梗阻。

手术方式的选择取决于：①肿瘤的大小。②胆囊床肝组织侵犯的程度。③胆道周围淋巴结的转移情况。④胆道邻近器官的侵犯范围。

Ⅰ、Ⅱ期胆囊癌手术切除胆囊后结果良好，Ⅲ期以上的胆囊癌预后很差。近年来，胆囊癌的扩大根治术再次受到注意。对尚能手术切除的第 V 期胆囊癌施行扩大根治术，包括扩大的肝右叶切除、淋巴结清扫、胰十二指肠切除、门静脉重建等手术的联合使用，以提高患者 5 年生存率。此种手术只能用于年龄不太大，健康和营养情况良好的患者，因为手术后并发症发生率和死亡率均较高。

因胆囊疾患仅作了单纯胆囊切除术，术后经病检发现胆囊癌，如肿瘤局限于肌层以下者，切除胆囊后，不需再次手术。而侵及浆膜下者应再手术切除胆囊床肝组织，并清扫区域淋巴结。为避免再次手术，术中应将所有切除的胆囊剖开检查，如有可疑者，即作冰冻切片。

据文献报道，胆囊原位癌和侵犯肌固有层的 5 年累计生存率分别为 82.6% 和 72.5%，如癌肿浸润浆膜下层和浆膜层，5 年累计生存率分别为 37.0% 和 14.7%，侵犯邻近脏器者，5 年生存率仅为 7.5%。

辅助治疗措施如术中及术后放射治疗、化学治疗等对胆囊癌亦有一定的帮助。

（宋晓菲）

第十四章　肛管直肠外科

第一节　直肠和肛管外伤

一、病因

直肠、肛管的开放性损伤以战伤多见，尤下腹部和（或）会阴部的锐器伤，如刀伤及枪弹伤等。平时则多由于高处坠下臀部骑跨或跌坐于尖锐物体上。闭合性损伤以平时多见，多因骨盆骨折，骨折端刺伤所引起。交通事故、斗殴、工伤、手术误伤、分娩、内镜检查、同性恋人经直肠性交等，均可造成直肠、肛管损伤。

二、病理

直肠、肛管损伤的病理改变，视病损部位、程度、范围、时间及有无合并伤而定。直肠仅伤及浆肌层或黏膜而无全层破裂者，一般无严重效果。若伴有大血管、骶前静脉丛损伤时，可致大出血，可发生出血性休克，甚至死亡。腹膜内直肠破裂可致弥漫性腹膜炎；腹膜外直肠破裂可致严重的盆腔蜂窝织炎；直肠后壁或侧壁损伤可引起直肠后间隙感染。这些损伤所致感染，可造成严重的毒血症、败血症，甚至发生中毒性休克致死。肛管损伤可因括约肌损伤、感染、瘢痕挛缩及括约肌功能障碍而发生肛门失禁或狭窄，还可形成瘘或窦道。

三、临床表现

腹膜内直肠破裂性损伤最早表现为腹膜刺激症状。患者受伤初期感下腹部疼痛，此后范围渐渐扩大，可弥漫全腹，但以下腹部为主。腹部有明显压痛、反跳痛、腹肌紧张及肠鸣音消失，直肠破裂气体可经裂口进入腹腔，腹部叩诊肝浊音界缩小或消失。当弥漫性腹膜炎致腹腔炎性渗出积液，扣诊可获移动性浊音。由于直肠内容物刺激不如消化道内容物对腹腔的刺激强烈，腹膜炎进展较缓慢。腹膜外直肠损伤的疼痛开始较轻，范围不易确定，可放射到骶尾部或肛门周围，并伴有里急后重感。

肛门流血是直肠尤其是肛管损伤的重要症状之一。凡下腹、会阴、骶尾、臀部或肛周的开放性损伤（包括贯通伤、盲管伤、刺伤等），如有粪便从伤口溢出，都应考虑到直肠肛管损伤。合并尿道或膀胱损伤时可发生排尿困难、血尿、可见尿液从肛门外溢。合并阴道损伤时，则大便可从阴道外溢。当肛管损伤发生括约肌受损时可发生大便失禁。当直肠、肛管损伤出现创伤性休克，大多合并其他内脏损伤、骨盆骨折、大血管损伤、腹膜后大出血等。直肠、肛管损伤可引起严重的腹膜炎或盆腔周围组织感染，重者可发生中毒性休克。直肠、肛管损伤晚期可并发直肠膀胱瘘、直肠阴道瘘、直肠外瘘及肛门狭窄等。

四、诊断

直肠、肛管开放性损伤诊断一般较容易。闭合性损伤时，根据外伤史和上述临床表现，大多可确诊，还可以借助以下检查进行诊断。

（1）直肠指诊：受伤部位较低者，可摸到破口，破损区肿胀、压痛、指套上有血污或肠腔内有积血、血块。如发现肛管有损伤，可属患者收缩肛门，以确定有无括约肌损伤。

（2）直肠或乙状结肠镜检查：若直肠指检阴性，仍疑有直肠损伤时，可行直肠或乙状结肠镜检查，镜检可见直肠裂口或穿孔。

（3）X线检查：腹膜内直肠损伤可见膈下游离气体，可发现骨盆骨折。如为盲管伤，可经X线确定金属异物位置。当疑有直肠肛管损伤时，禁止做钡餐灌肠检查，以免加速感染扩散。

五、治疗

直肠、肛管损伤应尽早采取手术治疗，手术越早，腹腔内及直肠周围组织感染程度则越轻，预后也好。当伴有创伤性、失血性休克时，应先抗休克治疗挽救患者生命，然后尽早手术。手术按损伤的部位、范围等不同因素，采用不同手术方法。

1. 腹膜内直肠损伤的处理　损伤小而轻，时间短可行缝合修补并盆腔引流。损伤重、时间长、位置低感染严重的直肠损伤应在伤处近侧作去功能性乙状结肠造瘘，远侧肠道大量生理盐水冲洗并彻底清除粪便后关闭。术后8～12周待炎症完全消退后再行Ⅱ期手术，端端吻合闭合造瘘口。

2. 腹膜外直肠损伤的处理　腹腔探查如确定为腹膜外直肠破裂，可行乙状结肠或横结肠造瘘，关闭腹腔，另做会阴部切口进行直肠周围引流，并据情况处理腹膜外破口。若破口小，位置低，污染不重者，可不必修补，待其自行愈合；若破口大可行对位缝合；若破口在腹膜返折附近，可游离直肠破口并缝合。后将盆腹膜缝合于破口近侧直肠，使裂口位于腹膜外，并在腹膜外裂口附近置引流，待裂口及切口愈合后再行Ⅱ期手术关闭结肠造瘘。

3. 手术应常规探查　是否有腹内脏器损伤，髂内、外等大血管是否有破裂出血，若有，分别予以处理。

若直肠后或两侧有血肿时，应切开探查。若是骶前静脉丛破裂出血应特别小心谨慎处理，因骶前静脉丛来自下腔静脉系的骶前静脉和来自椎静脉系的椎体静脉相互吻合而成，此丛缺乏静脉瓣，且骶前静脉血管从骶骨孔穿过后紧贴骶骨表面走行，周围缺乏软组织，损伤时通过单纯缝扎或结扎往往不能止血。一旦它损伤出血，只有压迫止血或用骶骨针止血。

4. 肛管和肛门损伤处理　若肯定只有肛管和肛门伤，可不作腹腔探查。应行彻底清创，尽可能保存健康组织，尽量妥善保存和修补肛门内、外括约肌，尤其外括约肌。黏膜予以缝合，伤口一般不缝合，以利引流。严重肛管伤应行乙状结肠造口，若有广泛组织缺损和坏死的损毁伤，可考虑会阴切除和永久性腹壁乙状结肠造瘘术。

由于大肠内粪便中存在大量细菌可造成伤口的严重感染，故术前、术中、术后及时大剂量联合使用抗生素十分必要。选用抗生素须兼顾抗需氧菌及抗厌氧菌，术后应据药敏实验，随时调整抗生素。同时应据患者全身情况，及时纠正水、电解质失衡和给予营养和能量支持治疗。

（王　旭）

第二节 直肠、肛管癌

一、直肠癌

直肠癌（carcinoma of rectum）是乙状结肠直肠交界处至齿状线之间的癌，是消化道常见的恶性肿瘤。中国人直肠癌与西方人比较有3个流行病学特点：①直肠癌比结肠癌发生率高，约1.5∶1；最近的资料显示结直肠癌发生率逐渐靠近，有些地区已接近1∶1，主要是结肠癌发生率增高所致。②低位直肠癌所占的比例高，占直肠癌的60%～75%；绝大多数癌肿可在直肠指诊时触及。③青年人（<30岁）直肠癌比例高，为10%～15%。直肠癌根治性切除术后总的5年生存率在60%左右，早期直肠癌术后的5年生存率为80%～90%。有关直肠癌的病因、病理等均在前面提及，不再重述。

（一）临床表现

便血和排便习惯改变是直肠癌最早出现及最常见的症状。80%～90%的直肠癌可有便血，血液呈鲜红或暗红色，混有黏液或脓液，有时可见脱落的坏死组织。由于癌肿的刺激，早期患者可出现大便次数增多，有排便不尽感，随着病灶增大，阻塞出口，可引起便秘、大便变细变形、腹胀等。

男性患者当癌肿穿透前壁侵犯前列腺或膀胱时，可出现血尿、尿频、尿急、尿痛等。女性患者则可浸润阴道后壁引起白带增多，严重时可形成直肠阴道瘘。穿透直肠后侧壁可侵犯盆壁、骶骨和骶神经丛，可致骶尾部疼痛、坠胀感，这种症状多持续而顽固。

（二）诊断

本病的诊断并不十分困难，有75%以上的患者仅通过简单的直肠指检就能发现病灶。但直肠癌的误诊率却很高，其主要原因是医师忽视了直肠指检。基于直肠癌属于常见的消化道恶性肿瘤，但又极易误诊，临床医师应对每一个有便血、直肠刺激症状或大便习惯改变者常规做直肠指检和乙状结肠镜检查，以及早发现病变。

直肠癌的筛查应遵循由简到繁的步骤进行。常用的检查方法有以下几项：

1. 大便潜血检查 此为大规模普查或对高危人群作为结、直肠癌的初筛手段。阳性者再作进一步检查。无症状阳性者的癌肿发现率在1%以上。

2. 直肠指诊 是诊断直肠癌最重要的方法。由于中国人直肠癌近75%以上为低位直肠癌，能在直肠指诊时触及。因此，凡遇患者有便血、大便习惯改变、大便变形等症状，均应行直肠指诊。一般采用胸膝位或截石位，体质虚弱者用左侧卧位。这些体位可触及距肛门7～8cm的病变。必要时使用蹲位，可触及10～12cm以内的直肠病变。指诊可查出癌肿的部位，距肛缘的距离，癌肿的大小、范围、固定程度、与周围脏器的关系等。

3. 内镜检查 包括直肠镜、乙状结肠镜和纤维结肠镜检查。门诊常规检查时可用直肠镜或乙状结肠镜检查，操作方便、不需肠道准备，但在明确直肠癌诊断需手术治疗时应行纤维结肠镜检查，因为结、直肠癌有5%～10%为多发癌。内镜检查不仅可在直视下肉眼做出诊断，而且可取组织进行病理检查。

4. 影像学检查

（1）钡剂灌肠检查：用以排除结、直肠多发癌和息肉病。

（2）内窥镜下超声波检查（EUS）：EUS 与常规的内窥镜检查及放大内窥镜检查等不同之处在于可获得病变病理切面断层像，具有一定的客观性。对病变性质、浸润深度及淋巴结转移判断上具有较高的准确性和实用性，为直肠癌术式选择提供重要信息。EUS 对结直肠癌浸润深度诊断的准确率为 80%～96%，早期癌诊断的准确率为 70%～89%，进展期结直肠癌为 96.0%～99.2%。

（3）MRI 检查：可以判断浸润深度和淋巴结转移，但准确性低于 EUS，两种检查结合进行浸润深度的评估，对直肠癌的诊断及术前分期有重要价值。

（4）CT 检查：可以了解直肠癌盆腔内扩散情况，有无侵犯膀胱、子宫及盆壁，是术前常用的检查方法。腹部 CT 扫描可检查有无肝转移癌及腹主动脉旁淋巴结肿大。近年来应用螺旋 CT 进行三维立体构象，发展成三维 CT 虚拟内窥镜（3D－CT），改变了对较小病变诊断率不高的缺点。

（5）PET－CT 检查（positron emission tomography computed tomography，正电子发射计算机断层显像）：针对病程较长、肿瘤固定的患者，为排除远处转移及评价手术价值时，有条件者可进行 PET－CT 检查。该检查可发现肿瘤以外的高代谢区域，从而帮助制订治疗方案。

（6）腹部 B 超检查：由于结、直肠癌手术时有 10%～15% 同时存在肝转移，所以腹部 B 超或 CT 检查应列为常规。

5. 肿瘤标记物　目前公认的在大肠癌诊断和术后监测有意义的肿瘤标记物是癌胚抗原（carcinoembryonic antigen，CEA）。但认为 CEA 作为早期结、直肠癌的诊断尚缺乏价值。一般认为对评价治疗效果和预后有价值，连续测定血清 CEA 可用于观察手术或化学治疗效果。手术或化学治疗后 CEA 明显降低，表示治疗效果良好。如手术不彻底或化学治疗无效，血清 CEA 常维持在高水平。如手术后 CEA 下降至正常复又升高，常提示肿瘤复发。

6. 其他检查　低位直肠癌伴有腹股沟淋巴结肿大时，应行淋巴结活检。癌肿位于直肠前壁的女性患者应作阴道检查及双合诊检查。男性患者有泌尿系症状时应行膀胱镜检查。

7. 直肠中下段黏膜外肿块的诊断与鉴别诊断　在肛肠科诊疗过程中，通过指检发现直肠黏膜外肿块是比较常见的事。由于黏膜外肿块不像直肠癌那样直观，良恶性一时也难于鉴别，因此常易误诊。直肠黏膜外肿块其起源复杂，可来自于黏膜外肠壁组织或肠外组织。根据病变性质这些肿块可分为 3 类：

（1）良性肿瘤：如平滑肌瘤、纤维瘤、脂肪瘤。

（2）恶性肿瘤（包括原发和转移）：如平滑肌肉瘤、恶性淋巴瘤、畸胎瘤、胃癌种植转移等。

（3）炎性肿块或其他良性增生：如痔疮注射治疗后组织反应性增生或机化、结核、性病性肉芽肿等。以直肠黏膜外肿块为首发症状者较少，多数是以直肠会阴部症状而发现的。这些症状与直肠癌症状又极为相似，所以如果是单纯凭指检结果往往与直肠癌相混淆，尤其是肿瘤突破直肠黏膜者。全面的询问病史，对诊断有一定帮助，腔内 B 超可确定肿块大小及范围，对判别肿块来源也有帮助。对于较大的肿块或来自骶骨的肿瘤，CT 或 MRI 可了解肿瘤的占位情况及破坏情况。有一部分肿瘤来自于胃肠肿瘤的转移，应注意寻找原发病灶，如胃镜、钡餐等。肿块活检是唯一的确诊手段，活检应在良好的麻醉下进行，松弛肛门括约肌，切开黏膜层，在明视下切取肿块组织。一次活检失败后可多次重复，多数病例可获得确诊。

（三）治疗

长期以来，直肠癌的治疗都是以手术为主的传统治疗模式。随着科学的发展，对直肠癌的治疗观念和方法均发生很大变化。现代肿瘤的治疗已经进入了临床多学科综合治疗时代。针对直肠癌的多学科综合治疗在国内外普遍开展，这就需要影像学专家、放疗科专家和肿瘤内科专家积极参与共同制订术前治疗方案。因此，需要外科治疗的直肠癌患者，首先应该接受临床多学科的肿瘤综合治疗团队对患者进行合理的术前评估和临床分期（TNM），讨论制订适合病情并且符合现代直肠癌治疗观念的合理的综合治疗方案。

1. **手术治疗的方式**　手术治疗是直肠癌获得根治的唯一方法。外科医师在术前与术中一定要注意：①严格的肠道准备。因为手术创伤大、部位深、污染重、感染机会多。②正确的术式选择。因为直肠癌的术式很多，要根据患者的全身情况与局部病变等因素，综合考虑选择一种最适合的术式，一定要尽量达到根治的目的。③直肠癌若发生梗阻时。要正确地选择是急诊手术还是择期手术，要尽量将急诊手术变为择期手术。④手术中要严格掌握"无菌"与"无瘤"的原则。手术操作要按正规程序进行。⑤手术中要仔细检查，注意大肠的多原发癌特点，及远处转移情况。⑥手术中要防止意外损伤与大出血的发生。⑦手术中要正确地掌握直肠癌的根治范围。⑧对肝转移的处理。笔者在临床上经常遇到这样的情况，是Ⅰ期处理，还是Ⅱ期处理，这不仅要根据患者的全身与局部情况决定，还一定要重视患者与家属的意见才能决定。处理的方法：肝转移灶局部切除、肝部分切除、栓塞或介入、埋泵等，要根据具体情况来决定。目前常用于直肠癌的手术方式有以下几种。具体操作详见后面相关手术部分。

（1）腹会阴直肠癌联合切除术（abdotninoperineal resection）：即 A－P 切除术，又称 Mile 手术，这是治疗直肠癌的经典术式。1908 年 Mile 首先详细描述了这种手术的操作过程，现在人们所做的 Mile 手术已在诸多方面有别于 Mile 本人所做的手术，在诸多方面有所改良，切除范围包括乙状结肠远端、全部直肠、肠系膜下动脉及其区域淋巴结、全直肠系膜、肛提肌、坐骨直肠窝内脂肪、肛管及肛门周围 3～5cm 的皮肤、皮下组织及全部肛门括约肌，于左下腹行永久性乙状结肠单腔造口。Miles 手术也有人用股薄肌或臀大肌代替括约肌行原位肛门成形术，但疗效尚待肯定。

（2）低位前切除术（Dixon 手术）：是 Dixon 于 1939 年倡导的保肛手术。手术时将直肠病变根治性切除后行乙状结肠与直肠的端端吻合，该术式最突出的优点是符合生理要求，最大缺点是吻合操作较为困难，尤其是肥胖、骨盆狭小等不利因素时。其指征一般限于距肛缘 7～8cm 的直肠癌或其他恶性肿瘤，在使用吻合器的条件下，可使距肛缘 4～5cm 的直肠癌获得切除并完成低位或超低位吻合。笔者认为手术的根治性是第一位的，若施行 Dixon 手术只是为了保肛，不能达到根治的目的，则应寻求其他的术式。

（3）结肠经肛管拖出术（Bacon 手术）：这种手术由 Babcock（1932）首创，后由 Bacon（1945）推广，现在进行的多为改良的 Bacon 手术。适应于距肛缘 6～10cm 的直肠癌。腹部操作基本同 Dixon 手术，会阴部操作是经肛在齿线上方切断直肠，将乙状结肠从肛门拉下固定于肛门。10～14d 后切除肛门外多余结肠，这种手术由于操作比较繁琐，目前多由 Dixon 手术取代。

（4）经腹直肠切除结肠肛管吻合术（Parks 手术）：又称为肛管袖套内结肠肛管吻合术一，Parks 于 1972 年提出这一手术方法，他在 Bacon 手术的基础上进行了改良，要求同时保留了肛门内、外括约肌。这要求保留一定长度的直肠，并将保留之直肠残端黏膜白齿线上剥除（仅保留内括约肌），然后将结肠自保留之肛管袖套内拖出与肛管行单层缝合。这一手术方法适用于距肛缘 5~7cm 的直肠癌，癌肿远侧直肠切除不小于 2cm。经过长期观察，Parks 手术的长期效果是良好的，其 5 年生存率与术后复发率均与 Dixon 手术差不多。但并发症较多，处理困难。

（5）直肠切除乙状结肠造口术（Hartmann 手术）：经腹将直肠癌病灶切除后，将远侧直肠残端关闭，并将乙状结肠造口于左下腹部。适用于直肠肿瘤姑息性切除术后或病灶切除后的全身或局部情况不允许行结肠直肠吻合的病例。经过观察如果患者生存超过 2 年而无复发征象者，还可考虑行结肠直肠吻合，消除造口以改善生存质量。

（6）其他：除了以上几种比较常用的术式之外，还有一些术式可供选择：①经肛门直肠肿瘤局部切除术；②后盆腔清除术；③全盆腔清除术；④经骶尾直肠肿瘤局部切除术；⑤经腹骶直肠切除术；⑥经耻骨径路直肠癌低位切除术；⑦腹会阴切除、肛门成形术；⑧腹会阴切除、原位肛门重建术；⑨腹腔镜下直肠癌切除术；⑩姑息性手术：如乙状结肠造口、姑息性局部切除等。这些术式各有其相应的指征，可根据病情需要、医者技术而选择。

2. 手术方式的选择　直肠癌手术所面临的关键问题仍是保肛问题，众多的术式也是围绕此问题而产生。最近大量的临床病理学研究提示，直肠癌向远端肠壁浸润的范围较结肠癌小，只有不到 3% 的直肠癌向远端浸润超过 2cm。这是选择手术方式的重要依据。手术方式的选择根据癌肿所在部位、大小、活动度、细胞分化程度以及术前的排便控制能力等因素综合判断。如何选择最适宜的术式，使患者达到既根治了疾病又有良好生活质量，则是专科医师所经常面临的抉择。

（1）直肠的外科分段与术式选择：直肠解剖学上的上中下段分界尚无统一标准，尽管直肠的长度相对恒定，但个体之间仍有较大差异，因此规定这样一个国际公认的标准似乎不切实际。而从外科学角度提出直肠的外科分段应该更符合实际需要，有人认为其分段的大致标准是：肛管—齿状线以下到肛缘的距离，为 2.0~3.0cm；直肠下段—距肛缘 6.0cm 以下；直肠中段—距肛缘 6.0~8.0cm 范围内的直肠，上界为腹膜返折水平以下；直肠上段—距肛缘 8.0cm 以上的直肠，即腹膜返折水平以上的直肠。

根据这样的直肠分段标准，在单一考虑肿瘤所在部位因素的情况下，术式选择宜遵循：①直肠上段癌原则上都可选做直肠前切除术，但对癌肿已浸透肠壁向周围浸润者，为了切除的彻底性；可考虑行 Hartmann 手术或 Mile 手术等术式。②直肠中段癌，腹膜返折以下的癌肿，在直肠得以从盆底充分游离后，并保证肿瘤远侧肠管能被足够切除（一般为 2~3cm）的情况下，肛提肌以上残留的直肠长度是决定手术方式的重要因素。残留直肠大于 2cm 者考虑做 Dixon 手术，小于 2cm 者可用吻合器做超低吻合术或 Bacon 手术或 Parks 手术；紧贴肛提肌者做 Mile 手术。③直肠下段癌主要采用 Mile 手术，近年来对早期病例也行局部切除。

（2）肿瘤病变特点与术式选择：①当癌肿已侵犯肛管直肠环时，Mile 手术是唯一可供选择的术式。②当癌肿位于直肠前壁，侵犯女性阴道或子宫者可选做后盆腔清除术；侵犯男性前列腺或膀胱而无其他组织结构受累可做全盆腔清除术。③病灶位于腹膜返折线以下，局限于黏膜或黏膜下层，分化程度高，肿瘤直径 <3cm 者，可做经肛门或经骶或经会阴局部肿

瘤切除术。④对原发病灶能切除伴有孤立可切除性转移灶者，可争取一期切除原发灶和转移灶；对转移灶不能切除者，宜将原发灶切除，术后给予其他辅助治疗。⑤癌肿局部浸润、固定，经分离后虽能切除，但对局部切除的彻底性有怀疑，估计局部复发的可能性较大，而肛提肌又可保留者，可选用 Hartmann 手术，局部标上银夹，术后辅以放射治疗。2 年后如局部无复发，而患者有恢复肠道连续性的要求，可再次剖腹探查，如确无异常情况，可行结肠直肠吻合术。⑥癌肿局部浸润、固定，分离切除困难而又无远处转移，可先做乙状结肠袢式造口，同时经直上动脉插管作区域性化学治疗或作放射治疗，如治疗后肿瘤缩小，则可考虑做二期肿瘤切除。如肿瘤变化不大或进一步发展，则继续保持乙状结肠造口状态，以防止梗阻。⑦癌肿浸润、固定，伴有远处转移或腹腔内广泛播散，宜做横结肠袢式造口，以防止梗阻。

（3）患者特点与术式选择：①某些高龄或有重要脏器功能障碍者，无法耐受经腹部的直肠切除术，肿瘤≤3cm 时可行经肛肿瘤局部切除，手术前、后应加行放化疗。晚期有梗阻者做姑息处理，用电灼、液氮冷冻或激光部分去除肿瘤组织或辅以支架以疏通肠道。②患者心理状态：这主要涉及保肛问题，原则上应在最大可能达到治愈的前提下才考虑患者的生存质量。但如患者一味追求保肛，就要考虑患者的意见，在有可能牺牲根治的情况下保留肛门。然而这种做法应是在患者具有强烈书面要求的情况下作为不得已的选择。③患者的经济情况：如患者仅有勉强进行手术治疗的经济条件，而无法保证后续的综合治疗，手术则以根治性切除为主。④患者的肥胖程度和盆腔大小：有些病例尽管直肠肿瘤位置不很低，但如果患者肥胖或骨盆狭窄，使得做结肠直肠手术吻合十分困难，这样很难保证吻合口严密性，在无吻合器的情况下不妨改行其他术式。

（4）双吻合技术的应用：自 20 世纪 70 年代始管状吻合器在我国逐渐得到应用。即使后来有了荷包缝合器，也未真正解决超低位吻合问题。双吻合器的出现改变盆腔深部进行直肠残端的缝合困难的问题，从而使原本切除后无法进行对端吻合的病例完成了低位或超低位吻合，不但提高了保肛率，而且吻合口瘘的发生率有了显著降低。目前结直肠双吻合器吻合和结肠 J 型袋肛管吻合已成为当前保肛手术中两个主要术式。

有资料显示，双吻合器吻合术后排便功能要优于 Park 手术，一般认为在距肛缘 6~7cm 的吻合，其功能良好；在距肛门 5cm 的吻合口常有排便功能不良，特别是吻合口距肛缘仅 3cm 者症状更重，这主要表现为排便次数增多、里急后重。但这种排便功能不良随着时间的推移一般均可恢复，一般不超过 1 年。近年国外为了改善术后的排便功能，有学者将结肠 J 袋肛管吻合术取代结肠肛管直接吻合术。资料表明，结肠 J 袋肛管吻合术后的控便功能至少在术后 1~2 年内明显优于结肠肛管直接吻合术，但长远来说两者差异并不明显。应用吻合器吻合的病例其吻合口狭窄的发生率高于手工吻合，因此要求吻合器管径宜在 32mm 左右。

（5）直肠癌的局部切除：直肠癌局部切除术是一种缩小手术范围，保留肛门括约肌的一种术式。它在现代直肠肿瘤的治疗中有着较为重要的作用。随着结肠镜筛查的逐渐普及，早期结直肠癌的诊断率逐渐提高，直肠癌局部切除术的临床应用也逐年增加。如果能够严格选择病例，早期直肠癌局部切除术的疗效也可以与传统根治手术相媲美，仅适用于黏膜或黏膜下层、≤3cm、低恶性或中等恶性、隆起型、早期低位的直肠癌，临床检查及腔内 B 超扫描需无可疑的肿大淋巴结。对于某些癌肿已浸润或穿透肌层，但患者年迈、体弱，伴心、肺、肝、肾等功能不全，不能耐受剖腹手术的患者，可选做姑息性局部切除术，术后辅以放疗和化疗。手术入路根据肿瘤位置和距肛缘的距离决定。距肛门较近的采用经肛门切除，距肛门较远的采用经括约肌入路或经骶尾入路。局部切除创伤小，手术简单，肛门功能好，可作为根治性或姑息性手术。但需严格掌握适应证，术后辅以放疗巩固疗效。

局部切除术的另一个进展就是经肛门内窥镜微创手术（transanal endoscopic microsurgery，TEM），这使原来限于低位直肠癌的局部切除术扩展到直肠上段，甚至乙状结肠。Buess 等在总结他们 113 例直、乙结肠癌采用 TEM 的结果时指出，虽无手术死亡，但术后发生严重并发症需再次手术者 8 例，占 7%，因此强调局部切除术不应超越黏膜下层。

（6）腹腔镜直肠癌切除术：腹腔镜手术是一种微创伤手术技术，它具有创伤小、安全性高、并发症少、康复快、住院时间短等优点，近年来越来越多地被应用到直肠癌手术。既往所担心的是能否达到根治要求和开窗部位复发问题，随着技术的熟练与同开腹手术相差无几，在淋巴结清除数目上亦无差异。在开窗部位复发的发生率最近的一些报道已为 0。为了保证腹腔镜直肠癌切除术的疗效，应遵循下列原则：①初起时应固定一组人员操作，以便较快地掌握手术要点，有利于降低手术死亡率和并发症发生率；②严格选择病例，目前仅适用于良性病变、早期癌肿和局限于肠壁的癌肿，并要求体型不胖者；③手术如感困难，应及时中转剖腹，切勿犹豫，以免发生并发症及其意外。

3. 根治性切除的新认识

（1）直肠系膜全切除：直肠癌根治性切除的范围应包括癌肿和其两端足够长度的肠段及其系膜、血管和引流淋巴结，以及受侵的邻近组织。1986 年 Heald 等首先报道并强调直肠系膜全切除（total mesorectal excision，TME）在直肠根治性切除术中的重要性。1992 年他们报道一组 152 例直肠癌按直肠系膜全切除的要求行根治性切除术，结果显示其中 42 例肿瘤远切端≤1cm 的病例中，术后未见复发；另 110 例远切端＞1cm 组中术后 4 例复发（3.6%），全组局部复发率为 2.6%，创造出大组病例复发率最低的记录。Heald 等提出的直肠系膜是指由盆筋膜脏层包裹的直肠背侧的脂肪、血管和淋巴组织。直肠系膜全切除的手术要求是在直视下在骶前间隙中进行锐性分离，保持包裹直肠系膜的盆筋膜脏层的完整无损，以防癌细胞播散、种植和残留。他们指出，即使直肠系膜内无淋巴结转移，亦常隐藏着腺癌细胞巢。以往人们采用钝性分离，不但直肠系膜切除不全，而且可引起癌细胞的播散和残留，可能这就是导致直肠癌根治术后局部复发率居高不下的主要原因。为了保证直肠系膜内转移的癌细胞被彻底清除，对行保肛手术的病例，肿瘤远端的直肠系膜切除应不少于 5cm。按照这一原则，Aitken 报道了 64 例直肠根治性切除术，其中 52 例为低位前切除，12 例为腹会阴联合切除，平均随访 33 个月，结果并无 1 例单纯局部复发。Wibe 等比较了 1978—1982 年间未采用 TME 时直肠癌根治性切除术后的局部复发率为 35%，而 1993—1996 年间 109 例，按 TME 原则手术后的局部复发率为 6.6%，两组差异有显著性。这些资料说明，直肠系膜全切除对提高手术疗效、降低局部复发率的重要意义。因此，作为直肠根治性切除，不论保肛手术或腹会阴切除术，都应按照直肠系膜全切除的操作原则来进行手术。除此以外，术中严格的无瘤操作也非常重要，为了消灭创面残留的肿瘤细胞，减少术后复发，笔者近来使用无水乙醇局部灌洗创面 30 秒，可有效杀死癌细胞，达到减少复发的目的。

（2）侧方淋巴结清扫的扩大根治术：日本学者自 20 世纪 70 年代起即致力开展侧方淋巴结清扫的扩大根治术治疗直肠癌。但由于手术创伤大，术后导致排尿障碍和性功能障碍，致使手术的推广采用受到限制。后来他们又提出了保留自主神经的侧方淋巴清扫术，实践证明一侧自主神经保留后排尿功能和性功能有所改善。但手术的疗效究竟如何呢？最近 Moriya 等报道了一组 565 例腹膜返折下 T_2 期以上的直肠癌治疗结果，448 例行根治性切除术，包括行侧方淋巴清扫者 322 例和一般根治术 126 例。向上转移与向侧方转移的 5 年生存率分别为 59% 和 43%，并无差异。在侧方淋巴结清扫的病例中，淋巴结受累侧自主神经切除与否，5 年生存率分别为 27% 与 53% （P < 0.01），有显著差异。故他们认为侧方淋巴结受累时该侧自主神经不宜保留，同时指出侧方淋巴结清扫的扩大根治术仅适用于直肠系膜内淋巴结有转移或癌肿已侵及肠周径一圈者。

4. 直肠癌并发症的处理

（1）并发肠梗阻的外科处理：肠梗阻是直肠癌的晚期并发症之一，可为突然发生，也可为逐渐发生。多由肿瘤增生阻塞肠腔或肠腔缩窄所致，也可由于肿瘤处发生急性炎症、充血、水肿、出血等所致。鉴于梗阻多发生在病程的晚期，患者常伴有恶病质，一般情况较差。手术治疗是绝对指征，但须重视积极的术前准备，目的是改善患者的全身情况，纠正紊乱的内环境，以提高对手术的耐受性和安全性。手术方式为：①原发病灶能切除者，无论是根治性还是姑息性手术，均要求予以一期切除。切除后肠道能吻合重建者，采用灌洗方法在台上清洁肠道。方法是经盲肠部插一 Foley 导尿管进入盲肠内，充盈气囊，用缝线紧缩；以防渗漏污染；从 Foley 导管灌入生理盐水 1 200ml；将结肠内容彻底排净后拔出 Foley 导管，缝合该处肠壁，再作肿瘤切除。如肠壁水肿严重宜作造口。②对原发病灶不能切除者，做乙状结肠或横结肠造口。

（2）直肠癌并发穿孔的外科处理：直肠癌并发穿孔有两种情况：①穿孔发生在癌肿局部；②近侧结肠穿孔，系癌肿梗阻的并发症。穿孔发生后，临床可表现为弥漫性腹膜炎、局限性腹膜炎或局部脓肿形成，弥漫性腹膜炎常伴有中毒性休克，病死率极高。直肠癌并发穿孔者应行急诊手术，手术原则为：①清理腹腔。②尽可能切除原发病灶。对无法切除病灶者做乙状结肠双管造口，一期开放减压。③对于近侧结肠所发生的穿孔，在癌肿切除后和结肠造口减压后，穿孔处予以修补缝合或将穿孔处造口。

5. 腹部造口的围手术期护理及其并发症防治　对直肠肛管恶性肿瘤患者来说，术后结肠造口是很常见的情况，术后做好护理不但使患者心理上感觉良好，而且可减少伤口感染，便于清洁卫生。现在许多造口都是一期开放，术后即可排便。为了做好护理减少污染，目前使用的一次性造口袋可解决此问题，方法是根据造口大小裁剪造口袋背面的猪油膏，然后将造口袋贴于造口周围的腹壁皮肤上，使造口突入造口袋内，排出的粪便可通过袋尾部的开口放出，并可进行冲洗。一个造口袋可使用 3～5d，术后使用 2～3 个袋即可维持到伤口拆线。

6. 综合治疗　肠壁和淋巴结阳性的直肠癌病例采用术后辅助放疗和化疗已成为常规，并有肯定的作用。

（1）放射治疗：手术切除虽然目前是治疗直肠癌的最好治疗手段，但单纯切除后局部仍有较高的复发率，无疑盆腔放射性治疗是清除残留癌细胞的唯一可供选用的方法。这种辅助性的放射治疗在于杀灭残留癌细胞或降低癌细胞的活性。临床应用方式有：①术前放射治疗：具有减弱癌细胞活性、减少术中癌细胞播散、缩小肿瘤、提高切除率等优点。缺点是手术时间要推迟，一般在放射治疗后 4～10 周手术才能进行，因而有增加远处转移的危险；放疗引起局部炎症和纤维化增加手术难度。放射治疗剂量以中等剂量为宜，为 3 500～4 500cGy；②术后放射治疗：在肿瘤切除后对可能有残留的地方标记银夹进行定位，有助于照射部位的精确性。术后放射治疗对减少盆腔内复发具有肯定效果。直肠癌与结肠癌不同的是放射治疗对直肠癌的效果是肯定的，对于估计首先行手术切除困难的晚期病例或高度恶性病例，术前放射治疗可增加手术切除机会和切除的容易程度，并可减少由于手术操作造成的转移。

辅助性放射治疗的选用：凡属Ⅲ、Ⅳ期的患者均适用于辅助性治疗。术前指检如发现肿块固定，活动度小，往往表示肿瘤已穿透肠壁侵犯周围组织，在未发展有远处转移时，可争取术前放射治疗。术后证实肿瘤已透出肠壁侵犯周围组织或证实有淋巴结转移或为直肠癌早期行局部切除者，术后可加行辅助性放射治疗。对手术的彻底性感到有怀疑者应及早进行。

（2）化学治疗：化学治疗是直肠癌综合治疗的重要组成部分。

（3）新辅助放化疗：在欧洲，直肠癌行新辅助放化疗得到众多医疗中心的认同。直肠癌在术前行直线加速器适型放疗2Gy/次，5次/周，总剂量46Gy，同时辅以5-Fu为基础的化疗，如FOLFOX6方案、MAYO方案2~4个疗程，术后再辅以化疗。术前放化疗能使直肠癌体积缩小，达到降期作用，从而提高手术切除率及降低局部复发率。多中心、随机、大样本资料显示，新辅助放化疗对直肠癌的治疗是有益的。推荐在Ⅲ、Ⅳ期结、直肠癌患者中应用辅助化疗、新辅助化疗；而在中低位、中晚期直肠癌建议新辅助放化疗。大多数文献报道在Ⅱ期患者中也可获益，Ⅰ期结、直肠癌患者不建议使用辅助化疗。

二、肛管癌

肛管癌（carcinoma of the anac canal）是发生在肛管及肛周皮肤的癌，占全部大肠癌的1%~2%。其发生可能与人类的乳头瘤状病毒、吸烟及宿主的免疫抑制等有关。近来在治疗原则上亦发生了根本的转变，多学科的综合性治疗在选择的病例中已逐渐替代了明显破坏性的单一手术治疗。

（一）概念

肛管目前概念尚不统一，可分为2种：①解剖学肛管：又称皮肤肛管，是指齿状线以下肛门开口的区域，其管腔内覆以移行皮肤，平均长为2.1±0.03cm，男性略长。②外科学肛管：又称括约肌肛管，是指齿状线以上约1.5cm的肛管直肠线（肛直线、Herrmann线），至肛门开口的区域。其管壁全部由内、外括约肌包绕，肛直线是直肠柱（Morgagni柱）上端的连线。平均长为4.2±0.04cm，男性略长。从某种意义上来讲，解剖学肛管比较合理，因为无论是从胚胎发育与解剖学上来看，还是从肿瘤发生与转归来看。但是直肠黏膜与肛管上皮没有截然的明显标志，也就是没有一种绝对的划分方法。

由于肛管目前的概念较不一致，也使肛缘的含义模糊。有的将解剖学肛管发生的癌称为"肛缘癌"；也有的将肛门为中心的直径5~8cm圆形区域内的皮肤癌称为"肛缘癌"，而从肿瘤学观点来看，"肛缘癌"的含义以后者为好。发生在肛管及肛周皮肤的癌以鳞癌（80%以上）最多见，其他还有基底细胞癌、一穴肛原癌（发生于移行上皮的癌）、腺癌（多由直肠癌向肛管播散，少数源于肛管腺）、恶性黑色素瘤，以及各种软组织的肉瘤等。多系浸润性生长。淋巴道转移是主要途径，一般转移到腹股沟淋巴结和盆腔淋巴结，恶性程度较高时可出现肠系膜淋巴结转移。

（二）临床表现与处理

1. 临床表现　主要表现为肛门处肿块、皮肤溃烂、结节形成、肛门狭窄、排便失禁、疼痛与血便等。肛管癌早期即可侵犯神经引起剧烈疼痛，尤其在排便时，疼痛明显加重，从而对排便恐惧造成便秘。排便失禁是因为肿瘤侵犯肛门括约肌所致。肛管癌肿有时外翻而突出肛门处呈菜花状，有的中央凹陷四周隆起呈环堤状溃疡，触之容易出血，多为鲜血，附在大便表面，故容易误诊为痔疮。若发生闭孔淋巴结转移而累及闭孔神经时，患者常顽固性会阴部疼痛并向大腿内侧放射。若淋巴引流向下与肛周皮肤淋巴结相汇合后引流至腹股沟淋巴结，或因肿瘤并发感染时，均可引起腹股沟淋巴结肿大、淋巴结质硬、固定融合时，多为癌肿转移所致。

肛管癌临床表现典型，指检与局部组织活检多能确诊。但应与痔疮、性病，以及其他肛管直肠良、恶性肿瘤鉴别。

2. 处理　以手术切除为主的综合治疗，手术前后辅助性化疗、放疗，以及其他中医中药、免疫治疗等。少数早期病例做局部切除即可达到治愈目的。大多数患者在确诊时已到进展期，因此，腹会阴联合切除术是主要术式，腹股沟淋巴结肿大时一并清扫。术后辅以放射治疗和化学治疗。

（王　旭）

临床常见病诊疗学

（下）

祁桠楠等◎主编

吉林科学技术出版社

第十五章　骨科疾病

第一节　拇指掌骨骨折

一、应用解剖及发病机制

第 1 掌骨是掌骨中最短、最粗的掌骨，分头、颈、干和基底四部分。但与其他掌骨比，头的曲率小，关节面宽阔，横径大于前后径。掌骨干短而粗，内、外侧面分别有第 1 背侧骨间肌、拇对掌肌附着。基底粗糙宽大，与大多角骨构成第 1 腕掌关节。其桡侧有拇长展肌腱附着，尺侧有拇短屈肌腱和第 1 背侧骨间肌附着。四面还有韧带加强。

第 1 掌骨的次级骨化中心位于掌骨近端，而其他掌骨则是位于远端。它与初级骨化中心愈合的时间也较其他掌骨晚 1 年左右。

第 1 掌骨骨折多发生于掌骨的近端，分关节内与关节外 2 种。前者包括有 Bennett 骨折和 Rolando 骨折。

1. Bennett 骨折　又称 Bennett 骨折 – 脱位，因为同时合并腕掌关节脱位。Bennett 于 1882 年最先描述。当第 1 掌骨处于轻度屈位时，作用其上的纵向暴力可使基底向近、背侧移动并与大多角骨撞击，由此可导致基底骨折。骨折线偏于掌侧，断面近乎与掌骨纵轴附着，留在原位不动或有轻微的旋转。而背侧骨折块，即第 1 掌骨，则在拇长展肌腱和拇收肌的协同作用下向桡背移位，第 1 腕掌关节呈现背侧脱位。掌侧骨折块通常小于基底关节面 1/3。

2. Rolando 骨折　有别于 Bennett 骨折 – 脱位，较少见，为 Rolando 在 1910 年最先描述。骨折线呈 "T" 或 "Y" 形，基底碎成 3 块或多块，预后较差。从形态上看，Rolando 骨折更像是粉碎型的 Bennett 骨折，除了掌侧基底与骨干分离之外，背侧基底也与掌骨干分离。

3. 关节外骨折　关节外骨折较常见，治疗也相对简单。骨折线有横形和斜形之分，但均不与关节相通。后者需注意与 Bennett 骨折相区别。远侧骨折段在拇长屈肌腱和拇收肌的牵拉下向掌尺侧倾斜，近侧段由拇长展肌腱牵向桡骨侧，致使骨折呈现向桡骨成角移位。

二、临床表现及诊断

临床上常表现拇指活动受限、疼痛以及手的捏、抓无力。检查可见局部肿胀、疼痛和压痛，拇指内收 – 外展和对掌运动受限。通过 X 线平片检查可明确骨折类型。

三、治疗

1. Bennett 骨折　治疗 Bennett 骨折 – 脱位的方法有 20 余种，绝大多数为非手术疗法。牵引和外展第 1 掌骨，同时向掌侧按压掌骨基底背侧，骨折及脱位极易复位，但放松牵引后也极易再脱位。因此，应先在掌骨基底背侧置放一个软垫，然后做短臂拇"人"字管形石膏，在石膏硬化前予以闭合复位，同时塑形石膏使其与肢体均匀贴合，将第1掌骨固定在外展位，利用突出的软垫抵住脱位趋势、维持复位到愈合。也有些学者设计了各种各样的支具，通过皮牵引或骨牵引来防止掌骨基底背向滑脱，同时维持第1掌骨于外展位。还有些学者认为，将第1掌骨固定在内收位不是外展位，会有利于骨折复位的维持。

闭合复位虽然容易，但要使关节面对合平整无台阶并靠外固定物维持这一位置到骨折愈合却非易事。因此，在闭合复位成功之后穿针做内固定，不失为一种值得推荐的治疗方法。具体步骤是牵引、外展掌骨做闭合复位，如果关节面光滑平整、无明显的台阶，可在影像增强器监视下经皮穿1根或2根针将两骨折块固定在一起。若掌侧骨块较小，可穿针至大多角骨，维持复位到愈合。术后，用短臂拇"人"字管形石膏做外固定，4~6周后拔针、开始功能锻炼。如果闭合复位后关节面仍有明显的台阶，则需行切开复位内固定：在第1掌骨桡背侧面沿大鱼际肌桡侧和近侧边缘做"L"形切口，从骨膜外显露骨折及第1腕掌关节，切开桡侧关节囊，在直视下复位直至关节面光滑平整无台阶，并用布巾钳做暂时固定，然后钻入加压螺丝钉。如果掌侧骨折块较小，可使用克氏针做固定，并将其中1根穿至大多角骨或小多角骨，以增加固定的稳定度。关闭切口前，应仔细修复关节囊。使用加压螺丝钉做内固定，次日即可开始进行适量的主动活动，但应佩戴保护性的外固定物至骨折愈合。用克氏针固定，还需用拇"人"字管形石膏做加强。4~6周后拔针，开始主动活动。

有文献报道，Bennett骨折-脱位即使复位不良，畸形愈合后拇指功能障碍也并不十分严重。但解剖位愈合可减少创伤性关节炎发生的机会，有利于关节运动功能的恢复，因此在条件允许的情况下还应以此为治疗标准。

2. Rolando骨折　治疗主要是依据骨折块的粉碎程度和移位幅度而定。骨折块较多，无法使用内固定，可行闭合复位外固定。单纯的拇"人"字管形石膏固定或皮牵引治疗，难以获得满意效果，尽可能不用，而用骨牵引或外固定架来维持复位。如果骨折块小而多，可在牵引一段时间之后待局部肿、痛消退，早期开始主动活动，以便能利用关节囊、大多角骨关节面引导及模板作用，使破损的基底关节面重新塑形。如果骨折块较大，可行切开复位，用螺丝钉、钢板或克氏针做固定，入路同Bennett骨折。

3. 关节外骨折　外展和背伸远侧骨折段通常可使横形骨折闭合复位，然后用短臂拇"人"字管形石膏固定4周。固定时应避免掌指关节过伸，不然会导致远侧骨折段屈曲。如果骨折相互嵌插，成角移位难于矫正，或解剖复位后难于维持，不要急于手术治疗。因为第1掌骨即便有20°~30°成角畸形，除外观局部隆起外，多无明显的运动功能障碍。

斜形骨折的稳定性较差，闭合复位之后如果用短臂拇"人"字管形石膏不能维持位置，可经皮穿针做内固定。

（张　路）

第二节　掌骨骨折

一、应用解剖及发病机制

掌骨为小管状骨，有5块，每块分底、体、头3部分。

（1）底：为近侧端的膨大，其近侧面与远侧列腕骨相关节，构成腕掌关节，但关节面不相一致，第1、第3、第5掌骨仅与一个腕骨相接，第2掌骨与大、小多角骨和头状骨相接，第4掌骨与头状骨和钩骨相接，因此，头状骨有与2~4掌骨相接的关节面。第1掌骨底呈鞍状，与大多角骨形成拇指腕掌关节。掌骨底两侧则与相邻掌骨底相接，形成掌骨间关节，但第1掌骨除外。

（2）体：横断面呈三角形，前缘分前内侧面和前外侧面，第2、第4、第5掌骨前缘有骨间掌侧肌附着，第3掌骨前缘有拇收肌横头附着，5个掌骨体的毗邻缘有骨间背侧肌附着。掌骨体较细，受到剧烈冲击后有时可引起骨折，由于屈肌力量强大，骨折片常向背侧成角。

（3）头：圆形，其球形关节面与近节指骨底相接，成掌指关节。关节面大部分位于掌侧，小部分位于背侧，关节面前后方向的凸度较横向方向凸度为大。当掌指关节屈曲时，近节指骨底滑向前方，掌骨头则露于外方，于体表可触及。

5个掌骨形状大小稍有差异。第1掌骨最短最粗，掌面凹陷，由一嵴分内外两面。外侧面较大，有拇指对掌肌附着；内侧面较小，可见滋养孔。背面宽广平滑。底为鞍状关节，外侧有小结节，有拇长展肌附着，内侧粗糙，有拇短屈肌附着。头的曲度较其他掌骨小，但横径最大，头掌面两侧，各有一隆起的关节面，与拇指的2个籽骨相接。

第2掌骨最长，底有3个关节面，分别与大、小多角骨和头状骨相接。底背侧面粗糙；有桡侧腕长、短伸肌附着；掌侧面有结节或嵴，有桡侧腕屈肌附着。体呈三棱柱状，稍弯向背侧。第3掌骨稍短于第2掌骨，底与头状骨相接，掌侧面粗糙，有拇收肌斜头和桡侧腕屈肌附着，背侧面有桡侧腕短伸肌附着。第4掌骨较短而细，底较窄，有二关节面与头状骨和钩骨相接。体较细，有3个骨间肌附着，外侧面有滋养孔。第5掌骨细而短，底关节面呈鞍状，与钩骨相接，掌面粗糙，有豆掌韧带附着，底的内面有一结节，有尺侧腕伸肌附着。

手的活动，作用力多集中在第1~3掌骨，第2掌骨的力量可经大多角骨、舟骨传递至桡骨，第3掌骨的力量可经头状骨、月骨传递至桡骨，而第4、第5掌骨的力量仅借头状骨经月骨间接传递至桡骨。掌骨的发育与上述功能有关。

掌骨骨折，可分掌骨头骨折、掌骨颈骨折、掌骨干骨折和基底骨折。其中，掌骨颈、掌骨干骨折最多见。

1. 掌骨头骨折　多为直接暴力所致，如握掌时掌骨头与物体的直接撞击等。但也有一部分骨折源于挤压伤、切割伤和扭转暴力。第2、第5掌骨头骨折发生率远远高于第3、第4掌骨，原因可能是它们位于手的边缘更容易遭受暴力作用。

2. 掌骨颈骨折　多发生在第5掌骨，其次是第2掌骨。多为作用于掌骨头的纵向暴力所致。掌骨头通常有近节指骨遮掩和保护，很少承受纵向暴力，但在手指屈曲呈握拳状后掌骨头凸出成为手的最远端，则易于遭受纵向暴力，导致颈部骨折。掌骨颈骨折很少出现侧方移位，但多有背向成角移位－掌侧皮质嵌插，远侧骨折段向掌侧弯曲。背向成角移位，若未矫正，凸向掌侧的掌骨头日后会在手握物时产生明显的不适感，握拳时手背侧掌骨头的隆凸也会因此而减小或消失。成角移位越大，不适症状越突出。

3. 掌骨干骨折　多发生于第3、第4掌骨，有横形、斜形、螺旋和粉碎骨折之分，可呈现短缩、背向成角和旋转移位。严重的短缩畸形可使手指屈、伸肌和骨间肌张力失调，影响手指伸直。背向成角畸形虽然对手功能影响不大，但有碍手背外观，有时也可引发肌腱自发性断裂，往往需要二次手术修整。旋转畸形可变更手指运动方向，妨碍手指屈曲握拳。

横形骨折：多为直接暴力所致。因骨间肌作用，骨折通常呈现背向成角移位；斜形、螺旋形骨折：多为扭转暴力所致。短缩、旋转与成角移位并存，但前二种移位更显著。第3、第4掌骨干的斜形骨折，由于掌骨头深横韧带的牵制，短缩移位相对较轻。而第2、第5掌骨的短缩则相对较重，并常有明显的旋转移位。粉碎性骨折：常发生于挤压伤或贯通伤之后，多并发严重的软组织损伤。

4.掌骨基底骨折 多由挤压等直接暴力所致。很少有侧方和短缩移位，但可有旋转移位发生。

二、临床表现及诊断

局部可有肿胀、疼痛、压痛或畸形，关节运动受限。正、侧、斜位平片摄影检查通常可显示骨折线的走行，但对于隐匿性骨折还需行体层摄影或 CT 检查。

三、治疗

第4、第5掌骨与头状骨、钩骨的连接较松弛，腕掌关节屈－伸运动幅度可达15°～30°，对颈部背向成角畸形所造成的手握物功能障碍有缓解作用。所以，小于40°的第5、第4掌骨颈背向成角对手握物功能常无明显妨碍。骨折如果稳定，可无须复位，仅予以无名指、小指及腕掌侧石膏托固定：取腕关节功能位、掌指关节50°～60°屈曲位、指间关节功能位即可。4周后，去除外固定物开始功能锻炼。第2、第3掌骨颈的背向成角移位应及时矫正，因为它们与远排腕骨连接紧密、彼此间无运动存在，无法缓解由成角畸形所引发的不适症状。

掌骨干骨折通常最好采用闭合方法治疗，如有多个掌骨骨折且伴有开放性软组织创伤时，则有内固定指征。复位时，矫正旋转移位最为重要。在骨折处穿入克氏针，从掌骨底的皮肤钻出；钻孔时将克氏针压成凸向掌侧的弓形，保持腕关节屈曲位，以便克氏针从腕背侧穿出。然后，将骨折复位，克氏针逆向钻入骨折远侧段，针尖在掌指关节近端停止。在皮下剪断克氏针近端。用夹板将腕关节固定于伸直位。掌骨颈骨折如果需要切开复位，也可采用类似的治疗方法。

适用于少数掌骨干骨折的另一个方法是经皮穿针。将掌指关节极度屈曲，用一根1.5mm 克氏针穿入掌骨头，达到骨折处。在 C 型臂机的协助下，通过手压和手法调整克氏针，将骨折复位，如刚才所述将克氏针从腕背侧穿出。回抽克氏针，使其远端恰好位于掌指关节近侧。

掌骨干斜行骨折，如果骨折长度相对于掌骨干直径的2倍，可采用骨折块间螺钉固定。其优点包括剥离骨膜少和内固定凸起减少。建议保护骨折处6周。由于骨折达到解剖复位，X 线片上通常看不到骨折愈合的征象。

许多掌骨头关节内骨折需要切开复位与内固定，特别是在关节面移位、产生关节不匹配时。这些情况应该采用克氏针固定。有时，这些骨折可导致移位骨折块的缺血性坏死。在急性掌骨骨折中，钢板与螺丝钉的使用虽然有限，为了对每个具体患者的治疗做出合理的判断，医生应熟悉该项技术，并有相应的器械。然而，据报道这种治疗方法的并发症发生率高达42%。

1. 切开复位与钢板固定　根据 Hastings 的观点，掌骨钢板固定的指征为：①多发性骨折，可见到明显移位或伴有软组织损伤。②移位的横形、短斜形或短螺旋形骨折。③关节内和关节周围粉碎性骨折。④粉碎性骨折伴有缩短和（或）旋转畸形。⑤伴有骨质丢失或节段性骨缺损的骨折。

钢板固定需要复位，用克氏针或复位钳临时固定后，再使用钢板。暴露骨折面，以便解剖复位。与较易显露边缘的第2、第5掌骨相比，在第3、第4掌骨用复位钳临时固定则比较困难。在大多数情况下，现有的复位钳不适合将钢板夹持至骨折近端与远端进行临时固定。可由一位助手维持复位，选好的钢板根据掌骨背侧塑型。通过靠近骨折部的一个螺丝孔固定钢板，维持复位，再在骨折对侧第一个螺丝孔固定。

对横形骨折来说，当掌侧皮质支撑恢复后，将钢板用作背侧张力带钢板较为理想。采用2.7mm 的动力性加压钢板（DCP）可达到良好的跨骨折线的加压效果；在稳定性骨折中，常用不太大的1/4管状钢板，也可通过偏心放置螺丝钉获得一定的加压。用3个手指的力量转动螺丝刀，最终拧紧这2个螺丝钉。拧入剩余的螺丝钉。

若要发挥张力带的作用，钢板必须准确地与掌骨背侧弓相匹配，或者稍超过，以便恢复前皮质支撑。如果没有前部皮质的支撑，钢板将会变弯和疲劳。有效地恢复前皮质支撑后，可保护钢板避免承受弯应力，而主要承受拉应力。短斜形和螺旋形骨折可使用骨折断端间的螺丝钉予以稳定，然后使用一个背侧钢板中和旋转应力。在使用"T"形或斜"L"形钢板时，应先固定钢板的侧臂或双臂，因为在侧臂（或双臂）中的螺丝钉将其下的骨折片向上牵拉至钢板时，可出现旋转畸形。对于关节内骨折，用1枚与钢板分开且垂直于骨折面的螺丝钉把2个关节骨折块拉到一起。可替代的方法是，在钢板的"T"形或"L"形部分的2枚螺钉可远离骨折部偏心置入，通过最终拧紧螺丝钉令两个骨折端加压。对于掌骨远端干骺端骨折，背侧钢板可能影响伸肌装置，使用2mm 髁钢板，放置于桡背侧或尺背侧，穿过副韧带起点的背侧结节，可有效地避免这种影响。

使用钢板固定掌骨骨折时，在骨折的远侧和近侧，螺丝钉都应至少穿过4层骨皮质。钢板的选择必须根据具体情况而定。需要使用中和钢板固定的短斜形或螺旋形骨折，可用1个1/4管状钢板和2.7mm 动力性加压钢板或1个1/3管状钢板固定，后者需要使用3.5mm 螺丝钉，这种支撑钢板需要避免载荷并进行早期骨移植。

2. 切开复位与螺丝钉固定　在长斜形或螺旋形骨折以及移位的关节内骨折累及25%以上关节面者，可行单纯螺丝钉固定。

在局部血肿和软组织清创后，进行骨折复位。局限性骨膜剥离1mm 或2mm，足以保证解剖复位。用复位钳或克氏针临时固定，根据骨折的解剖特点决定螺丝钉放置的位置。只有当螺丝钉与骨长轴成90°时才能最好地对抗使掌骨变形和缩短的轴向压力。与骨折面成90°置放的螺丝钉可良好地对抗扭应力。抵抗轴向及扭转载荷的最佳折中方法是将螺丝钉置于一个角的平分线上，该角的一条边与骨折面成90°，另一条边与骨长轴成90°。骨折尖端附近的螺丝钉放置必须准确，以确保螺纹固定于皮质并避免皮质裂开。

2mm 螺丝钉适用于掌骨干骨折，而2.7mm 螺丝钉对干骺端骨折更好。将螺丝钉头沉入骨质不仅能更好地分布载荷，还可消除螺丝钉头的突起。利用螺纹合适地抓持住远侧骨皮质，并可在近侧骨皮质的扩大钻孔内滑动，螺丝钉的扭转载荷可转化成轴向载荷，从而将2个骨折面加压在一起。掌骨头骨折通常可用1枚螺丝钉固定，而干骺端和骨干的骨折至少需要 2 枚螺丝钉固定。当骨折线长度是骨干直径的 2 倍时，单纯使用 2 枚或多枚螺丝钉即可达到稳固的固定。由于单纯螺丝钉固定不能提供足够的跨过短骨折线的旋转稳定性，所以应加用中和钢板或外固定。

3. 微型髁钢板固定　Buchler 与 Fischer 建议采用微型髁钢板治疗掌骨和指骨的关节周围损伤。手术指征有 5 个：①急性骨折伴有部分或完全性屈肌腱断裂，需要一期肌腱缝合和术后早期活动者；伴有部分或完全性伸肌腱损伤，这些肌腱的功能尚好或需要修复，以承受早期张力性载荷者；伴有关节周围的损伤，由于其伴随软组织损伤的严重性和损伤部位，很可能发生关节僵硬者。②断指再植。③指骨或掌骨的干骺端截骨，特别是伴有关节囊切开或肌腱松解术时。④手指重建（骨成形、带蒂移植、游离复合组织转移）需要稳定的骨骼固定时。⑤关节融合术。禁忌证有 3 个：①未闭合的骺板附近。②关节骨折块窄于 6mm 时禁用 2mm 钢板，窄于 5mm 时禁用 1.5mm 钢板。③髁刃及螺丝钉将进入关节内，但进入掌骨头的背侧隐窝除外。

（张　路）

第三节　肘部创伤

一、肘关节脱位

肘关节脱位很常见，多发生于青少年，成人和儿童也有时发生，约占全身四大关节脱位总数的一半。由于肘关节脱位类型较复杂，并以后脱位最常见，早期正确诊断及处理，后遗症少见，早期若未能及时处理或合并肘部及其他结构损伤时，常留有不同程度的肘关节功能障碍或畸形。

1. 损伤机制及类型　肘关节脱位主要系由于间接暴力所致。肘部系前臂和上臂的连接结构，暴力的传导和杠杆作用是引起肘关节脱位的基本外力形式。

（1）肘关节后脱位：是肘关节脱位中最多见的一种类型，以青少年为主要发生对象。如摔倒后，手掌着地，肘关节完全伸展，前臂旋后位，由于人体重力和地面反作用力引起肘关节过伸，尺骨鹰嘴的顶端猛烈冲击肱骨下端大鹰嘴窝，即形成力的支点。外力继续加强引起附着于喙突的肱前肌和肘关节囊的前侧部分撕裂，则造成尺骨鹰嘴向后移位，而肱骨下端向前移位的肘关节后脱位。

由于构成肘关节的肱骨下端内外髁部宽而厚，前后又扁薄，侧方有副韧带加强其稳定，但如发生侧后方脱位，很容易发生内外髁撕脱骨折。

（2）肘关节前脱位：单纯肘关节前脱位较少见，又常合并尺骨鹰嘴骨折。其损伤原因多系直接暴力，如肘后直接遭受外力打击或肘部在屈曲位撞击地面等，导致尺骨鹰嘴骨折和尺骨近端向前脱位。这种类型肘部软组织损伤较严重。

（3）肘关节侧方脱位：多见于青少年。分为内侧脱位和外侧脱位 2 种，通常是肘关节处于内翻或外翻应力所致，伴有肘关节的侧副韧带和关节囊撕裂，肱骨的下端可向桡侧或尺侧破裂的关节囊侧移位。因强烈内外翻作用下，由于前臂伸或屈肌群猛烈收缩引起肱骨内、外髁撕脱骨折，尤其是肱骨内上髁更容易发生骨折。有时骨折片可嵌在关节间隙内。见（图 15 - 1）。

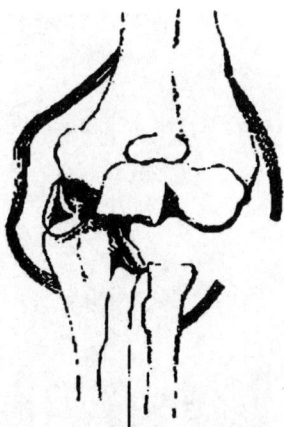

图 15-1 肘关节侧方脱位

（4）肘关节分裂脱位：这种类型脱位极少见。由于上下传导暴力集中于肘关节时，前臂呈过度旋前位，环状韧带和尺桡骨近侧骨间膜被劈裂，引起桡骨头向前方脱位，而尺骨近端向后脱位，肱骨下端便嵌插在二骨端之间（图 15-2）。

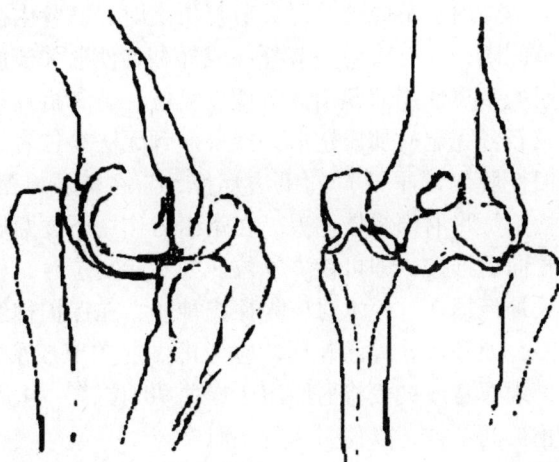

图 15-2 肘关节分裂脱位，左图为前后分裂，右图为内外分裂

2. 临床表现　外伤后，肘关节肿痛，关节置于半屈曲状，伸屈活动受限。如肘后脱位，则肘后方空虚，鹰嘴部向后明显突出；侧方脱位，肘部呈现肘内翻或外翻畸形。肘窝部充盈饱满，肱骨内、外踝及尺骨鹰嘴构成的倒等腰三角形关系改变。

X 片检查可确定诊断，是判断关节脱位类型和合并骨折及移位状况的重要依据（图 15-3）。

3. 治疗

（1）手法复位：新鲜肘关节后脱位：手法复位，多用牵引复位法。局部或臂丛神经阻滞麻醉，如损伤在半小时内亦可不使用麻醉。术者一手握住伤肢前臂、旋后，使肱二肌松弛后进行牵引，助手双手紧握患肢上臂做反牵引，先纠正侧方移位，再在继续牵引下屈曲肘关节，同时将肱骨稍向后推，复位时可感到响声，如已复位，关节活动和骨性标志即恢复正常，如果一人操作，可用膝肘复位法或椅背复位法。

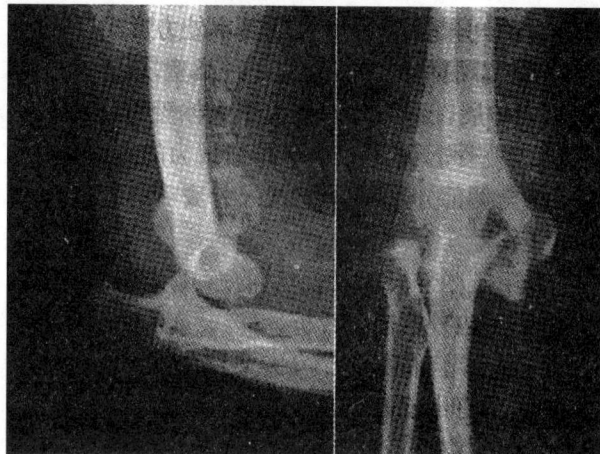

图 15 - 3　肘关节后外侧脱位

注意事项：复位前应检查有无尺神经损伤，复位时应先纠正侧方移位，有时要先将肘稍过伸牵引，以便使嵌在肱骨鹰嘴窝内的尺骨冠状突脱出，再屈肘牵引复位。若合并肱骨内上髁骨折，复位方法基本同单纯肘关节脱位，肘关节复位之时，肱骨内上髁多可随之复位；但有时骨折片嵌入肱尺关节间隙，此时将肘关节外展或外翻，使肘关节内侧间隙增大，内上髁撕脱骨折借助于前臂屈肌的牵拉作用而脱出关节得以复位。若骨折片虽脱出关节，但仍有移位时，加用手法复位，及石膏固定时加压塑形。如果嵌顿无法复位者，需要考虑手术切开。

对于某些肘关节陈旧性脱位（早期）的手法复位，需在臂丛麻醉下，做肘部轻柔的伸屈活动，使其粘连逐渐松解。将肘部缓慢伸展，在牵引力作用下逐渐屈肘，术者用双手拇指按压鹰嘴，并将肱骨下端向后推按，即可使之复位。如不能复位时，切不可强力复位，应采取手术复位。如合并有尺神经损伤，手术时应先探查神经，在保护神经下进行手术复位，复位后宜将尺神经移至肘前，如关节软骨已破坏，应考虑做肘关节成形术或人工关节置换术。复位后的处理：复位后，用石膏或夹板将肘固定于屈曲90°位，3~4周后去除固定，逐渐练习关节自动活动，要防止被动牵拉，以免引起骨化肌炎。

（2）手术治疗

1）手术适应证：新鲜脱位闭合复位失败者；肘关节脱位合并肱骨内上髁撕脱骨折，骨碎片复位差；陈旧性肘关节脱位，不宜闭合复位者；一些习惯性肘关节脱位患者。

2）开放复位：需在臂丛麻醉下。取肘后纵形切口，肱骨内上髁后侧暴露并保护尺神经。肱三头肌肌腱做舌状切开。暴露肘关节后，将周围软组织和瘢痕组织剥离，清除关节腔内的血肿、肉芽及瘢痕。辨别关节骨端关系并加以复位。缝合关节周围组织。为防止脱位可采用一枚克氏针自鹰嘴至肱骨下端固定，1~2周后拔出。

4. 并发症　僵直和创伤后关节炎是肘关节脱位后的常见并发症。早期解剖复位对防止关节炎改变是必要的，但可能会有一定程度的关节伸直受限。

异位骨化很常见，包括侧副韧带和关节囊的钙沉积，但它很少需要治疗。严重的异位骨化几乎可以造成肘关节的完全融合。异位骨化在脱位后很常见，最早可于伤后3~4周在X线摄片上看到，它的严重程度似乎与损伤的大小及固定时间的长短有关，也与肘关节早期被动牵拉有关。坚强的内固定、骨折修复后彻底冲洗软组织、早期活动也许可减少异位骨化。

二、桡骨头脱位

1. 解剖与分型　桡骨头参与 2 个关节的组成：其环状关节面与尺骨桡切迹籍环状韧带和方形韧带的束缚构成上桡尺关节；桡骨头凹与肱骨小头构成肘关节的肱桡部分。在临床上诊断桡骨头脱位一般都以肱桡关系的改变进行判断。正常情况下，在肘关节正位 X 线片上，桡骨干上段轴线向近侧的延长线应通过肱骨小头关节面的中点，向内侧或向外侧的偏移均视为桡骨头脱位。在侧位片上，肱骨小头与桡骨头凹在肘关节任何的屈伸位置上都是一个相应的杵臼关系。在肘关节屈曲 90°的侧位 X 线片上，桡骨干轴线向近侧的延长线应通过肱骨小头中心，向前或向后的移位分别诊断为前脱位或后脱位。

桡骨头脱位一般分为前脱位和后脱位 2 种类型。

前脱位：桡骨头脱位于肱骨小头前方，为前臂旋前暴力所致。当前臂处于旋前位，桡侧突然遭受暴力冲击时，也可造成桡骨头前脱位。暴力大者，将桡骨头推向尺侧嵌入肱肌肌腱中，闭合复位难以成功。

后脱位：桡骨头脱位于肱骨小头后方，为前臂轴向暴力所致。其发生机制为当肘关节过度屈曲时，桡骨头与肱骨小头上位的桡骨窝（Radia Fossa）相抵，前脱位已无空间。当前臂于旋前位，桡骨干即斜向交叉在尺骨干上，其纵轴方向为自内下斜向外上，桡骨头已具向外后脱位之势。此刻若前臂遭受轴向暴力，自腕部沿桡骨干向上传达，即迫使桡骨头冲破环状韧带向后外方脱出，由于与肱骨小头撞击，常合并桡骨头前侧边缘骨折。若暴力仍未中止，进而发生下桡尺关节分离，形成前臂两极性脱位或同时发生尺骨骨折。

根据桡骨头脱位的程度分为 2 度：

Ⅰ度：肱桡关节的杵臼关系移位，但未完全分离，即桡骨头半脱位。

Ⅱ度：肱桡关节的杵臼关系完全移位，桡骨头脱出在肱骨小头的前方或后方，即桡骨头完全脱位。

陈旧性孤立性桡骨头脱位在 X 线片上的特点是桡骨头凹发育呈凸状，桡骨干发育较长，这是由于桡骨头长期失去肱骨小头的生理挤压所造成的。陈旧性孟氏损伤应伴有尺骨弯曲畸形，必要时拍健侧前臂 X 线片对比。先天性桡骨头脱位是双侧性的，一般无临床症状。

2. 鉴别诊断　桡骨头脱位的诊断一般不会发生困难，关键在于与陈旧性桡骨头脱位、陈旧性孟氏骨折和先天性桡骨头脱位相鉴别，以便选择正确的治疗方法，可从以下几个方面考虑：外伤史、临床体征、X 线相片显示的桡骨头形状、尺骨是否异常弯曲、对侧前臂 X线片对比，给予正确诊断，杜绝医源性伤害。

3. 治疗　新鲜性桡骨头脱位的复位一般比较容易。复位后，前脱位肘关节屈曲 90°，前臂旋后位固定；后脱位肘关节半伸位，前臂中立位固定，固定时间为 3 周，固定器材为长臂石膏托。前脱位复位后不稳定的病例，肘关节固定在过屈位，以不影响前臂血运为度。复位失败的病例，应及时切开复位，修补环状韧带，不稳定者用 1 根克氏针固定，肘关节屈 90°位，针自肘后穿入桡骨头，3 周后拔除。

小儿陈旧性桡骨头脱位可采用切开复位、环状韧带重建术。环状韧带取材于肱三头肌外缘。对桡骨头凹呈凸状改变，桡骨干超长的病例，可同时行桡骨头关节面成形术和桡骨干短缩术，小儿不应行桡骨头切除术。成人陈旧性桡骨头脱位有临床症状者可行桡骨头切除术。

先天性桡骨头脱位无症状者不予处理，有疼痛、功能障碍和外观明显畸形者，可用桡骨头切除术治疗。但对儿童桡骨头骨折不应做头切除术，术后容易发生桡尺骨交叉愈合或桡骨头再生，建议不用该术式。

三、桡骨头半脱位

本病又叫牵拉肘，其名称形象地描述其受伤机制和特征。本病的其他诊断名称有：桡骨头半脱位、牵拉性桡骨头半脱位、上尺桡关节环状韧带半脱位和保姆肘等。

本病为幼儿常见损伤，4岁以下最常见，占90%，发病高峰期在1~3岁，男孩多，左侧较右侧多见。

1. 解剖特点及其发病机制　牵拉肘是在幼儿肘部伸直和前臂旋前位突然牵拉手腕部所致，在其要跌倒的瞬间猛然用力向上拽其胳膊，或给幼儿穿衣服时用力猛拉其手所致，也可在摔倒后造成，比较少见。其好发于幼儿，与其肌肉、关节囊韧带薄弱、松弛和富于弹性的特点有关。Stone、Ryan、Salt以及Macra和Freeman等分别对不同年龄婴儿尸体标本的发病机制进行了探索，发现骨性桡骨头直径明显大于桡骨颈，两者比例与成人截然不同，并得出较为一致的结论，即牵拉肘是由环状韧带牵拉桡骨颈至桡骨头部所致。

2. 临床表现与诊断　患儿牵拉伤后，常立即出现哭闹，患肢拒绝活动和持物。大多数患者家属能明确指出是由于胳膊被拽伤后引起。

检查可见患肢常处在旋前位，肘关节屈曲，或用对侧手扶着患肢。肘部一般无肿胀，桡骨头外侧拒按，肘部被动屈伸尚可，但旋前旋后活动受限，有交锁感。施力抗阻旋后引起患儿瞬间剧痛，可感关节内有一弹响。

X线影像表现骨关节无明显改变，诊断价值不大。

根据牵拉伤病史和局部检查无明显骨折征象便可初步诊断，手法复位后症状消失便能确诊。仅对个别伤因不明确或临床表现不典型或者须拍片排除骨折。

3. 治疗及预后　本病治疗比较简单，手法复位容易，操作前最好先哄得患儿合作。复位方法：术者一手握住患儿肱骨下段与和肘部，另一手握住前臂远端，使肘关节屈曲90°，并小心保持前臂旋前位置不变，在两手对抗牵引下迅速施力使前臂旋后，此时常可感觉关节内一声弹响，随后疼痛消失，患肢活动自如。复位后三角巾悬吊数日或1周，应告知患儿父母在5岁前牵拉手腕有再脱位的危险性。

个别患儿前臂旋后时无复位感觉，弹响可能在反复旋转前臂1~2次后出现。早期国外文献虽曾报道1例5岁患儿因环状韧带陷入关节太多而需手术切开韧带复位，这种情况十分罕见。

大多数患儿手法复位后症状马上消失，若患肢活动完全恢复正常则无须制动，但要避免再受牵拉。个别患儿复位后局部仍有疼痛不适，或患肢尚不敢随意活动，可能是就诊晚，复位距受伤时间长，或合并环状韧带撕裂，故症状还会持续3~5天，宜用颈腕带或长臂后托石膏固定1~2周，直至症状消失。

本损伤预后良好，2岁以下容易复发，约5%的患儿因牵拉手腕再发脱位，这些患者最好予以石膏托固定2~3周。随着年龄的长大，肌肉与关节囊韧带增强则对此病有自限能力，5岁后发病已很少见。

四、尺骨鹰嘴骨折

尺骨鹰嘴骨折是肘部常见损伤，成人多见。除少数尺骨鹰嘴尖端撕脱骨折外，大多数病例骨折线波及半月状关节面的关节内骨折。由于肘关节伸、屈肌的收缩作用，骨折很容易发生分离移位。因此，在治疗时，恢复其关节面的正常解剖对位和牢固固定、早期活动关节是获得良好功能的重要措施。如果关节面对合不整齐，日后可能引起创伤性关节炎，导致关节疼痛和功能受限。

1. 损伤机制　尺骨鹰嘴骨折的损伤多由间接暴力引起。当跌倒、手撑着地时，肘关节呈半屈状。肱三头肌猛烈收缩，即可将尺骨鹰嘴造成撕脱骨折；或在肘部着地时，肱骨下端直接撞击尺骨半月切迹关节面和肱三头肌向相反方向的牵拉，致鹰嘴骨折。甚至可造成肘关节前脱位伴鹰嘴骨折。直接暴力打击所造成的骨折，可能是粉碎性骨折。只要在骨折发生的瞬间，肌肉收缩力量不是很强烈，骨折移位并不明显。

尺骨鹰嘴骨折后，其正常解剖关系遭受破坏，骨折近侧段和远侧段分别受到附着的伸、屈肌收缩牵拉作用，失去生物力学平衡。止于尺骨近端粗隆的肱肌和附丽着尺骨鹰嘴的肱三头肌，司肘关节屈伸运动的动力。尺骨鹰嘴关节面侧为压力侧，鹰嘴背侧为张力侧，在二者之间是中性轴，既无压力也无张力。骨折后，通常以肱骨远端（滑车部）为支点，致骨折背侧张开或分离。这种骨折的应力特点是治疗中的注意点。

2. 解剖特点　尺骨鹰嘴骨折合并肘关节前脱位完全不同于单纯的肘关节脱位，尺骨鹰嘴是尺骨近端后侧大的隆起弯曲部分。它位于皮下尤其容易导致直接损伤。尺骨鹰嘴与尺骨近端前侧的冠状突之间形成一个大的半月形切迹，此半月切迹与肱骨滑车构成关节，它保持肘关节前后平面的活动并保持稳定性。关节软骨面与冠状突之间有一段软骨缺如区称为骨裸露区，因此在鹰嘴骨折复位时不要以为软骨面能够完全覆盖骨质。

尺骨鹰嘴的骨化中心 10 岁左右出现，16 岁左右融合。但也有成人骨骺未闭的报道，多见于双侧有家族史。这种情况应与肘髌骨相鉴别，肘髌骨是在肱三头抵止于鹰嘴处出现的骨化。骨骺未闭，肘髌骨都应与尺骨鹰嘴骨折相鉴别，尤其肘部创伤后，必要时应拍健侧 X 线片进行对比以防漏诊或误诊。

3. 临床表现　尺骨鹰嘴骨折后局部肿胀明显。由于肘关节内积血，使肘关节两侧肿胀，隆起。压痛比较局限，有时可触及骨折线。肘关节呈半屈状，伸屈功能障碍。X 线片可见明显骨折，并明确骨折类型和移位程度。

4. 骨折分型　骨折分为 4 型：

Ⅰ型：A. 撕脱骨折，关节内；B. 撕脱骨折，关节外。

Ⅱ型：横形或斜形骨折。

Ⅲ型：粉碎性骨折。

Ⅳ型：靠近冠状突水平的骨折，常造成前脱位。

无移位骨折，必须满足 3 个条件：①骨折块分离小于 2mm。②肘关节屈曲 90°时，移位无增加。③可以主动抗重力伸肘。

5. 治疗

（1）手法复位

1）无移位骨折：不完全骨折无须复位，一经确诊，即可用上肢托石膏固定于功能位置。3~4周后拆除石膏，进行功能锻炼。

2）轻度移位骨折：在无麻醉下将肘关节置于130°~140°位，使肱三头肌放松。术者握紧伤肢的上臂，一手用鱼际抵于鹰嘴尖部，用力推按，使骨折对合复位。复位后上肢伸130°，石膏托固定，3周后开始功能锻炼。

（2）手术开放复位和内固定：适应证：骨折移位明显，经手法复位失败或不宜手法复位者均应采用手术切开复位内固定治疗。

钢丝交叉固定：于骨折线两面侧约为1.5~2.0cm处，相当于鹰嘴厚度的1/2处横向各钻一孔，将22号钢丝一端穿过骨折的近端或远侧端的骨孔，再斜向绕过鹰嘴背侧贯穿另一骨孔，使绕过骨折线的钢丝在鹰嘴背侧紧贴骨面呈"8"字形交叉，抽紧钢丝打结并扭紧固定。张力带固定后，将肘关节轻轻伸屈活动，在直视下观察骨折对位是否足够稳定。上肢石膏固定，肘关节固定在90°或略＞90°，2~3周后拆除石膏，进行关节功能活动。

克氏针钢丝张力带固定：克氏针穿过骨折线的，自尺骨上1/3骨嵴两侧穿出，留3cm针尾并折弯，以防克氏针滑动后针尾刺激皮肤影响关节功能活动。将钢丝绕过鹰嘴尖及骨干的针尾在尺骨背面交叉，组成张力带钢丝固定。则术后可不用外固定，早练习肘关节活动，可使用肘关节功能早日恢复。

五、桡骨近端骨折

桡骨近端骨折（桡骨头、颈骨折）是成人较为常见的肘部损伤，常常合并有其他的损伤。占近20%；随着对骨折类型及相关软组织损伤认识的增多，骨折内固定技术的提高，对于桡骨近端骨折（桡骨头骨折）要重新认识和评价。桡骨头是肘部第二个重要的稳定结构，很显然，在肘部最重要的稳定结构被损伤的前提下，再行桡骨头切除是不当的。

1. 损伤机制　一般多是从高处跌落或摔伤，肘伸直，前臂旋前手着地位，暴力经桡骨下端向上传达，使桡骨头撞击肱骨小头。肩外展时，肘伸直支撑身体的同时伴有强大的外翻力，可使桡骨头外侧劈下，或合并内侧副韧带及肘关节脱位的联合损伤。

2. 分型

Ⅰ型骨折（无移位骨折）：桡骨头纵轴平行或斜行劈列骨折，或头颈之间嵌插、桡骨头外形正常。

Ⅱ型骨折（有移位骨折）：可表现为桡骨头边缘劈裂，1/3、1/2纵形劈裂向外下移位。或桡骨头颈部横断骨折，桡骨头向外移位。

Ⅲ型骨折（粉碎性骨折）：可表现为多种不同形式，如桡骨头外形正常、多发裂纹骨折，或无明显移位、桡骨头粉碎骨折，桡骨头大体外形正常或转变移位。

Ⅳ型骨折（合并联合损伤的粉碎骨折）：本型较为少见，由于强大外翻力，使桡骨头造成粉碎性损伤，有时骨碎片可嵌入关节间隙内，或合并尺侧副韧带损伤、肘关节半脱位。

桡骨头骨折分类已经经历了相当大的进步，Scharplatz 和 Allgower 甚至将造成损伤的力量和方向不同把有关肘部损伤分为两大类；①纯粹轴向力造成的损伤。②继发于内翻和外翻力的移位。早期 Carstam、Bakalim、Mason 的分型多考虑骨折的 X 线片的表现，而忽视了其他损伤。改进的 Mason 的分类在其基础上补充了第四类：伴有肘关节脱位的骨折。这种分类方法被很多医者采纳。见图15-4、图15-5。

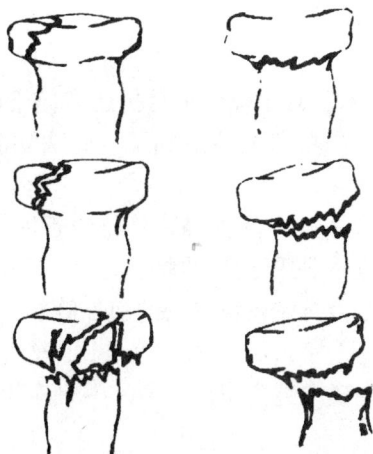

图 15 - 4　改进的桡骨头
骨折 Mason 分类系统

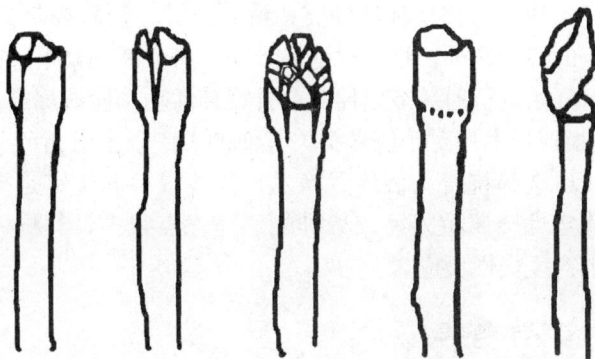

图 15 - 5　Red dim 的桡骨头骨折分类系统

3. 临床表现及诊断　肘关节外侧局限性肿胀、压痛、关节活动受限和前臂旋转障碍，Ⅱ型、Ⅲ型、Ⅳ型骨折可有关节活动痛及骨摩擦音，或肘外展过度活动（尺侧副韧带损伤），骨块在关节内嵌插的关节交锁症状。外伤史及相应临床表现体征。

X 线片及影像学检查对于明显骨折、移位的诊断无困难。Ⅰ型骨折早期看不清楚骨折线，但有肘外侧的明显肿胀、压痛，应做相应的治疗和观察，1~2 周复查 X 线片如出现骨折线即可确诊。CT 检查：可从横断面了解骨折粉碎、骨块移位，以及有无关节间隙内小碎骨块。二维和三维 CT 可立体的了解骨折移位方向，为手术和治疗提供帮助。

4. 治疗

（1）非手术治疗

Ⅰ型骨折：用屈肘位石膏托 2~3 周固定后，功能锻炼。

Ⅱ型骨折：对移位的Ⅱ型骨折，波及关节面 1/3 或移位小或骨折块关节面向外下移位，倾斜在 30°以下。可以在骨折间抽血肿（在局麻下），轻度牵引下推挤桡骨小头，同时做前臂轻度旋转活动，可使骨折得到较满意的复位，用屈肘石膏托固定 3~4 周开始功能锻炼。

Ⅲ型骨折：对一些桡骨头粉碎性骨折，但桡骨头轮廓大体正常，或移位不明显，一样用石膏托固定 3~4 周后开始功能锻炼。

（2）手术治疗

1）首先做切开复位内固定术：对于桡骨头骨折还多偏于内固定治疗，尽管很多报道说切除桡骨头后效果良好，但最近一些研究注意到了桡骨头切除后有桡骨向近侧移位和握力下降。

随着小型内植物的设计和应用技术的提高，使桡骨近断骨折的内固定更可靠。手术入路：为标准的外侧切口，辨认在肘肌和尺侧伸腕肌之间的间隙，切开筋膜，清除骨折处血肿，显露骨折断端，最常见的是骨折波及桡骨头的前外侧部分，这使得容易接近复位和在可视下进行克氏针内固定（1 根或 2 根 2.0mm 或 2.7mm 螺丝钉），或手臂中立位时钢板直接应用于桡骨头和颈的外侧，不会碰及近侧桡尺关节。一旦应用固定，应该在闭合伤口之前检查前臂旋转范围。

2）桡骨头切除术：对粉碎、移位桡骨头骨折，关节活动受限碎性骨折合并肘关节半脱位，但尺侧韧带完整，或经过闭合复位不成功的病例均为桡骨头切除的指征。多数学者认为应在伤后早期（1 周内），效果最好。手术方法：肘外侧或后外侧切口，从肘后肌和伸肌之间间隙暴露肱桡关节囊，注意保护桡神经深支，清除血肿，切除桡骨头（1~1.5cm）不能低于肱二头肌腱抵止点的桡骨转子。将碎片清除干净，将骨断端修平，圆滑，关闭伤口。术后三角巾悬吊，数天后开始进行肘关节屈伸及前臂旋转活动功能锻炼。

3）桡骨头假体置换成形术：对于桡骨头关节面的 1/3 以上骨折碎片时，部分及完整切除桡骨头效果不好，所以选择桡骨头假体置换术，假体置换的优点是提供较正常的关节关系、减轻疼痛。内在稳定性金属植入物较聚硅酮假体优点很多，其机械性能更稳定、更耐磨，而且不会在肘关节产生炎性反应。

六、肘关节损伤后遗症

肘关节损伤后遗留后遗症较多，这和肘关节的解剖因素有关；另外和早期的治疗不当亦有关系。

1. 骨不连　骨不连常见于肱骨外髁骨折，偶尔也见于内侧髁骨折。X 线片上肱骨外髁骨骺与肱骨下端明显分离，但临床上外观多不易发现。多数由于患儿外伤后没有得到及时的、正确的诊断及不合理的治疗，待伤后几个月肘部功能仍不佳时再进一步诊治，此时已失去了最好的治疗时机。另外虽然诊断正确，在治疗中因各种原因造成骨折块的移位，局部纤维性连接，而发生骨不愈合。对于损伤年限短者，应积极治疗。手术时将肘关节内瘢痕切除，将原骨折面重新凿出新鲜骨面，尽量达到解剖复位，内固定要坚强。也有人提出要植骨，促进骨愈合。固定时间较新鲜骨折长，一般为 8 周左右。对于损伤多年、骨折块硬化、肘外翻较重者，也不应对骨折片做手术切除，即使不愈合，对于肘关节的稳定仍有一定作用。若提携角过大影响功能，宜考虑行髁上截骨术。

2. 畸形　肱骨远端髁软骨损伤后都将发生不同程度的肘关节畸形。骨折时骨骺板发生损伤，造成局部血液供应障碍，或是骺软骨内的营养血管损伤，影响软骨细胞生长，导致骺软骨发育障碍。

肘内翻畸形是肘部骨折后常见的晚期后遗症，特别是整复不良的肱骨髁上骨折、髁间骨折。部分肘内翻畸形是由于肱骨下骺损伤后，其内侧部分早期闭合，在生长发育过程中逐渐形成肘内翻畸形。肘内翻畸形临床表现为携物角消失成负角，行走中手臂自然摆动时肘部向体侧突出，极为显眼。肘关节活动多无障碍（如为髁间骨折后遗症则常有功能障碍）。必须拍摄肘关节 X 线片，以判明其成因，并通过 X 线片测量肘内翻的度数，制定截骨矫形方案。通常以肱骨髁上截骨术（角度截骨）矫正畸形，矫正的角度为肱内翻的度数加上正常携带角度数，由于携带角大小因人而异，故应拍该患者的健侧肘关节 X 线片以测量其携物角的准确度数。

手术采用肘外侧纵向切口，经外侧肌间隔，于肱骨髁上部位做前后方的剥离显露该部骨质，理想的截骨平面应选择髁上关节囊附丽部的上方，按术前预定计划做楔形截骨，充分纠正肘内翻畸形。为保持截骨端的稳定，截骨时应保持肱骨髁上部位内侧方骨膜的连续性，也可以使用内固定（如钢丝、记忆合金骑缝钉）。术后仍需长臂石膏前后托保护 4~6 周。

儿童期的肘内翻畸形，因其骨骺尚未闭合，不宜手术治疗，应待其骨骺闭合，生长发育停止时再行手术矫形。

肱骨外髁骨折有时可遗留肘外翻畸形。如合并尺神经炎的症状，可行楔形截骨和尺神经前置术。

肱骨内外髁骨折还可能遗留鱼尾样畸形，引起关节面不平整，是创伤性关节炎的主要原因。

3. 迟发性尺神经炎　造成迟发性神经炎的原因有二，一是早年的肘部骨折遗留有肘外翻畸形（如畸形愈合的髁上骨折，不愈合的肱骨外髁骨折或儿童期的肱骨下骺损伤而致发育畸形），致使尺神经长期受到牵张、摩擦，而变性麻痹。另一原因则是早年肘部骨折造成肘后尺神经沟不平滑，致尺神经长期受到摩擦而变性麻痹（如畸形愈合的内上髁骨折）。常于肘关节创伤后 10 年左右出现尺神经麻痹的症状和体征。

临床表现：早期症状仅是肘内后方疼痛、环、小指麻木感，继之出现环小指伸直障碍，无力，严重时可累及尺侧屈腕肌、无名小指的指深屈肌、小鱼际肌、骨间肌、尺侧两条蚓状肌、拇内收肌，造成肌肉麻痹，有时可累及拇短肌深头。故临床检查可见到尺神经支配区的感觉障碍，无名小指的爪状畸形，小鱼际及骨间肌的萎缩（特别是第一骨间背侧肌），及受累肌肉肌力减弱。肘后内侧、尺神经沟处可触及增粗的尺神经，有触痛及放射感，沿尺神经沟处可触及异常骨突。

X 线片可判明肘外翻的原因和程度，如无肘外翻，应拍尺神经沟的切线位 X 线片以判明该部位的异常骨突或增生，必要时可做 CT 检查。

应行尺神经前置术，即小心切开尺神经沟的纤维鞘，游离尺神经至第一个肌支（关节囊支可切断），将其移至肘前肌床上。术后可使用神经营养药物，促进其恢复。如存在肘外翻畸形而欲截骨矫形，亦可同时进行。

4. 创伤后肘关节功能障碍　肘关节创伤后造成肘关节伸屈活动受限者，约占 1/3，但对生活和工作构成显著影响而需手术治疗者并不多见。相对而言，屈肘功能较伸肘功能更重要，因此，屈肘受限更具手术治疗价值。

（1）原因：包括关节外因素和关节内因素。

1）关节外因素：畸形愈合的骨性阻挡物；创伤后异位骨化；关节周围软组织的粘连挛缩（肌腱、韧带）。

2）关节内因素：关节囊粘连挛缩；关节内粘连；关节内骨折后关节关系破坏。

（2）治疗：手术前应详细检查，明确功能受限的各种成因及哪些是主要的，哪些是次要的，然后做出手术计划，解决主要矛盾。针对不同情况，可以使用下列手术改善肘关节功能。

1）骨突或异位骨化切除：骨折畸形愈合所形成的骨性突起可以成为阻挡而影响肘关节的活动。如肱骨小头骨折上移并畸形位愈合的折块能阻碍肘关节的屈曲；畸形愈合的肱骨髁上骨折，其前突的近端也能阻碍屈曲；陈旧孟氏骨折，脱位的桡骨头会妨碍屈肘。切除这些骨突即会明显改善肘关节的活动。

创伤后异位骨化（曾被称为骨化性肌炎）好发于肘部创伤后，特别是肘部手术创伤较重，术后血肿较重者，儿童中发生率较高。一旦发生将严重影响肘关节的活动。切除此种骨化，掌握时机极为重要，过早地施术将引发更严重的骨化，使手术失败。创伤后异位骨化其发生发展规律，如骨折的愈合过程，手术应在其成熟静止期进行（即当 X 线片上显示成骨均匀一致，边缘清晰而范围缩小时）。如按时间推算，以发生在创伤后半年以上手术为宜。

2）关节松解术：以粘连为主者，宜行关节松解。为使术后能早期进行功能锻炼，应使用内、外两侧的侧方切口（以内外上髁为中心的纵形切口），将前后关节囊与骨面之间的粘连彻底剥离，将关节间的粘连分开（肱桡及肱尺关节），将冠状突窝及鹰嘴突窝内的瘢痕组织刮除干净，必要时松解内外侧副韧带。直视下被动伸屈肘关节（用力适度），延伸紧张的肌肉及残留的粘连，以达到接近正常的活动范围。为避免拉伤尺神经（经常发生），应游离尺神经并前移至肘前，再做手法屈肘。术后使用 CPM 机连续活动关节，如无此设备，应令患者自行锻炼，每晚在所能取得的最大屈曲位以颈腕带固定，直至 3 周。

3）肘关节成形术：适用于关节解剖形态破坏殆尽，不可能通过松解改善者。成形术可恢复关节的活动，但关节稳定性差，肌力弱，目前使用日益减少，已被近年兴起的肘关节置换所取代。

（张　路）

第四节　肩关节脱位

一、应用解剖

盂肱关节是肱骨头与肩盂构成的关节，通常也称肩关节，是全身活动范围最大的关节，也是全身大关节脱位中最常见的部位。约占全身 4 大关节（肩、肘、髋、膝）脱位的 40.1%。肩关节前脱位同时如发生盂前缘的压缩骨折，或肱骨头后侧的压缩骨折时，均可影响盂肱关节的稳定，成为复发脱位的病理基础。

肱骨头近似半圆形，约占圆周的 2/5。在冠状面形成约 130°~135° 的颈干角。在横断面有向后 20°~30° 的后倾角。后倾角的改变与关节的稳定性有一定的关系。

肩盂关节面呈梨形、凹窝状，与肱骨头相吻合。垂直径大于横径。肩盂关节面相当于肱骨头关节面的 1/3~1/4。肩盂纵径与肱骨头直径比值小于 0.75，或横径与肱骨头直径比值小于 0.57，皆可说明肩盂发育不良，会影响盂肱关节的稳定性。盂的纵径及横径与肱骨头直径的比值称为盂肱关节指数。

盂的关节面在 75% 的正常人中有平均 7.4°（2°~12°）的后倾角度。后倾角减小也是盂肱关节不稳定的因素之一。

此外肩峰及喙突也可限制肱骨头向后上及前上方向的过度移位。

维持盂肱关节稳定的另一因素是关节囊及韧带结构。盂肱关节的关节囊大而松弛，容许肱骨头有足够大的活动范围。肩关节的韧带有喙肱韧带，前方的上、中、下盂肱韧带，以及后下盂肱韧带。在通常活动范围情况下，由于关节囊松弛，因此不能发挥防止盂肱关节移位的作用。只有当关节活动到一定的活动范围时，当关节囊韧带处于张力状态下，才能发挥其限制肱骨头过度移位的稳定作用。关节囊韧带对盂肱关节的稳定作用是诸稳定因素中最后的防线。

盂唇是一纤维性软骨的边缘。可以加深盂窝，增加对肱骨头的稳定作用。实验切除盂唇软骨后，肩盂防止肱骨头移位的稳定作用减少 50% 以上。创伤性肩关节前脱位时，大多数病例发生盂唇软骨分离，称为 Bankart 损伤，成为复发性肩关节前脱位的重要病因之一。

肩关节的活动实际是盂肱关节、肩锁、胸锁关节以及肩胛胸壁间活动的总和。盂肱关节本身只有 90° 的主动外展活动。

二、损伤机制及盂肱关节不稳定的分类

盂肱关节不稳定可有很多不同的分类方法。根据造成脱位的原因可分为创伤性盂肱关节不稳定和非创伤性关节不稳定两类。前者约占 95%～96%，后者一般没有外伤诱因或由极轻微的外力引起，约占 4%。后者肩关节多有骨发育异常，此类疾患，如肱骨头过度后倾、肩盂发育不良或盂的畸形，也可患有神经、肌肉系统疾患或合并有感情上和精神病学的问题，常表现双肩不稳定或肩关节多方向的不稳。

根据关节不稳定的程度可分为盂肱关节脱位和半脱位。脱位是指肱骨头于肩盂关节面完全分离，不能即刻自动复位。而半脱位是肩关节活动至某一位置的瞬间，肱骨头与盂的关系发生一定程度的错位，产生一定的症状，并可自动恢复到正常的位置。患者有时可感到肩关节有暂时的错动不稳的感觉。

根据关节脱位的时间及发作的次数可分为新鲜脱位、陈旧脱位和复发脱位等。文献中有的将脱位超过 24 小时者称为陈旧性脱位。但从创伤病理变化以及治疗方法考虑，将脱位时间超过 2～3 周者成为陈旧性脱位比较合理。复发性脱位是指原始创伤脱位复位后的一段时间内（一般在伤后 2 年以内），肩部受轻微的外力或肩关节在一定位置活动中即又发生脱位，而且在类似条件下反复发生脱位时称为复发性脱位。

根据盂肱关节不稳定的方向可分为前脱位、后脱位、上脱位和下脱位等。

前脱位是最为常见的盂肱关节脱位类型，约占盂肱关节脱位的 95% 以上。直接外力虽可造成肱骨头脱位，但主要发生机制是肩外展，后伸伴外旋的外力，由于肱骨头的顶压，造成前关节囊和韧带以及盂唇软骨的损伤，外力继续作用可使肱骨头脱向前方。常伴有肱骨大结节或肩袖的损伤。根据肱骨头脱位后的位置不同，前脱位又可分为如下几种类型（图 15-6、图 15-7）：

喙突下型：肱骨头脱位至喙突下方。

盂下型：肱骨头脱向前下，位于盂下缘。

锁骨下型：肱骨头脱位后向内侧明显移位，至喙突的内侧、锁骨下方。

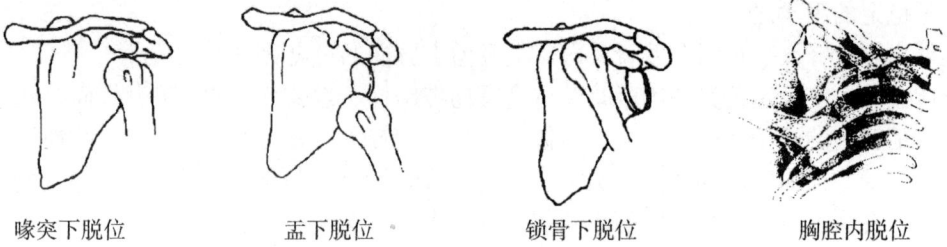

| 喙突下脱位 | 盂下脱位 | 锁骨下脱位 | 胸腔内脱位 |

图 15 - 6 肩关节前脱位的 4 种类型

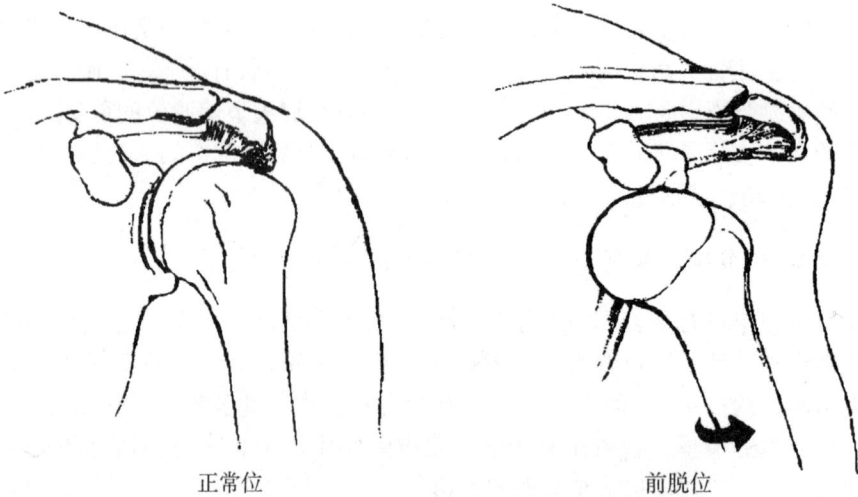

正常位　　　　　　　　　　　　　前脱位

图 15 - 7 肩关节脱位时肱骨头的位置变化

胸内脱位型：是较为少见的类型。肱骨头移位通过肋间进入胸腔。常合并肺及神经、血管损伤。

后脱位是较为少见的损伤。发生率约占肩关节脱位的 1.5% ~ 3.8%。当肩关节在内收、外旋位肱骨遭受由下向上的轴向外力时，可造成盂肱关节后脱位。

此外当癫痫发作、电休克治疗时，由于肌肉痉挛收缩也可造成关节脱位。肩部内旋肌群的肌力（胸大肌、背阔肌及肩胛下肌）明显强于外旋肌群的肌力（冈下肌、小圆肌），因此发生后脱位的概率高于前脱位。直接外力作用于肩前方也可造成后脱位。

后脱位造成后方关节囊以及盂唇软骨的损伤，常合并小结节骨折。后脱位又可分为肩峰下脱位（占后脱位的 98%）、后方盂下脱位及肩胛冈下脱位。

盂肱关节下脱位是罕见的脱位类型。发生机制为肩部遭受过度外展的外力，使肱骨颈盂肩峰顶触并形成一个支点，将肱骨头自关节囊下方撬出关节。使肱骨头关节面顶端向下，头交锁于盂窝下，肱骨下段竖直向上。因此也称垂直脱位。常合并有严重的软组织损伤。

上脱位更为罕见。外伤机制是肩在内收位遭受向上方的外力引起。肱骨头向上移位，可造成肩峰、锁骨、喙突或肱骨结节的骨折。以及肩锁关节、肩袖和其他软组织损伤。

三、临床表现及诊断

外伤的原因，外伤时肩关节的位置以及外力作用的方向，有助于对以往脱位方向的分析。此外有无原始脱位的病历资料、X 线检查，是否易于复位，都有助于对盂肱关节不稳定的分析判断。

对疑为盂肱关节不稳的患者应详细询问有关的病史。应了解是否为第一次发作，以及首次发作的时间。首次脱位年龄越小者，以后成为复发脱位的发生率越高。年龄20岁以下的患者，首次脱位以后变成复发脱位的发生率是80%～90%。其次应询问致伤外力的大小以及外伤机制。轻微外力即造成脱位者，说明盂肱关节稳定因素有缺陷，易转化为复发不稳定。而严重外伤引起脱位者，由于软组织损伤较重，经修复形成瘢痕组织，可使盂肱关节变得更为稳定。

急性前脱位的临床表现为肩部疼痛、畸形、活动受限，患者常以健手扶持患肢前臂、头倾向患侧以缓解疼痛症状。上臂处于轻度外展、外旋、前屈位。肩部失去圆钝平滑的曲线轮廓，形成典型的方肩畸形。患肩呈弹性固定状态于外展约30°位。肩峰下触诊空虚感，常可在喙突下、腋窝部位触及脱位的肱骨头。患肩不能内旋、内收。当患肢手掌置于健肩上，患侧肘关节不能贴近胸壁。或患侧肘先贴近胸壁，患侧手掌则不能触及健侧肩，即所谓 Dugas 阳性体征。

诊断脱位时应注意合并肱骨颈骨折和结节骨折的可能。合并大结节骨折的发生率较高，此外应常规检查神经、血管。急性脱位合并腋神经损伤的发生率为33%～35%。

陈旧性肩脱位的体征基本同于新鲜脱位，唯肿胀、疼痛较轻，依脱位时间长短和肢体使用情况不同，肩关节可有不同程度的活动范围。肩部肌肉萎缩明显，以冈上肌及三角肌为著。

陈旧性肩关节前脱位的病理改变是在新鲜脱位病理损伤基础上，随着时间的迁延，一些损伤组织得到修复，一些组织由于废用和挛缩发生了相应的继发病理改变：

（1）关节内和关节周围血肿机化，形成大量纤维瘢痕组织填充肩盂，并与关节囊、肩袖和肱骨头紧密粘连，将肱骨头固定于脱位的部位。

（2）关节周围肌肉发生失用性肌肉萎缩，关节囊、韧带和一些肌肉发生挛缩并与周围组织粘连。以肩胛下肌、胸大肌及肩袖结构尤为明显。

（3）原始损伤合并肱骨大结节骨折者，可发生畸形愈合。骨折周围可有大量骨痂以及关节周围骨化。

（4）关节长期脱位后，肱骨头及肩盂关节软骨发生变性、剥落、关节发生退行性改变。

（5）肱骨近端、肱骨头以及肩盂由于长期失用，可发生骨质疏松，骨结构强度减低。

以上病理改变增加了闭合复位的难度，脱位时间越久，越不容易复位。强力手法复位，不但易于造成肱骨近端骨折，而且由于臂丛神经及腋部血管与瘢痕组织紧密粘连，也易造成损伤。即使采用切开复位，也需由有经验医生谨慎操作。

急性后脱位的体征一般不如前脱位那样明显、典型。误诊率可高达60%。因此肩关节后脱位有"诊断的陷阱"之称。有如下几个方面的原因：

（1）肩后脱位绝大多数为肩峰下脱位，而这种类型的脱位没有前脱位明显的方肩畸形以及肩关节弹性交锁现象。患侧上臂可靠于胸侧。

（2）只拍摄前后位X线片时，肱骨头没有明显脱位的表现。骨科医师只依赖于正位片表现排除了脱位的可能是造成误诊的主要原因。

（3）X线片上发现一些骨折，并主观认为这些损伤就是引起肩部症状的全部原因，从而不再认真检查主要的损伤。

下方脱位的临床体征非常明显、典型。上臂上举过头，可达110°~160°外展位，因此也称为竖直性脱位。肘关节保持在屈曲位，前臂靠于头上或头后，疼痛症状明显。腋窝下可触及脱位的肱骨头。常合并神经、血管损伤。在老年人中多见。

上方脱位时上臂在内收位靠于胸侧。上臂外形变短、肱骨头上移，肩关节活动明显受限。活动时疼痛加重。易合并神经、血管损伤。

外伤后怀疑有肩关节脱位时，需拍摄X线片确定诊断。以明确脱位的方向、移位的程度、有无合并骨折。更为重要的是明确有无合并肱骨颈的骨折。不能只根据临床典型的体征做出脱位的诊断，更不能不经X线检查就采取手法复位治疗。否则不仅复位会遇到困难，也有可能造成医源性骨折，使治疗更为复杂、困难，形成医疗上的纠纷。因此目前建议对肩部骨折脱位采用创伤系列X线片投照，即肩胛面正位、肩胛侧位和腋位。

肩胛骨腋窝缘于肱骨上端后内缘的影像形成一光滑的弧形曲线，称为Moloney线（图15-8），肱骨头前脱位时，由于头向前移，肱骨头外旋，使颈干角及肱骨颈的轮廓充分显现，因此在穿胸位X线片上Moloney顶端弧线增宽。而后脱位时，由于肱骨头及颈向后上方移位，因此使Moloney弧形变窄，顶上变尖。

必要时行CT检查可清楚显示盂肱关节脱位的方向以及合并的骨折。

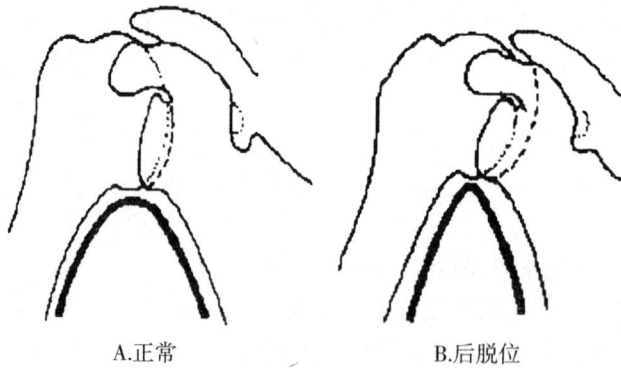

A.正常　　　　　　　　B.后脱位

图15-8　Moloney线

四、治疗

（一）新鲜肩脱位

新鲜肩脱位的治疗原则应当是尽早行闭合复位。不仅可及时缓解患者痛苦，而且易于复位。一般复位前应予适当的麻醉。复位手法分为以牵引手法为主或以杠杆方法为主2种。一般以牵引手法较为安全。利用杠杆手法较易发生软组织损伤及骨折。常用以下几种方法复位：

Hippocaratic复位方法，至今仍被广泛应用。只需一人即可操作。患者仰卧位，术者站于床旁，术者以靠近患肩的足蹬于患肩腋下侧胸壁处，双手牵引患肢腕部，逐渐增加牵引力量，同时可轻微内、外旋上肢，解脱头与盂的交锁并逐渐内收上臂。此时常可感到肱骨头复位的滑动感和复位的响声。复位后肩部恢复饱满的外形。此时复查Dugas征变为阴性，肩关节恢复一定的活动范围。

Stimson牵引复位法：患者俯卧于床上，患肢腕部系一宽带，悬2.268kg（5磅）重物垂于床旁，根据患者体重及肌肉发达情况可适当增减重量。依自然下垂位牵引约15分钟。肩部肌肉松弛后往往可自行复位。有时需术者帮助内收上臂或以双手自腋窝向外上方轻推肱骨头，或轻轻旋转上臂，肱骨头即可复位。此方法是一种安全、有效、以逸待劳的复位方法。一般不需麻醉（图15－9）。

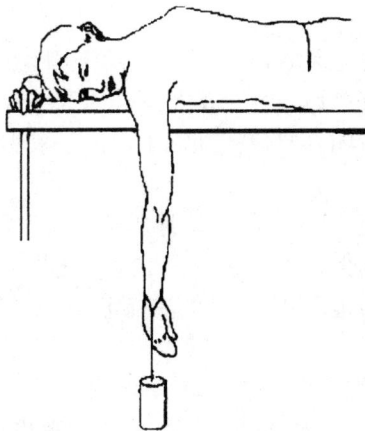

图 15 – 9　Stimson 复位方法

Kocher 方法：是一种利用杠杆手法达到复位的操作。需有助手以布单绕过患者腋部及侧胸部行反牵引，然后术者沿患肢上臂方向行牵引，松脱肱骨头与肩盂的嵌压。然后使肱骨干顶于前侧胸壁形成支点，内收、内旋上臂，使肱骨头复位。操作时手法应轻柔，动作均匀缓慢，严禁采用粗暴、突然的发力，否则易于造成肱骨颈骨折或引起神经、血管损伤。

闭合复位时易造成医源性肱骨颈部骨折。在复位前应仔细阅片再行复位。合并有结节骨折的病例，发生颈部骨折的概率较大。手法复位后应常规再拍摄 X 线片，以证实肱骨头确已复位，同时也可观察有无新的骨折。此外应复查肢体的神经、血管情况。

患肩复位后，将患肩制动于内收、内旋位。腋窝垫一薄棉垫。可以颈腕吊带或三角巾固定。制动时间可依患者年龄而定。患者年龄越小，形成复发脱位的概率越大。30 岁以下者可制动 3～5 周。年龄较大的患者，易发生关节功能受限，因此应适当减少制动的时间。早期开始肩关节功能锻炼。

新鲜脱位闭合复位不成功时，有可能是移位的大结节骨块阻挡或关节囊、肩袖、二头肌腱嵌入阻碍复位。此时需行手术复位。此外当肱骨头脱位合并肩盂大块移位骨折、肱骨颈骨折时，多需手术切开复位。

对新鲜盂肱关节后脱位的复位时，患者仰卧位，沿肱骨轴线方向牵引，如肱骨头于盂后喙有交锁，则需轻柔内旋上臂，同时给予侧方牵引力以松脱肱骨头与盂缘的嵌插交锁。此时从后方推肱骨头向前，同时外旋肱骨即可复位。复位后如较为稳定，可用吊带或包扎固定于胸侧。将上臂固定于轻度后伸旋转中立位 3 周。如复位后肱骨头部稳定，则需要将上臂置于外旋、轻后伸位以肩人字石膏或支具固定。也可在复位后以克氏针通过肩峰交叉固定肱骨头。3 周后去除固定开始练习肩关节活动。

闭合复位不成功时，或合并小结节骨折头复位后骨折仍有明显移位、复位后不稳，需行切开复位固定。肱骨头骨折缺损较大时，可用肩胛下肌或连同小结节填充缺损处。

盂肱关节下脱位时应先行闭合复位。沿上臂畸形方向向外上方牵引，以折叠的布单绕过患肩向下方做反牵引。术者自腋窝部向上推挤肱骨头，同时逐渐内收上臂已达复位。有时由于肱骨头穿破关节囊不能闭合复位时，则需切开复位。

盂肱关节上脱位更为少见，一般采用闭合复位治疗。如合并肩峰骨折使关节复位后不稳时，则需手术治疗，固定移位的骨折。

（二）陈旧性肩关节脱位

陈旧性肩关节脱位的治疗方法是难以确定的。一般应根据患者的年龄、全身状况、脱位的时间、损伤的病理、症状的程度以及肩活动范围等因素综合分析决定。首先确定脱位是否还需要复位。如需复位，能否行闭合复位。如需手术治疗采用何种手术方式。如下几种治疗方法可供做治疗参考：

1. 功能治疗　功能锻炼适于年老、体弱、骨质疏松者。脱位时间超过 2 个月以上的中年患者或半年以上的青年患者病例，由于软组织粘连，关节软骨的退变，难以手术复位并取得满意的手术治疗效果。一般通过 2 ~ 3 个月的功能锻炼，肩关节的功能活动可得到明显改进，可胜任日常的生活和工作。

2. 闭合复位　一般适用于脱位时间在 1 个月以内，无神经、血管受损的青壮年患者。合并有骨折者一般应行手术复位。脱位时间在 1 ~ 2 个月者也偶有闭合复位成功的机会。脱位时间越长，闭合复位越困难。

陈旧脱位行闭合复位时，必须在麻醉下进行，以使肌肉完全松弛。复位时先行手法松动肱骨头周围的粘连。一助手固定住肩胛骨，另一助手握住患肢前臂行轻柔牵引。术者握住患者上臂轻轻摇动并旋转肱骨头，逐渐增大活动范围松解开肱骨头周围的粘连。在牵引下经证实肱骨头已达到肩盂水平，且头与盂之间无骨性嵌插阻挡时，可根据不同脱位的方向试行复位的手法。推挤和旋转肱骨头使其复位。复位中禁用暴力和杠杆应力，以免造成骨折或引发神经、血管损伤。

3. 切开复位　适用于脱位时间半年以内的青壮年患者，或脱位时间虽短，但合并有大、小结节骨折或肱骨颈骨折者。由于软组织损伤、瘢痕粘连，使肱骨头固定，腋动脉及臂丛神经变位并与瘢痕组织粘连。因此陈旧性盂肱关节脱位切开复位的手术是困难而复杂的手术，很容易造成神经、血管的损伤。行切开复位时应靠近肱骨头处切断肩胛下肌肌腱和关节囊，松解出肱骨头。复位后如不稳定，可用克氏针交叉固定。

4. 人工肱骨头置换术　适用于脱位时间较长，关节软骨面已软化，或肱骨头骨缺损大于 30% ~ 40% 的病例。由于人工关节置换术的进展，目前已很少采用单纯肱骨头切除术和肩融合术来治疗陈旧性肩关节脱位。

五、并发症

（一）肩袖损伤

前脱位时合并肩袖损伤较为多见。后脱位时较少发生。Pettersson 报告经关节造影证实有肩袖撕裂者高达 31.3%。Tijmes 报告损伤率为 28%，并指出随年龄增加，发生率有增加趋势。肩袖损伤时肩外展、外旋活动受限，疼痛。超声波检查及关节造影或关节镜、MR 检查有助于诊断。症状明显时需行手术治疗。

（二）血管损伤

肩脱位可合并腋动脉（图 15 – 10）、静脉或腋动脉分支的损伤。常见于老年人，血管硬化者。可发生于脱位时，或闭合复位时，也可发生于手术切开复位时，陈旧性脱位切开复位时，由于血管解剖位置移位和粘连，更易遭受损伤。血管造影可诊断损伤的部位。确定诊断后必须行手术治疗。多需行人造血管移植或大隐静脉移植修复。不宜采用血管结扎治疗，否则可造成上肢的功能性障碍甚至坏死。

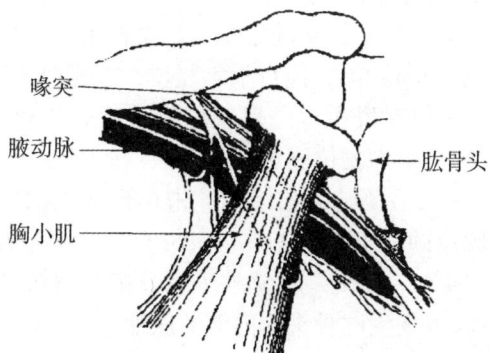

喙突

腋动脉

胸小肌

肱骨头

图 15 – 10　腋动脉局部解剖

（三）神经损伤

肩关节前脱位合并神经损伤比较常见。有的报告发生率为 10.5% ~ 25%。最常见为腋神经（图 15 – 11）损伤，其次为肩胛上神经、桡神经、肌皮神经。由于神经损伤多为牵拉伤，大多数病例在 4 个月内可恢复。神经损伤应早期诊断，密切观察，积极进行理疗。腋神经损伤完全恢复可迟至伤后 1 年。如果伤后 10 周仍无恢复迹象，则预后不好。

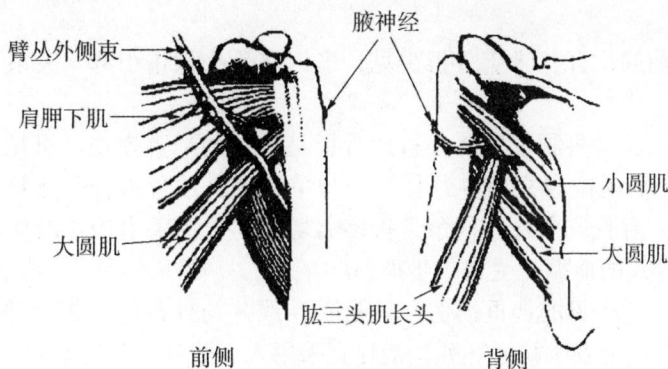

臂丛外侧束

肩胛下肌

大圆肌

腋神经

肱三头肌长头

小圆肌

大圆肌

前侧　　　　　背侧

图 15 – 11　腋神经局部解剖

（四）肩关节复发脱位

复发性脱位是急性脱位的常见并发症。尤其多见于年轻患者。创伤性盂肱关节脱位后，使关节囊、盂唇软骨撕脱、肱骨头发生嵌压骨折，从而改变了关节的稳定性，形成了复发脱位的病理基础。

创伤性原始脱位复位后的制动时间及制动方式一般认为应根据患者不同年龄采用不同时间的制动，对损伤的软组织的修复、对恢复稳定性是有益的。

（五）肱二头肌腱滑脱

肱二头肌腱滑脱有时可成为阻碍肱骨头复位的因素，常需手术切开复位，修复肩横韧带。如果肩横韧带不能正常修复，可形成晚期复发性二头肌腱长头滑脱，肩关节屈伸、旋转活动时肱二头肌腱反复脱位与复位可造成弹响及疼痛，需行手术治疗。

（六）合并肩部骨折

1. 大结节骨折　盂肱关节前脱位约有 15%～35% 的病例合并有肱骨大结节骨折。绝大多数病例当脱位复位后，大结节骨块也得到复位。如肱骨头复位后，大结节仍有明显移位（大于 1cm），则会明显影响肩关节功能，应行手术复位，以螺钉或张力带钢丝固定。

2. 小结节骨折　常在后脱位时发生，一般脱位复位后骨折也即复位，不需特殊处理。如骨块较大或复位不良时，需行手术复位固定。

3. 肱骨头骨折　前脱位时头后侧与盂前缘相撞击可形成头的压缩骨折，称为 Hill – Sachs 损伤。有的报道新鲜前脱位的发生率为 27%～38%。但在复发性盂肱关节前脱位的病例中，头骨折的发生率可高至 64%～82%，肱骨头压缩骨折是肩脱位的合并症，同时又可成为复发脱位的因素。后脱位时可发生肱骨头前内侧的压缩骨折，可形成肩后方不稳，可行肩胛下肌腱及小结节移位治疗。

4. 肩盂骨折　肱骨头脱位时可造成盂缘的压缩骨折、片状撕脱骨折，也可造成大块的肩盂骨折。压缩骨折可影响盂肱关节的稳定，形成复发脱位的因素。大块的肩盂骨折，如有移位，可影响肱骨头的稳定，应手术复位固定。

5. 肩峰骨折　由肱骨头脱位撞击引起，当肱骨头脱位合并肩峰骨折时候，应复位以内固定物固定肩峰骨块，以防止肱骨头继发脱位。

肱骨头上移撞击肩峰造成骨折时，尚应考虑到夹于其间的肩袖也有可能被损伤，应及时诊断并给予治疗。

6. 喙突骨折　前脱位合并喙突骨折少见，多因肱骨头撞击引起。一般移位不大，不需特殊处理。

7. 外科颈骨折　肱骨头脱位合并外科颈骨折是少见的严重损伤。可见于外伤后，也可发生于复位治疗时。肩脱位合并外科颈骨折应与单纯外科颈骨折合并肱骨头假性脱位鉴别（见肱骨近端骨折）。肩脱位合并外科颈骨折多需切开复位。手术操作时应注意减少软组织剥离，尽力保留肱骨头的血循免受进一步损伤。

8. 解剖颈骨折　是少见的严重损伤。只能依 X 线片与外科颈骨折合并脱位相鉴别。因肱骨头失去血循供应，易发生缺血坏死，治疗宜采用人工肱骨头置换术。

9. 肩脱位合并肱骨干骨折　此种损伤组合较为少见。由于肱骨干骨折后局部的疼痛、肿胀畸形，掩盖了肩部的症状及畸形。因为容易造成肩脱位诊断的漏诊。肩关节脱位多可行闭合复位治疗。肱骨干骨折采用切开复位内固定，以利于早期开始肩关节功能锻炼。

（张　路）

第五节　颈椎病

颈椎病是一种常见退变性疾病，对身体健康和生活质量影响很大。医学上，对于颈椎病的研究历史很长。1948 年，Brain 及 Bull 首先将骨质增生、颈椎间盘退行性改变及其所引起的临床症状称为颈椎病。1958 年，Smith – Robison 和 Cloword 率先开展颈椎前路手术，从而使颈椎病的治疗取得了进一步发展。

一、发病特点

颈椎病发病机制尚未完全清楚，一般认为是多种因素共同作用所致。其相关因素包括退变、创伤、劳损、发育性椎管狭窄、炎症及先天性畸形等方面。从颈椎病的定义而言，应属于以椎间盘退行性变为主的病理变化，同时又与多种因素密切相关。它起源于颈椎间盘退变，颈椎间盘退变本身就以出现许多症状和体征，加之合并椎管狭窄，可出现早期症状。即使暂时无症状，但可因遇到诱因后即临床发病，大多数在颈椎原发性退变的基础上产生继发性改变。这些继发性改变包括器质性改变和动力性异常，器质性改变有髓核突出、韧带骨膜下血肿、骨赘形成和继发性椎管狭窄等。动力性改变包括颈椎不稳，如椎间松动、移位、序列弧度异常。这些病理生理和病理解剖的改变，构成了颈椎病的实质。因此，颈椎病的诊断除有病理基础外，还需包括一系列由此引起的临床表现，以有别于其他相似的疾病。

二、病因机制

1. 静态因素　椎间盘由髓核、纤维环和上下软骨板构成一个完整的解剖结构。颈椎间盘起到维持椎体间高度，吸收震荡及传导轴向压缩力的作用，在颈椎的各向活动中，维持应力平衡。这种功能完全由组成椎间盘的各个结构相互协调来完成的，当这一结构出现变性，就可导致其形态和功能改变，最终影响颈椎骨性结构的内在平衡，使其原有的力学平衡发生改变而出现各种症状。

（1）髓核：是富含水分、具有良好弹性的黏蛋白，呈白色，内含软骨细胞和成纤维细胞，幼年时含水量达80%以上，随着年龄的增加，含水能力降低，至老年时可低于70%。椎间盘内含水量多少决定了其内在的压力调节水平和弹性状态，正常状态下，椎间盘占颈椎总长度中20%~24%，由于含水能力下降，其高度逐年下降。随着年龄增长，血管逐渐减少，血管口径变细，一般在13岁以后已再无血管进入深层。早期水分脱失和吸水功能减退，使髓核体积相应减少，其正常组织结构逐渐为纤维组织所取代。在局部应力加大、外伤及劳损等情况下，可加速退变发展，加大椎间盘内部压力。变性与硬化的髓核也可穿过后纵韧带裂隙进入椎管内，直接产生压迫症状。

（2）纤维环：纤维环开始变化可发生在20岁以后，早期为纤维组织的透明变性、纤维增粗和排列紊乱，进而出现裂纹。颈椎间盘裂纹起自髓核，可扩展至纤维环，可有垂直裂纹和水平裂纹两种，随着退化进展，纤维环的微细裂纹逐渐扩大至肉眼可见的裂隙，裂隙的方向和深度同髓核变性程度及压力的方向和强度一致。后方纤维环强度相对较弱，纤维环早期变性阶段，如不得到有效控制，一旦形成裂隙，则因局部血供缺乏而难以恢复。纤维环外层有神经根后支分出来的窦神经分布，当纤维环受到异常压力而如膨出，可刺激窦神经反射到后支，引起颈肩痛及颈肌痉挛等症状。

（3）软骨板：软骨板位于髓核部分的中央区，具有半透膜作用，发生退变后功能减退。青年以后，随着活动度增加和某些原因的累积性损伤，颈椎间盘逐渐发生退行性改变，若退变加重，可导致椎间盘膨出或突出，纤维环的耐牵伸、压缩力减退，椎间隙变窄等。另外，还可由于周围韧带松弛导致椎间活动异常，椎体上、下缘韧带附着部发生牵伸张性骨赘，突出之椎间盘进入椎管压迫脊髓腹侧。在变性突出的椎间盘将脊髓挤向背侧的同时，齿状韧带和神经根又将脊髓紧紧拉向前方的突出间盘处，使脊髓后外侧部受到较大应力致使其逐渐发生损害，说明脊髓受到牵张是造成脊髓内压增高的因素。

2. 动态因素　屈颈时颈椎管拉长，提示脊髓随颈椎屈曲及椎管长短变化而形变。颈屈位脊髓被拉长，横断面积减少，脊髓变细；颈伸位脊髓被轴向压缩，横断面积增加。研究表明，颈伸位椎管横截面积减少 11%～16%，而脊髓的横截面积却增加 9%～17%。因此，认为屈颈活动是脊髓损害的动力学因素。在骨赘特别严重的情况下，颈椎反复活动微小创伤造成的损伤比单纯压迫更严重，颈椎活动度大是引起临床症状的重要因素之一。脊髓型颈椎病者，让其反复伸屈颈部活动后，霍夫曼征即为阳性，有将此称为动力性霍夫曼征阳性。

3. 颈椎不稳　颈椎不稳定是颈椎病发病的因素之一。颈椎退行性改变造成不稳定是脊髓型颈椎病的主要原因。颈椎伸屈活动时，脊髓在椎体后缘骨赘上反复摩擦，引起脊髓微小创伤致使脊髓发生病理损害。颈椎退行性改变所致不稳定，椎间关节松动可引起脊髓侧方动脉及其分支的痉挛，不稳定椎节之交感神经受到刺激也可反射性引起动脉痉挛，导致脊髓局部血流量减少。如频繁出现脊髓受压、不稳定椎节反复活动，颈脊髓反复发生一过性缺血，持续时间长，则可渐渐发生脊髓损害。

4. 血液循环障碍　脊髓损害区与脊髓前动脉供血区基本一致，脊髓前动脉及其分支受到突出椎间盘压迫，可导致供血减少，造成脊髓缺血性损害。脊髓病理改变特征与血管阻塞所致脊髓损害类似，其中，根动脉在椎间孔内受压是造成脊髓缺血性损害的原因。颈屈曲位脊髓张力增大，脊髓腹侧受椎体后缘骨赘挤压变为扁平，前后径减小，同时脊髓侧方受到间接应力而使横径增大，脊髓中沟动脉横向走行的动脉分支受到牵拉而变长，椎管狭窄造成累积性脊髓缺血性损害，使脊髓前 2/3 部分缺血，其中包括大部分灰质，由于应力集中在中央灰质区，使其内小静脉受压，这样更影响了局部灌注。

三、病理变化

颈椎病是一个连续的病理过程，颈椎病的发生过程包括：颈椎间盘退行性变，退变的组织对脊髓或血管、神经等构成压迫或刺激，从而引起相关的临床症状和体征。病理过程可分为 3 个阶段。

（一）椎间盘变性

此阶段的主要特征是椎间盘弹性模量改变、椎间盘内压升高、椎节间不稳和应力重新分布。

椎间盘的变性从 20 岁即已开始，纤维环变性所造成的椎节不稳是髓核退变加速的主要原因。病理可见纤维环变性、肿胀、断裂及裂隙形成，髓核脱水、弹性模量改变，内部可有裂纹形成等，变性的髓核可随软骨板向后方突出，如髓核穿过后纵韧带则称为髓核脱出。后突之髓核既可压迫脊髓，也可压迫或刺激神经根。

（二）骨赘形成

骨赘形成是上一阶段的发展，表明所在节段椎间盘退变引起椎节应力分布的变化，骨赘的形成及小关节、黄韧带增生和肥大，其结果是重建力学平衡，是人体的一种代偿反应。从病理上，骨赘来源于韧带和椎间盘间隙血肿的机化、骨化或钙化。病程较久的骨赘质地坚硬，骨赘常见于两侧钩突、小关节边缘及椎体后上缘，也可见于椎体后下缘及椎体前缘，后期可有广泛的骨质及黄韧带、后纵韧带增生。位于椎体后缘的骨赘主要刺激脊髓和硬膜，钩突、小关节等。侧方骨赘主要刺激神经根袖而出现根性症状。由于 C_5、C_6 处于颈椎生理前屈的中央点，椎间盘所承受应力较大，所以椎间盘的骨赘最多见，其次为 C_4、C_5 及 C_6、C_7。

（三）脊髓损害阶段

脊髓病理变化取决于压力的强度和持续时间。急性压迫可造成血供障碍，组织充血、水肿。持续压迫可导致血管痉挛、纤维样变、管壁增厚甚至血栓形成等。

（1）单纯的颈椎退变不一定产生临床症状和体征，是颈椎病和颈椎退变的区别。

（2）脊髓受压可来自前方和后方，或两者皆有。前方压迫以椎间盘和骨赘为主；前正中压迫可直接压迫脊髓前中央动脉或沟动脉；前中央旁或前侧方的压迫主要累及脊髓前角与前索，并出现一侧或两侧的锥体束症状；侧方和后侧方的压迫来自黄韧带、小关节等，主要表现为感觉障碍。

（3）脊髓灰质和白质均发生萎缩，以脊髓灰质更为明显，病理可出现变性、软化和纤维化，脊髓囊性变甚至空腔形成。钩椎关节及椎体侧后缘骨赘是造成脊神经根压迫的主要原因，关节不稳的刺激和椎间盘侧后方突出对神经根的压迫，早期可致神经根袖处发生水肿及渗出等反应性炎症。

（4）后方小关节的松动和移位，关节软骨的破坏和增生，关节囊松弛和肥厚等，可刺激关节周围的末梢神经纤维，产生颈部疼痛。纤维环及后纵韧带松弛及变性，刺激颈椎间盘后壁神经末梢，可产生颈肩部疼痛不适，有称为椎间盘源性颈肩痛。

四、分类

临床分类的依据有症状学和病理学两种，症状学分类较为直观，目前较多采用。

1. 颈型　主要表现为枕颈部疼痛、颈部活动受限及颈肌僵硬等。由于症状和体征都局限于颈部，又称局部型颈椎病。

2. 神经根型　较为多见主要表现为与脊神经根分布区相一致的感觉、运动障碍及反射变化。产生神经根症状产生原因为髓核突出或脱出，椎体后缘骨赘形成，后纵韧带的局限性肥厚等。后方小关节的骨质增生，钩椎关节的骨刺形成的压迫，以及相邻关节的松动和移位刺激脊神经根也是引起症状和体征的因素。

3. 脊髓型　较为多见。主要损害部位在脊髓，是颈椎病最严重的一种类型，如延误诊治，常发展成为不可逆性神经损害。或是病程慢性进展，遇诱因后加重。临床表现为损害平面以下的感觉减退及上运动神经元损害症状，损害平面以下皮肤麻木、肌力下降、肌张力增高等。脊髓型颈椎病多伴有椎管狭窄，加之前后方的压迫因素而发病。突出的椎间盘、骨赘、后纵韧带及黄韧带造成了椎管的继发性狭窄，更增加了对脊髓的刺激或压迫。

4. 椎动脉型　椎动脉第2段通过第6颈椎横突孔，在椎体旁走行。当钩椎关节增生时，可对椎动脉造成挤压和刺激，引起脑供血不足，产生头晕、头痛等症状。当颈椎退变，椎节不稳时，横突孔之间的相对位移加大，穿行其间的椎动脉受刺激机会较多，椎动脉本身可以发生扭曲，甚至呈螺旋状与增生的钩椎关节相接触。

5. 混合型　同时合并两种或两种以上症状者称为混合型，又将此型称为弥漫型。混合型病程长，发病年龄较大，多数超过50岁。临床上，多数发现早期为颈型，以后发展成神经根型。神经根型与脊髓型也常合并存在。

6. 其他类型　少数还有交感型、食管压迫型分型。

五、临床表现

由于颈椎病的病理变化较复杂，不同节段病变可产生不同的临床表现和影像学特征。而在病变后期，由于椎节广泛性退变，颈椎椎管狭窄和颈椎病同时存在，又可表现为混合型颈椎病的症状。

（一）颈型

1. 年龄　多在45岁左右发病，部分有颈部外伤史，多数有长期低头作业经历。

2. 症状　颈部感觉酸、痛、胀等不适，以颈后部为主，女性常有肩胛、肩部不适，部分有颈部活动受限，少数可有一过性上肢麻木，但无肌力下降及运动功能障碍。

3. 体征　颈椎生理曲度减弱或消失，棘突间及棘突旁可有压痛。

4. X线检查　颈椎生理曲度变直或消失，颈椎椎体退变。伸、屈、侧位动力摄片可发现椎间隙松动，表现为轻度梯形变或屈伸活动度变大。

（二）神经根型

1. 根性痛　为最常见的症状，疼痛范围与受累椎节的脊神经分布区相一致。相伴随有该神经分布区感觉障碍，其中以皮肤麻木、过敏、感觉减退等为多见。

2. 根性肌力障碍　早期可出现肌张力增高，但很快即减弱并出现肌无力和肌萎缩征，严重时，在手部以大小鱼际肌及骨间肌萎缩最为明显。

3. 腱反射异常　早期出现腱反射活跃，后期逐渐减弱，严重者消失。单纯根性受压不会出现病理反射，伴有病理反射则表示脊髓本身有损害。

4. 颈部症状　颈痛不适，颈旁、棘突旁有压痛，压迫头顶时可有疼痛。

5. 特殊试验　颈椎间盘突出时，可出现压颈试验阳性或脊神经牵拉试验阳性。方法是令患者坐好，术者一手扶住患者头部，另一手握腕部，两手呈反方向牵拉，如感到手疼痛或麻木则为阳性。

6. 影像学检查

（1）X线检查：侧位片可见颈椎生理前凸减小、变直或成反屈，椎间隙变窄，病变椎节有退变，前后缘有骨刺形成。伸、屈、侧动力位片可见有椎间不稳。

（2）CT检查：可发现病变节段椎间盘变性，侧后方突出或后方骨赘，并借以判断椎管矢径大小。

（3）MRI检查：可发现椎间隙后方对硬膜囊有压迫，如合并有脊髓功能损害者，可显示脊髓受压改变。

（三）脊髓型

1. 病史　40～60岁多见，发病慢，大约20%有外伤史，常有落枕史。

2. 症状　早期下肢双侧或单侧发沉、发麻开始，随之出现行走困难，下肢肌肉束带感，抬步慢，不能快走，重者明显步态蹒跚，呈宽底步态。双下肢协调差，跨越障碍物困难，双足有踩棉花样感觉。自述颈部发硬，颈后伸时易引起四肢麻木。有时上肢症状可先于下肢症状，但一般略迟于下肢。上肢多一侧或双侧先后出现麻木、疼痛，严重者写字困难、饮食起居不能自理，部分有括约肌功能障碍及尿潴留。除四肢症状外，常有胸以下皮肤感觉减退、胸腹部束带感。

3. 体征　典型体征是四肢肌张力升高，下肢常较上肢明显。下肢症状多为双侧，但严重程度可有不同。有时上肢的突出症状是肌无力和肌萎缩，并有根性感觉减退；而下肢肌萎缩不明显，主要表现为肌痉挛、反射亢进，出现踝阵挛和髌阵挛等。

（1）上肢皮肤的感觉平面检查：常可提示脊髓准确的受压平面，并可区分根性神经损害与神经干损害的不同区域。检查前臂和手部感觉区域有助于定位，而躯干的知觉障碍常常左右不对称，感觉障碍平面不明显（图15-12①②）。

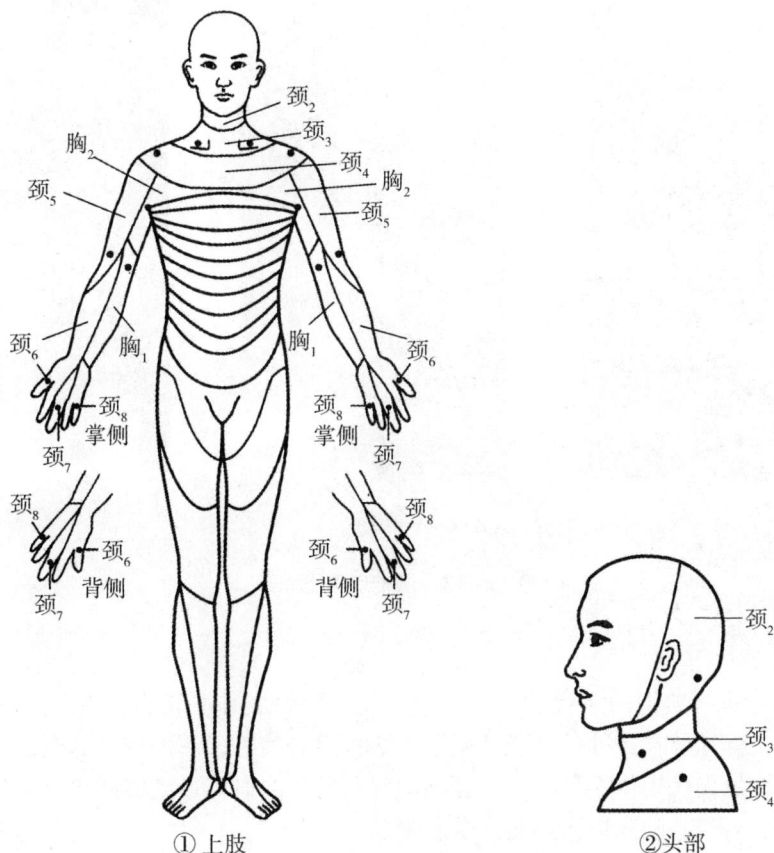

①上肢　②头部

图 15 - 12　皮肤的神经支配区域

（2）四肢腱反射亢进：尤以下肢显著。上肢霍夫曼征阳性，或 Rossolimo 征阳性（快速叩击足的跖面引起足趾跖屈为阳性）。霍夫曼征单侧阳性是颈脊髓受压时的重要体征，严重时双侧均为阳性。下肢除腱反射亢进外，踝阵挛出现率也较高。Babinski、Oppenheim、Chaddock、Gordon 征也可阳性。腹壁反射、提睾反射可减弱或消失。

4. 影像学检查

（1）X 线检查：侧位片多能显示颈椎生理前曲消失或变直，椎体有退变，前后缘骨赘形成，椎间隙变窄。伸、屈、侧动力位片显示受累椎节不稳，椎管矢状径测量 <12mm。有时 X 线片上退变最严重的部位不一定是脊髓压迫最严重的部位（图 15-13①②③）。

（2）CT 检查：对椎体后缘骨刺、椎管矢状径的大小、后纵韧带骨化及对椎间盘突出的诊断较为直观和准确。而且能够发现椎体后缘致压物位置，对于术前评价及指导手术有重要意义。三维 CT 可重建脊柱构象，可在立体水平上判断致压物的大小和方向。

（3）MRI 检查：分辨能力更高，能更准确从矢状切层直接观察硬膜囊是否受压。脊髓型颈椎病在 MRI 图像上常表现为脊髓前方呈弧形压迫，多平面退变可使脊髓前缘呈波浪状。病程长者，椎管后缘也压迫硬膜囊，从而使脊髓呈串珠状。脊髓有变性者可见变性、压迫最明显的部位脊髓信号增强。

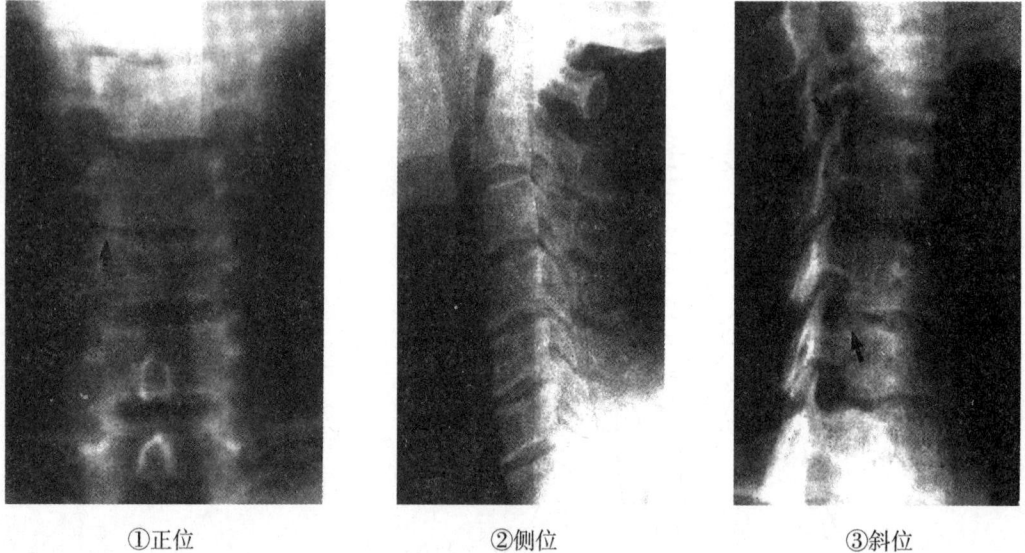

①正位　　　　　　　②侧位　　　　　　　③斜位

图 15 - 13　颈椎病 X 线表现

（四）椎动脉型

（1）眩晕：本病典型的症状是头颅旋转时引起眩晕发作。正常情况下，头颅旋转主要在寰枢椎之间，椎动脉在此处受挤压情况下，如头向右旋时，右侧椎动脉血流量减少，左侧椎动脉血流量增加以代偿供血量。如一侧椎动脉受挤压的血流量已经减少至无代偿能力，当头转向健侧时，可引起脑部供血不足产生眩晕。

（2）头痛：由于椎基底动脉供血不足，使侧支循环血管扩张引起头痛。头痛部位主要是枕部及顶枕部，也可放射至两侧颞部深处。多见为跳痛或胀痛，常伴有恶心呕吐、出汗等自主神经紊乱症状。

（3）猝倒：是本病的特殊症状。发作前无预兆，多发生于行走或站立时，头颈部过度旋转或伸屈时可诱发，反向活动后症状消失或减轻。患者摔倒前感觉下肢突然无力而倒地，但意识清楚，视力、听力及讲话均无障碍，并能立即站起来继续活动。

（4）视力障碍：可有突发弱视或失明，持续数分钟后逐渐恢复视力，为双侧大脑后动脉缺血所致。此外，还可有复视及幻视等。

（5）感觉障碍：面部感觉异常，口周或舌部发麻，偶有幻听或幻嗅。

（6）MRA 特征：椎动脉显影可发现扭曲和狭窄，因为多数是一过性痉挛缺血，当无症状时，椎动脉可恢复正常口径，故此时显影可无异常。正常的椎动脉左侧略粗于右侧。

（五）脊髓型

1. 病史　脊髓受损的病理过程较复杂，症状多种多样，个体间差异较大，且其发展速度、趋势和转归也各有差异，因此，早期容易延误诊断，错失最佳治疗时机，遗留难以挽回的脊髓功能障碍。

2. 分型　由于起病轻重与病情发展过程个体差异较大，经综合将其分为Ⅰ～Ⅴ型。

Ⅰ型：占10.8%，起病时症状轻，休息后缓解，病情长期稳定，无明显加重，可有轻度波动。

Ⅱ型：占42.3%，起病时症状轻，经一段平稳期后逐渐加重，每次发作均有新症状出现。

Ⅲ型：占7.5%，起病时症状轻，经过一段平稳期后突然加重。

Ⅳ型：占32.2%，起病时症状较轻，逐渐加重，无自动缓解期。

Ⅴ型：占7%，突然起病，症状严重且持续加重，各种非手术治疗无法缓解。

3. 临床表现　脊髓型颈椎病的症状严重程度与脊髓受压变形的程度一致，早期脊髓仅轻度变形，因而症状相对较轻。特征性的表现是颈痛、行走困难和步态不稳。其中，步态异常是脊髓型颈椎病早期最具特征性的表现。

（1）颈肩部酸痛不适。

（2）步态不自然，行走缓慢，常因下肢发软，容易发生骤然摔倒，而意识清楚。

（3）肢体麻木，尤其是双下肢麻木。双手感觉迟钝，精细动作难以完成，持物易失手。

临床上凡具有上述症状应仔细进行神经系统检查，如发现深反射活跃或亢进，甚至病理征阳性者，应及时行必要的影像学检查，以早期明确诊断。

4. 治疗时机　经过对手术疗效的观察，对有手术指征者，发病6个月内行手术治疗的疗效明显优于1年以后。

5. 预后　一旦确诊由本病导致脊髓功能障碍，神经功能将不可能完全恢复正常，其中82%呈阶段性加重或逐步缓慢加重趋势；7%起病急骤，神经功能障碍长期存在，可获自行缓解或改善者仅占10.8%；感觉和括约肌功能障碍常趋于一过性，部分可望得到恢复；而运动功能障碍则会是永久性，并随时间的推移而逐渐加重。

脊髓型颈椎病自行缓解的可能性则很少。发病后，病程中可经历长短不同的稳定期，此期内症状可以完全静止，也可有轻度加重或减轻交替，但最终结果均不甚乐观，大部分患者在病情发展过程中必须接受外科治疗。

综合上述，脊髓型颈椎病起病时症状和神经功能障碍体征可较轻微，难以预测病程发展后者，而加重速度可以很快并导致严重的脊髓功能不可逆障碍，脊髓型颈椎病长期处于良性稳定状态者仅仅为少数，多数呈相对恶性的发展趋势，其发展结果将造成脊髓损害症状不可恢复。

六、脊髓功能分级

颈椎退行性疾病在中老年人群中普遍存在，50岁以上症状轻微的颈椎病，部分MRI上可无异常发现，一些则可存在严重的脊髓压迫。此时，选择恰当的治疗措施有一定难度。因此，对颈椎病脊髓功能的评价，有助于客观评价疾病的严重程度、各种治疗方法的效果及判断预后。颈椎病脊髓功能的评价方法多种，目前的评定方法主要依据患者主观症状，还没有更加偏重客观的临床表现及影像检查结果制定的标准。

（一）美国脊髓损伤协会（ASIA）损伤分级

该协会于 1997 年修订的脊髓损伤分级方法，目前已成为国际上脊髓损伤的分级标准。

A 级　完全性损害，在骶段（S_4、S_5）无任何感觉或运动功能保留。

B 级　不完全性损害，在损伤平面以下包括骶段（S_4、S_5）存在感觉功能，但无运动功能。

C 级　不完全性损害，在损伤平面以下存在运动功能，大部分关键肌的肌力 <3 级。

D 级　不完全性损害，在损伤平面以下存在运动功能，大部分关键肌的肌力 ≥3 级

E 级　正常，感觉和运动功能正常。

（二）Nurick 分级方法

由 Nurick 于 1972 年提出，该方法比较实用，但不适用于如中央脊髓综合征。

0 级　有神经根症状或体征，无脊髓压迫症状。

1 级　有脊髓压迫症状，行走无困难。

2 级　轻微的行走困难，但不妨碍，日常的工作。

3 级　行走困难，妨碍工作和家务，但不需要别人帮助。

4 级　能够在别人帮助或助行器帮助下行走。

5 级　限于轮椅活动或卧床不起。

七、诊断

（一）颈型

1. 症状　颈部、肩部及枕部疼痛，头颈部活动因疼痛而受限制。因常在早晨起床时发病，通常被误称为落枕。

2. 体征　颈肌紧张，有压痛点，头颈活动受限。

3. X 线检查　X 线显示颈椎曲度改变，动力摄片上有椎间关节不稳。由于肌痉挛、头偏歪，侧位 X 线片上出现椎体后缘及小关节部分重影，称为双边双突征象。

（二）神经根型

1. 症状　具有典型的根性症状，其范围与受累椎节相一致。有颈肩部、颈后部酸痛，并沿神经分布区向下放射到前臂和手指。轻者为持续性酸痛、胀痛；重者可如刀割样、针刺样疼痛。

2. 体征　脊神经根牵拉试验多为阳性，痛点封闭疗法对上肢放射痛无效。

3. X 线检查　X 线正位片上显示钩椎关节增生。侧位片生理前曲消失或变直，椎间隙变窄，有骨赘形成，伸、屈动力位片提示颈椎不稳。

（三）脊髓型

1. 症状　自觉颈部无不适，但手部动作笨拙，精细动作失灵，协调性差。胸腹部可有束带感。

2. 体征　步态不稳，容易跌倒，下肢不能跨越障碍物。上下肢腱反射亢进，肌张力升高，霍夫曼征阳性，可出现踝阵挛和髌阵挛，重症时巴氏征可呈阳性。早期感觉障碍较轻，

严重时可出现不规则痛觉减退或，感觉丧失或减退区呈片状或条状。

3. 影像学检查

（1）X 线检查：X 线显示病变椎间盘狭窄，椎体后缘骨质增生。

（2）MRI 检查：MRI 检查示脊髓受压呈波浪样压迹，严重者脊髓可变细。还可显示椎间盘突出，受压椎节脊髓可有信号改变。

（四）椎动脉型

椎动脉型颈椎病的病因、病理变化及临床特征等问题，至今还没有明确的定论。

1. 症状　颈性眩晕（即椎–基底动脉缺血征）和猝倒史，已排除眼源性及耳源性眩晕。少数患者出现自主神经症状。

2. 体征　旋颈诱发试验阳性。

3. 影像学检查

（1）X 线片显示椎节不稳及钩椎关节增生。

（2）椎动脉造影、MRI 及椎动脉血流检测可协助定位，但不能作为诊断依据。

八、鉴别诊断

（一）颈型

颈型颈椎病须与下列疾病鉴别。

1. 颈部扭伤　也称落枕，系颈部肌肉扭伤所致，多与睡眠中体位不良有关，其发病与颈型颈椎病相似。

（1）压痛点：压痛点见于棘突部，程度也较强；颈部扭伤压痛点在损伤肌肉，急性期疼痛剧烈，压之难以忍受。

（2）肌紧张：扭伤者可触摸到条索状压痛肌肉，而颈椎病只有轻度肌紧张。

（3）牵引反应：对颈部进行牵引时，颈型颈椎病症状多可缓解。

（4）封闭反应：用1% 普鲁卡因 5ml 作痛点封闭，颈椎病对封闭疗法无显效，而颈部扭伤可在封闭后症状消失或缓解。

2. 肩周炎　多于 50 岁前后发病，好发年龄与颈椎病相似，多伴有颈部受牵症状，两者易混淆。

（1）肩关节活动：肩周炎有肩关节活动障碍，上肢常不能上举和外展。而颈椎病一般不影响肩关节活动。

（2）疼痛部位：肩周炎疼痛部位在肩关节，而颈型多以棘突为中心。

（3）X 线表现：肩周炎患者多为普通的退变征象，而颈椎病患者生理前曲消失，且有颈椎不稳，有时两者较难区别。

（4）封闭疗效：肩周炎对封闭疗法有效，而颈椎病无显效。

（二）神经根型

神经根型颈椎病须与下列疾病鉴别。

1. 尺神经炎　尺神经由 C_7、C_8 和 T_1 脊神经根组成，两者均可造成小指麻木和手内肌萎缩，故容易与 C_8 脊神经受累的症状相混淆。但尺神经根炎多有肘部神经沟压痛，且可触及条索状变性的尺神经。另外，两者感觉障碍分布区域不同，C_8 神经根支配范围较大，常有前臂尺侧麻木，而尺神经炎无前臂麻木。

2. 胸廓出口综合征　由于臂丛、锁骨上动、静脉在胸廓上口或胸小肌喙突止点区受压，可引起上肢麻木、疼痛、肿胀，锁骨上窝前斜角肌有压痛并向手部放射。两者鉴别在于胸廓出口综合征 Adson 试验阳性。使患肢过度外展，肩抬平，出现桡动脉音减弱或消失者，也是阳性体征。X 线片检查可发现颈肋或第 7 颈椎横突过大。

3. 颈背部筋膜炎　可引起颈背痛或上肢麻木感，但无放射症状、感觉障碍及腱反射异常。如在痛点局部封闭或口服抗风湿药物，症状即见好转，颈椎病局部封闭无效。

4. 肌萎缩型侧索硬化症　一般发展较快，先出现两手明显肌萎缩，逐渐向近侧肘部和肩部发展，但无感觉障碍，神经纤维传导速度正常。

5. 锁骨上肿瘤　肺尖部的原发性肿瘤或转移癌，使臂丛神经粘连或受挤压，可产生剧烈疼痛。胸部平片或活检可鉴别。

6. 腕管综合征　为正中神经通过腕管受压所致，有 1～3 指麻木或刺痛，腕中部加压试验阳性，腕背伸试验阳性，即让患者腕背伸持续 0.5～1 分钟，如出现拇、示、中指麻木或刺痛为阳性。封闭治疗有效，而颈椎病局部封闭无效。

（三）脊髓型

髓型颈椎病须与下列疾病鉴别。

1. 椎管内肿瘤　可同时出现感觉障碍和运动障碍，病情呈进行性加重，对保守治疗无效，MRI 成像可鉴别。

2. 肌萎缩型侧索硬化症　以上肢为主的四肢瘫是其主要特征，肌萎缩范围较广泛，可发展至肩关节以上，容易与脊髓型颈椎病相混淆。本病发病年龄较脊髓型颈椎病早 10 年左右，发病速度快，很少伴随自主神经症状，较少有感觉障碍。

3. 脊髓空洞症　多见于青壮年，病程缓慢，早期影响上肢，呈节段，有感觉分离特征，其感觉障碍以温、痛觉丧失为主，而触觉及深感觉则基本正常。由于温、痛觉丧失，可发现皮肤增厚、溃疡及关节因神经保护功能的丧失而损害，也称为夏科（charcot's）关节。通过 CT 及 MRI 成像，可以发现两者的差异。

4. 后纵韧带骨化症　可出现与颈椎病相同的症状和体征。但侧位 X 线片可发现椎体后缘有线状或点线状骨化影，CT 可显示其断面形状和压迫程度。

（四）椎动脉型

椎动脉型颈椎病须与下列疾病鉴别。

1. 耳源性眩晕　即 Memiere 综合征，系内耳淋巴回流受阻引起。具有发作性眩晕、耳鸣、感应性进行性耳聋等临床特点。而颈性眩晕症同头颈转动有关，耳鸣程度较轻。

2. 眼源性眩晕　可有明显屈光不正，眼睛闭上后症状可缓解。

3. 颅内肿瘤　第 4 脑室或后颅窝肿瘤可直接压迫前庭神经及其中枢，转头时也可突发眩晕。但颅内肿瘤合并头痛、呕吐等颅内压增高症状，血压可升高。头颅 CT 扫描可鉴别。

4. 内耳药物中毒　链霉素对内耳前庭毒性大，多在用药后 2～4 周出现眩晕症，同时可出现耳蜗症状、平衡失调、口周及四肢麻木，后期可有耳聋。前庭功能检查可作鉴别。

5. 神经症　患者常有头痛、头晕及记忆力减退等一系列大脑皮质功能减退的症状，主诉多而客观检查无明显体征，症状的变化与情绪波动密切相关，多见于女性及学生。

6. 锁骨下动脉缺血综合征　可出现椎-基底动脉供血不足的症状和体征。但患侧上肢血压较健侧低，动脉搏动减弱或消失，锁骨下动脉区有血管杂音，血管造影可发现锁骨下动脉第一部分狭窄或闭塞，血流方向异常。

九、治疗

颈椎病是一种慢性退变疾病，治疗方法有保守治疗和手术治疗，保守治疗既是颈椎病治疗的基本方法，又是手术疗法的基础。手术后仍须经过保守治疗的方法得到康复和巩固。

（一）保守治疗

1. 适应证

（1）早期颈型、脊髓型颈椎病，神经根型颈椎病。

（2）颈椎病的诊断尚不明确，须继续观察。

（3）全身情况差，不能耐受手术。

2. 牵引疗法

（1）牵引作用

1）限制颈椎活动，减轻病变组织水肿、充血。

2）使头、颈部肌肉松弛，解除痉挛，减轻椎间盘压力负荷。

3）有助于维持颈椎生理曲度，恢复颈椎正常序列和小关节功能。

（2）牵引体位：取卧位，优点是患者较舒适，可耐受长时间牵引。

（3）牵引方式：可呈持续性牵引，也可间断性牵引。

（4）牵引重量：牵引重量应根据不同的病情、损伤程度、不同椎节而定。坐位牵引重量一般 1.5~2kg，采用枕颌带牵引术时，最大牵引重量不得超过 3kg，否则容易引起压疮，影响进一步治疗。

3. 理疗　在颈椎病治疗中，理疗是治疗颈背不适有效的方法，其主要作用是可消除或缓解颈部肌肉痉挛，改善软组织血液循环；消除神经根或其他软组织的炎性水肿和充血，改善脊髓、神经根和局部血液循环，缓解症状；增强肌肉张力，改善小关节功能；延缓或减轻椎体、关节囊及韧带的钙化或骨化过程。治疗方法包括超短波疗法、短波疗法、干扰电流疗法、间动电流疗法、高频电疗、离子导入、石蜡疗法及水疗等。

4. 改善睡眠、工作习惯

（1）改善睡眠习惯：睡眠状态应包括枕头的高低、硬软，睡眠床铺与体位等。理想的睡眠体位是使整个脊柱处于自然曲度，髋、膝关节呈微屈曲状，使全身肌肉得到放松。由于每个人有将近 1/3 的时间在睡眠中度过，如睡眠姿势不当，容易引起或加重颈椎病。

（2）改变工作中的不良姿势：屈颈状态下，颈椎间盘内所承受的压力及对颈背部肌纤维组织的张应力较自然仰伸位时显著增高。工作中常见的职业性不良体位有打字员、电脑操作员、绣花工、会计，以及长时间低头动作、交警的转头动作、流水线装配工的低头转颈动作等。有效的预防措施是定时改变头颈部体位和做头颈部松弛活动。

5. 药物治疗

（1）消炎镇痛类药物：目前临床上常用的消炎镇痛药物有塞来昔布、洛索洛芬钠、酮洛芬胶囊、双氯芬酸钠胶囊及美洛西康胶囊等。

（2）肌松药：氯唑沙宗为中枢性肌肉松弛药，有解痉镇痛作用；妙纳主要作用于中枢神经系统而松弛肌肉，并能直接松弛血管平滑肌。

（3）维生素类药物：维生素 B_1、维生素 B_6 维生素 B_{12}、维生素 C 及维生素 E 等。

（4）中药治疗：主要根据中医的痹病理论，采用行气活血、消肿散瘀及通络止痛等组方，辅以补肝肾、养气血、祛风湿等药物，从"标"和"本"进行治疗。

（二）手术治疗

1. 手术目的　手术目的是解除神经压迫及恢复颈椎的稳定性，维持椎间隙高度，获得正常生理曲度和脊髓相适应的椎管容量和形态，挽救脊髓功能，阻止病情的进一步发展。严重颈椎病脊髓受压范围常较广泛，如过多椎节的减压和融合，势必在一定程度上影响颈椎的力学稳定性和活动度，一般认为融合 2 或 3 个间隙即可获得充分减压的目的。近年来，采用椎间盘和椎体上下缘骨赘增生物切除，即椎体次全切除术。开窗减压的上下壁均为椎体骨质，再取长的髂骨条或腓骨条，修成略大于骨窗的带盖形，颈椎在撑开器牵引下将骨块植入窗内。多椎节颈椎病变常须作椎管前路减压。对多椎节颈椎病，如果术前影像学提示相邻两节段的骨赘已累及椎体中部或先天性颈椎管狭窄，椎体中央的脊髓也已有受压，最好而又简单的方法是行前路椎体次全切除术，以保证达到对椎管及神经根的减压。

2. 手术指征　目前，国内外资料对手术指征及掌握程度不尽统一。

（1）适应证

1）颈椎病出现明显脊髓、神经根受压，经保守治疗无效。

2）外伤或其他原因导致颈椎病症状突然加重者。

3）伴有颈椎间盘突出症经保守治疗无效。

4）颈椎某一椎节明显不稳，颈痛明显，经保守治疗无效，即使是无四肢感觉、运动障碍，也应考虑及早手术治疗。

（2）禁忌证

1）颈椎病手术不受年龄的限制，但必须考虑全身情况，如肝脏、心脏有严重疾病，不能耐受手术者。

2）颈椎病已发展至晚期或已瘫痪长期卧床，四肢关节僵硬、肌肉已有明显萎缩，手术对改善生活质量已没有意义。

3）颈部皮肤有感染、破溃，则须治愈后再考虑手术。

3. 术前准备　颈椎病手术有一定危险性，术前准备是手术成功的关键之一。

（1）心理准备：术前应向患者解释手术的必要性及手术后可能遇到的不适，减轻其心理负担并取得配合。

（2）改良生活习惯：术前应戒烟，有咳嗽者应给予药物治疗，睡眠质量差工者应调整枕头高度或给予少量镇静药物，保证获得充足的休息。

（3）适应性训练：包括体位训练、气管和食管推移训练及卧床排便训练。

4. 手术效果　手术效果很大程度取决于诊断的准确性。外科手术所能做的仅是解除脊髓外周的压迫和稳定病变椎节，但对脊髓神经内部的病变，则不是手术直接能够解决的问题。手术对病情的发展走势，可起到阻断的作用，但可能无法逆转病情的发展。已有神经变性者，手术后的效果可能并不理想。根据上海长征医院 16 000 余例颈椎手术随访结果，其中神经根型的手术效果较好，得到准确诊断的术后效果，术前手臂疼痛消失、神经学障碍消除达 70% ~80%；术前症状有缓解但不完全为 10%；术前症状无改善或加重为 5% ~7%。

前路手术减压的长期效果，诸多学者报道不尽相同。根据资料统计，60%～70%的患者自我感觉功能恢复满意，20%有一些改进，10%没有缓解，说明虽然手术已经完成了充分的减压，但由于脊髓内在的变化，仍将妨碍患者的恢复。

十、预防措施

（一）积极治疗咽喉部疾患

及时防治如咽炎、扁桃体炎、颈部淋巴结炎及其他骨与软组织感染，对防治颈椎病有重要意义。咽喉部炎症不仅容易引起上颈椎自发性脱位，也是诱发颈椎病的因素之一。该处的炎症可直接刺激邻近的肌肉、韧带或通过丰富的淋巴系统使炎症在局部扩散，以致造成局部肌张力降低、韧带松弛和椎节内外平衡失调，从而破坏了局部的完整性和稳定性，导致颈椎病的发生或加重。

（二）保持良好的睡眠体位

一个良好的睡眠体位，既要维持整个脊柱的生理曲度，又应使患者感到舒适，方可达到使全身肌肉松弛，容易消除疲劳和调整关节生理状态。根据这些要求，应该使用薄枕，使胸、腰部保持自然曲度，双髋及双膝呈屈曲状，有利于放松全身肌肉。故最好的睡眠体位是采取侧卧或仰卧，不可俯卧，枕头也不宜过高。

（三）防治头颈部外伤

人们在体育锻炼、日常工作、交通活动中容易造成头颈部外伤。早期颈部外伤患者如有椎旁肌压痛或X线显示椎体前有阴影时应引起重视，应观察病情变化并及时治疗，如可预防性用石膏颈围制动。

（四）避免长期低头工作

长期低头造成颈后部肌肉、韧带组织劳损，屈颈状态下椎间盘的内压高于正常体位。因此要定期改变头颈部体位，当头颈向某一方面转动过久之后，应向另一反方向运动，并在短时间内重复数次，这样既有利于颈部保健，也利于消除疲劳。如工作台过高或过低都会使颈部仰伸或屈曲，这两种位置均不利于颈椎的内外平衡，应及时调整工作台的高度和倾斜度。长期伏案工作者应做工间操活动，使处于疲劳状态的颈椎定时获得内外平衡。

（张　路）

第六节　髋关节脱位合并损伤

一、神经损伤

髋关节脱位的患者坐骨神经损伤比例是8%～19%。如前所述，这主要是由于后脱位股骨头或移位的骨折块牵拉或压迫坐骨神经所致，没有前脱位导致坐骨神经损伤的报道。尽管功能有损伤，术中的坐骨神经看起来总是无明显损伤。坐骨神经完全断裂是非常罕见的。一般都是腓总神经损伤，伴有小部分胫神经损伤。为什么总是腓总神经损伤而胫神经很少损伤仍不清楚。Gregory提出腓总神经和梨状肌的关系是导致其易伤的原因。有严重神经损伤的患者必须得到细致的照顾防止感觉麻木区的皮肤损伤。患者应该采用距小腿关节支具防止马蹄状畸形，在 3 ~ 4 周的时候检查肌电图了解神经损伤的情况和判断预后。另外，可以了解神经损伤的程度，包括可能的腰骶丛神经的损伤。

神经康复的预后难以预测。Epstein 报道 43% 的恢复率，而 Gregory 报道 40% 完全康复和 30% 部分恢复。由于神经损伤恢复的不可预测性，在伤后 1 年里不应进行手术治疗。患者可以很好地耐受踝足矫形支具而功能影响较小。3 个月的时候复查肌电图了解神经修复的情况。如果临床症状和肌电图在 1 年内没有改善，应考虑腱转位手术。一般患者更愿意接受继续肌电图检查而不是手术以及术后制动和大量的康复锻炼。但是如果坐骨神经的胫神经部分损伤，肌腱转位的手术效果也不理想。

在做手法复位之前必须仔细检查神经功能。当然，如果患者有脑外伤、意识不清或不合作，神经功能检查就不彻底，必须尽快复位髋关节来消除神经牵拉。一般没有必要为了了解神经损伤情况进行手术。有一种情况例外，如果复位后原来正常的神经功能变得不正常的时候，有必要进行手术明确坐骨神经是否卡在大的骨块之间或卡在关节内。但一些医生认为在髋关节后壁骨折伴有坐骨神经损伤的时候需要立即手术修复后壁，这样可以保护神经进一步被骨折块损伤。

有报道称，延长的髋关节后侧入路的医源性坐骨神经损伤比例是 11%。一般都是临时的功能损伤，处理原则和其他即时损伤一样。术中必须采取措施防止损伤。整个手术过程中膝关节应该保持屈曲，可能的情况下，髋关节保持伸展。在后柱使用 Hohmann 拉钩的时候注意使拉钩与神经平行。拉钩转动的时候，边缘会压迫神经导致损伤。

一些医生报道了迟发性的坐骨神经麻痹。这可能是由于血肿、瘢痕或异位骨化导致。神经被瘢痕等增生组织包裹压迫导致神经功能进行性损伤，医生应该注意观察有无迟发性的坐骨神经损伤，如果有明显的神经受损迹象，最好立即手术探察减压。少数报道称延误探察的患者神经功能难以恢复。

髋关节前脱位的时候如果股骨头向上向前移位，停留于耻骨上支平面，偶尔能引起股神经损伤。

二、股骨干骨折

髋关节脱位合并同侧的股骨骨折并不罕见。由于股骨骨折掩盖了髋臼脱位的典型体征，很多股骨骨折伴髋臼脱位的患者都漏诊了脱位。文献报道的漏诊率在 50% 以上。在处理股骨骨折应想到可能存在的髋关节脱位，应坚持常规进行骨折两端关节的 X 线检查可以防止对这些并发损伤的漏诊。治疗应先处理髋关节，可以先试行麻醉下闭合复位，此时不宜采用 Bigelow 法，也可采用大转子骨牵引进行牵引复位。对于股骨干骨折多需要手术治疗。陈旧的髋关节脱位一般应手术治疗。

（张　路）

第七节　骨盆骨折

一、概述

骨盆位于躯干与下肢之间，是负重的主要结构；同时盆腔内有许多重要脏器，骨盆对之起保护作用。骨盆骨折可造成躯干与下肢的桥梁失去作用，同时可造成盆腔内脏器的损伤。随着现代工农业的发展和交通的发达，各种意外和交通事故迅猛增加，骨盆骨折的发生率也迅速增高，在所有骨折中，骨盆骨折占 1% ~ 3%，其病死率在 10% 以上，是目前造成交通事故死亡的主要因素之一。

（一）发病机制

引起骨盆骨折的暴力主要有以下 3 种方式：

1. 直接暴力　由于压砸、碾轧、撞挤或高处坠落等损伤所致骨盆骨折，多系闭合伤，且伤势多较严重，易并发腹腔脏器损伤及大量出血、休克。

2. 间接暴力　由下肢向上传导抵达骨盆的暴力，因其作用点集中于髋臼处，故主要引起髋臼中心脱位及耻、坐骨骨折。

3. 肌肉牵拉　肌肉突然收缩致使髂前上棘、髂前下棘及坐骨结节骨折。

（二）分类

由于解剖上的复杂性，骨盆骨折有多种分类，依据不同的标准，可有不同的分法。如依骨折的部位分为坐骨骨折、髂骨骨折等；依骨折稳定性或是否累及骨盆负重部位而分为稳定与不稳定骨折；依致伤机制及外力方向分为前后受压及侧方受压骨折；依骨折是否开放分为开放或闭合骨折。目前主要的分类方法有：

1. Tile 分型　Pennal 等于 1980 年提出了一种力学分型系统，将骨盆骨折分为前后压缩伤、侧方压缩伤和垂直剪切伤。Tile 于 1988 年在。Pennal 分型的基础上提出了稳定性概念，将骨盆骨折分为：A 型（稳定）、B 型（旋转不稳定但垂直稳定）、C 型（旋转、垂直均不稳定），这一分型系统目前被广泛应用。

A 型：可进一步分为 2 组。A1 型骨折为未累及骨盆环的骨折，如髂骨或坐骨结节的撕脱骨折和髂骨翼的孤立骨折；A2 型骨折为骨盆环轻微移位的稳定骨折，如老年人中通常由低能量坠落引起的骨折。

B 型：表现为旋转不稳定：B1 型骨折包括"翻书样"骨折或前方压缩损伤，此时前骨盆通过耻骨联合分离或前骨盆环骨折而开放，后骶髂的骨间韧带保持完整。Tile 描述了这种损伤的分期。第一期，耻骨联合分离小于 2.5cm，骶棘韧带保持完整；第二期，耻骨联合分离 >2.5cm，伴骶棘韧带和前骶髂韧带破裂；第三期，双侧受损，产生 B3 型损伤 B2 - 1 型骨折为有同侧骨折的侧方加压损伤；B2 - 2 型骨折有侧方加压损伤，但骨折在对侧，即"桶柄状"损伤，韧带结构通常不因伴骨盆内旋而遭到破坏。

C 型：旋转和垂直均不稳定。包括垂直剪切损伤和造成后方韧带复合体破坏的前方压缩损伤。C1 型骨折包括单侧的前后复合骨折，且依后方骨折的位置再分为亚型；C2 型骨折包括双侧损伤，一侧部分不稳定，另一侧不稳定；C3 型骨折为垂直旋转均不稳定的双侧骨折。Tile 分型直接与治疗选择和损伤的预后有关。

2. Burgess 分类　1990 年，Burgess 和 Young 在总结 Pennal 和 Tile 分类的基础上，提出了一个更全面的分类方案，将骨盆骨折分为侧方压缩型（LC）、前后压缩型（APC）、垂直压缩型（VS）、混合型（CM）。APC 与 LC 每型有 3 种损伤程度。APC - Ⅰ型为稳定型损伤，单纯耻骨联合或耻骨支损伤。APC - Ⅱ型损伤为旋转不稳定合并耻骨联合分离或少见的耻骨支骨折，骶结节、骶棘韧带及骶髂前韧带损伤。APC - Ⅲ型损伤常合并骶髂后韧带断裂，发生旋转与垂直不稳定。LC-Ⅰ型损伤产生于前环的耻坐骨水平骨折以及骶骨压缩骨折。所有骨盆的韧带完整，骨盆环相当稳定。LC-Ⅱ型损伤常合并骶后韧带断裂或后部髂嵴撕脱。由于后环损伤不是稳定的嵌插，产生旋转不稳定。骨盆底韧带仍然完整，故相对垂直稳定。LC-Ⅲ型损伤又称为"风卷样"骨盆。典型的滚筒机制造成的损伤首先是受累侧骨盆因承受内旋移位而产生LC-Ⅱ型损伤。当车轮碾过骨盆对侧半骨盆时其产生外旋应力（或APC）损伤。损伤方式不同，典型的损伤方式为重物使骨盆滚动所造成。垂直剪切损伤（VC）为轴向暴力作用于骨盆，骨盆的前后韧带与骨的复合全部撕裂。髂骨翼无明显外旋，但其向上和向后移位常见。混合暴力损伤（CMI）为由多种机制造成的损伤。此分类系统对临床处理上有3点意义：①提醒临床医师注意勿漏诊，特别是后环骨折。②注意受伤局部与其他合并伤的存在并预见性地采取相应的复苏手段。③能使得临床医师根据伤员总体情况和血流动力学状况以及对病情准确认识，选择最适合的治疗措施，从而降低病死率。

3. Letournel 分类　Letournel 将骨盆环分为前、后2区域。前环损伤包括单纯耻骨联合分离、垂直骨折线波及闭孔环或邻近耻骨支、髋臼骨折。后环损伤的特征为：

（1）经髂骨骨折未波及骶髂关节。

（2）骶髂关节骨折脱位伴有骶骨或髂骨翼骨折。

（3）单纯骶髂关节脱位。

（4）经骶骨骨折。

4. Dennis 骶骨解剖区域分类

Ⅰ区：从骶骨翼外侧至骶孔，骨折不波及骶孔或骶骨体。

Ⅱ区：骨折波及骶孔，可从骶骨翼延伸到骶孔。

Ⅲ区：骨折波及骶骨中央体部，可为垂直、斜形、横形等任何类型，全部类型均波及骶骨及骶管。

此种分类对合并神经损伤的骶骨骨折很有意义。Ⅲ区骶骨骨折其神经损伤发生率最高。

二、诊断

（一）临床表现

1. 全身表现　主要因受伤情况、合并伤、骨折本身的严重程度及所致的并发症等的不同而不尽相同。

低能量致伤的骨盆骨折，如髂前上棘撕脱骨折、单纯髂骨翼骨折等，由于外力轻、无合并重要脏器损伤、骨折程度轻及无并发症的发生，全身情况平稳。高能量致伤的骨盆骨折，特别是交通事故中，由于暴力大，受伤当时可能合并颅脑、胸腹脏器损伤，且骨折常呈不稳定型，并发血管、盆腔脏器、泌尿生殖道、神经等损伤，可出现全身多系统损伤的症状体征。严重的骨盆骨折可造成大出血，此时主要是出血性休克的表现。

2. 局部表现　不同部位的骨折有不同的症状和体征。

（1）骨盆前部骨折的症状和体征：骨盆前部骨折包括耻骨上、下支骨折，耻骨联合分离，坐骨支骨折，坐骨结节撕脱骨折。此部骨折时腹股沟、会阴部耻骨联合部及坐骨结节部疼痛明显，活动受限，会阴部、耻区可出现瘀斑，伤侧髋关节活动受限，可触及异常活动及听到骨擦音。骨盆分离、挤压试验呈阳性。

（2）骨盆外侧部骨折的症状和体征：包括髂骨骨折，髂前上、下棘撕脱骨折。骨折部局部肿胀、疼痛、伤侧下肢因疼痛而活动受限，被动活动伤侧肢可使疼痛加重，局部压痛明显，可触及骨折异常活动及听到骨擦音。髂骨骨折时骨盆分离、挤压试验呈阳性，髂前下棘撕脱骨折可有"逆行性"运动，即不能向前移动行走，但能向后倒退行走。

（3）骨盆后部骨折的症状和体征。包括骶髂关节脱位、骶骨骨折、尾骨骨折脱位。症状和体征有骶髂关节及骶骨处肿胀、疼痛，活动受限，不能坐立翻身，严重疼痛剧烈，局部皮下淤血明显。"4"字试验、骨盆分离挤压试验呈阳性（尾、骶骨骨折者可阴性）。骶髂关节完全脱位时脐棘距不等。骶骨横断及尾骨骨折者肛门指诊可触及尾、骶骨异常活动。

（二）诊断

1. 外伤史　询问病史时应注意受伤时间、方式及受伤原因、伤后处理方式、液体摄入情况、大小便情况。对女性应询问月经史、是否妊娠等。

2. 症状　见临床表现。

3. 体格检查

（1）一般检查：仔细检查患者全身情况，确明是否存在出血性休克、盆腔内脏器损伤，是否合并颅脑、胸腹脏器损伤。

（2）骨盆部检查：①视诊：伤员活动受限，局部皮肤挫裂及皮下淤血存在，可看到骨盆变形、肢体不等长等。②触诊：正常解剖标志发生改变，如耻骨联合、髂嵴、髂前上棘、坐骨结节、骶髂关节、骶尾骨背侧可发现其存在触痛、位置发生变化或本身碎裂及异常活动，可存在骨擦音，肛门指诊可发现尾骶骨有凹凸不平的骨折线或存在异常活动的碎骨片，合并直肠破裂时，可有指套染血。

（3）特殊试验：骨盆分离、挤压试验阳性，表明骨盆环完整性破坏；"4"字试验阳性，表明该侧骶髂关节损伤。特殊体征：Destot 征——腹股沟韧带上方耻区、会阴部及大腿根部出现皮下血肿，表明存在骨盆骨折，Ruox 征——大转子至耻骨结节距离缩短，表明存在侧方压缩骨折，Earle 征——直肠检查时触及骨性突起或大血肿且沿骨折线有压痛存在，表明存在尾骶骨骨折。

4. X 线检查　X 线是诊断骨盆骨折的主要手段，不仅可明确诊断，更重要的是能观察到骨盆骨折的部位、骨折类型，并根据骨折移位的程度判断骨折为稳定或不稳定及可能发生的并发症。一般来说，90% 的骨盆骨折仅摄骨盆前后位 X 线片即可诊断，然而单独依靠正位 X 线片可造成错误判断，因为骨盆的前后移位不能从正位 X 线片上识别。在仰卧位骨盆与身体纵轴成 40°~60°角倾斜，因此骨盆的正位片对骨盆缘来讲实际上是斜位。为了多方位了解骨盆的移位情况，Pennal 建议加摄入口位及出口位 X 线片。

（1）正位：正位的解剖标志有耻骨联合、耻坐骨支、髂前上、下支、髂骨嵴、骶骨棘、骶髂关节、骶前孔、骶骨岬及 L_5 横突等，阅片时应注意这些标志的改变。耻骨联合分离 >2.5cm，说明骶棘韧带断裂和骨盆旋转不稳；骶骨外侧和坐骨棘撕脱骨折同样为旋转不稳的征象；L_5 横突骨折为垂直不稳的又一表现。除此之外，亦可见其他骨性标志，如髂耻线、髂坐线、泪滴、髋臼顶及髋臼前后缘。

（2）出口位：患者取仰卧位，X 线球管从足侧指向骨盆部并与垂直线成 40°角投射，有助于显示骨盆在水平面的上移及矢状面的旋转。此位置可判断后骨盆环无移位时存在前骨盆环向上移位的情况。出口位是真正的骶骨正位，骶骨孔在此位置为一个完整的圆，如存在骶骨孔骨折则可清楚地看到。通过骶骨的横形骨折，L_5 横突骨折及骶骨外缘的撕脱骨折亦可在此位置观察到。

（3）入口位：患者取仰卧位，球管从头侧指向骨盆部并与垂直线成40°角，入口位显示骨盆的前后移位优于其他投射位置。近来研究表明，后骨盆环的最大移位总出现在入口位中。外侧挤压型损伤造成的髂骨内旋、前后挤压造成的髂骨翼外旋以及剪切损伤都可以在入口位中显示。同时入口位对判断骶骨压缩骨折或骶骨翼骨折也有帮助。

对于低能量外力造成的稳定的骨盆骨折的 X 线表现一般比较易于辨认。而对于高能量外力造成的不稳定骨盆骨折，需综合不同体位的 X 线以了解骨折的移位情况，如果发现骨盆环有一处骨折且骨折移位，则必定存在另一处骨折，应仔细辨认。

5. 骨盆骨折CT扫描　能对骨盆骨及软组织损伤，特别是骨盆环后部损伤提供连续的横断面扫描，能发现一些 X 线平片不能显示的骨折和韧带结构损伤。对于判断旋转畸形和半侧骨盆移位有重要意义，对耻骨支骨折并伴有髋臼骨折特别适用。此外，对骨盆骨折内固定，CT能准确显示骨折复位情况、内固定物位置是否恰当以及骨折愈合情况。CT 在显示旋转和前后移位方面明显优于普通 X 线片，但在垂直移位的诊断上，X 线片要优于轴位 CT 片。

6. MRI　适用于骨盆骨折的并发损伤，如盆内血管的损伤、脏器的破裂等，骨盆骨折急性期则少用。

7. 数字减影技术（DSA）　对骨盆骨折并发大血管伤特别适用，可发现出血的部位同时确认血管栓塞。

三、治疗

（一）急救

骨盆骨折多为交通事故、高处坠落、重物压砸等高能量暴力致伤，骨盆骨折患者的病死率为10%～25%。除了骨折本身可造成出血性休克及实质脏器破裂外，常合并全身其他系统的危及生命的损伤，如脑外伤、胸外伤及腹部外伤等。对骨盆骨折患者的急救除了紧急处理骨折及其并发症外，很重要的一点是正确处理合并伤。

1. 院前急救　据报道严重创伤后发生死亡有 3 个高峰时间：第 1 个高峰发生在伤后 1 小时内，多因严重的脑外伤或心血管血管损伤致死；第 2 个高峰发生在伤后 1～4 小时，死因多为不可控制的大出血；第 3 个高峰发生在伤后数周内，多因严重的并发症致死。急救主要是抢救第 1、第 2 高峰内的伤员。

抢救人员在到达事故现场后，首先应解脱伤员，去除压在伤员身上的一切物体，随后应快速检测伤员情况并做出应急处理。一般按以下顺序进行：①气道情况：判断气道是否通畅、有无呼吸梗阻，气道不畅或梗阻常由舌后坠或气道异物引起，应予以解除，保持气道通畅，有条件时行气管插管以保持通气。②呼吸情况：如果伤员气道通畅仍不能正常呼吸，则应注意胸部的损伤，特别注意有无张力性气胸及连枷胸存在，可对存在的伤口加压包扎及固定，条件允许时可给予穿刺抽气减压。③循环情况：判断心跳是否存在，必要时行胸外心脏按压，判明大出血部位压迫止血，有条件者可应用抗休克裤加压止血。④骨折情况：初步判定骨盆骨折的严重程度，以被单或骨盆止血兜固定骨盆，双膝、双踝之间夹以软枕，把两腿捆在一起，然后将患者抬到担架上，并用布带将膝上下部捆住，固定在硬担架上，如发现开放伤口，应用干净敷料覆盖。⑤后送伤员：一般现场抢救要求在 10 分钟之内完成，而后将伤员送到附近有一定抢救条件的医院。

2. 急诊室内抢救　在急诊室内抢救时间可以说是抢救的黄金时间，如果措施得力、复苏有效，往往能挽救患者的生命。患者被送入急诊室后，首先必须详细了解病情，仔细全面地进行检查，及时做出正确的诊断，然后按顺序处理。McMurray 倡导一个处理顺序的方案，称 A－F 方案，即：

A——呼吸道处理。

B——输血、输液及出血处理。

C——中枢神经系统损伤处理。

D——消化系统损伤处理。

E——排泄或泌尿系统损伤处理。

F——骨折及脱位的处理。

其核心是：优先处理危及生命的损伤及并发症；其次，及时进行对骨折的妥善处理。这种全面治疗的观点具有重要的指导意义。

(1) 低血容量休克的救治：由于骨盆骨折最严重的并发症是大出血所致的低血容量休克，所以对骨盆骨折的急救主要是抗休克。

1）尽可能迅速控制内外出血：对于外出血用敷料压迫止血；对于腹膜后及盆腔内出血用抗休克裤压迫止血；对于不稳定骨盆骨折的患者，经早期的大量输液后仍有血流动力学不稳，应行急症外固定以减少骨盆静脉出血及骨折端出血。对骨盆骨折的急诊外固定的详细方法将在下面讨论。有条件者可在充分输血、输液并控制血压在 90mmHg 以上时行数控减影血管造影术（DSA）下双侧髂内动脉栓塞。

2）快速、有效补充血容量：初期可快速输入 2 000 ~ 3 000ml 平衡液，而后迅速补充全血，另外可加血浆、右旋糖酐等，经过快速、有效的输血、输液，如果患者的血压稳定、中心静脉压（CVP）正常、神志清楚、脉搏有力、心率减慢，说明扩容有效，维持一定的液体即可。如果经输血、输液后仍不能维持血压或血压上升但液体减慢后又下降，说明仍有活动性出血，应继续输液特别是胶体液。必要时行手术止血。

3）通气与氧合：足量的通气及充分的血氧饱和度是抗低血容量休克的关键辅助措施之一，应尽快给予高浓度、高流量面罩吸氧。必要时行气管插管，使用加压通气以改善气体交换，提高血氧饱和度。

4）纠正酸中毒及电解质紊乱：休克时常伴有代谢性酸中毒。碳酸氢钠的使用最初可给予每千克 1mmol/L，以后在血气分析结果指导下决定用量。

5）应用血管活性药物：一般可应用多巴胺，最初剂量为 2 ~ 5μg/（kg·min），最大可加至 50μg/（kg·min）。

(2) 骨盆骨折的临时固定：Moreno 等报道，在不稳定骨盆骨折患者中，即刻给予外固定较之不行外固定，输液量明显减少；而 Riemer 等的研究表明，即刻外固定可明显降低骨盆骨折患者的病死率。骨盆外固定有多种方法，简单的外固定架主要用于翻书样不稳定骨折；对于垂直不稳定骨折由于其不能控制后方骶髂关节复合体的活动，则不适用，应用 Ganz C 型骨盆钳可解决上述问题。有学者在不稳定骨盆骨折的急救中应用自行创制的骨盆止血兜，可明显降低骨盆骨折的病死率，其主要作用是通过对骨折的有效固定，减少骨折的活动、出血，更有效地促进血细胞凝结块形成；对耻区进行压迫止血；其独特的结构便于搬动患者。

（二）进一步治疗

1. 非手术治疗

（1）卧床休息：大多数骨盆骨折患者通过卧床休息数周可痊愈。如单纯髂骨翼骨折患者，只需卧床至疼痛消失即可下地活动；稳定的耻骨支骨折及耻骨联合轻度分离者卧床休息至疼痛消失可逐步负重活动。

（2）牵引：牵引可解痉止痛、改善静脉回流、减少局部刺激、纠正畸形、固定肢体、促进骨折愈合，并方便护理。骨盆骨折中应用牵引治疗一般牵引重量较大，占体重的 1/7 ~ 1/5，牵引时间较长，一般 6 周内不应减重，时间在 8 ~ 12 周，过早去掉牵引或减重可引起骨折再移位。牵引方法一般采用双侧或单侧下肢股骨髁上牵引或胫骨结节牵引。对垂直压缩型骨折可先用双侧股骨髁上或胫骨结节牵引，以固定骨盆骨折，并纠正上、下移位，向上移位的可加大重量，3 天后摄片复查，待上、下移位纠正后，加骨盆兜带交叉牵引以矫正侧向移位，维持牵引 8 ~ 12 周。对前后压缩型骨折基本处理方法同上，但需注意防止过度向中线挤压骨盆，造成相反的畸形。对侧方压缩型骨折，应行双下肢牵引，加用手法整复，即用手掌自髂骨嵴内缘向外按压，以矫正髂骨内旋畸形，然后再行骨牵引。如为半骨盆单纯外旋，同时后移位，可采用 3 个 90°牵引法，即在双侧股骨髁上牵引，将髋、膝、距小腿 3 个关节皆置于 90°位，垂直牵引。利用臀肌做兜带，使骨折复位。

（3）石膏外固定：一般用双侧短髋"人"字形石膏，固定时间为 10 ~ 12 周。

2. 手术治疗

（1）骨盆骨折的外固定术：外固定术最适用于移位不明显、不需要复位的垂直稳定而旋转不稳的骨折。而对垂直剪切型骨折常需配合牵引、内固定等。如单侧或双侧垂直剪切型骨折，可先行双侧股骨髁上牵引，待骨折复位后行外固定，可缩短牵引住院时间。对耻骨联合分离或耻骨支、坐骨支粉碎骨折并发一侧髋臼骨折及中心脱位者，可先安装骨盆外固定器，然后在伤侧股骨大粗隆处行侧方牵引。6 周后摄 X 线片证实股骨头已复位即可去牵引，带外固定下地，患肢不负重，8 周后除去外固定器。对一些旋转及垂直均不稳的骨折一般后部行切开复位内固定，骶髂关节用 1 ~ 2 枚螺钉或钢板加螺钉固定，前部用外固定架固定耻骨联合分离或耻骨支骨折。术后 3 ~ 4 周可带外固定架下床活动。

（2）骨盆骨折的内固定：对于不稳定型骨盆骨折的非手术治疗，文献报道后遗症达 50%以上，近年来随着对骨盆骨折的深入研究，多主张切开复位，其优点是可以使不稳定的骨折迅速获得稳定。

1）骨盆骨折内固定手术适应证：Tile（1988）提出内固定的指征为：①垂直不稳定骨折为绝对手术适应证。②合并髋臼骨折。③外固定后残存移位。④韧带损伤导致骨盆不稳定，如单纯骶髂后韧带损伤。⑤闭合复位失败，耻骨联合分离 >2.5cm。⑥无会阴部污染的开放性后环损伤。Matta 等认为骨盆后部结构损伤移位 >1cm 者或耻骨移位合并骨盆后侧部失稳，患肢短缩 1.5cm 以上者应采用手术治疗。

2）手术时机：骨盆骨折内固定手术时机取决于患者的一般情况，一般来说应等待患者一般情况改善后，即伤后 5 ~ 7 天行手术复位为宜。14 天以后手术复位的难度明显加大。如患者行急诊剖腹探查，则一部分耻骨支骨折或耻骨联合分离可同时进行。

（张　路）

第八节 股骨颈骨折

一、概述

股骨颈骨折常发生于老年人，随着我国人口老龄化，其发病率日渐增高，以女性较多。造成老年人发生骨折的因素有以下几个方面：①由骨质疏松引起的骨强度的下降。②老年人髋部肌群退变，反应迟钝，不能有效地抵消髋部的有害应力。③损伤暴力，老年人的骨质疏松，所以只需很小的扭转暴力，就能引起骨折，而中青年患者，需要较大的暴力，才会引起骨折。

股骨颈骨折后约有15%发生骨折不愈合，20%~30%发生股骨头缺血坏死，这是由它的血供特点决定的。成人股骨头的血供有3个来源：股圆韧带内的小凹动脉，它只供应股骨头少量血液，局限于股骨头的凹窝部；股骨干的滋养动脉升支，对股骨颈血液供应很少；旋股内、外侧动脉的分支是股骨颈的主要血液供应来源。旋股内外侧动脉来自股深动脉，在股骨颈基底部关节囊滑膜反折处形成一个动脉环，并分四支进入股骨头，即骺外侧动脉（上支持带动脉）、干骺端上动脉、干骺端下动脉（下支持带动脉）和骺内侧动脉，骺外侧动脉供应股骨头外侧2/3~3/4区域，干骺端下动脉供应股骨头内下1/4~1/2区域。股骨颈骨折后，股骨头的血供受到严重影响。实验发现，头下骨折，股骨头血供下降83%，颈中型骨折，股骨头血供下降52%，因此，股骨颈骨折后容易造成骨折不愈合和股骨头缺血坏死，这使得它的治疗遗留许多尚未解决的难题。

二、诊断

1. 病史要点 所有股骨颈骨折患者都有外伤病史，骨折多由外旋暴力引起，不同患者引起骨折的暴力程度不同，对于中青年患者，需要较大的暴力造成骨折，而对于伴有骨质疏松的老年患者，只需要较小的暴力就会引起骨折，随着暴力程度的不同，产生不同的移位。

骨折后患者局部疼痛，行走困难，但有一部分患者，在刚承受暴力而骨折时，断端会表现为嵌插型，或者无移位的骨折，骨折线接近水平位，此时，患者虽有疼痛，仍能行走，若不能及时诊断患者继续行走，暴力持续下去，"嵌插"就变成"分离"，骨折线也变成接近垂直位，产生移位。因此，对于伤后仍能行走的患者，不能认为不会发生股骨颈骨折，如果不给予恰当的治疗，所谓"嵌插"骨折可以变成有移位的骨折。

2. 查体要点

（1）畸形：伤侧下肢呈45°~60°的外旋畸形。

（2）疼痛：患髋有压痛，有轴向叩击痛。

（3）功能障碍：下肢不能活动，行走困难。

（4）患肢缩短，Bryant三角底边缩短，股骨大粗隆顶端在Nelaton线之上（图15-14），Kaplan点移至脐下，且偏向健侧。

3. 辅助检查

（1）常规检查：常规拍摄髋关节的正侧位X线片，观察股骨颈骨折的详细情况并指导分类，需要注意的是有些无移位的骨折在伤后立即拍摄的X线片上看不见骨折线，容易漏诊。对于临床上怀疑有股骨颈骨折而 X 线片暂时未见骨折线者，可立即行 CT、MRI 检查或仍按嵌插骨折处理，等待 1~2 周后再摄片，因骨折部位骨质吸收，骨折线可以显示出来。

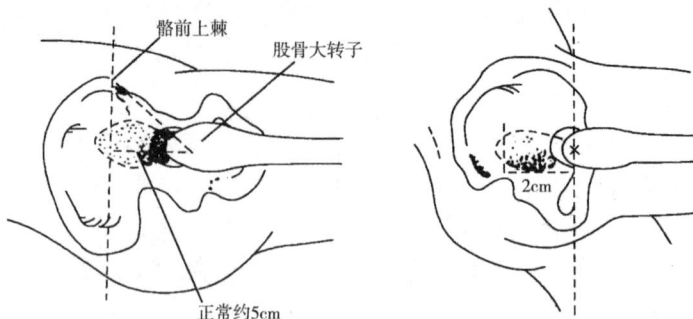

图 15 - 14　Bryant 三角和 Nelaton 线

（2）特殊检查：对于隐匿难以确诊的股骨颈骨折，早期诊断可以采用 CT、MRI 检查，CT 检查时要注意采用薄层扫描，并行冠状面的二维重建，以免漏诊；MRI 检查对于早期的隐匿骨折显示较好，敏感性优于骨扫描，扫描时在脂肪抑制像上能清晰地看到骨折后水肿的骨折线。

4. 分类

（1）按骨折线的部位：①股骨头下型骨折。②经股骨颈骨折。③基底骨折。头下型骨折，由于旋股内、外侧动脉的分支受伤最重，因而影响股骨头的血液供应也最大；基底骨折，由于两骨折段的血液供应的影响最小，故骨折较易愈合。

（2）按移位程度（Garden 分型）：这是目前临床常用的分型方法。包括：①不完全骨折（Garden I 型）。②无移位的完全骨折（Garden II 型）。③部分移位的完全骨折（Garden III 型）。④完全移位的完全骨折（Garden IV 型）（图 15 - 15）。

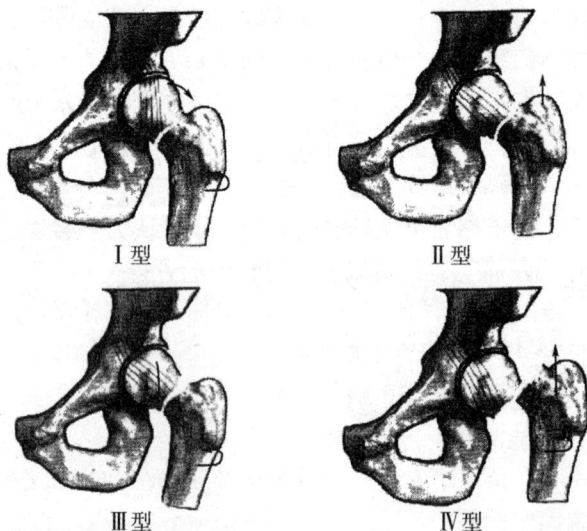

图 15 - 15　股骨颈骨折 Garden 分型

（3）按骨折线方向：①内收型骨折。②外展型骨折。内收骨折是指远端骨折线与两髂嵴联线所形成的角度（Pauwels角）大于50°，属不稳定骨折；外展骨折是指此角小于30°，属于稳定骨折，但如果处理不当，或继续扭转，可变为不稳定骨折。目前，这种分类方法对临床治疗指导作用有限，已较少采用。

5. 诊断标准

（1）患者多有外伤史。

（2）查体局部疼痛，多有下肢外旋畸形和活动受限。

（3）X线片显示骨折。

（4）对难以确诊的患者采用CT或MRI检查。

6. 鉴别诊断

（1）股骨转子间骨折：有髋部外伤病史，局部疼痛，外旋畸形明显，多大于60°，甚至达到90°，但单纯根据外旋畸形判断骨折不够准确，需摄X线片明确诊断。

（2）股骨颈病理性骨折：只需要很小的暴力就能引起骨折，有的患者有肿瘤病史，拍摄X线片提示局部骨质异常，对怀疑病理性骨折而X线显示不清者，行CT扫描。

（3）髋关节骨折脱位：髋关节骨折脱位有明显的脱位特征，髋关节处于屈曲、内收、内旋弹性固定位或外展外旋屈曲弹性固定位，X线片可明确诊断。

三、治疗

1. 保守治疗　由于股骨颈骨折保守治疗存在卧床时间长，并发症多，骨折容易移位等问题，目前，多主张手术治疗。保守治疗适用于个别年龄过大、体质差，有严重的器质性病变，无法耐受手术者，可采用皮牵引，保持下肢于中立位。1个月疼痛缓解后，骨折虽未愈合，但仍能扶腋杖下地活动。

2. 手术治疗　目前，大多数的股骨颈骨折需要手术治疗。

（1）治疗原则：对所有Garden Ⅰ型或Ⅱ型骨折，采用内固定治疗，小于60岁患者的Garden Ⅲ型或Ⅳ型骨折，采用复位内固定加肌骨瓣移植术，对于60岁以上患者有明显移位的Garden Ⅲ型或Ⅳ型骨折，全身情况能够耐受手术者，建议行人工髋关节置换术；陈旧性股骨颈骨折不愈合者，建议行人工髋关节置换术。

（2）手术方法：手术方法很多，较常用的是在X线辅助下手术。

1）三枚空心加压拉力螺钉固定：对于Garden Ⅰ型、Ⅱ型骨折及小于60岁患者的Garden Ⅲ型或Ⅳ型骨折，AO的空心加压螺钉固定成为治疗的标准手术。它具有操作方便、固定牢靠的优点，通常采用三枚空心加压拉力螺钉，固定时注意使螺钉在股骨颈内呈倒等腰三角形旋入并使螺纹越过骨折线，以发挥拉力螺钉的加压作用和负重时骨折断端间的动力加压作用，螺钉尖端距离股骨头软骨面下以5mm为宜，以防发生切割作用。

2）动力髋螺钉系统（dynamic hip screw，DHS）或与此类似的滑动式钉板固定装置：此类内固定钢板多适用于靠近股骨颈基底部的骨折，使用DHS时多在主钉近端的股骨颈内再拧入一枚螺钉，以增强抗旋转能力，固定牢靠。

3）人工髋关节置换术：对于骨折明显移位的Garden Ⅲ型或Ⅳ型骨折，年龄大于60岁，全身情况能够耐受手术者，行人工髋关节置换术可以使患者早期下床活动，避免内固定失败后再次手术的风险。对于原有骨关节炎等疾病导致髋关节疼痛的股骨颈骨折患者，目前，也推荐采用人工髋关节置换术。人工髋关节置换术又分为人工全髋和人工股骨双动头置换两种术式。对于老年患者选用人工全髋置换还是人工股骨头置换需要根据患者的预期寿命、活动范围、身体状况和骨质质量综合判断。有学者主张对于大于 75 岁以上患者可以选择人工双动头置换术，75 岁以下患者宜选择人工全髋置换术。

四、预后评价

股骨颈骨折的主要并发症是骨折不愈合和股骨头缺血性坏死，在无移位的病例组中，不愈合甚少见；但在有移位的股骨颈骨折中，有 20% ~ 30% 发生不愈合，此外，骨折不愈合还与年龄、骨折部位、复位程度等相关，骨折不愈合的总发生率为 15%。

股骨头缺血性坏死主要与骨折部位和移位程度相关，骨折部位越高、移位越明显发生率越高。股骨头缺血坏死后常继发创伤性髋关节炎，导致关节疼痛、跛行、功能障碍。

五、最新进展

股骨颈骨折是老年人常见的一种骨折，股骨颈骨折后，股骨头的血液供应可严重受损，骨折后股骨头坏死与否主要与其残存血供和代偿能力有关。因此，股骨颈骨折应早期复位及内固定手术，以利于使扭曲受压与痉挛的血管尽早恢复。复位要求对位良好，复位优良者发生股骨头缺血坏死的概率明显小于复位不良者。选择内固定物时应以对血供损伤小、固定牢固类型为佳。对于多数患者我们推荐早期闭合复位，透视下 3 枚加压空心螺钉内固定。

对于老年人移位的股骨颈骨折采用内固定还是人工髋关节置换还存在一些争议。最近的研究倾向于对这类患者实行人工髋关节置换术。Rogmark 等在对 14 项随机对照研究（2 289 例患者）的荟萃分析显示，对于 70 ~ 80 岁有移位的股骨颈骨折患者一期行人工髋关节置换术优于内固定术，相对于内固定治疗关节置换术的并发症少，关节置换可以获得较好的功能，减少患者痛苦。

（张　路）

第九节　股骨干骨折

一、概述

股骨干骨折系指小粗隆下 2 ~ 5cm 至股骨髁上 2 ~ 5cm 的股骨骨折，占全身骨折的 6%，男性多于女性，约 2.8：1。10 岁以下儿童多见，约占总数的 1/2。股骨干骨折多由强大暴力所造成，主要是直接外力，如汽车撞击、重物砸压、碾压或火器伤等，骨折多为粉碎、蝶形或近似横形，故骨折断端移位明显，软组织损伤也较严重。因间接外力致伤者如高处坠落、机器绞伤所发生的骨折多为斜形或螺旋形。旋转性暴力所引起的骨折多见于儿童，可发生斜形、螺旋形或青枝骨折。骨折发生的部位以股骨干中下 1/3 交界处为最多，上 1/3 或下 1/3 次之。骨折端因受暴力作用的方向，肌群的收缩，下肢本身重力的牵拉和不适当的搬运与手法整复，可能发生各种不同的移位。

股骨上 1/3 骨折后，近端受髂腰肌、臀中肌、臀小肌和髋关节外旋诸肌的牵拉而屈曲、外旋和外展，而远端则受内收肌的牵拉而向上、向后、向内移位，导致向外成角和缩短畸形；股骨中 1/3 骨折后，其畸形主要是按暴力的撞击方向而成角，远端又因受内收肌的牵拉而向外成角；股骨下 1/3 骨折端受腓肠肌的牵拉而向后倾倒，远侧骨折端可压迫或刺激腘动脉、腘静脉和坐骨神经（图 15 – 16）。

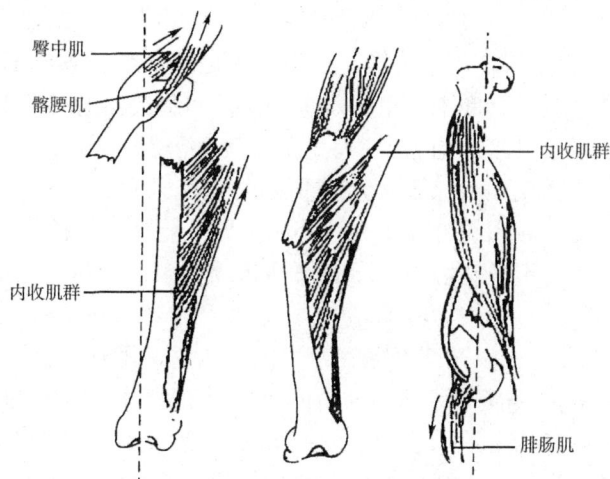

图 15 – 16　股骨干上、中、下 1/3 骨折移位情况

二、诊断

1. 病史要点　多数伤者均有较严重的外伤史，合并多发伤、内脏伤及休克者较常见。注意骨折的同时不能忘记其他部位的损伤，尤其注意基本生命体征的变化。股骨骨折部疼痛比较剧烈，可见大腿的成角、短缩畸形，常有骨折断端的异常活动。股骨干骨折可合并坐骨神经、股动脉损伤，有时可同时存在股骨远端骨折、股骨颈骨折、转子间骨折以及髋关节脱位。

2. 查体要点　患者不愿移动患肢，股骨骨折部压痛、肿胀、畸形、骨擦音、肢体短缩及功能障碍非常显著，有的局部可出现大血肿、皮肤剥脱、开放伤及出血。全身系统检查必不可少，髋部、背部、骨盆部的疼痛往往提示这些部位的合并伤。单纯股骨干骨折失血一般为 600 ~ 800ml，患者存在低血容量性休克时应排除其他部位出血的可能。在患肢临时固定前应检查膝关节，膝关节肿胀、压痛提示膝关节韧带损伤或骨折。神经功能支配和血管情况在伤后应立即检查，注意伤肢有无神经和血管的损伤。

3. 辅助检查

（1）常规检查：股骨正侧位 X 线片可显示骨折部位、类型和移位方向，且投照范围应包括骨折远近侧关节，这有助于治疗方案的制定，注意摄股骨近端 X 线片，股骨颈骨折或转子间骨折有 30% 的漏诊率，疑有膝关节周围损伤的加摄膝关节正侧位 X 线片。

（2）特殊检查：对于轻微外力引起的骨折，可予 CT 扫描，以排除病理性骨折可能。对伤肢怀疑有血管损伤，应行 B 型超声检查或血管造影。疑有髋关节和膝关节合并伤的患者，必要时 CT 和 MRI 检查，明确有无关节及韧带损伤，有坐骨神经症状者行神经电生理检查。

4. 诊断标准

（1）患者有明确的外伤史。

（2）大腿局部疼痛比较剧烈，可见大腿的成角、短缩畸形，骨折断端常有异常活动。

（3）正侧位 X 线片示显示骨折部位、类型和移位方向。

（4）怀疑有血管损伤，应行 B 型超声检查或血管造影。

（5）坐骨神经损伤者行神经电生理检查。

三、治疗

1. 保守治疗　股骨骨折，如有合并伤，必须优先处理，如贻误诊断或处理不当，常造成患者死亡。由于股骨骨折常有周围软组织严重挫伤，如急救输送时未妥善固定，骨折端反复活动刺伤软组织（肌肉、神经、血管），特别是股动、静脉，腘动、静脉的破裂可引起大出血，因此，观察和治疗休克是治疗股骨骨折重要的一环，不可忽略。股骨干骨折因周围有强大的肌肉牵拉，手法复位后用石膏或小夹板外固定均不能维持骨折对位。因此，股骨干完全骨折不论何种类型，皆为不稳定性骨折，必须用持续牵引，维持一段时间后再用外固定。常用牵引方法有：

（1）悬吊牵引法（图15－17）：用于4～5岁以内儿童，将双下肢用皮肤牵引向上悬吊，牵引重量1～2kg，要保持臀部离开床面，利用体重作对抗牵引。3～4周经摄X线片有骨痂形成后，去掉牵引，开始在床上活动患肢，5～6周后负重。对儿童股骨干骨折要求对线良好，对位要求达功能复位即可，不强求解剖复位，如成角不超过10°，重叠不超过2cm，以后功能一般不受影响。在牵引时，除保持臀部离开床面外，并应注意观察足部的血液循环及包扎的松紧程度，及时调整，以防足趾缺血坏死。

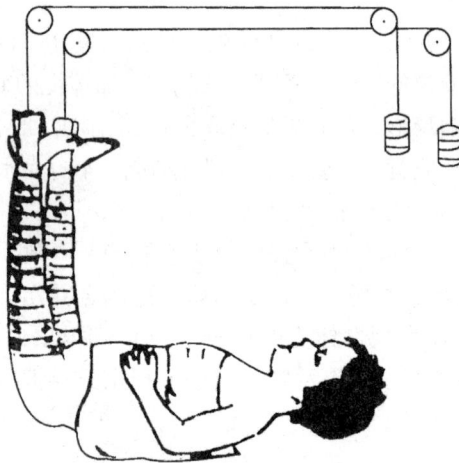

图15－17　Bryant 皮肤牵引

（2）滑动皮肤牵引法（Russell 牵引法）：适用于5～12岁儿童（图15－18）。在膝下放软枕使膝部屈曲，用宽布带在膝关节后方向上牵引，同时，小腿行皮肤牵引，使两个方向的合力与股骨干纵轴成一直线，合力的牵引力为牵引重力的两倍，有时亦可将患肢放在托马斯架及 Pearson 连接架上，进行滑动牵引。牵引前可行手法复位，或利用牵引复位。

（3）平衡牵引法：用于青少年及成人股骨干骨折（图15－19），在胫骨结节处穿针，如有伤口可在股骨髁部穿针，患肢安放在托马斯架上作平衡牵引，有复位及固定两种作用。可先手法复位小夹板维持，然后维持重量持续牵引（维持重量为体重1/10），或直接用牵引复位（复位重量为体重1/7）复位后改为维持重量。根据骨折移位情况决定肢体位置：上1/3骨折应屈髋40°～50°，外展约20°，适当屈曲膝关节；中1/3骨折屈髋屈膝约20°，并按成角情况调整外展角度；下1/3骨折时，膝部屈曲约60°~80°，以便腓肠肌松弛，纠正远侧骨端向后移位。牵引后24~48小时要摄床边X线片，了解骨折对位情况，同时，每日多次测量患侧肢体长度，并加以记录，以资参考。要根据X线片及患侧肢体长度测量情况，及时调整肢体位置、牵引重量和角度，要防止牵引不够或过度牵引，在牵引时还应注意观察穿针部位有无感染，注意肢体保温，教会患者锻炼躯体、上肢、患肢关节和肌肉的方法。

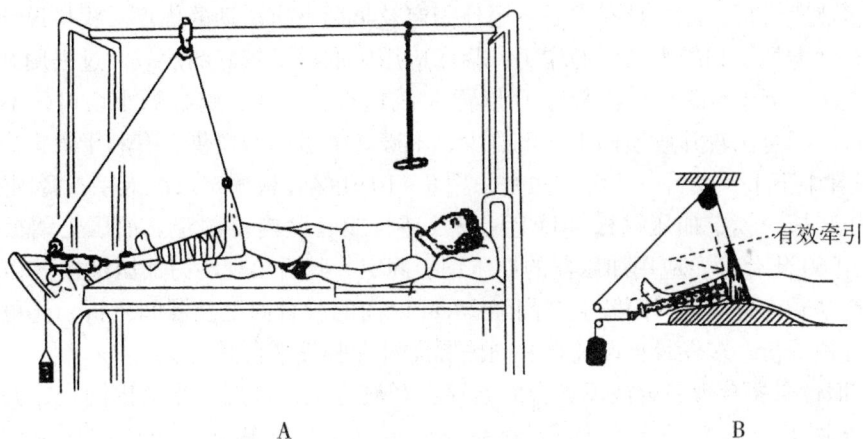

图 15-18　滑动皮肤牵引法（Russell 法）

A. 装置；B. 示意图

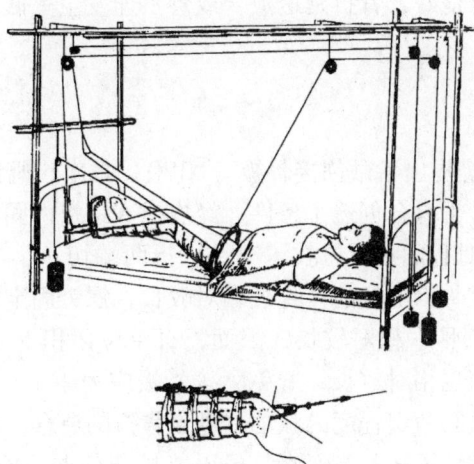

图 15-19　股骨干骨折平衡牵引疗法

使用平衡牵引，患者较舒适，牵引期间能活动髋、膝和距小腿关节，擦澡和大小便较方便，一般牵引4~6周，经摄X线片有骨痂形成后，可改用髋人字石膏固定4~8周。在牵引中可同时应用小夹板固定，纠正成角，去除牵引后也可用小夹板外固定，但要经常复查以防骨折移位或成角。

2. 手术方法

（1）手术时机和适应证：手术时间一般选择伤后的3~7天，便于及早发现术前并发症，尤其脂肪栓塞综合征的发生。但有研究发现伤后10~14天手术的患者骨折愈合快。近年来由于外科技术提高和医疗器械的改善，手术适应证有所放宽。具体的手术适应证有：

①牵引失败。②软组织嵌入骨折端。③合并重要神经、血管损伤，需手术探查者，可同时行开放复位内固定。④骨折畸形愈合或不愈合者。

（2）常用手术方法

1）股骨上 1/3 或中上 1/3 骨折：多采用顺行股骨髓内钉固定，交锁髓内钉适用于股骨干小转子以下至膝关节 9cm 以上的各种类型闭合骨折，包括严重长节段粉碎性骨折、三段或以上的多节段骨折。此法具有术后不用外固定及早期下床活动的优点。我科设计的鱼口状髓内钉兼有动力加压和静力加压的作用，临床应用中取得了较好的疗效。过去用开放式打入髓内针的方法，近十年来已广泛使用 C 形臂 X 线透视，仅在穿钉处做小切口，不显露骨折端闭合穿钉。闭合法较开放损伤小，出血少，不破坏骨折端的血供，有利于骨折愈合。

2）股骨中下 1/3 骨折：传统方法是采用 8 ~ 10 孔接骨板固定及髋人字石膏固定。目前，多采用加压钢板、锁定加压钢板（LCP）以及逆行股骨髓内钉固定。加压土钢板有多种类型，20 世纪 60 年代开始应用加压器的加压钢板固定，其后出现动力加压钢板（DCP）、LCP 等。逆行交锁髓内钉应选择距膝关节间隙 20cm 以内的股骨髁上及髁间骨折，还可用于股骨干合并股骨颈骨折、多发骨折以及合并同侧胫腓骨和胫骨平台骨折。

3）陈旧性骨折畸形愈合或不愈合的治疗：开放复位，选用适当的内固定，并应常规植骨以利骨折愈合。

四、预后评价

股骨干骨折大部分愈合良好，骨折延迟愈合或骨不连发生率低，愈合后多数患者功能恢复正常。

五、最新进展

20 世纪末期，Krettek 等提出了微创接骨板（MIPO）技术，避免直接暴露骨折部位，保留骨折周围组织，为加快骨折愈合创造了条件。经皮插入钢板内固定手术属于关节外骨折的微创（MIPO）技术，利用骨折间接复位技术，在骨折两端切一小口，从肌下插入钢板并经皮拧入锁定螺钉，由于跨过骨折部位的接骨板相对较长，螺钉固定的密集程度明显较低，与接骨板接触未被螺钉穿过的骨干相对较长，因而，每单位面积上分配的应力相应减少；同样，没有螺钉固定的接骨板也相对较长，避免了接骨板应力集中。此外，MIPO 技术所达到的是一种弹性固定，骨折块间一定程度的微动促进了骨折的愈合。患者创伤小、恢复快，并可早期功能锻炼，有效地避免了膝关节僵直，虽不能早期负重，仍是一种满意的治疗方法。LC - LCP 主要用于小转子 6cm 以下至髁上 6cm 以上的股骨干骨折，而 LISS 的适应证与逆行髓内钉非常的接近，同时，LISS 和 LC - LCP 的锁定螺钉已将骨质承载的力量转移到接骨板上，锁定固定螺钉可通过双皮质和锁定螺钉之间非平行固定的方法，改善了骨质疏松骨折的受力和负荷，因此，它们对骨质疏松性骨折治疗方面表现出良好的特性。近年来国外的研究表明 LISS 和 LCP 对开放性粉碎性骨折具有良好的内支架支撑作用，同时，由于螺钉固定处远离骨折端，不干扰骨折端血供，临床内固定感染率显著下降。此外，对于青少年患者采用 LC - LCP 治疗股骨干骨折也可取得良好的疗效，并且避免了对患者骨骺的损伤。

（张 路）

第十六章 烧伤前期外科相关处理

第一节 急救、转运和早期处理

一、急救

（一）迅速脱离伤源

1. 灭火　就地翻滚或用不易燃衣服、棉被、毛毯扑盖灭火，尽快脱去着火或热液浸渍衣裤，尽量用洁净水灭火或跳入洁净水池、河沟内。切忌奔跑呼叫，以免风助火势，烧伤头面、呼吸道。迅速离开密闭和通风不良现场，防止吸入性损伤、窒息。

2. 其它　电烧伤、化学烧伤的急救见第六节常见特殊烧伤。

（二）保护创面

不再污染、损伤创面，用烧伤制式敷料、急救包、三角巾或清洁被单、衣服等包扎、保护创面，勿用有色药物或油脂敷料，以免增加深度判定和治疗的困难。

（三）冷疗

用自来水或清洁冷水对创面淋洗、浸泡或冷敷，可减轻疼痛，减少渗出、水肿，阻止热力继续损害，伤后越早施行越好。水温调节以能止痛和伤员能忍受的冷为度，通常为10℃～20℃。冷疗持续时间至少0.5小时，可达数小时，以冷疗停止后基本不痛为准，伤员对冷难以忍受时可稍定片刻或适度提高水温后再施行。冷疗适用于轻、中度烧伤，通常不用于重度、特重烧伤，冷刺激机体，不利于抗休克。

（四）合并危急情况处理

如发生心跳呼吸停止、大出血、气道梗阻、开放气胸等，即予体外心脏按压、人工呼吸、上止血带、敷料填塞开放气胸，气道梗阻则可行环甲膜穿刺或切开（勿伤及喉部，以免喉狭窄）。

二、转运

（一）轻度、中度烧伤

如当地无治疗条件，可随时转运。

（二）重度、特重烧伤

（1）如当地有条件，尽量就地治疗。

（2）如当地无治疗条件，必须转运时，应尽量待休克平稳后再转运。如因环境、技术、人员等因素，必须在休克期转运时，则烧伤面积30%～49%伤员尽量在8小时内送到指定医院，烧伤 50% ~69% 伤员尽量在 4 小时内送到，70% ~100% 伤员尽量在 1~2 小时内送到。

（三）转运工具

2 小时内可到达者用汽车，2 小时不能到达者争取空运。飞机起飞时伤员头应向机尾，降落时伤员头应转向机头，以防体位性低血压或脑缺血，伤员横放或直升机起降时则不需要变动体位。

（四）转运前及途中注意事项

1. 镇痛、镇静　一般用哌替啶或吗啡，有颅脑外伤、呼吸抑制、吸入性损伤呼吸困难者忌用，改用苯巴比妥钠。途中勿用冬眠合剂，以防体位性低血压。

2. 保护创面　用消毒敷料或清洁单包扎、保护创面，勿用塑料布包扎创面（不透气、不吸水、易浸渍感染）。

3. 处理合并伤　有骨折应予固定，出血者则用加压包扎、止血带、结扎血管予以止血。

4. 补液　轻、中度烧伤者以口服含盐饮料为主，必要时静脉输液。重度、特重度烧伤则以静脉补液为主，见本章第二节烧伤休克。

5. 酌情口服或注射抗生素

6. 保持呼吸道通畅　有发生呼吸道梗阻可能伤员，转运前应予气管切开。

7. 静脉输液者应安置导尿管　观察尿量以调整输液速度。

8. 保暖、防暑

9. 配置必需的急救器材　如气管切开包、急救包、药品（如口服或静脉补液）。

三、烧伤早期处理要点

1. 脱离伤源　灭火，切断电源，大量清水持续冲去化学物质，脱离通风不良现场。

2. 危急情况处理　心肺复苏、止血、气管切开，填塞开放气胸等。

3. 伤情判断　根据烧伤面积、深度及合并伤情分为轻度、中度、重度、特重。

4. 镇痛、镇静　哌替啶、吗啡或苯巴比妥钠。

5. 合并伤处理　骨折固定，处理颅脑伤、胸腹伤。

6. 补液　制订口服或静脉补液计划（见烧伤休克）。

7. 抗生素和破伤风抗毒素（过敏试验阴性后）　污染重、严重深度烧伤者必须应用。

8. 冷疗　适用于轻、中度烧伤。

9. 创面处理　现场保护创面，无休克或休克平稳后清创，酌情给予包扎、暴露及外用药物。环状缩窄焦痂应尽早切开减压，以免深层组织压迫坏死。

10. 转运　当地无治疗条件应转运。

四、成批烧伤早期处理

一次灾难事故同时发生大量伤员，其治疗远较单个烧伤困难，应注意抢救的组织、分类、转运。

（一）组织工作

一般可成立三组。

1. 领导指挥组　由党、政领导及烧伤专家组成。

2. 抢救治疗组　成立分类清创组、轻伤组、重伤组。轻、中度烧伤患者一般归入轻伤组，经处理后可予门诊治疗或收入一般病房；重度、特重烧伤一般归入重伤组，分别收入急救室、重病区或监护病房。医护人员分为若干小组，每小组负责处理一定数量伤员。

3. 后勤供应组　负责药品、器材、敷料、全血、血浆等一切抢救所需物资供应，负责伤员家属和有关单位领导接待。

（二）分类转运

根据伤员数量、伤情轻重及当地医疗机构承受能力决定是否及如何转运（见本节二）。

（徐文虎）

第二节　烧伤休克

一、诊断

烧伤患者休克的临床主要表现为：①尿量减少；②脉压变小，血压下降；③心率加快，脉搏细数无力；④周静脉充盈不良，甲床毛细血管充盈时间延长；⑤口渴难忍；⑥烦躁不安，系脑缺氧表现；⑦血液检验可有血浓缩、低钠血症、低蛋白，并发肺功能不全则有低氧血症、呼吸性酸碱失衡。

此外，如有条件可监测：①血流动力学指标：心输出量（CO）、右房压（RAP）、中心静脉压（CVP）、肺动脉楔压（PAWP）、肺血管阻力（PVR）、左心室做功指数（LVWI）、外周血管阻力（SVR）；②动脉乳酸测定，休克乏氧代谢导致高乳酸血症；③胃肠黏膜 pH，烧伤后胃肠道发生缺血早而恢复迟，这有助于发现"隐匿型代偿性休克"；④氧供（DO_2）和氧耗（VO_2）变化：氧供随氧耗相应提高，说明纠正缺氧措施有效，但仍负"氧债"；氧供不随氧耗提高，说明氧供治疗已满足代谢需要，或氧供对纠正缺氧无效，氧利用障碍；⑤血液紊乱，血小板数、血黏度、血浆纤维蛋白原增加，促凝血因子增多。

二、治疗

救治严重烧伤需要通畅的静脉输液通道。

（一）早期补液方案

1. 口服补液　主要用于轻、中度烧伤，口服液体应含盐、碳酸氢钠，少量（成人 200ml↓/次、小儿 50ml↓/次）多次，逐步增加。

2. 静脉输液　主要用于重度、特重烧伤。①伤后第一个 24 小时，每 1% 烧伤面积、每千克体重应补胶体（血浆、羧甲淀粉）0.5～1.0ml 及平衡盐液（2 份等渗盐水 +1 份等渗 $NaHCO_3$ 或乳酸钠）1.0ml，再补充水分（5%～10% 葡萄糖液）2 000ml，前 8 小时、后 16 小时各输一半；②伤后第二个 24 小时，胶体、平衡盐液为第一个 24 小时一半，补充水分仍为 2 000ml。

3. 调整输液速度和成分的指标　①成人尿量不低于 30ml/h，以 50ml/h 左右为宜，小儿 1ml/（kg·h）左右；②收缩压 90mmHg 以上，脉压 20mmHg 以上；③心率 120 次/分以下；④末梢循环（甲床毛细血管、外周静脉充盈）改善；⑤无明显口渴；⑥安静，无烦躁不安；

⑦改善血浓缩、水电解质和酸碱失衡。有条件可监测血流动力学、胃肠黏膜 pH、氧供和氧耗等指标。

4. 延迟复苏　在血流动力学严密监测下，入院后 1~2 小时内快速补入按公式计算所需液量。

（二）其他治疗

1. 镇痛、镇静　减轻应激反应，减少能量消耗。

2. 预防控制感染　组织缺血缺氧易引发感染，感染又加重休克。

3. 维护脏器功能　保持呼吸道通畅，必要时呼吸机辅助呼吸。已补充血容量而氧供仍不足可考虑强心措施。已补入计划液量仍尿少者则予利尿，必要时予以血液透析、滤过。酌情给予早期进食、H_2 受体拮抗剂、质子泵抑制剂以维护胃肠道。

4. 减轻缺血再灌注损伤　使用维生素 C、E、β - 胡萝卜素、谷胱甘肽等。为改善循环功能，还可用多巴胺、山莨菪碱等。

（徐文虎）

第三节　烧伤全身性感染

烧伤死亡原因以全身性感染居首位。

一、来源

来自创面、静脉导管、消化道（肠道、口腔、肛门）及气管切开后呼吸道。肠源性感染的发生与烧伤后肠黏膜屏障损害及肠道菌群微生态失衡有关。

二、诊断

（1）精神变化，兴奋、幻觉、妄想、定向障碍、淡漠或喊叫。

（2）寒战、体温骤升骤降，持续高热或体温不升。

（3）心率加快，呼吸急促。

（4）创面晦暗，有出血点、出血坏死斑，创缘、皮片不长且有侵蚀，创面每克组织菌量 $>10^5$。

（5）白细胞数骤升、骤降或持续升高、下降，肌酐清除率下降，血内毒素、尿素氮、血糖升高。

（6）创面、血培养可有铜绿假单胞菌等革兰阴性杆菌、耐甲氧西林金黄色葡萄球菌（MRSA）等革兰阳性球菌、念珠菌等真菌及厌氧菌。

三、防治

1. 积极处理休克　减轻缺血缺氧损害。

2. 消除感染源　及早清除坏死组织、焦痂、痂皮，立即用皮片覆盖。防止静脉导管、气管切开导管、留置尿管以及病员接触床垫、被服、敷料、器械、工作人员所引发感染。

3. 选用抗生素　根据近期细菌学监测资料及时选用，如无近期细菌学监测资料，对污染重、大面积深度烧伤，可先选用 1~2 种广谱抗生素［针对本环境常见革兰阳性球菌和

（或）革兰阴性杆菌]，待有细菌培养药敏资料，即予调整。使用抗生素主要时机：一为伤后休克回收期，二为溶痂期（伤后2～3周），三为围术期（术前至术后2～3天）。要及时停用，以免持续应用抗生素而致菌群失调或二重感染（如真菌感染）。

4. 维持机体抵抗力　代谢营养支持，适量糖、脂肪、蛋白质，早期进食以维护肠黏膜屏障。

（徐文虎）

第四节　烧伤创面感染

防治感染要持续到烧伤康复的1～3期。功能恢复期虽然可能仍有残余创面，但是不足以引起创面或全身感染。

皮肤是抗感染的物理屏障。此屏障被烧伤损坏时，病原直接进入人体，往往导致感染。感染可以妨碍创面愈合，也可能导致败血症。在初级医疗机构处理轻度烧伤，在烧伤中心病房中护士也必须知道感染的危险因素和感染的指征，以保证启动适当的治疗。

感染的危险因素包括：①老年或幼年；②烧伤面积大于体表面积的30%；③烧伤深度；④长时间开放创面；⑤全身抗生素；⑥延长住院期；⑦输血；⑧气管插管的天数；⑨重复暴露于医院的微生物；⑩合并肥胖、糖尿病、营养不良、免疫抑制、HIV等。

早期感染的信号有：①脓液浸渍；②创面快速变紫；③创面加深；④肉芽组织易出血易碎；⑤焦痂分离；⑥组织坏死；⑦创周蜂窝织炎。

感染加重的指征有：①高热或低体温；②心动过速，呼吸急促；③白细胞升高；④血小板减少。

怀疑有感染时，不仅要找出微生物，也要进行定量和确定其对抗菌药物的敏感性和耐药性。创面有细菌一定会感染，必须测量显示是否有深在的细菌，而且必须定性和定量。诊断和处理感染在住院期间任何时候都是基本目的。

一、感染的病原体

（一）细菌

近20年感染虽然减少了，但是致病菌种并无明显改变。烧伤后立即发生残留微生物的迅速克隆。在伤后48～72小时内创面克隆的是皮肤革兰阳性菌如皮肤表面固有的化脓性链球菌和金黄色葡萄球菌，伤后48～72小时深部皮肤附件培养出来自患者胃肠道的内源性的革兰阴性细菌如铜绿假单胞菌、克雷白肺炎菌和大肠埃希菌。许多烧伤后微生物可以从污染的创面、设备或健康工作人员的手转移到烧伤创面，伊拉克和阿富汗烧伤尸检发现最多的致死性细菌是铜绿假单胞菌和克雷白肺炎菌。回顾性研究发现，在休斯敦美军烧伤中心的战斗烧伤患者，克雷白肺炎菌的致死性比铜绿假单胞菌高。

克雷白肺炎菌致死率增加与伤者的年龄和烧伤面积无关。此菌产生内酰胺酶，增加抗菌谱，减少抗生素治疗的选择，因此最好预防其侵入。

美国军队卫生系统发现在复合感染中鲍曼不动杆菌的抗药性增加。英国军队也有此发现。Miranda等报道英国军队发现在同一中心的整形和烧伤患者中，战士比平民患者更加容易培养出和感染金黄色葡萄球菌和铜绿假单胞菌。

Albrecht 等发现，虽然在烧伤患者中 Acb 致感染的发生率较高，但是并不影响死亡率。

假如没有适当的免疫，烧伤患者也容易得破伤风。有过 1 例小面积烧伤患破伤风致死的报道。因此每例烧伤患者都要检查是否经过破伤风免疫。5 年内没有用过破伤风免疫者需用抗破伤风免疫球蛋白和破伤风疫苗。从来没有用过疫苗在第 4 周和第 6 个月需要再用。

（二）真菌

自从采用局部抗生素治疗以来细菌感染减少了，而酵母菌（如假丝酵母菌）和曲霉菌 filamentous fungi（e. g 曲霉属 aspergillus spp）感染逐渐增加。假丝酵母菌可能是内源的，也可能是外源的。

曲霉菌（filamentous fungi）都是来自外部环境。曲霉菌、镰刀菌（fusarium）和毛霉菌（mucorales）、结合菌（zygomycetes）较假丝酵母菌（candida species）更容易致病。曲霉属真菌或毛霉菌是真菌感染致死的主要原因，仅次于铜绿假单胞菌（areuginosa）、克雷白肺炎菌。也有关于暗色真菌如弯孢霉菌感染的报道。Filamentous 和暗色真菌感染更难诊断，没有有经验的病理学家进行尸检就无法诊断。霉菌感染是烧伤面积 30% ~60% 者的独立的致死因素。进行了外科手术以后并接受了广谱的抗菌治疗以后，霉菌感染就需要考虑，但是不发生在伤后最初几天。

（三）病毒

病毒感染很少报道却有发生，最常见为单纯疱疹，水痘带状疱疹病毒。常发生于已经愈合的Ⅱ度烧伤部位和取皮区。假如能够识别并予以局部治疗则一般预后良好。好在侵入性传播性单纯疱疹病毒感染很少发生，除非患者有皮肤病。发生了则可以伴发肺炎、脑膜炎，需要全身治疗。

二、预防性注射抗生素治疗

（一）切痂前的预防性注射抗生素治疗

目前清创前普遍静脉使用抗生素预防。无论是在入院后常规立即开始，或者在清创时使用，都没有证明其有效性。但是手术切痂则不同，早期使用青霉素或红霉素控制链球菌的爆发则可能导致抗药的葡萄球菌感染增加，也有些不同的报道。没有报道说明预防性应用抗生素可以减少烧伤的感染，反之可能导致革兰阴性菌感染，如假单胞菌感染增加。但是用抗生素预防葡萄球菌致小儿中毒性休克发生可能有效，而成人不能用抗生素预防葡萄球菌所致中毒性休克。吸入性损伤或小儿烧伤是否要预防性用抗生素的证据不足，不能做出结论。烧伤伴有穿透性损伤或骨折时，可以预防性使用抗生素，但是儿童预防性用抗生素仍然存疑。

（二）围术期预防性静脉应用抗生素

很少有报告支持烧伤清创和植皮手术时预防性静脉使用抗生素，特别是对于小面积烧伤手术预防感染无效。对于烧伤体表面积 40% 的大面积烧伤切除和植皮围术期的预防作用则尚无好的研究。似乎可以减少菌血症，但无补于最后的结局。Ramos 等报告围术期静脉应用抗生素可以改善深度烧伤植皮的存活率，但是此报告的样本太少，缺乏好的跟踪。

许多大面积烧伤伴有发热和白细胞增多，是全身性反应而非感染。因此抗生素的选择更复杂，需要注意整体的病情和每天的创面表现。有经验的病理学家进行全层创面的活检才能做出确切的诊断。

三、局部使用抗生素治疗

（一）局部抗菌的药物

1. 磺胺嘧啶银　1% 磺胺嘧啶银水溶性乳膏于 1968 年开始使用，优点是相对无痛，也有一些抗念珠球菌的作用，没有抗丝状真菌的作用。有些报告说在骨髓中抑制粒细胞吞噬祖细胞，从而中性粒细胞数目减少。以前单独使用产生了抗药菌株，成为了一个问题。硝酸银与磺胺嘧啶银一起制成复合剂时就克服了抗药问题，而且又有协同作用。从本质上来讲，这种合剂依赖的是缓慢释放银的阳离子。尽管患者感受到了使用磺胺嘧啶银后伤口愈合加快，但磺胺嘧啶银软膏与伤口接触时，释放出的银离子很快被伤口渗出物中和，为使其不断起作用就要在伤口上不断涂软膏。这样，整个治疗过程费时费力，也很脏。此外，涂的总量过大，而临床研究表明，银离子的过量吸收对脏器是有毒性的。

2. 醋酸磺胺米隆　它可以抑制革兰阳性和阴性微生物。但是和磺胺米隆不一样，此药的穿透焦痂的能力差些。1964 年开始用于烧伤，美国陆军烧伤中心使用后总体死亡率由 38% 降到 20%。侵入性烧伤感染率由 22% 降到 2%。这是非磺胺类抗菌药。能够迅速穿透焦痂全层，起到广谱抗菌作用。在试管和动物实验中，醋酸磺胺米隆有抗葡萄球菌和假单胞菌的作用。虽然美国陆军烧伤中心在 20 世纪 60 年代晚期发现有抗药株普罗维斯菌和肠杆菌，但是 1967—1992 的烧伤患者 8 500 例铜绿假单胞菌没有一株抗药。其次的缺点是对于丝状真菌无效。使用时还有些疼痛。优点是可以穿透焦痂到达各种组织。其代谢产物是碳酸酐酶抑制剂，曾报告严重烧伤患者每日 2 次后有酸中毒。

吸入性烧伤者因为呼吸补偿功能有限，代谢性酸中毒的危险很大。10 小时以后痂下的药物浓度降到治疗水平以下，所以必须每日 2 次。美国陆军烧伤中心的做法是早上用醋酸磺胺米隆，12 小时以后用磺胺嘧啶银，既发挥了二者的效果，又减少了其毒性反应。也可以用醋酸磺胺米隆粉剂制成 5% 的水溶液，用于湿润敷料纱布，用做局部植皮后的创面治疗。也可以用于小范围深Ⅱ度烧伤的局部用药。但是此药预防小动物烧伤假单胞菌感染的死亡不如醋酸磺胺米隆乳膏。

3. 硝酸银溶液　硝酸银溶液（$AgNO_3$）在 1964 年开始用于预防性烧伤创面抗感染。以前用 10% 的浓度，后来发现对组织有毒，于是改为 0.5% 水溶液。这对于新生上皮无害。使用时经常性往厚厚的多层纱布上补液，以保持敷料的湿润。此药对革兰阳性菌、革兰阴性菌、念珠菌属都有效。主要的缺点是穿透焦痂的能力差，需要用封闭式引流以使与组织直接接触。必须每天更换引流 2 次以防止分泌物累积和硝酸银超过毒性水平。连续湿润大面积烧伤敷料有可能造成体温过低，尤其是在长途运输和在普通手术中时。此法的另外一个缺点是开放性创面用低渗溶液可能造成阳离子损耗而致低钠、低钾、低钙、低镁血症。必须注意电解质平衡。

（二）抗菌的敷料

1. Silverlon　是抗微生物的含银敷料，是在尼龙纤维布上利用合浸方式，使银颗粒附着在纤维表面，每 $100cm^2$ 绷带含银 546mg。银离子是很好的天然杀菌物质。银可以增加细菌 DNA 稳定性从而削弱细菌的细胞复制，银还可以破坏细菌的结构和受体功能，形成不可溶的代谢化合物，从而有助于感染的预防和控制。它的抗菌谱广，能杀死大多数微生物和真菌类致病菌，能有效抑制对抗生素有抗药性的耐甲氧西林金黄色葡萄球菌（MRSA）和顽固细菌。至今，没有一种细菌可以逃过离子化银的杀灭作用。还没有任何病例报告银离子或金属银有致敏性。此敷料可以单独用，也可以和电流一起使用。和电流一起使用加强植皮的存活和减轻挛缩。同时，银还可以减少伤口表面的炎症，促进伤口愈合。使用含银绷带可使严重烧伤者的死亡率从 90% 下降为 14%。国外医院对烧伤、烫伤患者使用含银绷带已成为一种惯例。目前仅美国市场每年含银绷带消费额至少在 1 亿美元以上。

2. 纳米银敷料　纳米银敷料（Acticoat）是一种纳米晶体银制品，可以预防严重烧伤创面的细菌繁殖。其含银量只有 Silverlon 的十分之一，但是其抗菌能力不低于 Silverlon。银的离子态使银具有了抗菌性，而且小剂量的银离子一定要连续不断地释放到伤口表面才能增加敷料的抗菌作用。而 Acticoat 可以在创面保留数天，3~5 天更换 1 次。因而减轻烦人的更换敷料的工作。还可以在门诊或病房使用。

3. Biobrane　是一种双层生物膜的深 II 度和深度偏浅烧伤的皮肤代用品，一层是编织致密的尼龙网，另一层是超薄的多孔硅胶膜，两层通过猪真皮胶原中提取的多肽共价结合，以增强其与创面表面的黏合。Biobrane 是富有弹性（最小延伸率 350%）和柔软的材料，以不同大小规格密封在无菌袋内，最常用的是 125mm×225mm，用剩的经气体消毒后仍可再次应用。本品有效地完成了皮肤的许多重要功能：①Biobrane 与创面黏合，早期通过胶原与创面床纤维蛋白的亲水性化学作用，此后细胞直接侵入尼龙网络中；②明显地阻止了创面水分蒸发，水分丧失比开放创面减少 90%，而开放创面蒸发丢失的水比正常皮肤快 25 倍，因此 Biobrane 可以防止创面干燥；③良好的细菌屏障，微生物不能透过 Biobrane，当在清洁创面（细菌计数每克组织小于 10）上应用时，效果甚好，此外，外层硅胶膜表面有微小的孔隙，局部抗菌药物，特别是磺胺嘧啶银可以高度渗透，但创面严重感染不宜采用 Biobrane；④门诊和住院患者均可采用，明显缩短病程，减少换药材料和护理，不需应用局部抗菌药物；⑤创面覆盖后避免了疼痛的清洁和冲洗，减少了患者的痛苦；⑥本品为半透明薄膜，可以连续仔细地观察创面的变化；⑦不需特殊的保存和处理，价格比其他类似的生物敷料低廉，保存期长；⑧治疗过程中患者不适感极微，无创面收缩、增生性瘢痕和色素沉着。有报道 17 例热和化学烧伤的浅 II 度和深 II 度并且无明显感染的创面在伤后 24 小时内用 Biobrane 覆盖，患者的烧伤总面积 0.5%~12.5%（平均 4.4%），覆盖面积 0.5%~8%（平均 4%）。深 II 度偏深和 III 度创面需外用抗菌药物。切痂植皮的创面不采用 Biobrane。清创后用 Biobrane 尼龙网面贴附于创面，并超出创缘，用盐水纱布固定。24~48 小时后除去外敷料，检查 Biobrane 黏合创面的程度，膜下有否积液或积脓以及有否感染的征象。此后开放或用少量干纱布包扎，必要时 1 周检查 2 次。如在手术时应用，用皮钉将 Biobrane 固定在创缘上。检查时发现膜下积液则切开 Biobrane，排出积液。一般 7~14 天除去 Biobrane，如创面未完全上皮化，可再次应用。自然愈合的浅 II 度和深 II 度偏浅的烧伤创面，平均愈合时间 9.8 天（6~10 天）。没有 Biobrane 用于现场或战场的报道。强烈建议 Biobrane 只用于清洁、新鲜烧伤创面，III 度创面不宜使用，需进行切痂植皮。

四、感染的预防

从历史上讲烧伤感染是热损伤致死的首要原因。由于护理的进步，近来烧伤创面感染有下降趋势。但是创面感染仍然是要考虑的问题，尤其是没有及时得到决定性的手术治疗时。

战时烧伤很常见，占战场战斗人员减员的5%，均为火器爆炸所致，主要致死原因是感染。74例烧伤死亡的尸检发现61%死于创面感染或下呼吸道感染。伊拉克和阿富汗战争中38例战斗烧伤者中有75%死于感染，而非战斗烧伤者中只有47%感染。其原因多样，包括烧伤面积不同，吸入伤的概率不同，决定性手术的时机不同等。还有可能是因为战斗烧伤50.9%伴有其他创伤。感染对于死亡的重要性怎么说都不为过。

2011年以前MEDLINE上查阅从战场到休斯敦烧伤中心决定性手术的转移过程中烧伤伤员感染的预防，发现预防从战场到治疗地的途中发生感染是降低发病率死亡率的关键。最全面的战伤初级护理策略强调抗微生物的预防、坏死组织的清创、表面抗菌治疗和适当覆盖创面。过去的20年中应用局部抗微生物药物、常规创面处理、早期清创、用植皮进行决定性的覆盖已经成为标准的操作。因此烧伤细菌性感染的发生率下降。分析发现早期切痂，可以减少无呼吸道烧伤者的死亡率。但是早期切痂和植皮不能在到达休斯敦烧伤中心以前实施，因为几千里的运输途中开放的创面还要暴露于环境中。后撤过程中必须尽可能早地预防性地局部应用抗生素，但是要避免全身应用抗生素，以减少抗药微生物。伤员不能从所在国家运送时，最终手术处理必须在三级医院的手术室中进行，这里才有相应的人员、技术和设备。局部应用抗生素可以在低级单位使用并继续到上级单位。低级单位不能实行侵入性切痂，只能用清洁的干的敷料和表面抗微生物药被覆烧伤创面直到伤员转移到高级单位。

美国陆军烧伤中心在切痂和植皮围术期24小时用万古霉素和阿米卡星，局部抗生素换药每天2次。

五、蛆治疗

蛆治疗是一种古老而不见于正式记录的、少用的处理创面的方法。此法曾经在北美流行，20世纪40年代有了抗生素以后就少用了。2004年美国食品与药品管理局批准市售，适应证是不愈合的坏死性创面，如压疮、静脉性溃疡、神经性足溃疡等创面。主要用于清创、控制感染、促进肉芽与上皮生长，可以用于住院、门诊、家庭治疗。市售的蛆是实验室培育的，先将蛆卵用药物消毒，然后放在无菌的小瓶和适宜的条件下培养一夜，每瓶可以收获500～1 000条蛆，再培养一夜证明没有需气菌和厌气菌生长以后即可出售。美国有专门的公司生产医用级的蛆，每年销售50 000瓶。用法是在清创1～2天以后开始使用。将蛆置于创面，复以透气的笼子，使需氧的蛆可以存活，创面坏死组织或渗出物可以引流。笼子外面以纱布覆盖，以便吸收排出物。24～72小时以后蛆可以长到1cm长，一程治疗即告结束。必要时可以重复多个疗程，一组报告平均治疗2.4个疗程。治疗对象是包括压疮、静脉性溃疡、糖尿病性足溃疡、创伤或手术后久不愈合的创面。也曾经用于坏死性肿瘤、缺血性溃疡、骨髓炎和会阴、阴茎等特殊部位例如龟头、关节、胸腔、腹腔的清创，认为有清创（液化坏死组织）、抗感染、除臭、引流、刺激健康组织生长等作用。也有用于急性和慢性烧伤创面的报告。对于急性和非急性烧伤鼠的实验发现蛆有分解烧伤焦痂的作用，但是没有对照的临床观察。

蛆清创无痛、不破坏正常组织，没有出血的危险，没有手术麻醉的情绪紧张，是蛆清创的优点。可以考虑用于创面过大、不宜麻醉清创或其他原因不能手术清创时，创面软组织太少时。以上是美国的文献报道，公认蛆治疗是安全的。国内尚无医用蛆供应。

（徐文虎）

第十七章　烧伤后皮瓣移植

第一节　颈部皮瓣移植

一、颞顶部皮瓣及筋膜瓣

（一）应用解剖

颞顶部筋膜瓣是以颞浅动静脉及其分支为血供的筋膜组织瓣，可利用的筋膜包括颞部的颞浅筋膜和颞深筋膜及顶部帽状腱膜，因为双侧颞浅动脉分支吻合十分丰富，在筋膜瓣的设计中还可以充分利用对侧的筋膜组织，当筋膜瓣与表面皮肤共同利用时，可形成多种颞顶部皮瓣。

1. 颞顶部筋膜　颞部及顶部两个区域皮肤及筋膜的局部解剖特点有较大差异。颞部解剖结构由浅入深分别为皮肤、浅筋膜、颞浅筋膜、颞深筋膜（浅层和深层）、疏松结缔组织、颞肌、颅骨外膜和颅骨，而顶部则相对层次较少，分别为皮肤、浅筋膜、帽状腱膜、腱膜下疏松结缔组织、颅骨外膜和颅骨。颞浅筋膜实为颞部深筋膜，是 SMAS 的一部分，其上方与帽状腱膜相连，下方与颞深筋膜共同附着至颧弓，前后则分别与额肌和面部 SMAS 及枕肌相连，其厚度约为 2mm，面积约为 12cm×14cm。颞深筋膜覆盖于颞肌表面，结构非常致密，其大小与颞肌相似，约为 7cm×7cm，上缘附着于颞上线，下方分离为浅、深两层并附着于颧弓，浅层和深层之间有一层脂肪垫，粗大的颞中静脉位于该间隙内。

2. 颞浅动静脉及其分支　颞浅筋膜由颞浅动脉提供血液供应，颞浅动脉是颈外动脉的终末支，其主干在颧弓上方 2～4cm 处分为额支和顶支，主干的外径为 2.0～3.6mm，长度一般为 3cm，顶支的平均外径为 1.8mm，该分支在颞浅筋膜表面行走约 7.5cm 后分为 3～4 条分支与相邻血管形成丰富的交通吻合支，这是最常见的颞浅动脉分布类型。此外，其分支还有多种变异类型。颞浅动脉及其分支先在颞浅筋膜表面走行，于颞上线上方开始逐渐浅出至帽状腱膜与皮下组织间。在沿途走行中颞浅动脉及分支发出许多细小分支供应颞浅筋膜及帽状腱膜，并在其表面形成粗大的吻合网，向浅层发出的分支进入浅筋膜和皮肤形成浅筋膜血管网，深层的分支则进入深面的颞浅筋膜和帽状腱膜形成浅、深两层血管网，部分穿过帽状腱膜到达骨膜的血管构成了颞浅筋膜骨板的解剖学基础。颞浅静脉多为一支，其外径较颞浅动脉略粗，但其变异较多，大多数情况下颞浅静脉是颞浅筋膜的主要引流静脉，当该血管过于细小时，耳后静脉或枕静脉也可以作为备选血管。颞中动脉是在颧弓平面发自颞浅动脉的一个分支，发出后贴颞深筋膜深面行走，其外径约 1mm，是颞深筋膜的主要血供来源，该动脉在颞肌后缘分为浅支和深支，分别供应颞深筋膜和深部的颞肌。颞中静脉是颞深筋膜的引流静脉，起自眶周静脉网，在颞深筋膜深、浅两层之间的脂肪垫内走行至腮腺上缘深面并汇入颞浅静脉。

3. 耳颞神经　耳颞神经为感觉神经，在腮腺上缘浅出时直径为 1.0~1.5mm，然后与颞浅动脉伴行，通常位于颞浅动脉及其顶支的后方，分布于颞浅筋膜及相连的帽状腱膜。

4. 颞浅动脉的侧支吻合　头皮的动脉血管间吻合十分丰富，颞浅动脉与邻近血管的侧支吻合主要包括三部分：①与对侧颞浅动脉的吻合。两侧颞浅动脉之间有丰富的吻合，这些吻合血管的直径一般都在 0.2~0.5mm，最大可达 1.6mm，但大多双侧吻合点都集中在正中矢状线两侧，因此，当设计以一侧颞浅动脉为蒂而跨区包含对侧颞浅筋膜的"颞－顶－颞"长形筋膜瓣及皮瓣时，瓣的中轴应包括正中矢状线的中 1/3 段。②与枕动脉的吻合。颞浅动脉与同侧枕动脉之间的吻合血管管径多在 0.3~0.5mm，最大管径可达 1.4mm，大多数吻合点位于顶骨结节周围，因此，设计跨同侧枕部筋膜的"颞－顶－枕"长瓣时，瓣的中轴应通过顶结节。③与滑车上及眶上动脉的吻合。颞浅动脉额支与滑车上动脉、眶上动脉及对侧额支有很多小分支形成的广泛吻合，这也是额部皮瓣的解剖学基础。

（二）适应证

带蒂移植的颞顶筋膜瓣除可用来修复头面部软组织缺损外，还可以进行耳郭、鼻等体表器官的再造，带毛囊的颞顶皮瓣可用于眉再造；游离移植时可用于手、足等有特殊要求部位的软组织重建；另外，颞顶筋膜瓣还可作为血管载体预制各种薄皮瓣及复合组织瓣。

（三）手术方法

1. 筋膜瓣及皮瓣的设计　在耳屏前位于颧弓上缘处可触及颞浅动脉搏动，另外还可利用超声多普勒探测血管走行以确定筋膜瓣及皮瓣的中轴。筋膜瓣及皮瓣的旋转点位于颧弓中央的上缘，该点距缺损区域的距离即为所需血管蒂的长度，瓣的形状则根据缺损部位的范围及深度来确定，只要解剖层次正确，一般不必担心组织瓣的血供。

2. 筋膜瓣及皮瓣的切取　切取筋膜瓣时按血管走行范围做始于耳屏上缘前方的"T"形或"Y"形皮肤切口，若切取皮瓣则可根据皮瓣设计及血管走行设计相应切口。先找到颞浅血管束后顺血管走行向颞顶部分离并掀起切口两侧头皮充分显露颞顶部筋膜。筋膜浅层与皮肤及皮下组织之间的连接较为致密，分离起来比较困难，需利用锐利的刀片仔细剥离，切取过浅时容易损伤头皮毛囊，过深则会损伤颞浅筋膜及其内的血管网。在完全显露设计的筋膜瓣或皮瓣后，于瓣的远端上缘切开至颞浅筋膜或帽状腱膜深面，因为疏松结缔组织层的存在，分离过程会比较容易，采用逆行切取法于该层次分离并获取仅有颞浅血管蒂的岛状筋膜瓣或皮瓣。沿颞浅血管解剖至腮腺内可获得更长的血管蒂，但应避免损伤面神经。颞中动脉位于颧弓处自颞浅动脉主干发出，如果颞深筋膜也需要同时转移时应保留此血管。

（四）注意事项

筋膜瓣切取的平面是影响其血供的最重要因素：深面的切取一般位于帽状腱膜及颞浅筋膜深层，这一层次有疏松结缔组织存在，所以分离比较容易，但浅层的筋膜与皮肤之间的连接十分致密，分离时容易出血，因此分离很困难，需要耐心而仔细分离，并保持术野清晰以免造成分离平面深浅不一，否则容易损伤颞浅血管及其重要分支和筋膜血管网，最终造成筋膜瓣的血供障碍。另外，尽管颞顶筋膜瓣的动脉血管与周围邻近血管系统有十分丰富的吻合，但在设计跨血管区筋膜瓣或皮瓣时，在血管移行区必须保留足够的吻合交通支，一般应保留不少于 2~6cm 宽的筋膜组织，否则可能影响远端的组织血供。

二、额部皮瓣

（一）应用解剖

额部皮瓣是以颞浅动脉额支与眶上动脉及滑车上动脉之间的丰富吻合为解剖学基础的皮瓣，这两组血管之间有丰富的吻合支呈网状分布，既可以颞浅动脉及额支为蒂，也可以眶上及滑车上动脉为蒂，均可为皮瓣提供充足的血供。额部皮瓣是修复面部皮肤软组织缺损及鼻等器官再造的重要皮瓣。

1. 动脉血供 ①颞浅动脉额支：颞浅动脉额支在耳屏上方约3cm处发出，平均外径为1.6mm，走行于前发际区。②眶上动脉及滑车上动脉：滑车上动脉是眼动脉的终末支之一，与滑车上神经伴行，在眼眶内上角穿出眶隔后向上走行，外径在0.6mm左右。眶上动脉及相应的血管神经束从眶上孔发出，外径在0.7mm左右，该动脉并不恒定存在，出现率约为72%，缺少时则由滑车上动脉及颞浅动脉额支代偿。

2. 静脉回流 额部皮瓣的静脉回流一般均为同名静脉，但颞浅静脉额支与动脉伴行的频率仅为50%，且较为分散，故在手术时需特别注意。

3. 神经支配 额部皮瓣的感觉神经支配主要包括耳颞神经、滑车上神经及眶上神经，这些神经在皮瓣转移的过程中都可以一同转移至受区。

4. 额部皮瓣的结构特点 额部皮瓣一般包括皮肤、皮下组织及额肌三层，其下方为肌下疏松组织及骨膜。皮瓣所包括的这三层连接紧密，神经和血管均位于皮下组织内，被纤维组织包绕和固定。

（二）适应证

全鼻再造及鼻缺损的修复是额部皮瓣最重要的适应证，特别是在皮肤软组织扩张器的广泛应用之后，扩张的额部皮瓣成为了鼻缺损及部分鼻缺损的首选方案。此外，因额部皮瓣设计及转移都十分灵活，其还被广泛用于修复面颊部缺损，包括洞穿性缺损的修复；唇缺损的修复和再造，部分不能用邻近组织修复的广泛缺损，可采用双蒂不带毛发或带毛发的额部皮瓣修复；修复舌、口底或咽部的缺损。

（三）手术方法

1. 皮瓣设计 ①全额皮瓣：以颞浅动脉额支与对侧额支及同侧相邻血管之间的吻合为解剖基础，上界可至发际，下界至眉弓上缘，两侧至颞部发际线，可单蒂或双蒂转移，皮瓣轴心点为眉外侧到耳郭后2cm处，这样可包含颞浅血管及耳后血管。②半额皮瓣：以单侧颞浅动脉为蒂，皮瓣远端不超过中线，上下界同上。③部分额瓣：常用于鼻部分缺损的修复，可以颞浅血管或滑车上及眶上血管为蒂。

2. 皮瓣的切取 根据皮瓣设计线，先于皮瓣远端切开皮肤至额肌深面，在骨膜表面分离皮瓣至相应血管蒂附近，与血管走行方向切开表面皮肤至皮下组织，注意保护深面的颞浅血管或眶上及滑车上血管，再获取足够长度的血管蒂后通过皮下隧道转移至受区。

（四）注意事项

额部皮瓣的应用一般都是通过皮下隧道的方式进行转移，应注意对皮下隧道进行充分剥离，以免血管蒂受压或扭曲影响皮瓣血供，对于局部张力较大的部位应切开皮肤后转移血管蒂。皮瓣分离平面十分重要，特别是颞浅血管蒂的分离，其浅层的皮肤与颞浅筋膜之间的连接十分致密，应避免损伤深部的血管。眶上和滑车上血管可于术前使用超声多普勒进行探查以确保皮瓣血供。扩张的额部皮瓣不仅将可利用的皮肤面积有效扩张，而且皮瓣的厚度也得到了明显改善，但在一期手术中应将扩张器埋置在额肌深面，以避免损伤局部解剖结构进而影响皮瓣的二期转移。

三、耳后皮瓣

（一）应用解剖

耳后皮瓣是以耳后动脉和颞浅动脉及其分支为解剖学基础而设计的位于耳后的皮瓣，耳后动脉、颞浅动脉顶支和颞浅动脉额支与眶上动脉的吻合支是目前常用的耳后皮瓣的几种血管蒂类型。

1. 耳后动静脉　耳后动脉为颈外动脉分支，于乳突水平自枕动脉起点上方发出，偶尔发自枕动脉深部，其起始部位的外径为 1.2mm，主干沿乳突前方贴耳郭根部行走约 3cm 后在乳突与耳软骨之间分为耳支和枕支。耳支于耳后肌深面向上走行，并分出若干横行的细小分支供应耳郭背面及耳后区，在耳郭上方与颞浅动脉及其顶支发出的分支吻合，于是在颞浅动脉顶支与耳后动脉之间形成一个底在下方的三角形血管吻合区。枕支为耳后动脉的终末支，分出后在胸锁乳突肌止点表面上行并与颞浅动脉和枕动脉分支吻合，分布于耳郭后上方皮肤。耳后静脉通常与耳后动脉伴行，偶尔呈网状分布而不形成大的静脉血管，为耳后动脉分布区域的引流静脉，与颞浅静脉顶支和枕静脉属支交通，在耳郭后方注入颈外静脉。

2. 枕小神经　枕小神经是来自颈丛的感觉神经分支，自胸锁乳突肌后缘中点处发出后上行，在耳后区与耳后动脉伴行，为耳后和枕部部分头皮提供感觉功能。

3. 耳后动脉及侧支吻合　①与颞浅动脉顶支的吻合：吻合区位于耳郭上方的颞浅筋膜内，吻合方式为阶梯状粗大吻合或网状细小吻合，吻合支的外径在 0.3～1.0mm，一般可见 2～4 个明显分支，吻合区的上下界分别距耳郭上极 2.0～4.2cm 和 4.9～9.0cm，宽度约 3cm。②与颞浅动脉额支及眶上动脉的吻合：耳后动脉与颞浅动脉额支之间一般不存在直接的吻合，而是通过其顶支及主干与额支形成交通，再通过额支与眶上动脉之间形成进一步吻合。

（二）适应证

耳后动静脉为蒂的耳后皮瓣可修复耳屏前区、面颊部和耳郭下半部的缺损；以颞浅血管为蒂的耳后皮瓣可修复眶上、眼窝、颊部和鼻旁的缺损；以眶上血管为蒂的耳后皮瓣可以修复鼻翼、鼻小柱缺损和鼻再造。耳后皮瓣偶尔也可以游离移植修复面部器官缺损。

（三）手术方法

1. 耳后动静脉为蒂的耳后皮瓣　①皮瓣设计：皮瓣的轴心为耳后皱襞，形状和面积则根据受区缺损情况而定，最大可包括耳郭背面及乳头区皮肤。②皮瓣切取：按设计线切开皮肤，乳突区到浅筋膜层，耳郭区则应至软骨膜。皮瓣的分离应从两侧向中间剥离，到达耳后皱襞附近时应于耳后肌深面由远端向近端分离，因蒂部的耳后血管位置较深，分离时应注意保护。供区创面植皮闭合。

2. 颞浅动静脉为蒂的耳后皮瓣　①皮瓣设计：皮瓣的轴心为耳后皱襞，形状和面积则根据受区缺损情况而定，最大可包括耳郭背面及乳头区皮肤。皮瓣所需血管蒂的长度也决定皮瓣的设计，若所需血管蒂长度较短，可利用位于下方的吻合支，若血管蒂长度过长，则需要利用耳后动脉与顶支主干的终末支吻合血管。②皮瓣切取：该皮瓣的切取方法与耳后动静脉蒂耳后皮瓣基本相同。一般先将皮瓣分离到耳郭上方发际缘后，沿颞浅动脉及其顶支的走行切开皮肤并显露血管吻合区的颞浅筋膜，根据血管吻合支的分布切取一个底边与耳后皮瓣相连的三角形颞筋膜瓣，并包含顶支及其向后方发出的分支。最后沿颞浅血管束向下分离达到所需要的血管蒂长度后转移皮瓣，供区植皮。

3. 眶上动静脉为蒂的耳后皮瓣　①皮瓣设计：该皮瓣的设计主要是为了修复鼻唇部位的缺损，所利用的血管蒂为颞浅动脉额支与眶上动脉以及顶支与耳后动脉之间的吻合。分离血管蒂时需要在颞部增加一个底部向前倾斜的"T"形切口。其余设计与之前基本相同。②皮瓣切取：耳后皮瓣的分离层次应深达骨膜或软骨膜层，在皮瓣下缘结扎耳后动脉近端，但在上方应仅切开浅筋膜并保留深部的颞浅筋膜。沿"T"形切口切开颞部皮肤至皮下，分离并显露颞浅动脉主干、顶支、额支和与耳后动脉的交通支以及额支和眶上动脉的交通支，结扎颞浅血管主干，与颞浅筋膜深面分离血管蒂至眶上血管束，皮瓣蒂部应保留较宽的筋膜蒂。供区植皮闭合。

（四）注意事项

皮瓣在切取过程中应熟悉其血管的解剖，耳后动脉在耳后皱襞处沿耳后肌深面走行，因此，以该血管为蒂设计耳后皮瓣时切取的深度应足够，以免损伤血管主干。耳后动脉与颞浅动脉顶支之间的吻合形成了一个底位于下方的三角形筋膜血管区，以颞浅血管为蒂设计耳后皮瓣时应保留该三角形区域，在分离血管蒂的过程中需要携带该三角形颞筋膜瓣。眶上血管蒂的耳后皮瓣因血管蒂较长，且吻合比较复杂，血管蒂切取时应携带足够宽度的颞筋膜组织以确保皮瓣的血供。

四、锁骨上皮瓣

（一）应用解剖

锁骨上皮瓣由起自颈浅动脉的锁骨上动脉供血，该皮瓣的范围涉及颈部、肩部及上臂，因蒂部位于锁骨上区而命名，实为一种筋膜皮瓣。锁骨上动脉起自颈浅动脉，偶尔发自肩胛上动脉，一般自肩胛舌骨肌的下方或后外侧发出，起始处的外径为 1.0～1.5mm，在锁骨内中 1/3 段浅出至深筋膜并向外侧的肩锁关节走行，沿途发出数条小分支至三角肌上方的筋膜和皮肤。锁骨上动脉与旋肱后动脉在三角肌后缘发出的肌间隙筋膜皮支及三角肌肌皮穿支有丰富的吻合。与锁骨上动脉伴行的有一根较为恒定的静脉。

（二）适应证

锁骨上皮瓣主要用于颈部创面的修复，尤其是颈部瘢痕挛缩的治疗及其他继发的创面和皮肤软组织缺损。

（三）手术方法

1. 皮瓣设计　皮瓣整体应位于颈肩部后外侧面，旋转轴心点位于锁骨中点上方 1～2cm，一般在锁骨上窝外侧，旋转轴线向外延伸可跨过肩峰到达三角肌后外侧面。皮瓣的形状及面积根据受区皮肤软组织缺损情况而定，皮瓣可切取的面积为（4～10）cm×（20～30）cm。一般皮瓣在蒂部设计为三角形，而在远端为较宽的底部，以便于供区创面的闭合，宽度在 6cm 以内的供区一般都能直接闭合。

2. 皮瓣的切取　沿术前设计线切开外侧皮肤至深筋膜深面并在该平面自远端外侧切开，遇到胸肩峰动脉分支时予以结扎。皮瓣颈部的切取应连同颈阔肌和深层的深筋膜一起进行。在锁骨上窝附近仔细剥离并找到肩胛舌骨肌，进而于该肌肉后方或下外侧辨认锁骨上动脉。找到锁骨上动脉后即可切开皮瓣内侧并掀起皮瓣。

（四）注意事项

在进行供区手术的时候应注意保护颈部的血管及其重要分支，尤其是颈横动脉及颈浅动脉，因为颈浅动脉来自颈横动脉，而锁骨上动脉又来自颈浅动脉，一旦损伤这些血管则会破坏皮瓣的血供。皮瓣分离的过程中应注意保护筋膜血管网，皮瓣的设计不可过长，如果实在需要较长皮瓣时可先行皮瓣延迟术。以锁骨上动静脉为蒂的岛状皮瓣在转移的过程中不会形成猫耳，应用也比较灵活，但首先应保证皮瓣的血供，只有在有充分把握和娴熟技术的情况下才能使用。

（徐文虎）

第二节　胸部皮瓣移植

一、胸三角皮瓣及锁骨下皮瓣

（一）胸三角皮瓣

1. 应用解剖　胸三角皮瓣是最早应用的轴型皮瓣之一，由胸廓内动脉供血的胸前皮瓣与胸肩峰动脉供血三角肌皮瓣组合而成，其范围包括锁骨下胸肌区和三角肌前外侧面的皮肤，因切取的过程中需要携带深筋膜，实际上也是一种筋膜皮瓣。

（1）胸廓内动脉分支：胸廓内动脉第 1 ~ 4 穿支是胸三角皮瓣的主要血供来源，这些分支一般位于相应肋间隙的胸骨外侧，但有些分支可能缺如。第 2 ~ 3 肋间穿支出现的频率最高，其外径一般在 0.8 ~ 1.3mm。胸廓内动脉分支发出后在胸骨外侧约 1cm 处穿出肋间隙，并穿出胸大肌至深筋膜和皮下组织向外平行皮肤走行，皮下长度可达 10 ~ 12cm。这些穿支相互之间以及与周围相邻皮动脉之间有十分丰富的吻合，向外侧则进一步与胸肩峰动脉的肌间隙筋膜皮支吻合。

（2）胸肩峰动脉分支：胸肩峰动脉起自腋动脉第二段，实为粗短的动脉干，穿过胸锁筋膜后其沿途分出胸肌支、锁骨支、肩峰支和三角肌支。一般主要是肩峰支和三角肌支发出的肌间隙筋膜皮支为皮瓣提供血供，它们自胸三角肌间隙浅出后平均外径为 0.8mm。

（3）静脉回流：胸廓内动脉的每个穿支都有 1 ~ 2 条伴行静脉引流。胸肩峰静脉则负责胸肩峰动脉分支的血液回流，该静脉与动脉并不完全伴行，与皮瓣相关的肩峰支和三角肌支伴行静脉多为一支，外径分别达 1.8mm 和 1.9mm。

（4）神经支配：胸三角皮瓣所在区域皮肤的感觉由锁骨上神经外侧支支配，该区域的神经分支十分细小，没有太大利用价值。

2. 适应证　以胸廓内动脉穿支为蒂的内侧蒂胸三角皮瓣可修复乳突平面以下的面部、下颌及颈部的皮肤软组织缺损；若以外侧胸肩峰动脉分支为蒂则可修复肩关节和上臂上段的皮肤软组织缺损。

3. 手术方法

（1）皮瓣设计：以胸骨旁第2肋间至肩峰之间的连线为轴线设计皮瓣，其轴心点可以为第2肋间胸骨旁1cm处和胸肌三角肌间沟。其上界可达锁骨，向下可至第5肋间，外侧至肩峰，内侧不超过前正中线。皮瓣的形状及面积根据缺损部位的具体情况而定。

（2）皮瓣的切取：①内侧蒂胸三角皮瓣。于皮瓣远端的肩峰附近切开皮肤至深筋膜深面，自三角肌和胸肌肌膜表面向内侧分离，结扎皮瓣远端的胸肩峰动脉分支，到达胸骨旁1cm附近后在第2肋间周到胸廓内动脉穿支。然后切开皮瓣内侧皮肤至胸骨骨膜并向外仔细分离至血管蒂处。若要获得更长的血管蒂还可向第2肋间隙深部进一步解剖以获得足够长的血管蒂。②外侧蒂胸三角皮瓣。切开皮瓣内外侧皮肤，从两侧向胸肌三角肌间沟处分离，找到肌间隙筋膜皮支后切开肌间隙，保护穿支血管及头静脉，沿肌间隙穿支追踪到胸肩峰动脉，若结扎其肌肉分支还可获得更长的血管蒂。

4. 注意事项　胸三角皮瓣的两种不同形式都是在原有轴形皮瓣的基础上在远端增加了一个随意型皮瓣，因此远端的血供并不是十分充分，如果皮瓣面积较大或超出其正常范围时，可先行皮瓣延迟术。胸三角皮瓣的供区活动范围较大，皮瓣转移后应限制供区的活动，尤其是颈部，否则容易因张力过大、蒂部受牵拉、扭曲或挤压而影响皮瓣血供。

（二）锁骨下皮瓣

1. 应用解剖　锁骨下皮瓣，也称锁骨前胸皮瓣和颈横动脉颈段皮支皮瓣，其蒂部位于锁骨上区，斜向内下，皮瓣的血供来源为颈横动脉颈段皮支。

（1）颈横动脉颈段皮支：颈横动脉起自甲状颈干，向外行走于胸锁乳突肌、肩胛舌骨肌深面，于锁骨上2.0cm处进入颈后三角底部，从胸锁乳突肌和肩胛舌骨肌交点直接发出皮肤动脉，行走于颈后三角的脂肪组织内，约于锁骨中点上1.8cm处进入锁骨上区皮下，并向下发出两条主要分支，主要营养锁骨上、下区及前胸部的皮肤。这些分支与胸肩峰皮动脉及胸廓内动脉穿支有丰富的吻合。颈横动脉皮支起点外径1.1mm，其体表投影为胸锁关节旁6.0cm，锁骨上2.0cm。进入皮瓣的投影点为胸锁关节旁7.7cm，锁骨上1.8cm。

（2）静脉回流：颈横动脉的伴行静脉、颈前静脉和颈外静脉等都可作为皮瓣的回流静脉，但颈前静脉和颈外静脉比较恒定，口径相对较粗，一般作为主要回流静脉。

（3）神经支配：皮瓣的感觉由颈横神经和锁骨上神经的分支支配。

2. 适应证　因锁骨下区皮肤与面颈部皮肤十分接近，锁骨下皮瓣是面颈部和对侧胸部缺损的理想供区，适用于面颈部及颈胸或颏胸瘢痕粘连且一侧颈部皮肤正常的患者。

3. 手术方法

（1）皮瓣的设计：皮瓣旋转点位于胸锁乳突肌后缘及锁骨中点上方1.8cm的颈横动脉皮支穿出点，并向外下方延展。皮瓣上界可达锁骨稍上方，下界可至第4、5肋水平，内侧界为胸骨正中线，外侧界达肩峰并沿腋前线向下，后界为斜方肌前缘。皮瓣最大面积可达20cm×18cm。

（2）皮瓣的切取：首先切开皮瓣的上、下及内侧缘至深筋膜层，在深筋膜深面从下方向上掀起皮瓣，分离过程中遇到胸廓内动脉穿支及胸肩峰动脉皮支时应将其结扎。至锁骨水平后应行钝性分离并辨认出颈横动脉颈段皮支，在胸锁乳突肌下缘常有一些小的肌皮分支，如果影响皮瓣旋转时可以靠近肌肉表面将其结扎。皮瓣蒂部的分离要十分小心，当皮瓣可无张力转移至供区即可，不可过分剥离以免误伤血管。皮瓣可旋转 90° ~ 180°，供区一般需要植皮修复。

4. 注意事项　不可因为检视血管而过分剥离皮瓣蒂部，以免误伤供血动脉。颈横动脉皮支伴行的静脉较细小，为了保证皮瓣的静脉回流，应尽量多保留颈部的静脉血管。皮瓣的供血动脉与胸肩峰动脉皮支以及胸廓内动脉穿支之间有丰富吻合，在分离过程中遇到这些血管应予以结扎，并充分止血，以防止术后继发出血。

二、侧胸部皮瓣

侧胸部皮瓣即胸外侧皮瓣，由 Baudet 于 1976 年首先报道，皮瓣依靠腋动脉发出的胸外侧动脉营养。1984 年国内学者熊树明报道了背阔肌的血供，证明了胸背动脉发出的侧胸皮动脉营养背阔肌前缘部分皮肤的理论。基于这个理论，范启申于 1985 年对皮瓣进行了改良，并命名为侧胸部皮瓣。1986 年范启申根据旋肩胛动脉及胸背动脉的特点，报道了肩胛侧胸皮瓣，皮瓣长度可达 70cm。

（一）适应证

（1）修复大小在 10cm × 15cm 的中等面积皮肤缺损。

（2）对于合并毛发缺损的受区可携带部分腋窝的毛发一同移植。

（二）应用解剖

1. 区域动脉解剖　侧胸皮瓣的血供来源于腋动脉的分支胸外侧动脉或胸背动脉的侧胸皮动脉，伴行静脉 1 ~ 2 根。

（1）胸外侧动脉：胸外侧动脉于胸大肌外缘发出自腋动脉，起始外径 1.2 ~ 1.5mm。走行一段很短的距离后发出肌支，进入胸大肌。在胸长神经前方进入前锯肌筋膜，最终成为表浅的直接皮动脉。

（2）胸背动脉侧胸皮动脉：为营养肌肉血管发出的皮动脉，与直接皮动脉相互吻合，营养侧胸部皮肤。胸背动脉发出的侧胸皮动脉出现恒定，供皮范围大，可以设计以肩胛下动脉为蒂，以胸背动静脉外侧支及侧胸皮动静脉为轴型血管的皮瓣。

2. 区域静脉解剖　胸外侧动脉或胸背动脉的皮支通常有一根静脉伴行，最终注入腋静脉。

3. 区域神经解剖　侧胸部皮瓣是具有神经感觉的皮瓣。

4. 皮瓣大小　皮瓣最大面积可达 10cm × 20cm。上缘达腋动脉，前缘或内侧缘至胸大肌外缘、背阔肌外缘及第 8 肋后方。

（三）临床应用

患者取平卧位，牵开双臂暴露两侧腋窝。扪及腋动脉搏动后沿着腋动脉血管走行做平行于腋动脉切口。腋动脉第 2 段在胸大肌外缘发出胸外侧动脉的概率在 80% ~ 90%。其与腋动脉第 3 段肩胛下动脉之间可找到副胸外侧动脉。在评估每支动脉的管径、位置及血管质量后根据所需皮瓣的大小，在腋下胸大肌与背阔肌之间设计皮瓣。

若患者的胸外侧动脉缺失，术者可以使用副胸外侧动脉为皮瓣的轴形血管。在以上两条血管都不能使用的情况下，术者需要将部分背阔肌带入皮瓣，以肩胛下动脉或胸背动脉为蒂，成为一块肌皮瓣。

血管蒂的长度取决于患者供区的血管解剖情况和受区的需要。通常蒂的长度在 8 ~ 10cm。

皮瓣从胸大肌和前锯肌处开始掀起，依次结扎进入胸大肌的肌支。在解剖深层次组织时，应注意保护胸长神经。在结扎胸背动脉的细小分支后，皮瓣的后外侧边界从下方的背阔肌分离。在第 8 肋水平下方将皮瓣完整掀起。皮瓣仅依靠血管蒂同供区相连，根据需要选择带蒂或游离移植。

（四）优点及局限性

1. 优点

（1）皮瓣供区隐蔽，通常可以直接拉拢关闭。

（2）血管蒂较长，可达 8 ~ 10cm；管径较粗可达 1.2 ~ 1.5mm。

（3）皮瓣切取时体位摆放较为方便，通常取仰卧位即可。

2. 局限性　无论胸外侧动脉还是胸背动脉的皮支血管都存在 10% ~ 20% 的缺失情况。必要的术前影像学探测技术有助于手术的顺利完成。

（徐文虎）

第三节　上肢皮瓣移植

一、臂三角皮瓣及三角肌皮瓣

臂三角皮瓣位于上臂后外侧三角肌表面，是一块薄型游离皮瓣。皮瓣设计及切取方便，皮瓣的血管直径适宜吻合，并有感觉神经进入皮瓣。移植皮瓣的面积较小时，供区可一期缝合闭合。如果面积较大，则需游离植皮修复，但其瘢痕及色素沉着区域易于暴露，有碍美观。

（一）应用解剖

臂三角皮瓣位于三角肌表面，是轴型皮瓣，由旋肱后动脉及其伴行静脉滋养，臂外侧皮神经随血管进入皮瓣。

旋肱后动脉和伴行静脉与臂丛神经一起经过肱骨后方，穿过四边孔行进在三角肌深面，并供养三角肌。神经的肌支支配三角肌、小圆肌等。神经皮支与旋肱后动、静脉皮支一起，在三角肌后缘中、下 1/3 区域，穿出三角肌、三头肌间沟，返转向前，进入三角肌表面的深筋膜层内，分布于三角肌表面和上臂后外侧的皮肤及皮下组织。

（二）适应证

（1）三角肌皮瓣可局部转移修复肩、背部有骨或深部血管、神经外露的创面，也可应用单纯的三角肌转移覆盖肩、背部创面，并在肌肉表面游离植皮。一般较少考虑选用游离三角肌皮瓣移植。

（2）臂三角皮瓣适用于小范围皮肤缺损的修复。该皮瓣是手掌、手背皮肤缺损修复的良好选择，也可用作足背、足底皮肤缺损的修复。

（3）如果要切取较大的臂三角皮瓣移植时，若宽度超过 8cm，可应用组织扩张器先埋在皮瓣下做预扩张，使供区提供较多的移植组织。在切取皮瓣后，供区创面可缝合。

（三）手术方法和步骤

（1）在肱骨内上髁与肩峰间画一连线，该连线与三角肌、三头肌间沟的交叉点为点 a，点 a 邻近于旋肱后动、静脉皮支及神经进入皮瓣的部位，即皮瓣的蒂部。为准确划定点 a 的部位，可借助于多普勒超声仪在三角肌、三头肌间沟中探测。以肩峰顶点为点 b。ab 连线为臂三角皮瓣的纵轴。皮瓣设计在纵轴的两侧（图 17－1）。

（2）患者取仰卧位，供区肩部垫高，使肩后区暴露，多采用全身麻醉。按皮瓣设计线切开皮肤，直达深筋膜深层、肌膜表面。在点 a 区留有 2～3cm 宽的皮肤暂不切开，留作蒂部，以保护皮瓣蒂部血管。在深筋膜深层解剖分离，由皮瓣远端向蒂部掀起皮瓣。边分离皮瓣，边在皮瓣深筋膜表面观察旋肱后动脉的部位。从三角肌、三头肌间沟处向前提起三角肌的后边缘，可见肌肉下方的血管、神经分布。为分离切取较长的血管蒂，可切断、结扎旋肱后动脉到肌肉上的分支，但勿伤及腋神经到三角肌的肌支。待血管神经蒂有足够长度，并在受区准备完成后，切断皮瓣的皮肤蒂及血管神经蒂，供游离移植。

（3）切取的皮瓣宽度在 5～6cm 时，供区可以一期拉拢缝合；超过 7～8cm 宽度时，供区常需用游离植皮修复。为防止供区于身体易暴露区域留下丑陋瘢痕，在供区修复时可采用整形美容外科无创伤技术，使皮下组织密切对合。供区如用游离植皮修复时，瘢痕可暴露于体表。

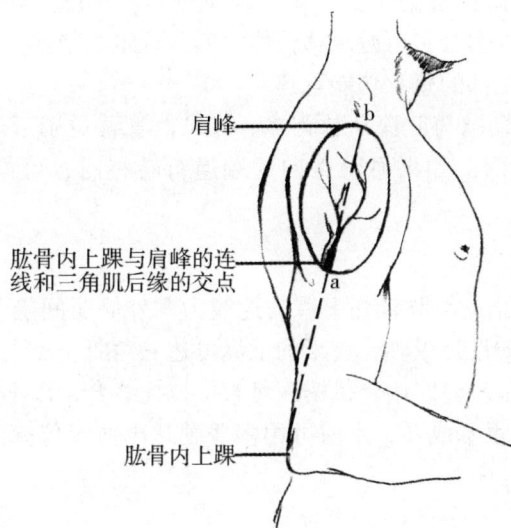

肩峰

肱骨内上髁与肩峰的连线和三角肌后缘的交点

肱骨内上髁

图 17－1　臂三角皮瓣的设计

二、上臂外侧皮瓣

上臂外侧皮瓣位于上臂外侧。皮瓣血供主要来自桡侧副动脉，属知名血管，具有血管蒂长、走行恒定、口径粗、易于解剖等优点。血管口径粗，可作为游离皮瓣修复远处创面；也可形成顺行或逆行转移修复肩及肘部创面。带有恒定皮神经，属于良好的感觉皮瓣。

（一）应用解剖

上臂外侧皮瓣的主要供血动脉为肱深动脉及其终末支桡侧副动脉和桡侧副动脉后支。肱深动脉大都直接起源于肱动脉，同桡神经伴行，进入桡神经沟内，通常在桡神经的后外或后内方下行，于三角肌止点处分为中副动脉和桡侧副动脉。桡侧副动脉在三角肌止点下 4cm 处又分为前支和后支。前支在肱肌与肱桡肌间隙内随桡神经下行，位置较深，向前进入前臂部，对皮瓣的血供构成关系不大；后支从桡侧副动脉分出后，沿臂外侧肌间隔后方，在肱桡肌和肱三头肌之间下行，位置逐渐浅出，其终末支进入肱桡肌和桡侧腕长伸肌，在走行中发出 1~6 个皮支，分布于上臂外侧皮肤。桡侧副动脉的肌支有 6~19 支，皮瓣游离移植时肌支都要一一结扎。真正构成上臂外侧皮瓣血供的血管蒂为桡侧副动脉及其后支，其起始端外径为 1.1mm，平均长度为 6.1cm。

上臂外侧皮瓣的静脉分浅、深两组。浅静脉是头静脉，位于浅筋膜深面，沿肱二头肌外侧沟上行，进入三角肌、胸大肌沟内，沿途有皮下静脉注入，在三角肌止点处其外径为 3.1mm。深静脉为肱深静脉及桡侧副静脉，与同名动脉伴行，在三角肌止点处其外径为 1.9mm，稍粗于伴行的动脉。皮瓣游离移植时，浅、深两组静脉可依据受区的条件和需要，分别或同时与受区的静脉吻合，以确保静脉血回流通畅。

皮瓣的感觉神经主要是臂外侧皮下神经，在三角肌止点下 2.6cm 处穿出臂外侧肌间隔，分布于臂外侧下部皮肤。皮瓣移植时只要吻接臂外侧皮神经即可。

（二）适应证

1. 游离移植　该皮瓣血管解剖位置恒定，极少变异。动脉起始端口径平均为 1.1mm，伴行静脉更粗，有利于血管吻合，可游离移植修复四肢软组织缺损。皮瓣内携带有较粗的臂外侧皮神经，可用于手、足部的感觉功能重建。

2. 岛状转移　桡侧副动脉与肱深动脉相连。如果血管蒂位于近端顺行转移时，皮瓣可以向上修复肩部及上臂创面；如果血管蒂向远端逆行转移时，可修复肘部或前臂上部的创面。

（三）手术方法与步骤

1. 皮瓣设计　三角肌止点与肱骨外上髁的连线为臂外侧肌间隔和桡侧副动脉后支的体表投影。以该连线作为皮瓣设计纵轴，皮瓣的上界可达三角肌止点上方 5cm，下界可达肘部或肘下 5cm，前后界宽度在 5cm 之内，供瓣区可直接拉拢缝合，以不超过上臂前后正中线为合适（图 17-2）。为确保手术成功，术前可用多普勒超声血流仪探测桡侧副动脉的确切走行位置。

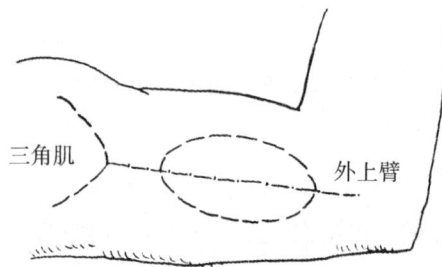

图 17-2　上臂外侧皮瓣的设计

2. 皮瓣切取　沿设计线先做皮瓣后侧或远端切口，在深筋膜下向前分离至上臂外侧肌间隔，再做内侧切口，同样在深筋膜下向前分离至外侧肌间隔。循皮支血管向肌间隔深面解剖，仔细寻找位于肌间隔深面的桡侧副动脉后支，最后根据皮瓣转移形式决定蒂部位置及长度等。据丙永军报道，切取皮瓣时不必将头静脉包含在内，伴行静脉已足够维持皮瓣动、静脉循环的平衡。当需要同时修复神经缺损时，可将臂后侧皮神经及前臂后侧皮神经包含在皮瓣内，以提高皮瓣应用的质量。供区创面行中厚植皮。

三、上臂内侧皮瓣

上臂内侧皮瓣属于多源性供血皮瓣。

（一）应用解剖（图17-3）

根据李吉（1993）的统计资料表明，上臂内侧皮瓣的主要皮动脉有下列六支：①尺侧上副动脉是臂内侧皮瓣的主要血管蒂；②臂内侧皮动脉；③肱深动脉皮支；④肱浅动脉；⑤腋动脉皮支；⑥尺侧下副动脉。

根据上臂内侧皮瓣各皮支的解剖特点，以选用尺侧上副动脉为佳，因该皮支动脉蒂长、位置恒定、解剖便利、口径较粗、血供范围大。如果尺侧上副动脉缺如或不发出皮支，则其他皮动脉就会变得粗大，其他粗大的皮动脉亦可作为血管蒂。术中根据解剖所见可灵活掌握。

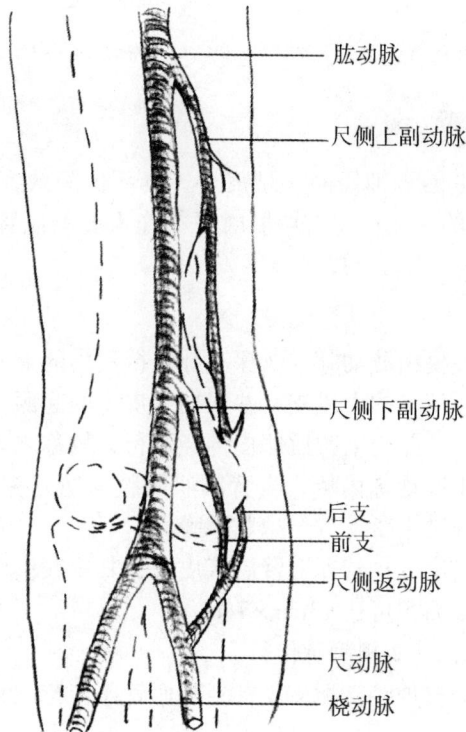

图17-3 上臂内侧皮瓣血管解剖

上臂内侧皮瓣各供血动脉均有伴行静脉，分别注入相应的静脉主干。除伴行静脉之外，上臂内侧皮瓣的主要浅静脉是贵要静脉及其属支，它们口径粗，收集范围广。该皮瓣大部分静脉血通过贵要静脉回流。手术中以贵要静脉作为皮瓣的静脉蒂比较合适，血管易于吻合，成功率高。

（二）适应证

1. 带蒂转移 以尺侧上副动脉为血管蒂的上臂内侧皮瓣，可修复上臂上部和腋部创面；以尺侧下副动脉为蒂的逆行皮瓣，可用于修复肘部及前臂近端创面。

2. 游离移植 因该皮瓣皮下脂肪少，富有弹性，色泽好，部位也较隐蔽，是修复颌面部软组织缺损的理想供区。

（三）手术方法与步骤

1. 皮瓣设计 在上臂内侧以肱二、三头肌肌间沟为纵轴设计皮瓣，皮瓣形状不受限制。由于该皮瓣血供丰富，吻合支较多，皮瓣的切取面积有很大的可塑性。一般上界为腋窝皱襞边缘，下界为内外髁的连线，前界为上臂的前正中线，后界为上臂的后正中线。皮瓣最大可切取 8.0cm×20.0cm，必要时可向下及向外扩展至臂外侧。

2. 皮瓣切取 在皮瓣近端正中沿肱二头肌肌间隙做一长约5cm的纵切口，依次切开皮肤和深筋膜，在肱二头肌肌间隙内找到肱动、静脉。然后在皮瓣后缘或前缘做纵行切开至深筋膜，在肌膜和深筋膜之间隙游离皮瓣，汇合至内侧肌间隙后，切开皮瓣远端，找到血管神经蒂。但必须注意尺侧上副动脉位于尺神经的内侧深面，需将两者仔细分离，切勿损伤尺神经。

如上臂内侧供瓣区切取较大，采用植皮法修复。直接缝合易引起瘢痕增生。

四、上臂后侧皮瓣

上臂后侧皮瓣是一种带感觉神经的小型皮瓣。其部位隐蔽，血管蒂恒定，口径一般在 1~2mm，可作为游离皮瓣的供区；皮瓣切取时不损伤重要的血管神经组织，也不影响上肢的功能；供区创面在 5~6cm 均可直接缝合。

（一）应用解剖

上臂后侧皮瓣的血供主要由肱动脉或肱深动脉直接发出的上臂后侧皮动脉供给。Salmon 曾详细记述过这一起源于肱动脉的大皮支，并根据该皮支的起源、走行等解剖特点，称之为三头肌内侧头动脉。由于该动脉与上臂后侧皮神经伴行，故称之为上臂后侧皮动脉。

上臂后侧皮动脉起源于肱动脉内侧，自背阔肌肌腱与肱三头肌长头交角外侧2cm处越过肱三头肌长头之间，经纤维束蒂下方穿越肱腱膜。

上臂后侧皮动脉沿途发出分支营养上臂后区皮肤，其皮肤供血区域有较大差异。经显微解剖和灌注标本显示，皮瓣面积可达 13cm×7cm。

上臂后侧皮动脉一般有 1~2 根静脉伴行。

该皮瓣感觉由上臂后侧皮神经支配该皮神经与血管蒂伴行。它是桡神经发出的第一中间感觉支。

（二）适应证

（1）上臂后侧皮瓣具有质地优良、色泽与面部一致等特点，特别适用于面部创面的修复。该皮瓣还具有一定的感觉功能，也适用于手部创面的修复和感觉功能的重新建立。

（2）岛状转移安全可靠，可用于各种原因引起的腋窝、侧胸壁等邻近部位软组织缺损的修复。

（三）手术方法与步骤

1. 皮瓣设计　做硬膜外麻醉或全身麻醉。患者取仰卧位，前臂上举，将手置于头顶部。用亚甲蓝先标记出肱三头肌和背阔肌的体表标志，然后在背阔肌与肱三头肌交角处与鹰嘴之间画一连线。该连线的上 1/2 为上臂后侧皮动脉的体表投影。动脉的皮肤线出点位于背阔肌与肱三头肌交角外 2cm 处。皮动脉的体表投影线为皮瓣设计的纵轴线（图 17 - 4）。根据受区面积的需要设计相应大小的皮瓣。如为岛状转移，应充分考虑蒂的长度，以免蒂部张力过高而影响皮瓣血供。

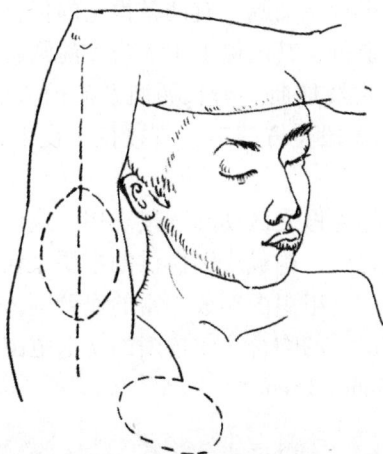

图 17 - 4　上臂后侧皮瓣的设计

2. 皮瓣切取　根据血管蒂的解剖位置，切取皮瓣应从内外两侧或远端逆行方向进行。切开皮瓣设计缘后至肌膜表面，在此解剖层由远端向近端掀起皮瓣，至近端 1/3 ~ 1/2 处可见上臂后侧皮动脉和伴行静脉。保护好深面的血管神经蒂，确认血管神经蒂在皮瓣内后再切开皮瓣近端，然后游离血管蒂至三头肌与背阔肌交界处的血管起始部。

该皮瓣一般有 1 ~ 2 条伴行静脉，仅做伴行静脉的吻合就能满足静脉血回流的要求，故无须再吻合浅静脉。上臂后侧皮神经是该皮瓣的感觉神经，一般性创面的修复不需要考虑吻接神经，但对于特殊部位如手掌、虎口、足跟等要求重建感觉时，最好能选择受区合适的感觉神经与上臂后侧皮神经吻合。对供区创面的处理，皮瓣宽度 <6cm 时，可直接拉拢缝合。直接缝合有困难时，可做中厚或全厚植皮。

五、前臂桡侧皮瓣

通常所称的前臂皮瓣是指以桡动、静脉为蒂的前臂桡侧皮瓣。桡动脉主干血管发出众多分支形成丰富的血管网和吻合支营养整个前臂皮肤，是前臂皮瓣的解剖学基础。该皮瓣具有血管口径粗、位置浅表、解剖变异少、手术操作简便、皮瓣质地和色泽好、皮下脂肪少及厚薄均匀易塑形等诸多优点，曾在临床广泛应用。但是前臂会遗留明显的瘢痕而影响美观。其最大的缺点是，皮瓣切取后使前臂牺牲一条主要血管，损失较大。最好术前进行 Allen 试验，以评估尺动脉与桡动脉的血管吻合情况。方法步骤：①术者用双手同时按压桡动脉和尺动脉；②嘱患者反复用力握拳和张开手指 5～7 次至手掌变白；③松开对尺动脉的压迫，继续保持压迫桡动脉，观察手掌颜色变化。若手掌颜色 10s 内迅速变红或恢复正常，表明尺动脉和桡动脉间存在良好的侧支循环，即 Allen 试验阴性，若 10s 手掌颜色仍为苍白，Allen 试验阳性。这表明手掌侧支循环不良，不应选择桡动脉进行供血动脉治疗。

现在越来越多的学者认为在选择使用该皮瓣时应慎重，必须严格掌握手术适应证，并主张皮瓣切取后尽可能移植静脉将桡动脉重新修复。

（一）应用解剖

前臂桡侧皮瓣的血供主要来自桡动脉，有两条恒定的伴行静脉。桡动脉自肘窝处从肱动脉分出后，沿肱桡肌深面向下走行，其内侧上 1/3 为旋前圆肌，下 2/3 为桡侧腕屈肌。动脉后方自上而下依次为旋后肌、指浅屈肌、拇长屈肌及旋前方肌。桡动脉上 2/3 被肱桡肌掩盖，平均长度约 11.7cm，下 1/3 段位置浅表，直接位于皮下，仅被浅、深筋膜覆盖，平均长度约 10cm（图 17－5）。

桡动脉皮瓣的远、近两端均可做受区动脉吻接之用。桡动脉主干，除了近端发出的桡侧返动脉和远端掌浅支两大分支之外，构成皮瓣血供的主要是在前臂行程中从两侧发出的许多皮支和肌支。这些皮支在前臂皮下组织内形成丰富的血管网，并且与尺动脉皮支、骨间动脉皮支、肱动脉下端皮支等也有广泛的吻合，使皮瓣的切取范围远远超过了桡动脉皮支所供应的范围，皮瓣最大面积可达 35cm×15cm。

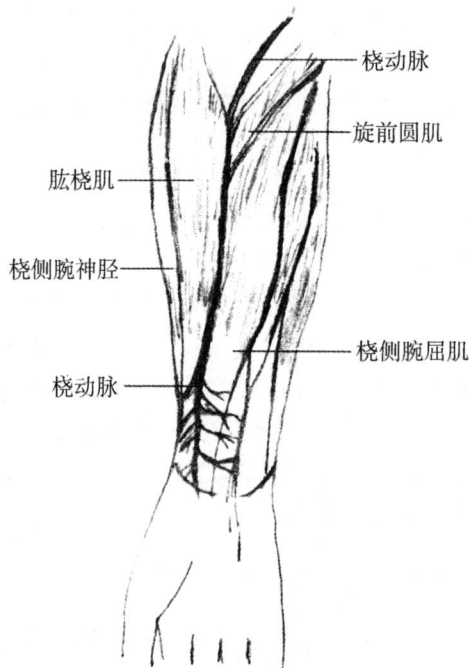

图 17－5　前臂桡侧皮瓣的解剖

前臂皮瓣的回流静脉可选用头静脉或与桡动脉伴行的桡静脉。头静脉是前臂皮瓣主要回流的浅静脉，起自手背桡侧，沿前臂桡侧上行，与桡侧皮神经伴行，在肘窝处通过肘正中静脉与贵要静脉相交通。前臂皮瓣游离移植时，多以头静脉作为回流的主干。桡动脉伴行的两条桡静脉，皮瓣移植时单纯吻合桡静脉，皮瓣也能存活。

前臂外侧皮神经是肌皮神经的一个终末支，在肘窝肱二头肌腱外侧穿出深筋膜，位于头静脉深面，可作为感觉皮瓣的吻合神经。

（二）适应证

前臂皮瓣的血管恒定、蒂长、口径粗、易于吻合，是临床游离移植使用最多的皮瓣之一。由于皮肤色泽好，质地柔软，较适合于面颈部软组织缺损的修复及器官再造。

1. 口腔颌面部软组织缺损的修复　包括颌面部肿瘤切除术后软组织缺损、外伤瘢痕遗留畸形及口底软组织缺损的修复等。

2. 器官再造　如全鼻再造、阴茎再造、舌再造、眼窝再造等。

3. 手部创伤引起的大面积皮肤软组织缺损的修复　可用于手部严重瘢痕挛缩畸形，切瘢痕畸形矫正后深部组织裸露者，以及虎口挛缩矫正后的创面修复。

4. 拇指再造　该皮瓣切取后要牺牲桡动脉主干，对手部血供有一定影响，而且术后供瓣区留下明显的瘢痕，影响美观，尤其对年轻女性，选择时应慎重。特别要强调的是，不能轻易切取前臂皮瓣去修复下肢等次要部位的皮肤软组织缺损。

（三）手术方法与步骤

1. 皮瓣设计　在肘窝中点与腕部桡动脉搏动点做一连线，该连线为桡动脉的体表投影，也是皮瓣设计的纵轴线。由于桡动脉在显露部的分支明显多于掩盖部，因此前臂皮瓣游离移植时，应以桡动脉下段为纵轴。修复手部创面行逆行岛状转移时，皮瓣的旋转轴应位于桡动脉搏动处，皮瓣常设计在掩盖部。前臂皮瓣切取范围根据形态学资料，可以包括整个前臂皮瓣，并可延至肘上。但在实际应用时，上界应不超过肘窝下 2cm，同时保留贵要静脉及其表面皮肤，不予切取，以利于手部的静脉回流及保证前臂的功能。

2. 皮瓣切取　手术在气囊止血带下进行。根据设计线，在皮瓣的桡、尺侧做适当的纵形切口。循深筋膜与肌膜之间向中线做锐性分离。尺侧分离至桡侧腕屈肌腱，桡侧分离至肱桡肌腱，注意勿损伤自桡动脉发出的细小分支。必须从桡动、静脉的深面掀起皮瓣，仔细结扎桡动脉发出的肌支。皮瓣切取有两种方式：①游离移植。切断皮瓣远端的前臂正中静脉、头静脉、桡动脉及其伴行静脉，分别一一结扎。此时已形成带桡动、静脉和头静脉蒂的前臂皮瓣。放松止血带后，观察皮瓣血液循环，确定皮瓣血供良好无误时，再切断血管蒂，确切结扎供区血管。②逆行岛状转移。前臂皮瓣在桡动、静脉近端切断之前必须用血管阻断夹阻断血供，观察手与前臂逆行皮瓣的血供情况无异常时即可将桡动、静脉血管束近端切断并妥善结扎。皮瓣就可以通过皮下隧道行至受区进行修复。如果皮瓣体积过大，通过隧道有困难时，可以直接切开皮肤，并做适当分离以减少蒂部张力，供瓣区取中厚皮修复。

六、前臂尺侧皮瓣

以尺动、静脉为血管蒂的前臂尺侧皮瓣，是继桡动脉皮瓣之后在临床上又被广泛应用的前臂皮瓣之一。此皮瓣较桡侧皮瓣位置隐蔽，皮瓣薄而柔软，毛发及皮下脂肪较少，是手外科和整形外科较常用的皮瓣。应用形式可分为吻合血管的游离移植和岛状转移，也可带上尺侧腕屈肌或掌长肌形成肌皮瓣，以扩大皮瓣的应用范围。

（一）应用解剖

尺动脉上 1/3 位置较深，位于旋前圆肌和指浅屈肌深层，其向下行于指浅屈肌和尺侧腕屈肌所形成的尺侧沟内。近腕部时，尺动脉行于尺侧腕屈肌与指浅屈肌的间隙内，位置浅表，仅被深筋膜覆盖。在尺动脉下 2/3 从两侧发出桡侧皮支和尺侧皮支。桡侧皮支平均为4.8 支，发出后即分布于前臂掌面皮肤，并与桡动脉的尺侧皮支吻合。尺侧皮支较少，平均为 2.3 支，发出后经尺侧腕伸肌腱深面，分布于前臂背面皮肤。尺动脉有两条恒定的伴行静脉，口径比尺动脉略细，其间有数量不等的交通支。皮瓣逆行转移时，静脉血回流主要靠伴行静脉；游离移植时，静脉回流既可通过伴行静脉，也可利用贵要静脉。贵要静脉起自手背尺侧，沿前臂尺侧上行，在肘窝处注入肘正中静脉或肱静脉。皮瓣神经为前臂内侧皮神经，与贵要静脉伴行。

（二）适应证

适应证基本上与桡侧皮瓣相同，但切取后在前臂要留下明显瘢痕，影响美观，对于年轻女性须慎用。皮瓣切取后要牺牲前臂一条主要血管，对手部血供有一定影响，最好术前进行Allen 试验。如时间允许，可切取自体静脉修复，以恢复血供，减少手部损害。

（三）手术方法与步骤

1. 皮瓣设计　尺侧皮瓣以尺动脉在前臂走行的体表投影为纵轴，在前臂掌面尺侧半形成皮瓣。皮瓣上界可达前臂上、中 1/3 处，下至腕横纹，外界为桡动脉的内侧缘，内界为前臂尺侧缘。在该范围内，根据受区需要，可设计出合适的顺行或逆行皮瓣（图 17-6A）。

2. 皮瓣切取　根据皮瓣转移形式，先在皮瓣的上极或下极切开皮肤，显露尺动、静脉血管蒂，然后在皮瓣两侧依次切开皮肤及深筋膜。在深筋膜下从皮瓣两侧向中线解剖游离，在接近指浅屈肌与尺侧腕屈肌之间时，必须在筋膜下分离，以保证尺动脉皮支完整地包含在皮瓣内（图 17-6B）。待皮瓣完全游离后，逆行转移阻断血管蒂近端 5~10min，若皮瓣和手部血液循环良好，即可结扎近端血管蒂，供区创面最好用全厚皮片修复。

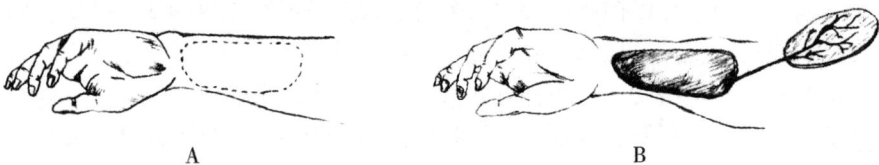

A

B

图 17-6　前臂尺侧皮瓣设计

七、前臂骨间背侧动脉皮瓣

前臂骨间背侧动脉位置浅表，血管恒定，该动脉构成的前臂背侧皮瓣切取面积大，供瓣区相对隐蔽，不破坏前臂主要血管，不影响手的血液供应。此血管的起始端口径细、蒂短，不宜做游离移植，主要适用于逆行岛状转移修复大面积的手部创面。手术操作简便、成活率高、安全性大，已在临床广泛使用。

（一）应用解剖

骨间背侧动脉起源于尺动脉发出的骨间总动脉，起点位置恒定，穿越骨间膜上缘至前臂背侧；有两条恒定的伴行静脉，经旋后肌与拇长展肌之间，走行于前臂伸肌浅、深两肌群之间；与骨间背侧神经紧密伴行，神经位于动脉桡侧。该动脉起点外径 1.5mm，沿小指伸肌与尺侧腕伸肌之间下行，途中发出 5~13 个皮支血管。其终末支在腕背与骨间掌侧动脉背侧支之间有弧形吻合支相连。网状吻合水平在尺骨茎突上方 2.5cm，口径为 0.5~0.9mm，位置比较恒定。该网状吻合支是构成前臂背侧逆行岛状皮瓣的解剖学基础。

皮瓣的静脉回流即通过两条伴行静脉间的众多交通支呈"迷宫"式逆流，仅伴行静脉就能满足静脉血回流的需要。

该皮瓣的感觉主要由前臂后侧皮神经支配。该神经自上臂背侧中部起于桡神经，在肘后进入前臂背侧，走行方向与前臂背侧动脉一致。如需要切取带神经的皮瓣，可仔细解剖此神经，并与受区神经相吻合。

（二）适应证

（1）主要用于修复手部软组织缺损，及手背、手掌皮肤软组织缺损等。

（2）可以解剖成带肌腱、骨组织的复合逆行岛状瓣，一次修复手部多种组织的缺损。

（3）由于皮瓣厚薄适度、不臃肿，又能携带较粗的感觉神经，故对拇指脱套伤的修复尤为适用。

（4）皮瓣血供好，抗感染能力强，可修复手部的感染创面。

（三）手术方法与步骤

1. 皮瓣设计　在肱骨外上髁与尺骨小头桡侧缘画一连线，其中、下 2/3 为前臂骨间背侧动脉的体表投影，必须按此轴心线设计皮瓣，皮瓣旋转轴位于尺骨茎突上 2.5cm 处。因此，设计皮瓣不仅要考虑受区的部位、面积和形状，还要注意血管蒂的长度。以受区与旋转轴之间的距离为血管蒂长度。皮瓣切取面积可达 10cm×8cm。

2. 皮瓣切取　沿皮瓣远端蒂部纵轴线切开皮肤、皮下组织至前臂筋膜，在尺侧腕伸肌与小指伸肌腱之间分离出骨间背侧血管束及附带的部分肌间隔，浅面保留 1.5cm 宽的浅筋膜蒂，近端分离至皮瓣的远侧缘，远端至尺骨茎突上 2.5cm 处，为腕背弧形吻合支平面。然后切开皮瓣两侧缘的皮肤、皮下组织及前臂筋膜，在前臂筋膜与肌膜之间锐性分离皮瓣。为使血管蒂与皮瓣不脱离，切取皮瓣时需做到边分离，边间断缝合皮下组织与前臂筋膜的边缘。掀起皮瓣的两侧缘，在伸肌浅、深群之间，沿蒂部向近侧分离出骨间背侧血管束的上段及附带的肌间隔，但应注意不要损伤动脉的皮肤分支及骨间背侧神经的肌支。皮瓣和血管筋膜蒂完全分离后，可以用血管夹阻断骨间背侧血管束的起始部。一般观察皮瓣血液循环 5min 后，如果皮瓣颜色无苍白及淤血征象，说明逆行供血良好，此时可以切断结扎血管。前臂背侧供瓣区取腹部全厚皮片移植修复。

（徐文虎）

第四节　腹部皮瓣移植

一、侧腹部皮瓣

侧腹部皮瓣由肋间动脉供血，皮瓣的神经支配为肋间神经。侧腹部皮瓣属于轴形皮瓣，血供丰富，手术切取较为简单。皮瓣面积大，常可用作邻位移植，修复胸部、髋部的皮肤组织缺损；也可移位修复前臂、肘部或手部的皮肤缺损。皮瓣供区隐蔽，可直接缝合创面。但是对于一些肥胖的患者来说，腹壁脂肪较厚，皮瓣显得臃肿。

（一）适应证

（1）局部转移可修复同侧胸壁和髂部组织缺损。

（2）交叉转移可以修复同侧肘部、前臂及手部皮肤缺损。

（二）应用解剖

侧腹部皮瓣包括季肋区、腰区及髋区皮肤。由胸 8~12 肋间动脉供血。肋间动脉由胸主动脉发出后，向外侧走行，至肋骨小头下缘分为前、后两支。前支为肋间动脉主干的延续，向外经肺及胸膜后方和肋间内韧带的前方，至肋角处继续外行，与肋间神经、肋间静脉共同沿肋沟经肋间内肌和肋间最内肌之间，由后上斜向前下方行走。在相当于腋中线处，肋间动脉发出深支和浅支。深支从腹外斜肌深面进入肌肉；浅支在背阔肌前缘穿出进入皮下，成为皮瓣的营养血管，沿与肋间隙一致的方向走行于腹外斜肌筋膜表面。上、下肋间动脉的浅支之间相互吻合。其血管口径在腋中线处为 0.7mm 以上，为整个侧腹壁皮肤提供血液循环。在髂腹股沟区，肋间动脉的皮支与旋髂浅动脉、腹壁浅动脉分支有交通。皮瓣的静脉回流是肋间静脉。

腹侧壁皮肤由下五对肋间神经皮支提供感觉。皮神经大致与血管走行方向一致。

（三）临床应用

患者取仰卧位。在侧腹壁标出腋中线和腹直肌鞘外缘。沿髂嵴做与腹股沟韧带的平行线；从腋中线第 8 肋做与此线的平行线，构成一个菱形。在此菱形内设计不同大小的皮瓣，皮瓣最大面积可达 22cm×24cm。

按设计切开腹直肌鞘外缘皮肤直达腹外斜肌腱膜后，切开皮瓣的上、下缘，由内向外解剖。从下方切口结扎腹壁浅动脉和旋髂浅动脉分支。于脐旁结扎腹壁下动脉的分支。在内上方结扎切断胸廓内动脉的分支。解剖分离在腹外斜肌筋膜下进行，由内向外侧解剖直至腋前线，应注意不可越过腋中线防止切断肋间动脉的皮支。

皮瓣转移至受区后，供区创面多可直接拉拢关闭。

（四）优点及局限性

1. 优点

（1）皮瓣血供丰富、修复面积大，手术切取较为简单。

（2）供区隐蔽，常可以直接拉拢关闭。

2. 局限性　肥胖患者的皮瓣略显臃肿。

二、脐旁皮瓣

1983 年 Taylor 首先报道了扩大的腹壁下动脉皮瓣，皮瓣以腹壁下血管为轴形血管。由于皮瓣以腹壁下血管为蒂，且皮瓣在切取过程中血管蒂通常带有腹直肌肌袖，也有学者将其归类于腹直肌皮瓣或胸脐皮瓣。国内学者王成琪认为，无论皮瓣切取范围大小、皮瓣的轴心或皮瓣形式有所不同，其血管蒂均为腹壁下血管，并且供应皮瓣的血管多在脐旁穿过腹直肌前鞘分布于皮肤，故将其命名为脐旁皮瓣。我们认为传统腹直肌肌皮瓣和腹壁下动脉穿支皮瓣不应属于脐旁皮瓣的范畴。

（一）适应证

（1）四肢大面积皮肤缺损所致的早期创面或晚期瘢痕切除后创面修复。

（2）头颈部大面积皮肤缺损创面的修复。

（3）需要带部分骨质的创面修复者。

（4）局部皮瓣可修复股上部、髂腰部、会阴部皮肤组织缺损。

（二）应用解剖

1. 皮瓣动脉解剖　皮瓣的主干血管为腹壁下动脉。腹壁下动脉起自股动脉，起点在腹股沟韧带上方者占60%，距腹股沟韧带平均为0.7cm；平腹股沟韧带者占31%；在腹股沟韧带下放者占8%，平均距离腹股沟韧带1.3cm。腹壁下动脉发出后，经腹股沟韧带内2/5与外3/5交界处，斜向内上行，经腹直肌外侧缘至腹直肌后方，继续向上行5cm，经半环线的前方进入腹直肌鞘内，在腹直肌鞘后叶和肌之间上升在脐附近形成终末支。在半环线处，腹壁下动脉位居腹直肌中1/3者占50%，居外1/3者占47%，居内1/3者占3%。平脐部附近，腹壁下动脉主干或其主要终支居腹直肌中1/3者占82%，居外1/3者占15%，居内1/3者占3%。

腹壁下动脉干若以腹直肌外缘相交点为中心，有一段平均4.5cm长的无血管分支段。在此以前的分支进入腹直肌、肌膜和髂嵴等处。腹壁下动脉多数于半环线附近开始有较大分支，动脉主干入半线后，沿途有节段性分支发出，除了进入腹内斜肌、腹横肌和腹直肌的分支外，还有肌皮动脉穿支。在腹直肌鞘前有内外两侧血管束，内侧支多从腹直肌鞘内1/3穿出，垂直穿过浅筋膜到达皮肤，管径较小，行程较短，供应腹直肌前面的皮肤。外侧支多自腹直肌鞘中1/3穿出，经浅筋膜到达皮下，管径较粗，行程较长，供应腹前外侧部皮肤。这些分支呈放射状，在脐以上的分支走向外上，在脐以下的则横行分布。在这些分支中，最粗最长的血管分支均在脐周，外径为0.8mm左右，长7～12cm。这些较粗的分支，是脐旁皮瓣的主要营养血管。这些肌皮动脉发出许多穿支，在切取皮瓣时应注意保留，避免伤及穿支血管。

腹壁下动脉起始处外径约2.6mm，与腹直肌外侧缘相交处约2.2mm，在半环线处约1.8mm，在脐平面约1.3mm。腹壁下动脉血管蒂从腹壁下动脉起点至腹直肌外侧缘相交处长约10.9cm，从起点至半环线约16cm。

腹壁下动脉与邻近动脉的吻合有深、浅两层吻合。腹壁下动脉肌皮支分布上达脐上6cm，下至脐下10cm，内至正中线，外侧距脐约14cm，外上方可达腋中线附近约25cm。

2. 皮瓣静脉解剖　静脉多数有内外两侧支与动脉伴行，两个伴行静脉间有不少吻合支横跨动脉。内侧伴行静脉明显粗于外侧伴行静脉。在腹股沟韧带处，内侧伴行静脉外径约2.7mm，外侧伴行静脉约为1.4mm；在与腹直肌外侧缘相交处，内侧伴行静脉外径为1.5mm，外侧伴行静脉约为0.8mm；在脐平面，内侧伴行静脉外径为0.9mm，外侧伴行静脉约为0.5mm。因此，常用内侧伴行静脉为血管蒂进行吻合。

（三）临床应用

1. 皮瓣设计　由于腹壁下血管口径较粗，蒂较长，在脐旁有许多较粗长的分支穿出腹直肌鞘供养皮肤，并与腹壁上动脉、肋间动脉及胸背动脉的终末支吻合。以腹壁下动脉为血管蒂可以设计出不同形式的皮瓣满足临床需要，如脐上部斜行皮瓣、脐旁横行皮瓣、腹中部皮瓣或带上第9～10肋骨的骨皮瓣。

2. **手术方法** 由腹股沟韧带内侧2/5与外侧3/5交点与脐的连线，是腹壁下动脉干行程的体表投影线；脐与耻骨结节连线的中、下1/3交点处，是腹壁下动脉和腹直肌外缘相交处。根据需要标出皮瓣切取范围。

从皮瓣的远侧端切开皮肤，直达深筋膜下，沿肋间肌和腹外斜肌表面，向脐部解剖分离，分离过程中切断结扎肋间动脉皮支。分离至腹直肌外缘时，应特别注意保护血管的皮支，不可损伤。

顺腹直肌内侧向腹直肌深面分离，并将腹直肌向外侧分开，找到腹壁下动静脉的走行，顺血管蒂向下分离足够长度，并结扎切断沿途的分支血管。根据需要保留进入腹直肌的肌穿支血管。血管蒂分离完毕后，顺血管向脐部分离，将皮瓣和血管蒂完全解剖分离。

皮瓣切取后，可根据需要带蒂或游离移植，修复较大范围的创面。切取皮瓣宽度为8～10cm，可直接拉拢缝合封闭创面。

（四）**优点及局限性**

1. **优点**

（1）皮瓣血管解剖较易，切取面积较大，并可以带上皮下组织、筋膜、肌肉和骨等组织。

（2）脐旁皮瓣设计多样，可以根据不同的临床需要设计不同的皮瓣。

2. **局限性** 皮瓣需要牺牲一条主干血管，在带上肌肉时对供区损伤较大。

三、髂腹股沟皮瓣

（一）**适应证**

1. **带蒂移植** 岛状瓣可用于下腹部、近端股部、阴茎、会阴、尿道、阴道和其他生殖器官的重建。

2. **游离移植**

（1）头面颈部皮肤及软组织缺损的覆盖。

（2）躯干、乳房缺损的填充。

（3）上、下肢皮肤缺损的覆盖、组织缺损的填充及肌腱重建。

（二）**应用解剖**

1. **皮瓣动脉解剖** 旋髂浅动脉是在腹股沟韧带下方2.5cm处发自股动脉的直接皮动脉，外径为0.8～1.8mm。在分为深浅两支之前血管蒂长度在1.5cm左右。浅支穿深筋膜及沿途腹股沟淋巴结营养上方皮肤；深支在深筋膜下方走行直达缝匠肌外缘形成肌支，最后在发出终末支止于皮肤之前走向髂嵴前外侧。

2. **皮瓣静脉解剖** 皮瓣的静脉系统分为深、浅两套。深部静脉与旋髂浅动脉伴行汇入股静脉。其血管外径一般 <0.8mm。皮瓣的浅部静脉系统平行于旋髂浅动脉，通常位于Scarpa筋膜的浅面，穿隐静脉裂孔汇入腹壁下静脉，血管外径2～3mm，血管蒂长度2.5～4cm。

3. **皮瓣神经解剖** 轴形血管没有感觉神经伴行。

（三）临床应用

患者取仰卧位，在腹股沟韧带中点下 2.5cm 处扪及股动脉搏动点并在其内侧标出股静脉。与髂前上棘顶点连线，向髂嵴延伸，为皮瓣的长轴。设计时，皮瓣面积最大可达 10cm×25cm。

在股动脉体表投影内侧做一长 6～8cm 的曲线切口。向下解剖直达 Scarpa 筋膜前面并找到皮瓣的静脉血管蒂。避开血管蒂周围淋巴结并解剖血管蒂直至需要的长度。

接着切开深筋膜找到旋髂浅动脉和腹壁浅动脉。检查有无血管解剖变异及手术的可行性。分离周围组织，解剖动脉血管蒂，并找到深、浅两支。深支在离开股动脉 6cm 处穿入深筋膜，标记并分离血管。

做外侧切口深度直达深筋膜上方，分离解剖过程在浅筋膜下方进行直至缝匠肌外侧缘。在分离旋髂浅动脉深支血管时要注意细致小心。结扎切断沿途肌支及外侧皮神经。从外侧掀起皮瓣直至与内侧切口汇合。掀起整块皮瓣，皮下脂肪过厚时可适当修薄皮瓣。最后，如需游离移植则准备断蒂。

（四）优点及局限性

1. 优点

（1）供区隐蔽，并通常可直接拉拢关闭。

（2）皮瓣没有毛发、切取面积大，并可通过延迟术进一步增加皮瓣的切取长度。

2. 局限性

（1）血管蒂较短，口径较小（0.8～1.8mm），并存在解剖变异。

（2）肥胖患者此部位皮下脂肪较多，切取皮瓣肥厚。

（3）皮瓣色泽较暗，不能作为头面部创面覆盖的最佳选择。

（徐文虎）

第五节　下肢皮瓣移植

一、臀大肌皮瓣

（一）适应证

（1）乳房重建。

（2）Romberg 病、半面短小综合征等疾病引起的头颈部缺损。

（3）腰、骶、股部的压疮。

（二）应用解剖

1. 皮瓣动脉

（1）臀上动脉：血管长度 2～3cm，口径 2～3mm。

臀上动脉为髂内动脉的终末支。经过梨状肌上缘进入臀部分为深、浅两支。深支与臀上神经伴行，走行于臀中肌深面，支配臀中肌和臀小肌；浅支在梨状肌和臀中肌间隙穿出后分成数支扇形分布至臀大肌上半部。

（2）臀下动脉：血管长度 8～10cm，口径 2.5～3.5mm。

臀下动脉与臀下神经伴行经梨状肌下缘穿出后，肌支支配臀大肌下半部，皮支在臀大肌下缘浅出后供养肌肉后侧皮肤。

2. 皮瓣静脉

（1）臀上静脉：血管长度2~4cm，血管外径2~4mm。

（2）臀下静脉：血管长度7~10cm，血管外径2.5~4mm。

臀上静脉外径2~3mm，略粗于臀下静脉。臀上、下静脉在汇入髂外静脉前通常没有吻合。静脉血管蒂的长度通常比同名动脉短2~3cm。

3. 皮瓣神经

（1）坐骨神经：坐骨神经走行于梨状肌下缘，坐骨结节和股骨大转子之间。其上方有臀大肌覆盖。尽向外侧一支运动神经至股二头肌短头。

（2）臀上神经：臀上神经（L_4、L_5、S_1）发自骶丛。在梨状肌上方坐骨大切迹处进入臀部区，与臀上动脉伴行，分布于臀中肌、臀小肌、阔筋膜张肌等外展、内旋肌群。

（3）臀下神经：臀下神经（L_5、S_1、S_2）发自骶丛。在梨状肌下方坐骨大切迹处进入臀部区，与臀下动脉伴行，分布于臀大肌。

（4）股后皮神经：股后皮神经（S_1~S_3）是单纯感觉神经，发自骶丛。在梨状肌后方坐骨大切迹处同臀下神经一起进入臀部区。起始部位于坐骨神经内侧，在臀大肌深面，股后皮神经越过坐骨神经行于其外侧。在穿过臀大肌下缘后下降至腘窝沿途穿过阔筋膜张肌发出皮支支配皮肤。

（三）临床应用

1. 臀大肌上部肌皮瓣　以臀上动脉浅支为血管蒂的臀大肌上部肌皮瓣可以用于修复骶尾部压疮。由于保留了臀大肌下半部，切取后对伸髋功能影响小。皮瓣切取面积可达13cm×30cm，供区创面不能一期关闭，需要游离皮片移植修复。

患者取俯卧位，切开皮瓣远端皮肤直达臀大肌上缘。分离解剖皮瓣外侧及臀大肌的上1/3。通过旋转下肢放松肌肉可适当加强皮瓣的血供。找到臀大肌和臀中肌间隙，并将其分离。掀起臀大肌可见到臀上动脉浅支血管走行于肌肉表面。分离切断皮瓣远端肌肉，根据血管走行情况做内下方切口。分离解剖过程中尽量保留臀下神经束发出的神经分支，并将其游离至臀下神经出口处。掀起肌瓣，分离臀上动脉浅支血管蒂。术中可根据需要保留部分肌肉。最后做内侧切口，将肌皮瓣完全游离。皮瓣可根据需要设计成旋转、岛状、推进及游离皮瓣。

2. 臀大肌下部肌皮瓣　臀大肌下部肌皮瓣可用于修复骶部、坐骨结节与股骨大转子的压疮。平行于肌纤维方向设计椭圆形皮瓣，皮瓣最大切取面积可达15cm×30cm。

患者取俯卧位，按设计做皮瓣下部切口，显露臀大肌下缘，钝性分离臀大肌深面，游离臀大肌至股骨附着处，将其切断后向上掀起肌皮瓣。根据需要适当解剖分离血管蒂，皮瓣以旋转或推进转移至受区。

3. 扩大的臀大肌肌皮瓣　切取扩大的臀大肌肌皮瓣，结扎切断臀上动脉浅支，形成以臀下动脉为蒂的全臀大肌皮瓣。

沿臀大肌上及外缘设计扩大的臀大肌肌皮瓣，皮瓣起于骶部创面上部，沿臀大肌上缘向外，在大转子上方弯向内，至大转子和坐骨节节之间，可用于修复骶部压疮。如同时合并骶部和大转子部压疮，可将皮瓣向下延伸至股后部，形成扩大的臀大肌旋转皮瓣。术中为了增加皮瓣的旋转角度，需要结扎切断臀上动脉浅支，形成以臀下动脉为蒂的臀大肌肌皮瓣，从而向内旋转修复创面。

（四）优点及局限性

1. 优点

（1）供区隐蔽，脂肪肌肉组织量丰富，填充修复组织量大。

（2）皮瓣血供良好，可带上股后外侧皮神经形成神经感觉皮瓣。

2. 局限性

（1）肌皮瓣切取后供区将因肌肉的部分或全部缺失造成较为严重的功能障碍。

（2）术中出血量较大，需要结扎切断分支血管较多。

（3）皮瓣血管蒂虽然外径较粗（动脉 2~3mm，静脉 3~4mm），但是长度较短（约 2cm）。

二、股后外侧皮瓣

（一）适应证

（1）以臀下动脉或股深动脉为蒂的股后外侧皮瓣可通过带蒂移植修复腘窝、足跟等下肢皮肤缺损。

（2）以股深动脉第 1~3 穿支为蒂的股后外侧皮瓣，可带蒂转移修复骶尾部、大转子、坐骨结节等部位的软组织缺损。

（3）颈部瘢痕挛缩及四肢大面积皮肤缺损。

（二）应用解剖

1. 阔筋膜　阔筋膜包绕股部，近端直至骨盆，远端直达膝盖。

2. 髂胫束　髂胫束被阔筋膜纤维包绕，从髂嵴延伸至胫突，止于膝关节后方。臀大肌和阔筋膜张肌的部分被髂胫束所覆盖，形成肌腱。髂胫束近端较远端宽。

3. 外侧肌间隔　股外侧肌间隔是人体中最坚韧的肌间隔，与髂胫束相连。内外两侧肌间隔沿股骨嵴外侧缘汇合并延续为骨膜。外侧肌间隔将胫部屈肌、外展肌和伸肌分隔开。

4. 股外侧肌　股外侧肌是股四头肌中最大的一块，覆盖股外侧约 2/3。其斜行的肌纤维将髂筋束表面一分为二。

5. 股二头肌　股二头肌有长头和短头。长头起自坐骨结节，穿过股骨全长，在腓骨头后方移行为髂胫束。长头的腱性部分离开腓骨头近端 12cm 发出自股骨，与短头肌纤维相融合。股二头肌位于股外侧肌后方，占据了股外侧肌肉的 1/3。

6. 股深动脉　股深动脉旁开股浅动脉外侧 5cm 起自腹股沟韧带。在股三角发出旋股内外侧动脉。接着股深动脉出三角区走行于耻骨肌和长收肌之间，在短收肌和长收肌近端发出第四穿支血管。

7. 穿支血管　穿支血管通常有四支。在股骨嵴近端发出自股深动脉后方。这些穿支血管穿过收肌肌腱止于股后群肌肉。

第一支穿支血管穿耻骨肌和短收肌肌腱中份，与臀下动脉、旋股内外侧动脉分支形成广泛吻合。

第二支穿支血管向股后短收肌发出营养分支，然后在距肌肉下缘 3~4cm 处穿过短收肌。

第三支穿支血管在短收肌和长收肌肌腱之间走行。

第四支穿支穿大收肌，止于股二头肌短头。

8. 第三支穿支血管 第三支穿支血管在穿过长、短收肌肌腱之后走行于外侧肌间隔内。在其进入外侧肌间隔后，血管外径在 3 ~ 5mm，血管蒂长度 8 ~ 10cm。

9. 皮瓣静脉解剖 第三支穿支血管有两条静脉伴行，通常在穿过长短收肌后汇合形成一条静脉，其外径比同名动脉粗 1 ~ 2mm。

10. 皮瓣神经解剖 股后外侧部有股后皮神经和股外侧皮神经后支。股后皮神经从臀大肌下间隙穿出，主干在股后正中线深筋膜下走行，下行过程中沿途分支穿出深筋膜分布于股后皮肤，神经主干距股外侧肌间隔 2 ~ 2.5cm，股后皮神经横径 2 ~ 3mm，缝合神经科制成带感觉皮瓣。股后外侧皮神经后支不恒定，短小，难以利用。

（三）临床应用

1. 术前准备 多普勒超声血流仪探测股后动脉穿出深筋膜的位置并做标记。通常第三穿支动脉处声响最强，在股部后正中、股骨内外侧髁连线上 8 ~ 10cm 处。选择声响最强处为血管蒂，以此血管设计皮瓣。

2. 手术方法

（1）以股深动脉第五穿支为蒂的股后外侧皮瓣：患者取侧卧位，供区股部（大腿）在上。切开皮瓣的前界和下界，由前向后在阔筋膜表面的疏松结缔组织层剥离，接近外侧肌间沟，可找到第三穿支动脉穿出深筋膜后发出的前支。从下向上剥离，确定外侧肌间沟的位置。

切开皮瓣上界，注意寻找自上向下行走的股后侧皮神经，选择较粗且适当的作为神经蒂。向上切开皮肤，游离足够长的神经蒂。切开皮瓣后界，向下剥离皮瓣，直至血管蒂处。

接着解剖血管蒂。在距离血管蒂 1cm 处切开阔筋膜，进入肌间隔。牵开股外侧肌，可见血管蒂行走在其肌膜下。距血管蒂两侧 0.5cm 处切开肌膜，解剖游离血管蒂。沿途结扎细小肌支至所需长度。

（2）以腘动脉皮支为蒂的股后外侧皮瓣：从腘横纹上约 6cm、后正中线略偏外做纵形切口，切开皮肤直至深筋膜，向中线分离达股二头肌和半膜肌肌间隔，可见到腘动脉及其分支。分开肌间隔，保护并向下牵开坐骨神经，显露自腘动脉后正中发出的皮支起始部及随后发出的坐骨神经营养支。切断结扎臀下动静脉后，股后皮神经得到游离。在腘横纹处切开皮瓣下缘，切断结扎膝上外侧动脉，皮瓣得到完全游离。

皮瓣切取面积一般可以在（10 ~ 12cm）×（20 ~ 30cm）。

（四）优点及局限性

1. 优点

（1）解剖恒定，血管蒂长，口径较粗，切取较易。

（2）皮瓣供区隐蔽，切取面积大 [（10 ~ 12cm）×（20 ~ 30cm）]。

（3）皮瓣可携带神经感觉。

（4）皮瓣厚度是所有股部皮瓣中最薄的。

2. 局限性

（1）皮瓣通常带有毛发。

（2）女性患者应用此皮瓣后对供区外观影响较大。

三、股前内侧皮瓣及股内侧皮瓣

（一）股内侧皮瓣

股内侧皮瓣位于股（大腿）前内侧，股内侧肌与股前方其他三块肌肉合成股四头肌，其血管呈节段性分布。股内侧肌连同表面皮肤形成肌皮瓣，局部推进移位可用于修复膝部创面。该皮瓣旋转弧度小，应用范围局限。

1. 适应证　皮瓣可用于邻近部位的中等大小缺损修复（血管蒂长 2～3cm）。

2. 应用解剖　股内侧肌位于股前内侧部，起自转子间线下部、粗线内侧唇和股内侧肌间隔。其附着部内侧与内收肌相连。肌纤维斜向前下移行为腱膜，进入股四头肌肌腱。营养股内侧肌的血管来自股动脉和旋股内侧动脉的肌支，呈节段性供应该肌及浅层皮肤。临床中以这些节段血管为蒂的股内侧肌皮瓣，可向前旋转推进修复膝部软组织缺损。

（1）动脉解剖：①股动脉：股动脉在腹股沟韧带下方进入股部。穿长收肌裂孔离开股部形成腘动脉。股动脉分支有腹壁浅动脉、旋髂浅动脉、阴部外动脉、股深动脉、多个肌皮穿支、肌间隔穿支及膝降动脉。②肌间隔穿支动脉：股部穿支血管可在以下三个区域找到，即沿缝匠肌、半腱半膜肌之间和沿外侧肌间隔。

分支血管可沿着缝匠肌的前方及后方行走。前方到达缝匠肌的穿支起自股动脉，到达股内侧肌的穿支起自旋股动脉降支，而直接皮穿支起自股浅动脉。后方到达长收肌和股薄肌的穿支起自股动脉，到达拇收肌的穿支起自膝降动脉。这些穿支血管平均外径 1～1.2mm，互相之间存在吻合。

（2）静脉解剖：①浅表静脉系统：大隐静脉在阔筋膜浅面走行，在股中部则走行至缝匠肌后方。通过将大隐静脉带入股内侧皮瓣，可以保证皮瓣的静脉回流。②深部静脉系统：与穿支动脉伴行，外径略粗于穿支动脉（1.4mm）。③神经解剖：股神经有两支运动神经支配股内侧肌，一支在肌肉近端的神经血管门进入，另一支在股内侧肌内侧中点静脉浅面进入肌肉。

3. 临床应用　在股内侧设计 C 形皮瓣。皮瓣起点位于大腿内侧近端，外侧可达股外侧肌内缘，宽度占股下部周径1/3。

按设计切开皮肤和皮下组织，在深筋膜下方向内侧解剖直至股直肌与股内侧肌间隙。沿股内侧肌深面继续分离股内侧肌与股中间肌间隙。切开股内侧肌在股四头肌腱附着处，形成基底位于内侧的股内侧肌肌皮瓣。皮瓣向外下旋转推进，可修复膝部创面。供区采用 V－Y 闭合。

4. 优点及局限性

（1）优点：①皮瓣菲薄；②携带感觉神经。

（2）局限性：①皮瓣血管蒂短，口径较小；②定位其主要穿支血管耗时费力；③皮瓣供区毛发较多，当切取面积较大时需要皮片移植覆盖供区。

（二）股前内侧皮瓣

股前内侧皮瓣由 Baek 于 1983 年首先报道，其血管蒂不恒定，可来自股动脉发出的股浅动脉、旋股外侧动脉降支或直接发自股动脉。该皮瓣供血动脉均自股内侧肌三角穿出，易于解剖，供区隐蔽，皮神经丰富。

1. 适应证　在股前外侧皮瓣无法使用时可应用股前内侧皮瓣。在切取股前外侧皮瓣时，若其穿支血管不存在或过于细小无法使用时，可沿阔筋膜浅面向股内侧剥离，寻找股前内侧皮瓣的皮动脉。股前内侧皮瓣血管蒂很长，适合做岛状移植。

2. 解剖基础

（1）股浅动脉：股动脉发出旋股外侧动脉后下行，在旋股外侧动脉根部或直接自股动脉干发出股浅动脉穿出股中间肌，走行于股中间肌浅面、股直肌深面，沿途分支营养股中间肌、缝匠肌，在股直肌、缝匠肌及股内侧肌构成的三角间隙内浅出，发出 2 ~ 3 支皮支营养其表面皮肤。股浅动脉血管蒂长 7 ~ 10cm，外径 1.8 ~ 2.4mm，伴行静脉一条。

（2）旋股外侧动脉降支的内侧支：当股浅动脉不发出直接皮穿支时，旋股外侧动脉降支的内侧支发出自上述三角间隙，血管长 6 ~ 8cm，外径 2.0mm。

（3）股动脉中段直接分支：股动脉中段直接分支自三角间隙偏股内侧肌缘浅出皮下。血管蒂长 3 ~ 5cm，外径 1.5mm。

（4）股内侧皮神经：股内侧皮神经，皮神经发自股神经后沿缝匠肌深面斜向外下，从缝匠肌内侧缘穿出深筋膜，分布于股内侧皮肤。神经平均长 9.6cm，横径 1.6mm。

（5）股中间（前）皮神经：为肌皮神经，自股神经发出后穿缝匠肌，并分支至缝匠肌，然后沿缝匠肌表面下行，分布于股前中部皮肤。神经平均长 7.4cm，横径 1.6mm。

3. 临床应用　患者取仰卧位，沿髂前上棘到膝关节的连线找出股直肌中轴。在轴线内侧 3cm 做一平行线，为股直肌内侧缘的体表投影。连接髂前上棘与股骨内侧髁的连线为缝匠肌走行。

触诊扪及股直肌内侧缘、缝匠肌外侧缘及下方股内侧肌围成的三角间隙为肌间隔穿支穿出位置。明确血管位置后根据需要设计皮瓣。

根据设计切开皮瓣的外缘和上缘，自阔筋膜深面掀起皮瓣，显露股直肌、缝匠肌、股内侧肌三角间隙并分离。接着自股直肌深面分离出供血的股浅动脉，对其间走行的皮神经和浅静脉妥善保护，避免浅深筋膜牵拉分离导致损伤。血管蒂分离完毕，切开皮瓣其他边缘，掀起皮瓣。

4. 优点及局限性

（1）优点：①皮瓣切取时体位易摆放；②在股前外侧皮瓣无法使用时可作为候补选择；③皮瓣可携带感觉神经。

（2）局限性：①供区损伤较大，且通常不能直接拉拢关闭；②皮瓣的血供并不恒定，需要根据术中情况改变手术策略。

四、股前外侧皮瓣

（一）定义

以旋股外侧动脉降支及其伴行血管为蒂的、位于股前外侧区的皮瓣称股前外侧皮瓣。

（二）应用解剖

1. 旋股外侧血管降支的解剖　旋股外侧动脉从股深动脉或股动脉分出后，行向外侧分为升支、横支和降支。降支最为粗大，在股直肌与股中间肌之间行向外下方，并于髂前上棘与髌骨外上缘连线的中点附近分为内侧支和外侧支。外侧支行向外下，沿途发出数个肌皮动脉穿支，与终末支一起穿入股外侧肌，供养股外侧肌及股前外部皮肤；内侧支继续下行，终末支止于膝关节动脉网。旋股外侧动脉降支有两条伴行静脉，动脉外径 1.1~2.8mm，静脉外经 2.3~1.8mm，血管蒂长度为 8~12cm，血管蒂组织鞘内除动静脉以外，还包含股外侧肌神经。

2. 皮动脉穿支解剖　旋股外侧动脉降支沿途发出皮动脉穿支 1~8 支，平均 2.5 支，外径为 0.4~1.1mm。皮动脉穿支通过股外侧肌的方式通常有两种：一是肌间隔穿支型，即皮动脉穿支经过股直肌与股外侧肌之间的间隙，穿出深筋膜直接进入皮肤，占 40.2%。二是肌皮穿支型，即皮动脉穿支穿过股外侧肌后再进入皮肤，穿肌厚度平均为 15.6（0.5~34.0）mm。旋股外侧动脉降支的第一个皮动脉穿支发出于髂前上棘与髌骨外上缘连线的中点附近，是最为粗大的穿支，也是股前外侧皮瓣的主要供血动脉。肌间隔穿支型一般都发生于第一个皮动脉穿支，第二个穿支以后的皮动脉穿支基本上是肌皮穿支型。

少数情况下，可能存在变异，如皮动脉穿支可能来自旋股外侧动脉横支，或旋股外侧动脉干，甚至直接发自股深动脉的穿支，而这种穿支往往是直接皮肤血管。另外旋股外侧动脉及其降支的起点可能存在变异，旋股外侧动脉降支可以来自横支，而旋股外侧动脉也可以直接发自股动脉。升支可来自横支而非来自旋股外侧动脉。

3. 旋股外侧动脉降支及其第一皮动脉穿支的体表投影　以髂前上棘与髌骨外上缘连线的中点为圆心，3cm 长为半径画圆，有 92% 的人群第一皮动脉穿支的体表投影在此圆之中，其中又有 80% 位于外下象限。从腹股沟中点至髂前上棘与髌骨外上缘连线的中点做直线，其下 2/3 段为旋股外侧动脉降支的体表投影。

4. 股前外侧皮瓣的神经　股前外侧皮瓣的感觉神经为股外侧皮神经。该神经从腰丛发出，在髂前上棘 1.0（0~3.8）cm 处穿过腹股沟韧带深面至股部，在此处分为粗长的前支和短细的后支。前支在缝匠肌和阔筋膜张肌之间的浅沟内下行，继而穿行于浅、深两层阔筋膜之间，在髂前上棘下方 7~10cm 处穿深筋膜，分布于股前外侧皮肤。该神经外形扁平，横径为 1.0~1.5mm，体表投影于髂前上棘与髌骨外上缘连线上 1/3 段的 1cm 范围内。当切取肌皮瓣时，与旋股外侧动脉降支伴行的股外侧肌神经可作为运动神经。

5. 股前外侧皮瓣的切取面积　皮瓣的切取面积与携带的皮动脉穿支数量有关。我们尸体标本灌注显示：仅携带第一皮动脉穿支时灌注面积为 8cm×14cm，携带第一、二皮动脉穿支时灌注面积为 20cm×30cm。临床报道股前外侧皮瓣切取的最大面积可达 400cm^2。

（三）手术方法与步骤

患者仰卧位，于髂前上棘至髌骨外上缘做一连线，以此作为皮瓣的中轴线，以该线的中点为圆心，画一半径为 3cm 的圆形区域，在此区域用超声多普勒血流仪探测出第一皮动脉穿支浅出点，以该点为皮瓣的轴心，根据缺损部位的需要确定皮瓣的大小与形状，将皮瓣的上 1/3 部分置于轴心点之上。皮瓣可切取范围：上为阔筋膜张肌的远端，下至髌骨上 7cm，内侧达股直肌内侧缘，外侧至股外侧肌间隙或稍宽一些。再从腹股沟中点至髂前上棘与髌骨外上缘连线的中点做直线，标出皮瓣血管蒂（旋骨外侧动脉降支）的体表投影，并在两线之夹角间标出"S"形切口。

先做"S"形皮瓣蒂部切口，必要时可向皮瓣内侧缘切口延伸，牵开股外侧肌与股直肌达肌间隙，显露间隙内旋股外侧动脉降支主干，沿主干向远侧解剖，依次可找到第一、二、三皮动脉穿支。将皮瓣上、下及外侧线切开，从阔筋膜下向外掀起皮瓣，在阔筋膜与股外侧肌之间小心寻找皮动脉穿支，根据皮动脉穿支的走行方向仔细分离穿支血管，如果是肌皮穿支型建议适当保留一点肌袖。如果要形成以膝外上动脉为蒂的逆行岛状皮瓣，则可切断旋股外侧动脉降支的近端，保留其远端，借助其在髌骨上方 2.5cm 处与膝外上动脉的吻合供养皮瓣，吻合处血管外径在 0.6 ~ 1.5mm。因此，以膝外上动脉为蒂的逆行岛状股前外侧皮瓣血管蒂的应在髌骨上方 2.5cm 以上（图 17 - 7、图 17 - 8）。

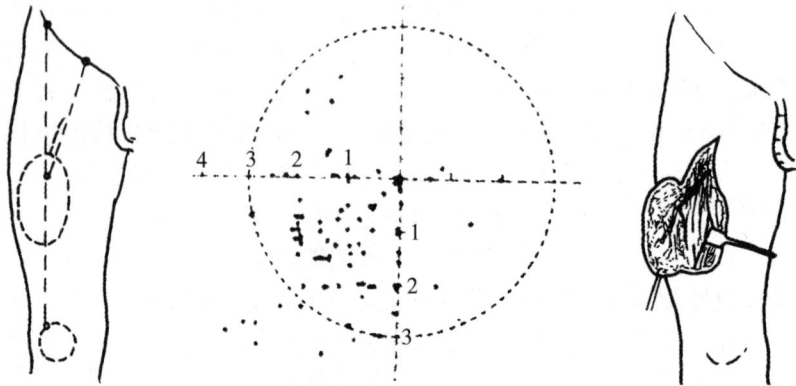

图 17 - 7　股外侧皮瓣手术方法（一）

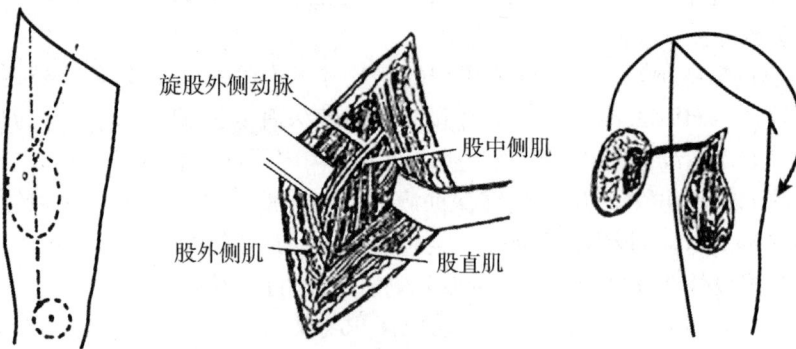

图 17 - 8　股外侧皮瓣手术方法（二）

（四）皮瓣的类型

股前外侧皮瓣深受国内外临床医师喜爱的原因之一就是可以制成多种类型的皮瓣。

1. 顺行皮瓣与逆行皮瓣　股前外侧皮瓣既可以带蒂顺行转移，修复髂嵴、粗隆部、腹股沟及会阴部的缺损。也可以带蒂逆行转移，修复膝关节周围及小腿上部的缺损。

2. 带蒂皮瓣与游离皮瓣　股前外侧皮瓣血管蒂恒定、管径粗达 2.5mm，蒂长达 8 ~ 12cm 既可带蒂移植，也方便游离移植。

3. 复合组织瓣与削薄皮瓣　股前外侧皮瓣可形成多种组织的复合瓣，如：携带阔筋膜可修复硬脑膜、腹膜等缺损，携带骨外侧肌、髂胫束、降支血管、股神经股外侧肌支等组织复合移植可修复病变部位肌肉、肌腱、血管、神经、皮肤等组织缺损。另一方面股前外侧皮瓣还可在保留皮动脉穿支周围1cm范围皮下脂肪筋膜组织的情况下制成薄皮瓣或真皮下血管网皮瓣以解决移植后皮瓣较臃肿、影响外观的问题。

4. 带感觉的皮瓣　股前外侧皮瓣可携带股外侧皮神经与受区感觉神经吻合重建皮瓣的感觉功能。但一些临床观察发现：吻合股外侧皮神经，术后股前外侧皮瓣感觉恢复并不理想。因此，股外侧皮神经、股神经上部穿支及股神经中部穿支在股前外侧皮瓣分布及其解剖与截面形态学特点有待进一步研究。

5. 股前外侧穿支皮瓣　穿支皮瓣是以穿支血管为蒂的、只包含皮肤和薄层皮下脂肪的组织瓣。股前外侧皮瓣拥有稳定而粗长的穿支血管，具备形成穿支皮瓣良好条件，临床应用证实其成活率高、术后外形功能好，被认为是目前临床常用的六种穿支皮瓣之一。

6. 股前外侧皮瓣形状　股前外侧皮瓣应用之初，一般是设计成椭圆形便于切取。事实上，由于股前外侧皮瓣供血的轴点位于皮瓣的中部，因此，可以根据缺损部位的需要设计成各种形状，如圆形、方形、"Y"形、"H"形、"手"形等。

（五）临床应用

1. 股前外侧皮瓣移植修复头颈部组织缺损　①带血管股外侧皮神经的股前外侧皮瓣移植，修复面神经缺损和面部软组织缺损，面神经功能获得满意恢复；②股前外侧脂肪筋膜瓣治疗半面萎缩获肯定疗效；③股前外侧皮瓣修复颊部缺损，外形和功能恢复良好；④削薄股前外侧皮瓣重建舌缺损；⑤股前外侧皮瓣移植修复下唇恶性肿瘤外科手术后局部缺损等。

2. 股前外侧皮瓣移植修复四肢软组织缺损　股前外侧皮瓣修复下肢软组织缺损除具有血管蒂长、血管口径粗、切取范围大、皮瓣薄、肤色质地好和供区损失小等优点外，还可重建感觉和作为串联皮瓣，以供区最小的损失获得受区最大的收益。如：采用股前外侧皮瓣移植修复前臂大面积皮肤软组织缺损，外形满意，皮瓣质地好，并恢复保护性感觉。

利用旋股外侧动脉降支与膝关节周围血管的吻合，以膝上外侧动脉为血供的逆行股前外侧岛状皮瓣修复膝关节周围软组织缺损，在国内外得到推广应用，但存在血管蒂和旋转点不恒定的缺点。

目前在国内股前外侧皮瓣已广泛应用于修复手部软组织缺损，如手背、手掌和虎口瘢痕挛缩松解后创面。由于股前外侧皮瓣可携带阔筋膜和股外侧皮神经，使皮瓣修复缺损后稳定性更好，并可重建感觉功能，尤其适合修复手掌、足跟和足底等特殊部位；另一方面手背要求皮肤松弛富有弹性，股前外侧皮瓣修复后可能继发阔筋膜挛缩，影响手的功能，因此，在修复手背皮肤软组织缺损时宜用不带阔筋膜的削薄股前外侧皮瓣。

3. 股前外侧皮瓣移植修复腹壁缺损　股前外侧皮瓣可携带股外侧肌、阔筋膜、皮肤及皮下等复合组织特别适合修复腹壁腱鞘、肌肉和皮肤的全层缺损，是重建腹壁、修复全层腹壁缺损的理想皮瓣。

4. 股前外侧皮瓣移植乳房再造　应用股前外侧皮瓣及其脂肪筋膜瓣游离移植隆乳或重建乳房在国外已有报道，国内少见报道。

5. 股前外侧皮瓣修复会阴部缺损　国内外学者相继报道了应用股前外侧皮瓣再造阴茎、重建阴囊、修复会阴缺损和压疮的病例。认为以顺行岛状股前外侧皮瓣的形式修复邻近部位压疮、感染创面及复杂会阴缺损，手术安全可靠，疗效满意；而股阔筋膜，再造阴茎韧性好，使龟头、阴茎体更丰满，可在一定程度上减少术后挛缩。

6. 股前外侧皮瓣重建咽喉、食管　咽喉、食管肿瘤切除后需重建下咽及食管，股前外侧皮瓣面积大，足以修复肿瘤切除后下咽及食管的缺损，其携带的阔筋膜瓣及股外侧肌或股直肌可用于保护颈部外露的大血管，供区一般可以直接拉拢缝合，无须植皮。

7. 股前外侧皮瓣修复肌腱缺损　股前外侧皮瓣携带阔筋膜或髂胫束可用来修复手部肌腱缺损，能在一定程度上改善手指的屈伸功能。

8. 股前外侧皮瓣修复颌面部洞穿性缺损　利用携带部分股外侧肌的分叶股前外侧皮瓣吻合游离移植可一次性修复面颊部的皮肤、肌肉、黏膜的洞穿性缺损。

（六）供区及并发症的处理

1. 封闭供区　供区封闭的方式有直接缝合、皮肤移植和皮瓣转移三种。对于皮瓣切取宽度≤7cm 的供区创面可以考虑直接拉拢缝合。对于切取宽度≥8cm 的供区创面不可勉强直接缝合，需要行皮肤移植或皮瓣转移，否则可能出现伤口迁延不愈、严重瘢痕及股四头肌功能障碍，甚至还可能出现骨筋膜室综合征。皮瓣切取后有股四头肌肌腱膜、股神经分支及髂胫束外露的供区创面，血供相对较差，不宜植皮，可考虑用邻近皮瓣转移修复，如用逆行腹壁浅动脉皮瓣修复。否则将会发生皮片坏死，局部感染等并发症。

2. 神经的处理　股前外侧皮瓣供区所涉及的神经主要是股外侧皮神经、股神经分支（股神经上部穿支，股神经中部穿支、股外侧肌支）。在切取皮瓣过程中注意保护、以免损伤。股外侧皮神经、股神经上部穿支及中部穿支均为感觉神经，如有损伤应及时修复或将残端在比较高的部位用快刀切断，使其埋置于正常组织内。避免粗暴的剥离、牵拉和压榨神经，或将神经残端置于瘢痕组织或感染区内。股神经的股外侧肌支为支配股外侧肌运动神经，伴行于旋股外侧动脉降支，在有些病例该神经穿行于第一、二皮动脉穿支之间，即第一皮动脉穿支在股外侧肌支的内侧发出，第二皮动脉穿支在股外侧肌支的外侧发出，因此，如果在切取皮瓣时要保留第一、二两个皮动脉穿支就必须切断股外侧肌支或在第一、二两个皮动脉穿支之间切断旋股外侧动脉降支。不管怎样，都应该在皮瓣切取完成后将他们重新吻合。

3. 数字技术在股前外侧皮瓣中的应用　数字技术是指借助一定的设备将各种信息，包括图、文、声、像等，转化为电子计算机能识别的二进制数字"0"和"1"后进行运算、加工、存储、传送、传播、还原的技术。也称数码技术或数字控制技术。数字技术应用于股前外侧皮瓣，目前主要是解决两个问题：一是确定皮动脉穿支的位点；二是了解皮瓣内在供血结构。其原理是：运用血管造影技术使目标血管显影，采用 X 线机、CT 或 MRI 获取图像，应用 Amira 4.1（三维重建软件）进行三维重建，能够清晰显示皮动脉穿支点及皮瓣内丛的分布。皮动脉穿支穿越深筋膜进入皮瓣后先发出筋膜支，继而发出真皮下血管支，并形成相应的筋膜丛和真皮下血管丛，共同组成皮瓣内在供血结构。一般来说，筋膜丛丰富时、真皮下血管丛则较差。反之。真皮下血管丛丰富者，筋膜丛较差。而由旋股外侧动脉降支供血的股前外侧皮瓣，其真皮下血管丛比较丰富适合制成削薄皮瓣。

4. 彩色多普勒超声技术在股前外侧皮瓣中应用　彩色多普勒超声可以直观皮动脉穿支自旋股外侧动脉降支分出的起点、穿过深筋膜进入皮下组织的走行过程和浅出点，进行体表描记定位，较为精确地了解穿支营养皮瓣的范围，对于术前的皮瓣定位与设计有着重要的临床价值。

5. 并发症处理　股前外侧皮瓣供区常见的并发症有：移植皮坏死、肌肉坏死、伤口感染、伤口迁延不愈、瘢痕、局部感觉异常或不适及股四头肌功能障碍等。移植皮坏死、肌肉坏死、伤口感染、伤口迁延不愈、瘢痕等并发症与局部血肿、缺血、张力过大、手术破坏严重、感染等因素有关。局部感觉异常或不适及股四头肌功能障碍与神经损伤、外露、肌肉坏死有关。因此，在关闭供区时要做到严格的无菌操作、避免盲目地拉拢缝合、没有张力和无效腔及止血彻底；对于血供良好的创面可以植皮，否则用邻近皮瓣修复；避免不必要的神经、肌肉损伤，不得已损伤时要及时修复或将断端深埋；放置可靠的引流装置。对于症状严重的假性神经瘤、严重影响功能与外形的瘢痕可考虑手术治疗。

五、膝内侧皮瓣

（一）定义

膝内侧皮瓣又称小腿内侧上部皮瓣或隐动脉皮瓣，是以膝降动脉隐支为血供的皮瓣，位于膝关节内侧附近的区域。

（二）应用解剖

小腿内侧上部皮瓣血供有多种来源，包括膝降动脉、腘动脉、胫前动脉和胫后动脉的皮动脉。其中以膝降动脉隐支为主要血供来源，其具有其实恒定、径粗蒂长、分布范围广等特点。

膝降动脉又称膝最上动脉，在收肌管内起始于股动脉下端，穿出收肌管前壁后至缝匠肌深面即分为关节支和隐支，关节支分布于膝关节内侧，隐支继续下行约4cm后在膝关节平面，于缝匠肌和股薄肌之间浅出至皮下，浅出至皮下的行程平均约11cm，多数分布于小腿上1/3段，部分可达小腿中1/3段。隐动脉浅出至皮下的体表投影约在胫骨内髁最突出点上方3cm水平向后2cm处。此处隐动脉的外径为1.1~1.7mm。供养皮瓣的范围约为股内侧下段10cm×12cm，小腿上段6cm×14cm。

隐动脉的伴行静脉有一条或两条，略粗于隐动脉。在隐动脉皮瓣的浅筋膜内有大隐静脉通过，与隐动脉浅出点相距约1cm，外径为2.8~4.2mm，可用做皮瓣的静脉回流。

小腿内侧上部皮瓣的感觉是隐神经，隐神经伴随着隐动、静脉行走于缝匠肌和股薄肌之间，浅出皮下后与大隐静脉伴行，其浅出点横径为1.5~2.0mm。游离移植时与受区神经吻合可重建皮瓣的感觉功能。

（三）手术方法与步骤

1. 皮瓣设计　下肢内侧正中线作为皮瓣的轴线，在膝关节上方10cm，膝关节下方20cm，宽度在6cm范围内，根据需要设计皮瓣的外形与大小，标明皮瓣及其近侧切口线。

2. 皮瓣切取　术前常规用超声多普勒确定并在皮肤上标记隐动脉的走行方向和浅出点。全身麻醉或腰部阻滞麻醉。仰卧位，下肢外旋外展，常规消毒，铺无菌巾单，上止血带。先做皮瓣近侧切口，在缝匠肌外缘找到收肌管及股动脉，打开收肌管，牵开缝匠肌，即可见到位于其深面的膝降动、静脉和隐神经。按设计线切开皮瓣前缘，在深筋膜下向后分离，沿血管神经束向远侧解剖，游离、结扎、切断关节支和肌支，保护好隐支。必要时可切断缝匠肌的腱部以充分显露隐动脉。辨清血管神经蒂后，切开皮瓣远端及后侧缘，在深筋膜下由远而近掀起皮瓣。

在皮瓣的切取过程中注意将大隐静脉包含于皮瓣之中。

（四）临床应用

（1）制成带蒂皮瓣可用于膝部、腘窝及其邻近软组织缺损的修复。

（2）制成带隐神经、具有感觉功能的皮瓣适合用于足跟等部位的修复。

（3）由于皮瓣较薄、质地柔软细嫩，游离移植可修复手背、虎口及面颈部的缺损。

（4）可作为交腿皮瓣修复对侧小腿、足跟、足背等部位创面。

（五）供区处理与皮瓣特点

（1）供区创面一般不能直接拉拢缝合，需采用皮肤移植封闭创面。

（2）为保证供区创面良好的愈合，术后需用石膏托临时固定膝关节。

（3）切取隐神经后，小腿前内侧至踝部皮肤感觉丧失。

（4）皮瓣切取后对膝关节的屈伸无影响。

（5）皮瓣质地柔软细嫩，比较薄，成年人皮瓣厚度不超过1cm，儿童不超过0.6cm。

（6）隐动脉血管恒定、蒂长、走向直而表浅便于形成岛状、游离、轴形皮瓣。

六、小腿内侧皮瓣

小腿内侧皮瓣血供来源于胫后动脉的肌间隙穿支，又可称为胫后动脉皮瓣，属于肌间隙型。由于皮瓣是由小腿主干血管供血，其血管蒂较长，口径较粗，皮肤质地好，供区较隐蔽，皮瓣切取面积大，应用灵活等优点。但皮瓣切取后牺牲一条主干血管为其缺点。

（一）应用解剖

小腿内侧中下部的皮肤血供直接来源于胫后动脉的肌间隙穿支，胫后动脉的肌间隙穿支数为2~4支，经比目鱼肌与趾长屈肌之间的肌间隙，穿过小腿内侧深筋膜的浅部时又分为前后支，前支分布于胫骨内侧面皮肤，后支分布于肌间隙以后的皮肤。穿支穿出筋膜处的体表投影为胫骨内侧缘中上1/3交界处至内踝后缘与跟腱中点的连线上。

小腿内侧上部的皮肤血供来自膝降动脉的隐动脉。胫后动脉的穿支与隐动脉之间形成丰富的血管吻合，有利于扩大皮瓣切取面积。在小腿下1/3踝关节附近，胫后动脉分支与胫前动脉分支、腓动脉分支构成血管吻合网。胫后动脉的终末支形成足底动脉弓与足背动脉与足背动脉弓相交通，这是切取逆行岛状皮瓣的解剖学基础。

（二）适应证

（1）皮瓣可顺行或逆行转移修复小腿膝部、腘部、足部及踝部创面。

（2）吻合血管的游离移植可用于修复手及前臂和面颈部创面。

（3）皮瓣桥式交叉转移适用于对侧小腿广泛性瘢痕挛缩及受区血管条件不佳、无法做吻合血管的游离移植的创面。

（4）与隐动脉皮瓣联合形成双蒂皮瓣，用于修复对侧足脱套伤。

（5）皮瓣带骨膜或胫骨骨片移植用于修复皮肤和骨缺损。

（6）由于皮瓣是由小腿主干血管供血，可与其他皮瓣串联应用。

（三）手术方法

1. 皮瓣设计　皮瓣可取自小腿内侧中下部，皮瓣上界可至小腿上中1/3交界处，下界至小腿下1/3中段，前至小腿前中线，后至小腿后中线。在此范围内以胫后动脉为轴，根据受区的需要设计皮瓣的形状和大小。

2. 皮瓣切取与移植　先切开皮瓣的后缘，沿深筋膜下向前游离，找到比目鱼肌与趾长屈肌间隙。显露胫后动静脉及胫神经，观察胫后血管发出的皮肤穿支的数目及分布。将胫后血管与胫后神经分离，并向远端各游离一段血管备用。

（1）游离移植：当胫后血管的前后两侧皮瓣游离完成后，将胫后血管、大隐静脉、隐神经，包括血管周围的组织，连同皮瓣一起掀起游离至上界血管蒂为止。待受区准备就绪后，再切断血管神经蒂。供区创面用中厚皮片覆盖。

（2）顺行转移：多用于修复膝部及小腿上1/3的创面。根据创面的大小设计皮瓣，在上述显露的基础上切开皮瓣的前缘，向后翻至肌间隙部位，切断并结扎从肌间隙血管向前、后侧发出的小肌支，切开皮瓣的上、下缘及大隐静脉和隐神经，此时除血管蒂外皮瓣已游离，在皮瓣以上将胫后血管游离至腓血管分叉处。皮瓣移位是旋转点在胫后动脉近端。然后在皮瓣的远端确定胫后动脉穿支进入皮瓣后切断并结扎胫后血管远端，形成顺行胫后动脉皮瓣，供区植皮覆盖。

（3）逆行转移：多用于修复足踝部创面。其血管的显露及皮瓣的游离和顺行移植相同，皮瓣游离后，在皮瓣下缘以下继续向远端游离胫后血管至内踝的后上缘，获得所需要的血管蒂长度。然后，用血管夹夹闭皮瓣近端的血管蒂5min，观察足及皮瓣的血液循环情况。若循环良好，则切断并结扎近侧血管，形成以远侧胫后动脉为蒂的小腿内侧岛状皮瓣。皮瓣移位时血管蒂旋转点在内踝部，供区以皮片覆盖。

（4）胫后动脉皮瓣桥式交叉转移：根据对侧小腿或足踝创面的位置大小来设计顺行或逆行皮瓣，桥式交叉至对侧。顺行设计血管蒂长度应达6~8cm，逆行设计血管带长度应为2~4cm，在小腿上端或内踝血管蒂处，皮瓣近端设计皮蒂封闭血管蒂。术后用交叉石膏固定。

（5）双蒂皮瓣移植：胫后动脉皮瓣电可与以隐动脉为蒂的膝内侧皮瓣联合，形成双蒂皮瓣。

（6）骨（膜）皮瓣：在切取胫后动脉时，也可带一部分胫骨骨膜或胫骨内侧骨片形成骨（膜）皮瓣，顺行、逆行或游离移植可修复伴有骨缺损的创面。

（7）胫后动脉穿支皮瓣：以胫后动脉在小腿内侧发出穿支为蒂可形成穿支皮瓣，局部转移修复邻近创面。术前用多普勒超声血流仪探测穿支血管穿出深筋膜的位置，根据受区需要选用上、中、下段的皮瓣，并设计皮瓣的大小、形状。先从皮瓣血管蒂的一侧切开皮肤，沿深筋膜下向蒂血管部位解剖分离。当发现较大的皮支血管时，应注意保护，并以此血管为蒂。再从皮瓣标记线的四周切开皮肤，直达深筋膜之下，逐渐向血管蒂的中心游离至穿支蒂处。并细致检查皮支血管情况，选择1~2条皮支血管作为血管蒂皮瓣局部移位修复邻近的创面。如果需要进行皮瓣游离移植术修复远部的创面，可顺蒂部血管向深层解剖，切断结扎肌肉的分支，必要时切断部分肌肉，解剖分离至可供吻合直径的血管。

（8）胫后动脉内踝上皮瓣：胫后动脉远端位于跟腱与趾长屈肌之间，位置表浅。胫后动脉在内踝上方4~6cm发出两条较大的皮支，以这两个皮支血管为蒂可形成内踝上皮瓣，局部转移可修复小腿远端及踝部创面。多普勒超声血流仪测定胫后动脉内踝上两个皮支动脉位置，并以这两个皮支血管为基部向上设计皮瓣。即以胫骨内侧与内踝连线为轴设计皮瓣，皮瓣旋转点位于内踝上7cm，根据受区创面部位及大小设计皮瓣。按设计先做皮瓣前切口，在深筋膜下由前向后切取皮瓣，直至胫骨内侧缘。在跟腱与胫骨之间肌间隔寻找胫后动脉及其营养皮瓣的穿支血管。明确穿支血管进入皮瓣区后，根据穿支血管位置调整皮瓣设计，形成岛状皮瓣，局部转移修复内踝创面。供区用皮片修复。

七、小腿外侧皮瓣

小腿外侧皮瓣血供来源于腓动脉，腓动脉是小腿的次要动脉，此皮瓣带有一条可靠的皮神经和两套静脉，即腓静脉和小隐静脉，既可做游离移植，也能做带蒂转移。皮瓣切取后对供区的功能影响小。此皮瓣血管恒定，皮瓣供区较隐蔽，是一个常用的皮瓣。但该皮瓣营养血管位置较深，分离血管时受到腓骨限制，使皮瓣切取有一定难度。

（一）应用解剖

腓动脉起点外径为（3.7 ± 0.1）mm，沿途发出数支肌皮动脉、滋养动脉，供应腓骨、邻近肌肉和小腿外侧皮肤。在腓骨头下缘 $9 \sim 20$ cm 处，可找到这三支皮动脉。小腿外侧皮瓣的血供来源于腓动脉，根据皮支的形式，可分为三种类型。

Ⅰ型：腓动脉皮支。腓动脉起端程细短状的皮支，经过小腿外侧肌间隔而直接进入小腿外侧皮肤。此皮支血管口径较细弱，为 0.3mm。

ⅡA型：腓动脉肌皮穿支。腓动脉进入蹬长屈肌肌腹前由主干发出比目鱼肌肌皮穿支。常有两支穿支穿出比目鱼肌筋膜进入小腿外侧皮肤。穿支口径在 $0.5 \sim 1$mm。

ⅡB型：腓动脉肌皮穿支。腓动脉进入蹬长屈肌后，在小腿中 1/3 段发出穿支，穿出肌筋膜后进入小腿外侧皮肤，是小腿外侧皮瓣血供的主要穿支。口径为 $0.3 \sim 0.8$mm。

腓动脉于外踝上约7cm处形成两条终支：①外踝后动脉，自外踝上方的后内侧向外侧走行；②穿动脉，向前骨间膜至外踝上方的前内侧。腓动脉主干在踝关节平面与胫后动脉均有较粗的交通支相吻合。这就位小腿外侧部皮瓣采用游离移植，或顺行，或逆行转移提供了解剖学依据。

小腿外侧皮瓣的回流静脉可分深、浅两组：①深静脉为两支伴行的腓静脉；②浅静脉为小隐静脉。皮瓣神经为起于腓总神经的腓肠外侧皮神经。

（二）适应证

小腿外侧皮瓣供区皮肤质量较好，血管解剖恒定，血管蒂较长，因此是目前临床常用的皮瓣供区之一。适用于小腿上部、膝关节以及踝关节或足部创面的修复，可采取顺行或逆行小腿外侧皮瓣转移。可切取带腓骨的骨皮瓣，修复肢体皮肤伴长骨缺损。

但由于腓血管部位较深，血管分支较多，解剖分离血管蒂时有一定困难，因此必须正确掌握手术指征。一般不宜首选做游离皮瓣的供区。

（三）手术方法

1. 皮瓣设计　皮瓣的轴心线为腓动脉的走行线，即腓骨小头至外踝的连线，其连线中点附近是肌皮穿支进入皮肤的关键点。皮瓣切取范围可包括整个小腿外侧皮肤。小腿后外侧皮肤深层支腓肠神经，根据需要可一并切取，作为带神经的皮瓣移植。如果需要带腓骨的皮瓣，应将腓骨设计于皮瓣的中央。

2. 皮瓣切取　沿皮瓣的前缘切开皮肤，直达深筋膜与肌膜之间，在深筋膜下向后在比目鱼肌与腓肠肌肌间隔中点附近，解剖由肌间隔或比目鱼肌穿出的穿支。选择较粗的 $1 \sim 2$

条穿支作为皮瓣的轴心点，重新调整皮瓣的远近端及前后缘，以保证皮瓣的血供。按设计切开皮瓣四周，沿穿支顺外侧肌间隔分离，如果较粗的穿支是来自比目鱼肌、姆长屈肌，分离穿支时应保留 1.0cm 肌袖，以免损伤肌皮穿支血管。

应用带腓骨的皮瓣移植时，除保留腓血管皮支周围 1cm 的筋膜和肌肉外，还应保留 1～2cm 的肌袖于腓骨周围，并注意保护腓动脉至腓骨的滋养动脉，故在解剖分离过程中，可将皮瓣边缘与深筋膜、肌膜或骨膜缝合固定数针，以免分离后影响血供。

八、小腿前部皮瓣

小腿前部皮瓣的血供来自胫前动脉，亦可称胫前动脉皮瓣，属于肌间隙型。由于血管蒂较深在，解剖血管有一定的困难，临床应用较少。若以胫前动脉踝上皮支为蒂形成踝上穿支皮瓣，由于血管蒂位置表浅，皮瓣切取容易，且皮瓣薄，质地好，既可带蒂转移，又可游离移植，是修复足踝部或手部创面的理想供区。皮瓣切取范围上到膝下部，下至踝部，前到胫骨前嵴，后至腓骨小头和外踝的连线以外。

（一）应用解剖

胫前动脉从腘动脉发出后，穿小腿骨间膜，进入小腿前区，走行在胫骨前肌和趾长伸肌之间，下行经姆长伸肌深面，在踝间线上方又转转至姆长伸肌与趾长伸肌之间移行于足背。胫前动脉在小腿前区内的长度平均为 29cm，其上部外径为 3.6mm，中部外径为 2.9mm，下部外径为 1.4mm。胫前动脉发出 1～5 个穿支，平均三支。穿支平均外径为 1.2mm。主要分布于小腿中、上 1/3 的皮肤。该皮瓣无粗大的皮静脉。解剖分离胫前动脉时，应一同将伴行的两条胫前静脉解剖分离。小腿前部皮瓣皮神经无主干，与胫前动脉干及其皮动脉伴行的腓深神经主要是肌支，故不能作为皮瓣感觉神经移植。但解剖分离胫前血管时，应注意保护神经，以免造成小腿前群肌肉瘫痪。腓深神经在腓骨小头后下方由腓总神经分出，与胫前血管伴行。

（二）适应证

皮瓣可顺行转移修复小腿上部、膝部创面。皮瓣也可逆行转移修复足背及踝部创面。游离移植可用于修复手及前臂中等范围的皮肤缺损。

（三）手术方法

1. 皮瓣设计　在胫骨前嵴外侧及腓骨小头平面下 3cm 处，用超声多普勒血流仪探测胫前动脉位置，以胫前动脉走行为轴线，设计皮瓣切取范围及其形状。

2. 皮瓣切取

（1）于胫骨前嵴外侧腓骨小头平面下 3cm 处切开皮肤，显露胫前血管。从小腿远侧切开皮瓣，直达深筋膜，从皮瓣切口两侧向以胫前血管走行为轴线的中心解剖分离。沿胫骨前肌和趾长伸肌之间解剖分离胫前血管及其穿支血管，将穿支及周围的筋膜组织保留于皮瓣内。

（2）当沿皮瓣两侧解剖至血管蒂处的肌间隙时，将胫前血管的远侧结扎切断，顺肌腱向上分离，即可完成皮瓣顺行的解剖分离。如果逆行游离，则应结扎血管的近端，将皮瓣逆行向远端游离。

（3）在肌间隙内解剖胫前血管时应保护腓深神经。

（4）供区创面的封闭先将肌间隙缝合，皮肤边缘适当潜行剥离，尽量向创面区牵拉缝合同定以缩小创面，但不可强行拉拢缝合皮肤，以免张力过大而影响小腿的血供。取中厚皮片覆盖剩余的创面。

（5）胫前动脉穿支皮瓣：此皮瓣以胫前动脉踝上穿支为蒂的小腿前中下部皮瓣。皮瓣薄质地好，切取面积大。由于不牺牲胫前动脉，因此不影响足部血供。必要时也可以改穿支的来源血管胫前血管为蒂转移或游离移植，扩大其应用范围。

胫前动脉在小腿下段沿胫骨外侧下行，走行于胫骨前肌与踇长屈肌之间。在小腿下段近踝部向内侧发出一支较粗大的穿支，紧贴胫骨外侧骨面，向内向上走行至胫骨前缘，并绕过胫骨前缘，继续紧贴胫骨前内侧骨面，在骨膜外、深筋膜下向内上方向行至一段距离后，穿深筋膜进入皮肤。在胫骨前内侧骨面发出升支和降支，升支较长，为 3.5～6.0cm，有 2～3 支。踝上皮支沿途在胫骨外侧和前内侧骨膜表面行走时，还发出许多细小的骨膜支营养胫骨中下段及其骨膜。胫前动脉踝上穿支在胫骨前内侧骨面行走时，可与周围血管分支形成广泛的吻合。在小腿内侧与胫后动脉皮支血管相交通。在小腿中部与隐动脉分支形成吻合。在小腿下部与内踝前动脉及外踝前动脉的分支相交通。

以胫前血管踝上穿支为蒂形成岛状皮瓣，皮瓣转移可以覆盖足背、内外踝或跟部皮肤缺损。

（四）注意事项

（1）术前必须仔细检查胫前动脉或胫后动脉搏动情况。如两者之一有损伤，不能选用。

（2）胫前血管位置较深，在解剖血管时要保护好皮支血管勿受损伤。

（3）腓深神经在与胫前血管伴行，且走行方向有变化，切勿损伤腓深神经。

九、小腿后部皮瓣

小腿后部皮瓣，位于小腿后面中上部的腓肠肌表面。筋膜皮瓣的解剖层次仅包含皮肤、皮下脂肪和深筋膜，筋膜皮瓣特点是长宽比例较大，且易成活。可能原因如下：①血供的多源性，如小腿后内侧筋膜皮瓣，有腘窝内侧皮动脉、腓肠内侧皮神经营养动脉、隐动脉的分支、膝下内侧动脉的分支和腓肠肌内侧头的肌皮穿支供血。小腿后外侧筋膜皮瓣，有腘窝外侧皮动脉、腓肠外侧皮神经营养动脉、膝下外侧动脉的分支和腓肠肌外侧头的肌皮穿支供血。而小腿后方中部的筋膜皮瓣，有腘窝中间皮动脉和腓肠内、外侧皮神经的营养动脉等。②包含大、小隐静脉。Ponten 应用的筋膜皮瓣蒂部均位于腘窝，属于近端蒂筋膜皮瓣。Ponten 指出，在皮瓣中应至少包含大隐静脉或小隐静脉，以促进静脉回流。浅静脉干周围均有静脉营养血管丛存在，在近端蒂皮瓣中保留浅静脉，不仅增加静脉回流，而且能增加皮瓣血供。③皮瓣中带有腓肠内、外侧皮神经和腓肠神经。皮神经周围亦有其自身的营养血管，皮神经周围的营养血管增加深筋膜血管网供血的纵行方向性，血液循环低阻力的血管丛轴向能运行较长的距离，扩大筋膜皮瓣的成活长度。

（一）小腿后侧近端蒂筋膜皮瓣

1. 应用解剖　小腿后侧皮肤上端血供主要来自腘动脉的直接皮肤动脉，与小腿后部血供有关的主要是腘窝外侧皮动脉、腘窝中间皮动脉和腘窝内侧皮动脉，下段血供来自胫后动脉和腓动脉穿支。

（1）腘窝外侧皮动脉：出现率100%，又称外侧腓肠浅动脉，主要起自腘动脉于，平均外径为1.5mm，深筋膜下蒂长3cm，行向外下，可达小腿中下1/3交界处，并与腓动脉的远侧穿支相互吻合。

（2）腘窝中间皮动脉：出现率为60%，起始外径为1.5mm，在腓肠肌内外侧头汇合处穿出深筋膜，发出升支和降支。降支和腓肠神经伴行。并与腓肠内、外侧神经的营养动脉的分支共同形成腓肠神经营养动脉。腓肠神经营养血管在下降的过程中，与腓动脉穿支形成血管吻合。

（3）窝内侧皮动脉：出现率为100%，起自腘动脉。起始外径为1.3mm，于后正中线穿出深筋膜，分为升支和降支。降支与腓肠内侧皮神经伴行，分布于小腿后面内侧部的皮肤，与胫后动脉的穿支相互吻合。腘窝内侧、中间和外侧皮动脉在小腿后侧的深筋膜、浅筋膜和真皮层均形成丰富的血管网，相互间有丰富的吻合。

2. 适应证　小腿后侧腓肠筋膜皮瓣以近端为蒂，旋转弧较大，适合修复膝关节周围及小腿中上段前面和内外侧面的皮肤软组织缺损。

3. 手术方法

（1）皮瓣设计：先以腘窝中点与跟腱的连线画好小腿的后正中线。①如设计小腿后外侧筋膜皮瓣，则皮瓣的轴心线在后正中线外侧2cm。②如设计小腿后内侧筋膜皮瓣，则皮瓣的轴心线在后正中线的内侧2cm。③如需要皮瓣较大，包括整个小腿后部，则以后正中线为轴心线。皮瓣的旋转轴点即皮动脉的出发点，位于腘窝部。皮瓣的远侧一般不超过小腿中下1/3交界处。

（2）手术步骤：以小腿后外侧筋膜皮瓣为例。按设计先做皮瓣远侧切口，在深筋膜下逆向切取皮瓣。将腓肠神经和小隐静脉包含在皮瓣内。结扎起自腓肠肌外侧头的肌皮穿支血管。靠近腘窝时，向上翻起筋膜皮瓣，观察腘窝中间皮动脉和腘窝外侧皮动脉。选取其中优势皮支。将皮瓣转移至受区。供区植皮。

（二）小腿后侧远端蒂筋膜皮瓣

1. 应用解剖　利用腘窝皮动脉在小腿下段与胫后动脉或腓动脉发出的穿支吻合而设计，其最下的一个穿支吻合在踝上4~7cm。

2. 适应证　小腿后侧远端蒂筋膜皮瓣适用于修复踝部和小腿下段的皮肤软组织缺损。

3. 手术方法

（1）皮瓣设计：①外踝上后外侧筋膜皮瓣：因带有腓肠神经营养血管，又称带腓肠神经营养血管的筋膜皮瓣。由腓动脉在外踝后上方的穿支供血。皮瓣设计的轴心线即是腓肠神经的走行，为小腿后正中线中点向外踝与跟腱中点的连线。皮瓣的旋转轴点在外踝上4~7cm。皮瓣近端可达小腿中部。②内踝上后内侧筋膜皮瓣：由胫后动脉的内踝上筋膜穿支供血。皮瓣的旋转轴点在内踝上5cm。

（2）手术步骤：以外踝上后外侧皮瓣为例。按设计先做蒂部切门，在真皮下向两侧翻开皮肤瓣1.0cm，使筋膜蒂宽度达3cm。切开小腿近侧皮肤直达深筋膜下间隙。将腓肠神经和小隐静脉包含在皮瓣内。在深筋膜下由近及远向带部解剖，至外踝上4~7cm腓动脉穿支。

（徐文虎）

第六节　足部皮瓣移植

一、足背皮瓣

足背皮瓣由足背动脉及大、小隐静脉提供血液循环。应用以足背动脉和大隐静脉为血管营养蒂的岛状皮瓣可修复瘢痕性挛缩和溃疡，用足背皮瓣游离移植可修复各种创伤性软组织缺损，利用腓浅神经的吻接可恢复局部感觉功能。

（一）应用解剖

足背皮瓣的血供主要来自足背动脉和大、小隐静脉。吴晋宝等对一百例中国人尸体足部标本进行观察分析，现简述如下。

1. 足背皮肤的血液供应——足背动脉　足背动脉是胫前动脉的延续，从踝关节前方经伸肌支持带深面到达足背，贴附于趾骨头、舟骨、中间楔骨及其韧带的背面前行，内侧有踇长伸肌腱，外侧为趾长伸肌腱及趾短伸肌，表面为足背深筋膜所覆盖。其远侧经内侧楔骨与第二跖底间，进入第一跖骨间隙，表面有踇短伸肌越过，在第一跖骨间隙后端，分为足底深支和第一跖背动脉。足背动脉及其分支都发出一些细支穿出深筋膜，分布于足背皮肤及皮下组织，这是足背皮瓣的主要血供来源。此外，来自足底内侧动脉和足底外侧动脉的分支也分布到足背皮下。依据动脉来源和其分布区域，足背动脉分布到足背皮下组织的动脉分支基本上可以分为三组。

（1）中央组直接从足背动脉或第一跖背动脉发出。发自足背动脉的皮支，在深筋膜下向内侧或外侧行走一段距离后，即穿出筋膜到达皮下组织，共4~7支。近侧分支常大于远侧，其分布范围亦较广，并分出细支到足背内侧皮神经上。

（2）中央旁组近侧部分的分支由足背动脉本干及其跗内侧动脉和跗外侧动脉分出，它们先向内侧经踇长伸肌腱下行，或向外侧经趾长伸肌腱和趾短伸肌下行，最后穿出深筋膜到达皮下。这些分支分布于内侧者有2~4支，外侧者有5~7支。远侧部分的分支来自第2~4跖背动脉。除第一跖背动脉通常是足背动脉的延续外，第2、3、4跖背动脉的起点变异较大，它们可分别从弓状动脉、跗外侧动脉或足底动脉发出。因此，这个区域皮肤和皮下组织的血供来源变异也较多。

（3）边缘组是来自足底内侧动脉或足底外侧动脉的分支，由足底经踇展肌或小趾展肌和小趾短屈肌的深面，绕过跗骨或跖骨的侧缘转向背侧，分布于足背内侧缘或外侧缘附近的皮肤及皮下组织。

McCraw，Furlow指出，足背皮瓣的主要血供来自足底深支到伸肌支持带中间一段足背动脉的一些分支，如果皮瓣在这段中与血管蒂分离，皮瓣就会失去血供而不能成活。笔者认为这个观点是正确的，并发现这些分支主要就是跗内侧动脉和跗外侧动脉的一些分支。跗内侧动脉分支较小，直接终于皮肤。跗外侧动脉分支较大，它们走向皮下后。还进入趾短伸肌的下方，因此，足背内侧部位皮肤常较外侧部位有较丰富的血液供应。

以上资料表明，足背皮瓣的动脉供应，主要来自中央组和中央旁组。边缘组的分布区域一般已超越足背皮瓣范围之外。中央组的动脉分支只被深筋膜所覆盖，手术中如能紧贴附骨骨膜背面分离皮瓣，此组动脉分支就可以被完整地保留在皮瓣内。这是足背皮瓣动脉血供的主要来源。中央旁组的各个分支除跗外侧动脉的部分分支直接穿入皮下组织外，起始段都在肌腱或肌肉深面，最后才穿出深筋膜到达皮下，在掀开皮瓣时均可被结扎切断。但它们分布的区域仍可通过与中央组吻合的皮下动脉丛和皮内动脉丛处得到血供。

2. 足背静脉

（1）足背浅静脉：大致可分为浅、深两层。浅层形成一个接近真皮的静脉网，这些静脉的口径一般都很细小。它们起始于足背的内、外侧缘及组织背面，逐步汇集成一些较细的静脉干，越过足背静脉弓向内上方行走，最后成为几支较粗的足背浅静脉，在小腿中部注入大隐静脉。大、小隐静脉和足背静脉弓位置较深，可视作为足背浅静脉的深层。在所有足背静脉中，以大隐静脉的口径为最大。在吴晋宝等的研究中，于内踝下端水平测量，其外径平均有 3.05mm，最大口径为 4.3mm，最小为 1.7mm。大隐静脉是足背静脉弓内侧端的延续，常经内侧楔骨和舟骨背侧，循内踝的前缘上行。它是足背静脉回流的主干，口径大，位置恒定，故可作为进行足背皮瓣游离移植时静脉吻合的首选。但这条静脉常因多次穿刺或输液而造成静脉炎，导致静脉回流不畅或阻塞，故术前应予以详细检查。

小隐静脉沿足背外侧缘上行，位置较深，一般在外踝后方接受跟外侧支静脉，以及由内侧越外踝而来的小隐静脉属支后，口径才显著增大，然后沿外踝后缘上行。小隐静脉在外踝后方测量时，其外径平均为 2.2mm，最粗者达 3.6mm，最细者为 1.2mm。小隐静脉在足背部变异较大，其分布区域可为延长的跟外侧支及来自内侧的小隐静脉属支所替代。小隐静脉比较粗者，其直接参与足背静脉弓组成的32%。

足背静脉弓在过去的解剖教材上都记载为：它的内侧端的延续为大隐静脉，外侧端的延续为小隐静脉。但在本组尸解标本中发现，多数足背静脉的主流，不是流向在足背外侧缘行走的小隐静脉，而是流向位于较内侧、越外踝前缘或表面上行的小隐静脉属支。为了和小隐静脉的主干相区别，称之为小隐静脉足背支。它的外径平均为 1.32mm，最粗达 2.3mm，最细者仅为 0.9mm。由此可见，足背静脉弓的外侧端多数不是直接走向外踝的下端，而是经外踝前缘或越过外踝，然后才注入小隐静脉。此点可供足背皮瓣移植时寻找静脉作参考。

在本组尸解中，足背静脉弓以单弓形式出现者最多，占90%，呈双弓形式者占9%，缺乏弓形者占1%。

（2）足背深静脉：有两条，它们是足背动脉的伴行静脉，主要接受足背深部的静脉属支。其表面为足背深筋膜所覆盖。足背深静脉的远侧端较细，在接受跗外侧静脉和内、外踝静脉后，口径显著增粗。两条静脉相互有吻合细支，缠绕于足背动脉四周，和动脉关系密切。在伸肌支持带远端测量，足背内侧深静脉的外径平均为 1.39mm，最粗者有 2.4mm，最细者只有 0.6mm；足背外侧深静脉的外径平均为 1.35mm，最粗者为 2.6mm，最细者为 0.6mm。这些静脉对足背皮肤或足趾的回流作用不大，在大、小隐静脉阻塞不能应用时，可作为接受静脉吻合之用，但回流一般较差。

足背浅静脉和深静脉中间均有吻合支，大致有三种吻合形式：①大、小隐静脉与胫后静脉及足底静脉间的吻合；②大、小隐静脉和足背深静脉属支间的吻合；③足背静脉弓或第一跖背静脉与足背深静脉远端间的吻合。在这三种形式中，只有第三种是和足背深静脉有直接联系的。

3. 足背皮肤组织的感觉神经分布　足背皮肤组织的感觉神经来自腓总神经深支，称腓深神经。它伴随足背动脉下行，向前分布于第一趾蹼间的皮肤组织及第一、二跖趾关节。但更主要的是其来自腓浅神经的分支。它们从外侧方向内侧下行，在浅筋膜上行走，分布于足背的大部分区域，直到跛趾近侧部位的背面。

虽然在一般皮瓣移植后，其皮肤感觉均可望在 3 ~ 6 个月逐渐恢复，但如能同时吻接一条感觉神经，则感觉的恢复将更加迅速而完善。

（二）适应证

足背皮瓣的适应证与一般皮瓣移植的适应证大致相同，但足背皮瓣的面积被足背范围所限制，长宽一般无法超过 15cm×10cm。术前必须首先检查是否确有足背动脉存在、胫后动脉有无损伤或阻塞、足背有无可供吻合的回流静脉。这些情况都可因先天条件或曾受各种创伤而造成变异。术前将血管分布情况用亚甲蓝在皮肤上标出，以作为切取皮瓣时的参考。手术分切取皮瓣组和受区组两组同时进行。

（三）手术方法与步骤

（1）根据移植需要，在足背上设计好切取皮瓣大小的图形，并用亚甲蓝画出。皮瓣的远端可接近于趾蹼，两侧可各到第一跖骨和第五跖骨内、外缘，近心端可达伸肌支持带上下。手术从皮瓣的远端向上方近心端进行。先在趾蹼上方做横切口，直达腱膜表面，注意应保持跛长伸肌腱、趾长伸肌腱腱周围膜的完整性。切断跖背静脉，分别予以结扎。切断跖背神经支，不要误认为是血管而进行结扎，以免在术后引起疼痛。在第一跖间隙远端可能出现第一跖背动脉，亦予以结扎切断，使它包含于皮瓣中。

（2）沿皮瓣的内、外侧各做切口，深度在深筋膜表面和伸肌腱的腱周围膜表面，注意保护大、小隐静脉和足背浅静脉，以便在切断皮瓣的血供前有较多的静脉血管可供选择。

（3）从远端将皮瓣掀起，在跛短伸肌腱和跛长伸肌腱的汇合处将跛短伸肌腱切断，给予标志，使跛短伸肌腱包含在皮瓣中。继在第一跖间隙中进行解剖分离，解剖层次在骨间肌肌膜表面和跛短伸肌腱的深面间进行。

（4）在两侧牵引趾长伸肌腱和跛长伸肌腱，以暴露第一跖背动脉（如果存在时）；再在第一跖间隙的基底部结扎并切断足背动脉的足底深支及其伴行静脉。

（5）在足背动脉深面和跗关节表面分离足背动脉及其上方的皮瓣。此时在跗关节内、外侧有跗内侧动脉和跗外侧动脉，应在离足背动脉较远处结扎切断之（大概有 1cm 的距离），此处恰巧是跛短伸肌肌腹部位。拉开趾长伸肌腱，可切断跛短伸肌部分肌腹，以使这部分肌腹包含在皮瓣中。为了防止将皮瓣和足背动脉间的组织联系拉断（主要是跗内侧及跗外侧动脉的小分支），在分离过程中，应随时将皮瓣的真皮下层组织和深组织分别予以定位缝合。这样皮瓣间的组织和血供联系就不至于因牵拉而中断，以保证足背皮瓣动脉供应系统的完整性。

（6）将两侧皮肤切口在皮瓣近心端相连接。为了切取足够长度的足背动脉蒂，切口还可向小腿方向延长。应分离足够长度的足背动脉和大、小隐静脉。必要时可以切开伸肌支持带，以便于向上方暴露胫前动脉。

（7）待整块皮瓣除动、静脉血管蒂以外已游离完毕，即可等待受区准备妥善后予以断蒂并进行移植。

解剖足背皮瓣时，应特别注意勿切取过浅，随时保护足背动脉和皮肤间的联系，手术中应以锐性分离为主。皮瓣边缘血管较多，不做吻合的小血管应仔细一一结扎，防止术后出血。

（8）受区血管吻合的处理。皮瓣完全离断后，即送交受区组，准备做血管吻合。在吻合血管前，应先将皮瓣在受区做适当缝合固定，并决定血管吻合的方位，保证吻合血管有一个稳定的组织移植床，防止扭曲。

由于足背动脉和大隐静脉口径较粗大，一般都可以在肉眼下进行血管吻合。但为了精确起见，还是以在手术显微镜下操作为佳。一般可在 6 ~ 10 倍的镜下操作。

（9）足背皮瓣供区的处理切取足背皮瓣后，足背部的创面可采取中厚皮片移植覆盖修复。术中笔者曾强调，切勿切除趾伸肌腱的腱周围膜，因为保留周围膜的完整，可保证植皮片成活和术后肌腱功能滑动正常。如腱膜受损伤，腱组织暴露，应设法应用邻近疏松组织覆盖，否则中厚皮片就不易在腱上成活，或在成活后造成肌腱粘连，发生功能障碍。

由于术中足背静脉均被切除，使足部静脉回流大大减少，故术后常可发生足部肿胀。所以应在术后常规应用弹力绷带包扎肢体三个月左右，以防止足部水肿，术后 2 ~ 3 个月一般都恢复正常。此外还可发生足趾背侧皮肤感觉迟钝，但一般均能逐步恢复。

（四）优点与缺点

足背皮瓣具有一定的优点，现列举如下。

（1）供应足背皮瓣的足背动脉和大、小隐静脉外径粗大，易于解剖，易于吻合。只要供区和受区选择恰当，又具有较熟练的显微外科技术，术中及术后处理适当，则足背皮瓣移植成活率很高。

（2）足背皮瓣皮下脂肪层较薄，皮肤组织致密、韧性大、角质层较厚，耐磨耐压，且易于塑形，是四肢外伤修复良好的软组织供区。

（3）足背皮瓣的供应血管蒂可解剖出很长一段，故使用方便。特别当受区具有较广泛的血管损伤时，可以在较远的正常血管床部位进行血管吻合术，而无须做血管移植术。

（4）足背皮瓣可以连同腓浅神经合并移植，手术中同时做神经吻合术，以使感觉恢复得更早。此外，该皮瓣还可以连同趾短伸肌一并移植，以恢复手部内在肌麻痹后的功能，甚至可连同一小段跖骨进行移植。笔者创用了足背皮瓣连同第二足趾合并移植以再造跨趾。这些都属于足背皮瓣的扩大应用。

（5）足背皮瓣的供区创面采用中厚皮片移植修复，只要处理适当，一般都没有功能活动障碍。

（6）足背皮瓣可连同趾蹼皮瓣、胫前皮瓣一并移植，成为串联皮瓣，修复多处缺损。

足背皮瓣的缺点是皮瓣大小有一定限度，面积一般最大在 15cm×10cm 以内，无法供应更大面积的皮瓣。

二、趾蹼皮瓣

趾蹼皮瓣是由足背动脉及其属支所供养的皮瓣，因其具有特殊的形态和结构特点，同时具有良好的感觉，故在应用时有其特殊的适应证。该皮瓣的蹼状结构与手部虎口极为相似，因此多用于严重的虎口挛缩，以扩大虎口，也可用作吻合移植，做拇指或手指再造。

（一）应用解剖

趾蹼皮瓣动脉血供来自第一跖背动脉。该动脉是第一足背动脉弓的主要分支，它沿着第一骨间肌表面向远端行走，在跖骨头部分成两根趾背动脉，供养跨趾与第二足趾相邻的两侧，并有穿支与足底的第一跖底动脉相沟通。如果第一跖背动脉有解剖变异，缺如或纤细，可选用跖底动脉为蒂，通过穿支与趾背动脉吻合。

静脉回流有两套，即深部的通过动脉的伴行静脉；浅部的通过足背静脉弓回流入大隐静脉。第一趾蹼皮肤由两组神经支配，皮瓣背侧大部由腓深神经支配；而趾侧及跨趾与第二足趾相邻面，则由足底总神经分出的趾固有神经支配。

腓深神经在小腿伸肌支持带深面行于跨长伸肌腱与趾长伸肌腱之间，走向第一趾蹼，终末分成两根趾背神经。腓深神经沿途发出若干肌肉－关节支。

（二）手术方法与步骤

1. 皮瓣设计　根据受区的形态和范围设计皮瓣，该皮瓣供区的特点是，纵向范围可相对随意延长，甚至可连同足背皮瓣取下，但横向受到足趾距的限制。因此，必要时可将跨趾和第2足趾相邻部的皮肤取下，以增加该皮瓣的宽度。

2. 皮瓣切取　驱血后在止血带下手术。确定进入皮瓣的大隐静脉属支的走向，在兼顾切取大隐静脉、足背动脉及跖背动脉的情况下，于足背做"S"形切口。切开皮瓣背侧缘皮肤，形成"Y"形切口，在足背切口两侧皮下做潜行分离，解剖出大隐静脉及其进入皮瓣的属支，达所需长度，结扎分支。在伸肌支持带远端、跨长伸肌腱外侧分离出足背动脉，并用橡皮膜提起，继续向远端解剖达跨短伸肌。将该肌在肌腱部切断，并将肌腹向近端翻起，显露足背动脉在第一、二跖骨间隙的近端，分离出足背动脉足底穿支及第一跖背动脉，保护好第一跖背动脉，切断并结扎足底穿支。处理足底穿支是非常重要的环节，有人提出在足底穿支周围做充分的钝性分离，略向背侧牵出，先结扎，然后切断。第一跖背动脉起始部变异很多，常见的有第一跖背动脉的起始及走行较表浅，而且纤细，很容易误认为是足背浅静脉。另一种情况是第一跖背动脉位置很深，但在跖骨头部位又转向浅层，注意到这个特点才不易引起损伤。趾蹼间皮瓣与足背皮瓣不同，后者只要保留足背动脉弓水平的皮肤穿支（皮肤穿支多见于足底深支相对侧的足背动脉弓的起始部），皮瓣的血供就没有问题。而前者必须保持第一跖背动脉及其终末分支趾背动脉的完整，否则该皮瓣远端的血供将会受到影响。如果第一跖背动脉缺如，或终末动脉未进入皮瓣而直接深入足底与跖底动脉吻合，则此时要改变术式，切取跖底动脉及分支趾固有动脉来供养皮瓣，但此时，皮瓣背侧的"V"形尖角不宜过长。

胫前（腓深）神经行于足背动脉的外侧，在第1、2跖骨间隙跖骨头近端浅出至皮下，进入皮瓣的皮肤感觉支是腓深神经的内侧支。必要时在内、外侧支交界处纵形劈开腓深神经，以保留外侧支的功能。

按设计皮瓣的画线切开皮瓣其余的皮肤，并向中心分离，皮瓣内是否包含趾固有血管神经束，应视切取的皮瓣大小而定。尽可能不切取趾固有神经及趾总神经，除非受区需要恢复精细的感觉功能。松去止血带，行供区创面止血，检查皮瓣血供情况。皮瓣血供恢复后断蒂，创面做皮片移植。

3. 皮瓣缝合　将皮瓣置于受区，缝合静脉、动脉及神经。用该皮瓣修复虎口时，做吻合。将腓深神经与桡神经浅支做吻合。

（三）优点与缺点

该皮瓣有良好的感觉，两点分辨距离为8～15mm，而且它的神经支配十分恒定。该皮瓣血管蒂为足背动脉，蒂长、口径大，容易吻合，成功率高。皮瓣质地好，与手指、手掌及手背皮肤极为相似，特别适合于虎口区的软组织缺损，可使手术效果趋于完美。由于血管蒂较长，可形成带有神经的岛状皮瓣来修复足底负重部缺损；又因其具备良好的质地和感觉。故能有效地防止溃疡的发生。

该皮瓣的主要缺点：切取皮瓣的面积有限；趾蹼背侧与跖侧的皮肤质地不同，在转折处皮下组织较厚，联系紧密、不易展平；在用于虎口以外的受区时形态欠佳。因此，该皮瓣主要用于严重虎口挛缩的病例。

三、足外侧皮瓣

（一）定义

足外侧皮瓣主要由足跟外侧动脉供血，可修复同侧的足背中内侧、足跟及跟腱部的软组织缺损。该皮瓣质地较好，较薄且耐磨，供皮区隐蔽，为非负重区，不损伤足部的主要血管，皮瓣感觉神经外径较粗，移植后感觉恢复好，是理想的皮瓣供区。Grabb 将足外侧皮瓣设计成纵形短皮瓣及弧形长皮瓣，前者用于修复足跟后创面，后者用于修复足跟底创面；郑和平等通过跗外侧动脉的解剖学研究，设计了以跗外侧动脉终末支之一（前行支或后行支）为蒂的足外侧逆行皮瓣，转位修复足跟、外踝及足背远侧皮肤缺损的术式。但该皮瓣蒂短，切取范围有限且供区需要植皮是其不足之处。

（二）应用解剖

1. 动脉　足外侧皮瓣取自足背的外侧部，该区域有四个血供来源：

（1）跟外侧动脉，自胫后动脉与腓动脉的吻合支上发出，与足部小隐静脉伴行。

（2）腓动脉终末穿支发出的降支。

（3）外踝前动脉，发自胫前动脉下端，在外踝前方与腓动脉终末降支吻合。

（4）跗外侧动脉，发自足背动脉；血供来源在足背外侧区域内互相吻合沟通。

2. 静脉和神经　足外侧皮瓣的静脉为小隐静脉和跟外侧动脉的伴行静脉，两组静脉有交通支吻合。皮瓣的神经为足背外侧皮神经，与小隐静脉相伴行，为腓肠神经的终末支。

（三）手术方法

1. 顺行皮瓣

（1）皮瓣设计：用多普勒探测证实跟外侧动脉的存在，踝前正中与外踝尖做一横行连线，该连线的中点与腓动脉终末穿支的穿出点（外踝上 6cm，小腿前外侧胫腓骨之间的中点，以此点为圆心，半径 1cm 的圆形范围内）的连线，为血管蒂的体表投影。延长该投影线至第五跖骨基底，为皮瓣的中轴线；皮瓣的切取范围是近侧到外踝上方 3~4cm，远侧达第五跖骨基底部，背部在外踝及足背外侧 1/3 部，下方到足底外侧缘。

（2）手术方法：自外踝前做弧形切口，先分离出足背静脉、小隐静脉及足外侧皮神经，再顺行解剖分离腓动脉穿支及其降支，当解剖至外踝与距骨隆突之间、在动脉进入趾短伸肌肌腹之前，可见降支与外踝前动脉相吻合，并发出皮支进入皮瓣，此时可切断结扎外踝前动脉，沿趾短伸肌肌腹浅层或深层解剖降支主干，当显露至第五跖骨关节平面时，结扎跗外侧动脉及其他终末分支，掀起整块皮瓣，在此过程中，可携带部分趾短伸肌肌肉以保护血管。

2. 逆行皮瓣　以跗外侧血管体表投影线作为皮瓣纵轴，以直接皮血管发出点为皮瓣中心，可根据需要设计不同血管蒂的足外侧皮瓣：以跗外侧血管终末后支为蒂，以第五跖骨底后方2cm为旋转点，适于修复足跟或外踝部皮肤缺损；以跗外侧血管终末前行支为蒂，以第五跖骨底前方2cm为旋转点设计的足外侧逆行皮瓣适于修复足背或足底远侧部的皮肤缺损。

四、足底皮瓣

（一）足底内侧皮瓣

1. 定义　足底内侧皮瓣是以足底内侧血管神经为蒂的皮瓣，可修复足底负重功能最重要的足跟部创面。该皮瓣位于非负重区，部位隐蔽，切取皮瓣后对足的负重功能及外观影响小，且供区邻近足跟，皮瓣移位方便；皮瓣组织结构与足跟皮肤相似，且有良好的血供和感觉，以之修复足跟创面外观功能良好。

2. 应用解剖　胫后动脉在小腿深、浅两肌群之间下降，至内踝与跟骨结节之间，穿踇展肌起点的深面，分为足底内、外侧动脉。足底内侧动脉分为浅、深两支：浅支分布于足底内侧的皮肤及肌肉；深支行于踇展肌与趾短屈肌之间，行程中分出肌支和皮支。足底内侧静脉与动脉伴行，多为两条，汇入胫后静脉。足底内侧神经来自胫神经，与同名血管伴行。

3. 手术方法

（1）皮瓣设计：以内踝前缘延续线与足底内侧缘的交点作为皮瓣的近侧旋转轴点。从该点向第一、第二跖骨头间引一直线，为皮瓣的轴心线。在轴心线两侧、跖骨头后面的足底非负重区设计皮瓣。从旋转轴点至皮瓣最远端的距离应稍大于该点至创面最远点的距离。皮瓣的切取面积一般不超过8cm×4cm。

（2）皮瓣切取：在第一跖骨头近侧先做皮瓣远侧切口，切开皮肤和跖筋膜，在踇展肌与趾短屈肌之间寻找足底内侧动脉。将较粗的足底内侧动脉皮支结扎。于跖筋膜下的踇展肌肌膜表面分离，由远及近掀起皮瓣；在踇展肌与趾短屈肌的间隙内解剖出足底内侧动脉主干及伴行的足底内侧神经。将血管向近侧的胫后动静脉分离至足够长度，将足底内侧神经主干保留在原位，保留发向皮瓣的神经分支。

（二）足底外侧皮瓣

1. 定义　足底外侧皮瓣是以足底外侧血管神经为蒂的皮瓣。由于足底外侧参与足的部分负重功能，故只有在足底内侧皮瓣无法切取、又无其他合适的皮瓣可用时，才作为皮瓣的供区，修复足跟部范围不大的缺损。该皮瓣位于负重区，血管神经位置较深，切取难度较大。

2. 应用解剖　足底外侧动脉自胫后动脉起始后，在踇展肌起点深面斜向前外侧，经趾短屈肌深面，走行于趾短屈肌与小趾展肌之间。继之行于足底外侧沟中，至第5跖骨粗隆前方1.5cm处转向内侧，至第一跖骨间隙近端与足背动脉的足底深支吻合，形成足底动脉弓。其伴行静脉一般有两条。足底外侧皮瓣的神经支配由起自胫神经的足底外侧神经提供。

3. 手术方法

（1）皮瓣设计：以内踝前缘延续线与足底内侧缘的交点作为皮瓣的旋转轴点。从该点向第四、五跖骨头间引一直线，为皮瓣的轴心线。在该线两侧按缺损的范围设计皮瓣。皮瓣的切取面积一般不超过6.5cm×3.5cm。

（2）皮瓣切取：先做皮瓣远侧切口，于跖筋膜下分离，在趾短屈肌与小趾展肌之间解剖出足底外侧血管，将远端结扎。继续于筋膜下、由远及近分离皮瓣，直至获得足够长的血管蒂。为保护由深部血管发出通过肌间隙进入浅层的筋膜皮肤穿支血管，术中应带上相邻的趾短屈肌与小趾展肌部分肌膜，连同肌间隔中的筋膜、软组织一并游离。保留进入皮瓣的足底外侧神经分支。

（徐文虎）

第四篇

护理篇

第十八章　呼吸系统疾病护理

第一节　肺炎

肺炎（pneumonia）是指终末气道、肺泡和肺间质的炎症。肺炎有多种分类方法。

1. 解剖分类　大叶性（肺泡性）肺炎、小叶性（支气管性）肺炎和间质性肺炎。

2. 病因分类　细菌性肺炎、非典型病原体所致肺炎（如支原体、军团菌、衣原体等）、病毒性肺炎、真菌性肺炎、其他病原体所致肺炎（如立克次体、弓形虫、寄生虫等）和理化因素所致肺炎，其中以细菌性肺炎最常见。

3. 患病环境分类　社区获得性肺炎和医院获得性肺炎。

（1）社区获得性肺炎（community acquired pneumonia，CAP）：是指在医院外罹患的感染性肺实质炎症，包括具有明确潜伏期的病原体感染而在入院后平均潜伏期内发病的肺炎。主要病原体为肺炎链球菌。

（2）医院获得性肺炎（hospital acquired pneumonia，HAP）：亦称医院内肺炎，是指病人入院时不存在、也不处于潜伏期，而于入院48小时后在医院内发生的肺炎，也包括出院后48小时内发生的肺炎。常见致病菌为革兰阴性杆菌。

本节主要介绍肺炎链球菌肺炎病人的护理。

肺炎链球菌肺炎（pneumococcal pneumonia）是由肺炎链球菌引起的感染性肺炎。

一、护理评估

（一）健康史

询问病人发病前是否有上呼吸道感染史；有无淋雨、受凉、疲劳、醉酒及大手术等诱因；是否有慢性阻塞性肺疾病、糖尿病、肿瘤及心力衰竭等慢性疾病史；有无器官移植、应用免疫抑制剂或长期应用抗生素史；是否吸烟及吸烟量。

（二）身体状况

1. 症状　自然病程多1~2周。

（1）全身症状：起病急骤、畏寒或寒战、高热，体温在数小时内升至39~40℃，呈稽留热。头痛、全身肌肉酸痛。食欲明显减退，少数病人出现恶心、呕吐、腹痛、腹胀或腹泻，可被误诊为急腹症。

（2）呼吸道症状：早期有干咳，渐有少量黏液痰，典型者咳铁锈色痰或痰中带血。患侧胸部刺痛，咳嗽或深呼吸时加剧，疼痛可放射至肩部或上腹部。

2. 体征　急性病容，鼻翼扇动，口角和鼻周有单纯疱疹，严重时可有发绀。早期肺部可无明显体征。肺实变时语颤增强，叩诊呈浊音或实音，听诊闻及病理性支气管呼吸音；消散期可闻及湿啰音；累及胸膜时，可闻及胸膜摩擦音。

3. 休克型肺炎　感染严重者可并发感染性休克。表现为面色苍白、皮肤黏膜发绀或皮肤花斑，四肢厥冷、血压下降、心动过速、烦躁及意识模糊等周围循环衰竭征象，高热、胸痛、咳嗽等症状并不明显。肺部听诊呼吸音低或闻及少量湿啰音，可有或无肺实变体征。

（三）心理社会状况

病人及家属常会出现烦躁不安和焦虑；伴感染性休克等严重并发症时，常有紧张、忧虑甚至恐惧情绪。

（四）辅助检查

1. 血常规　白细胞计数（10～20）×10^9/L，中性粒细胞比例多在80%以上，伴核左移，细胞内可见中毒颗粒。

2. 痰液检查　痰涂片发现革兰阳性菌，或作荚膜染色发现带荚膜的双球菌。痰培养24～48小时可以确定病原体。痰培养标本应在抗生素应用之前采集。

3. X线检查　早期仅见肺纹理增粗。典型表现为与肺叶、肺段分布一致的大片炎症浸润阴影或实变影，在实变阴影中可见支气管充气征。病变累及胸膜时，可有肋膈角变钝或少量胸腔积液征象。

（五）治疗要点

肺炎链球菌肺炎的治疗原则为积极控制感染、对症治疗及处理并发症。肺炎链球菌肺炎首选青霉素G。并发感染性休克时，除早期使用足量、有效的抗菌药物之外，尚需采取补充血容量、纠正酸中毒、应用血管活性药物和糖皮质激素等多项抗休克措施。

二、常见护理诊断/问题

1. 体温过高　与细菌引起肺部感染有关。
2. 急性疼痛：胸痛　与肺部炎症累及胸膜有关。
3. 气体交换受损　与肺部炎症导致呼吸面积减少有关。
4. 潜在并发症　休克型肺炎。

三、护理目标

（1）病人体温逐渐恢复正常。
（2）病人能学会并运用缓解疼痛的方法，胸痛减轻或消失。
（3）病人呼吸平稳，呼吸困难减轻或消失。
（4）潜在的并发症未发生，或发生后能得到及时发现及处理。

四、护理措施

（一）一般护理

1. **休息与体位** 协助发热病人采取高枕卧位或半卧位，以减少组织对氧的消耗，缓解头痛、周身酸痛等症状。胸痛者可采取患侧卧位，降低患肺活动度，减轻不适，并有利于健侧肺通气。

2. **饮食护理** 给予足够热量、高蛋白和高维生素、易消化的流质或半流质饮食，少食多餐，避免腹胀加重呼吸困难。鼓励病人多饮水，每天 1 000～2 000ml，以补充发热、呼吸急促丢失的水分，加快毒素排泄和热量散发，并利于排痰。高热及暂时不能进食者则需静脉补液，滴速不宜过快，尤其是老人或心脏病病人，以免引起肺水肿。

3. **口腔护理** 高热病人唾液分泌减少，消化功能障碍，易出现口唇干裂、口周疱疹或口腔溃疡，应鼓励病人经常漱口，保持口腔清洁、湿润、舒适。口周疱疹者局部涂抗病毒软膏，防止继发感染。

（二）病情观察

严密监测并记录生命体征，尤其对儿童、老年人或久病体弱者，警惕休克型肺炎的发生。发现休克型肺炎征象，立即报告医师并配合抢救。

（三）对症护理

畏寒、寒战时注意保暖，高热时物理降温，不宜使用阿司匹林或其他解热药，防止大量出汗和虚脱；明显腹胀的病人，给予腹部热敷或肛管排气；气急发绀者，遵医嘱吸氧。胸痛可采用呼气末宽胶布（约15cm）固定患侧胸廓，缓解疼痛，也可采用局部冷湿敷或肋间神经封闭疗法止痛。对胸痛剧烈者，可遵医嘱应用麻醉性镇静药，观察并记录药物疗效及不良反应。

（四）用药护理

遵医嘱使用抗生素，注意观察疗效和不良反应。①青霉素：用药前应详细询问过敏史，凡对青霉素类药物过敏的病人，禁止使用此类药物，并不再做皮肤过敏试验，以免发生意外。有药物过敏或药疹史者，应在病历卡的显著部位标明禁用此类药物。②头孢菌素类：与青霉素类有不完全的交叉过敏反应，对青霉素过敏或过敏体质者慎用。③喹诺酮类：偶有恶心、皮疹、头痛或精神症状，有癫痫病史者慎用。

（五）休克型肺炎的护理

1. **一般护理** 病人仰卧中凹位，头胸部抬高20°、下肢抬高30°，以利于呼吸和静脉回流。减少搬动，注意保暖（忌用热水袋，以防血管扩张致血压下降），高流量吸氧。

2. **补充血容量** 迅速建立两条静脉通道。首先输入低分子右旋糖酐或平衡盐溶液，可加入糖皮质激素和抗生素；另一条通道先输入5%碳酸氢钠，再应用多巴胺、间羟胺等血管活性药物。注意观察脉率、呼吸频率、肺部啰音、出入量等，以防诱发肺水肿，必要时在中心静脉压监测下进行调整。应用多巴胺、间羟胺过程中应注意保持输液通道通畅、防止药液溢出血管外，以免引起局部组织坏死和影响疗效。

3. **监测病情** 严密监测病人的生命体征和病情变化。当病人神志逐渐清醒、表情安静、口唇红润、脉搏有力、呼吸平稳、收缩压大于90mmHg、尿量每小时超过30ml、皮肤及四肢变暖时，表示病情已好转。

（六）心理护理

护士应给病人讲解疾病的相关知识，消除病人焦虑、紧张情绪，树立治愈疾病的信心。

（七）健康指导

1. 疾病知识指导　向病人及家属介绍肺炎的病因及诱因。病人应避免受凉、一淋雨、酗酒和过度劳累，防止呼吸道感染。

2. 生活指导　指导病人加强营养，适当参加体育锻炼。易感者注射流感疫苗、肺炎链球菌菌苗。肺炎链球菌肺炎。

（林　艳）

第二节　支气管扩张

支气管扩张（bronchiectasis）多见于儿童和青年。多继发于急、慢性呼吸道感染和支气管阻塞后，反复发生支气管炎症，致使支气管壁结构破坏，引起支气管异常和持久性的扩张。临床特点为慢性咳嗽、咳大量脓性痰和（或）反复咯血。近年来随着急、慢性呼吸道感染的恰当治疗，其发病率有减少趋势。

支气管扩张的主要病因是支气管-肺组织感染和支气管阻塞。感染与阻塞两者互为因果，可促使支气管扩张的发生和发展。另外，支气管结核、肿瘤及异物引起管腔狭窄及阻塞也是导致支气管扩张的原因之一。继发于支气管-肺组织感染的支气管扩张左下叶比右下叶多见。肺结核引起的支气管扩张多发生在上叶。支气管先天发育障碍和遗传因素可致支气管壁薄弱，促发支气管扩张。30%的支气管扩张症病人病因不明，弥漫性支气管扩张发生于存在遗传、免疫或解剖缺陷的病人。

一、护理评估

（一）健康史

询问病人有无支气管肺炎以及肺结核、呼吸道感染反复发作史；了解有无异物、肿瘤、肿大淋巴结等阻塞或压迫支气管；是否有先天发育缺陷、遗传因素或免疫功能失调性疾病，如肺囊性纤维化、遗传性 α_1-抗胰蛋白酶缺乏症、先天性免疫缺乏症等。

（二）身体状况

1. 症状

（1）慢性咳嗽、咳大量脓痰：咳痰与体位变化有关。晨起或夜间卧床转动体位时分泌物刺激支气管黏膜，咳嗽加剧，痰量增多。感染急性发作时，痰量明显增多，每日可达数百毫升，呈脓性痰。痰液收集于玻璃瓶中静置后出现三层：上层为泡沫，下悬脓性成分；中层为混悬黏液；下层为坏死组织沉淀物。

（2）反复咯血：50%~70%的病人有不同程度的反复咯血，咯血量与病情严重程度和病变范围不完全一致。

（3）反复肺部感染：同一肺段反复发生肺炎并迁延不愈。

（4）慢性感染中毒症状：发热、乏力、食欲减退、消瘦、贫血等。

2. 体征　早期多无明显体征，病变重或继发感染时在下胸部、背部常可闻及局限性、固定性粗湿啰音，部分病人伴有杵状指（趾）。

（三）心理社会状况

当咳嗽、咳痰、咯血迁延不愈时，病人易产生焦虑、悲观情绪。突然大咯血或反复咯血不止时，会出现紧张、出冷汗、极度恐惧心理。

（四）辅助检查

1. 影像学检查　X线胸片显示，囊状支气管扩张的气道表现为显著的囊腔，腔内可存在气液平面，纵切面可显示"双轨征"，横切面显示"环形阴影"，并可见气道壁增厚。胸部CT检查显示管壁增厚的柱状扩张或成串成簇的囊状改变。高分辨CT进一步提高了诊断敏感性，已成为支气管扩张的主要诊断方法。

2. 纤维支气管镜检查　有助于发现病人出血的部位，鉴别腔内异物、肿瘤或其他支气管阻塞原因。

（五）治疗要点

治疗原则是控制感染，保持呼吸道引流通畅，必要时手术治疗。控制感染是支气管扩张急性感染期的主要治疗措施；祛痰药及支气管舒张药具有稀释痰液、促进排痰作用；体位引流对痰多且黏稠者作用尤其重要；若体位引流排痰效果不理想，可经纤维支气管镜吸痰及生理盐水冲洗痰液，也可局部注入抗生素。对于反复呼吸道急性感染或大咯血、病变局限在一叶或一侧肺组织、经药物治疗无效、全身状况良好的病人，可考虑手术切除病变肺段或肺叶。

二、常见护理诊断/问题

1. 清理呼吸道无效　与痰液黏稠和无效咳嗽有关。
2. 营养失调：低于机体需要量　与反复感染导致机体消耗增加以及病人食欲减退、营养物质摄入不足有关。
3. 潜在并发症　大咯血、窒息。

三、护理目标

（1）病人能掌握体位引流等有效排痰的方法，保持呼吸道通畅。
（2）病人能进食营养丰富的食物，满足机体需要量。
（3）病人无大咯血和窒息等并发症发生，或并发症被及时发现并处理。

四、护理措施

（一）一般护理

1. 休息与体位　急性感染或咯血时应卧床休息，大咯血病人需绝对卧床，取患侧卧位。病室内保持空气流通，维持适宜的温度、湿度，注意保暖。

2. 饮食护理　提供高热量、高蛋白、高维生素饮食，发热病人给予高热量流质或半流质饮食，避免冰冷、油腻、辛辣食物。鼓励病人多饮水，每日1 500ml以上，稀释痰液。指导病人在咳痰后及进食前后用清水或漱口液漱口，保持口腔清洁，促进食欲。

（二）病情观察

观察痰液量、颜色、性质、气味及与体位的关系，记录 24 小时痰液排出量；定期测量生命体征，记录咯血量，观察咯血的颜色、性质及量；病情严重者需观察有无窒息先兆，一旦发现，立即报告医师并配合处理。

（三）对症护理

指导病人有效咳嗽和正确排痰的方法，对痰量多或痰液黏稠者进行体位引流；咯血者给予相应护理。

（四）用药护理

遵医嘱使用抗生素、祛痰剂、支气管舒张药和止血药，观察疗效及不良反应。

（五）心理护理

护士应向病人介绍疾病相关知识，缓解病人焦虑不安情绪。咯血时医护人员应安慰病人，保持其情绪稳定，避免因情绪波动加重出血、诱发窒息。

（六）健康指导

1. 疾病知识指导　向病人及家属介绍疾病相关知识，宣传防治百日咳、麻疹、支气管肺炎、肺结核等呼吸道感染的重要性；及时治疗上呼吸道慢性感染；避免受凉，预防感冒；戒烟、减少刺激性气体吸入，防止病情恶化。

2. 保健知识指导　指导病人及家属学会体位引流等有效排痰方法；了解抗生素的作用、用法和不良反应；学会自我监测病情，一旦发现病情加重，应及时就诊。

3. 生活指导　讲明加强营养对机体康复的作用，鼓励病人参加体育锻炼，建立良好的生活习惯，以维护心、肺功能状态。

五、护理评价

（1）病人是否能有效排痰，呼吸道是否通畅。
（2）病人是否能进食营养丰富的食物，满足机体需要量。
（3）病人是否有大咯血和窒息发生，若发生是否能被及时发现并处理。

（胡月玲）

第三节　支气管哮喘

支气管哮喘（bronchial asthma）简称哮喘，是由肥大细胞、嗜酸性粒细胞和 T 淋巴细胞等多种炎症细胞和细胞组分参与的气道慢性炎症性疾病。此种慢性炎症导致气道高反应性，并引起广泛的、可逆性气流受限，出现反复发作性的喘息、气急、胸闷或咳嗽等症状，常在夜间和（或）清晨发作、加重，多数病人可自行或经治疗后缓解。支气管哮喘如诊治不及时，随病程的延长可产生气道不可逆性狭窄和气道重塑。我国哮喘病人超过 1 500 万，半数在 12 岁以前发病，患病率为 3%～5%，老年人群的患病有增高的趋势。

哮喘的病因尚未完全明了。多数病人发病与多基因遗传有关，受遗传因素和环境因素双重影响。个体过敏体质及外界环境的影响是发病的危险因素。

一、护理评估

(一) 健康史

详细询问病人发作时的症状：了解既往和目前的检查结果、治疗经过和病人的病情程度，是否进行长期规律的治疗；询问有无家族史；询问与哮喘有关的病因和诱因。

(二) 身体状况

1. 症状　支气管哮喘发作的典型表现为发作性伴有哮鸣音的呼气性呼吸困难或发作性胸闷、咳嗽。发作前常有鼻发痒、干咳、打喷嚏、流泪等先兆症状。严重者呈端坐呼吸、张口抬肩、大汗、干咳或咳大量白色泡沫痰，甚至发绀。在夜间或清晨发作和（或）加重是哮喘的特征之一。部分病人以咳嗽为唯一症状，称咳嗽变异性哮喘。有些青少年表现为运动时出现胸闷、咳嗽和呼吸困难，称运动性哮喘。

严重的哮喘发作持续 24 小时以上，经治疗不易缓解者，称之为哮喘持续状态或重症哮喘。病人表现为极度呼吸困难、发绀明显、端坐呼吸、大汗淋漓，甚至出现呼吸、循环衰竭。重症哮喘多有呼吸道感染未控制、治疗不当或突然停用糖皮质激素、精神过度紧张等诱因。

2. 体征　发作时胸部呈过度充气征象，双肺可闻及广泛的哮鸣音，呼气音延长。但在轻度哮喘或非常严重的哮喘发作时，哮鸣音可不出现。严重者常出现心率增快、奇脉、胸腹反常运动和发绀。非发作期体检可无异常。

3. 并发症　发作时可并发气胸、纵隔气肿、肺不张，长期反复发作和感染可并发慢性支气管炎、肺气肿、支气管扩张、肺纤维化和肺源性心脏病。

4. 临床分期　哮喘可分为急性发作期和非急性发作期。

（1）急性发作期：指喘息、气急、胸闷或咳嗽等症状突然发生或症状加重，伴有呼气流量降低，常因接触变应原等刺激物或治疗不当所致。

（2）非急性发作期：又称慢性持续期，指病人虽然没有哮喘急性发作，但在相当长的时间内仍有不同频度和不同程度的喘息、咳嗽、胸闷等症状，可伴有肺通气功能下降。非急性期哮喘发作采取的分级控制见表 18 - 1。

表 18 - 1　非急性发作期哮喘控制水平的分级

A. 目前临床控制评估（最好四周以上）			
临床特征	控制 （满足以下所有条件）	部分控制 （出现以下任何一项临床特征）	未控制
白天症状	无（或≤2 次/周）	>2 次/周	出现≥3 项哮喘部分
活动受限	无	有	控制的表现[注1,注2]
夜间症状/憋醒	无	有	
需要使用缓解药或急救治疗	无（或≤2 次/周）	>2 次/周	
肺功能（PEF 或 FEV_1）[注3]	正常	<正常预计值或个人最佳值的 80%	
B. 未来风险评估（急性发作风险，病情不稳定，肺功能迅速下降，药物不良反应）			
与未来不良事件风险增加的相关因素包括：临床控制不佳；过去一年频繁急性发作；曾因严重哮喘而住院治疗；FEV_1 低；烟草暴露；高剂量药物治疗			

注 1：病人出现急性发作后都必须对维持治疗方案进行分析回顾，以确保治疗方案的合理性；注 2：依照定义，任何 1 周出现 1 次哮喘急性发作，表明这周的哮喘没有得到控制；注 3：肺功能结果对 5 岁以下儿童的可靠性差。

（三）心理社会状况

哮喘反复发作或发作时出现呼吸困难、濒死感，病人可有精神紧张、烦躁、恐惧；哮喘持续发作，病人易对家属、医护人员或解痉平喘药产生依赖心理；哮喘缓解后，病人又担心反复发作、不能痊愈、影响工作和生活，心理压力增大。

（四）辅助检查

1. 痰液检查　痰涂片可见嗜酸性粒细胞增多。

2. 呼吸功能检查

（1）通气功能检测：发作时呈阻塞性通气功能改变，呼气流速指标显著下降，FEV_1、FEV_1/FVC 和呼气流量峰值（peak expiratory flow，PEF）均减少；肺容量指标可见用力肺活量减少、残气量、功能残气量和肺总量增加。缓解期上述通气功能指标逐渐恢复。病变迁延、反复发作者，其通气功能可逐渐下降。

（2）支气管激发试验：用以测定气道反应性。常用吸入激发剂为醋甲胆碱、组胺。激发试验只适用于 FEV_1 占正常预计值70%以上的病人，使用吸入激发剂后如 FEV_1 下降≥20%为激发试验阳性。

（3）支气管舒张试验：用以测定气道的可逆性。常用吸入的支气管舒张药如沙丁胺醇、特布他林等。

（4）PEF及其变异率测定：PEF可反映气道通气功能的变化。哮喘发作时PEF下降。昼夜PEF变异率≥20%，符合气道可逆性改变的特点。

3. 动脉血气分析　严重发作时可有 PaO_2 降低。由于过度通气可使 $PaCO_2$ 下降、pH上升，表现为呼吸性碱中毒。如气道阻塞严重，可出现缺氧及 CO_2 潴留，$PaCO_2$ 上升，表现为呼吸性酸中毒。如缺氧明显，可合并代谢性酸中毒。

4. 胸部X线检查　哮喘发作时双肺透亮度增加，呈过度充气状态。合并感染时，可见肺纹理增加和炎性浸润阴影。

5. 特异性变应原的检测　哮喘病人大多数伴有过敏体质，对众多的变应原和刺激物敏感。结合病史测定变应原指标有助于病因诊断和预防反复发作。

（五）治疗要点

目前尚无特效疗法。治疗原则是控制症状，尽可能保持正常肺功能，维持正常活动能力，避免治疗副作用，防止不可逆气流阻塞，降低死亡率。

1. 脱离变应原　是防治哮喘最有效的方法。

2. 药物治疗　是哮喘急性发作的常用治疗手段。

（1）控制哮喘发作：此类药物主要治疗气道炎症，也称抗炎药。主要有糖皮质激素、LT调节剂（如扎鲁司特、孟鲁司特）、色甘酸钠及尼多酸钠、酮替芬、阿司米唑、曲尼斯特等。糖皮质激素是当前控制哮喘最有效的抗炎药物。给药途径包括吸入、口服和静脉应用等。色甘酸钠通过抑制炎症细胞，预防变应原引的起速发和迟发反应，对预防运动和过敏原诱发的哮喘最有效。

（2）缓解哮喘发作：此类药物的主要作用为舒张支气管，故也称支气管舒张药。主要包括：①β-受体激动剂：是目前最常用的支气管解痉药，是控制哮喘急性发作症状的首选药物。常用的有沙丁胺醇、特布他林、福莫特罗等；②茶碱类：常用的药物有氨茶碱和控

（缓）释茶碱；③抗胆碱药：常用药物有异丙托溴铵、噻托溴铵等。

3. 其他治疗　如控制感染、湿化气道、免疫疗法等。

4. 哮喘的长期治疗方案　哮喘一般经过急性期治疗后症状可以得到控制，但哮喘的慢性炎症改变仍然存在，必须进行长期治疗。

5. 哮喘管理　通过有效的哮喘管理，通常可以实现哮喘控制。

二、常见护理诊断/问题

1. 气体交换受损　与支气管痉挛、气道炎症、气道阻力增加有关。

2. 清理呼吸道无效　与支气管黏膜水肿、分泌物增多、痰液黏稠、无效咳嗽有关。

3. 知识缺乏　缺乏正确使用定量雾化吸入器用药的相关知识。

三、护理目标

（1）病人呼吸困难缓解，能进行有效呼吸。

（2）病人能够进行有效的咳嗽，排出痰液。

（3）病人能够正确使用定量雾化吸入器。

四、护理措施

（一）一般护理

1. 休息与体位　病人应注意休息。协助病人采取合适的体位，哮喘发作时可取半卧位或坐位，并提供床旁小桌支撑，以减轻体力消耗；采用背部按摩的办法使病人感觉通气轻松。

2. 环境　提供安静、舒适、温度和湿度适宜的环境，湿度在50%～60%，室温维持在18～22℃，保持空气流通，避免接触一切可疑的变应原，如室内不放置花草、不用羽毛枕头与羊毛毯等，晨间护理时避免病人吸入尘埃而诱发或加重哮喘。

3. 饮食护理　给予营养丰富、高维生素、清淡的流质或半流质饮食，多吃水果和蔬菜，避免食用鱼、虾、蛋等可能诱发哮喘的食物。

4. 补液　鼓励病人饮水，饮水量 >2 500ml/d，以补充丢失的水分，稀释痰液。重症哮喘应给予静脉补液，每日补液2.5～3L，滴速以40～50滴/分为宜，避免输液过快而诱发心功能不全。

（二）病情观察

密切观察病人神志、发绀、呼吸困难程度的改变，听诊呼吸音、哮鸣音的变化，监测血气、电解质有无异常，了解病情和治疗效果，及时发现病情变化，积极处理并发症。哮喘常在夜间发作，夜班护士应加强巡视与观察。

（三）对症护理

定期协助病人翻身、拍背，指导病人有效咳嗽，促使痰液排出。痰液黏稠时，遵医嘱给予蒸汽或氧气雾化吸入。哮喘病人不宜使用超声雾化吸入，因颗粒小，较多雾滴易进入肺泡和过饱和的雾液进入支气管使支气管痉挛，导致哮喘加重。无效者可用负压吸引器吸痰。呼吸困难者可给予鼻导管低流量、持续湿化吸氧，改善呼吸。发作严重时，应做好机械通气准备工作。

（四）用药护理

1. 观察药物的疗效和不良反应

（1）糖皮质激素：吸入药物治疗的全身性不良反应少，少数病人可出现声音嘶哑、咽部不适和口腔念珠菌感染。指导病人吸药后及时用清水含漱口咽部，选用干粉吸入剂或加用除雾器可减少上述不良反应。口服用药宜在饭后服用，以减少对胃肠道黏膜的刺激。气雾吸入糖皮质激素可减少其口服量，当用吸入剂替代口服剂时，通常需同时使用 2 周后再逐步减少口服量，指导病人不得自行减量或停药。

（2）β_2 受体激动剂：①指导病人按医嘱用药，不宜长期、规律、单一、大量使用，因为长期应用可引起 β_2 受体功能下降和气道反应性增高，出现耐药性。②指导病人正确使用雾化吸入器，以保证药物的疗效。③静脉滴注沙丁胺醇时应注意控制滴速（$2 \sim 4\mu g/min$）。用药过程观察有无心悸、骨骼肌震颤、低血钾等不良反应。

（3）茶碱类：静脉注射时浓度不宜过高，速度不宜过快，注射时间宜在 10 分钟以上，以防中毒症状发生。不良反应有恶心、呕吐、心律失常、血压下降和呼吸中枢兴奋，严重者可致抽搐，甚至死亡。用药时监测血药浓度可减少不良反应的发生，其安全浓度为 $6 \sim 15\mu g/ml$。发热、妊娠、小儿或老年以及有心、肝、肾功能障碍和甲状腺功能亢进者不良反应增加。合用西咪替丁、喹诺酮类、大环内酯类药物可影响茶碱代谢而使其排泄减慢，应加强观察。茶碱缓（控）释片有控释材料，不能嚼服，必须整片吞服。

（4）其他：色甘酸钠及尼多酸钠，少数病人吸入后可有咽喉不适、胸闷，偶见皮疹，孕妇慎用。酮替芬有镇静、头晕、嗜睡、口干等不良反应，对高空作业、驾驶员、操纵精密仪器者应强调慎用。

2. 吸入给药的护理

（1）定量雾化吸入器（MDI）：MDI 的使用需要病人协调呼吸动作，正确使用是保证吸入治疗成功的关键。吸入方法：摇匀药液，打开喷嘴盖子，将喷嘴置于齿间，用双唇包住喷嘴，喷药同时进行慢而深的经口吸气。然后将喷嘴从口部移开，继续屏气 10 秒钟左右再做缓慢呼气。完毕后，用干净的纸巾擦拭吸嘴，盖上喷嘴盖子（图 18-1）。

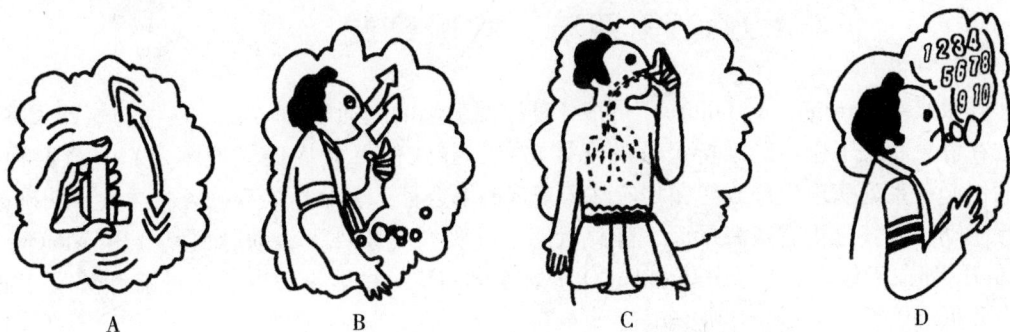

图 18-1 MDI 使用演示图

A. 将盖拿开并将气雾剂摇匀；B. 轻轻地呼气直到不再有气体可以从肺内呼出；C. 口唇含着喷口，用口慢慢吸气，同时用手指压下盛药小罐；D. 屏息 10 秒后，再慢慢呼气

（2）干粉吸入器：较常用的有都保装置、蝶式吸入器和准纳器。

（五）心理护理

哮喘发作时尽量陪伴在病人床旁，安慰病人，提供良好的心理支持，使其产生信任和安全感；允许家人陪伴，使病人身心放松、情绪稳定，以利症状缓解。

（六）健康指导

1. 疾病知识指导　向病人介绍哮喘的基本知识，告知病人哮喘虽不能根治，但通过长期、适当、充分治疗，完全可以有效地控制哮喘发作。解释长期反复发作和感染可引起阻塞性肺气肿及慢性肺源性心脏病，宜积极防治。帮助寻找及避开变应原，指导安排生活起居，避免诱发因素。指导病人有计划地进行体育锻炼和耐寒锻炼，增强抵抗力，养成规律的生活习惯和保持乐观情绪。注意保暖，预防呼吸道感染，发病季节前遵医嘱进行预防性治疗，减少复发。

2. 自我监测病情　了解哮喘发作先兆表现及相应处理办法。学会在家中自行监测病情变化，并进行评定，重点掌握峰流速仪的使用方法，有条件的应记哮喘日记；学会哮喘发作时进行简单的紧急自我处理方法。嘱病人随身携带止喘气雾剂，出现哮喘发作先兆时，立即吸入并保持平静，以减轻哮喘的发作。

3. 用药指导　了解常用平喘药物的作用、正确用量、用法、不良反应，掌握正确吸入技术。如医生同时开几种气雾剂，通常先用支气管舒张剂，后用抗炎气雾剂。

五、护理评价

（1）病人呼吸频率、节律是否平稳，是否有呼吸困难和奇脉。

（2）病人是否能选择合适的排痰方法，咳嗽、咳痰程度是否减轻，咳痰的量和次数是否减少。

（3）病人是否能描述雾化吸入器的种类、适应证和注意事项，是否掌握正确的使用方法。

（高　静）

第四节　呼吸衰竭

呼吸衰竭（respiratory failure）是指各种原因引起的肺通气和（或）换气功能严重障碍，以致在静息状态下也不能维持足够的气体交换，导致低氧血症伴（或不伴）高碳酸血症，进而引起一系列病理生理改变和相应临床表现的综合征。其临床表现缺乏特异性，明确诊断有赖于动脉血气分析。在海平面、静息状态、呼吸空气条件下，动脉血氧分压（PaO_2）＜60mmHg伴或不伴二氧化碳分压（$PaCO_2$）＞50mmHg，并排除心内解剖分流和原发于心排出量降低等因素，可诊为呼吸衰竭。

（一）病因

引起呼吸衰竭的病因很多，参与肺通气和肺换气的任何一个环节的严重病变，都可导致呼吸衰竭。常见病因包括：

1. 气道阻塞性病变　如慢性阻塞性肺疾病、重症哮喘等，引起气道阻塞和肺通气不足，

导致缺氧和 CO_2 潴留，发生呼吸衰竭。

2. **肺组织病变** 如严重肺炎、肺气肿、肺水肿等，均可导致有效弥散面积减少、肺顺应性减低、通气/血流比例失调，造成缺氧或合并 CO_2 潴留。

3. **肺血管疾病** 如肺栓塞可引起通气/血流比例失调，导致呼吸衰竭。

4. **胸廓与胸膜病变** 如胸外伤造成的连枷胸、胸廓畸形、广泛胸膜增厚、气胸等，造成通气减少和吸入气体分布不均，导致呼吸衰竭。

5. **神经肌肉病变** 如脑血管疾病、脊髓颈段或高位胸段损伤、重症肌无力等均可累及呼吸肌，造成呼吸肌无力或麻痹，导致呼吸衰竭。

（二）分类

1. 按照动脉血气分析分类

（1）Ⅰ型呼吸衰竭：血气分析特点为 $PaO_2 < 60mmHg$、$PaCO_2$ 降低或正常。主要见于肺换气障碍（通气/血流比例失调、弥散功能损害和肺动-静脉分流）疾病，如严重肺部感染性疾病、间质性肺疾病、急性肺栓塞等。

（2）Ⅱ型呼吸衰竭：血气分析特点为 $PaO_2 < 60mmHg$、同时伴有 $PaCO_2 \geqslant 50mmHg$。多由肺泡通气不足所致，常见于慢性阻塞性肺疾病（COPD）、上呼吸道阻塞、呼吸肌功能障碍等。

2. **其他分类** ①按照发病机制可分为通气性呼吸衰竭和换气性呼吸衰竭，也可分为泵衰竭（神经肌肉病变引起者）和肺衰竭（气道、肺和胸膜病变引起者）；②按照发病急缓可分为急性呼吸衰竭和慢性呼吸衰竭。

一、护理评估

（一）健康史

询问病人是否有引起慢性呼吸衰竭的病因，如慢性阻塞性肺疾病、重症肺结核、肺间质纤维化、尘肺等。呼吸道感染常是引起慢性呼吸衰竭病情恶化的最主要诱因。

（二）身体状况

除引起呼吸衰竭的原发病症状、体征外，主要是缺氧和二氧化碳潴留所致的呼吸困难和全身多器官功能紊乱的表现。

1. **呼吸困难** 是呼吸衰竭最早、最突出的症状。可表现为呼吸频率、节律和深度的改变，辅助呼吸肌参与呼吸运动。早期可表现为呼吸频率增快，病情加重时可出现呼吸困难。严重高碳酸血症发生二氧化碳麻醉时，则出现浅慢呼吸或潮式呼吸。

2. **发绀** 是缺氧的典型表现。当动脉血氧饱和度（SaO_2）低于90%时，可在口唇、指甲、舌等处出现发绀。

3. **精神-神经症状** 轻度缺氧时可出现智力和定向障碍。缺氧加重时逐渐出现头痛、烦躁不安、嗜睡、定向力与记忆力障碍、精神错乱，甚至昏迷等。轻度二氧化碳潴留表现为多汗、烦躁、白天昏睡、夜间失眠，甚至谵妄等兴奋症状。当二氧化碳潴留加重时出现呼吸中枢受抑制的症状，表现为表情淡漠、肌肉震颤、间歇抽搐、嗜睡，甚至昏迷等，称为"肺性脑病"。

4. **循环系统表现** 早期可兴奋心血管引起心率增快、血压升高、心排血量增加；严重缺氧、二氧化碳潴留可抑制心血管中枢引起循环衰竭、血压下降、心律失常，甚至心搏停搏等。

5. 其他表现　严重慢性呼吸衰竭病人可导致胃肠道黏膜充血、水肿，引起上消化道出血；对肝肾功能产生影响，可出现黄疸、丙氨酸氨基转移酶升高、蛋白尿、红细胞尿、管型尿、血尿素氮升高；也可出现酸碱平衡失调和电解质紊乱等改变。

（三）心理社会状况

病人发生呼吸衰竭后常有对预后感到悲观、绝望等心理；当病情恶化时病人会因为感受到死亡威胁而产生恐惧心理；随着呼吸困难加重，采用人工气道或机械通气，影响与他人的交流，可出现情绪低落、烦躁不安，甚至拒绝配合治疗及护理。

（四）辅助检查

1. 动脉血气分析　是确定有无呼吸衰竭以及呼吸衰竭分型最有意义的指标。可以确诊呼吸衰竭，判定呼吸衰竭的性质、程度，可以指导氧疗及机械通气各种参数的调节。$PaO_2 < 60mmHg$ 伴或不伴 $PaCO_2 > 50mmHg$，为呼吸衰竭的诊断标准。

2. pH 及电解质检查　pH < 7.35 为失代偿性酸中毒，pH > 7.45 为失代偿性碱中毒。呼吸性酸中毒合并代谢性酸中毒时，血 pH 明显降低，可伴有高血钾；呼吸性酸中毒伴代谢性碱中毒时，常有低血钾和低血氯。

3. 影像学检查　X 线胸片、胸部 CT 和放射性核素肺通气/灌注扫描可协助分析呼吸衰竭的原因。

（五）治疗要点

在保持呼吸道通畅的条件下，迅速纠正缺氧和二氧化碳潴留，纠正酸碱失衡和代谢紊乱，防止多器官功能受损，积极治疗原发病，消除诱因，积极抗感染，预防和治疗并发症。

二、常见护理诊断/问题

1. 气体交换受损　与肺功能减退、呼吸中枢抑制、呼吸衰竭有关。
2. 清理呼吸道无效　与呼吸道感染致分泌物增多、无效咳嗽或咳痰无力有关。
3. 生活自理能力缺陷　与严重缺氧、呼吸困难、机械通气有关。
4. 潜在并发症　重要器官缺氧性损害。

三、护理目标

（1）病人呼吸困难表现缓解，肺功能逐渐恢复正常。
（2）病人能够有效咳嗽，排出咳痰。
（3）病人呼吸状态趋于正常，全身缺氧缓解，日常生活能基本自理。
（4）无并发症发生，或发生后及时发现并得到处理。

四、护理措施

（一）一般护理

1. 休息与活动　呼吸衰竭病人应安排在呼吸监护病房或单人病房，安置合理、舒适的端坐位或半坐位，必要时趴伏在床桌上。指导病人尽量节省体力，帮助病人制订减轻呼吸困难、增强生活自理能力的计划。可根据病人肺功能情况选择合理的体力活动方式，并掌握适当的体力活动量，以防止增加心肺负担。

2. 饮食护理 鼓励神志清醒的病人自行进食，给予高蛋白、高维生素、低碳水化合物、易消化、产气少和含有多种维生素、微量元素的流质饮食。病情危重不能进食或昏迷病人给予鼻饲提供营养，必要时静脉高营养治疗。

3. 其他 做好皮肤护理和口腔护理，定期协助翻身，预防压疮、口腔炎、尿路感染的发生。

（二）氧疗护理

氧疗是呼吸衰竭病人的重要治疗措施。慢性呼吸衰竭病人 $PaO_2 < 60mmHg$ 是氧疗的绝对适应证。氧疗能提高 PaO_2 和 SaO_2，减轻组织损伤，恢复脏器功能，提高机体耐受力。

1. 氧疗的方法 常用的给氧方法有鼻导管、鼻塞、面罩、气管内和呼吸机给氧。吸入氧浓度与氧流量的关系：吸入氧浓度（%）$= 21 + 4 \times$ 氧流量（L/min）。慢性呼吸衰竭病人多为Ⅱ型呼吸衰竭，应持续低浓度（25%~29%）或低流量（1~2L/min）吸氧，以防止缺氧纠正过快，削弱缺氧对呼吸中枢的兴奋作用，加重二氧化碳潴留。

2. 疗效观察 注意密切观察氧疗效果，如吸氧后呼吸困难缓解、发绀减轻、心率减慢、尿量增多、神志清醒及皮肤转暖，表示氧疗有效；若发绀消失、神志清楚、精神好转，$PaO_2 > 60mmHg$、$PaCO_2 < 50mmHg$，可考虑终止氧疗，停止吸氧前须间断吸氧几日。如果意识障碍加深或呼吸过度表浅、缓慢，可能为二氧化碳潴留加重，应根据动脉血气分析结果和病人表现，遵医嘱及时调整吸氧流量及氧浓度，保证氧疗效果。

3. 注意事项 氧疗时应注意保持吸入氧气的湿化，以免干燥的氧气对呼吸道产生刺激，并促进气道黏液栓形成。向病人及家属说明氧疗的重要性，嘱其不要擅自停止吸氧或变动氧流量。

（三）保持呼吸道通畅

1. 清理呼吸道分泌物 指导并协助病人进行有效的咳嗽、咳痰；对于痰液黏稠者，遵医嘱给予祛痰剂和进行雾化吸入，湿化气道、稀释痰液；定时更换体位，每1~2小时翻身1次，辅以拍背，以利痰液引流排出；病情严重、意识不清的病人应及时吸痰，可以遵医嘱使用支气管扩张剂，减轻气道阻力，改善通气。

2. 建立人工气道机械通气 呼吸衰竭病人如果病情逐渐加深，呼吸变为不规则或出现呼吸暂停，呼吸道分泌物明显增多而咳嗽反射明显减弱或消失时，需要行面罩无创正压通气或气管插管、气管切开使用呼吸机进行机械通气。要根据病情和血气分析监测情况，及时调整呼吸机的工作参数和吸入氧的浓度。

（四）用药护理

1. 抗生素 对于感染的病人，遵医嘱选择有效的抗生素控制呼吸道感染，但长期使用抗生素须注意有无"二重感染"。

2. 呼吸兴奋剂 在保持呼吸道通畅的前提下，可以使用呼吸兴奋剂如尼可刹米、洛贝林等，适当提高吸入氧浓度，静脉输液速度不宜过快；如果病人出现恶心、呕吐、烦躁、面色潮红、皮肤瘙痒等，提示呼吸兴奋剂过量，应减量或停药。对于烦躁不安、夜间失眠的病人，要禁用麻醉剂，慎用镇静剂，防止引起呼吸中枢抑制。

（五）机械通气的护理

机械通气指在病人自然通气和（或）氧合功能出现障碍时，运用器械（主要是呼吸机）使病人恢复通气，改善氧合。

（六）病情观察

密切观察病人的呼吸频率、节律和深度的变化，监测生命体征、意识状态、血气分析结果等；观察有无发绀、结膜充血水肿、皮肤温暖多汗等缺氧和二氧化碳潴留的表现；监测电解质和酸碱平衡状态；观察呕吐物及粪便的形状，了解有无呼吸道出血；观察有无神志恍惚、抽搐、烦躁、昏迷等肺性脑病的先兆，一旦发现立即报告医生并协助处理。

（七）心理护理

护士应经常巡视病房，了解和关心病人，多与清醒病人进行交流。对建立人工气道和使用呼吸机治疗的病人，应经常做床旁巡视、照料，加强语言或非语言交流，抚慰病人，以缓解病人焦虑、恐惧等心理反应，增加病人战胜疾病的信心。治疗和护理措施有序进行，忙而不乱，给病人以安全感，取得病人的信任和合作。

（八）健康指导

1. 疾病知识指导　向病人及家属介绍本病发生的病因、发展以及治疗、护理过程；指导病人及其家属学会合理氧疗的方法和注意事项，保证安全用氧；教会病人有效咳嗽、咳痰、体位引流及拍背的方法，保持呼吸道通畅。

2. 康复指导　指导病人进行呼吸功能锻炼和耐寒锻炼，如缩唇呼吸、腹式呼吸及冷水洗脸等，增加机体抵抗能力；指导病人及家属掌握正确用药的剂量、用法、注意事项以及药物的毒副作用，监测病情变化，如有异常及时就医。

3. 生活指导　劝告病人戒烟，避免烟雾、粉尘、吸入刺激性气体；制订合理的活动与休息计划，劳逸结合，避免过度劳累，维护心肺功能；改进膳食，增进营养，提高机体抵抗力。

五、护理评价

（1）病人呼吸困难表现是否缓解，肺功能是否恢复正常。

（2）病人是否能够有效咳嗽，排出痰液。

（3）病人生活是否能基本自理。

（4）病人的潜在并发症是否得到有效预防，或一旦发生，是否能得到及时发现与处理。

（高利娜）

第十九章 循环系统疾病护理

第一节 心力衰竭

心力衰竭（heart failure）简称心衰，是指各种心脏结构或功能性疾病导致心室充盈和（或）射血能力低下而引起的一组临床综合征。心力衰竭按照发病急缓可分为急性心力衰竭和慢性心力衰竭，以慢性居多；按照生理功能分为收缩性心力衰竭和舒张性心力衰竭；按照发生部位可分为左心衰竭、右心衰竭和全心衰竭。

一、慢性心力衰竭病人的护理

慢性心力衰竭（chronic heart failure，CHF）是大多数心血管疾病的最终归宿和最主要的死亡原因。冠心病、高血压目前已成为慢性心力衰竭的最主要病因，风湿性心脏病在病因构成比中已逐年降低，但瓣膜病仍不可忽视。同时，慢性肺源性心脏病和高原性心脏病在我国具有一定地域高发性。

（一）护理评估

1. 健康史

（1）基本病因

1）原发性心肌损害：重点询问病人有无：①冠心病、心肌缺血和（或）心肌梗死；②心肌炎、心肌病；③心肌代谢障碍性疾病（以糖尿病心肌病最常见）及其他疾病。

2）心脏负荷增加：①压力负荷（后负荷）增加，如高血压及心脏瓣膜病等。②容量负荷（前负荷）增加，如二尖瓣关闭不全引起的血液反流：先天性心脏病如动脉导管未闭引起的血液分流等。

（2）诱因

1）感染：呼吸道感染是本病最常见和最重要的诱因。

2）心律失常：心房颤动是诱发心力衰竭的重要因素。

3）生理或心理压力过大：剧烈运动、过度劳累、情绪激动及精神紧张等。

4）血容量增加：输液量过大、速度过快，钠盐摄入过多等。

5）妊娠与分娩：加重心脏负荷，诱发心力衰竭。

6）其他：不恰当停用洋地黄、利尿剂，合并风湿活动或感染性心内膜炎等。

2. 身体状况

（1）左心衰竭：以肺淤血和心排血量降低表现为主。

1）症状

A. 不同程度的呼吸困难：是左心衰竭最主要的症状。劳力性呼吸困难最早出现，夜间阵发性呼吸困难最典型，晚期出现端坐呼吸，急性肺水肿是左心衰竭呼吸困难最严重的形式。

B. 咳嗽、咳痰和咯血：系肺泡和支气管黏膜淤血所致，初期常在夜间发生，坐位或立位时减轻。痰性状多呈白色浆液性泡沫状，偶见痰中带血丝。长期慢性肺淤血肺静脉压力升高，导致肺循环和支气管血液循环之间形成侧支，此种血管一旦破裂可引起大咯血。

C. 心排血量降低症状：疲倦、乏力、头晕、心悸等。早期夜尿增多，随着病情进展可出现肾前性少尿及肾功能改变。

2）体征：双肺底直至全肺可闻及湿性啰音，有时伴有哮鸣音：除原有心脏病的体征外，一般均有心脏扩大，有时出现舒张期奔马律、相对性二尖瓣关闭不全的反流性杂音及肺动脉瓣区第二心音亢进。

（2）右心衰竭：以体循环淤血的表现为主。

1）症状：由于胃肠道与肝淤血引起的食欲减退、恶心、呕吐、腹胀等症状是右心衰竭最常见的症状。

2）体征

A. 水肿：表现为身体低垂部位的对称性、凹陷性水肿，是右心衰竭的典型体征，严重者可延及全身。伴有胸腔积液时以双侧多见，若为单侧以右侧多见。

B. 颈静脉征：颈静脉搏动增强、充盈或怒张是右心衰竭的主要体征，肝颈静脉反流征阳性则更具特征性。

C. 肝脏肿大及压痛：肝脏常因淤血而肿大，伴有压痛。持续慢性右心衰竭可发展为心源性肝硬化，晚期可出现肝功能受损、黄疸和大量腹水。

D. 心脏体征：除原有心脏病的相应体征外，可因右心室显著扩大而出现三尖瓣关闭不全的反流性杂音。

（3）全心衰竭：同时具有左、右心衰竭的表现，或以一侧心力衰竭表现为主。右心衰竭时由于右心排血量减少，可使左心衰竭的肺淤血减轻，阵发性呼吸困难症状改善。

（4）心功能分级：美国纽约心脏病协会（NYHA）分级标准将心功能分为四级。

1）Ⅰ级：日常活动不受限，一般活动不引起乏力、心悸、呼吸困难或心绞痛。

2）Ⅱ级：体力活动轻度受限，休息时无自觉症状，一般活动即可引起上述症状，休息后很快缓解。

3）Ⅲ级：体力活动明显受限，休息时无症状，低于日常活动量即可引起上述症状，休息后缓解速度较慢。

4）Ⅳ级：不能从事任何体力活动，休息时亦有心力衰竭症状，体力活动后加重。

3. 心理社会状况　心力衰竭病人因长期的疾病折磨，需要反复就医，对家庭经济状况有影响，加之体力活动受限，使病人常感悲观、焦虑、恐惧，甚至绝望。

4. 辅助检查

（1）血液检查利钠肽是心衰诊断的重要指标，未经治疗的病人若利钠肽水平正常就基本排除心力衰竭诊断，临床上常用脑利钠肽（BNP）及N末端脑利钠肽前体（NT-proB-NP）。

（2）X线检查心影大小及外形为确诊左心衰竭肺水肿提供重要依据。

（3）超声心动图可以准确提供各心腔大小变化、心瓣膜结构及功能情况，是最实用的反映心室收缩和舒张功能的方法。

（4）有创性血流动力学检查采用漂浮导管在床边进行，经静脉插管直至肺小动脉，测定血液含氧量及各部位的压力，计算肺小动脉楔压和心脏指数，可用来直接反映左心功能情况。

5. 治疗要点 治疗原则宜采取长期的综合性治疗措施，包括防止和延缓心力衰竭的发生、缓解临床症状、提高运动耐量、改善生活质量、改善远期预后和降低死亡率。常用药物有利尿剂、肾素，血管紧张素－醛固酮系统抑制剂、β受体阻滞剂、正性肌力药物及硝酸异山梨酯（消心痛）等。

（二）常见护理诊断/问题

1. 气体交换受损 与左心衰竭致肺淤血有关。

2. 活动无耐力 与心排血量下降有关。

3. 体液过多 与右心衰竭致体静脉淤血及水钠潴留有关。

4. 潜在并发症 洋地黄中毒。

（三）护理目标

（1）病人呼吸困难改善或消失。

（2）病人活动耐力逐渐增加，生活能够自理。

（3）病人水肿减轻或消失。

（4）病人的潜在并发症得到有效预防，或一旦发生，能得到及时发现与处理。

（四）护理措施

1. 一般护理

（1）休息与体位：休息是减轻心脏负荷的重要方法，休息的时间与方式根据心功能的情况而定。

1）Ⅰ级：避免重体力劳动和剧烈运动。

2）Ⅱ级：限制体力活动，增加午睡时间，保证充足睡眠。

3）Ⅲ级：严格限制一般体力活动，保证充分的卧床休息时间。

4）Ⅳ级：绝对卧床休息，由他人照顾生活。

协助病人采取不同的体位，根据心力衰竭的程度，可采取高枕卧位、半卧位或端坐位，以减少回心血量，减轻肺淤血，缓解呼吸困难。对长期卧床的病人，协助其四肢做主动或被动运动，鼓励病人深呼吸、咳嗽和经常变换体位，防止发生压疮、静脉血栓形成及肌肉萎缩、肺部感染、体位性低血压、便秘等。

（2）饮食护理：给予低盐、清淡、易消化的饮食，少食多餐，不宜过饱。限制钠盐摄入，每日量在5g以下为宜。含钠量高的食品如味精、发酵面食、海产品、腌腊制品、酱油及碳酸饮料等也应限制。

（3）氧疗护理：一般采用持续性鼻导管吸氧，应保持导管通畅，防止脱落。氧流量2～4L/min；肺源性心脏病病人为1～2L/min。吸氧过程中，观察病人口唇、末梢发绀情况有无改变，及时调整氧流量。

（4）排便护理：饮食中增加粗纤维食物的摄入，如粗粮、芹菜及水果等，指导病人养成按时排便的习惯，训练长期卧床的病人床上排便的习惯，尽可能使用床边便椅，每日按顺时针方向腹部按摩数次。排便时避免过度用力，以免增加心脏负荷，必要时遵医嘱使用缓泻剂，如开塞露、乳果糖等。

2. 病情观察　密切观察病人呼吸困难、乏力、咳嗽、咳痰及腹胀等症状的变化情况；监测发绀程度、肺部啰音、呼吸频率及节律、心率、心律的变化；观察水肿出现或变化的时间、部位、性质、程度、局部皮肤有无感染及是否发生压疮等状况，每日测量腹围和体重，准确记录24小时液体出入量。

3. 用药护理

（1）利尿剂：遵医嘱使用，注意观察与预防不良反应。常用药物有袢利尿剂（呋塞米）、噻嗪类利尿剂（氢氯噻嗪）、保钾利尿剂（螺内酯）。应用利尿剂的注意事项如下：

1）准确记录24小时液体出入量：定期测量体重及腹围，以判断效果和指导补液。

2）监测水、电解质紊乱情况：袢利尿剂容易引起低血钾，噻嗪类利尿剂容易引起低钾和低氯血症，保钾利尿剂容易引起高血钾，大量使用强效利尿剂可致血容量不足。

3）联合用药：遵医嘱可联合应用排钾利尿剂和保钾利尿剂，防止因利尿引起低血钾，同时进食含钾丰富的食物，必要时遵医嘱口服或静脉补钾。口服补钾时宜于饭后与果汁同饮，减轻胃肠道不适；静脉补钾时液体含钾浓度不超过0.3%。

4）肾功能不全禁用保钾类利尿剂；噻嗪类利尿剂可引起高血糖及高尿酸血症，糖尿病及痛风者慎用。

（2）血管紧张素转换酶抑制剂（ACEI）或血管紧张素Ⅱ受体拮抗剂（ARB）：常用ACEI类药物有卡托普利、贝那普利、培哚普利等。其主要不良反应为干咳、低血压、高血钾等。ARB类药物有缬沙坦、氯沙坦等，当病人不能耐受因ACEI类药物引起的干咳时可改用此类药物。用药期间需注意以下几点：

1）监测血压，避免体位突然改变导致体位性低血压。

2）监测血钾和肾功能。若病人出现血管神经性水肿或不能耐受的咳嗽应停止用药。可遵医嘱改用血管紧张素Ⅱ受体拮抗剂，如缬沙坦、氯沙坦等。

（3）β受体阻滞剂：常用药物有美托洛尔、比索洛尔及卡维地洛等。主要不良反应有心动过缓、低血压和心力衰竭恶化等。β受体阻滞剂禁用于支气管哮喘、心动过缓、二度及以上传导阻滞者；用药期间应注意监测心率和血压。当病人低血压或心率低于50次/分，应停止用药并报告医生。

（4）洋地黄类药物：为正性肌力药物，是最常用的强心药。

1）常用的洋地黄制剂：①地高辛：最常用，适用于中度心力衰竭的维持治疗，每日0.125~0.25mg，连续口服相同剂量7天后血浆浓度可达有效稳态。70岁以上或肾功能损害者应予小剂量开始，每日或隔日0.125mg。②毛花苷C（西地兰）：适用于急性心力衰竭或慢性心力衰竭加重时，尤其适用于心力衰竭伴快速心房颤动者。每次0.2~0.4mg，稀释后静脉注射，10分钟起效，1~2小时达高峰，硝酸异山梨酯（消心痛）24小时总量为0.8~1.2mg。③毒毛花苷K：适用于急性心力衰竭时。每次0.25mg，稀释后静脉注射，5分钟后起作用，0.5~1小时达高峰，24小时总量为0.5~0.75mg。

2）适应证：伴有快速心房扑动、心房颤动的收缩性心力衰竭是应用的最佳指征，包括二尖瓣或主动脉瓣病变、扩张型心肌病、高血压心脏病和陈旧性心肌梗死所致的慢性心力衰竭。

3）禁忌证：肥厚型心肌病；风湿性心脏病单纯二尖瓣狭窄伴窦性心律的肺水肿；严重

窦性心动过缓;房室传导阻滞病人在未植入起搏器之前。

4)预防洋地黄中毒:①洋地黄用量的个体差异很大,老年人、重度心力衰竭、心肌缺血缺氧、低钾血症、肾功能减退等对洋地黄较敏感,易致洋地黄中毒,须谨慎应用,加强观察;②必要时监测血清地高辛浓度;③禁止与奎尼丁、维拉帕米、胺碘酮等药物合用,以免增加中毒机会;④严格按医嘱给药,给药前应检查心率和心律情况,若脉搏低于60次/分则暂停给药,并报告医师;⑤应用毛花苷C和毒毛花苷K时务必稀释后缓慢静脉注射,同时监测心率、心律及心电图变化。

5)洋地黄中毒的反应:①最重要的反应是各类心律失常,最常见者为室性期前收缩,多为二联律或三联律,其他如房性期前收缩、心房颤动、房室传导阻滞等。快速房性心律失常伴传导阻滞是洋地黄中毒的特征性表现。②胃肠道表现,如食欲下降、恶心、呕吐等。③神经系统反应,如头痛、倦怠、视力模糊,黄视和绿视等。

6)洋地黄中毒的处理:①立即停用洋地黄药物。②停用排钾利尿剂,低血钾可口服或静脉补钾。③纠正心律失常:对快速性心律失常可给予利多卡因或苯妥英钠治疗,一般禁用电复律,因易导致心室颤动;对缓慢性心律失常及传导阻滞者,可用阿托品静脉注射或安置临时心脏起搏器。

4. 心理护理 紧张、焦虑等精神应激因素在心力衰竭的发病中起重要作用,减轻病人的精神负担与限制体力活动对于心力衰竭病人同等重要,所以护理人员应给予病人足够的关注和精神安慰,积极鼓励病人说出内心感受,指导病人及时进行自我心理调整。

5. 健康指导

(1)疾病预防指导:指导病人积极控制血压、血脂、血糖,积极治疗原发病,避免各种诱发因素,如感染、过度劳累、情绪激动、输液过多过快等,避免可增加心力衰竭危险的行为,如吸烟、饮酒等。育龄女性需在医生指导下决定是否可以妊娠和自然分娩。

(2)疾病生活指导:强调低钠饮食的重要性,饮食应给予低钠、清淡、易消化及富营养的食物,少食多餐,每餐不宜过饱。多食水果蔬菜,以防便秘。教育家属给予病人积极支持,帮助其建立战胜疾病的信心,保持心情舒畅,避免精神紧张。根据心功能状况合理安排休息与活动,合理制定活动目标和计划。

(3)用药指导与病情监测:强调严格遵医嘱服药,不得擅自增减或撤换药物。指导病人了解用药的名称、剂量、用法、作用、不良反应等。教会病人识别洋地黄中毒反应。应用利尿剂时,以早晨或上午服用为宜。指导病人每日监测体重,注意足踝部有无水肿,若发现体重增加、出现水肿,及时就诊。

(五)护理评价

(1)病人呼吸困难是否改善或消失。

(2)病人活动耐力是否逐渐增加,生活是否能够自理。

(3)病人水肿是否减轻或消失。

(4)病人的潜在并发症是否得到有效预防,或一旦发生,是否能得到及时发现与处理。

二、急性心力衰竭病人的护理

急性心力衰竭(acute heart failure,AHF)是指心力衰竭急性发作和(或)加重的一种临床综合征。临床上以急性左心衰竭较常见。

（一）护理评估

1. 健康史　询问病人有无急性心肌坏死和（或）损伤，如急性心肌梗死、急性心肌炎等；有无急性血流动力学障碍，如感染性心内膜炎导致二尖瓣和（或）主动脉瓣穿孔、二尖瓣腱索和（或）乳头肌断裂、高血压危象、重度二尖瓣或主动脉瓣狭窄、急性舒张性左心衰竭；有无诱发因素引起慢性心力衰竭急性加重，如肺部感染、输液过快过多、快速性或缓慢性心律失常、体力及精神负荷突然增加等。

2. 身体状况　突然出现严重的呼吸困难，呼吸频率可达 30～40 次/分，端坐呼吸、频繁咳嗽，咳大量粉红色泡沫痰。烦躁不安、面色苍白或发绀、大汗淋漓及皮肤湿冷。早期血压可一过性升高，如不及时纠正，血压可持续下降直至休克。听诊双肺满布湿啰音及哮鸣音，心尖区可闻及舒张期奔马律，肺动脉瓣第二心音亢进。

3. 心理社会状况　因病情突然加重，抢救气氛紧张，病人出现恐惧，甚至有濒死感。

4. 辅助检查　疑似病人可行 BNP 及 NT-proBNP 检测鉴别，阴性者几乎可排除急性心力衰竭。

5. 治疗要点　急性心力衰竭时的缺氧和严重呼吸困难是致命的威胁，必须尽快缓解。

（二）常见护理诊断/问题

1. 气体交换受损　与急性肺水肿有关。

2. 恐惧　与病情突然加重、明显窒息感和担心预后有关。

3. 潜在并发症　心源性休克、猝死。

（三）护理目标

（1）病人呼吸困难改善或消失。

（2）病人恐惧感减轻或消失，能正确对待疾病。

（3）病人的潜在并发症得到有效预防，或一旦发生，能得到及时发现与处理。

（四）护理措施

1. 一般护理

（1）体位：立即协助病人取坐位，双腿下垂，以利于呼吸和减少静脉回心血量，减轻心脏负荷。

（2）氧疗：维持血氧饱和度≥95% 非常重要，防止出现脏器功能障碍甚至多器官功能衰竭。首先保证气道开放，立即给予高流量（6～8L/min）鼻导管吸氧，同时湿化瓶中加入 20%～30% 的乙醇湿化，使肺泡内泡沫的表面张力减低而破裂，有利于改善通气。病情特别严重者可用面罩呼吸机持续加压吸氧，以增加肺泡内压力，减少浆液渗出。

2. 抢救配合

（1）迅速开放两条静脉通道，遵医嘱正确使用药物，观察疗效与不良反应

1）吗啡：可起到镇静、减慢心率，扩张小血管而减轻心脏负荷的作用。遵医嘱缓慢静脉注射吗啡 3～5g，必要时每间隔 15 分钟重复应用 1 次，共 2～3 次。观察用药后病人有无呼吸抑制、心动过缓或血压下降等不良反应，昏迷、呼吸衰竭、严重休克者禁用。

2）利尿剂：迅速利尿，有效降低心脏前负荷。遵医嘱静脉注射呋塞米 20～40mg，4 小时后可重复 1 次。

3）血管扩张剂：遵医嘱静脉滴注硝普钠、硝酸甘油、重组人脑钠肽，监测血压，有条

件者用输液泵控制滴速，根据血压调整药物剂量，维持收缩压在 90～100mmHg。

A. 硝普钠：一般剂量为 12.5～25μg/min。硝普钠代谢产物含氰化物，连续使用 1 周及以上要警惕中毒。因其见光易分解，应现配现用，避光输入，溶液的保存与应用不应超过 24 小时。

B. 硝酸甘油：从 10 硝酸/min 开始，每 10 分钟调整 1 次，每次增加 5～101 次，可扩张小静脉，降低回心血量。

C. 重组人脑钠肽（rhBNP）：冻干重组人脑钠肽（新活素）或奈西利肽属内源性激素物质，具有扩张静脉和动脉、利尿、抑制肾素–血管紧张素，醛固酮系统（RAAS）和交感神经作用，用药不超过 7 天。

D. 洋地黄制剂：适用于快速心房颤动或已知有心脏增大伴左心室收缩功能不全的病人。遵医嘱将毛花苷 C 稀释后缓慢静脉注射，首剂 0.4～0.8mg，2 小时后可酌情再给 0.2～0.4mg，24 小时总量为 0.8～1.2mg。

E. 氨茶碱：适用于伴有支气管痉挛的病人。

（2）机械辅助治疗：对极其危重的病人，有条件的医院可以采用主动脉内球囊反搏。

（3）病情监测：严密监测生命体征、心率、血氧饱和度、心电图变化。监测血气分析、血电解质等。观察病人精神状态，皮肤的颜色、温度、出汗情况，肺部啰音或哮鸣音的变化，准确记录出入量。如安置漂浮导管者，严密监测血流动力学指标的变化，严格交接班。

3. 心理护理　向病人及家属介绍监护室的环境、急性心力衰竭的知识及使用监测设备的必要性；鼓励病人说出内心恐惧或焦虑的感受，帮助分析产生的原因，防止因恐惧或焦虑导致交感神经系统兴奋性增高而加重呼吸困难。医护人员在抢救时应保持镇静自若、操作熟练、工作忙而不乱，使病人产生信任感和安全感。避免在病人面前谈论病情，以减少误解。护士应与病人及家属保持密切接触，提供情感支持。

4. 健康指导　向病人及家属宣讲急性心力衰竭的病因和诱因，嘱病人积极治疗原发性心脏疾病。指导病人在静脉输液前主动告知既往的心脏病病史，以便控制静脉输液时的输液量和速度。定期复查，如有异常应及时就诊。

（五）护理评价

（1）病人呼吸困难是否改善或消失。

（2）病人恐惧感是否减轻或消失，是否能正确对待疾病。

（3）病人的潜在并发症是否得到有效预防，或一旦发生，是否能得到及时发现与处理。

（景晓娜）

第二节　心律失常

心律失常（cardiac arrhythmia）是指心脏冲动起源、频率、节律、传导速度或激动次序的异常。

（一）心律失常的分类

1. 按心律失常发生原理分类　可分为冲动形成异常和冲动传导异常两大类。

（1）冲动形成异常

1）窦性心律失常：①窦性心动过速；②窦性心动过缓；③窦性心律不齐；④窦性停搏。

2）异位心律：①被动性异位心律（房性、房室交界区性、室性）：逸搏；逸搏心律。②主动性异位心律：期前收缩（房性、房室交界区性、室性）；阵发性心动过速（房性、房室交界区性、房室折返性、室性）；心房扑动、心房颤动；心室扑动、心室颤动。

（2）冲动传导异常

1）生理性：干扰及干扰性房室分离。

2）病理性：①心脏传导阻滞：窦房传导阻滞；房内传导阻滞；房室传导阻滞；束支或分支阻滞（左、右束支及左束支分支传导阻滞）；室内阻滞。②折返性心律：阵发性心动过速（常见房室结折返、房室折返和心室内折返）。

3）房室间传导途径异常：预激综合征。

2. 按心律失常发生时心室率的快慢分类　分为快速性心律失常和缓慢性心律失常两大类。

（二）病因

1. 各种器质性心脏病　是引发心律失常的最常见原因，其中充血性心力衰竭、缺血性心脏病和心源性休克等容易引发严重的心律失常。

2. 其他包括　①慢性阻塞性肺病、甲状腺功能亢进症、急性胰腺炎和急性脑血管病；②自主神经功能紊乱；③各种原因引起的电解质紊乱和酸碱平衡失调；④心脏手术或心导管检查；⑤理化因素及药物的作用与中毒。

（三）诱因

健康人在精神紧张、情绪激动，大量吸烟、饮酒，过度疲劳、饱餐、喝浓茶或咖啡等情况下，也可诱发心律失常。

（四）护理评估

1. 健康史　询问病人既往有无易引发心律失常的各种病因，是否存在诱发心律失常的因素。

2. 身体状况

（1）窦性心律失常

1）窦性心动过速（sinus tachycardia）：成人窦性心率超过 100 次/分称为窦性心动过速。病人可无症状或有心悸。心电图表现：窦性心律，PP 间期 < 0.60 秒，成人频率大多在 100～150 次/分（图 19-1）。

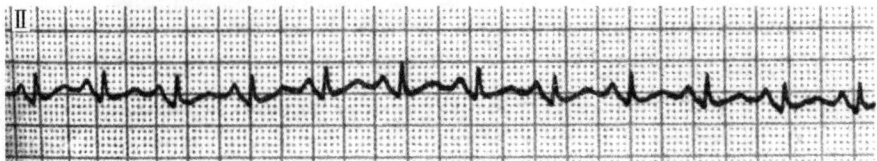

图 19-1　窦性心动过速

2）窦性心动过缓（sinus bradycardia）：成人窦性心率低于 60 次/分称为窦性心动过缓。可有头晕、乏力、胸闷等心排血量下降的表现。心电图表现：窦性心律，PP 间期 > 1.0 秒。

常，伴窦性心律不齐，即最短与最长的 PP 间期之差 >0.12 秒。

3）窦性停搏或窦性静止（sinus pause or sinus arrest）：是指窦房结在一个不同长短的时间内不能产生冲动。心电图表现：比正常 PP 间期显著延长的时间内无 P 波或 P 波与 QRS 波群均不出现，长的 PP 间期与基本的窦性 PP 间期无倍数关系。如停搏时间过长而无逸搏，可出现头晕、黑矇、晕厥等，严重者可出现阿 – 斯综合征，甚至死亡。

4）病态窦房结综合征（sick sinus syndrome，SSS）：是由窦房结病变导致功能减退，产生多种心律失常的综合表现。可出现与心动过缓有关的心、脑等脏器供血不足的症状，如发作性头晕、黑矇、乏力等，严重者可出现晕厥。如有心动过速发作，可出现心悸、心绞痛表现。心电图表现：①持续而显著的窦性心动过缓，心率在 50 次/分以下；②窦性停搏和窦房传导阻滞；③窦房传导阻滞和房室传导阻滞并存；④心动过缓 – 心动过速综合征交替发作；⑤房室交界区性逸搏心律。

（2）房性心律失常

1）房性期前收缩（atrial premature beats）：一般无明显症状，频发可有胸闷、心悸表现。心电图表现：①提前出现的房性异位 P 波。②其后多见不完全性代偿间歇（即期前收缩前后窦性 P 波之间的时限常短于 2 个窦性 PP 间期）。③P 波后的 QRS 波群有三种可能：与窦性心律的 QRS 波群相同；提前出现的 P 波后无 QRS 波群，称为阻滞的房性期前收缩；宽大畸形的 QRS 波群。

2）房性心动过速（atrial tachycardia）：①自律性房性心动过速，可有胸闷、心悸，发作呈短暂、间歇、持续性；②折返性房性心动过速，较少见，折返常发生于解剖缺陷或手术瘢痕的邻近部位；③紊乱性房性心动过速，常发生于慢性阻塞性肺疾病或慢性心力衰竭的老年人，也可见于低血钾症和洋地黄中毒者。心电图表现：①心房率常为 150～200 次/分；②P 波形态与窦性不同；③常出现二度 I 型或 II 型房室传导阻滞，常呈现 2：1 房室传导，但心动过速不受影响；④P 波之间等电位线仍存在；⑤刺激迷走神经不能终止心动过速，仅加重房室传导阻滞；⑥发作时心率逐渐加速。

3）心房扑动（atrial flutter）：具有不稳定倾向，心室率不快时，可无症状；伴极快心室率时，可诱发心绞痛、心力衰竭。体格检查可见快速的颈静脉扑动。心电图表现：①P 波消失，代之以间隔均匀、形状相似的锯齿状心房扑动波（F 波），250～350 次/分；②心室律规则或不规则，取决于房室传导是否恒定，传导比率发生变化时可导致不规则心室律；③QRS波群形态正常，伴有室内差异性传导者或原有束支传导阻滞者，QRS 波群增宽、变形（图 19 – 2）。

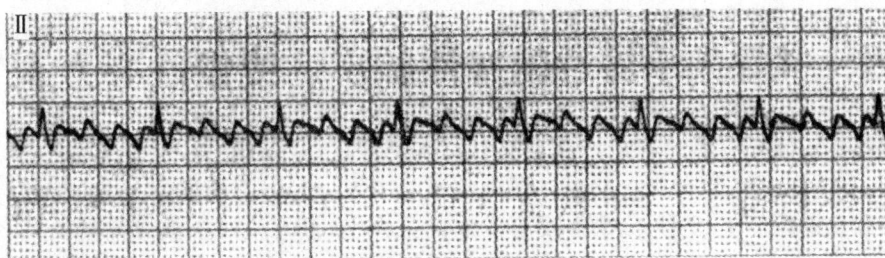

图 19 – 2　心房扑动

4）心房颤动（atrial fibrillation）：症状轻重受心室率快慢的影响，心室率不快时可无症状，但大多数有心悸、胸闷表现。心室率超过 150 次/分时，可诱发心绞痛或心力衰竭，并发体循环栓塞的危险极大。心脏听诊第一心音强弱不等，心律不规则，脉搏短绌。心电图表现：①P 波消失，代之以大小不等、形态不一、间期不等的心房颤动波，称 f 波，频率为 350～600 次/分；②RR 间期绝对不规则，心室率常在 100～160 次/分；③QRS 波群形态通常正常，当心室率过快、发生室内差异性传导时，QRS 波群增宽、变形（图 19-3）。

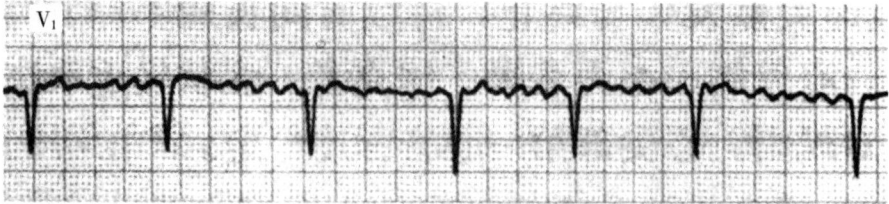

图 19-3　心房颤动

（3）房室交界区性心律失常

1）房室交界区性期前收缩（premature atrioventricular junctional beats）：症状轻。心电图表现：①提前出现的 QRS 波群形态正常。②逆行 P'波有 3 种可能：可位于 QRS 波群之前，PR 间期 <0.12 秒；可位于 QRS 波群之后，RP 间期 <0.20 秒；可位于 QRS 波群中。③多为完全性代偿间期。

2）阵发性室上性心动过速（paroxysmal supraventricular tachycardia）：简称室上速。心动过速突发突止，持续时间长短不一，发作时心悸、头晕、胸闷，少数可出现晕厥、心力衰竭、心绞痛、休克等，症状轻重取决于发作时心室率的快慢及持续时间。心脏听诊心律绝对规则，心尖部第一心音强度恒定。心电图表现：①心率 150～250 次/分，节律规则；②QRS 波群形态与时限和窦性心律 QRS 波群相同，如发生室内差异性传导或原有束支传导阻滞时，QRS 波群可宽大畸形；③P 波为逆行性，常埋藏于 QRS 波群内或位于其终末部分，与 QRS 波群关系恒定；④起始突然，常由一个房性期前收缩触发。

3）预激综合征（preexcitation syndrome）：预激本身不引起症状，但心动过速的发生率可达 1.8%，并随年龄增长而增加。其中 50% 为心房扑动，15%～30% 为心房颤动，80% 为房室折返性心动过速。频率过快的心动过速可恶化为心室颤动，从而导致低血压、心力衰竭。心电图表现：①窦性搏动的 PR 间期短于 0.12 秒；②某些导联的 QRS 波群超过 0.12 秒；③QRS 波群起始部分粗钝，称预激波，终末部分正常；④ST-T 波呈继发性改变，与 QRS 波群主波方向相反。

（4）室性心律失常

1）室性期前收缩（premature ventricular beats）：又称室性早搏，简称室早。病人是否出现症状或症状轻重程度与期前收缩的频发程度不一定直接相关，病人可有心悸，类似乘电梯快速升降的失重感，代偿间歇后心脏搏动有力。心脏听诊时仅能听到第一心音，其后出现较长的停歇，第二心音强度减弱。桡动脉搏动减弱或消失。心电图表现：①提前出现宽大畸形的 QRS 波群，时限 >0.12 秒；②ST 段与 T 波的方向与 QRS 波群主波方向相反；③室性期前收缩与其前面的窦性搏动之间期恒定；④室性期前收缩后多为完全性代偿间歇；⑤室性期前收缩可孤立或规律出现。

2）室性心动过速（ventricular tachycardia）：简称室速。非持续性室速一般无症状。持续性室速可出现呼吸急促、少尿、低血压、心绞痛、晕厥等血流动力学障碍和心肌缺血的表现。听诊心律轻度不规则。心电图表现：①3 个或 3 个以上的室性期前收缩连续出现。②QRS波群宽大畸形，时限 >0.12 秒；ST－T 波方向与 QRS 波群主波方向相反。③心室率通常为100～250 次/分，心律规则或略不规则。④心房独立活动，P 波与 QRS 波群无固定关系，形成室房分离。⑤心室夺获与室性融合波是确定室性心动过速诊断的重要依据。

3）心室扑动（ventricular flutter）与心室颤动（ventricular fibrillation）：突发意识丧失、抽搐、呼吸停止，甚至死亡。触诊大动脉搏动消失，血压无法测到，听诊心音消失。心电图表现：

A. 心室扑动：P－QRS－T 波群消失，代之以频率为 150～300 次/分、波幅大而规则的正弦波形。

B. 心室颤动：P－QRS－T 波群消失，代之以频率为 150～500 次/分，形态、振幅与间隔绝对不规则的颤动波。

（5）房室传导阻滞（atrioventricular block，AVB）：冲动在心脏传导系统的任何部位传导时都可发生减慢或阻滞。若发生在窦房结和心房之间，称为窦房传导阻滞；发生在心房与心室之间，称房室传导阻滞；位于心房内，称房内传导阻滞；位于心室内，称室内传导阻滞。按传导阻滞发生的严重程度，通常分为三度。一度传导阻滞的传导时间延长，但全部冲动仍能传导。二度传导阻滞分为两型，即莫氏Ⅰ型（文氏型）和Ⅱ型。Ⅰ型阻滞表现为传导时间进行性延长，直至一次冲动不能传导；Ⅱ型阻滞表现为间歇性出现的传导阻滞。三度传导阻滞又称完全性传导阻滞，此时全部冲动不能被传导。

一度房室传导阻滞一般无症状，听诊第一心音强度减弱。二度房室传导阻滞可有心悸与心搏脱漏；二度Ⅰ型病人第一心音强度逐渐减弱；二度Ⅱ型病人第一心音强度恒定。三度房室传导阻滞是一种严重的心律失常，临床症状取决于心室率的快慢与伴随症状，可出现心绞痛、心力衰竭和脑缺血等症状，严重者可出现阿－斯综合征，甚至猝死，听诊第一心音强度经常变化，间或听到清晰响亮的第一心音。心电图表现：

1）一度房室传导阻滞：①PR 间期延长，成人 >0.20 秒；②每个 P 波后均有 QRS 波群。

2）二度房室传导阻滞

A. Ⅰ型：①PR 间期进行性延长，直至一个 P 波受阻不能下传心室。②相邻 RR 间期进行性缩短，直至一个 P 波受阻不能下传心室。③包含受阻 P 波在内的 RR 间期小于两个正常窦性 PP 间期之和。最常见的房室传导比例为 3：2 和 5：4。④在大多数情况下，阻滞位于房室结，QRS 波正常，极少数位于希氏束支下部，QRS 波呈束支传导阻滞图形。

B. Ⅱ型：①心房冲动传导突然阻滞，但 PR 间期固定不变，下传搏动的 PR 间期大多正常；②阻滞部位在房室结时，QRS 波群形态一般正常；③阻滞部位在希氏束.浦肯野系统时，QRS 波群增宽，形态异常（图 19－4）。

3）三度房室传导阻滞：①P 波与 QRS 波群各自独立，互不相关，呈完全性房室分离。②心房率 >心室率，心房冲动来自窦房结或异位心房节律。③QRS 波群形态和时限取决于阻滞部位，如阻滞位于希氏束及其附近，心室率约 40～60 次/分，QRS 波群正常，心律较稳定；如阻滞部位在室内传导系统远端，心室率可在 40 次/分以下，QRS 波群宽大畸形，心律亦不稳定（图 19－5）。

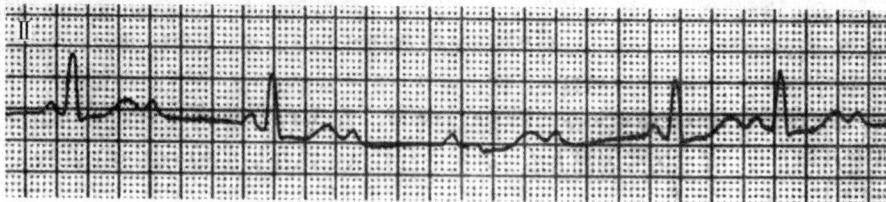

图 19-4　二度房室传导阻滞 II 型

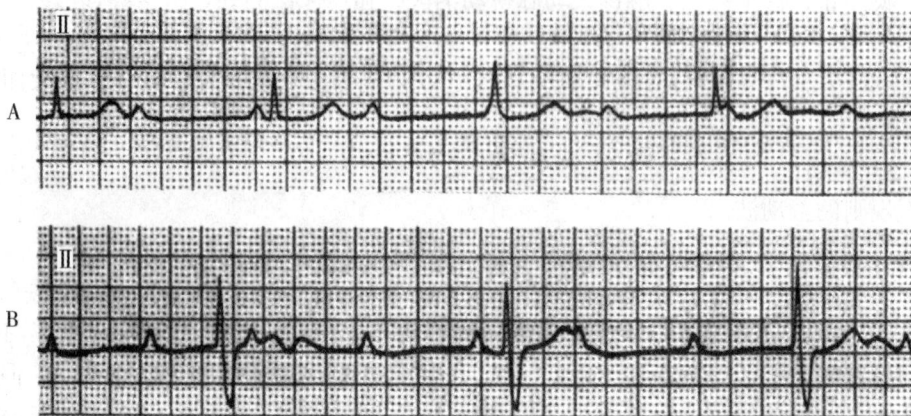

图 19-5　三度房室传导阻滞

3. 心理社会状况　心律失常发作时，病人常因乏力、心悸、胸闷等不适而出现烦躁、焦虑等不良情绪，严重者有濒死感，从而产生恐惧心理。

4. 辅助检查

（1）心电图：是诊断心律失常最重要的检查技术。

（2）动态心电图：是诊断心律失常的重要手段，可检测到常规心电图检查不易发现的心律失常。

（3）其他检查：临床心脏电生理检查、食管心电图，有助于鉴别复杂的心律失常。

5. 治疗要点　心律失常的治疗主要取决于其对血流动力学的影响。血流动力学障碍较轻者无需治疗；血流动力学障碍严重者采取积极有效的治疗措施。治疗心律失常的根本措施是积极治疗原发病，去除诱因；药物治疗可根据心律失常类型，选择抗快速性心律失常药物或缓慢性心律失常药物。此外，还有心脏电复律、人工心脏起搏、导管射频消融术等。

（五）常见护理诊断/问题

1. 活动无耐力　与心律失常导致的心排血量减少有关。

2. 有受伤的危险　与心律失常引起的头晕或晕厥有关。

3. 焦虑　与心律失常反复发作、治疗效果欠佳有关。

4. 潜在并发症　猝死。

（六）护理目标

（1）病人活动耐力有所增加。

（2）病人受伤的危险减少或不受伤。

（3）病人焦虑减轻或消失，情绪平稳。

（4）病人的潜在并发症得到有效预防，或一旦发生，能得到及时发现与处理。

（七）护理措施

1. 一般护理

（1）休息与活动：当心律失常发作导致头晕、胸闷、心悸时应采取高枕卧位、半卧位或其他舒适体位，因左侧卧位常使病人感到心脏搏动，使不适感加重，所以应尽量避免。评估心律失常病人的类型及临床表现，根据病情合理制订活动计划：①无器质性心脏病的良性心律失常病人，鼓励其正常工作和生活，注意劳逸结合；②窦性停搏、持续性室性心动过速、二度Ⅱ型及三度房室传导阻滞等严重心律失常病人，应绝对卧床休息。

（2）生活护理：给予清淡、易消化、富含营养的低脂饮食，少食多餐，避免咖啡、浓茶，戒烟酒等。保持大便通畅，养成良好的生活习惯。用力排便等屏气用力的动作可导致迷走神经兴奋，加重心动过缓，应尽量避免。

（3）氧疗护理：伴有呼吸困难、发绀等缺氧表现者，应给予 2~4L/min 氧气吸入。

2. 病情观察　密切观察脉率、心率及心律、生命体征、面色与神志的变化，严重心律失常病人应实行心电监护，注意发现有无引起猝死的危险征兆，如多源性、频发性、成联律或 R on T 室性期前收缩、心房颤动、阵发性室上性心动过速、二度Ⅱ型房室传导阻滞等。如发现阵发性室性心动过速、心室颤动或三度房室传导阻滞等随时有猝死危险的心律失常，要立即报告医师，建立静脉通路，遵医嘱及时给予抗心律失常药物，并准备好抢救药品及临时起搏器、除颤器等。

3. 用药护理　严格遵医嘱按时按量使用抗心律失常药物，静脉注射时速度宜慢（腺苷除外），一般 5~15 分钟内注完，静脉滴注药物时尽量用输液泵调节速度。密切观察病人意识状态和生命体征，必要时监测心电图，注意用药前、用药过程中及用药后的心率、心律、PR 间期及 QT 间期等变化，以判断疗效及不良反应。常用抗心律失常药物不良反应见表 19-1。

表 19-1　常用抗心律失常药物不良反应

药物名称	不良反应
奎尼丁	心脏方面：可致窦性停搏、房室传导阻滞、室性心动过速、晕厥、低血压
	其他：发热、皮疹、血小板减少、溶血性贫血；视听觉障碍；畏食、恶心、呕吐、腹痛、腹泻；意识模糊
普罗帕酮	心脏方面：房室传导阻滞、窦房结抑制、加重心力衰竭
	其他：胃肠道不适、眩晕、视力模糊、味觉障碍；可能加重支气管痉挛
利多卡因	心脏方面：少数引起窦房结抑制、室内传导阻滞
	其他：感觉异常、眩晕、意识模糊、谵妄、昏迷
普鲁卡因胺	心脏方面：中毒浓度可抑制心肌收缩力，低血压、传导阻滞、室性心动过速
	其他：发热、粒细胞减少症、药物性狼疮，胃肠道反应较奎尼丁少见，中枢神经系统反应较利多卡因多见
胺碘酮	心脏方面：心动过缓，致心律失常很少发生，偶有尖端扭转型室性心动过速
	其他：胃肠道反应；肝功能损害；久服影响甲状腺功能；光敏感、角膜色素沉着；最严重的心外毒性为肺纤维化
维拉帕米	心脏方面：低血压、心动过缓、房室传导阻滞、心搏停顿
	其他：偶有肝毒性，使地高辛浓度增高

4. 心理护理　对于轻度心律失常病人，给予病情解释和安慰，稳定情绪；对于严重心律失常病人加强巡视，给予积极心理支持，安慰体贴病人，消除病人紧张、恐惧心理，增加病人的安全感。

5. 健康指导

（1）疾病知识指导：向病人及家属讲解心律失常的常见病因、诱因及防治知识。指导病人改变不良的生活习惯，少食多餐，戒烟酒，避免摄入刺激性食物及饮料，如咖啡、浓茶等。注意劳逸结合，生活规律，根据心功能情况合理安排休息与活动。避免精神过度紧张，保持乐观、稳定的情绪。保持大便通畅，避免用力排便而加重心律失常。

（2）用药指导与病情监测：遵医嘱使用抗心律失常药物，不可擅自增减药量、停药或改用其他药物。教会病人自测脉搏的方法，以利于自我监测病情。告知病人所用药物的不良反应，如有异常及时就诊。对反复发生、可能危及生命的严重心律失常病人，教会其家属心肺复苏术以备急用。

（八）护理评价

（1）病人活动耐力是否增加。

（2）病人受伤的危险是否减少或不受伤。

（3）病人焦虑是否减轻或消失，情绪是否平稳。

（4）病人的潜在并发症是否得到有效预防，或一旦发生，是否能得到及时发现与处理。

（吴　洁）

第三节　原发性高血压

原发性高血压（primary hypertension）是指以血压升高为主要临床表现、伴有或不伴有多种心血管危险因素的综合征，常伴有心、脑、肾和视网膜等重要器官的病理性改变，甚至造成器官功能衰竭，是脑血管意外、冠心病的主要危险因素，占高血压病人总数的95%，为最常见的心血管疾病，通常简称为高血压。继发性高血压是某些疾病的一种表现，即指由某些明确而独立的疾病引起的血压升高，约占高血压的5%。

本病的病因和发病机制尚未完全明了，目前认为可能与遗传因素、饮食（如高盐、低钙、低钾饮食，高蛋白质摄入，饮酒）、精神应激（如长期精神紧张、焦虑、环境噪声）以及其他因素如肥胖、服用避孕药、睡眠呼吸暂停低通气综合征（SAHS）等有关。多种综合因素在遗传背景作用下，通过交感神经系统活性亢进、肾性水钠潴留、肾素－血管紧张素、醛固酮系统（RAAS）激活、细胞膜离子转运异常、胰岛素抵抗等机制，导致血压调节机制失代偿，使血压升高。

我国目前采用国际上统一的高血压诊断标准，即收缩压≥140mmHg和（或）舒张压＞90mmHg即诊断为高血压。根据血压升高的水平，可进一步分为高血压1、2、3级（表19－2）。据卫生部组织的全国居民营养与健康状况调查资料显示，我国的高血压病人超过2亿，其患病率随年龄而上升，北方高于南方，沿海高于内地，城市高于农村，女性更年期前患病率低于男性，更年期后高于男性。

表 19 – 2　血压水平的定义和分类

类别	收缩压（mmHg）	舒张压（mmHg）
正常血压	<120	<80
正常高值	120～139	80～89
高血压	≥140	≥90
1 级高血压（轻度）	140～159	90～99
2 级高血压（中度）	160～179	100～109
3 级高血压（重度）	≥180	≥110
单纯收缩期高血压	≥140	<90

注：当收缩压与舒张压分属不同级别时，以较高的级别作为标准。以上标准适用于任何年龄的男、女性成人。

高血压的治疗原则是改善生活行为、长期甚至终身服用降压药物。治疗目的是降低血压至正常范围，防止心、脑、肾的并发症，降低病死率和致残率。

（一）护理评估

1. 健康史

（1）家族史：询问病人有无高血压家族史。

（2）饮食习惯及爱好：询问病人有无摄盐过多、摄钙和钾过低、摄入高蛋白质饮食和饱和脂肪酸过多的习惯，有无烟酒嗜好。

（3）职业：了解病人个性特征、职业、人际关系，是否从事脑力劳动，或从事精神紧张度高的职业和长期在噪声环境中工作。

（4）疾病：了解病人有无肥胖、心脏病、肾脏疾病、糖尿病、高脂血症及痛风等病史及用药情况。

2. 身体状况

（1）一般表现

1）症状：大多起病缓慢而渐进，早期一般无特异性临床表现。约 1/5 的病人无症状，仅在测量血压时和发生并发症时才被发现。可有头晕、头痛、耳鸣、疲劳等，可出现视力模糊、鼻出血等较重症状。血压随季节、昼夜、情绪等因素有较大波动。

2）体征：血压升高为主要体征，听诊时可有主动脉瓣区第二心音亢进、收缩期杂音，少数在颈部或腹部可听到血管杂音。

（2）恶性或急进型高血压：病情急剧发展，血压显著升高，舒张压持续 ≥130mmHg，伴头痛、视力模糊、眼底出血、渗出和视盘水肿，肾损害突出，有持续性蛋白尿、血尿、管型尿。如不及时有效地降压治疗，预后很差，常死于肾衰竭、脑卒中或心力衰竭。

（3）并发症

1）高血压危象：因紧张、疲劳、寒冷、突然停服降压药等诱因引起小动脉强烈痉挛，影响重要脏器血流供应。病人血压短时间内急剧上升，出现头痛、恶心、呕吐、心悸、气急、眩晕、视力模糊等严重症状，以及伴有动脉痉挛累及的靶器官缺血症状。

2）高血压脑病：多发生于重症高血压病人，由于过高的血压突破了脑血流自动调节范围，脑组织血流灌注过多引起脑水肿，临床以脑病的症状与体征为特点，表现为严重头痛，恶心、呕吐、意识障碍，甚至昏迷或惊厥，血压降低即可逆转。

3）其他

A. 心脏并发症：可引起高血压性心脏病和冠心病，后期可发生左心衰竭，甚至全心衰竭。心力衰竭是高血压病人的重要死因。

B. 脑血管病：最常见，包括脑卒中（脑出血、脑血栓形成、腔隙性脑梗死、短暂性脑缺血发作）。脑血管病是高血压病人死亡的主要原因。

C. 肾脏并发症：高血压肾病和慢性肾衰竭。

（4）高血压危险度分层：根据病人血压升高的水平、其他心血管危险因素、糖尿病或靶器官损害及伴随的临床疾患情况，将高血压病人分为低危、中危、高危和极高危。

用于心血管危险分层的其他心血管危险因素还有：男性 > 55 岁、女性 > 65 岁，吸烟，糖耐量受损，血脂异常，家族早发心血管病史，腹型肥胖或肥胖，血同型半胱氨酸升高。

用于分层的临床疾病包括：心脏疾病（左心室肥厚、心绞痛、心肌梗死、既往曾接受冠状动脉旁路手术、心力衰竭），脑血管疾病（脑卒中或短暂性脑缺血发作），肾脏疾病（糖尿病肾病、肾功能受损、蛋白尿或血肌酐升高），动脉粥样斑块和视网膜病变（视网膜动脉狭窄），周围血管病，糖尿病。

3. 心理社会状况　原发性高血压是一种慢性病，病程迁延不愈，需终身用药，并发症多而严重，因此病人会产生精神紧张、烦躁不安、焦虑及忧郁情绪。

4. 辅助检查

（1）实验室检查：早期无异常。后期可有蛋白尿、血尿、管型尿，血尿素氮、肌酐增高，血清总胆固醇、甘油三酯升高，血糖及血尿酸升高等。

（2）心动图：可见左心室肥大、劳损。

（3）X 线检查：可见主动脉弓迂曲延长，左室增大，出现心力衰竭时肺野可有相应的变化。

（4）超声心动图：了解心室壁厚度、心腔大小、心脏收缩和舒张功能、瓣膜情况等。

（5）眼底检查：显示视网膜动脉痉挛、狭窄、眼底出血、渗出及视盘水肿，有助于了解高血压严重程度。

（6）24 小时动态血压检测：有助于判断高血压的严重程度及判断"白大衣高血压"，了解其血压变异性和血压昼夜节律：指导降压治疗和评价降压药物疗效。

5. 治疗要点　减少高血压病人心、脑血管病的发生率与死亡率是降压治疗的主要目的与原则；控制心血管危险因素，合理选用降压药，将血压控制至目标值。一般应将血压降至 <140/90mmHg；对糖尿病、慢性肾病、心力衰竭或病情稳定的冠心病合并高血压病人，血压应降至 <130/80mmHg；老年收缩期高血压病人，收缩压控制在 <150mmHg，如能耐受应进一步降低。大多数高血压病人应在数周至数月内将血压逐渐降至目标水平。

（二）常见护理诊断/问题

1. 疼痛：头痛　与血压升高有关。

2. 有受伤的危险　与高血压导致的头晕、眩晕、视物模糊、意识改变或发生体位性低血压有关。

3. 知识缺乏　缺乏对高血压危害的认识、自我保健和用药知识。

4. 潜在并发症　高血压急症、心力衰竭、脑血管意外。

（三）护理目标

（1）病人躯体不适感减轻，血压控制在合适范围内。

（2）病人无受伤的表现。

（3）病人能复述高血压对健康的危害和自我保健方法并坚持合理用药。

（4）病人的潜在并发症得到有效预防，或一旦发生，能得到及时发现与处理。

（四）护理措施

1. 一般护理

（1）休息与活动：适当休息，保证充足的睡眠，选择合适的运动，如慢跑或步行、打太极拳等，避免登高和重体力活动，如提取重物、跑步等。重症的病人应增加卧床休息，提供必要的生活照顾。

（2）环境与安全：保持病室安静，减少声光刺激，使病人身心得到休息，护理操作也应相对集中时间，限制探视，防止对其造成过多的干扰。叮嘱病人缓慢变换体位，上厕所时应有人陪同，头晕明显时要在床上使用便器。

（3）饮食

1）减少钠盐摄入：每人每日食盐量应少于6g。

2）补充钙和钾盐：多吃新鲜蔬菜、牛奶、豆制品和蘑菇、虾皮、紫菜等。

3）减少脂肪摄入，控制总热量摄入、控制体重：多食芹菜、萝卜等新鲜蔬菜和海带、海蜇等海产品。

4）戒除烟酒。

5）伴心脑血管病者，应常食黑木耳、银耳。出现习惯性便秘者，宜多食粗纤维食物、水果，常饮蜂蜜水。

2. 病情观察　定期监测血压，观察头晕、眼花、眩晕等一般症状。如病人血压在短时间内（数小时至数天）急剧升高，伴有心、脑、肾等重要脏器严重损害或功能障碍的表现，如剧烈头痛、尿液异常、烦躁、呕吐、大汗、心悸、视力模糊、抽搐、意识改变等，应考虑发生高血压急症，立即告知医生并积极配合处理。

3. 高血压急症护理

（1）体位：安置病人于半卧位，抬高床头，绝对卧床休息，避免不良刺激和不必要的活动。稳定病人情绪，必要时遵医嘱给予镇静剂。

（2）吸氧：保持呼吸道通畅，吸氧（4~5L/min）。

（3）监护：连接好心电、血压和呼吸监护。

（4）用药：迅速建立静脉通路，遵医嘱给予降压药，一般首选硝普钠或硝酸甘油，用药时应避光，控制滴速。监测血压，血压不宜降得过低，以防造成脑供血不足和肾血流量减少；若出现出汗、不安、头痛、心悸、胸骨后疼痛等血管过度扩张表现，应立即停止给药。

（5）安全防护：采取保护性措施，若病人意识不清，应加床栏，防止坠床；抽搐时，用牙垫置于上下磨牙间，防止咬伤唇舌。

（6）病情观察：密切观察血压、脉搏、呼吸、心律、意识、瞳孔、尿量等变化，发现异常情况及时告知医生，并协助处理。

4. 用药护理

（1）剂量：药物一般从小剂量开始，可联合数种药物以增强疗效，减少不良反应。一般病人需长期服药。

（2）注意事项：应遵医嘱调整剂量，不得自行增减和撤换药物；降压不宜过快过低；某些药物可引起体位性低血压，因此改变体位时动作宜缓慢，不要站立太久；洗澡时，水不可过热，时间不宜过长；当出现头晕、眼花、恶心、眩晕时，应立即平卧，以增加回心血量，改善脑部血液供应。

（3）常用降压药物的不良反应及禁忌证（表 19-3）

表 19-3 常用降压药物的不良反应及禁忌证

类别	药物	不良反应及禁忌证
利尿剂	氢氯噻嗪	乏力，低钾低钠，血尿酸增高；痛风病人禁用
	螺内酯	高钾、加重氮质血症，不宜与血管紧张素转换酶抑制剂合用；肾功能不全者禁用
β 受体阻滞剂	普萘洛尔	负性肌力作用，心动过缓；急性心力衰竭、支气管哮喘禁用
	美托洛尔	病态窦房结综合征、房室传导阻滞和外周血管病禁用
钙通道阻滞剂	硝苯地平	头痛，面色潮红，心率增快，下肢水肿
血管紧张素 转换酶抑制剂（ACEI）	卡托普利 依那普利	刺激性干咳，血管神经性水肿；高血钾、妊娠妇女和双侧肾动脉狭窄病人禁用
血管紧张素Ⅱ 受体阻滞剂（ARB）	氯沙坦 缬沙坦	轻微而短暂的头晕、皮疹、腹泻等；禁忌证与血管紧张素转换酶抑制剂相同

5. 心理护理　针对病人的个性特点，通过有效的沟通方式，耐心地向病人解释病情，说明长期抑郁或情绪激动、急剧而强烈的精神创伤可使血压增高，要避免这些危险因素。指导病人学会自我调节，利用心理训练、音乐治疗和缓慢呼吸等放松技术减轻精神压力，保持健康的心理状态。

6. 健康指导

（1）疾病知识指导：向病人介绍高血压的有关知识和危害性，让其了解控制血压的重要性和终身治疗的必要性。教会病人和家属正确测量血压的方法，说明长期坚持治疗将血压控制在正常范围可预防和减轻靶器官损害。嘱病人避免各种诱发因素，如精神紧张、情绪激动、心身疲劳、精神创伤、噪声刺激、便秘、寒冷、剧烈运动等。

（2）生活方式指导

1）体重：减轻体重，尽量将体重指数（BMI）控制在 25 以下。体重降低对改善胰岛素抵抗、糖尿病、高脂血症和左心室肥厚均有益。

2）饮食：低盐、低脂、低胆固醇饮食，补充适量蛋白质，少食多餐，避免过饱，多食水果、蔬菜，避免便秘。戒烟、戒酒或限制饮酒可使血压下降。

3）体力活动：注意劳逸结合，规律作息。

4）其他：减轻精神压力，保持心理平衡。

（3）用药指导：强调高血压长期药物治疗的重要性，将血压控制在适当范围内，以减少对靶器官的损害，但长期用药或不合理用药会出现不良反应，应学会不良反应的预防、观察和处理方法：嘱病人遵医嘱服药，不可随意增减药量，或漏服、补吃药物，或突然停药。

（4）自我监测指导：教会病人或家属及时测量血压并记录，定期门诊随访复查，病情变化时及时就医。

（五）护理评价

（1）病人躯体不适感是否减轻，血压是否控制在合适范围内。

（2）病人是否有受伤的表现。

（3）病人是否能复述高血压对健康的危害和自我保健方法并坚持合理用药。

（4）病人的潜在并发症是否得到有效预防，或一旦发生，是否能得到及时发现与处理。

（吴　洁）

第四节　冠状动脉粥样硬化性心脏病

冠状动脉粥样硬化性心脏病（coronary atherosclerotic heart disease，CHD）指冠状动脉粥样硬化使管腔狭窄或阻塞，和（或）由于冠状动脉痉挛导致心肌缺血、缺氧，甚至坏死而引起的心脏病，统称冠状动脉性心脏病，简称冠心病，亦称缺血性心脏病。冠心病是世界上最常见的死亡原因之一。男性多在 40～60 岁之间，女性最常在绝经期后表现症状，男性多于女性。

1979 年，WHO 根据冠状动脉病变的部位、范围、血管阻塞程度和心肌供血不足的发展速度、范围和程度的不同，将本病分为 5 种临床类型：①无症状型冠心病，亦称隐匿型冠心病；②心绞痛型冠心病；③心肌梗死型冠心病；④缺血性心肌病型冠心病；⑤猝死型冠心病。近年临床医学家趋于将本病分为急性冠脉综合征（acute coronary syndrome，ACS）和慢性冠脉病（chronic coronary artery disease，CAD）［或称慢性缺血综合征（chronic ischemic-syndrome，CIS）］两大类。

本节重点讨论心绞痛型和心肌梗死型冠心病病人的护理。

一、心绞痛病人的护理

心绞痛（angina pectoris）是冠状动脉供血不足，心肌急剧的、暂时性缺血缺氧所引起的以阵发性心前区压榨性疼痛为主要表现的临床综合征。

（一）护理评估

1. 健康史　询问病人有无高血压、高脂血症、吸烟、糖尿病及肥胖等危险因素；询问病人有无劳累、情绪激动、饱食、寒冷、吸烟、心动过速以及休克等诱发因素；了解病人的年龄、饮食习惯、生活方式、工作性质及性格等；询问病人心前区疼痛的发作次数、缓解方式和治疗效果；询问病人有无冠心病家族史。

2. 身体状况

（1）症状：心绞痛以发作性胸痛为主要表现，典型的疼痛有以下特点：

1）诱因：常由体力劳动、情绪激动、饱食、寒冷、吸烟及心动过速等诱发。疼痛多发生于劳力或激动的当时，而不是在劳累之后。

2）部位：主要在胸骨体上段或中段之后，可波及心前区，范围约手掌大小，界限不清，常放射至左肩、左臂内侧达无名指和小指，或放射至颈、咽和下颌部。

3）性质：胸痛常为压迫、发闷或紧缩性，也可伴有烧灼感，偶伴濒死感，发作时病人常不自觉地停止原来的活动，直至症状缓解。

4）持续时间：疼痛出现后常逐步加重，然后在 3～5 分钟内逐渐消失，不超过 15 分钟，可数日或数周发作 1 次，或一日内发作多次。

5）缓解方式：休息或舌下含服硝酸甘油后可缓解。

（2）体征发作时常有心率加快、血压升高、面色苍白、出冷汗，部分病人有暂时性心尖部收缩期杂音、舒张期奔马律及交替脉。

（3）临床分型：心绞痛的临床分型有利于判断病情轻重，选择治疗措施，估计预后。心绞痛的临床分型如下：

1）稳定型心绞痛：最常见，其特点为由劳力诱发的心绞痛。

2）不稳定型心绞痛：属于急性冠脉综合征，易发生心肌梗死和猝死。

3. 心理社会状况　部分病人性情急躁；受疼痛、濒死感与猝死的威胁，病人常有焦虑、紧张、恐惧的情绪。

4. 辅助检查

（1）心电图检查：是发现心肌缺血、诊断心绞痛最常见的检查方法。静息心电图约有半数病人为正常，心绞痛发作时，在以 R 波为主的导联中，常出现暂时性心肌缺血引起的 ST 段压低、T 波低平或倒置，发作后数分钟内可恢复正常。运动负荷心电图及 24 小时动态心电图检查可明显提高缺血性心脏病的检出率。

（2）放射性核素检查：可明确缺血区的部位和范围，对心肌缺血诊断极有价值。

（3）冠状动脉造影：是诊断冠心病的"金标准"。冠状动脉造影结果可以为了解冠状动脉及其分支狭窄的部位、程度和手术治疗提供依据。

5. 治疗要点　改善冠状动脉供血，减轻心肌耗氧，治疗动脉粥样硬化。

（二）常见护理诊断/问题

1. 急性疼痛：胸痛　与冠状动脉供血不足导致心肌缺血、缺氧有关。

2. 焦虑　与心绞痛反复发作有关。

3. 潜在并发症　急性心肌梗死。

4. 知识缺乏　缺乏心绞痛发作的原因、诱因及防治等方面知识。

（三）护理目标

（1）病人心前区疼痛消失。

（2）病人情绪稳定，焦虑程度减轻或消失。

（3）病人未发生严重并发症。

（4）病人能说出心绞痛发作的原因和诱因，发作时能采取有效的自我救护措施。

（四）护理措施

1. 急性发作时护理

（1）对症护理：发作时嘱病人立即停止体力活动，坐位或半卧位休息，必要时给予镇静剂、吸氧；立即舌下含服作用较快的硝酸酯制剂，常用硝酸甘油 0.3～0.6mg，1～2 分钟起效；硝酸异山梨酯（消心痛）5～10mg，2～5 分钟见效。可扩张冠状动脉，以增加冠状动脉供血量、减轻心脏负荷及心肌耗氧量，缓解疼痛。

（2）稳定情绪：向病人解释焦虑可加重心脏负荷和心肌缺血，对缓解疼痛和病情不利。

（3）用药护理：服用硝酸酯制剂时，告知病人应舌下含化或轻轻嚼碎，待药物被唾液慢慢溶解而吸收，不要急于咽下。用药后可能出现头痛、血压下降、头部跳动感、面红、心悸等不良反应，停药后可消失；应用 β 受体阻滞剂注意含药时宜平卧，防止体位性低血压，突然停药易诱发心肌梗死；钙通道阻滞剂突然停药有发生冠状动脉痉挛和其他副作用的可能。

（4）病情观察：如果心绞痛发作较前加重，发作频繁、持续时间延长，用硝酸甘油不能缓解，或者出现心率减慢、血压波动、呼吸急促，同时伴有恶心、呕吐、出冷汗、烦躁不安等，应警惕可能发生急性心肌梗死。此时立即进行心电监护，并配合医生做好抢救准备。

（5）一般护理

1）休息：疼痛发作时应立即停止正在进行的活动，安置病人卧床休息，保持环境的安静与舒适，提供全面的生活照料，必要时吸氧。缓解期一般不需卧床休息，可适当调整活动、量，以不发生胸痛为度。

2）饮食：指导病人摄取低热量、低脂肪、低胆固醇、适量蛋白质、富含维生素、粗纤维、清淡、易消化的食物；避免饱餐和刺激性食物，不饮酒、浓茶或咖啡，不吸烟；每次进食不宜过饱，保持排便通畅，避免用力排便。

2. 疼痛缓解期护理

（1）心理护理：应针对病人给予解释和开导。教会病人采用放松技术，保持平和情绪，可以减少心肌耗氧量，缓解病情，减少胸痛发作次数，帮助病人树立战胜疾病的信心。

（2）健康指导

1）疾病知识指导：教会病人及家属心绞痛发作时的缓解方法。指导病人正确用药，学会观察药物疗效和不良反应。嘱病人平时养成随身携带有效的硝酸酯类药物的习惯，以备发作时急救。警惕心肌梗死。

2）生活指导：嘱病人生活要有规律，保证充足的睡眠和休息。其他同发作期。

3）控制危险因素：包括积极治疗高脂血症、原发性高血压、糖尿病等有关疾病；避免过度劳累、情绪激动、饱餐、寒冷等诱因；缓解期长期服用抗心绞痛药物。

4）自我救护：平时随身携带在保质期内未失效的硝酸甘油类药物。一旦心绞痛发作，立即取出一片舌下含服，就地休息，停止一切活动，一般 3 ~ 5 分钟后疼痛缓解。如心绞痛发作频繁、程度加重、持续时间延长、硝酸甘油疗效差，应警惕急性心肌梗死，立刻呼叫急救电话或请他人护送到就近的医院就诊。

二、心肌梗死病人的护理

心肌梗死（myocardial infarction，MI）是在冠状动脉病变的基础上发生冠状动脉血供急剧减少或中断，使相应的心肌严重而持久地急性缺血而导致心肌坏死。发病率逐年上升，死亡率极高。本病病人男性多于女性，40 岁以上病人占绝大多数，冬春两季发病较高，北方地区较南方地区为多。

本病的基本病因是冠状动脉粥样硬化，造成一支或多支血管管腔狭窄和心肌供血不足，而侧支循环尚未完成建立。在此基础上，一旦血供进一步急剧减少或中断，使心肌严重而持久地缺血达 1 小时以上，即可发生心肌梗死。心肌梗死的原因多数是不稳定的粥样斑块破溃、出血或管腔内急性血栓形成，使血管腔完全闭塞；少数是粥样斑块发生出血或血管持续痉挛，也可使冠状动脉完全闭塞。

（一）护理评估

1. 健康史　询问病人有无冠心病危险因素及心绞痛发作史；有无休克、脱水、出血、外科手术及严重心律失常等；询问病人有无重体力劳动、情绪激动、过度饱餐、用力排便、寒冷刺激等诱发因素，部分病人无明显诱因，而在安静或睡眠中发生。

2. 身体状况

（1）先兆表现：多数病人发病前数日出现乏力、胸部不适、活动时心悸、气急、烦躁等；或表现为新发心绞痛或原有心绞痛发作频繁、程度加重、持续较久、硝酸甘油疗效差、诱发因素不明显等。及时处理先兆症状，可使部分病人避免发生心肌梗死。

（2）主要症状

1）疼痛：为最早、最突出的症状，多发生于清晨，无明显诱因，程度严重，多伴有大汗、烦躁不安、恐惧和濒死感，持续时间可长达数小时或数日，休息和舌下含服硝酸甘油后一般不能缓解。少数老年人和糖尿病病人无疼痛，一开始即表现为休克或急性心力衰竭。

2）全身症状：疼痛发生 1～2 日后可有发热、心动过速、白细胞增高及血沉增快等，由坏死物质吸收所引起。体温一般在 38℃ 左右，很少超过 39℃，持续 1 周左右。

3）胃肠道反应：疼痛剧烈时常伴恶心、呕吐、上腹部胀痛，与迷走神经受坏死心肌刺激和心排血量降低、组织灌注不足等有关。下壁心肌梗死多见。

4）心律失常：多发生在起病 1～2 周内，24 小时内最多见。以室性心律失常尤其是室性期前收缩最多见，如室性期前收缩频发（每分钟 5 次以上）、成对出现、多源性或落在前一心搏的易损期（R on T 现象）或阵发性室性心动过速可诱发心室颤动而猝死。前壁心肌梗死易发生室性心律失常，下壁心肌梗死易发生房室传导阻滞及窦性心动过缓。

5）休克：起病后数小时至 1 周内发生，表现为收缩压低于 80mmHg，烦躁不安、面色苍白、皮肤湿冷、脉搏细速、大汗淋漓、尿量减少（<20ml/h）、意识模糊甚至昏迷。

6）心力衰竭：主要为急性左心衰竭，表现为呼吸困难、咳嗽、发绀及烦躁等，重者出现肺水肿。

（3）体征：大多数病人心率增快，少数减慢；心尖区第一心音减弱，可闻及粗糙收缩期杂音、舒张期奔马律等；部分病人出现心包摩擦音。除早期血压增高外，几乎所有病人都有血压降低。

（4）并发症

1）乳头肌功能失调或断裂：发生率高达 50%，造成二尖瓣脱垂及关闭不全。轻者可恢复，重者可严重损害左心功能导致急性肺水肿发生，在数日内死亡。

2）心脏破裂：少见，常在起病 1 周内出现，多为心室游离壁破裂，偶有室间隔破裂。

3）栓塞：发生率为 1%～6%，见于起病后 1～2 周。如为左心室附壁血栓脱落所致，则引起脑、肾、脾或四肢等动脉栓塞；由下肢静脉血栓脱落所致，则产生肺动脉栓塞。

4）心室壁瘤：主要见于左心室，发生率为 5%～20%。较大的室壁瘤体检时可见左侧心界扩大，超声心动图可见心室局部有反常运动，心电图示 ST 段持续抬高。

5）心肌梗死后综合征：发生率为 10%，于心肌梗死后数周至数月内出现，可反复发生。表现为心包炎、胸膜炎或肺炎，有发热、胸痛等症状，可能为机体对坏死物质的过敏反应。

3. 心理社会状况　因剧烈疼痛和心脏受损，病人可产生恐惧、濒死感；被急送监护室抢救，陌生的环境、对预后的无知以及家属、亲友对病人的态度，会使病人产生孤独感或无助感，恐惧和焦虑程度也会加重。

4. 辅助检查

（1）心电图：心电图是诊断急性心肌梗死最快捷、最方便、最简单的方法，并能确定其部位及范围。

1）特征性改变

A. 面向透壁心肌坏死区的导联，出现宽而深的 Q 波（病理性 Q 波）。

B. 面向坏死区周围心肌损伤区的导联，出现 ST 段抬高呈弓背向上型。

C. 面向损伤区周围心肌缺血区的导联，出现 T 波倒置。

2）动态性改变（图 19 − 6）：心电图演变过程为：①超急性期：T 波倒置加深呈冠状T，此后逐渐变浅、平坦，部分可恢复直立；②急性期：抬高的 ST 段可在数日至 2 周内逐渐回到基线水平；③近期、陈旧期：坏死型 Q 波持续存在。

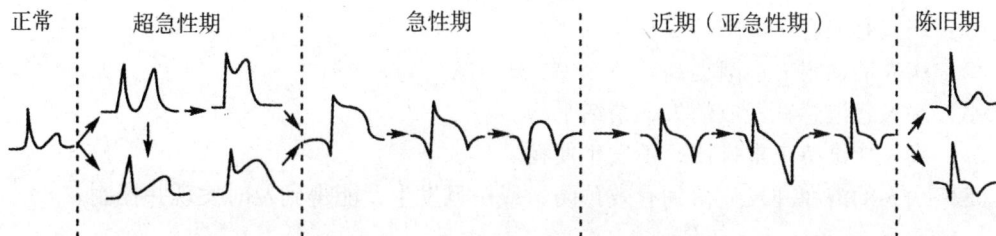

| 正常 | 超急性期 | 急性期 | 近期（亚急性期） | 陈旧期 |

图 19 − 6　心肌梗死心电图动态性改变

3）定位诊断：有病理性 Q 波的心肌梗死可根据特征性改变出现的导联来判断心肌梗死的部位（表 19 − 4）。

表 19 − 4　心肌梗死心电图定位

心肌梗死部位	出现 Q 波导联
前间壁	$V_1 \sim V_3$
前侧壁	$V_5 \sim V_7$
广泛前壁	$V_1 \sim V_5$
高侧壁	I、aVL
下壁	II、III、aVF
正后壁	$V_7 \sim V_8$

（2）超声心动图：切面和 M 型超声心动图有助于了解心室壁的运动和左心室功能，诊断室壁瘤和乳头肌功能失调等。

（3）放射性核素检查：可显示心肌梗死的部位与范围，观察左心室壁的运动和左心室的射血分数。

（4）实验室检查

1）血液检查：常见白细胞及中性粒细胞增多、血沉增快，可持续 1~3 周。

2）血清心肌酶：具有定性诊断价值。血清谷氨酸氨基转移酶（ALT）、肌酸激酶（CK）、天冬氨酸氨基转移酶（AST）、乳酸脱氢酶（LDH）在起病后可依次升高，其中 CK 的同工酶 CK－MB 及 LDH 的同工酶 LDH1 的诊断特异性最高。

3）心肌肌钙蛋白 I 或 T：如出现和增高，被认为是诊断急性心肌梗死最具敏感性和特异性的生化指标。

5. 治疗要点　治疗主要是维护心脏功能，挽救濒死的心肌，防止梗死扩大，及时处理并发症，防止猝死。

（二）常见护理诊断/问题

1. 急性疼痛：胸痛　与心肌血供急剧减少或中断，发生缺血性坏死有关。
2. 活动无耐力　与心肌氧的供需失调有关。
3. 恐惧　与剧烈胸痛伴濒死感有关。
4. 有便秘的危险　与进食少、活动少、不习惯床上排便有关。
5. 潜在并发症　心律失常、心力衰竭、心源性休克、猝死等。

（三）护理目标

（1）病人心前区疼痛减轻或消失。
（2）病人活动耐力逐渐提高。
（3）病人恐惧感减轻或消失，情绪平稳。
（4）病人能维持正常排便，不发生便秘。
（5）病人的潜在并发症得到有效预防，或一旦发生，能得到及时发现并控制。

（四）护理措施

1. 病情观察及配合治疗

（1）监护：将病人安置于冠心病监护病房（CCU 病房），密切观察心电图、生命体征、意识、尿量、心率、心律、皮肤黏膜颜色和温度、组织灌流等有无改善，对于严重心衰者还需监测肺毛细血管压和静脉压。观察胸痛及全身情况改善的情况，备好除颤器和各种急救药品。若发现心律失常、心力衰竭和休克等早期征象，应立即报告医师并协助抢救。

（2）镇痛：遵医嘱给予镇痛药物，常用的有麻醉性镇痛剂（哌替啶、吗啡）和血管扩张剂（硝酸甘油、硝酸异山梨酯），严重者联合应用哌替啶和异丙嗪（非那根）做亚冬眠疗法。

（3）给氧：鼻导管吸氧，氧流量为 2～5L/min。其目的是增加心肌氧的供应，减轻缺血和疼痛。

（4）心肌再灌注：是在起病 3～6 小时内实施的一种积极的治疗措施。目的是尽早恢复梗死相关冠脉的血流量，挽救受损心肌，减少梗死面积和保护心功能。

1）溶栓治疗（thrombolysis therapy）：常用药物有尿激酶（UK）、链激酶（SK）、重组组织型纤溶酶原激活剂（rtPA）和其他制剂；一般主张在发病 6 小时内给药，给药越早，提高再通率越快，降低死亡率越明显。

2）经皮腔内冠状动脉成形术（percutaneous transluminal coronary angioplasty，PTCA）：以完全疏通梗死相关动脉、迅速恢复和持续增加濒危心肌血供为治疗目的。

遵医嘱做好相关治疗的护理。

2. 一般护理

（1）休息与体位：急性心肌梗死后第 1～3 天，绝对卧床休息，进食、排便、翻身、洗漱等活动全部由护士协助完成。第 4～6 天，卧床休息，可做深呼吸运动和上、下肢的被动与主动运动。第 1 周后，无并发症的病人可开始由床上坐起，逐渐过渡到坐在床边或椅子上，每次 20 分钟，每日 3～5 次。开始起坐时动作要缓慢，防止体位性低血压，有并发症者，酌情延长卧床时间。第 1～2 周，开始在床边、病室内走动，在床边完成洗漱等活动。第 2～3 周，可在室外走廊行走，洗漱、排便可到室外卫生间完成。第 3～4 周，试着上下一层楼梯。

（2）饮食护理：在最初 2～3 日应以流质为主，以后随着症状的减轻而逐渐过渡到低钠、低脂、低胆固醇清淡饮食，戒烟酒，提倡少食多餐，避免进食过快、过饱而加重心脏负荷。

（3）排便护理：了解病人日常的排便习惯、排便次数及形态，指导病人养成每日定时排便的习惯，多食蔬菜和水果等粗纤维食物，无糖尿病者可服用蜂蜜水；每日行腹部环形按摩（按顺时针方向）以促进肠蠕动；遵医嘱给予缓泻剂，如麻仁丸、果导片等，必要时给予甘油灌肠；嘱病人便时避免用力，以防诱发心力衰竭、肺梗死，甚至心搏骤停，必要时在排便前预防性应用硝酸异山梨酯舌下含化。

3. 用药护理

（1）镇痛剂：使用麻醉性镇痛剂，应注意观察有无呼吸抑制、脉搏加快、肠蠕动抑制、尿潴留等不良反应。

（2）血管扩张剂：使用血管扩张剂，随时监测血压变化，严格控制静脉输液量和滴速。

（3）溶栓药物：使用溶栓药物时应询问病人有无活动性出血、脑血管病等溶栓禁忌证，检查血常规、出凝血时间和血型；溶栓过程中应观察有无过敏反应如寒战、发热、皮疹、低血压和出血等，严重时应立即停药，并积极对症处理。

（4）监测：用药后监测心电图、心肌酶及出凝血时间。

4. 心理护理　专人守护病人，当病人胸痛剧烈时，应陪伴在身旁，以握手、抚摸等方式增加其安全感，避免只忙于抢救而忽略病人的感受。医护人员进行各项抢救操作时，应沉着冷静、操作正确熟练，给病人以安全感。耐心向病人解释不良情绪会增加心脏负荷和心肌耗氧量，不利于病情的控制，嘱其应以平静的心态对待疾病，积极配合治疗，争取早日康复。

5. 健康指导

（1）调整和改变生活方式：低糖、低脂、低胆固醇饮食，肥胖者限制热量摄入，控制体重；戒烟酒；克服急躁、焦虑情绪，保持乐观、平和的心情；避免饱餐；防止便秘。

（2）合理安排休息与活动：应保证足够的睡眠，参加力所能及的体力活动。若病情稳定无并发症，急性心肌梗死病人于第 6 周后可每天步行、打太极拳等；第 8～12 周后可开始较大活动量的锻炼如洗衣、骑车等；3～6 个月后可部分或完全恢复工作，但对重体力劳动、驾驶员、高空作业及其他精神紧张或工作量过大的工种应予更换。

（3）坚持用药与复查：嘱咐病人遵医嘱服用 β 受体阻滞剂、血管扩张剂、钙拮抗剂、降血脂药及抗血小板药物等，并随身携带"保健盒"；坚持定期门诊复查，若病人在家中出现剧烈胸痛等心肌梗死症状，应立即呼叫急救电话，让其就地休息，不要随意搬动。

（五）护理评价

（1）病人心前区疼痛是否减轻或消失。

（2）病人活动耐力是否逐渐提高。

（3）病人恐惧感是否减轻或消失，情绪是否平稳。

（4）病人是否维持正常排便。

（5）病人的潜在并发症是否得到有效预防，或一旦发生，是否得到及时发现与处理。

（吴　洁）

第五节　风湿性心脏瓣膜病

心脏瓣膜病（valwlar heart disease）指由于炎症、黏液样变、退行性变、先天性畸形、缺血性坏死及创伤等原因造成的单个或多个瓣膜（包括瓣叶、瓣环、腱索或乳头肌）的功能或结构异常，导致瓣口狭窄或关闭不全，产生血流动力学显著改变的一组疾病。风湿性心脏瓣膜病与 A 族乙型溶血性链球菌反复感染有关。最常受累的瓣膜是二尖瓣，其次是主动脉瓣。

风湿性心脏瓣膜病简称风心病，是风湿性炎症过程所致的瓣膜损害，主要累及 40 岁以下人群，女性多于男性，是目前我国最常见的心脏瓣膜病。本节重点介绍风湿性炎症引起的二尖瓣病变和主动脉瓣病变。

一、护理评估

（一）健康史

1. 病因　询问病人有无风湿热及反复链球菌所致的咽、扁桃体炎或咽峡炎等病史。

2. 诱因　询问病人近期有无上呼吸道感染、反复风湿活动、心律失常、妊娠及使病情加重的其他诱发因素。

（二）身体状况

1. 二尖瓣狭窄

（1）症状：二尖瓣中度狭窄时才会有明显症状。

1）劳力性呼吸困难：为最常见的早期症状，多先有劳力性呼吸困难，随狭窄加重，出现阵发性夜间呼吸困难、端坐呼吸，甚至发生急性肺水肿。

2）咯血：薄而扩张的支气管静脉破裂可突然咯大量鲜血；阵发性夜间呼吸困难或咳嗽时痰中带血；急性肺水肿时咳粉红色泡沫痰。

3）咳嗽和声嘶。

（2）体征：重度二尖瓣狭窄病人呈"二尖瓣面容"，表现为口唇及双侧颧骨发绀；心尖区可触及舒张期震颤；心尖区可闻及低调的局限性、舒张中晚期隆隆样杂音，不传导。听诊心尖区第一心音亢进和（或）闻及二尖瓣开瓣音，提示瓣膜尚有弹性。肺动脉瓣区第二心音亢进或伴分裂（Graham – Steell 杂音），提示肺动脉高压。右心衰竭时出现体循环淤血的体征，如颈静脉怒张、肝大及下肢水肿等。

（3）并发症

1）充血性心力衰竭：是晚期常见并发症及主要死亡原因。

2）心律失常：以心房颤动最常见。

3）栓塞：大多数发生在伴有心房颤动的病人，心房内栓子脱落后引起动脉栓塞，其中以脑栓塞最多见。

4）急性肺水肿：为重度二尖瓣狭窄的严重并发症，如不及时抢救，可危及生命。

5）肺部感染：较常见，可诱发或加重心衰。

6）感染性心内膜炎：较少见。

2. 二尖瓣关闭不全

（1）症状：早期无症状，严重反流时心排血量减少，首发症状为疲乏无力，呼吸困难等肺淤血症状出现较晚。

（2）体征：心尖搏动呈抬举性，向左下移位。心尖部第一心音减弱，可闻及全收缩期粗糙高调的吹风样杂音，向左腋下、左肩胛下传导。

（3）并发症：与二尖瓣狭窄相似，但感染性心内膜炎的发生率比二尖瓣狭窄高，而体循环栓塞比二尖瓣狭窄少见。

3. 主动脉瓣关闭不全

（1）症状：早期多无症状，或仅有心悸、心前区不适及头部动脉搏动感等，病变严重时出现左心衰竭的表现。心绞痛较主动脉瓣狭窄时少见，常有体位性头晕。

（2）体征：心尖搏动向左下移位，搏动弥散而有力；胸骨左缘第3、4肋间可闻及舒张期高调叹气样递减型杂音，向心尖部传导，坐位前倾和深呼气后屏气时最清楚。严重主动脉瓣关闭不全时，常在心尖部闻及舒张中晚期隆隆样杂音（Austin – Flint 杂音）。脉压增大，可出现周围血管征，表现为颈动脉搏动明显、随心脏搏动的点头征、毛细血管搏动征、水冲脉及股动脉枪击音。

（3）并发症：左心衰竭为其主要并发症之一，此外，还有亚急性感染性心内膜炎、室性心律失常，其他与二尖瓣狭窄相似。

4. 主动脉瓣狭窄

（1）症状：劳力性呼吸困难、心绞痛和晕厥为典型主动脉瓣狭窄常见的三联症，但出现较晚。

（2）体征：抬举性心尖搏动，范围相对局限；主动脉瓣第一听诊区可触及收缩期震颤，并可闻及粗糙而响亮的喷射性收缩期吹风样杂音，向颈部传导；脉搏平而弱，收缩压和脉压均下降。

（3）并发症：可有心律失常、心源性猝死、感染性心内膜炎及体循环栓塞和心力衰竭。

5. 多瓣膜病　是指同时累及2个或2个以上瓣膜的疾病，又称联合瓣膜病。临床上常见的联合瓣膜病变主要以二尖瓣狭窄合并主动脉瓣关闭不全为主。

（三）心理社会状况

随着瓣膜损害的加重，病人可出现心力衰竭、心律失常及栓塞等各种并发症，影响病人的活动、休息及睡眠，易产生烦躁、焦虑心理；当病情进展、疗效不明显时，病人会产生悲观、厌世等心理。

（四）辅助检查

1. 超声心动图　是诊断心脏瓣膜病比较重要的方法。二维和多普勒超声可见瓣膜狭窄、关闭不全及血液反流的程度等。

2. X 线检查　二尖瓣狭窄可见左心房及右心室增大，心影呈梨形，肺淤血征象；二尖瓣关闭不全可见左心房及左心室增大；主动脉瓣关闭不全可见左心室增大，心影呈靴形；主动脉瓣狭窄可见左心室增大和主动脉瓣钙化影。

3. 心电图　二尖瓣狭窄时，主要为左心房及右心室肥大，出现二尖瓣型 P 波；二尖瓣关闭不全时，主要表现为左心室肥厚及非特异性 ST – T 改变；主动脉瓣关闭不全和狭窄时，可见左心室肥大。此外，可有各种心律失常的心电图表现。

（五）治疗要点

1. 非手术治疗　为预防风湿热和感染性心内膜炎，改善心功能、减轻症状及预防并发症，控制病情进展。有风湿活动的病人应坚持长期使用苄星青霉素；无症状者注意预防感染，避免剧烈运动及体力活动，定期复查。

2. 手术治疗　手术及介入治疗为本病有效的治疗方法，如人工瓣膜置换术、经皮球囊瓣膜成形术等。

二、常见护理诊断/问题

1. 活动无耐力　与心输出量减少、冠状动脉灌注不足、脑供血不足有关。
2. 有感染的危险　与长期肺淤血、呼吸道抵抗力下降及风湿活动有关。
3. 知识缺乏　缺乏风湿性心脏瓣膜病的防治及如何长期维护健康的知识。
4. 潜在并发症　充血性心力衰竭、心律失常、栓塞、亚急性感染性心内膜炎。

三、护理目标

（1）病人活动耐力增加。
（2）病人未出现感染。
（3）病人知晓风湿性心脏瓣膜病的防治及如何长期维护健康的知识。
（4）病人的潜在并发症得到有效预防，或一旦发生，能得到及时发现与处理。

四、护理措施

（一）一般护理

1. 休息与活动　根据心功能分级确定活动强度。出现呼吸困难时，应让病人半坐卧位；风湿活动伴并发症时应卧床休息；左房内有巨大附壁血栓的病人应绝对卧床休息。长期卧床的病人需协助生活护理，预防压疮，防止静脉血栓形成。

2. 饮食护理　给予高热量、高蛋白、低胆固醇、富含维生素及易消化饮食。每餐不宜过饱，保持排便通畅；心力衰竭时则应适当限制钠盐摄入。

（二）病情观察

①病人生命体征及意识变化。②有无风湿活动的表现，如皮下环形红斑、皮下结节、关节红肿及疼痛等。③病人有无呼吸困难、乏力、食欲减退、尿少、体重变化和水肿等心力衰

竭的征象。④病人有无栓塞征象。肾栓塞可有腰痛、血尿和蛋白尿；脾栓塞时突感左上腹剧痛并出现脾大；肺栓塞出现突然剧烈胸痛、气急、发绀、咯血及休克等；脑栓塞可引起偏瘫；四肢动脉栓塞可引起肢体剧痛，动脉搏动消失，局部皮肤苍白、发凉、发绀，甚至坏死。一旦发生栓塞，立即报告医师，配合抢救处理。

（三）配合治疗护理

1. 用药护理　出现并发症时遵医嘱使用抗生素、利尿剂、洋地黄、抗心律失常药及抗凝药等药物，密切观察疗效和药物不良反应。

2. 外科治疗　即行人工瓣膜置换术。适应证为：①严重瓣膜反流致心力衰竭；②真菌性心内膜炎；③虽充分使用抗微生物药物，血培养持续阳性或反复复发；④虽充分采用抗微生物药物治疗，仍反复发作大动脉栓塞，超声检查证实有赘生物（≥10mm）；⑤主动脉瓣受累致房室传导阻滞，心肌或瓣环脓肿需手术引流；⑥手术关闭未闭动脉导管或室间隔缺损为治疗其并发的顽固性心内膜炎的重要措施。

（四）心理护理

由于风湿性心脏瓣膜病病程长且易复发，病人及家属心理压力大，易产生焦虑、抑郁等不良情绪。护士应做好针对性沟通和疏导，减轻其不良心理反应。鼓励病人树立信心，做好长期与风湿性心脏瓣膜病作斗争以控制病情进展的思想准备。

（五）健康指导

1. 疾病知识指导　告知病人及家属本病的病因和病程进展特点，鼓励病人树立信心，做好长期与疾病作斗争的思想准备；避免重体力劳动、剧烈运动和情绪激动等诱发因素；育龄妇女要根据心功能情况，在医师指导下选择好妊娠与分娩时机；有手术适应证者劝其把握最佳手术时机尽早择期手术，提高生活质量；坚持遵医嘱用药，定期门诊复查。

2. 日常生活指导　居住环境应温暖、通风、干燥，预防上呼吸道感染；日常生活中适当锻炼，加强营养，提高机体抵抗力；做拔牙、内镜检查、导尿术、分娩及人工流产等手术操作前，应告知医师其风湿性心脏瓣膜病病史，以便预防性使用抗生素；学会自我护理和观察病情的方法，有异常时及时就诊。

五、护理评价

（1）病人活动耐力是否增加。

（2）病人是否出现感染。

（3）病人是否知晓风湿性心脏瓣膜病的防治及如何长期维护健康的知识。

（4）病人的潜在并发症是否得到有效预防，或一旦发生，是否得到及时发现与处理。

（吴　洁）

第六节　感染性心内膜炎

感染性心内膜炎（infective endocarditis，IE）是指各种微生物侵犯心脏内膜表面引起的一种感染性炎症，伴赘生物形成。心脏瓣膜为最常受累部位，但感染也可发生在间隔缺损部位、腱索或心壁内膜。

急性感染性心内膜炎主要是由金黄色葡萄球菌引起，少数由肺炎球菌、淋球菌、A 族链球菌和流感杆菌所致。引起亚急性感染性心内膜炎的病原菌以草绿色链球菌最多见，其他病原微生物有 D 族链球菌（如肠球菌）、表皮葡萄球菌、溶血性链球菌、大肠埃希菌、真菌及立克次体等。

一、护理评估

（一）健康史

1. 病史　询问病人发病前有无心瓣膜病、先天性心脏病、心肌病、肺源性心脏病、甲亢性心脏病及二尖瓣脱垂症等病史。

2. 诱因　询问病人近期内有无上呼吸道感染、咽峡炎、扁桃体炎及身体其他部位感染史；是否做过拔牙、导尿、泌尿系统器械检查、心导管检查及心脏手术；有无静脉途径药物滥用史。

（二）身体状况

1. 症状　感染性心内膜炎最常见的症状是发热，除有些老年或心、肾衰竭重症病人外，几乎均有发热。一般为弛张性低热，不超过 39℃，午后及夜晚高，头痛、背痛和肌肉关节痛也很常见。亚急性者起病隐匿，可有全身不适、乏力、食欲减退和体重减轻等非特异性症状。急性感染性心内膜炎病人往往伴有严重全身中毒症状，寒战、高热，未经治疗的可在数天至数周内死亡。

2. 体征

（1）心脏杂音：大部分病人可闻及心脏杂音，可由基础心脏病和（或）心内膜炎导致瓣膜损害所致。杂音性质和强度易于发生变化甚至出现新杂音是本病特征。急性病人出现杂音更常见、更明显。

（2）周围体征：多为非特异性，近年较少见。包括：

1）瘀点和瘀斑：瘀斑最常见，可出现在任何部位，多分布于锁骨以上皮肤、口腔黏膜和睑结膜。

2）指（趾）甲下线状出血。

3）Roth 斑：为视网膜的卵圆形出血斑，中心呈白色。

4）Osler 结节：分布于手指或足趾末端的掌面，足底或大小鱼际处，呈红色或紫色痛性结节，略高出皮肤。

5）Janeway 损害：是位于手掌或足底处直径 1~4mm 的无压痛小结节或斑点状出血。引起这些周围体征的原因可能是微血管炎或微栓塞。

3. 感染的非特异性症状

（1）脾大：见于 15%~50%、病程 >6 周的病人，急性者少见。

（2）贫血：IE 时贫血较为常见，尤其多见于亚急性者，有苍白无力和多汗。多为轻、中度贫血，晚期病人有重度贫血。主要由于感染抑制骨髓所致。

4. 并发症

（1）心脏病变：可出现充血性心力衰竭、细菌性动脉瘤、迁移性脓肿、神经系统受累及肾脏受累的表现。心力衰竭是亚急性感染性心内膜炎最常见的死亡原因。

（2）动脉栓塞：多见于病程后期，但在 1/3 的病人中是首发症状。赘生物引起动脉栓塞占 20% ~30%，栓塞可发生在机体的任何部位，如脑、心脏、肺、脾、肾、肠系膜和四肢为临床所见的体循环动脉栓塞部位。脑栓塞的发生率最多见，为 15% ~20%。

（三）心理社会状况

由于本病的治疗周期长，医疗费用较高，还易发生栓塞、心衰等并发症，且预后不良；病人及家属心理压力较大，易产生焦虑、消极等不良情绪；当病情加重而疗效不佳时，往往出现精神紧张、恐惧、悲观、绝望等心理反应。

（四）辅助检查

1. 血培养　是诊断本病的重要方法，药物敏感试验可为治疗提供依据。

2. 血液检查　亚急性心内膜炎者常出现正常细胞正常色素性贫血，白细胞计数正常或轻度升高，血沉增快。

3. 尿液检查　镜下血尿和轻度蛋白尿常见。肉眼血尿提示肾梗死。

4. 心电图　可见急性心肌梗死图形改变或房室、室内传导阻滞等多种心律失常心电图。

5. 超声心动图　是感染性心内膜炎最基本的检查方法，对尽早诊断、明确心脏基础病变及心内并发症、判断预后和指导治疗有重要意义。经超声检查可诊断出 50% ~75% 的赘生物，经食管超声（TEE）可检出 <5mm 的赘生物，敏感性达 95% 以上。赘生物 ≥10mm 时，易发生动脉栓塞。

二、常见护理诊断/问题

1. 体温过高　与感染有关。

2. 焦虑　与疗程长或病情反复有关。

3. 营养失调：低于机体需要量　与食欲下降、长期发热导致机体消耗过多有

4. 潜在并发症　心力衰竭、栓塞。

三、护理目标

（1）病人体温控制在正常范围内。

（2）病人情绪稳定，心理状态良好。

（3）病人进食量增加，体重无下降，建立合理的饮食习惯。

（4）病人的潜在并发症得到有效预防，或一旦发生，能得到及时发现与处理。

四、护理措施

（一）一般护理

1. 休息与活动　急性者应卧床休息，限制活动；亚急性者可适当活动，避免剧烈运动和情绪激动等。

2. 饮食护理　给予高热量、高蛋白、高维生素、低胆固醇、清淡、易消化的半流质或软食，鼓励病人多饮水，同时做好口腔护理以增加食欲。

3. 发热护理　高热病人给予物理降温如冰袋、温水擦浴等，及时记录体温变化。病人出汗多时及时更换衣服，增加舒适感。

（二）病情观察

1. 体温　密切观察病人的体温变化情况，每 4~6 小时测量体温 1 次，准确绘制体温曲线，以判断病情进展及治疗效果。

2. 皮肤黏膜　评估病人皮肤黏膜的皮损及消退情况。

3. 并发症　注意有无心力衰竭及脏器栓塞表现，有可疑征象，应尽早报告医师并协助处理。

（三）用药护理及治疗配合

观察用药效果、副作用及毒性反应，注意保护静脉。抗生素使用要做到按时按量，现配现用。

1. 抗生素治疗　用药原则为早用药、大剂量、长疗程，选用杀菌剂，静脉用药为主，监测血清杀菌滴度调整药物剂量，联合用药。根据血培养和药敏试验结果选用敏感的抗生素。青霉素为本病的首选用药，常用剂量为每天 1 800 万~3 000 万单位，分 3~4 次静滴，青霉素过敏者可用头孢类抗生素。

2. 正确采集血培养标本　采集血培养标本时的注意事项：①抗生素治疗前先采血，间隔 1 小时采血 1 次，共 3 次；如次日未见细菌生长，重复采血 3 次后，开始抗生素治疗。②已用过抗生素者，停药 2~7 天后采血。③急性病人应在入院后立即安排采血，在 3 小时内每隔 1 小时采血 1 次，共取 3 次血标本后，按医嘱开始治疗。④本病的菌血症为持续性，无需在体温升高时采血。⑤每次采血 10~20ml 作需氧和厌氧菌培养。

（四）心理护理

关心病人，多与病人及家属进行沟通，告知本病病程较长，需坚持治疗才能彻底治愈，使病人树立起战胜疾病的信心。告诫病人切忌情绪激动，以免心动过速、心脏收缩过度而促使赘生物脱落。

（五）健康指导

告诉病人病因预防是本病的关键，注意保持皮肤和口腔卫生，在有创手术前后应用青霉素进行预防。教会病人防寒保暖，注意卫生，自我监测体温变化，注意有无栓塞表现，定期门诊随访。

五、护理评价

（1）病人体温是否控制在正常范围内。

（2）病人情绪是否稳定，心理状态是否良好。

（3）病人进食量是否增加，体重是否无下降，是否建立合理的饮食习惯。

（4）病人的潜在并发症是否得到有效预防，或一旦发生，是否得到及时发现与处理。

（朱　雅）

第二十章　消化系统疾病护理

第一节　慢性胃炎

慢性胃炎（chronic gastritis）是由多种原因引起的胃黏膜慢性炎症。其发病率随年龄增加而升高，在各种胃病中居首位。在慢性胃炎的病程中，炎症细胞浸润仅在胃小凹和黏膜固有层的表层，腺体未被损害，称为浅表性胃炎。如果累及到腺体并发生萎缩、消失，胃黏膜变薄，称为慢性萎缩性胃炎。幽门螺杆菌（Hp）感染是最常见的病因。

一、护理评估

（一）健康史

询问病人有无长期饮浓茶、烈酒、咖啡：食用过热、过冷、过于粗糙的食物，服用大量非甾体类抗炎药；有无桥本甲状腺炎、白癜风等自身免疫性疾病，十二指肠反流疾病史；有无慢性右心衰竭、肝硬化门静脉高压症等可引起胃黏膜淤血缺氧的疾病。

（二）身体状况

1. 症状　慢性胃炎病程迁延，进展缓慢，70%～80%的病人可无任何症状，部分病人有腹痛或饱胀不适、食欲缺乏、反酸、嗳气、恶心等消化不良表现，症状常与进食或食物种类有关，不具有特异性。少数病人可有少量上消化道出血。自身免疫性胃炎病人可出现明显的厌食、贫血和体重减轻等症状。

2. 体征　多无明显体征，部分病人可有上腹轻压痛。

（三）心理社会状况

慢性胃炎因病程迁延，病情反复发生，易使病人产生烦躁、焦虑等不良情绪。少数病人因出现明显畏食、贫血、体重减轻及害怕癌变而存在恐惧心理。

（四）辅助检查

1. 胃镜及胃黏膜活组织检查　是最可靠的诊断方法。内镜下慢性浅表性胃炎的诊断依据是红斑（点、片状或条状），黏膜粗糙不平，出血点/斑；慢性萎缩性胃炎的诊断依据是黏膜呈颗粒状，黏膜血管显露，色泽灰暗，皱襞细小。

2. 幽门螺杆菌检测　目前可采用血清 Hp 抗体测定、胃黏膜培养、活检标本切片染色、快速尿素酶实验、13C 或 14C 尿素呼气试验检测幽门螺杆菌。

（五）治疗要点

治疗原则是消除病因、缓解症状、控制感染、防治癌前病变。

1. 根除幽门螺杆菌感染　对幽门螺杆菌感染引起的慢性胃炎；应给予根除 Hp 治疗。目前多采用以胶体铋剂或质子泵抑制剂的一种加上两种抗菌药物的治疗方案（表 20 – 1）。药物剂量分 2 次服用，7 天为一疗程。

表 20 – 1　根除 Hp 三联疗法方案

PPI 或胶体铋剂用量	抗菌药物用量
奥美拉唑 40mg/d	克拉霉素 500 ~ 1 000mg/d
兰索拉唑 60mg/d	阿莫西林 1 000 ~ 2 000mg/d
枸橼酸铋钾 480mg/d	甲硝唑 800mg/d
上述药物选一种	上述药物选两种

2. 病因治疗　非甾体类抗炎药引起者，应停用药物，并给予制酸剂或硫糖铝；胆汁反流引起者，可用氢氧化铝凝胶或硫糖铝。

3. 对症治疗　胃动力不足者，可服用多潘立酮、西沙必利等；胃酸缺乏者，可服用稀盐酸、胃蛋白酶合剂；有烟酒嗜好者应戒除。

二、常见护理诊断／问题

1. 疼痛：腹痛　与胃黏膜炎性病变有关。
2. 营养失调：低于机体需要量　与畏食和消化吸收不良等因素有关。

三、护理目标

（1）病人腹部疼痛减轻或消失。
（2）病人营养状况得到改善。

四、护理措施

（一）一般护理

1. 休息与活动　急性发作或伴有消化道出血的病人应卧床休息；病情缓解后可适当锻炼，避免过度劳累。

2. 饮食护理

（1）饮食原则：鼓励病人养成良好的饮食习惯，定时定量，少食多餐，细嚼慢咽，给予高热量、高蛋白、高维生素及易消化的饮食，避免摄入过咸、过甜及过辣的刺激性食物。

（2）食物选择：向病人及家属说明摄取足够营养素的重要性。指导病人及家属根据病情选择易于消化的食物种类，如胃酸低者可酌情食用浓肉汤、鸡汤、山楂及食醋等刺激胃酸分泌；高胃酸者应避免进浓肉汤及酸性食品，可用牛奶、面包及菜泥等。改善烹饪技巧，增强病人食欲。

（二）病情观察

观察病人腹痛的部位、性质，呕吐物和粪便的颜色、量及性状，用药前后病人症状是否改善，及时发现病情变化。

（三）用药护理

1. 抗酸药　氢氧化铝凝胶等饭后 1 ~ 2 小时和睡前服用，避免与奶制品及酸性食物或饮料同时服用。可有便秘、口干、皮疹、眩晕、嗜睡等不良反应。

2. H$_2$ 受体拮抗剂　餐中或餐后即刻服用，和抗酸药间隔 1 小时以上。静脉用药时注意控制滴速，以免引起低血压和心律失常。常见的副作用有乏力、粒细胞减少、皮疹。

3. 质子泵抑制剂　奥美拉唑可引起头晕，用药期间避免从事高度集中注意力的工作。兰索拉唑的主要不良反应包括荨麻疹、皮肤瘙痒及头痛等。

4. 枸橼酸铋钾　宜在餐前 30 分钟服用，不可与抗酸药同服，因其可使齿、舌变黑，应用，吸管直接吸入。部分病人服药后出现便秘或大便呈黑色，停药后可自行消失。

5. 抗菌药　服用阿莫西林时，应询问病人有无青霉素过敏史，服用过程中应注意是否有迟发型过敏反应。甲硝唑可引起恶心、呕吐等胃肠道反应，口腔金属味、舌炎和排尿困难等不良反应。

6. 其他　多潘立酮及西沙必利具有刺激胃窦蠕动，促进胃排空的作用，应在饭前服用，不宜与阿托品等解痉剂合用。

（四）心理护理

向病人说明忧虑、焦急的情绪会诱发和加重病情。告知病人本病经过正规治疗是可以逆转的；对于异型增生，经严密随访，即使有恶变，及时手术也可获得满意的疗效；帮助病人树立信心，消除焦虑、恐惧心理，配合治疗。

（五）健康指导

1. 疾病知识指导　向病人及家属介绍本病的有关病因和预后，指导病人避免诱发因素，保持良好的心理状态，日常生活要有规律，注意劳逸结合，合理安排工作和休息时间。坚持定期门诊复查。

2. 饮食指导　向病人及家属说明饮食调理对预防慢性胃炎反复发作的意义，指导病人加强饮食卫生和饮食营养，切实遵循饮食治疗的计划和原则。

3. 用药指导　向病人及家属介绍药物应用知识，如常用药物的名称、作用、服用的剂量、用法、不良反应及注意事项。指导病人遵医嘱服药，如有异常及时复诊。

五、护理评价

（1）病人的腹痛是否减轻或消失。

（2）病人的营养状况是否得到改善。

（朱　雅）

第二节　消化性溃疡

胃十二指肠溃疡（gastroduodenal ulcer）是指发生于胃十二指肠的局限性圆形或椭圆形的全层黏膜缺损，包括胃溃疡（aastric ulcer，GU）和十二指肠溃疡（duodenal ulcer，DU）。因溃疡的形成与胃酸和胃蛋白酶的消化作用有关，故又称为消化性溃疡。DU 多见于青壮年，GU 的发病年龄比 DU 平均晚 10 年。男性较女性多发。消化性溃疡的发作有季节性，秋冬和冬春之交是其好发季节。大部分病人经内科治疗可以痊愈，仅少部分病人需要外科治疗。

一、护理评估

(一) 健康史

询问病人有无慢性胃炎病史，有无长期服用非甾体类抗炎药（阿司匹林、吲哚美辛等）、食用粗糙刺激性食物或饮料以及其他（如精神紧张、情绪激动、过度疲劳）病史。

(二) 身体状况

1. 症状

（1）腹痛以慢性病程、周期性发作、节律性上腹疼痛为主要特点。疼痛多位于中上腹、偏左或偏右。多数病人疼痛有典型节律性，与进食关系密切。少数病人可无明显症状，仅表现为上腹隐痛不适，或以上消化道出血、穿孔的并发症为首发表现，称为"无症状性溃疡"。

（2）胃肠道症状反酸、嗳气、恶心、呕吐等消化不良症状。

（3）全身症状可表现为失眠、多汗等自主神经功能失调的症状，也可有消瘦、贫血等症状。

2. 体征　活动期上腹正中偏右或偏左有轻度压痛，缓解期多无明显体征。

3. 并发症

（1）出血：是消化性溃疡最常见的并发症。大出血溃疡多发于胃小弯或十二指肠后壁，主要表现为呕血和黑粪，严重时发生失血性休克。

（2）穿孔：多发生于十二指肠前壁溃疡，是消化性溃疡最严重的并发症。多在饮食过饱和饭后剧烈运动、劳累、饮酒后，突发上腹部刀割样剧痛并迅速向全腹蔓延。穿孔后胃肠道的内容物渗入腹腔引起急性弥漫性腹膜炎，可有全腹压痛、反跳痛、腹肌紧张等。肝浊音区消失，肠鸣音减弱或消失。腹部立位 X 线检查可见膈下新月状游离气体影；腹腔穿刺可抽出黄色浑浊液体。

（3）幽门梗阻：急性梗阻多为暂时性，慢性梗阻可由瘢痕收缩而呈持久性。病人感上腹饱胀不适，疼痛于餐后加重，且反复大量呕吐，呕吐大量发酵宿食，重者出现失水和低钾、低氯性碱中毒。腹部检查有胃蠕动波、振水音。

（4）癌变：少数胃溃疡可发生癌变。上腹痛节律性消失，溃疡顽固不愈，粪便隐血试验持续阳性。

(三) 心理社会状况

因溃疡长期反复发作影响生活质量，病人可出现焦虑、抑郁等心理反应；合并出血时病人和家属往往有紧张、恐惧等心理；癌变病人可能发生恐惧，甚至绝望等心理。

(四) 辅助检查

1. 纤维胃镜和胃黏膜活组织检查　是确诊消化性溃疡的首选检查方法。通过直接观察溃疡部位、大小、性质，并可取活组织进行病理检查以区别良恶性溃疡，以及是否合并 Hp 感染，对临床治疗有指导意义。

2. X 线钡剂造影　适用于胃镜检查有禁忌或不愿意接受胃镜检查者。其主要征象为龛影或十指肠球部变形等。

3. 胃酸测定　十二指肠溃疡胃酸分泌多增高，尤其是空腹或夜间；胃溃疡胃酸分泌正常或低于正常。

4. 粪便隐血试验　阳性提示溃疡有活动，胃溃疡病人持续粪便隐血试验阳性提示有癌变的可能。

5. 幽门螺杆菌检测　13C 或 14C 尿素呼气试验用于检测幽门螺杆菌，或检测活组织标本确定有无幽门螺杆菌感染。常作为根除治疗后复查的首选方法。

（五）治疗要点

1. 非手术治疗　治疗消化性溃疡的药物包括抑制胃酸分泌的药物和保护胃黏膜的药物两大类，主要起缓解症状和促进溃疡愈合的作用，常与根除幽门螺杆菌治疗配合使用。

（1）抑制胃酸分泌的药物治疗：碱性抗酸药可中和胃酸，迅速缓解疼痛症状，长期大量使用副作用大，故很少单一用药。抑制胃酸分泌的药物有 H_2 受体拮抗剂和质子泵抑制剂两大类，质子泵抑制剂的抑酸作用更强、更持久。

（2）保护胃黏膜治疗：常用的胃黏膜保护剂包括硫糖铝、枸橼酸铋钾和前列腺素类药物。硫糖铝和枸橼酸铋钾能黏附覆盖在溃疡面上形成一层保护膜，从而阻止胃酸/胃蛋白酶侵袭溃疡面。前列腺素类药物具有增加胃黏膜防御能力的作用。

（3）根除幽门螺杆菌治疗：见本章第一节"慢性胃炎"。

2. 手术治疗　手术治疗的方式如下：

（1）胃大部切除术：①毕Ⅰ式胃大部切除术：即切除胃大部后，残胃与十二指肠直接吻和（图20-1）；②毕Ⅱ式胃大部切除术：即胃大部分切除后，将残胃与空肠上端吻合，而将十二指肠残端封闭（图20-2）。

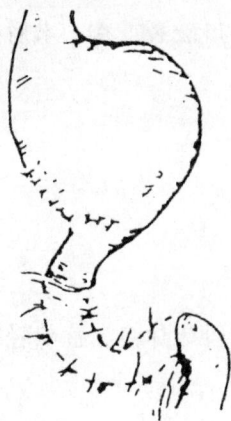

图20-1　毕Ⅰ式胃大部切除术　　　　图20-2　毕Ⅱ式胃大部切除术

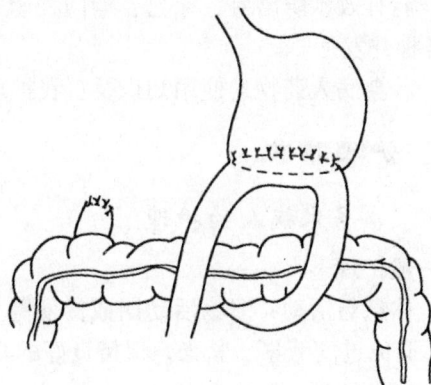

（2）胃迷走神经切断术：主要用于十二指肠溃疡。

3. 并发症的治疗

（1）急性穿孔：对于症状轻、一般情况良好的空腹、穿孔较小的病人可施行非手术疗法。主要措施：取半卧位、禁食、胃肠减压、输液、抗生素治疗等。非手术治疗6~8小时后不见好转、饱食后穿孔、顽固性溃疡穿孔和伴有幽门梗阻、大出血、恶变等并发症者施行胃大部切除术。

（2）急性大出血：大多数病人可用非手术疗法止血，包括卧床休息、补液输血、遵医嘱用止血药物或给予冰盐水洗胃；在胃镜直视下，局部注射去甲肾上腺素、电凝等可取得满意疗效。但对年龄在 60 岁以上，或有动脉硬化、反复出血及输血后血压仍不稳定者，及早施行包含出血病灶在内的胃大部切除术。

（3）瘢痕性幽门梗阻：以手术治疗为主。经充分术前准备后行胃大部切除术。

二、常见护理诊断/问题

1. 疼痛：腹痛　与胃酸刺激溃疡面或胃酸作用于溃疡、穿孔、胃肠内容物刺激及手术创伤有关。

2. 有体液不足的危险　与幽门梗阻大量呕吐、急性大出血及急性穿孔后大量腹腔渗出液有关。

3. 营养失调：低于或高于机体需要量　与腹痛、腹胀及幽门梗阻致摄入不足、消化吸收障碍有关。

4. 潜在并发症　出血、穿孔、幽门梗阻、感染、吻合口破裂或瘘、术后梗阻、倾倒综合征等。

5. 知识缺乏　缺乏自我护理以及正确用药的知识。

三、护理目标

（1）病人疼痛缓解或减轻。

（2）病人体液不足得到改善。

（3）病人的营养状况得到纠正。

（4）能有效预防出血、穿孔、幽门梗阻、感染、吻合口破裂或瘘、术后梗阻、倾倒综合征等各种并发症。

（5）教会病人药物的使用知识及自我护理技巧。

四、护理措施

（一）非手术病人的护理

1. 一般护理

（1）休息与活动：溃疡活动期或粪便隐血试验阳性时卧床休息，症状轻的病人注意劳逸结合，避免过度劳累、紧张，保持良好的心情。

（2）饮食护理

1）溃疡病急性发作期：温软、半流质且含蛋白质、糖类、维生素较高的食物，如大米粥、蛋花汤、蒸鸡蛋、烂挂面等清淡、易消化的饮食。限制对胃黏膜有机械性刺激的食物，如生、硬、油炸、煎炒的食物和有化学刺激的食物和药物，适当限制肉汤、鸡汤、鱼汤等刺激胃酸分泌的食物。

2）好转恢复期：以清淡和无刺激的易消化饮食为主。此期适当增加蛋白质、糖、脂肪和食盐量。

2. 病情观察　注意观察疼痛的规律和特点，有无呕血和黑便等出血症状，有无频繁呕吐发酵宿食、腹胀等幽门梗阻症状，有无刀割样上腹痛、腹膜刺激征等穿孔症状。注意监测生命体征。

3. 对症护理

（1）减少或去除加重或诱发疼痛的因素：服用非甾体类抗炎药者，若病情允许应停药。避免暴饮暴食和刺激性食物，以免加重对胃黏膜的损伤。戒烟戒酒。

（2）指导缓解疼痛的方法：腹痛剧烈者应以卧床休息为主。病情许可的病人应鼓励适当活动以分散注意力。根据十二指肠溃疡病人疼痛的规律，指导病人疼痛前或疼痛时进食碱性食物或服用抑酸剂。

4. 用药护理　遵医嘱应用根除幽门螺杆菌感染的治疗及应用抑酸剂、胃黏膜保护剂，注意观察药物疗效及不良反应。

5. 心理护理　稳定病人的情绪，帮助病人通过精神放松法、呼吸训练法、气功松弛法、自我睡眠等消除病人的紧张感。告知病人及家属经过正规治疗，溃疡是可以痊愈的。

6. 健康指导　指导病人合理安排休息时间，生活要有规律；指导病人规律进食，少食多餐，戒烟、酒，避免摄入刺激性食物。嘱病人勿用或慎用非甾体类抗炎药；按时服药，并学会观察药物疗效及不良反应，不随便停药；定期复诊。

（二）手术病人的护理

1. 术前护理

（1）告知病人有关疾病和手术的知识以及术前、术后的配合，增强对手术治疗的信心。

（2）择期手术病人在手术的当天留置胃管，便于术中操作。

（3）无严重并发症者给予高蛋白、高热量、高维生素、易消化和无刺激性食物。有并发症者需根据情况禁饮食，禁食期间遵医嘱给予静脉输液，改善病人营养状况。

2. 术后护理

（1）一般护理

1）休息与体位：术后病人取平卧位，麻醉作用消失且血压平稳后取半卧位。卧床期间应勤翻身、深呼吸、进行肢体的伸屈动作。鼓励病人及早起床活动，促进肠蠕动的恢复，防止肠粘连。

2）饮食护理：一般术后第 3 天胃肠蠕动恢复后拔除胃管。拔管当日可少量饮水或米汤，每次 60ml，1～2 小时 1 次；若无呕吐、腹胀等不适，第 4 天可进半量流质；第 5 天可进全量流质；第 6 天可进半流质饮食，以稀饭、米糊为宜；第 9～10 天可进软饭，并逐渐过渡到普食。术后 1 个月内，少食多餐，避免生、冷、硬、辣及不易消化的食物。

（2）病情观察：观察病人生命体征，尤其是脉搏、呼吸、血压。观察神志、尿量、切口、胃管引流液的情况等。如有异常发现，立即报告医生。

（3）配合治疗

1）补液：遵医嘱静脉输液，维持水、电解质、酸碱平衡，给予营养支持。

2）引流管的护理：妥善固定各种引流管（如胃肠减压管、腹腔引流管），并保持各种管道的通畅。观察并记录引流液的颜色、性状和量。

3）其他护理：遵医嘱应用抗菌药物控制感染。术后疼痛并排除并发症者，可遵医嘱使用止痛剂。

3. 术后并发症护理

（1）吻合口出血：手术后 24 小时内可以从胃管内引流出 100～300ml 暗红或咖啡色胃液，量逐渐减少，颜色变淡，属术后正常现象。若术后短期从胃管内引流出大量鲜血，甚至呕血或黑便，应考虑吻合口出血。大多采取禁食、应用止血剂、输鲜血等措施，多可停止；若以上措施无效，应立即再次手术止血。

（2）十二指肠残端瘘：是毕Ⅱ式术后早期最严重的并发症，多发生于术后3~6天。是由于十二指肠内压力过高或残端缺血坏死，引起残端破裂，十二指肠液进入腹腔，引起腹膜炎。表现为右上腹突然发生剧烈疼痛和腹膜刺激征，腹腔穿刺可有胆汁样液体。一旦发生，须立即进行手术。通常行十二指肠残端造口和腹腔引流术。

（3）术后梗阻：根据梗阻部位可分为吻合口梗阻、输入段肠袢梗阻、输出段肠袢梗阻，后两者见于毕Ⅱ式胃大部切除术后。

1）吻合口梗阻：多为吻合口水肿或手术缝合过多，引起吻合口狭窄。表现为进食后上腹部饱胀和呕吐，呕吐物为食物且不含胆汁。一般经禁食、胃肠减压、补液等处理后，可使梗阻缓解。

2）输入段梗阻：分为急、慢性两类。慢性不全性输入段梗阻表现为进食后数分钟至30分钟即发生上腹胀痛和绞痛，伴呕吐，呕吐物主要为胆汁，多数可用非手术疗法使症状改善和消失，少数需再次手术。急性完全性梗阻表现为突发剧烈腹痛，呕吐频繁，呕吐物量少，不含胆汁，上腹偏右有压痛及包块，严重时出现烦躁、脉速和血压下降，应及早手术治疗。

3）输出段梗阻：表现为进食后上腹饱胀、呕吐食物和胆汁，非手术疗法如不能自行缓解应立即手术。

（4）倾倒综合征：多见于毕Ⅱ式胃大部切除后及迷走神经切断加胃窦切除术后，是由于术后幽门括约肌功能丧失，胃排空过快所产生的一系列综合征。表现为进食后，特别是进食甜的流质饮食后10~20分钟，病人感到上腹胀痛不适、心悸、乏力、出汗、头晕、恶心、呕吐，甚至虚脱，并有腹泻等症状，平卧几分钟后可缓解。术后早期指导病人少食多餐，饭后平卧20~30分钟，避免过甜、过热的流质饮食，1年内多能自愈。如经长期治疗护理未能改善者，应手术治疗，可将毕Ⅱ式改为毕Ⅰ式吻合。

4. 健康指导

（1）生活指导：保持心情舒畅，劳逸结合，戒烟酒。合理饮食，改变不良饮食习惯。忌暴饮暴食，忌过冷、过热饮食，禁辛辣食物、浓茶、咖啡、过酸或油炸食品。手术病人6周内不能负重。多进高蛋白、高热量饮食，有利于伤口愈合。行胃大部切除的病人应少食多餐，避免刺激性食物，餐后平卧片刻。

（2）疾病知识指导：遵医嘱合理用药。定期门诊复查，如出现剑突下持续性疼痛、呕吐、腹泻、贫血等，应及时到医院诊治。

五、护理评价

（1）病人的疼痛是否缓解或减轻。

（2）病人体液失衡状况是否得到纠正。

（3）病人的营养状况是否得到改善。

（4）出血、穿孔、幽门梗阻、感染、吻合口破裂或瘘、术后梗阻、倾倒综合征等并发症是否得到预防。

（5）病人是否能掌握药物的使用知识及自我护理技巧。

（朱　雅）

第三节　肝硬化

肝硬化（hepatic cirrhosis）是由一种或多种病因长期或反复作用后引起的慢性、进行性、弥漫性肝病。是在肝细胞广泛变性和坏死基础上，肝脏纤维组织弥漫性增生，并形成再生结节和假小叶，导致肝小叶正常结构和血管解剖的破坏。临床上以肝功能损害和门静脉高压为主要表现，可有多系统受累，晚期常出现消化道出血、肝性脑病、继发感染等严重并发症，死亡率高。本病以青壮年男性多见，发病高峰年龄为 35～50 岁，男女比例约为（3.6～8）：1。

一、护理评估

（一）健康史

询问病人有无病毒性肝炎、脂肪肝与非酒精性脂肪肝及输血史；有无长期酗酒、反复接触化学毒物（四氯化碳、磷、砷等）、服用损害肝脏的药物（如双醋酚汀、甲基多巴等）史；有无慢性充血性心力衰竭与缩窄性心包炎等循环障碍性疾病、持续肝内胆汁淤积或肝外胆管阻塞、慢性炎症性肠病、免疫紊乱、长期或反复感染血吸虫等病史。

（二）身体状况

肝硬化起病隐匿，病程发展缓慢，可潜伏 3～5 年甚至 10 年以上。临床上分为肝功能代偿期和失代偿期。

1. 代偿期症状　轻且无特异性。早期主要表现为乏力、食欲减退，可伴恶心、厌油腻、腹胀及腹泻，多呈间歇性，劳累或伴发其他疾病时明显，经休息或治疗可缓解。

2. 失代偿期症状　主要为肝功能减退和门静脉高压症的表现。

（1）肝功能减退的表现

1）全身表现：一般状况与营养状况较差，可有低热、消瘦、乏力，精神不振，皮肤干枯，面色暗无光泽（肝病面容）。

2）消化道症状：最常见症状是食欲明显减退，进食后常感上腹饱胀不适（系由腹水、胃肠胀气所致）、恶心、呕吐，稍进油腻肉食易引起腹泻。半数以上病人有轻度黄疸，少数有中、重度黄疸，提示肝细胞有进行性或广泛性坏死，黄疸时可出现皮肤瘙痒。

3）出血倾向和贫血：常有鼻腔、牙龈出血、皮肤紫癜和胃肠道出血倾向，女性病人常有月经过多，可有不同程度的贫血，与肝合成凝血因子减少、营养不良、肠道吸收障碍、脾功能亢进等有关。

4）内分泌紊乱：男性病人常有性功能减退和乳房发育，女性病人可出现月经失调、闭经及不孕；病人在面部、颈部、上胸、肩背和上肢等上腔静脉分布的区域可出现蜘蛛痣，在手掌大、小鱼际及指端腹侧皮肤发红，称为肝掌，与肝功能减退，雌激素灭活作用减弱，使雌激素在体内蓄积有关。尿量减少和腹水形成，与肝功能减退时肝对醛固酮和抗利尿激素的灭活作用减弱，致继发性醛固酮和血管升压素增多引起水钠潴留有关。

（2）门静脉高压症的表现：脾大、侧支循环的建立和开放、腹水是门静脉高压的三大表现，其中侧支循环开放对诊断门静脉高压有重要意义。

1）脾大：多为轻、中度增大，与长期脾淤血有关。晚期出现脾功能亢进，导致白细胞、血小板和红细胞计数减少。

2）侧支循环的建立和开放：正常情况下门静脉收集腹腔脏器的静脉血，入肝后经肝静脉出肝脏，注入下腔静脉回右心房。当门静脉高压时，消化器官和脾的回心血液流经肝脏受阻，使门静脉系统许多部位与腔静脉之间建立门－体侧支循环。临床上重要的侧支循环有：①食管和胃底静脉曲张：常因门静脉压力明显增高、进食粗糙食物机械损伤、胃酸反流腐蚀损伤食管或恶心、呕吐、剧烈咳嗽、负重等使腹内压突然升高，导致胃底静脉曲张破裂引起上消化道出血；②腹壁静脉曲张：在脐周和腹壁可见迂曲的静脉；③痔静脉扩张：可扩张形成痔核，破裂时引起便血。

3）腹水：75%以上失代偿期肝硬化病人有腹水，是肝硬化失代偿期最显著的临床表现。腹水时病人常有腹胀，尤以饭后明显，大量腹水使腹部膨隆，呈蛙腹状，膈显著抬高，可出现呼吸困难、心悸和脐疝。腹部皮肤绷紧发亮，当游离腹水超过 1 000ml 时，叩诊有移动性浊音。

（3）肝脏体征：早期肝脏稍增大，表面尚光滑，质地稍硬；晚期缩小，表面可呈结节状，质地坚硬；一般无压痛，在肝细胞进行性坏死或并发肝炎和肝周围炎时可有压痛与叩击痛。

3. 并发症

（1）上消化道出血：是本病最常见的并发症。常突然发生呕血、黑粪，可引起失血性休克或诱发肝性脑病，死亡率高。

（2）感染：由于肝硬化病人抵抗力低下、门腔静脉侧支循环开放等因素，易并发感染，如肺炎、大肠杆菌败血症、胆道感染及自发性腹膜炎等。

自发性细菌性腹膜炎指在腹腔内无感染的情况下，腹腔积液自发性感染导致自发性细菌性腹膜炎和内毒素血症。主要致病菌为革兰阴性菌，常表现为短期内腹腔积液迅速增加，伴腹痛、腹泻、腹胀及发热等，少数病人伴血压下降、肝功能恶化或门体分流性脑病加重。体检可发现轻重不等的全腹压痛和腹膜刺激征。

（3）肝性脑病：是晚期肝硬化最严重的并发症和最常见的死亡原因。

（4）原发性肝癌：若肝脏进行性增大、肝表面出现肿块，持续性肝区疼痛、腹水增加且为血性及不明原因的发热等，应怀疑并发原发性肝癌，需进一步检查。

（5）肝肾综合征：肝硬化合并顽固性腹水时，有效循环血量不足，病人可有自发性少尿或无尿、氮质血症、稀释性低钠血症和低尿钠，但肾脏无明显器质性损害，故又称功能性肾衰竭。

（6）电解质和酸碱平衡紊乱：常见的有低钠血症，与长期低钠饮食、长期利尿或大量放腹水有关；低钾、低氯血症和代谢性碱中毒与摄入不足、呕吐、腹泻、利尿及继发性醛固酮增多有关。

（7）肝肺综合征：指严重肝病伴肺血管扩张和低氧血症，晚期肝病病人发生率为13%～47%。表现为低氧血症和呼吸困难。吸氧时症状暂时缓解，但病程不能逆转。

（三）心理社会状况

随着肝硬化病情发展加重，常影响工作或学习，逐渐丧失工作能力，易产生角色适应不良；失代偿期病程漫长，疗效不佳，预后不良，长期治疗经济负担逐渐加重，家属对病人的关心支持不足，会使病人产生焦虑、紧张、抑郁、恐惧、愤怒、怨恨、悲观、绝望等情绪，也使家属悲观失望。

（四）辅助检查

1. 血常规　代偿期多正常，失代偿期有轻重不等的贫血。合并感染时白细胞计数可升高，脾功能亢进时白细胞和血小板计数减少。

2. 肝功能检查　代偿期正常或轻度异常，失代偿期转氨酶常有轻、中度增高。白蛋白降低，球蛋白增高，白/球蛋白比值降低或倒置。凝血时间延长。

3. 腹水检查　一般为漏出液，若并发自发性腹膜炎、结核性腹膜炎或癌变时腹水性质发生相应变化。

4. 影像学检查　食管吞钡 X 线检查显示食管静脉曲张呈现虫蚀样或蚯蚓状充盈缺损，胃底静脉曲张呈菊花样充盈缺损。超声检查可示肝脾大小及外形、门静脉有无高压等。

5. 肝穿刺活组织检查　可见假小叶形成，有确诊价值。

6. 腹腔镜检查　可见肝脏表面呈结节状改变，活检协助确诊。

7. 内镜检查　可见静脉曲张部位及程度，并发出血时可进行止血治疗。

（五）治疗要点

目前尚无特效疗法，关键是早期诊断，加强病因治疗，采取综合性措施，服用抗纤维化药物（如秋水仙碱）及中药等保肝治疗，忌用对肝脏有损害的药物，以缓解和延长代偿期。失代偿期主要是对症治疗、改善肝功能、防治并发症，有手术适应证者慎重选择时机进行手术治疗，肝移植术是治疗晚期肝硬化的新方法。

二、常见护理诊断/问题

1. 营养失调：低于机体需要量　与肝功能减退、门静脉高压引起食欲减退、消化和吸收障碍有关。

2. 体液过多　与肝硬化所致的门静脉高压、低蛋白血症及水钠潴留有关。

3. 活动无耐力　与肝硬化所致的营养不良有关。

4. 有感染危险　与机体抵抗力低下有关。

5. 潜在并发症　上消化道出血、肝性脑病。

三、护理目标

（1）病人营养状况改善。

（2）病人腹水和水肿减轻，能遵循休息和活动计划。

（3）病人活动耐力和生活自理能力增强。

（4）病人无皮肤破损或感染。

（5）病人未发生并发症或一旦发生能及时发现和采取措施处理。

四、护理措施

（一）一般护理

1. 休息与活动　休息可以减少能量消耗，减轻肝脏代谢负担，降低肝脏代谢率，增加肝脏血流量，有助于肝细胞修复，改善腹水和水肿。代偿期病人可参加轻体力工作，避免过度劳累；失代偿期病人应以卧床休息为主，但卧床过久易引起情绪不佳和消化不良，可适当活动，以不感到疲劳、不加重症状为度。

2. 饮食护理

（1）饮食原则：给予高热量、高蛋白质、高维生素及易消化饮食，根据病情变化及时调整；戒烟忌酒；避免进食刺激性强、粗纤维多和较硬的食物。必要时遵医嘱给予静脉补充足够的营养，如高渗葡萄糖液、复方氨基酸、白蛋白或新鲜血等。

（2）食物选择：热量以碳水化合物为主，蛋白质（肝性脑病除外）1～1.5g/（kg·d），宜选豆制品、鸡蛋、牛奶、鱼、鸡肉及瘦猪肉等优质蛋白，以利于肝细胞修复和维持血浆白蛋白处于正常水平。肝功能显著损害或有肝性脑病先兆时，应限制或禁食蛋白质，选择含甲硫氨酸、芳香氨基酸和产氨氨基酸较少的植物蛋白如豆制品。多食新鲜蔬菜和水果。腹水时给予低盐饮食，限制进水量。

3. 皮肤护理　肝硬化病人皮肤易破损和继发感染。黄疸病人皮肤瘙痒时，协助病人温水擦浴，外用炉甘石洗剂止痒，嘱病人不搔抓皮肤，以免引起皮肤破损、出血和感染。保持床面整洁干净，指导协助病人经常变换体位等。

（二）病情观察

①监测生命体征，准确记录24小时液体出入量，定期测量腹围和体重，以观察腹水情况。②密切监测血清电解质和酸碱度变化，及时发现水、电解质和酸碱平衡紊乱。③注意有无呕血、黑粪、精神异常、腹痛、腹胀、发热及短期内腹水迅速增加，有无少尿、无尿及恶心等表现，及早发现上消化道出血、肝性脑病、自发性腹膜炎及肝肾综合征。若出现异常，应立即报告医师并协助处理。

（三）腹水护理

1. 体位　轻度腹水尽量取平卧位，并可抬高下肢，减轻水肿。大量腹水者可取半卧位，避免使腹内压突然剧增的因素，如剧烈咳嗽、打喷嚏及用力排便等。阴囊水肿者可用托带托起阴囊，以利水肿消退。

2. 限制水、钠摄入　遵医嘱给予低盐饮食，钠限制在每日500～800mg（氯化钠1.2～2.0g）；进水量限制在每日1 000ml左右，如有显著低钠血症，则应限制在每日500ml以内。向病人介绍各种食物的成分，尽量少食咸肉、酱菜及罐头食品等高钠食物。限钠饮食常使病人感到食物淡而无味，可适量添加柠檬汁、食醋等，改善口味，增进食欲。腹水减退后，仍需限制钠的摄入，防止腹水再次出现。

3. 做好腹水病人的皮肤护理　每日可用温水轻轻擦浴，保持皮肤清洁。病人衣着宜宽大柔软。经常更换体位，骨隆突处可用棉垫或气圈垫起，以防发生压疮或感染。

4. 观察水肿和腹水　准确记录出入水量，指导病人及家属正确测量腹围、体重并正确记录。

5. 用药护理　主要使用螺内酯和呋塞米等利尿剂，使用时注意维持水、电解质和酸碱平衡，利尿速度不宜过快，以每日体重减轻不超过0.5kg为宜。

6. 协助腹腔穿刺放腹水　对大量腹水引起呼吸困难、心悸，且利尿效果不佳者可酌情放腹水或自身腹水浓缩回输。术前说明注意事项，嘱病人排空膀胱，以免误伤。术后监测生命体征，观察有无不良反应；用无菌敷料覆盖穿刺部位，束紧腹带；记录腹水的量、颜色和性质并及时送验。

7. 自身腹水浓缩回输 可放腹水 5 000～10 000ml，通过浓缩处理（超滤或透析），去除腹水中水分及小分子毒性物质，回收腹水中白蛋白等成分，避免蛋白质丢失。通过外周静脉再回输给病人，一般可浓缩 7～10 倍。术后尿量明显增加，腹水消退后可持续一段时间，是治疗难治性腹水的较好方法。注意有感染的腹水不可回输，避免感染、发热、电解质紊乱等不良反应或并发症。

（四）心理护理

鼓励病人说出其内心的感受和忧虑，与病人一起讨论可能面对的问题，在精神上给予病人真诚的安慰和支持，减轻病人心理压力；向病人及家属提供新的医疗信息，告诉病人肝脏代偿能力强，适当治疗、良好的护理及必要的保健指导，常可使病情缓解或延缓发展，增加治疗的信心。

（五）健康指导

1. 疾病知识指导 帮助病人和家属掌握肝硬化相关知识和自我护理方法，预防病毒性肝炎和脂肪肝等发病因素，早期发现并发症，消除各种不利因素。落实护理计划，重视情绪调节和心理调适，保持愉快心情，树立治疗信心；切实做好饮食调理，合理安排营养食谱；注意个人卫生，预防感染。坚持定期门诊复查。

2. 用药指导 指导病人严格遵医嘱服药，未经医师同意，不可擅自用药，以免服药不当而加重肝脏负担和导致肝功能损害。向病人详细介绍所用药物的名称、作用、剂量、给药方法和注意事项，教会其观察药物疗效和不良反应。如服用利尿剂期间出现软弱无力、心悸等症状时，提示低钠、低钾血症，应及时就医。

3. 家庭指导 指导家属理解和关心病人，给予精神支持和生活照顾。向病人和家属介绍护理方法，及早发现病情变化，学会识别并发症的征兆，如病人出现性格、行为改变等肝性脑病的前驱症状或消化道出血等并发症时，应及时就诊。

4. 生活指导 指导病人生活规律、睡眠充足、戒烟禁酒、适量活动、保持良好情绪等。

五、护理评价

（1）病人饮食是否科学合理，蛋白质、热量、维生素摄入是否均衡，营养状况是否改善。

（2）病人腹水是否得到控制。

（3）病人能否按计划进行活动和休息，情绪是否稳定，活动耐力和生活自理能力是否有所增加。

（4）病人是否皮肤破损或感染。

（5）病人的潜在并发症是否得到有效预防，或一旦发生，是否能得到及时发现与处理。

（朱 雅）

第四节 细菌性肝脓肿

肝受感染后形成的脓肿称为肝脓肿。肝脓肿都是继发性的，以细菌性肝脓肿多见。细菌

· 455 ·

性肝脓肿（bacterial liver abscess）系指化脓性细菌引起的肝内化脓性感染。细菌性肝脓肿最常见的致病菌为大肠杆菌和金黄色葡萄球菌，多继发于胆道感染。全身其他部位的感染也可经门静脉、肝动脉播散而形成肝脓肿。另外，邻近肝的部位发生感染时，细菌可经淋巴系统侵入肝。此外，开放性肝损伤时细菌可随创口直接侵入肝引起脓肿。

一、护理评估

（一）健康史

评估病人的发育营养状况；了解是否患有胆道疾病，有无其他部位感染及肝的开放性损伤等。

（二）身体状况

1. 症状

（1）全身中毒症状：寒战、高热是最常见的早期症状，体温可达38～41℃，一般为一日数次的弛张热，伴多汗、脉率增快。

（2）肝区疼痛：由于肝大、肝包膜急性膨胀，多数病人出现肝区持续性胀痛或钝痛。炎症刺激膈肌或向胸膜、肺部扩散，有时可伴有右肩牵涉痛或胸痛。

（3）消化道及全身症状：由于细菌毒素吸收及全身消耗，病人有乏力、食欲缺乏、恶心、呕吐；少数病人可有腹泻、腹胀及顽固性呃逆等症状。

2. 体征　肝区压痛和肝大。查体常见肝区压痛和肝大，右下胸部和肝区有叩击痛。如脓肿位于肝表面，其相应部位可有皮肤红肿及凹陷性水肿，若脓肿位于右肝下部，常见右上腹饱满，可见局限性隆起，可触及肿大的肝或波动感，有明显触痛及腹肌紧张。有胆道梗阻的病人可出现黄疸。病程较长者常有贫血。

3. 并发症　细菌性肝脓肿可引起严重并发症，病死率极高。脓肿可自发性穿破入腹腔引起腹膜炎；向上穿破可形成膈下脓肿；向胸内破溃时形成脓胸，甚至穿破肺组织至支气管形成气管胸膜瘘；如脓肿同时穿破胆道则形成支气管胆瘘，呼吸音减低或消失，患侧胸壁凹陷性水肿；左肝脓肿可穿破心包，发生心包积脓，严重者导致心包压塞。

（三）心理社会状况

由于突然发病或病程较长，忍受较重的痛苦，担忧预后或经济拮据等原因，病人常有焦虑、不安或恐惧反应；发生严重并发症时反应更加明显。

（四）辅助检查

1. 实验室检查　血常规检查：白细胞计数增高，总数达$15 \times 10^9/L$，中性粒细胞可高达90%以上，有核左移现象和中毒颗粒。肝功能检查：可见轻度异常。

2. 影像学检查　X线检查：肝阴影增大，右膈肌抬高和活动受限。B超检查：可作为首选，能分辨肝内直径2cm的液性病灶，并明确其部位和大小。CT或MRI检查：对诊断肝脓肿有帮助。

3. 诊断性肝穿刺　必要时可行穿刺，抽出脓液即可证实；同时可行脓液细菌培养和药物敏感试验。

（五）治疗要点

加强全身支持疗法，保肝治疗。应用大剂量、有效抗生素，积极处理原发病灶，控制感染。脓肿形成后，可在 B 超引导下穿刺抽脓或置管引流，如疗效不佳，应手术切开引流或行肝叶切除术。注意细菌性肝脓肿是严重感染，应早期诊断，及时治疗，以取得良好治疗效果。

二、常见护理诊断/问题

1. 体温过高　与炎性介质作用于体温调节中枢有关。
2. 疼痛　与炎性介质刺激有关。
3. 营养失调：低于机体需要量　与食欲缺乏、感染引起高代谢有关。
4. 潜在并发症　腹膜炎、膈下脓肿、胸腔内感染、心包压塞。

三、护理目标

（1）病人体温恢复正常。
（2）疼痛缓解。
（3）营养改善。
（4）并发症腹膜炎、膈下脓肿、胸腔内感染、心包压塞未发生或发生时得到及时发现和处理。

四、护理措施

（一）一般护理

1. 高热护理
（1）高热病人及时应用物理降温，必要时遵医嘱进行药物降温。保持室内温度和湿度适宜：室内应定时通风，保持空气清新，室温 18～22℃，湿度 50%～70%。
（2）保持舒适：及时更换汗湿的衣裤、床单，当体温高于 39.5℃ 时，应给予物理降温；无效则行药物降温并观察出汗情况，注意保暖。
（3）加强观察：动态观察体温，当体温高于 39℃ 时，应每 2 小时测定 1 次体温，并抽血做血培养。同时应观察病人有无大量出汗而至虚脱或高热惊厥。
（4）补充水分：高热病人每日至少补充 2 000ml 液体，以防高渗性脱水，经消化道补充，不足者应经静脉补液。
2. 镇静止痛　适时遵医嘱应用镇静止痛药物，以减轻疼痛，保证休息。
3. 加强营养　给予高热量、高蛋白、高维生素饮食，改善全身营养状况；必要时少量多次输血和血浆、输白蛋白以纠正贫血、低蛋白血症，增强机体抵抗能力。

（二）病情观察

加强对生命体征和腹部症状体征的观察，注意脓肿是否破溃引起腹膜炎、膈下脓肿等严重并发症。

（三）心理护理

关心安慰病人，加强与病人的交流和沟通，减轻或消除其焦虑情绪，使其积极配合治疗和护理，以取得满意的效果。

（四）治疗护理

1. 应用抗生素护理　遵医嘱给予大剂量、有效的抗生素：注意用药时间、途径和配伍，观察药物的不良反应。

2. 配合抢救　若发生脓毒症或感染性休克时，配合医生，立即实施各项抢救护理工作。

3. 做好引流护理　病人取半卧位，改善呼吸和有利于引流；妥善固定引流管，防止意外脱落；保持引流管通畅，避免引流管折叠、扭曲、受压，每日用无菌生理盐水冲洗脓腔，注意观察引流液的量和性状；定时更换引流袋，严格无菌操作；待脓肿缩小，无脓液引出后，可拔出引流管，适时换药，直至脓腔闭合。

（五）术后护理

手术行脓肿切开引流或肝叶切除者，除以上护理外，还应注意术后腹腔出血；胆瘘术后早期不可冲洗，以免脓液进入腹腔，术后 1 周开始冲洗脓腔。

（六）健康指导

介绍细菌性肝脓肿预防、治疗的一般知识；指导病人遵守治疗、护理要求；解释引流管的意义和注意事项；嘱病人出院后加强营养；有明显不适时及时就诊。

五、护理评价

（1）病人体温是否恢复正常。

（2）病人疼痛是否缓解。

（3）病人营养是否改善。

（4）病人的潜在并发症是否得到有效预防，或一旦发生，是否能得到及时发现与处理。

（朱　雅）

第五节　肝性脑病

肝性脑病（hepatic encephalopathy，HE）是由严重肝病引起的、以代谢紊乱为基础的中枢神经系统功能失调的临床综合征，主要临床表现为不同程度的意识障碍、行为失常和昏迷。氨是促发肝性脑病最主要的毒素。由门静脉高压、广泛肝门静脉和腔静脉侧支循环形成所致的肝性脑病，称为门体分流性脑病。发病机制主要有氨中毒学说、假神经递质学说、GABA/BZ 抑制性神经递质和氨基酸代谢不平衡学说等。

一、护理评估

（一）健康史

询问有无病毒性肝炎、肝硬化及肝癌等病史，近期是否行门体静脉分流手术，是否长期嗜酒或使用损害肝脏的药物；有无诱发肝性脑病的上消化道出血、大量排钾利尿致低钾性碱中毒、放腹水、高蛋白饮食、感染、低血容量与缺氧、服用镇静催眠药、腹泻、便秘、尿毒症、麻醉、手术、分娩等因素；有无精神病病史。

（二）身体状况

肝性脑病常发生在严重肝病或广泛门体分流基础上，临床上主要表现为高级神经中枢、运动和反射异常。根据意识障碍程度、神经系统表现和脑电图改变，将肝性脑病分为四期（表20-2）。

表20-2 肝性脑病的临床分期

分期	一期（前驱期）	二期（昏迷前期）	三期（昏睡期）	四期（昏迷期）
神经精神改变	抑郁或欣快、无意识动作、睡眠障碍	一期症状加重，语言、书写障碍	终日昏睡但可被唤醒	昏迷或不可被唤醒
扑翼样震颤	（+）	（++）	（+++）	无法引出
生理反射	（+）	（+）	（+）	（-）
病理反射	（-）	（-）	（-）	（-）
肌张力	正常	增强	明显增强	降低
脑电图	正常	有特异性异常	有异常波形	明显异常

（三）心理、社会状况

本病由各类严重肝病引起，病程长，病情重，病人逐渐丧失工作和自理能力，出现焦虑、抑郁、厌倦等各种心理问题；昏迷后有精神症状，家属往往出现紧张、担忧、恐惧心理。

（四）辅助检查

1. 血氨 慢性肝性脑病尤其是门体分流性脑病，血氨多增高；急性肝衰竭所致的脑病，血氨多数正常。

2. 脑电图检查 有特征性节律变慢改变，出现每秒4~7次的θ波或三相波和1~3次的δ波；昏迷时表现为高波幅每秒少于4次的δ波。

3. 心理智能测查 常规使用数字连接试验和符号数字试验，其结果容易计量，便于随访，对早期肝性脑病及轻微肝性脑病有诊断价值。

4. CT或MRI检查 急性病人可发现脑水肿，慢性病人可发现不同程度的脑萎缩。

（五）治疗要点

尚无特效疗法。早期采取综合治疗，即消除诱因，减少肠内毒物生成和吸收，促进有毒物质代谢清除，纠正氨基酸代谢紊乱；对症治疗包括防治脑水肿，纠正水、电解质和酸碱平衡紊乱等。

二、常见护理诊断/问题

1. 意识障碍 与肝衰竭、血氨升高等毒性代谢产物不能清除，引起大脑功能紊乱有关。
2. 营养失调：低于机体需要量 与肝功能减退、消化吸收障碍、限制蛋白摄入有关。
3. 知识缺乏 缺乏肝性脑病诱因的相关知识。

三、护理目标

（1）病人意识、生命体征、思维逐渐恢复正常。
（2）营养状况得到改善。
（3）能叙述和了解肝性脑病的诱因。

四、护理措施

（一）一般护理

1. **休息**　安置病人于重症监护病房，绝对卧床休息，专人护理，保持室内空气新鲜，环境安静，限制探视。

2. **饮食护理**

（1）每日总热量保持在 5.0～6.7kJ：以碳水化合物为主，可口服蜂蜜、葡萄糖、果汁、面条、稀饭等，昏迷病人以 25% 葡萄糖液供给热量，减少蛋白质分解，有利于降低血氨。

（2）暂停进食蛋白质：意识障碍期间禁食蛋白质，以减少氨的形成。待病情好转、神志清醒后，可逐渐恢复，从小量开始，为 1～1.5g/（kg·d）。可每日先给 20g，然后每 3～5 日增加 10g，逐渐增加至每日 40～60g，以植物蛋白为宜，有利于氨的排除。如肝性脑病有复发现象，则再度禁用蛋白质。

（3）注意维持水、电解质平衡：肝性脑病、腹水、脑水肿病人需限制水钠摄入，无肾功能障碍者，补充钾盐，监测 24 小时出入液量及电解质。

（4）提供丰富维生素：多食新鲜蔬菜和水果，以保证维生素的摄入。禁用维生素 B_6，因其可减少中枢神经系统递质的传导。

（5）减少脂肪摄入：脂肪能延缓胃排空。

（6）避免诱发上消化道出血：伴有食管胃底静脉曲张的病人应避免刺激性、粗糙食物。

3. **去除和避免诱发因素**　①出血停止可用生理盐水或弱酸性溶液（生理盐水 1 000～2 000ml 加食醋 100ml）灌肠和导泻，禁用碱性溶液（肥皂水）灌肠；对急性门体分流性脑病病人首选 33.3% 乳果糖灌肠，以清除肠道积血，减少氨的吸收。②防治感染。③避免快速利尿和大量放腹水，防止有效循环血量减少以及水、电解质紊乱和酸碱失衡，放腹水同时补充血浆白蛋白。④便秘者可用 25% 硫酸镁 30～50ml 口服或鼻饲导泻，保持大便通畅，减少毒物吸收。⑤避免使用抑制大脑和呼吸中枢的药物。⑥防止大量输液加重昏迷。

（二）病情观察

密切观察肝性脑病的早期征象，判断病人意识障碍程度。严密观察生命体征及瞳孔变化，定时测定肝肾功能、电解质及血氨，监测凝血因子和血糖变化。观察原发肝病的症状、体征有无加重及有无上消化道出血、休克、脑水肿及感染等迹象，一旦发现及时报告医师并配合处理。

（三）用药护理

遵医嘱用药，并观察药物疗效和不良反应。

1. **L-鸟氨酸、L-天冬氨酸**　静脉注射应控制速度，避免出现恶心、呕吐等消化道不良反应。严重肾衰竭者慎用或禁用。

2. **谷氨酸钾或谷氨酸钠**　应用时根据血钾、血钠浓度进行调整。为碱性制剂，血 pH 偏高者不宜使用；肝肾综合征少尿及无尿时慎用或禁用谷氨酸钾，严重水肿、腹水、心力衰竭及脑水肿时慎用或禁用谷氨酸钠，并注意输液浓度。

3. **精氨酸**　静脉输液速度不宜过快，注意观察有无流涎、呕吐及面色潮红等不良反应。为酸性制剂，不宜和碱性药物配伍。

4. 新霉素　口服能抑制肠道内细菌生长，促进乳酸杆菌繁殖，减少氨的形成和吸收。使用不宜超过 1 个月，长期服用可出现听力或肾功能损害。肾功能不良者可用甲硝唑 0.2g 口服，4 次/日，胃肠道反应较大。

5. 乳果糖　服用时从小剂量开始，保持每日排便 2～3 次，粪便 pH5～6 为宜，以免引起腹胀、腹绞痛、恶心、呕吐及电解质紊乱等。

6. 葡萄糖　静脉输入时要警惕低钾血症、心力衰竭和脑水肿等。

7. 必需氨基酸　注意滴速不宜过快，以免引起恶心、呕吐等胃肠道反应。

（四）心理护理

病人病情重，久治不愈，医疗费高，常出现烦躁、悲观、焦虑等不良情绪，甚至不配合治疗。家庭负担和照顾任务重，可出现照顾角色紧张。家属应提供情感和心理支持。

（五）健康指导

1. 疾病指导　介绍引起肝性脑病的病因等有关知识，避免诱发因素。

2. 饮食指导　根据病情合理膳食，如控制蛋白质的量、避免粗糙食物摄入、戒烟酒等。

3. 用药指导　病人按医嘱规定的剂量、用法服药，告知药物的主要不良反应及应对方法，忌服含氨药物，慎用镇静剂和排钾利尿剂。

4. 照顾者指导　指导家属识别肝性脑病先兆症状，学会观察病人的思维、行为、睡眠等改变，早发现、早治疗；坚持定期随访复查。

五、护理评价

（1）病人意识是否恢复正常，是否有并发症发生。

（2）病人营养状况是否得到改善。

（3）病人和家属是否能正确叙述肝性脑病的防治知识。

（朱　雅）

第六节　急性胰腺炎

急性胰腺炎（acute pancreatitis）是多种病因导致胰腺组织自身消化所致的胰腺水肿、出血及坏死等炎性损伤。临床以急性上腹痛、恶心、呕吐、发热和血淀粉酶升高为特点。依据病理变化可分为急性水肿型胰腺炎和急性出血坏死型胰腺炎。本病可见于任何年龄，但以青壮年居多。在我国以胆道疾病引起者最为常见。

一、护理评估

（一）健康史

询问有无急、慢性胆道疾病如胆道结石、感染、蛔虫等病史；有无胰、十二指肠疾病史；有无酗酒和暴饮暴食等诱因；有无腹部手术与创伤、内分泌与代谢性疾病及急性传染病病史；是否服用硫唑嘌呤、噻嗪类利尿剂及糖皮质激素等药物。

（二）身体状况

1. 症状

（1）腹痛：为本病主要表现和首发症状，常在胆石症发作不久、暴饮暴食或酗酒后突然发生。疼痛剧烈而持久，呈钝痛、刀割样痛、钻痛或绞痛，可有阵发性加剧。腹痛多位于中上腹，向腰背部呈带状放射，弯腰抱膝位可减轻疼痛。水肿型胰腺炎腹痛一般 3～5 天可缓解。重症胰腺炎病情发展迅速，渗液扩散发生腹膜炎时疼痛波及全腹。

（2）恶心、呕吐与腹胀：起病后出现频繁而持久的恶心、呕吐，呕吐物为胃内容物和胆汁，呕吐后腹痛不减轻。常有腹胀，甚至出现麻痹性肠梗阻。

（3）发热：多有中度以上发热，一般持续 3～5 天，若持续发热一周以上并伴有白细胞升高，考虑有胰腺或腹腔继发感染。

（4）低血压或休克：常见于出血坏死型胰腺炎。由于胰腺大面积坏死，可突然出现休克，病人烦躁不安、皮肤苍白、脉搏细速、心率增快、血压下降、呼吸急促，甚至猝死。

（5）水、电解质及酸碱平衡紊乱：有轻重不等的脱水，呕吐频繁者可有代谢性碱中毒。出血坏死型胰腺炎可有显著脱水和代谢性酸中毒，伴血钾、血镁、血钙降低。

2. 体征　急性水肿型胰腺炎腹部体征较轻，上腹部有中等压痛，无腹肌紧张及反跳痛，可有肠鸣音减弱。出血坏死型胰腺炎者，呈急性病容、脉搏增快、呼吸急促及血压下降。全腹显著压痛、反跳痛和腹肌紧张。少数病人因胰酶、坏死组织及出血沿腹膜间隙与肌层渗入腹壁下，致两侧腰部皮肤呈暗灰蓝色（Grey - Turner 征）或脐周皮肤青紫（Cullen 征）。胰头炎性水肿压迫胆总管时可出现黄疸。

3. 并发症　多见于出血坏死型胰腺炎。局部并发症有胰腺脓肿和假性囊肿；全身并发症有急性呼吸窘迫综合征、急性肾衰竭、心律失常与心力衰竭、消化道出血、败血症及糖尿病等，病死率极高。

（三）心理社会状况

由于疼痛剧烈，对疾病认识不足和担心疾病预后等可产生紧张、焦虑心理。

（四）辅助检查

1. 血、尿淀粉酶测定　血清淀粉酶一般在起病后 6～12 小时开始升高，48 小时后开始下降，持续 3～5 天。血清淀粉酶超过正常值 3 倍即可诊断本病，但淀粉酶的升高程度不一定反映病情轻重。尿淀粉酶升高较晚，常在发病后 12～14 小时升高，持续 1～2 周逐渐恢复正常，但尿淀粉酶受病人尿量的影响较大。

2. 血清脂肪酶测定　在病后 24～72 小时开始升高，持续 7～10 天，对就诊较晚的急性胰腺炎病人有诊断价值，且特异性较高。

3. 生化检查　出血坏死型胰腺炎可出现低钙血症及血糖升高。血钙降低程度与临床严重程度平行，若低于 1.5mmol/L 则提示预后不良。暂时性血糖升高较常见，持久空腹血糖高于 10mmol/L 反映胰腺坏死，提示预后不良。

4. 其他检查　腹部平片可提示肠麻痹；B 型超声及 CT 检查可了解胰腺大小，有无胆道疾病等。

（五）治疗要点

治疗原则以解痉镇痛、抑制或减少胰腺分泌，补充血容量，维持水、电解质和酸碱平衡，防止和治疗并发症为原则。

1. 抑制或减少胰液分泌　禁食、胃肠减压和药物治疗。常用药物有抗胆碱能药物如阿托品、山莨菪碱，H_2 受体拮抗剂如西咪替丁、雷尼替丁，或质子泵抑制剂如奥美拉唑。

2. 解痉镇痛　可用阿托品或山莨胆碱肌内注射，疼痛剧烈者可用哌替啶 50～100mg 肌内注射，必要时可重复使用。

3. 抗感染　由胆道疾病引起者及出血坏死型胰腺炎遵医嘱使用抗生素。

4. 对症治疗　积极补充液体和电解质，维持有效循环血容量。休克病人可输注全血、血浆、白蛋白和血浆代用品，必要时使用血管活性药物。

5. 抑制胰酶活性　出血坏死型胰腺炎早期使用抑肽酶静脉滴注。

二、常见护理诊断/问题

1. 腹痛　与胰腺炎所致胰腺及周围组织水肿有关。

2. 体温过高　与胰腺炎症、坏死或继发感染有关。

3. 有体液不足的危险　与呕吐、禁食及胃肠减压或出血有关。

4. 焦虑　与腹痛剧烈及担心疾病预后有关。

5. 潜在并发症　急性腹膜炎、休克、急性肾衰竭。

三、护理目标

（1）病人疼痛减轻或消失。

（2）病人体温恢复正常。

（3）病人体液保持平衡状态。

（4）病人焦虑不发生或改善。

（5）病人不出现急性腹膜炎、休克、急性肾衰竭等并发症。

四、护理措施

（一）一般护理

1. 休息与活动　绝对卧床休息，协助病人取弯腰、屈膝侧卧位减轻疼痛。疼痛剧烈烦躁时，应做好安全防护，防止发生意外。

2. 饮食护理　禁食、禁饮，多数病人需禁食 1～3 天，明显腹胀者可行胃肠减压，以减轻腹胀和腹痛。病人口渴时可含漱或湿润口唇。禁食期间每日补液 3 000ml 以上，胃肠减压时补液量应适当增加，注意维持水、电解质平衡。腹痛、呕吐基本消失后，可进食低脂、低糖流质饮食，并逐渐恢复正常饮食，避免刺激性强、产气多、高脂肪及高蛋白食物，切忌暴饮暴食和酗酒。

（二）病情观察

观察体温、脉搏、呼吸、血压、意识及尿量的变化；腹部症状和体征的变化；胃肠减压时引流物的性质和量；观察皮肤弹性，判断脱水程度，准确记录 24 小时出入液量。

（三）对症护理

1. 疼痛和发热护理　通过变换体位、禁食和胃肠减压以及药物等方法减轻疼痛；高热时给予头部戴冰帽、乙醇擦浴，观察降温效果。

2. 纠正水、电解质和酸碱平衡紊乱　迅速建立有效静脉通路，及时补充因呕吐、禁食、胃肠减压等丢失的液体和电解质。

（四）用药护理

应用解痉止痛药时，注意观察药物疗效，必要时可重复用药。疗效不佳、腹痛剧烈时及时报告医生处理。因吗啡可引起 oddi 括约肌痉挛，加重腹痛，故禁用吗啡。

（五）心理护理

向病人和家属介绍本病的基本知识、治疗方法及效果，消除其紧张、恐惧心理。

（六）健康指导

1. 疾病知识指导　向病人和家属讲解胰腺炎的病原、诱因。对有胆囊及胆道疾病者，应劝其积极治疗。

2. 生活指导　宣传急性胰腺炎的预防方法，帮助病人建立良好的饮食习惯，强调饮食卫生，避免暴饮暴食及刺激性食物，戒烟酒等，以防复发。

3. 用药指导　指导病人按时服药，并定期复查。

五、护理评价

（1）病人疼痛是否减轻或消失。

（2）病人体温是否恢复正常。

（3）病人有无水、电解质及酸碱失衡。

（4）病人的潜在并发症是否得到有效预防，或一旦发生，是否能得到及时发现与处理。

（尚艳红）

第七节　上消化道出血

上消化道出血是指屈氏韧带以上的消化道，包括食管、胃、十二指肠、胰腺、胆道病变引起的出血，以及胃空肠吻合术后的空肠病变引起的出血。上消化道大出血一般指在数小时内出血量超过 1 000ml 或循环血容量的 20％，主要表现为呕血和（或）黑粪，并伴有血容量减少引起的急性周围循环衰竭，是临床常见的急症之一，若抢救不及时可危及生命。上消化道出血的原因很多，其中最常见的病因是消化性溃疡、食管胃底静脉曲张破裂、急性糜烂出血性胃炎、胃癌及食管贲门黏膜撕裂综合征等。

一、护理评估

（一）健康史

询问病人：①有无慢性、周期性、节律性上腹痛病史；②有无饮食不当、过度劳累、精神紧张、长期嗜酒或服用损害胃黏膜的药物；③最近有无重大创伤、休克、严重心力衰竭及急性传染病病史；④有无病毒性肝炎、慢性酒精中毒等引起肝硬化的病史；⑤40 岁以上男性，询问有无渐进性食欲减退、腹胀、上腹持续性疼痛、体重减轻等病史。此外，还应询问既往有无出血史及治疗情况。

（二）身体状况

上消化道出血的临床表现主要取决于出血量、部位及出血速度。

1. 呕血与黑粪　是上消化道出血的特征性表现。出血部位在幽门以下者可仅表现为黑粪，幽门以上者常呕血和黑粪兼有。如出血量小、出血速度慢可仅见黑粪；出血量大、出血速度快的幽门以下病变者可因血液反流入胃而出现呕血。呕血与黑粪的颜色、性质与出血量和速度有关。呕血呈咖啡渣样颜色，若出血量大，则呈暗红色甚至鲜红色。上消化道出血时粪便以黑色或柏油样为主；如出血量多使肠蠕动加速时，则可呈暗红或鲜红色。

2. 失血性周围循环衰竭　急性大量出血，循环血容量迅速减少，心排血量降低，病人可出现头昏、乏力、心悸、晕厥、口渴、黑矇及出汗等组织缺血的表现。严重时表现为面色苍白、血压下降、脉压变小、呼吸急促、四肢湿冷、口唇发绀、心率加快、烦躁不安或神志不清等周围循环衰竭症状。

3. 发热　大量出血后，多数病人于 24 小时内出现发热，一般不超过 38.5℃，可持续 3～5 天。

4. 氮质血症　上消化道大量出血后，肠道血液中的蛋白质消化产物被吸收，引起血中尿素氮浓度升高，称为肠源性氮质血症。血尿素氮多在出血后数小时上升，24～48 小时达高峰，如无继续出血，3～4 天后可降至正常。

5. 血象变化　一般出血 3～4 小时后可有贫血。24 小时内网织红细胞可增高，随着出血停止，网织红细胞逐渐降至正常。白细胞计数也可暂时增高，出血停止后 2～3 天即恢复正常。

（三）心理社会状况

病人因大量呕血、黑粪、周围循环衰竭产生紧张、焦虑、恐惧心理。反复出血的病人可因工作能力下降、经济负担过重产生悲观情绪。

（四）辅助检查

1. 实验室检查　测定血红蛋白、白细胞、血小板计数、网织红细胞、血细胞比容、肝肾功能以及粪便隐血试验等，有助于估计失血量及动态观察有无活动性出血，判断治疗效果及协助病因诊断。

2. 内镜检查　多在出血后 24～48 小时内做急诊胃镜检查，可直接观察出血部位、明确出血原因，还可做紧急止血治疗。

3. X 线钡餐造影　适用于胃镜检查有禁忌证或不愿意做胃镜检查者，多在出血停止数天及病情基本稳定后进行检查。对明确病因亦有价值。

（五）治疗要点

治疗原则是积极补充血容量，纠正水、电解质失衡，预防和治疗失血性休克及止血。

1. 补充血容量　上消化道出血伴休克者，应立即开通静脉通路，用平衡盐溶液、葡萄糖盐溶液、右旋糖酐或其他血浆代用品扩充血容量，必要时尽早输入全血，以恢复有效血容量。

2. 止血　非食管胃底静脉曲张破裂出血者，常用 H_2 受体拮抗剂或质子泵抑制剂，如西咪替丁、雷尼替丁及奥美拉唑等；有活动性出血或暴露血管的溃疡，可在内镜直视下止血；食管－胃底静脉曲张破裂出血常用垂体后叶素、生长抑素类（如奥曲肽）等止血药物，对药物不能控制的出血可使用三腔二囊管压迫止血，必要时行内镜直视下止血。大量出血内科治疗无效时，应考虑外科手术治疗。

二、常见护理诊断/问题

1. 有体液不足的危险　与上消化道出血有关。
2. 活动无耐力　与失血性周围循环衰竭有关。
3. 有受伤的危险　与食管胃底黏膜长时间受压、气囊阻塞气道、血液或分泌物反流入气管有关。
4. 恐惧　与消化道出血对生命威胁有关。
5. 潜在并发症　失血性休克。

三、护理目标

（1）病人组织灌注量改善，生命体征平稳。
（2）病人乏力改善，活动耐力增加。
（3）病人不发生食管胃底黏膜损伤、误吸、窒息。
（4）病人恐惧减轻或改善。
（5）病人无失血性休克发生。

四、护理措施

（一）一般护理

1. 休息与活动　大出血病人绝对卧床休息，取平卧位，下肢略抬高，以保证脑部供血。呕吐者头偏向一侧，防止误吸或窒息。保持呼吸道通畅，必要时吸氧。
2. 饮食护理　少量出血无呕吐者可进温凉、清淡流质。大量出血者暂禁食，出血停止后24～48小时，可给予营养丰富、易消化、无刺激的半流质饮食或软食，少食多餐，逐渐过渡到正常饮食。

（二）病情观察

1. 出血量估计　粪便隐血试验阳性提示每日出血量在5～10ml以上；黑粪提示出血量在50～100ml以上；胃内积血量达250～300ml可出现呕血；出血量不超过400ml时，一般不出现全身症状；出血量超过400～500ml时，出现头晕、乏力、心悸等全身症状；出血量超过1000ml，可出现急性周围循环衰竭的表现，严重者引起失血性休克。
2. 继续或再次出血的判断　出现下列迹象，提示有活动性出血：①反复呕血及黑粪次数增多，肠鸣音亢进；②周围循环衰竭症状经积极补液、输血仍不能改善；③血红蛋白、红细胞计数与血细胞比容继续下降，血尿素氮持续或再次增高。
3. 失血性休克的观察　观察生命体征、神志、皮肤色泽、末梢循环及尿量的变化，并记录24小时出入液量，必要时进行心电监护。当病人有头晕、心悸、出冷汗及血压下降等休克表现时，立即报告医师并协助处理。

（三）对症护理

（1）三腔二囊管压迫止血术的护理。
（2）体液不足的护理立即建立静脉通道，遵医嘱尽快补充血容量，配合医师实施止血治疗，同时做好配血、备血及输血准备，观察治疗效果及不良反应。输液开始宜快，必要时根据中心静脉压调节输液量和速度，避免输血、输液量过多而引起急性肺水肿或诱发再次出血。肝病导致出血者避免输注库存血，因库存血含氨量高，易诱发肝性脑病。

（四）用药护理

用垂体后叶素止血时，应严格按医嘱调整滴速。禁用于冠状动脉粥样硬化性心脏病病人、高血压病人及孕妇。

（五）心理护理

关心、安慰病人。抢救工作迅速、有条不紊，以减轻病人的紧张情绪。经常巡视、陪伴病人，使其有安全感。

（六）健康指导

1. 生活指导　指导病人保持良好的心境，避免长期精神紧张，合理安排休息与活动；注意饮食卫生，禁烟、浓茶、咖啡及刺激性食物。

2. 疾病知识指导　指导病人和家属了解上消化道出血的病因、诱因及预防知识，减少再次出血的危险；教会病人和家属早期识别出血征象，一旦出现异常应及时就诊。

五、护理评价

（1）病人生命体征是否平稳。

（2）病人活动耐力是否改善。

（3）病人是否发生食管胃底黏膜损伤、误吸、窒息。

（4）病人恐惧是否减轻或改善。

（5）病人的潜在并发症是否得到有效预防，或一旦发生，是否能得到及时发现与处理。

（尚艳红）

第八节　溃疡性结肠炎

溃疡性结肠炎（ulcerative colitis，UC）又称非特异性溃疡性结肠炎，是一种病因未明的直肠和结肠慢性非特异性炎症性疾病。病变主要位于大肠的黏膜与黏膜下层。临床表现为腹泻、腹痛、里急后重和黏液脓血便。本病呈慢性病程，病情轻重不一。病理表现为大肠黏膜和黏膜下层有慢性炎症细胞浸润和多发性溃疡形成。本病可发生于任何年龄，多见于 20 ～ 40 岁年轻人，男女发病率无明显差别。

一、护理评估

（一）健康史

询问家族中有无溃疡性结肠炎病人；有无痢疾杆菌或溶组织阿米巴感染；近期有无劳累、饮食失调、精神刺激等。

（二）身体状况

1. 症状

（1）消化系统表现：主要表现为腹痛和腹泻。

1）腹泻：是溃疡性结肠炎的主要症状，黏液脓血便是本病活动期的重要表现。轻者每天排便 2~4 次，粪便呈糊状，可混有黏液、脓血；重者每天可排便 10 次以上，粪便中有大量脓血甚至呈血水样便。

2）腹痛：病情轻者或缓解期可无腹痛或仅有腹部不适，活动期可呈轻中度腹痛，位于左下腹或下腹部，也可有全腹疼痛。有疼痛－便意－便后缓解的特点，常伴里急后重。若并发中毒性巨结肠或炎症波及全腹膜者，可有持续性剧烈腹痛。

（三）辅助检查

1. 结肠镜检查　是本病最重要的诊断和鉴别诊断方法，可直接观察病变肠黏膜并进行活检。内镜下可见以下特征：①黏膜上有弥漫性糜烂或多发性浅溃疡；②黏膜粗糙成细颗粒状，质脆易出血，血管模糊；③假息肉形成，结肠袋变钝或消失。

2. 粪便检查　粪便常规肉眼可见黏液与脓血，显微镜下可见多量红细胞、白细胞与脓细胞。

3. X 线钡剂灌肠检查　可见黏膜错乱或有细颗粒状改变，也可见多发性小龛影或充盈缺损，有时病变肠管缩短、变细，肠壁变硬呈铅管状，结肠袋消失。

4. 血液检查　可有红细胞、血红蛋白减少；重症者有血清白蛋白降低，凝血酶原时间延长，电解质紊乱等。血沉增快、C 反应蛋白增高是活动期的标志。

（四）治疗要点

治疗的目的是控制急性发作，缓解病情，减少复发，防治并发症。

1. 氨基水杨酸制剂　柳氮磺吡啶为首选药物，适用于轻、中型或重型经糖皮质激素治疗已有缓解者。用法 4~6g/d，分 4 次口服，病情缓解后逐步减至 2g/d，分次口服，维持 1~2 年。

2. 糖皮质激素　适用于暴发型或重型病人，常用氢化可的松 200~300mg 静脉滴注，待病情稳定后可改为口服泼尼松，随病情好转可遵医嘱逐渐减量。

3. 手术治疗　对药物治疗无效、有严重并发症者，应及时采用手术疗法。

二、常见护理诊断/问题

1. 腹泻　与炎症导致肠蠕动增强，肠内水、钠吸收障碍有关。
2. 疼痛：腹痛　与肠道黏膜的炎症浸润、溃疡有关。
3. 有体液不足的危险　与频繁腹泻有关。
4. 营养失调：低于机体需要量　与长期腹泻及吸收障碍有关。
5. 有皮肤完整性受损的危险　与频繁腹泻刺激肛周皮肤有关。

三、护理目标

（1）病人腹泻症状得到改善或缓解。
（2）病人腹痛缓解或消失。
（3）病人不发生体液失衡。
（4）病人营养状况得到纠正。
（5）病人不出现肛周红肿、糜烂。

四、护理措施

（一）一般护理

1. 休息与活动　急性发作期卧床休息，保持心情平静。注意劳逸结合，生活要有规律，保持心情舒畅，以减少病人的胃肠蠕动和体力消耗。

2. 饮食护理　给予高热量、富含营养、少纤维素、易消化食物，禁食生、冷食物及富含纤维素的蔬菜、水果，忌食牛乳和乳制品。急性发作期进食无渣流质或半流质饮食，病情严重者应禁食，并给予胃肠外营养。

（二）病情观察

观察腹泻的次数，大便的颜色、性状；腹痛的性质有无变化，如腹痛性质突然改变，应注意是否合并大出血、肠梗阻、肠穿孔、中毒性巨结肠等并发症，应立即通知医生。

（三）对症护理

对腹泻次数较多、里急后重严重的病人，可安排在距离卫生间较近的房间。协助病人做好肛门及其周围皮肤护理，手纸要柔软，擦拭动作宜轻柔，便后用温水清洗肛门及周围皮肤，必要时给予护肤软膏涂擦，以防皮肤破损。

（四）用药护理

遵医嘱给予柳氮磺吡啶、糖皮质激素、免疫抑制剂等，注意药物的疗效和不良反应。应用柳氮磺吡啶，应注意有无恶心、呕吐、皮疹及白细胞减少、关节痛等，服药期间定期检查血象；应用糖皮质激素者，要注意激素的不良反应，不可随意停药，以防止病情反跳。使用免疫抑制剂时要注意有无胃肠道反应、白细胞减少等。

（五）心理护理

关心体贴病人，耐心进行心理疏导，积极解答病人提出的问题，解释疾病的发生发展过程、治疗效果及预后，鼓励病人树立信心，正确对待疾病，自觉配合治疗。

（六）健康指导

1. 疾病指导　指导病人合理休息与活动，活动期或病情严重者应卧床休息，缓解期注意劳逸结合。

2. 饮食指导　指导病人合理饮食，以高热量、高蛋白、易消化、少渣饮食为主，避免粗纤维及刺激性食物。

3. 用药指导　指导病人坚持治疗，学会识别药物的不良反应，不随意更换药物或停药。

五、护理评价

（1）病人腹泻症状是否改善。

（2）病人腹痛是否缓解或消失。

（3）病人有无发生体液失衡。

（4）病人营养状况是否得到改善。

（5）病人是否出现肛周红肿、糜烂。

（尚艳红）

第九节 肠梗阻

肠梗阻（intestinal obstruction）是肠内容物由于各种原因不能正常运行、顺利通过肠道，是常见的外科急腹症之一。

（一）肠梗阻按发生的基本原因分类

肠梗阻按发生的基本原因可分为4类：

1. 机械性肠梗阻　是各种机械性原因导致的肠腔狭窄、肠内容物通过障碍。临床以此型最常见。主要原因包括：

（1）肠腔内因素：如寄生虫及异物等。

（2）肠外因素：如粘连引起的肠管扭曲、腹外疝及腹内疝等。

（3）肠壁因素：如肠肿瘤、肠套叠等。

2. 动力性肠梗阻　较少见，为肠壁肌肉运动紊乱导致肠内容物运行障碍。无肠腔狭窄。可分为：

（1）麻痹性肠梗阻：见于急性弥漫性腹膜炎、低钾血症等。

（2）痉挛性肠梗阻：持续时间短而少，见于慢性铅中毒或者急性肠炎。

3. 血运性肠梗阻　较少见，是由于肠系膜血管栓塞或血栓形成，使肠管缺血、坏死而发生肠麻痹，肠腔虽无堵塞，但肠内容物不能运行。

4. 假性肠梗阻　表现肠梗阻症状反复发作，但十二指肠和结肠蠕动正常。

（二）肠梗阻按肠壁有无血运障碍分类

肠梗阻按肠壁有无血运障碍可分为2类：

1. 单纯性肠梗阻　只是肠内容物通过受阻，而无肠壁血运障碍。

2. 绞窄性肠梗阻　是指梗阻并伴有肠壁血运障碍者。

一、护理评估

（一）健康史

注意询问有无腹部外伤或腹部手术史，有无腹外疝及腹腔炎症，有无习惯性便秘、既往腹痛史及本次发病的诱因等。

（二）身体状况

1. 症状

（1）疼痛：单纯性机械性肠梗阻病人表现为阵发性腹部绞痛；绞窄性肠梗阻多为持续性疼痛，阵发性加剧；麻痹性肠梗阻则为持续性胀痛。

（2）呕吐：与肠梗阻的部位、类型有关。高位肠梗阻呕吐出现早而频繁，呕吐物为胃、十二指肠内容物；低位肠梗阻呕吐出现迟而少，呕吐物为带臭味粪样物。绞窄性肠梗阻呕吐物为血性或棕褐色液体；麻痹性肠梗阻呕吐呈溢出性。

（3）腹胀：腹胀出现在梗阻发生一段时间之后，其程度与梗阻部位有关，高位肠梗阻腹胀轻，低位肠梗阻腹胀明显。麻痹性肠梗阻表现为显著的均匀性腹胀。

（4）肛门排气、排便停止：完全性肠梗阻发生之后出现不排气、不排便。但在梗阻早期，梗阻部位以下肠内有粪便和气体残存，仍可出现排气、排便，应加以注意。某些绞窄性肠梗阻如肠套叠、肠系膜血管栓塞或血栓形成可排出血性黏液样便。

2. 体征

（1）腹部体征：①视诊：机械性肠梗阻常可见肠型及蠕动波，腹痛发作时更明显。肠扭转时因扭转肠袢存在而腹胀多不对称。②触诊：单纯性肠梗阻腹壁软，可有轻度压痛；绞窄性肠梗阻压痛加重，有腹膜刺激征；有压痛的包块多为绞窄的肠袢；条索状团块为蛔虫性肠梗阻；"腊肠样"包块则为肠套叠。③叩诊：绞窄性肠梗阻时，因坏死渗出增多，会有移动性浊音。④听诊：机械性肠梗阻时肠鸣音亢进，有气过水声或金属音。麻痹性肠梗阻病人肠鸣音减弱或消失。

（2）全身体征：单纯性肠梗阻早期可无全身表现；严重肠梗阻者可有脱水、代谢性酸中毒体征，甚至有体温升高、呼吸浅快、脉搏细速、血压下降等中毒和休克征象。

（三）心理社会状况

评估病人的心理情况，有无接受手术治疗的心理准备；有无过度焦虑或恐惧；是否了解围术期的相关知识。了解病人的家庭、社会支持情况，包括家属对病人的支持情况等。

（四）辅助检查

1. 实验室检查

（1）血常规：肠梗阻病人出现脱水可有血红蛋白、血细胞比容及尿比重升高，而绞窄性肠梗阻多有白细胞计数及中性粒细胞比例升高。

（2）血气分析及血生化检查：血气分析、血清电解质、血尿素氮及肌酐检查可出现异常。

2. X线检查　肠梗阻发生4～6小时后，腹部立位或侧卧透视或摄片可见多个气液平面及胀气肠袢：空肠梗阻时，空肠黏膜的环状皱襞可显示鱼肋骨刺状改变。

（五）治疗要点

肠梗阻的治疗原则是纠正因梗阻所引起的全身生理紊乱和解除梗阻。具体治疗方法要根据肠梗阻类型、程度及病人的全身情况而定。

1. 非手术疗法　主要适用于单纯性粘连性肠梗阻、麻痹性或痉挛性肠梗阻。最重要的措施是胃肠减压。同时要纠正水、电解质紊乱和酸碱失衡，防治感染和休克等。

2. 手术治疗　适用于各种绞窄性肠梗阻、肿瘤及先天性肠道畸形引起的肠梗阻及经非手术疗法不能缓解的肠梗阻。常用的手术方式有：肠粘连松解术、肠套叠或肠扭转复位术、肠切除吻合术、肠短路吻合术、肠造口或肠外置术等。

二、常见护理诊断/问题

1. 腹痛　与肠内容物不能正常运行或通过障碍有关。
2. 体液不足　与频繁呕吐、肠腔内大量积液及胃肠减压有关。
3. 营养失调：低于机体需要量　与呕吐、禁食有关。
4. 潜在并发症　肠坏死、腹腔感染、肠粘连。

三、护理目标

（1）病人的疼痛缓解。

（2）体液平衡得以维持。

（3）营养平衡得到改善。

（4）肠坏死、腹腔感染、肠粘连并发症未发生，或发生时能够及时发现并且得到及时处理。

四、护理措施

（一）一般护理

1. 体位　取低半卧位，有利于减轻腹部张力，减轻腹胀，改善呼吸和循环功能；休克病人应改成平卧位，并将头偏向一侧，防止误吸而导致窒息或吸入性肺炎。

2. 饮食护理　早期多须绝对禁食禁水，梗阻解除后12小时可进少量流质饮食，48小时后试进半流质饮食。忌食易产气的甜食和牛奶等。

（二）病情观察

非手术疗法期间，出现下列情况者应高度怀疑发生绞窄性肠梗阻的可能：①腹痛剧烈或表现为持续性疼痛阵发性加剧，肠鸣音减弱或消失，呕吐出现早而频繁；②病情发展迅速，早期出现休克，抗休克治疗改善不明显；③有明显腹膜刺激征表现，体温升高，白细胞计数增高；④腹胀不对称，腹部有局限性隆起或触及有压痛的包块；⑤呕吐物、胃肠减压液、肛门排出物为血性，或腹腔穿刺抽出血性液体；⑥经积极的非手术治疗而症状、体征无明显改善；⑦X线显示孤立、胀大肠袢，不因时间推移而发生位置的改变，或出现假肿瘤样阴影。

（三）心理护理

向病人解释该病治疗的方法及意义；介绍手术前后相关知识；消除病人焦虑和恐惧心理，鼓励病人及家属配合治疗。

（四）治疗护理

1. 非手术病人护理

（1）胃肠减压：是治疗肠梗阻的重要措施之一，通过胃肠减压吸出胃肠道内的积气、积液，以减轻腹胀，改善肠壁血液循环，有利于改善局部和全身情况。胃肠减压时，应保持胃管的通畅，注意观察和记录引流液的颜色、性质和引流量等。

（2）解痉止痛：单纯性肠梗阻可肌内注射阿托品以减轻腹痛，禁用吗啡类止痛剂，以免掩盖病情。

（3）记录出入液体的数量和性状：包括呕吐物、胃肠减压引流物、尿量及输入液体。

（4）液体疗法护理：急性肠梗阻可出现不同程度的体液失衡，应根据脱水的性质和程度、血清电解质浓度测定和血气分析结果制定补液方案。

（5）防治感染和中毒：应用抗生素防治感染和中毒，对单纯性肠梗阻时间较长，特别是绞窄性肠梗阻以及手术治疗的病人应该及早使用。

（6）有手术指征者，积极做好术前常规护理。

2. 术后病人护理

（1）胃肠减压：在肠蠕动恢复前，继续保持有效胃肠减压，注意引流液的颜色和量。

（2）饮食调整：术后禁饮食，通过静脉输液补充营养。肠功能恢复后（肛门排气）可开始进流质饮食，无不适后逐步改为半流质饮食。肠切除肠吻合术后，进食时间应适当推迟。2周后可吃软饭，忌生硬、油炸及刺激性食物（酒、辛辣食物），每日5~6餐，直至完全恢复。

（3）观察病情变化：重点是观察生命体征变化以及腹痛、腹胀、呕吐及肛门排气等。同时要注意观察和记录胃肠减压以及腹腔引流液的颜色、性质和量。

（4）早期活动：术后应鼓励病人早期活动，以利肠功能恢复，防止肠粘连。

（五）健康指导

（1）告诚病人及家属，认识胃肠减压对治疗疾病的重要意义，争取其配合。

（2）鼓励病人术后早期活动，如病情平稳，术后 24 小时即可开始床上活动，争取尽早下床活动，以促进机体和胃肠道功能的恢复。

（3）出院后应注意饮食卫生，避免暴饮暴食。

（4）加强自我监测，若出现腹痛、腹胀、呕吐等不适，及时就诊。

五、护理评价

（1）病人疼痛是否缓解。

（2）病人体液是否得以维持。

（3）病人营养是否维持平衡。

（4）病人的潜在并发症是否得到有效预防，或一旦发生，是否能得到及时发现与处理。

（尚艳红）

第十节　急性阑尾炎

急性阑尾炎是阑尾的急性化脓性感染。在急腹症中最为多见。病因主要有两点：阑尾管腔阻塞和细菌入侵。

急性阑尾炎据其病理严重程度，可分为单纯性、化脓性、坏疽性和阑尾周围脓肿 4 种病理类型，临床表现也各异。急性阑尾炎的演变主要取决于机体抵抗力和治疗效果，其结局可能有 3 种情况：①炎症消退：炎症完全消退；或瘢痕性愈合，阑尾腔狭窄，与周围组织粘连，易复发或迁延成慢性阑尾炎。②炎症局限化：化脓性、坏疽性阑尾炎被大网膜包裹，粘连成炎症包块；或形成阑尾周围脓肿。③炎症扩散：阑尾坏疽穿孔形成弥漫性腹膜炎；细菌扩散到肝门静脉系统，引起肝门静脉炎；病情恶化可致感染性休克。

一、护理评估

（一）健康史

了解疾病发生的诱因，有无急慢性肠炎、蛔虫病等，以便做好预防指导；了解既往有无类似发作史，如属慢性阑尾炎急性发作，更应给病人解释手术治疗的必要性；还应了解病人的年龄；成年女性病人应了解有无停经、妊娠等。

（二）身体状况

1. 症状

（1）腹痛：急性阑尾炎典型的表现为转移性右下腹痛。初期上腹或脐周出现疼痛，范围较弥散；数小时后腹痛转移并固定于右下腹。若病情发展快，腹痛一开始即可局限于右下腹，而无转移性右下腹痛病史。若持续性剧痛范围扩大，波及腹大部或全腹，是阑尾坏死或穿孔并发腹膜炎的表现。

（2）消化道症状：早期有反射性恶心、呕吐。部分病人因肠功能紊乱可有便秘或腹泻。如盆位阑尾炎时，炎症刺激直肠和膀胱，引起排便次数增多、里急后重及尿痛。若并发弥漫性腹膜炎可出现腹胀等麻痹性肠梗阻症状。

（3）全身表现：多数病人早期仅有乏力、低热。炎症加重可有全身中毒症状，如寒战、高热、脉快、烦躁不安或反应迟钝等，以及心、肺、肾等器官功能不全的表现。若发生化脓性门静脉炎还可引起轻度黄疸。

2. 体征

（1）右下腹压痛：是急性阑尾炎的重要体征。压痛点通常位于麦氏点，亦可随阑尾位置变异而改变。

（2）腹膜刺激征：包括压痛、反跳痛、腹肌紧张。这是壁腹膜受炎症刺激的一种防御性反应，常提示阑尾炎症加重，有炎性渗出、化脓、坏疽或穿孔等。但在特殊年龄阶段、体质较弱及阑尾位置变化的病人，腹膜刺激征可不明显。

（三）心理社会状况

了解病人及家属对阑尾炎的认知程度及对手术的接受程度；妊娠期病人及其家属对胎儿风险的认知程度、心理承受能力及应对方式。

（四）辅助检查

1. 实验室检查　多数病人的血常规检查可见白细胞计数和中性粒细胞比例增高。尿常规可有少量红细胞，系输尿管受局部炎症刺激所致；如尿中出现大量红细胞，提示可能是输尿管结石。

2. B超检查　可显示阑尾肿大，呈条索状或阑尾周围脓肿。

（五）治疗要点

急性阑尾炎病人应行阑尾切除术，延误治疗可发生急性腹膜炎，术后应注意防治内出血、切口感染、粘连性肠梗阻以及阑尾残端破裂所形成的粪瘘等并发症。但对单纯性阑尾炎及较轻的化脓性阑尾炎，也可试用抗生素、中药等非手术疗法。对炎症已局限的阑尾周围脓肿则不宜手术，采用抗感染等非手术疗法，待肿块消失后3个月，再行手术切除阑尾。

二、常见护理诊断/问题

1. 急性疼痛　与阑尾炎症、手术创伤有关。

2. 发热　与炎性刺激有关。

3. 潜在并发症　急性腹膜炎、术后内出血、术后切口感染、术后粘连性肠梗阻、术后粪瘘等。

三、护理目标

（1）病人疼痛缓解。

（2）体温恢复正常。

（3）非手术治疗后的病人能说出预防方法。

四、护理措施

(一) 非手术病人的护理

1. 一般护理

(1) 体位：宜取半卧位。

(2) 饮食和输液：酌情禁食或流质饮食，并做好静脉输液护理。

2. 病情观察　观察病人的神志、生命体征、腹部症状和体征以及血白细胞计数的变化。如体温明显增高，脉搏、呼吸加快，或血白细胞计数持续上升，观察期间如腹痛突然减轻，并有明显腹膜刺激征且范围扩大，提示阑尾炎已穿孔，应立即手术治疗。

3. 心理护理　稳定病人情绪，向病人讲解手术目的、方法、注意事项，使病人能积极配合治疗。

4. 治疗护理

(1) 抗感染：遵医嘱应用有效的抗生素。

(2) 对症护理：有明显发热者，可给予物理降温；腹痛病人可行解痉处理，但禁用止痛剂；便秘者可用开塞露。

(二) 手术前后病人的护理

术前护理按急诊腹部手术前常规护理。手术后护理要点如下：

1. 一般护理

(1) 卧位：病人回病房后，先按不同的麻醉安置体位，血压平稳后改为低半卧位。

(2) 饮食：术后胃肠功能恢复、肛门排气后可给流食，如无不适，渐改为半流食，直至普食。但 1 周内忌食牛奶、鸡蛋或豆制品等易产气食物。同时 1 周内忌灌肠及泻剂。

(3) 早期活动：轻症病人于手术当日即可下床活动，重症病人应在床上多翻身、活动四肢，待病情稳定后，及早起床活动，以促进肠蠕动恢复，防止肠粘连发生。

2. 配合治疗　遵医嘱使用抗生素，并做好静脉输液护理。

3. 术后并发症的护理

(1) 腹腔内出血：常发生在术后 24 小时内，故手术后当天应严密观察血压、脉搏。如出现出血性休克表现，或腹腔引流管有鲜红色血液流出，应立即将病人平卧，静脉快速输液，报告医生并做好术前准备。

(2) 切口感染：是术后最常见的并发症，表现为术后 3 ~ 5 日体温升高，切口局部有红、肿、热、痛及波动感。应给予抗生素、理疗等治疗，必要时应拆线引流。

(3) 腹腔脓肿：术后 5 ~ 7 日体温升高，或下降后又上升，并有呃逆、腹痛、腹胀、腹部包块或排便排尿改变等，应及时和医生取得联系进行处理。

(4) 粘连性肠梗阻：常为慢性不完全性肠梗阻。可行禁食、胃肠减压处理；若为完全性梗阻，宜行手术治疗。

(5) 粪瘘：属于结肠瘘。一般多可自行闭合；如经久不愈，宜行手术治疗。

(三) 健康指导

(1) 保持良好的饮食、卫生及生活习惯，餐后不做剧烈运动。

(2) 指导病人尽早活动，促使胃肠功能恢复，减少肠粘连。

（3）阑尾周围脓肿病情控制出院后，嘱病人于3个月后来医院手术切除阑尾。

五、护理评价

（1）病人疼痛是否得到缓解或控制。

（2）病人体温是否恢复正常。

（3）病人是否对阑尾炎的预防有足够的了解。

（4）病人的潜在并发症是否得到有效预防，或一旦发生，是否能得到及时发现与处理。

（尚艳红）

第十一节 腹外疝

腹腔内脏组织或器官连同腹膜壁层，经腹壁薄弱点或缺损处，向体表突出所形成的包块，称腹外疝。其中以腹股沟疝最多见，占全部腹外疝的75%～90%。

（一）病因

腹壁强度降低和腹内压力增高是腹外疝发病的两个主要原因。

1. 腹壁强度降低

（1）先天性因素：先天性因素如腹膜鞘状突未闭、精索或子宫圆韧带穿过腹股沟管等。

（2）后天性因素：后天性因素有手术切口愈合不良、年老体弱造成腹壁肌肉萎缩等。

2. 腹内压力增高 是腹外疝形成的重要诱因。慢性咳嗽、便秘、排尿困难等都是引起腹内压力增高的常见原因。

（二）病理解剖

典型的腹外疝由疝环、疝囊、疝内容物和疝外被盖组成（图20-3）。

1. 疝环 是腹壁的薄弱或缺损处，通常以疝环所在的解剖部位为疝命名，如腹股沟疝、股疝、脐疝等。

2. 疝囊 是壁层腹膜经疝环向外突出的囊袋状结构。

3. 疝内容物 是突入疝囊内的腹腔内脏器或组织，最常见的是小肠。

4. 疝外被盖 指覆盖疝囊外表的腹壁各层组织。

（三）临床分类

1. 易复性疝 当病人站立或腹内压增高时，疝内容物进入疝囊。平卧或用手推送疝块时，疝内容物很容易回纳腹腔，称易复性疝，临床上最为常见。

2. 难复性疝 病程较长，疝内容物与腹壁发生粘连，致使内容物不能完全回纳腹腔，称为难复性疝，其内容物大多数是大网膜。少数病程长、腹壁缺损大的巨大疝，因其内容物较多，也常难以回纳，这种疝称滑动性疝（图20-4），也属于难复性疝。

3. 嵌顿性疝 疝环较小，当腹内压力骤然升高时，较多的疝内容物强烈扩张疝环而进入疝囊，并随即被弹性回缩的疝环卡住，使疝内容物不能回纳腹腔，此时的疝就是嵌顿性疝。

4. 绞窄性疝 若嵌顿时间过久，疝内容物发生缺血坏死时，称为绞窄性疝。

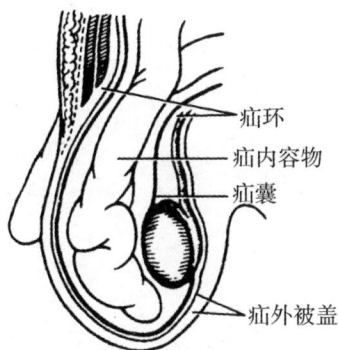

图 20-3 腹外疝的解剖结构　　　　图 20-4 滑动性疝

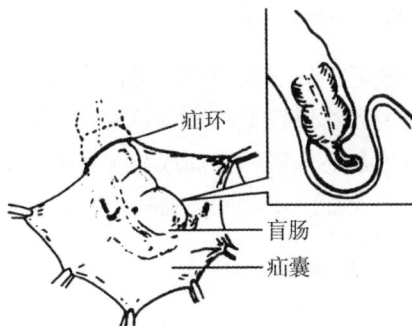

一、护理评估

（一）健康史

注意了解有无先天性腹壁缺损或腹壁薄弱；是否存在年老体弱等腹壁肌肉萎缩的因素；详细询问可能导致腹内压增高的病史，如慢性咳嗽、习惯性便秘、前列腺增生等，找出引起腹内压增高的原因。

（二）身体状况

1. 易复性疝　病人多无自觉症状或仅有局部坠胀不适。主要表现为局部肿块，偶有胀痛；肿块常在站立行走时出现，呈带蒂柄状梨形，可降至阴囊或大阴唇；回纳疝块后，可触及腹壁的缺损处；指压外环，嘱病人咳嗽，检查者指尖有冲击感。

2. 难复性疝　可有胀痛不适，特点是疝块不能完全回纳。滑动性疝除疝块不能完全回纳外，尚有消化不良或便秘等症状。

3. 嵌顿性疝　当腹内压骤然增高时，疝块突然增大，剧烈疼痛，平卧或用手推送不能使之回纳。肿块紧张且硬，有明显触痛。如嵌顿的内容物为肠袢，可有机械性肠梗阻的表现。

4. 绞窄性疝　此时病人有急性腹膜炎体征；发生肠管绞窄者可有血便，肠管绞窄穿孔者可因疝块压力骤降，疼痛暂时缓解，易误认为病情好转；严重者可并发全身化脓性感染。腹股沟斜疝与直疝鉴别要点见表 20-3。

表 20-3　斜疝与直疝的鉴别

	斜疝	直疝
发病年龄	多见于儿童及青壮年	多见于老年
突出途径	经腹股沟管突出，可进阴囊	由直疝三角突出，不进阴囊
疝块外形	椭圆或梨形，上部呈蒂柄状	半球形，基底较宽
回纳疝块后压住疝环	疝块不再突出	疝块仍可突出
精索与疝囊的关系	精索在疝囊后方	精索在疝囊前外方
疝囊颈与腹壁下动脉关系	疝囊颈在腹壁下动脉外侧	疝囊颈在腹壁下动脉内侧
嵌顿机会	较多	极少

二、常见护理诊断/问题

1. 知识缺乏　缺乏腹外疝复发的有关知识。
2. 有疝内容物嵌顿或绞窄的危险　与腹内压突然增高有关。
3. 体液不足与　嵌顿性疝或绞窄性疝引起的机械性肠梗阻有关。
4. 潜在并发症　术后阴囊血肿、切口感染。

三、护理目标

（1）病人能够了解腹外疝复发的有关知识。
（2）避免腹内压突然增高致疝内容物嵌顿或绞窄的危险。
（3）体液不足得到改善。
（4）术后阴囊血肿、切口感染并发症未发生，或发生时得到及时发现和处理。

四、护理措施

（一）非手术病人护理

1. 棉束带压迫治疗的护理　幼儿的腹股沟疝采用棉束带压迫治疗时，棉束带的松紧度适宜，避免棉束带被粪、尿污染，防止移位导致压迫失效。

2. 疝带压迫治疗的护理　指导病人正确佩戴疝带；向长期佩戴疝带病人说明使用疝带的重要性，使其能配合治疗和护理。

3. 密切观察病情变化　对嵌顿性疝手法复位的病人，应密切观察腹部情况变化，如腹痛加重，或出现腹膜炎的表现，要及时和医生联系，以得到处理。

（二）术前护理

1. 一般护理

（1）休息与活动：择期手术的病人术前一般体位和活动不受限制，但巨大疝的病人应卧床休息 2~3 日，回纳疝内容物，使局部充血与水肿减轻，有利于术后切口愈合。

（2）饮食护理：疝无嵌顿时进普食，多饮水，多吃新鲜蔬菜、水果以保持大便通畅。怀疑嵌顿性或绞窄性疝者应禁食。

2. 心理护理　向病人及其家属解释腹外疝的发病原因和诱发因素、手术治疗的必要性和手术治疗原理以及预防复发的有效措施，消除其紧张和焦虑情绪。对于非手术治疗病人，应鼓励其耐心配合。

3. 病情观察　观察腹部情况。病人若局部疼痛明显，伴疝块增大，紧张发硬且触痛明显，不能回纳腹腔，应高度怀疑嵌顿疝发生的可能，需立即通知医生，及时处理。

4. 治疗护理

（1）控制诱因：积极处理引起腹内压增高的因素，除急诊手术外，均应做出相应处理，待症状控制后方可施行手术，否则术后易复发。

（2）严格备皮：严格的备皮可防止切口感染。术前嘱病人沐浴，既要剔净阴毛又要避免剔破皮肤，如有皮肤破损应暂停手术。

（3）灌肠和排尿：术前晚灌肠，清除肠内积粪，以免术后腹内压增高而诱发疝的复发。

病人进手术室前应排尽尿液，预防术中误伤膀胱。

（4）嵌顿性或绞窄性疝准备：嵌顿性或绞窄性腹外疝，特别是合并急性肠梗阻的病人，应遵医嘱行胃肠减压；纠正体液失衡；休克者需抗休克处理。

（三）术后护理

1. 一般护理

（1）体位与活动：术后取平卧位，膝下垫一软枕，使髋关节微屈，减少腹壁张力。一般于手术后 3~6 日可考虑离床活动。采用无张力修补术的病人可以早期离床活动。年老体弱、复发性疝、绞窄性疝、巨大疝病人卧床时间延长至术后 10 日方可下床活动，既有利于手术切口的愈合，又可避免腹内压增高，引起疝复发。卧床期间要加强对病人的日常生活和进食、排便护理。

（2）饮食：术后 6~12 小时可进流质饮食，逐步改为半流质饮食、普食。

2. 病情观察

（1）预防阴囊血肿：术后切口部位可压米袋（重 0.5kg）24 小时以减轻渗血；为避免阴囊内积血，术后可用丁字带托起阴囊，或以小枕抬高阴囊，并严密观察阴囊肿胀情况。

（2）预防感染：保持切口敷料清洁、干燥，若发现敷料污染或脱落，应及时更换。注意观察体温及切口情况，若有异常应及时处理。

（3）预防腹内压增高：术后避免受凉而引起咳嗽。并嘱病人在咳嗽时用手掌按压切口。保持大小便通畅，如有便秘应及时处理。

（四）健康指导

（1）病人出院后仍需注意休息，可适当活动，并逐渐增加活动量，3 个月内应避免重体力劳动或提举重物。

（2）应多吃营养丰富且含粗纤维的食物，防止腹内压增高而引起疝复发。

（3）如果疝复发，应及早诊治。

五、护理评价

（1）病人是否能够了解腹外疝复发的有关知识。

（2）病人能否避免腹内压突然增高。

（3）病人体液不足是否得到改善。

（4）病人的潜在并发症是否得到有效预防，或一旦发生，是否能得到及时发现与处理。

（尚艳红）

第十二节 直肠、肛管周围疾病

（一）痔

痔是肛垫发生病理性肥大、移位以及肛周皮下血管丛血流淤滞形成的团块。可分为内痔、外痔和混合痔。

（二）直肠肛管周围脓肿

直肠肛管周围脓肿是指直肠肛管周围软组织间隙的急性化脓性感染及脓肿形成。

（三）肛瘘

肛瘘是指直肠下部或肛管与肛周皮肤间形成的慢性感染性管道。

一、护理评估

（一）健康史

（1）病人是否有肛门瘙痒、分泌物等肛窦炎、肛腺感染的临床表现；了解病人有无肛周皮肤感染、损伤、内痔、肛裂等病史。

（2）是否有长期饮酒、喜食辛辣等刺激性食物史。

（3）是否有长期坐或立的职业因素以及腹内压增高的因素。

（4）是否有直肠肛管周围脓肿的发病和治疗史；了解病人有无结核或肛管外伤感染。

（二）身体状况

1. 内痔　主要表现是便时出血和痔核脱出。根据临床症状内痔分四期：

一期：排便时出血，血附着在大便表面，或便纸上有血迹，无痔块脱出。

二期：便时出血，量大甚至喷射而出，痔核可脱出肛门外，便后可自行回纳。

三期：便时出血量减少，但便时痔核常脱出，不能自行回纳，需用手托回，或待腹内压减低后方可还纳。

四期：痔核长期脱出于肛门外不能还纳，或还纳后又立即脱出。

2. 外痔　为肛管皮下的局限性隆起，一般无特殊不适，形成血栓性外痔时可出现剧烈疼痛和局部肿胀，肛门表面可见暗红色肿块，大小不等。排便、咳嗽、行走和坐时均可使疼痛加剧。

3. 混合痔　具有内痔和外痔两者的临床表现。

4. 直肠肛管周围脓肿

（1）肛门周围皮下脓肿：最常见。以局部表现为主，肛周持续性跳痛和红、肿、热、硬结以及压痛，脓肿形成后穿刺可抽取脓液。

（2）坐骨直肠窝脓肿：较常见。初期表现为局部疼痛，炎症较重时局部红、肿、热、痛明显；炎症波及直肠和膀胱时，病人出现直肠刺激症状和膀胱刺激症状。

（3）骨盆直肠窝脓肿：较少见。早期全身症状较重，如寒战、高热、全身不适；局部常表现有直肠刺激症状和膀胱刺激症状，有明显排便痛和排尿困难。

5. 肛瘘

（1）瘘口分泌物：在脓液排出后，外口可以暂时闭合；当脓液积聚到一定量时，再次冲破外口排脓，如此反复发作。

（2）疼痛：当外口愈合，瘘管中脓液形成，有明显的疼痛。

（3）发热：瘘管中脓液积聚，毒素吸收可引起寒战、发热、乏力等。

（4）肛周瘙痒：分泌物刺激肛周皮肤所致，甚至形成湿疹。

（三）心理社会状况

病情反复发作，粪便流出，臭味增大，给病人生活和工作带来痛苦而产生焦虑和紧张的心理反应。

（四）辅助检查

1. 肛门视诊、直肠指检或肛门镜检　不仅可见到痔、肛周皮肤红色乳头状突起或凹陷的外口，还可观察到直肠黏膜病变情况，直肠指检可触及条索状瘘管。

2. 局部穿刺抽脓　对直肠肛管周围脓肿有确诊价值。

（五）治疗要点

1. 痔　多数处于静止、无症状状态，平时只需注意饮食、保持大便通畅，一般不需特别治疗。当痔并发出血、血栓形成、痔核脱出及嵌顿时要积极处理，其原则如下：

（1）一般疗法：①改善饮食，保持大便通畅；②温水或0.2%高锰酸钾溶液坐浴，防止继发感染，减轻疼痛；③肛管内注入有抗炎止痛作用的油膏或栓剂。

（2）注射疗法：适用于单纯性内痔。方法是将硬化剂（如5%鱼肝油酸钠溶液）注射于痔核基底部黏膜下层，产生无菌性炎症反应，痔萎缩。

（3）手术疗法：适用于病程长、经常发作、出血严重、痔核脱出嵌顿者。手术方式有痔结扎术、痔切除术、痔环切除术以及吻合器痔环切术（PPH）和血栓外痔剥离术等。

2. 直肠肛管周围脓肿　早期应予抗生素、温水坐浴、理疗、软化大便等治疗；重症病人给予降温、全身支持等处理；脓肿形成后及时切开引流。

3. 肛瘘　须手术治疗。常用的术式有：①瘘管切开术或瘘管切除术，适用于低位肛瘘；②挂线疗法，适用于高位单纯性肛瘘的治疗或高位复杂性肛瘘的辅助治疗，可以防止发生肛门失禁。

二、常见护理诊断/问题

1. 急性疼痛　与直肠肛管病变、手术创伤有关。
2. 尿潴留　与直肠肛周感染刺激、骶管麻醉后抑制排尿反射、切口疼痛、肛管内敷料填塞过多压迫尿道有关。
3. 潜在并发症　术后创口出血、感染、大小便失禁等。

三、护理目标

（1）病人的疼痛减轻。

（2）尿潴留得到及时缓解。

（3）术后创口出血、感染、大小便失禁等并发症未发生，或发生时得到及时发现和处理。

四、护理措施

（一）术前护理

（1）术前3日进半流质少渣饮食，术前1晚可给予缓泻剂，术晨行清洁灌肠。

（2）皮肤准备做好手术野皮肤准备，保持肛门皮肤清洁。

（二）术后护理

1. 一般护理

（1）饮食：直肠肛管疾病手术后一般不严格限制饮食，手术后第1日进流质饮食，2～

3 日内进少渣饮食。

（2）体位：平卧位或侧卧位，臀部垫气圈，以防伤口受压引起疼痛。

（3）保持大便通畅：直肠肛管手术后一般不控制排便，但要保持大便通畅，并告诉病人有便意时尽快排便。直肠肛管手术后，一般在 7~10 日内不灌肠。

2. 病情观察　对术后病人要做好病情观察。术后出血是最常见的并发症，应注意敷料染血情况以及血压、脉搏变化。如有内出血的表现，应立即静脉快速输液，同时报告医生并协助处理。随后应注意观察有无肛门失禁、切口感染等其他并发症。

3. 心理护理　直肠肛管疾病的病程迁延时间长以及身体不适，给病人生活和工作带来痛苦，甚至导致病人精神抑郁。因而应给病人结合健康指导讲解疾病治疗的方法，及时消除其焦虑和抑郁心理。

4. 治疗护理

（1）减轻疼痛：肛门对痛觉非常敏感，加上有止血纱条的压迫，术后病人常有疼痛，可按医嘱给予止痛剂。

（2）术后坐浴：直肠肛管手术后应保持局部清洁，因排便时伤口易被粪便污染，便后即用温水坐浴，指导病人用 0.02% 高锰酸钾溶液 3 000ml 坐浴，温度为 40~43℃，每日 2~3 次，每次 20 分钟，坐浴后再更换新的敷料。肛瘘挂线疗法每隔 3~5 日应再次将橡皮筋拉紧、结扎，以免失效，一般 10~14 日橡皮筋脱落。

（3）并发症的护理：①尿潴留：手术后若发生急性尿潴留，常可采用诱导排尿法。不能解除尿潴留时才考虑导尿。②局部皮肤糜烂：肛瘘手术如切断肛门直肠环，可造成肛门失禁导致局部皮肤糜烂。应保持肛周皮肤清洁干燥，局部涂以氧化锌软膏保护皮肤。

（三）健康指导

（1）养成定时排便的习惯。

（2）适当活动以促进盆腔静脉回流，促进肠蠕动和肛门括约肌功能。

（3）保持肛周皮肤的清洁，常做肛门坐浴。

（4）坚持治疗与随诊。直肠肛管疾病多为慢性过程，应及时治疗，并耐心坚持治疗至治愈为止。

五、护理评价

（1）病人的疼痛与不适是否减轻。

（2）病人排便是否保持通畅；尿潴留有无缓解。

（3）病人的潜在并发症是否得到有效预防，或一旦发生，是否能得到及时发现与处理。

（尚艳红）

第二十一章　泌尿系统疾病护理

第一节　慢性肾小球肾炎

慢性肾小球肾炎（chronic glomerulonephritis，CGN）简称慢性肾炎，是指以血尿、蛋白尿、高血压和水肿为基本临床表现的综合征。可发生于任何年龄，但以青中年为主，男性多见。起病方式各有不同，病情迁延，病变缓慢发展，可有不同程度的肾功能减退，最终将发展为慢性肾衰竭。慢性肾炎的病因大多尚不清楚，大多数由各种原发性肾小球疾病迁延不愈发展而成，少数由急性肾炎演变而来。一般认为本病的起始因素为免疫介导性炎症，也有非免疫非炎症性因素参与。

慢性肾炎由多种病理类型引起，常见的有系膜增生性肾炎、系膜毛细血管性肾炎、膜性肾病及局灶性节段性肾小球硬化等，疾病晚期呈"固缩肾"。

一、护理评估

（一）健康史

应详细询问病人有无急性肾小球肾炎及其他肾病史，有无高血压、糖尿病、过敏性紫癜、系统性红斑狼疮等疾病病史以及有无长期服用对肾脏有害的药物；有无感染、劳累、妊娠、预防接种以及高蛋白、高脂及高磷饮食等诱因；家族中有无同样或类似疾病的病人；询问发病时间、起病急缓、既往有无类似病史、诊疗经过及用药情况等。

（二）身体状况

慢性肾炎多数起病缓慢、隐匿，可有一个相当长的无症状尿异常期。临床表现差异大，症状轻重不一，蛋白尿、血尿、高血压及水肿为其基本临床表现。早期病人可有乏力、疲倦、腰膝酸痛及食欲减退等。

1. 尿异常　蛋白尿和血尿出现较早，多为轻度蛋白尿和镜下血尿。

2. 水肿　时有时无，多为眼睑和（或）下肢轻、中度水肿，晚期持续存在。

3. 高血压　多数病人有轻重不等的高血压，部分病人以高血压为突出表现，甚至出现高血压脑病和高血压心脏病。如血压控制不达标，肾功能恶化较快，预后较差。

4. 肾功能改变　病人肾功能可正常或轻度受损（肌酐清除率下降），这种情况可持续数年甚至数十年。肾功能逐渐恶化并出现如贫血、血压增高等临床表现，最终进入尿毒症期。

（三）心理社会状况

评估病人对疾病的情感反应，是否有焦虑、悲观和恐惧等心理；评估病人的年龄、职业、社会支持系统和常用的应对机制；评估病人及家属有无坚持长期用药的思想准备，是否有足够的经济基础以保证治疗。

（四）辅助检查

1. 尿液检查　尿蛋白（＋）～（＋＋＋），蛋白定量为 1～3g/d；镜下可见多形性红细胞、红细胞管型；可有肉眼血尿。

2. 血常规检查　早期多正常或轻度贫血，晚期红细胞计数和血红蛋白明显下降。

3. 肾功能检查　晚期内生肌酐清除率明显下降，血肌酐和尿素氮增高。

4. B超　晚期双肾缩小，肾皮质变薄。

（五）治疗原则

慢性肾小球肾炎的治疗是以防止或延缓肾功能进行性恶化、改善或缓解临床症状及防治严重并发症为目的，而不以消除尿红细胞或尿蛋白为目标。

二、常见护理诊断/问题

1. 体液过多　与肾小球滤过率下降导致水钠潴留有关。

2. 活动无耐力　与贫血有关。

3. 营养失调：低于机体需要量　与低蛋白饮食等有关。

4. 焦虑　与疾病的反复发作、预后不良有关。

5. 潜在并发症　慢性肾衰竭。

三、护理措施

（一）一般护理

1. 休息与活动　病情稳定期保证充分休息和睡眠，适度活动。有明显水肿、大量蛋白尿、肉眼血尿及高血压或合并感染、心力衰竭、肾衰竭及急性发作期的病人，限制活动。

2. 饮食护理　合理的饮食可以减轻肾小球毛细血管高灌注、高压力和高滤过状态，延缓肾小球硬化和肾功能减退。饮食原则为：优质低蛋白 [0.6～0.8g/（kg·d），其中50%以上为优质蛋白质]、低磷、低盐、低嘌呤、高热量饮食。优质蛋白质是指富含必需氨基酸的动物蛋白，如鸡蛋、牛奶、鱼类、瘦猪肉、牛肉、羊肉、鸡肉等。低蛋白饮食时，适当增加碳水化合物的摄入，以满足机体生理代谢所需要的热量，避免发生负氮平衡。伴明显水肿和高血压的病人需低盐饮食（<3g/d）。除有明显水肿外，不必限制水分的摄入。

（二）病情观察

密切观察病人血压的变化；准确记录 24 小时出入液量，监测尿量、体重和腹围；观察水肿的消长情况；注意病人有无胸闷、气急、腹胀等胸、腹腔积液的征象；监测肾功能、电解质。

（三）用药护理

1. 利尿药　CGN 高血压的主要原因是水钠潴留，大部分病人经过休息、限盐和使用利尿药即可达到降压效果。可选用噻嗪类利尿剂，如氢氯噻嗪。无效可改用袢利尿剂，如呋塞米，但不宜大剂量、长时间使用。使用利尿剂应注意病人有无电解质、酸碱平衡紊乱。

2. 降压药物　血管紧张素转换酶抑制剂（ACEI）和血管紧张素 Ⅱ 受体阻滞剂（ARB）除具有降压作用外，还有减少尿蛋白和延缓肾功能恶化的作用，是治疗慢性肾炎高血压和

（或）减少尿蛋白的首选药物。ACEI 药物应注意干咳等副作用。肾功能不全病人应用 ACEI 或 ARB 时要防止高血钾。使用降压药时嘱咐病人缓慢改变体位，防止体位性低血压。

3. 血小板解聚药物　应用血小板解聚药（如双嘧达莫、阿司匹林）时，注意观察病人有无出血倾向等。

4. 糖皮质激素和细胞毒药物　慢性肾小球肾炎一般不主张积极应用，但如果肾功能正常或轻度受损、尿蛋白较多、无禁忌证者可使用。应注意观察病人有无继发感染、上消化道出血、水钠潴留、血压升高、肝肾功能损害及骨质疏松等。

（四）心理护理

注意观察病人心理活动，及时发现病人不良情绪，鼓励病人说出其内心感受，耐心解答病人提出的问题。与家属共同做好病人的疏导工作，帮助病人调整心态，正确面对现实。联系单位及社区解决病人的后顾之忧。

（五）健康指导

1. 疾病知识指导　向病人及家属讲解慢性肾炎治疗的关键在于防止或延缓肾功能进行性减退。指导病人及家属学会观察水肿和尿量等变化，学会如何控制饮水量、自我监测血压等。注意个人卫生，预防呼吸道和泌尿道感染。定期复查，发现异常及时就诊。

2. 生活指导　嘱病人加强休息，保持良好的心态。戒烟酒，坚持有氧运动。解释优质低蛋白、低磷、低盐、低嘌呤、高热量饮食的重要性，指导病人严格按饮食计划进餐，根据自己的病情选择合适的食物和量。

3. 用药指导　指导病人遵医嘱服药，学会观察药物疗效和不良反应，不使用对肾功能有害的药物，如：氨基糖苷类抗生素（包括新霉素、庆大霉素、妥布霉素、阿米卡星和链霉素等）、两性霉素 B、磺胺类、造影剂、顺铂等。

4. 避免加重肾损害的因素　指导病人及家属避免加重肾损害的因素：①积极防治各种感染，尤其是上呼吸道感染；②禁用有肾毒性的药物；③及时治疗高脂血症、高尿酸血症等；④避免劳累过度；⑤避免高蛋白饮食；⑥在医生指导下妊娠和预防接种。

（崔欣欣）

第二节　慢性肾衰竭

慢性肾衰竭（chronic renal failure，CRF）简称慢性肾衰，是指由慢性肾脏疾病引起的肾小球滤过率（GFR）下降及与此相关的代谢紊乱和临床症状组成的综合征。

根据肾损害的程度，慢性肾衰竭分为肾储备能力下降期（肾功能代偿期）、氮质血症期（肾功能失代偿期）、肾衰竭期（尿毒症前期）和尿毒症期。

一、护理评估

（一）健康史

详细询问病人及其家族成员是否患有泌尿系统疾病，是否患有高血压、糖尿病、系统性红斑狼疮、肿瘤、关节炎、结核、痛风性肾病、淀粉样变性肾病及多发性骨髓瘤等；有无感染、血容量不足、肾毒性物质摄入、心力衰竭、手术及创伤、水和电解质平衡失调及高蛋白

● 485 ●

饮食等诱因；询问病人诊疗经过及用药情况。

（二）身体状况

慢性肾衰竭的症状非常复杂，症状轻重不一，可累及全身各个脏器和组织，表现为全身各系统中毒症状及水、电解质、酸碱平衡紊乱。

1. 水、电解质和酸碱平衡失调　可出现高钾或低钾血症、高钠或低钠血症、水肿或脱水、低钙血症、高磷血症、高镁血症和代谢性酸中毒等。

2. 蛋白质、糖类、脂肪和维生素的代谢紊乱　主要表现为血浆白蛋白水平下降、糖耐量减低和低血糖症、高脂血症、维生素 A 水平增高、B 族维生素及叶酸缺乏等。

3. 各系统表现

（1）胃肠道表现：食欲减退是常见的最早期表现，还可出现恶心、呕吐、腹胀及腹泻等表现。尿毒症晚期，由于唾液中的尿素被分解成氨，呼气常有尿味和金属味。晚期病人由于胃黏膜糜烂或消化性溃疡而发生消化道出血。

（2）心血管系统表现：心血管病变是慢性肾衰竭病人最常见的并发症和死亡原因。①高血压和左心室肥大：多数由水钠潴留、肾素－血管紧张素增高和（或）某些血管舒张因子缺乏所致。左心室病变（左心室肥厚或扩张型心肌病）是慢性肾衰竭极为重要的危险因素。②心力衰竭：主要与水钠潴留、高血压及尿毒症心肌病变有关。③心包炎：可分为尿毒症性和透析相关性，分别见于尿毒症终末期或透析不充分者，其表现同一般心包炎。但血液透析相关性心包积液多为血性，可能与血液透析应用肝素、毛细血管破裂有关，严重者出现心脏压塞。④动脉粥样硬化：病人常有高甘油三酯血症及轻度胆固醇升高，动脉粥样硬化进展迅速，血液透析病人的病变程度比透析前病人更为严重。

（3）呼吸系统表现：可出现尿毒症性支气管炎、肺炎及胸膜炎等。酸中毒时，呼吸深而长。

（4）血液系统表现：①贫血：几乎所有病人均有贫血，多为轻、中度贫血。主要原因为肾脏产生促红细胞生成素减少，又称为肾性贫血。铁摄入不足、失血、红细胞寿命缩短、体内叶酸和蛋白质缺乏及血中有抑制血细胞生成的物质等可加重贫血程度。②出血倾向：可表现为皮下瘀斑、鼻出血及月经过多等。与血小板破坏增多、血小板聚集和黏附能力下降以及凝血因子减少等有关。

（5）神经肌肉系统症状：①中枢神经系统异常称为尿毒症脑病，早期表现为疲乏、失眠、注意力不集中等精神症状，后期可出现性格改变、抑郁、谵妄、惊厥、幻觉、昏迷等。②周围神经病变也很常见，感觉神经障碍最显著，常表现为肢端袜套样分布的感觉丧失，还可出现肢体麻木、烧灼感或疼痛感、深反射迟钝或消失等。终末期尿毒症病人常可出现肌无力和肌萎缩等。

（6）内分泌系统表现：可出现 1，25－（OH)$_2$D$_3$（骨化三醇）、促红细胞生成素水平减少，肾素－血管紧张素Ⅱ、催乳素、促黑激素、促黄体素、促卵泡激素、促肾上腺皮质激素等水平增高。病人常有性功能障碍，小儿性成熟延迟，女性病人性欲减退，肾衰竭晚期可闭经、不孕，男性病人性欲缺乏和阳痿。

（7）肾性骨病：表现为纤维囊性骨炎、肾性骨软化症及骨质疏松症和骨硬化症等，可引起骨痛、行走不便和自发性骨折。

（8）皮肤表现：病人常有皮肤瘙痒，面色深而萎黄，轻度水肿，呈"尿毒症"面容。

与贫血、尿素霜的沉积等有关。

4. 感染 为病人主要死亡原因之一，其发生与机体免疫功能低下等有关。常表现为肺部感染、尿路感染、动-静脉瘘感染和肝炎病毒感染等。

5. 代谢失调 可有体温过低、碳水化合物代谢异常、高尿酸血症和脂质代谢异常等。

（三）心理社会状况

慢性肾衰竭病人因预后不佳、治疗费用昂贵，病人及家属心理压力大，可出现抑郁、恐惧、悲观和绝望等心理，应评估病人对疾病的了解程度、焦虑水平和应对机制等。

（四）辅助检查

1. 血常规检查 红细胞计数下降：血红蛋白浓度降低；白细胞计数可升高或降低；血小板数目正常或偏低，但功能下降。

2. 尿常规检查 夜尿增多，尿渗透压减低、尿比重降低；尿蛋白（+）~（+++）；尿沉渣检查可见红细胞、白细胞、颗粒管型及蜡样管型等。

3. 肾功能检查 内生肌酐清除率降低，血肌酐、尿素氮水平增高。

4. 血生化检查 血浆白蛋白降低、血钙降低、血磷增高，血钾、血钠可增高或降低，可有代谢性酸中毒等。

5. X线平片或B超检查 可见双肾缩小，皮质变薄，肾脏结构紊乱。

二、常见护理诊断/问题

1. 营养失调：低于机体需要量 与长期低蛋白质饮食、恶心、呕吐、食欲下降等有关。
2. 活动无耐力 与心血管并发症，贫血，水、电解质和酸碱平衡紊乱有关。
3. 有皮肤完整性受损的危险 与皮肤水肿、瘙痒、凝血机制异常、机体抵抗力下降有关。
4. 有感染的危险 与机体免疫力低下等有关。
5. 潜在并发症 水、电解质、酸碱平衡紊乱，心血管病变等。

三、护理目标

（1）病人营养不良得到纠正。
（2）病人体力得到恢复，活动耐力增强。
（3）病人水肿减轻或消退，皮肤完整。
（4）病人不发生严重感染。
（5）病人并发症得到有效预防。

四、护理措施

（一）一般护理

1. 休息与活动 以休息为主，避免过度劳累。①症状不明显、病情稳定者，可轻度活动，以不出现疲乏、心慌、气喘及头晕为宜；②症状明显、病情加重者，应绝对卧床休息；③对长期卧床者，应指导或帮助其进行适当的床上活动，定时为病人翻身和做被动肢体活动，防止压疮和肌肉萎缩等。

2. 饮食护理　合理的饮食可以减少氮质废物积聚及体内蛋白质的分解，维持正氮平衡，增强机体抵抗力等。饮食原则是优质蛋白质、高热量、高维生素及易消化饮食，尽量少摄入植物蛋白。

（1）蛋白质：根据内生肌酐清除率来调整蛋白质的摄入，且饮食中 50% 以上的蛋白质是富含必需氨基酸的动物蛋白，如鸡蛋、牛奶、瘦肉等；尽量少食植物蛋白，如花生、豆类及其制品，因其含非必需氨基酸多。透析治疗者，蛋白质供给量应增加，可按 1.2 ~ 1.4g/（kg·d）供给，其中优质蛋白占 50% 以上。

（2）热量：供给充足的热量，每天为 30kcal/kg，主要由碳水化合物和脂肪供给。同时注意补充富含 B 族维生素、维生素 C 和叶酸、铁等原料的食物。

3. 皮肤及口腔护理　指导病人注意个人卫生，保护水肿部位的皮肤；皮肤瘙痒时遵医嘱应用止痒剂，嘱病人切勿用力搔抓；每日早晚用 3% 过氧化氢溶液擦洗口腔，进食后漱口。

（二）病情观察

严密监测病人的生命体征、意识状态：准确记录 24 小时出入液量，每日定时测量体重；观察有无短期内体重迅速增加、血压升高及心率加快等；有无各系统症状，如尿毒症性肺炎、高血压脑病、心力衰竭等；有无电解质代谢紊乱和代谢性酸中毒表现；有无体温升高、寒战、疲乏无力、咳嗽、咳脓痰、尿路刺激征及白细胞计数增高等感染征象。

（三）对症护理

护理各系统症状：控制高血压；预防感染；纠正水钠平衡失调、代谢性酸中毒、低钙血症、高磷血症等。水肿者限制盐和水的摄入；水肿伴稀释性低钠血症者严格限制摄水量；水钠平衡严重失调常规方法治疗无效应透析治疗。口服碳酸氢钠纠正代谢性酸中毒，严重者静脉补碱。严密监测血钾浓度，防止高钾血症的发生。低钙血症、高磷血症者密切监测病人血清中钙、磷浓度。必要时进行血液透析、腹膜透析，甚至肾移植。

（四）用药护理

遵医嘱用药，观察药物疗效及不良反应。①应用促红细胞生成素时，注意观察病人有无头痛、高血压及癫痫发作等不良反应，定期查血常规。输血宜用新鲜血液，禁输库存血。②使用骨化三醇治疗肾性骨病时，随时监测血钙、血磷的浓度，防止内脏、皮下、关节、血管钙化和肾功能恶化。③必需氨基酸疗法，主要用于低蛋白饮食的肾衰竭病人和蛋白质营养不良难以控制的病人。宜口服给药。

（五）心理护理

护士应为病人提供一个适当的环境，仔细倾听病人的感受，稳定病人的情绪。与病人及家属建立有效的沟通，鼓励家属理解并接受病人的改变，介绍本病的治疗进展，使他们能正确对待疾病，保持乐观情绪，树立战胜疾病的信心，积极配合治疗和护理。

（六）健康指导

1. 疾病知识指导　向病人及家属讲解慢性肾衰竭的基本知识。指导病人注意个人卫生，保持口腔、皮肤、会阴部的清洁。皮肤瘙痒时切勿用力搔抓，以免破损引起感染；注意保暖，避免受凉。尽量避免妊娠。

2. 生活指导 强调合理饮食对本病的重要性，严格遵循饮食治疗的原则，尤其是合理摄入蛋白质和限制水钠摄入。注意劳逸结合，根据病情和活动耐力适当活动，避免劳累和重体力活动。

3. 用药指导 遵医嘱用药，避免使用肾毒性药物。提供病人进一步治疗的相关教育，如血液透析、腹膜透析和肾脏移植。

4. 病情观察、指导准确

5. 记录每日的尿量、血压及体重 定期复查肾功能、血清电解质等。血液透析者，注意保护好动－静脉瘘管。腹膜透析者，保护好腹膜透析管道。

五、护理评价

（1）病人的营养状况是否改善。

（2）病人的活动耐力是否提高，体力是否恢复。

（3）病人水肿是否减轻或消退，皮肤是否完整。

（4）病人是否能够正确地自我护理，能否正确用药，是否发生严重的感染。

（5）病人的潜在并发症是否得到有效预防，或一旦发生，是否能得到及时发现与处理。

（崔欣欣）

第三节 肾病综合征

肾病综合征（nephrotic syndrome，NS）是由各种原因引起的以大量蛋白尿（尿蛋白 > 3.5g/d）、低蛋白血症（血浆白蛋白 < 30g/L）、水肿、高脂血症为临床表现的一组综合征。其中前两项为诊断的必备条件。

一、护理评估

（一）健康史

询问病人有无肾病史；有无系统性红斑狼疮、糖尿病、过敏性紫癜等病史；有无发热、咳嗽、咳痰、皮肤感染、尿路刺激征和劳累等诱因；有无家族史。

（二）身体状况

1. 大量蛋白尿 是肾病综合征的起病根源。典型病例可出现大量选择性蛋白尿（尿蛋白 > 3.5g/d）。其发生机制是肾小球滤过屏障受损时，肾小球对血浆蛋白（多以白蛋白为主）的通透性增加，当原尿中蛋白含量超过肾小管重吸收量时，形成蛋白尿。

2. 低蛋白血症 血浆白蛋白 < 30g/L，主要和尿中丢失大量白蛋白、肝脏代偿性合成白蛋白不足，同时胃黏膜水肿致蛋白质摄入与吸收减少等因素有关。

3. 水肿 水肿是肾病综合征最突出的体征，其发生与低蛋白血症所致血浆胶体渗透压明显下降有关。严重水肿者可出现胸腔、腹腔和心包积液。

4. 高脂血症 表现为高胆固醇血症和（或）高甘油三酯血症，并可伴有低密度脂蛋白（LDL）、极低密度脂蛋白（VLDL）增高，主要与肝脏合成脂蛋白增加及脂蛋白分解减少有关。

5. 并发症

（1）感染：是肾病综合征常见的并发症，也是导致本病复发和疗效不佳的主要原因之一。以呼吸道、泌尿道和皮肤感染最多见，与大量蛋白尿和低蛋白血症导致病人营养不良、免疫功能紊乱和激素治疗有关。

（2）血栓、栓塞并发症：多数病人血液呈高凝状态，病人可发生血栓和栓塞，以肾静脉血栓最多见，肺血管血栓、栓塞，下肢静脉、下腔静脉、冠状血管血栓也较常见。

（3）急性肾损伤：因水肿导致有效循环血容量减少，肾血流量不足，引起肾前性氮质血症，经扩充血容量和利尿治疗后多可恢复；少数病人可出现肾实质性急性肾损伤，扩容和利尿治疗无效。

（三）心理社会状况

本病病程长、易复发、部分类型预后差，护士应评估病人及其家庭对疾病的反应、家庭的应对能力、支持系统以及所承受压力的程度。病人和家属常见的心理反应是焦虑和恐惧。

（四）辅助检查

1. 尿液检查　24 小时尿蛋白定量 > 3.5g，尿蛋白定性（＋＋＋）～（＋＋＋＋）。尿沉渣常含红细胞、颗粒管型等。

2. 血液检查　血浆白蛋白 < 30g/L；总胆固醇、甘油三酯、低密度脂蛋白和极低密度脂蛋白均增高；补体减少。

3. 肾功能检查　内生肌酐清除率正常或降低，血肌酐、尿素氮可正常或升高。

4. B 超检查　双肾正常或缩小。

5. 肾组织活检病理检查　可准确反映疾病的病理分型，指导治疗及判断预后等。

二、护理诊断/问题

1. 体液过多　与低蛋白血症致血浆胶体渗透压下降、体内水钠潴留有关。
2. 营养失调：低于机体需要量　与大量蛋白尿、食欲减退及吸收障碍有关。
3. 有感染的危险　与机体抵抗力下降、应用激素和（或）免疫抑制剂有关。
4. 有皮肤完整性受损的危险　与水肿、营养不良有关。
5. 潜在并发症　感染、血栓形成、急性肾损伤等。

三、护理措施

（一）一般护理

1. 活动与休息　嘱病人卧床休息至水肿消退，但长期卧床会增加血栓形成的危险，应保持适度的床上及床旁活动。水肿消失、一般情况好转后可起床活动。

2. 饮食护理　①蛋白质：给予正常量的优质蛋白饮食，即 0.8～1g/（kg·d）。②供给足够的热量：不少于 30～35cal/（kg·d）。③脂肪：多食富含不饱和脂肪酸的食物，如芝麻油等植物油及鱼油，以及富含可溶性纤维的食物，如燕麦、豆类等。④限制水、钠摄入：低盐饮食（每天低于 3g）；高度水肿且少尿时严格控制进水量；仅有下肢水肿，尿量在每天1 000ml左右，可不限制水摄入。⑤补充各种维生素及微量元素：如维生素 B、C、D、PP 及叶酸和铁、锌等。

（二）对症护理

1. 利尿消肿　多数病人采用肾上腺糖皮质激素和限水、限钠后可达到利尿消肿的目的，经上述治疗水肿不能消退者可用利尿剂。常用的利尿剂有以下几类：①噻嗪类利尿剂：常用氢氯噻嗪。长期应用应防止低钾、低钠血症。②保钾利尿剂：常用氨苯蝶啶，与噻嗪类合用可提高利尿效果，减少钾代谢紊乱。长期应用需防止高钾血症，肾功能不全病人慎用。③袢利尿剂：常用药物为呋塞米或布美他尼（丁尿胺），应用袢利尿剂时需防止低钠血症及低钾、低氯血症性碱中毒。④渗透性利尿剂：常用不含钠的低分子右旋糖酐静脉滴注，与袢利尿剂合用可增强利尿效果。⑤血浆或血浆白蛋白：严重低蛋白血症、高度水肿及少尿的病人，在利尿的情况下才考虑使用静脉输注血浆或白蛋白。

2. 减少尿蛋白　常用 ACEI 或 ARB，用药期间也应严密监测血压，以防出现低血压。

3. 降脂治疗　常用羟甲基戊二酰辅酶 A 还原酶抑制剂。

（三）病情观察与护理

严密观察病人的生命体征，尿量及尿液性状，水肿的部位、程度及性质；每日协助病人准确测量体重及腹围，指导病人严格记录出入水量；有无感染、栓塞、肾衰竭等并发症表现。

（四）用药护理

1. 肾上腺糖皮质激素　常用药物为泼尼松，注意起始足量、缓慢减药、长期维持。全日量顿服或在维持用药期间两日量隔日一次顿服。长期服用糖皮质激素可造成许多不良反应，如满月脸、水牛背、皮肤变薄、痤疮、多毛、高血压、低血钾、感染、药物性糖尿病、骨质疏松等副作用。

2. 细胞毒药物病　环磷酰胺的主要副作用为骨髓抑制及中毒性肝损害，并可出现脱发、胃肠道反应、出血性膀胱炎及性腺抑制（主要为男性）等，因此，未婚青年应避免使用。

3. 环孢素　常见的不良反应为肝肾毒性、高血压、高尿酸血症、多毛及齿龈增生等，在服药期间护士应给予严密监测。

（五）心理护理

向病人介绍疾病相关知识，强调积极配合治疗的重要性。讲解影响预后的因素，如劳累、感染等对病情进展的影响，鼓励病人说出内心的感受，使病人及其家属树立对疾病的正确认识，增强信心，稳定情绪，积极配合治疗和护理。

（六）健康指导

1. 休息与运动　水肿病人加强休息，避免劳累，但应适度床上及床旁活动；水肿消失、一般情况好转后可起床活动。

2. 饮食指导　戒烟酒。告诉病人优质蛋白、高热量、低脂、低盐饮食的重要性，指导病人根据病情选择合适的食物，并合理安排饮食。

3. 用药指导　告诉病人按时服药，不可擅自减量或停用激素；介绍各类药物的使用方法，使用时的注意事项以及可能发生的不良反应。

4. 预防感染　病人应注意床铺清洁，保持个人卫生；女病人注意会阴部清洁，每日用温水冲洗，男病人应注意保持会阴局部清洁干燥；水肿严重时，防止皮肤破溃造成感染。同时应避免受凉、感冒。

5. 自我病情监测与随访的指导　监测水肿、尿蛋白和肾功能的变化，定期随访。

（崔欣欣）

第四节　泌尿系统结石

泌尿系统结石又称尿石症，是泌尿系统常见的疾病之一。根据解剖位置可分为上尿路结石（肾和输尿管）和下尿路结石（膀胱和尿道）。结石的好发年龄为 25 ~ 40 岁。上尿路结石男女发病比例相近，下尿路结石男性多于女性。

泌尿系统结石与高温职业、山区及高温地带有关；进食脂肪、尿酸、草酸含量高的食物发病率高；尿 pH 改变、尿量减少、尿路梗阻者发病率高；胱氨酸尿症、高尿酸尿症、甲状旁腺功能亢进等病人容易合并泌尿系统结石；泌尿系统感染病人易合并结石。

泌尿系统结石容易发生尿路梗阻和感染，梗阻、感染和结石互为因果关系。

一、护理评估

（一）健康史

了解病人有无尿路感染、前列腺增生、痛风、甲状旁腺功能亢进、长期卧床等病史；询问用药史，了解病人以往是否用过治疗泌尿系统感染的药物，如别嘌醇等；询问手术史或其他治疗史；询问家族史、饮食偏好、生活方式。

（二）身体状况

1. 肾、输尿管结石

（1）疼痛：平时无明显症状，在活动后出现腰部钝痛，当结石嵌在输尿管时引起肾绞痛。此外，输尿管结石也可刺激输尿管引起肾绞痛，腰部疼痛剧烈，难以忍受，大汗，还可伴有恶心和呕吐。疼痛放射至同侧腹股沟、大腿内侧、外生殖器及尿道外口。

（2）血尿：多为镜下血尿，一般于活动后出现，严重损伤肾盂时出现肉眼下血尿。

（3）其他表现：结石继发感染时可引起急性肾盂肾炎或肾积脓，表现为发热、寒战等全身症状。结石梗阻时，可导致患侧输尿管及肾盂积水，严重时肾脏功能受损、无尿或尿毒症。

2. 膀胱结石　典型症状为排尿突然中断，改变体位后可继续排尿。排尿中断时可伴有疼痛并放射至远端尿道及阴茎头部，可伴有血尿。膀胱结石在膀胱内活动可刺激膀胱黏膜引起尿频和尿急、下腹部与会阴部钝痛。

3. 尿道结石　绝大多数来自肾和膀胱，典型症状为排尿困难，呈点滴状，同时伴有尿痛和会阴部疼痛，严重者可发生尿潴留。前尿道结石可沿尿道扪及。

（三）心理社会状况

结石症状明显的病人会出现严重的不适症状，反复发作会使病人产生焦虑情绪，面对手术治疗，更会加重此种情绪的干扰，反复发生的结石病人情绪低落、对治疗缺乏信心。评估病人的家庭情况和社会支持力度。

（四）辅助检查

1. 实验室检查　尿检查可见到肉眼或镜下血尿，伴有尿路感染时可见脓细胞、细菌培养阳性。

2. 影像学检查　X 线平片能发现 95% 以上的结石，纯尿酸结石不显影；B 超检查可以显示结石的大小、位置，以及肾积水、囊性病等病变；排泄性尿路造影还可了解肾盂、肾盏的形态及肾脏功能的改变，有助于判定有无尿路异常结构改变；放射性核素扫描及肾图不仅可以显示结石，而且也能表明梗阻和肾脏功能受损害的程度。

3. 内镜检查　确定有无结石存在，同时进行镜下取石治疗。

（五）治疗要点

1. 肾、输尿管结石　根据结石的性质、形态、大小、部位、病人个体差异等因素的不同而选择不同的治疗方案。对于直径 <0.6cm，光滑，无尿路梗阻、感染的纯尿酸结石和胱氨酸结石可行非手术排石治疗。直径 <2.5cm 的肾、输尿管上段结石，肾功能良好，结石下段无狭窄、无感染，可以选择体外冲击波碎石。对于输尿管的中下段输尿管结石，可选择输尿管肾镜取石或碎石术。对于直径 >3cm 的肾盂结石及肾下盏结石或难以粉碎的结石，可采取经皮肾镜取石或碎石术。开放手术治疗包括肾盂切开取石、肾实质切开取石、肾部分切除术、肾切除术和输尿管切开取石术等。

2. 膀胱结石　可采用经尿道膀胱镜取石，或碎石术或行耻骨上膀胱切开取石术。

3. 尿道结石　应根据结石的大小、形状、所在部位及尿道情况决定治疗方式。小的结石可直接取出或轻轻向尿道远端推挤、钩出或钳出，后尿道结石可用尿道探条将结石轻推入膀胱，再按膀胱结石进行处理。

二、常见护理诊断/问题

1. 焦虑　与缺乏疾病知识、担心复发有关。
2. 急性疼痛　与结石刺激有关。
3. 潜在并发症　感染、尿路梗阻、血尿等。

三、护理目标

（1）病人对治疗有信心，积极配合。
（2）病人主诉无疼痛或疼痛减轻，血尿减轻或消失。
（3）病人的并发症未出现或得到及时发现与治疗。

四、护理措施

（一）非手术治疗的护理

1. 一般护理

（1）饮食指导：根据结石的成分指导病人调整饮食结构。①草酸钙结石：宜低草酸饮食，不宜食用土豆、菠菜、胡萝卜、芹菜、西红柿、浓茶等。②磷酸盐结石：宜低磷饮食，少食蛋类、肉类、鱼类及牛奶等。③尿酸结石：低嘌呤饮食，限制肝、脑、肾、海产摄入。碱化尿液。保证足够的饮水量，每天液体摄入最好在 3 000～4 000ml，维持每日尿量在

2 000ml 以上。

（2）体位与活动　活动可以促进结石的排出，如病人没有尿路梗阻，在指导病人大量饮水的同时做跳跃运动。肾绞痛时卧床休息。

2. 病情观察　观察疼痛的性质、持续时间，观察血尿、尿量及尿中的白细胞，协助判断梗阻程度和并发症。

3. 治疗配合　肾绞痛时，遵医嘱联合应用解痉与镇痛剂。肾区局部热敷以减轻疼痛。病人若伴有严重的恶心、呕吐时，遵医嘱静脉补充液体和电解质，继发感染遵医嘱应用抗菌药物。

4. 心理护理　结石的形成需要较长的时间，针对结石的保守治疗也需要较长的时间才能看到效果。因此护士要向病人详细讲解疾病知识，告诉病人坚持治疗的重要性，增强病人治疗的信心。

（二）体外冲击波碎石病人的护理

术前不需特殊准备，术后护理包括：

1. 饮食护理　部分病人会出现头晕、恶心、呕吐等症状，可指导病人卧床休息，适当禁食，从静脉补充营养和水分。若没有上述症状，术后鼓励病人多进水，促进结石排出。

2. 观察碎石排出情况　每次排尿后留于玻璃瓶内，同时用滤网或纱布滤过，以观察碎石的排出情况。

3. 活动与体位排石　碎石后经常变换体位，适当活动可促进碎石排出。对于肾上盏结石可采取头低足高位、轻叩肾区可促进结石的排出。

4. 并发症的观察及护理　ESWL 术并发症包括肾绞痛、血尿、尿路梗阻、发热、皮肤损伤等。部分巨大结石碎石后，细碎的结石迅速大量涌入输尿管，形成石街，引起尿路梗阻，严重者可引起肾功能改变。对巨大结石，一般采取多次碎石，碎石后 48 小时，指导病人卧床休息、多饮水，使结石随尿液缓慢、逐渐地排出。术后部分病人会出现发热，主要是由于术前感染扩散、术后出现梗阻合并感染所致，术后监测病人体温变化，超过 38.5℃ 可采用物理降温，若病人出现寒战、高热，急查血常规和血培养，并遵医嘱给予药物降温。碎石术后病人局部皮肤会出现发红、发热等皮肤损伤，指导病人不要用手搔抓，1～2 天即可恢复。

（三）手术病人的护理

1. 术前护理　重点内容是帮助病人建立战胜疾病的信心，使其心态恢复正常，以提高对手术的耐受力。

（1）心理护理：术前做好宣教工作，介绍成功康复病人的实例，消除怀疑、恐惧的心理，鼓励病人积极配合。

（2）手术体位的训练：病人在手术过程中分别需要采取截石位和俯卧位，患侧抬高 20°～25°，术前指导病人进行手术体位的训练。

（3）控制疼痛与感染。

2. 术后护理　术后重点是做好病情观察，协助病人顺利康复，及时发现并治疗并发症。

（1）一般护理：术后卧位休息，肾实质切开或肾部分切除术的病人绝对卧床休息 2～4 周，防止出血。病情稳定后，遵医嘱鼓励病人起床活动。术后多饮水，冲洗尿路，防止梗阻和感染。给予营养丰富的饮食，促进切口愈合。

（2）病情观察：观察尿量、血尿，尿量减少和血尿多或持续血尿需报告医生；观察引流液的质和量；观察切口的变化，有无红、肿、热、痛的感染迹象，有无尿瘘；观察各种抗菌药物的疗效和不良反应。

（3）治疗配合：遵医嘱输液、输血，纠正体液失衡和防治休克；遵医嘱使用抗菌药物防止感染。

（4）切口护理：保持切口清洁干燥，及时换药。

（5）引流管护理：妥善固定引流管，保持引流通畅，严格无菌操作，及时更换引流瓶和引流袋，防止引流液逆流引起感染，记录引流液的质和量。

（四）健康指导

1. 饮食指导　指导病人大量饮水，若每日尿量少于 1.2L，发生尿石症的危险性显著增加，稀释的尿液可延缓结石增长的速度并防止手术后结石的复发。根据结石成分、病人体质代谢状态等情况相应调节饮食构成。结石病人的预防重于治疗，合理的饮食可以有效降低结石病人的复发率，因此护士应向病人讲明饮食的重要性与详细内容，提高病人的认识。

2. 用药指导　根据医嘱做好药物预防的指导。

3. 复查　碎石后半个月复查腹平片．观察碎石排出情况。必要时重复碎石，间隔不得少于 7 天。有基础疾病的病人应指导其出院后到相应门诊进行诊治。

五、护理评价

（1）病人情绪是否稳定，是否掌握结石相关的知识，能否积极配合治疗。

（2）病人主诉疼痛是否缓解或减轻，血尿是否减轻或消失。

（3）病人的潜在并发症是否得到有效预防，或一旦发生，是否能得到及时发现与处理。

（崔欣欣）

第五节　泌尿系统损伤

泌尿系统损伤以男性尿道损伤最多见，其次为肾和膀胱，输尿管损伤最少见。

一、肾损伤病人的护理

肾脏深藏于肾窝，上被膈肌所罩，前有腹壁和腹腔内脏器，后有肋骨、脊椎和背部的长肌肉，受到较好的保护，一般不容易损伤。可分为开放性损伤和闭合性损伤，临床上以闭合性损伤多见。根据肾损伤的程度可分为以下病理类型。

1. 肾挫伤　是肾损伤中较轻的病理改变，损伤仅局限于部分肾实质，形成肾包膜下血肿或肾瘀斑。症状轻微，多可自愈。

2. 肾部分裂伤　肾实质部分裂伤并伴有肾包膜破裂，可有肾周血肿或明显血尿。通常不需手术，给予绝对卧床休息，止血、抗感染治疗，在密切观察病人生命体征的情况下多可自行愈合。

3. 肾全层裂伤　肾实质深度裂伤，外及肾包膜，内达肾盂肾盏黏膜，有广泛的肾周血肿、尿外渗和明显血尿，肾横断或碎裂时可导致部分肾组织缺血，需要紧急手术治疗，否则后果严重。

4. 肾蒂损伤　较少见，常因大血管破裂出血致失血性休克而失去救治的机会死亡。

（一）护理评估

1. 健康史　询问病人受伤史，了解外力的大小、作用的部位、受伤时间、伤后排尿情况、有无血尿、有无昏迷及恶心呕吐等情况，全面估计病人的伤情。

2. 身体状况

（1）症状

1）休克：休克是肾损伤后很重要的表现，可为创伤性和（或）失血性休克。早期休克可能为剧烈疼痛所致，但其后与大量失血有关。

2）血尿：为肾损伤最常见、最重要的症状，90%以上的病人可出现肉眼血尿。肾挫裂伤可出现少量血尿，严重肾裂伤则呈大量肉眼血尿，并有血块阻塞尿路。

3）疼痛：病人患侧腰部、上腹部疼痛，可放射到同侧下腹部。若腹膜破裂，大量尿液、血液流入腹腔，合并有腹腔脏器损伤时，可出现全腹压痛、肌紧张等腹膜刺激症状。当血块通过输尿管时可有剧烈的肾绞痛。

4）发热：出血、尿外渗容易继发感染，甚至形成肾周脓肿或化脓性腹膜炎，病人出现发热、寒战等全身中毒症状。

（2）体征：肾破裂时，血液、尿液渗入肾周围组织使局部肿胀，形成肿块，有明显的触痛和肌强直。

3. 心理社会状况　损伤使病人产生恐惧心理，病人担心损伤是否会给生命带来威胁、能否保住肾脏等问题，使病人心理变化，产生焦虑、恐惧。

4. 辅助检查

（1）实验室检查

1）尿常规：可发现尿中含有大量红细胞。

2）血常规：肾损伤24小时内需动态监测红细胞、血红蛋白与血细胞比容。

3）肾功能：需反复测定肾功能，早期监测有无肾衰竭。

（2）影像学检查

1）B超：可以了解有无肾损伤和损伤的程度。

2）CT：可清晰显示肾皮质裂伤、尿外渗、肾周血肿范围等，还可了解肾周围脏器情况。作为首选检查。

3）排泄性尿路造影：可评价肾损伤的范围、程度和健侧肾功能。

5. 治疗要点　肾损伤的处理原则：轻微的肾挫伤经绝对卧床休息即可康复。病情稳定的肾挫裂伤也可采用保守治疗，通过绝对卧床，监测病人生命体征，给予输血、补液治疗，应用抗菌药物等措施，一般可不需手术。若有大出血、伴有休克的病人，立即实施抢救措施，随时手术。

（二）常见护理诊断/问题

1. 有体液不足的危险　与肾损伤或合并其他脏器出血有关。

2. 急性疼痛　与创伤、肾被膜膨胀有关。

3. 恐惧　与担心生命受到威胁或担心损失肾脏有关。

4. 潜在并发症　感染、休克等。

（三）护理目标

（1）病人生命体征平稳，休克得到控制。

（2）病人主诉疼痛得到控制或无疼痛。

（3）恐惧减轻，配合治疗。

（4）感染得到控制，体温开始下降或正常。

（四）护理措施

1. 非手术病人的护理

（1）急救：休克病人立即建立静脉通路，按照医嘱给予输血、补液、止血、镇静、止痛等措施。做好急诊手术的术前准备。

（2）休息与活动：绝对卧床 2~4 周，待病人病情稳定、血尿消失 1 周后方可离床活动。

（3）病情观察：每 4 小时留一份尿标本，动态观察尿液颜色和量的变化。观察病人腰部肿块肿胀的程度，可画出肿块的界限以便观察其有无增大。观察病人疼痛的部位与性质，观察生命体征。

（4）治疗配合：遵医嘱应用广谱抗生素预防或控制感染；遵医嘱使用止痛剂。

（5）心理护理：向病人讲解疾病相关知识，告诉病人绝对卧床的意义与重要性，解除思想顾虑，使其配合治疗。减轻病人焦虑情绪，在绝对卧床期间可让其听音乐、广播，给病人读书、读报，帮助其消磨时间，适当增加家属探视以减轻病人的孤独感。在病人治疗过程中及时了解其心理变化，及时针对病人的需求提供帮助。

2. 手术病人的护理

（1）术前护理

1）心理护理：向病人耐心讲解病情与手术方式和手术的必要性，缓解病人焦虑、恐惧心理。

2）术前准备：按照外科常规手术进行准备，同时注意密切观察生命体征，根据医嘱及时给予输血、补液的抗休克治疗，减少搬动危重病人，以免加重损伤。

（2）术后护理

1）卧位与活动：肾修补术病人术后需绝对卧床至少 2~4 周，病情稳定、血尿消失后才可离床活动。肾切除术后生命体征平稳可给予半卧位，术后第一天开始逐渐增加活动，引流管拔除后可指导病人离床活动，活动以循序渐进、病人能耐受为准，切忌突然增加活动量或不活动。

2）病情观察：严密监测病人血压、脉搏、呼吸、神志的变化；准确记录 24 小时尿量，必要时监测每小时尿量。观察切口变化，有无红、肿、热、痛的感染迹象；观察引流的量和性状。

3）引流管的护理：观察引流的量、色及性状，并详细记录。有效固定引流管，指导病人在翻身活动时加以注意，防止引流管脱落。保持引流通畅，每 2 小时挤压引流管一次。防止引流管打折、受压和堵塞，禁止将引流管提到超过引流平面的位置，防止逆行感染。

4）治疗配合：遵医嘱应用止痛药或使用病人自控镇痛泵（PCA），增加与病人的交流以转移其注意力，让病人听轻音乐等缓解疼痛。遵医嘱输液、输血，预防休克，补充体液。

遵医嘱使用抗菌药物，预防感染。

5）切口护理：保持切口敷料的清洁与干燥，有渗出及时更换，防止切口感染。

3. 健康指导　指导病人注意休息，2~3个月内不宜参加体力劳动或竞技运动，防止发生肾脏创伤面再度撕裂出血。多饮水，保持尿路通畅。注意观察尿液的颜色变化、伤侧腰部有无肿胀感觉，出现异常情况及时到医院诊治。肾切除病人注意保护健侧肾脏功能，减少对肾功能有损伤的药物。每年复查肾功能，及时发现并发症。

（五）护理评价

（1）病人生命体征是否平稳，休克是否得到控制。

（2）病人疼痛是否得到控制或无疼痛。

（3）病人恐惧是否减轻，是否配合治疗。

（4）病人的潜在并发症是否得到有效预防，或一旦发生，是否能得到及时发现与处理。

二、输尿管损伤病人的护理

输尿管损伤在外伤中极少见到，多为医源性损伤，如腹部与盆腔手术、妇科手术、腔镜检查或手术、放射治疗，偶见火器伤。但初期易被忽视而失去有利的治疗时机。

（一）护理评估

1. 健康史　了解手术史、外伤史，损伤后的治疗情况。

2. 身体状况

（1）症状

1）血尿：常见于器械损伤输尿管黏膜。随着损伤的修复，血尿逐渐减轻和消失。当输尿管被结扎或完全切断时，可无血尿出现。

2）尿外渗：可发生于输尿管损伤时或几天以后，尿量减少，腰痛、腹痛、腹胀，继发感染时，病人可出现高热、寒战等全身症状。

3）尿瘘：尿液经瘘管从腹壁创口、阴道流出体外，经久不愈。

4）梗阻症状：输尿管被缝扎或结扎后引起同侧输尿管的梗阻，造成肾积水、肾衰竭，可伴有发热。

（2）体征：局部可扪及包块。若尿液渗入腹腔，则会产生腹膜刺激症状。肾区可有叩击痛。

3. 辅助检查　手术时怀疑输尿管损伤时，可静脉注射靛胭脂，见蓝色的尿液从输尿管裂口处流出。膀胱镜检查同时静脉注射靛胭脂，伤侧输尿管口无蓝色尿液喷出。B超可见尿外渗、肾积水改变。

4. 治疗要点　手术治疗为主，恢复输尿管的连续性和完整性。

（二）常见护理诊断/问题

1. 排尿障碍　与输尿管损伤有关。

2. 急性疼痛　与尿液外渗、肾积水有关。

（三）护理措施

输尿管穿孔或黏膜损伤，留置输尿管支架管（即双-J管），待损伤愈合后经膀胱镜拔除。若输尿管被结扎或缝扎，术中发现立即解除结扎线，切除结扎端作对端吻合，同时留置双－J管即可。若损伤时间较长，引起输尿管完全梗阻，则需做肾造瘘，缓解对肾功能的继续损害，3个月后再进行输尿管修复。手术病人按照护理常规进行，输尿管检查或手术病人都需要留置双－J管，一般2~4周后在膀胱镜下拔除。手术病人的护理同一般护理常规。

三、膀胱损伤病人的护理

膀胱充盈时高出耻骨联合至下腹部，且膀胱壁较薄，在外力作用下容易受到损伤，或当骨盆骨折时，骨折的断端可能刺破膀胱，发生膀胱破裂。

（一）护理评估

1. 健康史　了解外伤情况、手术情况及医疗仪器检查，有无火器伤。

2. 身体状况

（1）症状

1）休克：骨盆骨折合并膀胱破裂时病人会出现休克，一般因骨盆骨折所致的剧烈疼痛、大出血、尿外渗引起的腹膜炎所致。

2）腹痛：膀胱破裂时尿外渗引发腹痛及血肿。

3）血尿与排尿困难：膀胱损伤时血尿呈终末加重，病人有尿意但不能排出或仅排出少量血尿，膀胱内有血块堵塞时或有尿外渗时则无尿液排出。

（2）体征：腹膜外膀胱破裂时可引起下腹部疼痛、压痛及肌紧张，腹膜内破裂时尿液流入腹腔引起急性腹膜炎症状，并有移动性浊音。开放性损伤于体表伤口漏尿则形成尿瘘，如与直肠、阴道相通，经肛门、阴道漏尿。闭合性损伤长期感染后破溃亦可形成尿瘘。

3. 辅助检查

（1）导尿试验：在严格无菌操作下插入导尿管，膀胱损伤时，注入无菌生理盐水200ml，片刻后吸出，液体外渗时吸出量会减少，若液体进出量差异很大则提示膀胱破裂。

（2）X线检查：腹部平片可以发现骨盆或其他部位的骨折。膀胱损伤时行膀胱造影，可发现造影剂漏至膀胱外，排液后的照片更能显示遗留于膀胱外的造影剂；腹膜内膀胱破裂时可显示造影剂衬托的肠袢；注入空气造影见膈下游离气体提示腹膜内膀胱破裂。

（3）B超检查：可显示损伤处的尿外渗、尿漏情况。

4. 治疗要点　损伤较小的膀胱破裂可留置尿管引流尿液7~10天，待伤口愈合后拔除导尿管。较大的膀胱破裂、病情严重者需立即施行手术修补。对尿潴留不能进行导尿和手术治疗的病人，协助医生行膀胱造瘘术以引流尿液。若病人病情危重，先进行输血、补液等抗休克治疗，同时应用抗菌药物防止感染发生。

（二）常见护理诊断/问题

1. 排尿障碍　与留置导尿或膀胱造瘘有关。

2. 有体液不足的危险　与出血、体液丢失有关。

3. 恐惧　与担心预后有关。

4. 潜在并发症　感染。

（三）护理目标

（1）病人排尿功能恢复正常。

（2）病人能维持足够的循环血量。

（3）病人的恐惧减轻。

（4）病人未发生感染或感染得到有效控制。

（四）护理措施

1. 非手术病人的护理

（1）心理护理：主动关心、安慰病人，向病人详细解释病情及各项治疗、护理措施的目的及效果，消除病人和家属的焦虑与恐惧。

（2）病情观察：监测病人生命体征，判断有无休克或感染表现；观察血尿有无逐渐加深、排尿困难的程度、腹部疼痛有无缓解等情况，了解病情变化。有骨盆骨折的病人需按照医嘱卧硬板床并进行输血、补液治疗，注意观察病人有无休克的发生。

（3）留置导尿的护理

1）导尿管护理：保持导尿管通畅，避免导尿管扭曲折叠和受压。血尿较重的病人需定时挤压尿管以防止血块堵塞；如血尿较重，导尿管无尿液流出，及时冲出血块，以保持导尿管的通畅。

2）嘱病人多饮水，每天在 2 000ml 以上，以保证足够的尿量。

3）定时清洁、消毒尿道外口，每日 2 次，防止逆行感染。

4）遵医嘱 8 ~ 10 天后拔管。

5）拔管后继续观察排尿情况，必要时重新放置导尿管。

2. 耻骨上膀胱造瘘病人的护理

（1）保持引流通畅：正确固定引流管，防止过度牵拉或脱落；定时观察，保持引流通畅。

（2）预防感染：造瘘口周围定期换药，保持局部干燥，渗出较多时应及时更换；每周行尿常规检测及尿培养 1 次，造瘘 5 天内避免进行膀胱冲洗，5 天后根据病人病情酌情进行。

（3）拔管：造瘘管一般留置 10 ~ 12 天拔除，拔管前先夹管，观察病人排尿通畅后方可拔管，拔管后造瘘口可有少量渗出，及时清理换药。

3. 开放手术
病人的护理包括一般手术病人的护理、留置导尿的护理及膀胱造瘘的护理。

4. 健康指导
留置导尿和膀胱造瘘时，向病人及家属做好相关指导，使其了解留置管道的意义和注意事项，能掌握自我护理的方法。部分骨盆骨折合并膀胱破裂的病人可能发生阴茎勃起功能障碍，指导病人进行心理性勃起训练及采取辅助性治疗。

（五）护理评价

（1）病人排尿功能是否恢复正常。

（2）病人是否能维持足够的循环血量。

（3）病人的恐惧是否减轻。

（4）病人的潜在并发症是否得到有效预防，或一旦发生，是否能得到及时发现与处理。

四、尿道损伤病人的护理

尿道损伤多见于男性。前尿道包括球部和阴茎部，后尿道包括前列腺部和膜部。会阴部骑跨伤易引起前尿道球部损伤；骨盆骨折易引起后尿道膜部损伤；腔内器械操作不得当可引起球膜部交界处尿道损伤。若早期处理不当，常产生尿道狭窄、尿瘘等并发症。

（一）护理评估

1. 健康史　了解外伤史、手术史及医疗器械检查情况。

2. 身体状况

（1）症状

1）休克：90%由于骨盆骨折引起。病人病情较危重，出血多，引起创伤性休克和失血性休克。

2）尿道出血：前尿道受伤后可见尿道外口滴血，尿液可为血尿。后尿道损伤时可无尿道出血或仅少量滴血。

3）尿外渗：尿道断裂后，用力排尿时尿液可从裂口处渗入周围组织形成尿外渗，继发感染可出现脓毒症。尿道球部损伤时，血液及尿液渗入会阴浅筋膜包绕的会阴浅部，使会阴、阴囊、阴茎肿胀，向上可扩展至腹壁，但不会外渗到两侧股部。尿道膜部断裂时，尿液沿前列腺尖处外渗至耻骨后间隙和膀胱周围，前列腺可向后上方移位。

4）疼痛：前尿道损伤病人会感到受伤部位疼痛，放射到尿道外口，排尿时更加剧烈。后尿道损伤时病人表现为下腹部疼痛、局部肌紧张和压痛。

5）排尿困难：尿道损伤后疼痛可引起括约肌痉挛而发生排尿困难，在尿道完全断裂或后尿道损伤时会发生尿潴留。

（2）体征：骑跨伤前尿道损伤时常发生在会阴部，病人局部出现血肿，表现为阴囊处肿胀，出现瘀斑和蝶形血肿。

3. 辅助检查

（1）试插导尿管：可检查尿道是否连续、完整。如能顺利插入，说明尿道连续而完整，但不可轻易拔出，导尿管至少放置7~14天。如导尿管插入困难，则不要勉强反复试插，以免加重创伤和导致感染，立即做耻骨上膀胱造瘘。

（2）X线检查：尿道造影可显示尿道损伤部位及程度，尿道断裂可有造影剂外渗，尿道挫伤则无外渗征象。

4. 治疗要点　病情严重的病人立即实施抢救措施，保证病人的生命体征平稳，应用抗菌药物预防感染。对于尿道挫伤及轻度裂伤的病人留置导尿即可，对于导尿失败的病人可行耻骨上膀胱造瘘术。尿道断裂需行尿道修补术或断端吻合术。后尿道损伤早期行尿道会师术，若休克严重者只可先行膀胱造瘘术，二期再行尿道修复手术治疗。术后最常见的并发症是尿道狭窄。

（二）常见护理诊断/问题

1. 有体液不足的危险　与损伤合并其他脏器出血有关。

2. 急性疼痛　与损伤有关。

3. 排尿障碍　与尿道损伤有关。

4. 潜在并发症　感染、尿瘘、尿道狭窄。

5. 焦虑　与担心预后有关。

（三）护理目标

（1）病人维持足够的循环血量。

（2）病人自诉无疼痛或疼痛减轻。

（3）病人排尿功能恢复。

（4）病人未发生感染或感染得到有效控制。

（5）病人焦虑状态有所缓解。

（四）护理措施

1. 术前护理

（1）心理护理：关心和尊重病人，耐心解答病人有关尿道损伤的疑虑，介绍治疗护理的目的，有效化解病人的焦虑、恐惧心理。

（2）维持组织灌注：骨盆骨折所致的后尿道损伤时，病人会合并休克，应严密监测病人的生命体征及意识状态，同时遵医嘱给予抗休克治疗。

（3）体位与活动：对于损伤合并休克的病人，需配合医生给予抢救措施。骨盆骨折病人应平卧位，勿随意搬动，以免加重损伤。

（4）导尿管的护理：注意观察病人导尿管引出尿液的颜色、性状及量，保持导尿管通畅，每日行会阴护理2次，定期更换尿袋。监测体温变化，注意有无感染的发生。

（5）术前准备：病情严重需要手术的病人应遵医嘱做好术前准备。

2. 术后护理

（1）体位：病人取平卧位，减少活动。

（2）保持导尿管引流通畅：充分引流尿液，如有血块阻塞应及时清除，以保持尿路通畅，减轻膀胱张力，利于伤口愈合。

（3）预防感染：监测病人体温变化，观察伤口敷料渗出情况与引流液体情况，有渗出及时通知医生更换。

（4）并发症的观察与护理

1）尿瘘：开放性损伤或长期尿外渗感染可形成尿瘘，应保持引流通畅和局部清洁，及时换药。

2）尿道狭窄：切口愈合后，需定期扩张尿道，以防止尿道狭窄。

（5）健康指导注意休息：尿道损伤病人需定期扩张尿道，护士应向病人讲明尿道扩张的必要性与重要性，让病人坚持并积极配合。有些病人需二期手术治疗，告诉病人二次手术的具体时间。

（五）护理评价

（1）病人是否维持足够的循环血量。

（2）病人是否无疼痛或疼痛减轻。

（3）病人排尿功能是否恢复。

（4）病人的潜在并发症是否得到有效预防，或一旦发生，是否能得到及时发现与处理。

（5）病人的焦虑状态是否有所缓解。

（崔欣欣）

第六节　尿路感染

尿路感染（urinary tract infection，UTI）是指各种病原微生物在尿路中生长、繁殖而引起的尿路感染性疾病，尿路感染指由细菌引起的感染。根据感染发生的部位，可分为上尿路感染和下尿路感染。上尿路感染主要指肾盂肾炎（pyelonephritis），下尿路感染主要指膀胱炎（cystitis）。多见于育龄女性、老年人、免疫功能低下及尿路畸形者。

尿路感染最常见的致病菌是肠道革兰阴性杆菌，以大肠埃希菌最常见，其次为副大肠杆菌、变形杆菌、葡萄球菌、粪链球菌及铜绿假单胞菌等。感染途径主要有：①上行感染：最为常见，细菌沿尿道上行至膀胱、输尿管及肾脏引起感染；②血行感染：细菌从体内感染灶侵入血流，到达肾引起肾盂肾炎；③淋巴道感染：致病菌从邻近器官的病灶经淋巴管感染；④直接感染：外伤或肾脏邻近器官发生感染时细菌直接蔓延所致。正常情况下，细菌可进入膀胱，但并不都能引起尿路感染的发生。而下列易感因素促发了尿路感染的发生：①尿路梗阻和尿流不畅：是最主要的易感因素；②女性：因尿道短而直，尿道口离肛门近而易被细菌污染；③泌尿系检查：应用尿道插入性器械，如留置导尿管、膀胱镜检查、尿道扩张等可损伤尿道黏膜．细菌进入膀胱和上尿路而致感染；④机体抵抗力低下：长期使用免疫抑制剂、糖尿病、慢性肾病、慢性肝病及肿瘤病人等易发生尿路感染；⑤其他：妇科炎症和细菌性前列腺炎等均可引起尿路感染。

一、护理评估

（一）健康史

询问病人是否患有泌尿系统疾病；是否有尿路梗阻、医源性操作史、不洁性生活史；是否有疖、痈、骨髓炎或败血症；是否有盆腔感染或结肠病变，邻近组织是否有感染，如阑尾脓肿、腹腔或盆腔脓肿。同时护士需关注病人的年龄、性别及是否处于妊娠或产褥期；是否长期使用免疫抑制剂、长期卧床；是否是糖尿病、严重的慢性病和艾滋病病人；询问病人既往有无类似情况发生及诊疗情况。掌握病人既往用药情况。

（二）身体状况

1. 膀胱炎　约占尿路感染的60%以上。一般无明显的全身感染症状。病人主要表现为尿频、尿急、尿痛及下腹部不适等膀胱刺激症状，常有白细胞尿，约30%的病人有血尿，偶见肉眼血尿。

2. 肾盂肾炎

（1）急性肾盂肾炎：临床表现与感染程度有关。起病急骤，常有寒战、高热（体温多在38℃以上，多为弛张热）、头痛、乏力、肌肉酸痛、食欲减退、恶心及呕吐等全身症状；尿频、尿急、尿痛、下腹部不适、血尿、脓尿等泌尿系统表现。体检常有痛苦面容，肋脊角压痛和（或）叩击痛，耻骨上膀胱区压痛。

（2）慢性肾盂肾炎：临床表现复杂，全身及泌尿系统局部表现不典型，约半数有急性肾盂肾炎病史，其后出现不同程度的低热、间歇性尿频、排尿不适、腰部酸痛及肾小管功能受损表现。病情持续可发展为慢性肾衰竭。

（3）无症状性菌尿又称隐匿性尿路感染，病人有真性细菌尿但无尿路感染症状，致病菌多为大肠埃希菌。病人可长期无症状，尿常规可无明显异常，但尿培养有真性细菌尿。

3. 并发症　常见并发症有肾乳头坏死、肾周围脓肿等。

（三）心理社会状况

评估病人对疾病的情感反应，是否有焦虑不安、急躁等情绪。评估病人的年龄、职业、既往史、社会支持系统和常用的应对机制等。

（四）辅助检查

1. 血常规　急性期白细胞计数和中性粒细胞比例升高，核左移。

2. 尿常规　白细胞显著增加，尿沉渣镜检白细胞 >5 个/HP，出现白细胞管型提示肾盂肾炎；红细胞增加，少数可有肉眼血尿；尿蛋白多为阴性或微量。

3. 尿细菌学检查　是诊断尿路感染的主要依据。新鲜清洁中段尿细菌定量培养，菌落计数 $\geq 10^5$/ml 称为真性细菌尿，可确诊尿路感染；$10^4 \sim 10^5$/ml 为可疑阳性，需复查；如 < 10^4/ml，可能为污染，需复查或结合病情判断。

4. 影像学检查　X 线静脉肾盂造影检查的目的是寻找能用外科手术纠正的易感因素。尿路感染急性期不宜做静脉肾盂造影检查，可做 B 超检查以排除梗阻和结石。

二、常见护理诊断/问题

1. 排尿异常　与泌尿系统感染引起的尿频、尿急、尿痛有关。
2. 体温过高　与细菌感染有关。
3. 焦虑　与缺乏诊断及治疗的相关知识，或对治疗及预后不可知有关。
4. 潜在并发症　肾乳头坏死、肾周围脓肿。

三、护理措施

（一）一般护理

1. 合理休息　增加休息和睡眠时间，为病人提供安静、舒适的环境。

2. 饮食护理　给予高蛋白、高维生素和易消化的清淡饮食。鼓励病人多饮水，每日饮水量不少于 2 000ml，以增加尿量，冲洗膀胱和尿道，促进细菌和炎性分泌物排出。

（二）病情观察

密切观察生命体征，尤其是体温的变化。观察尿路刺激征及伴随症状。若高热持续不退或体温升高，伴腰痛加剧等，常提示肾周脓肿和肾乳头坏死等并发症，应及时报告医师并协助处理。

（三）对症护理

发热者首先给予物理降温或遵医嘱给予药物降温；膀胱刺激征和血尿明显者，口服碳酸氢钠以碱化尿液、缓解症状、抑制细菌生长、避免形成血凝块。

（四）用药护理

遵医嘱用药。急性膀胱炎初诊用药可用 3 日疗法，疗程完毕 7 日后复查；急性肾盂肾炎抗菌药物疗程通常为 10 ~ 14 日。向病人解释药物的作用、剂量、疗程及注意事项，注意观察药物疗效及不良反应。如口服磺胺类药物期间应多饮水，同时服用碳酸氢钠，以增强疗效，减少磺胺结晶的形成。

（五）心理护理

因本病排尿异常明显，病人易产生焦虑不安、急躁等心理，护士可指导病人放松心态、转移注意力，消除紧张情绪及恐惧心理，积极配合治疗。

（六）健康指导

1. 疾病知识指导　向病人及家属讲解引起和加重尿路感染的相关因素。积极治疗并消除尿路感染的易感因素；尽量避免尿路器械检查，如必须使用，应严格无菌操作并防止损伤；与性生活有关的反复发作者，性生活后立即排尿，必要时遵医嘱预防用药：口服一次常用剂量抗菌药；有膀胱－输尿管反流者，养成"二次排尿"的习惯，即每一次排尿后数分钟再排尿一次。

2. 生活指导　指导病人保持良好的生活习惯，多饮水、勤排尿，每天摄水量不少于2 000ml，保证每天尿量在1 500ml以上。注意外阴及肛周清洁卫生，特别注意月经期及妊娠期的卫生。注意劳逸结合及饮食营养均衡，增强机体抵抗力。急性发作期均应卧床休息，恢复期可适当活动，但要避免劳累，保证充足的休息和睡眠。

3. 用药指导　告知病人遵医嘱应用抗菌药物是最重要的治疗措施，坚持完成疗程是治愈的关键。嘱病人按时、按量及按疗程服药，不可擅自换药、减量、过早停药或停药后不追踪观察。

（石玉静）

第七节　前列腺增生

良性前列腺增生（benign prostatic hyperplasia，BPH）简称前列腺增生，也有称前列腺肥大，主要临床特征为进行性排尿困难，是男性老年人常见、多发的慢性病，具有缓慢的临床进展性特点，发病率随年龄的增长而增加。

一、护理评估

（一）健康史

前列腺增生的病因仍不完全清楚，一般认为与体内睾酮、双氢睾酮的改变与失衡有关。男性在35岁以后前列腺会有不同程度的增生，在50岁以后出现临床症状。

（二）身体状况

1. 症状

（1）尿频：尿频是前列腺增生病人最常见、最早出现的症状，以夜间明显。

（2）排尿困难：进行性排尿困难是前列腺增生的典型表现，开始有排尿迟缓、断续、排尿费力、射程缩短、尿线细而无力，终呈滴沥状，排尿时间延长，有排尿不尽感。严重时出现充盈性尿失禁。前列腺增生病人在气候变化、劳累、饮酒、便秘、久坐等因素下，会使前列腺突然充血、水肿导致急性尿潴留。

（3）其他症状：合并膀胱炎或结石时有尿频、尿急、尿痛等膀胱刺激症状。当梗阻引起肾积水、肾功能受到损害时，病人可逐渐出现慢性肾功能不全的表现。长期排尿困难导致腹压增高引起腹股沟疝、内痔与脱肛等。

2. 体征 尿潴留时耻骨上区叩诊呈浊音。直肠指诊可触及前列腺增生的大小、质地、韧度，表面是否光滑，有无结节，指检时多数病人中央沟变浅或消失。检查病人有无疝、内痔或脱肛现象。

（三）心理社会状况

前列腺增生是一种进行性逐渐加重的疾病，不仅在生理上严重影响病人，在心理上也给病人带来较大的阴影。担心预后，家庭支持不够，多表现为孤独、焦虑和恐惧。

（四）辅助检查

1. B 超 可测前列腺大小，发现膀胱内有无结石形成以及上尿路有无积水。

2. 尿流率检查 可确定前列腺增生病人梗阻程度，是真实反映尿道阻力的一项指标。50 岁以上男性排尿量应在 150～200ml，最大尿流率≥15ml/s 属正常；10～15ml/s 可能有梗阻；<10ml/s 表明梗阻较为严重，是手术指征之一。此外，尿动力检查可以发现排尿困难是由膀胱出口梗阻还是由逼尿肌功能失常引起。

3. 膀胱镜检查 可以在膀胱镜下看到尿道延长，前列腺增大或突入膀胱，膀胱壁有小梁、小房或憩室形成。如病人有血尿，还可以在膀胱镜下与膀胱肿瘤相鉴别。

（五）治疗要点

前列腺增生病人的处理原则包括观察、药物治疗与手术治疗。手术治疗的目的在于改善症状、减轻梗阻、防止远期并发症的发生。非开放性外科治疗以经尿道前列腺电切（transuretbral resection of prostate，TUR - P）为主，是成熟的治疗方法。开放性手术多为耻骨上前列腺摘除手术或耻骨后前列腺摘除手术，目前很少应用。其他还包括经尿道外科治疗方法，如激光、微波消融、前列腺尿道支架等。

二、常见护理诊断/问题

1. 排尿障碍 与前列腺增生有关。
2. 焦虑 与患病时间长、影响睡眠与活动有关。
3. 急性疼痛 与手术或膀胱痉挛有关。
4. 潜在并发症 体位性低血压、出血、膀胱痉挛、感染、TUR 综合征、尿失禁。

三、护理目标

（1）病人保持尿管或造瘘管通畅。
（2）病人症状减轻，情绪保持平和。
（3）病人自述疼痛减轻或消失。
（4）病人无并发症发生或并发症得到及时发现与治疗。

四、护理措施

（一）非手术病人护理

1. 一般护理 保持情绪平稳，注意天气变化，防止受凉。多食水果与蔬菜，少吃辛辣刺激的食物，防止便秘，以免发生急性尿潴留。

2. 药物护理

（1）α_1 受体阻滞剂：如酚苄明、哌唑嗪、特拉唑嗪等，对于需要迅速减轻症状的前列腺增生病人是首选的药物，其副作用有头晕、体位性低血压等。指导病人晚上临睡前服药，以防止晕倒意外发生。

（2）5α 还原酶抑制剂：如非那雄胺，是有效的雄激素抑制剂，一般不会引起性欲降低及影响性功能。

（3）其他：植物类制剂的主要作用是减轻症状，无副作用，耐受性好，可长期服用，易被病人接受。

（二）术前护理

1. 尿潴留病人的护理　导尿术是解除急性尿潴留最简便常用的方法。若不能插入导尿管，可行耻骨上膀胱穿刺造瘘。尿潴留病人护理时需注意：①导尿或耻骨上膀胱造瘘引流尿液时应间歇、缓慢地将尿液放出，切忌快速排空膀胱，否则导致膀胱内压骤然降低而引起膀胱内大量出血，第一次排尿不超过 800ml。②留置导尿管应做好导尿管的护理。③耻骨上膀胱造瘘后经常更换敷料，保持局部干燥，防止感染。拔除之前应先行闭管，尿道通畅后方可拔除。拔管时间不得少于术后 10 天。长期带管病人应间断闭管，以训练膀胱功能，避免发生膀胱肌无力。定期更换造瘘管及尿袋。

2. 术前准备　术前需备血 200～400ml，有尿路感染者需术前应用抗生素治疗。其他准备同一般手术。

（三）术后护理

主要是 TUR－P 术后病人的护理

1. 体位　病人术后应取平卧位，尿管牵拉固定在一侧大腿内侧，保持该肢伸直，减少活动。在肢体限制活动期间，应指导病人双下肢主动与被动活动踝关节，防止下肢深静脉血栓的形成。

2. 膀胱持续冲洗　病人术后回病房立即用无菌生理盐水持续膀胱冲洗，目的是防止前列腺窝出血形成凝血块阻塞尿管，保持冲洗的通畅。

3. 术后并发症的护理

（1）出血：原因有：①前列腺窝创缘止血不确实；②气囊导尿管安放位置不当，气囊滑脱或破裂引起出血；③膀胱痉挛：膀胱痉挛可加重前列腺窝出血，而出血、血块堵塞导尿管又可加重膀胱痉挛。护理措施：①固定气囊导尿管于一侧大腿内侧，保持伸直、制动，使气囊压迫于尿道内口；②膀胱持续冲洗保持通畅，并根据血尿的程度调整灌注的速度；③密切观察血尿的颜色及有无生命体征的变化；遵医嘱给予输血、补液、止血等治疗。

（2）膀胱痉挛：病人表现为术后尿意频发，尿道及耻骨上区疼痛难忍，伴盆底及下肢肌阵挛，膀胱痉挛发作时可致冲洗管一过性受阻，有时因膀胱内压升高，导致膀胱内液体反流至冲洗管或从尿管周围流出。反复膀胱痉挛及其继发冲洗管引流不畅可加重出血，并可引起血压升高。护理措施：①术后遵医嘱给予止痛药或解痉挛药物，术后安置硬膜外自控镇痛泵（PCA）可以减少膀胱痉挛的发生；②调整气囊尿管的位置及牵拉的强度和气囊内的液体量，争取在无活动性出血的情况下，早日解除牵拉和拔除尿管；③有血块堵塞时及时行高压反复冲洗，将血块清除，保持尿路的通畅。

（3）尿路感染：①遵医嘱应用抗生素治疗；②严格无菌操作；③保持会阴部清洁，每日会阴护理2次；④可进食的病人指导每日饮水2 000ml以上，保证足够的尿量，起到内冲洗的作用；⑤严防逆流或使用抗反流式引流袋；⑥注意观察体温的变化及有无睾丸和附睾肿胀、疼痛的临床表现，一经发现，及时通知医生。

（4）TUR综合征：表现为烦躁不安、恶心、呕吐、抽搐、痉挛、昏睡，严重者可出现肺水肿、脑水肿和心力衰竭等症状。术后及时补充含钠液体可以预防病人术后出现TUR综合征；病人一旦出现上述症状则立即遵医嘱减慢输液速度，给脱水剂和利尿剂，并对症护理。

（5）尿失禁：一般为一过性尿失禁，做好心理护理，指导病人进行盆底肌群功能锻炼即缩肛练习，可恢复。如因膀胱功能障碍引起尿失禁，需药物或手术治疗；如因手术损伤远端尿道括约肌时，可引起完全性尿失禁，术后难以恢复。

（四）健康指导

（1）指导病人练习提肛运动，增强盆底肌肉的张力，以尽快恢复尿道括约肌的功能。

（2）多饮水，忌辛辣刺激食物，加强营养，适度运动，术后3个月内避免剧烈活动。

（五）护理评价

（1）病人疼痛是否减轻或缓解。

（2）病人焦虑情绪是否减轻或消失。

（3）病人导尿管拔除后是否能正常排尿。

（4）病人的潜在并发症是否得到有效预防，或一旦发生，是否能得到及时发现与处理。

（郭红彬）

第二十二章　妇产科疾病护理

第一节　围绝经期综合征

围绝经期是指妇女自生殖年龄过渡到无生殖年龄的生命阶段，包括从出现与绝经有关的内分泌、生物学和临床特征起，至最后1次月经后1年。绝经综合征（MPS）是指妇女绝经前后出现性激素波动或减少所致的一系列躯体及心理症状。是每一个妇女生命进程中必然发生的生理过程。

绝经可分为自然绝经和人工绝经两种。自然绝经是由于卵巢卵泡活动的丧失引起月经永久停止，无明显病理或其他生理原因。实践中将40岁或以后自然绝经归为生理性，40岁以前月经自动停止为过早绝经，视为病理性。人工绝经是指手术切除双侧卵巢（切除或保留子宫）或因其他方法停止卵巢功能（如化学治疗或放射治疗）。单独切除子宫而保留一侧或双侧卵巢者，不作为人工绝经，判断绝经，主要根据临床表现和激素的测定。人工绝经较自然绝经更易发生围绝经期综合征。

一、病因及发病机制

绝经年龄的早晚与卵泡的储备数量、卵泡消耗量、营养、地区、环境、吸烟等因素有关，而与教育程度、体形、初潮年龄、妊娠次数、末次妊娠年龄、长期服用避孕药等因素无关。

1. 内分泌因素　卵巢功能减退，血中雌-孕激素水平降低，使正常的下丘脑-垂体-卵巢轴之间平衡失调，影响了自主神经中枢及其支配下的各脏器功能，从而出现一系列自主神经功能失调的症状。在卵巢切除或放疗后雌激素急剧下降，症状更为明显，而雌激素补充后可迅速改善。

2. 神经递质　血β-内啡肽及其自身抗体含量明显降低，引起神经内分泌调节功能紊乱。神经递质5-羟色胺（5-HT）水平异常，与情绪变化密切相关。

3. 种族、遗传因素　个体人格特征、神经类型，以及职业、文化水平均与绝经期综合征的发病及症状严重程度可能有关。围绝经期综合征患者大多神经类型不稳定，且有精神压抑或精神上受过较强烈刺激的病史。另外，经常从事体力劳动的人发生围绝经期综合征的较少，即使发生症状也较轻，消退较快。

二、临床表现

约2/3的围绝经期妇女出现临床症状。

1. 月经紊乱　月经周期改变是围绝经期出现最早的临床症状，多数妇女经历不同类型和时期的月经改变后，逐渐进入闭经，而少数妇女可能突然绝经。月经改变的形式取决于卵巢功能的变化。

2. 血管舒缩症状 主要表现为潮热、出汗，是围绝经期最常见且典型的症状。约 3/4 的自然绝经或人工绝经妇女可出现。患者感到起自胸部的，向颈及面部扩散的阵阵上涌的热浪，同时上述部位皮肤有弥散性或片状发红，伴有出汗，汗后又有畏寒。持续时间短者 30s，长则 5min，一般潮红与潮热同时出现，多在凌晨乍醒时、黄昏或夜间，活动进食、穿衣、盖被过多等热量增加的情况下或情绪激动时容易发作，影响情绪、工作、睡眠，患者感到异常痛苦。此种血管舒缩症状可历时 1 年，有时长达 5 年或更长。自然绝经者潮热发生率超过 50%，人工绝经者发生率更高。

3. 精神神经症状 焦虑、抑郁、多疑、缺乏自信、注意力难以集中、烦躁易怒、恐怖感均可发生于围绝经期女性。围绝经期是抑郁症高发的一个时期，卵巢激素低落是造成这一现象的主要原因，社会经济状况、家庭生活和自身健康状况也对这些心理症状产生了重要影响。

4. 心血管系统症状 一些绝经后妇女血压升高或血压波动；心悸时心率不快，心律失常，常为期前收缩，心电图表现为房性期前收缩，或伴有轻度供血不足的表现。绝经后妇女冠心病发生率及心肌梗死的病死率也随年龄增长而增加。

5. 泌尿生殖系统症状 主要表现为泌尿生殖道萎缩，外阴瘙痒、阴道干燥疼痛、性交困难，子宫脱垂；膀胱、直肠膨出；排尿困难，尿急，压力性尿失禁，反复发作的尿路感染。

6. 骨质疏松 妇女从圈绝经期开始，骨质吸收速度大于骨质生成，促使骨质丢失而骨质疏松。骨质疏松出现在绝经后 9～13 年，约 1/4 的绝经后妇女患有骨质疏松。患者主诉为不同程度、不同部位的骨骼和关节疼痛，常伴有腰腿乏力、下肢抽筋，翻身、行走、弯腰、下蹲等活动受到限制或困难。骨质疏松严重时，反复发生骨折，甚至轻微外力即可导致骨折，出现剧烈骨痛和肢体活动受限。

7. 皮肤和毛发的变化 皮肤皱纹增多，毛发脱落，面部和手臂色素沉着；上皮菲薄，皮肤干燥、瘙痒，易受损伤。

8. 视力下降 绝经后视力下降，眼睛干、红、反复出现干性眼炎。

9. 老年性痴呆 一种神经退行性疾病，表现在脑功能逐渐衰退，造成记忆力受损并严重影响日常生活。

三、辅助检查

1. 促卵泡激素（FSH）测定、LH、E_2 绝经过渡期 FSH >10U/L，提示卵巢储备功能下降，FSH >40U/L 提示卵巢功能衰竭。

2. B 型超声检查 排除子宫、卵巢肿瘤，了解子宫内膜厚度。

3. 影像学检查 测定骨密度等，确诊有无骨质疏松。

4. 子宫内膜病理检查 除外子宫内膜肿瘤。

四、治疗要点

2/3 的围绝经期妇女出现症候群，但由于精神状态、生活环境各不相同，其轻重差异很大，有些妇女不需任何治疗，有些只需要一般性治疗，就能使症状消失，少数妇女需要激素替代治疗才能控制症状。

（一）一般治疗

围绝经期精神症状可因神经类型不稳定或精神状态不健全而加剧，故应进行心理治疗。心理治疗是围绝经期治疗的重要组成部分，它使围绝经期妇女了解围绝经期是自然的生理过程，以积极的心态适应这一变化。必要时可辅助使用适量的镇静药以助睡眠，谷维素调节自主神经功能，治疗潮热症状。为预防骨质疏松，应坚持体育锻炼，增加日晒时间，饮食注意摄取足量蛋白质及含钙丰富食物，并补充钙剂。

（二）激素替代治疗（HRT）

绝经综合征主要是卵巢功能衰退，雌激素减少引起，HRT是为解决这一问题而采取的临床医疗措施。在有适应证，无禁忌证的情况下科学、合理、规范的用药并定期监测。

1. 适应证

（1）绝经相关症状。

（2）泌尿生殖萎缩的问题。

（3）低骨量及绝经后骨质疏松症。

2. 禁忌证

（1）已知或怀疑妊娠。

（2）原因不明的阴道出血或子宫内膜增生。

（3）已知或怀疑患有乳腺癌。

（4）已知或怀疑患有与性激素相关的恶性肿瘤。

（5）6个月内患有活动性静脉或动脉血栓栓塞性疾病。

（6）严重肝肾功能障碍。

（7）血卟啉症、耳硬化症、系统性红斑狼疮。

（8）与孕激素相关的脑膜瘤。

3. 用药时机　在卵巢功能开始减退及出现相关症状后即可应用。

4. 药物种类

（1）雌激素：如雌二醇、戊酸雌二醇、雌三醇等。

（2）孕激素：如炔诺酮、甲羟孕酮等。

（3）雌、孕、雄激素复方药物：如利维爱等。

5. 用药途径　有经肠道和非肠道两种，各有优缺点，可根据病情及患者意愿选用。

五、护理评估

1. 一般资料评估　详细询问并记录病史，包括月经史、生育史、肝病、高血压、其他内分泌腺体疾病等。了解患者的年龄职业和文化程度等；了解患者的家庭状况，如患者在家庭中的地位、家庭成员关系及经济收入等。

2. 身体评估　进行全身状况的体格检查，包括精神状态、贫血程度、出血倾向、高血压程度及症状、肺部及泌尿系统检查，皮肤、毛发改变，乳房萎缩、下垂等。

3. 心理评估　患者的心态千差万别，复杂多变，通过观察了解患者病情，掌握患者的心理需要，满足其合理部分，对不合理部分予以正确引导。

六、护理问题

1. 自我形象紊乱　与围绝经期综合征的症状有关。
2. 有感染的危险　与围绝经期内分泌及局部组织结构改变，抵抗力下降有关。
3. 焦虑　与内分泌改变引起的精神神经症状有关。

七、护理措施

1. 心理护理　提供精神心理支持　解除患者的思想顾虑。向患者讲解清楚更年期是一个生理现象，更年期综合征是一过性的病理现象，经过一段时期，通过神经内分泌的自我调节，达到新的平衡，症状就会消失。应与患者建立良好的护患关系，倾听她们的诉说，并给予充分的理解和支持。同时向周围人特别是家属讲解更年期综合征的有关知识，对患者出现的不良情绪应予谅解，避免冲突，帮助患者安全度过更年期。

2. 疾病护理

（1）血管舒缩失调症状的护理：鼓励患者参加有益身心健康的活动，以转移注意力、消除心理症状。提醒患者衣被冷暖要适度，发热出汗时不可过度地减少衣服，适当进食冷饮，症状消失后要立即增加衣被。病室宜清静，空气要新鲜，光线勿过强。饮食在避免辛辣油腻刺激、不易消化的前提下，提倡增加食物的花样品种，强调食物的色、香、味，以增进患者食欲，顺从患者的心意。

（2）泌尿生殖系统症状的护理：注意个人卫生，保持皮肤、阴部清洁，温水洗浴，内裤勤换洗并于阳光下曝晒。鼓励患者多饮水以冲洗尿道，减轻炎症反应，症状严重者应卧床休息。此外，应保持和谐的性生活，注意避孕。饮食应富于营养易于消化，勿食生冷隔餐饭菜及辛辣刺激食物。

（3）心血管系统症状的护理：合理安排工作，劳逸结合；清淡饮食，少食高脂、高糖食物，绝对禁烟忌酒，以保护心血管的功能。

（4）皮肤症状的护理：避免皮肤冻伤、烧伤；外出行动小心谨慎，以免造成创伤难愈合；常食新鲜易消化的蔬菜、瓜果，多进含钙、蛋白质、维生素丰富的食物。

（5）保证充足睡眠：指导患者注意安排好工作、生活与休息，睡眠时间要充足。对于心悸、失眠者应保持周围环境的安静舒适，光线柔和，避免声、光、寒冷等刺激，睡前避免喝浓茶、咖啡，看紧张、刺激的小说或电视等。

（6）指导正确用药：近年来，国内外多项研究成果表明补充雌激素类药物治疗是针对病因的预防性措施。因此应让患者了解雌激素替补治疗的机制、药物剂量，用药途径及不良反应，告诫患者严格按医嘱用药。并定期随访指导用药。调整用药量以适合个体的最佳用药量，防止不良反应的发生。

（7）注意补充营养：饮食上注意荤素搭配、粗细搭配，多食蔬菜和水果。由于更年期妇女易发生骨质疏松，应给予蛋白质饮食，如豆类、鱼、牛奶、瘦肉等，必要时补充钙剂，应让其到户外活动。晒太阳等，以补充骨钙的丢失。

（8）积极参加体育活动：指导患者参加适当的体育活动，如：跑步，打太极拳，羽毛球、散步等，并选择适合自己的运动方式。研究表明适度的运动可减轻思想压力，消除紧张情绪。也可以听音乐，跳舞等分散注意力，以缓解身体的不适。

（9）情绪疗法：可培养患者做各种适合自己的工作，从而取得心理平衡。

（吕　颖）

第二节　子宫内膜异位症

一、疾病概要

当具有生长功能的子宫内膜组织出现在子宫腔被覆黏膜以外的身体其他部位时，称为子宫内膜异位症。本病多发生于25～45岁妇女。异位的子宫内膜可出现在身体不同部位，但以侵犯卵巢最为多见（约占80%），其次可在子宫骶韧带、直肠子宫陷凹及盆腔腹膜发病，也可累及宫颈、阴道、外阴，个别可在脐、膀胱、输尿管、肺、乳房及四肢等处发病。目前其发病原因尚未完全明了。

治疗原则是：去除病灶、减轻症状、促进妊娠、预防复发。在总的治疗原则下，还要强调治疗的个体化，需考虑到患者的年龄、症状、部位、浸润深度以及生育状况、需求。

二、护理评估

1. 健康史　详细询问患者的月经史，尤其要询问是否有痛经及痛经发生的时间、痛经的程度和特点，月经周期是否有改变，详细询问孕产史。

2. 身体状况

（1）痛经：进行性加重的痛经是子宫内膜异位症的典型症状。疼痛常于月经前1～2天开始，表现为下腹部和腰骶部坠痛，常可放射至会阴、肛门或大腿部。经期第一天最重，以后逐渐减轻，至月经干净时消失。疼痛的程度与病变部位有关，一般在直肠子宫陷凹表面的病灶引起的痛经最严重。在晚期患者中，由于盆腔广泛粘连，疼痛可持续存在。

（2）月经失调：表现月经过多、经期延长或月经前点滴出血。月经失调可能与卵巢实质被异位的内膜破坏或卵巢被粘连包裹，导致功能紊乱有关。

（3）不孕：有30%～40%的不孕症患者患有不同程度的子宫内膜异位症。其原因主要与盆腔内广泛粘连、输卵管和卵巢功能异常等有关。

（4）性交痛：当子宫直肠陷凹有异位病灶或因病变导致子宫后倾固定的患者常有性交不适、性交痛，尤以经前性交痛更为明显。

妇科检查发现子宫多为后倾固定，子宫后壁、直肠子宫陷凹、子宫骶骨韧带处可触及大小形态不规则的韧性结节，触痛明显。子宫一侧或双侧附件处扪及与子宫相连的不活动囊性包块，有压痛。有时在阴道后穹隆部有紫褐色结节。

3. 辅助检查　①B超检查：显示囊肿壁较厚，且粗糙不平，与周围脏器粘连较紧。囊内容物可分为囊性、混合性和实性3种，以囊性最为多见。②CA125值测定：CA125值可升高，它的变化还可用于监测该病的疗效。③腹腔镜检查：是目前诊断子宫内膜异位症的最佳方法。在腹腔镜下对病变组织活检，可达到确诊的目的。

4. 心理－社会因素　本病虽属良性病变，但因病程长，治疗效果不明显，患者多因长期忍受慢性病痛而产生恐惧和无助感，心理负担较重。尤其对尚未生育的患者精神压力更大，在自己和家庭、社会的期望中，更难接受根治性治疗。

三、护理诊断及相关合作性问题

1. 性生活形态改变与 子宫内膜异位症病灶发生在直肠子宫凹有关。
2. 个人应对无效 与长期受疼痛折磨、身心脆弱有关。
3. 功能障碍性悲哀 与不孕有关。

四、护理目标

（1）患者和家属能了解此病疼痛的特点，愿意试着改变性交方式以减轻痛苦。
（2）患者能掌握综合止痛的手段，止痛效果有所改善，情绪好转。
（3）患者和家属明白保守性手术与生育的关系，考虑接受手术治疗。

五、护理措施

1. 预防措施

（1）对有严重子宫后倾、阴道闭锁、宫颈狭窄的患者应尽早治疗，以免经血逆流入盆腔引起子宫内膜的异位种植。

（2）指导患者在行经期尽量避免过度或过强的活动，以防止剧烈的体位和腹压变化引起的经血倒流。

（3）医护人员应避免在经期进行宫腔内操作，指导患者避免月经期及月经刚净时同房，以免将脱落的子宫内膜经输卵管送入盆腔，减少发病因素。

（4）鼓励产后尽早做产后体操，以防子宫后倾。

2. 病情监测

（1）观察痛经时有无肛门坠胀，有无进行性加重。

（2）巧克力囊肿在剧烈运动或过度充盈时会发生扭转或破裂，因此要密切观察有无巧克力囊肿扭转或破裂的征象，做好急诊手术的准备。

（3）观察药物疗效，月经紊乱情况。

（4）对非手术治疗的患者，观察痛经有无减轻，有无药物不良反应出现。

（5）对手术治疗患者，观察术后伤口是否愈合，症状是否减轻，是否怀孕。

3. 心理护理 子宫内膜异位症虽然是良性疾病，但患者身心痛苦，影响生活和工作，而且广泛转移，易复发，治疗比较复杂，每个患者都有不同的治疗方案，因此，护士要鼓励患者充分了解自己的疾病，对治疗充满信心，共同寻求最佳的治疗方案。

4. 治疗配合

（1）非手术疗法：适用于症状轻，要求生育的年轻患者。①孕激素：常用药物有炔诺酮（妇康片）、甲羟孕酮（安宫黄体酮）、甲地孕酮（妇宁片）或异炔诺酮。自月经周期第6~25天服药，每日口服上述一种药5~10mg，可连续服用3~6个周期。有此法可抑制排卵，并使异位内膜退化。有人主张用大剂量合成孕激素3~10个月，辅以小剂量雌激素防止突破性出血，以造成类似妊娠的人工闭经，称为假孕疗法；②雄激素：常用甲睾酮5mg，每日2次，舌下含服，或丙酸睾酮25mg，每周2次，肌注，连用6~8周为一疗程，两疗程之间停药4周，可试用2个疗程观察效果；③丹那唑：常用量为每日400~800mg，分为2~4次口服。当出现闭经后，剂量逐渐减少至每日200mg，为维持量。一般从月经第5天开始服药，连续治疗6个月，在停药后30～45天即能恢复排卵，并可提高受孕率。此药具有轻度雄激素和类孕激素作用。它可通过丘脑下部抑制排卵前LH高峰的出现，并能直接作用于子宫内膜雌激素受体，以抑制内膜生长，使痛经症状迅速消失。目前普遍认为丹那唑是治疗子宫内膜异位症较为理想的激素类药物。由于其对肝肾功能有不良影响，用药期间应注意肝肾功能；④内美通（孕三烯酮）：是一种合成的类固醇激素，具有较强的抗雌激素、孕激素和抗促性腺激素作用，其治疗效果类似丹那唑。用法简单，从月经周期第1天开始服2.5mg，每周2次，连服6个月；⑤三苯氧胺（TMX）是一种非甾体抗雌激素药物，与雌激素竞争雌激素受体，具有雌激素和抗雌激素双重效应。用法：10mg，每日2次，连用3～6个月。⑥促性腺激素释放激素激动剂（GnRH-a）：连续应用后消耗垂体的GnRH，导致促性腺激素分泌减少，卵巢分泌的性激素下降，造成药物性卵巢切除。如戈舍瑞林（诺雷德）是一种长效制剂，月经第一天皮下注射3.6mg，每隔28天注射一针，共3～6次。

（2）手术治疗：适用于药物治疗后症状不缓解，局部病变加剧，生育功能仍未恢复者；或卵巢子宫内膜异位囊肿直径超过5～6cm，特别是迫切希望生育者。可剖腹或在腹腔镜下行病灶切除。手术方式有3种：保留生育功能手术（仅将异位灶取净，保留子宫、双侧卵巢、一侧卵巢或部分卵巢），适用于病情较轻、希望保留生育功能年轻妇女；保留卵巢功能手术（切除子宫及盆腔病灶，保留一侧或部分卵巢，以维持卵巢的内分泌功能），适用于年龄在35岁以下但无生育要求的妇女；根治性手术（行全子宫、双附件及盆腔内病灶切除），适用于近绝经期或病情严重的年轻妇女。

手术方式选用根据患者年龄、病情及有无生育要求选择。一般术后可给3～6个月孕激素治疗，从而提高手术疗效。

5. 一般护理　向患者解释痛经的原因，指导患者在月经期注意休息，保暖，保持心情愉快，疼痛时可用热水袋热敷下腹部。

6. 健康指导　①指导患者加强营养，注意劳逸结合，保持心情舒畅；②做好宣教工作，让患者了解疾病及手术的相关知识：对用药患者告知假绝经疗效原理，出现闭经是正常现象，可能疗效会更好，不能因此停药，否则可能出现子宫出血，造成月经紊乱，并影响疗效；对实施保留生育功能手术的患者，应指导其术后半年到一年内受孕；增强患者对病情及治疗的认识，指导其手术伤口的护理；进行性生活的指导，强调按时复诊的重要性。

（石玉静）

第三节　异位妊娠

正常妊娠时受精卵着床于子宫体腔内膜，当受精卵在子宫体腔以外着床发育时，称为异位妊娠，习惯称为宫外孕。异位妊娠包括输卵管妊娠、卵巢妊娠、腹腔妊娠、宫颈妊娠及子宫残角妊娠等。其中输卵管妊娠最为多见，占异位妊娠的95%左右。主要临床特征为停经、腹痛、阴道流血，可出现晕厥或休克。治疗原则以手术治疗为主，药物治疗为辅。

一、护理措施

（一）术前护理

（1）有失血性休克者应取平卧位或休克卧位，并注意保暖。

（2）即刻测体温、脉搏、呼吸及血压，并记录，同时准备输液、输血及其他抢救措施。

（3）患者禁饮食，必要时给予氧气吸入。

（4）按妇科腹部手术常规进行术前准备。动作要轻柔，切勿按压下腹部，禁止灌肠。

（二）术后护理

（1）准备工作：将患者送往手术室后，应准备麻醉床及术后所需的用具，如血压计、听诊器、输液架、尿管接管及尿袋、氧气等。

（2）体位：蛛网膜下腔麻醉者，去枕平卧12h。硬膜外麻醉者，去枕平卧6～8h。

（3）密切观察生命体征：每0.5～1h测血压、脉搏、呼吸1次直至平稳。术后3d每日测体温、脉搏、呼吸4次，正常后改为每日两次。

（4）饮食护理：腹部手术当天禁食；术后1～2d进流质，忌食牛奶，以防发生肠胀气；以后逐渐改为半流质和普通饮食。

（5）大小便的护理：发现尿少、血尿须及时通知医师。一般术后24～48h可拔除导尿管，广泛性全子宫切除加盆腔淋巴结清除术留置10～14d，经阴道全子宫切除术和阴道前后壁修补术必须留置导尿管3～5d。在拔管后6h内注意患者能否自行排尿，必要时需再次留置尿管，定时开放以锻炼膀胱肌肉，促进排尿功能恢复。腹部手术后3d仍未解大便者，可遵医嘱给予缓泻剂或开塞露；无效时，可予肥皂水灌肠。

（6）介绍有关康复的知识，做好生活护理。卧床时鼓励患者多翻身，注意下肢的活动。拔除导尿管后应鼓励患者早期下床活动。

（7）注意体温及伤口情况，如有体温异常升高，伤口红肿、硬结或化脓等情况，应及时报告医师。必要时应用镇痛剂。

（8）保持会阴清洁、干燥，每日擦洗2次，勤换消毒会阴垫。

（9）保留导尿管期间应保持尿管通畅，每周更换尿袋2次。

（三）保守治疗护理

（1）绝对卧床休息，尽量少搬动患者。勿按压下腹部防止发生大出血。

（2）腹痛时禁用麻醉止痛剂，以免掩盖症状误诊，禁止灌肠。

（3）按医嘱给予饮食或暂禁食。

（4）测体温、脉搏、呼吸、血压每4h一次，或遵医嘱并记录。

（5）严密观察病情变化，注意血压及腹痛情况，观察有无内出血及休克现象，发现异常及时通知医师，同时做好输液、输血等抢救准备。

（6）注意阴道流血情况，如有组织样物排出，应保留送检。

（7）保持外阴清洁，预防感染。

（8）嘱患者尽量避免增加腹压的动作，保持大便通畅。

（四）心理护理

向患者讲明治疗方法的可行性，并以亲切的态度赢得患者及家属的信任，允许家属陪伴，以提供心理安慰。

二、健康教育

指导患者保持良好的卫生习惯，术后加强营养，注意休息，保持良好的心态。注意外阴清洁，禁止性生活 1 个月，采取避孕措施。

（方　虹）

第四节　产后出血

产后出血是指分娩后出血量超过 500ml，18% 的分娩者有不同程度的产后出血现象，出血量超过 1 000ml 者将会影响血流动力学。即便经过充分处理，仍有 3% 的经阴道分娩者发生严重产后出血，严重产后出血是最常见的分娩并发症，也是产妇死亡的主要原因。

一、护理措施

（1）陪伴在产妇身旁，给予安慰、关心，以增加安全感。

（2）保持室内空气新鲜，鼓励产妇进食高蛋白、高维生素饮食，以增强抵抗力。

（3）密切观察产程的进展，严格无菌技术，正确处理胎盘娩出和测量出血量。产后 2h 内需留在产房接受监护，80% 的产后出血发生在这一时间。对产后可能出血的高危产妇，注意保持静脉通畅。

（4）针对原因止血，纠正失血性休克，控制感染。应严格执行无菌技术，防止细菌侵入生殖道。

（5）观察恶露的量、色、味，持续时间及会阴伤口情况，保持会阴部清洁。

（6）观察体温变化，出现异常，及时报告医师。

二、健康教育

（1）指导产妇加强营养。讲解产褥期的卫生知识。恶露的生理性变化，异常恶露的表现及可能的原因，及时到医院就诊的必要性。再次妊娠时，应将本次出血史告知医护人员，按高危孕妇管理。

（2）加强孕期宣传保健工作，及时治疗可能引起产后出血的疾病。

（3）早期哺乳，以减少阴道流血量。

（4）产褥期禁止盆浴、性生活。

（方　虹）

第五节　流产

一、概述

妊娠不足 28 周、胎儿体重不足 1 000g 而终止者，称为流产。流产发生在 12 周以前者称为早期流产；发生在 12 周至不足 28 周者称为晚期流产。流产又分为自然流产与人工流产，本节内容仅限于自然流产。自然流产的发生率约占全部妊娠的 10%～15%，多数为早期流产。

1. 影响因素

（1）胚胎（或胎儿）因素

1）胚胎发育异常：遗传基因缺陷为早期流产的最常见原因，染色体异常所致的流产占50%～60%。

2）胎盘异常：由于滋养层发育不全，胎盘绒毛变性，或胎盘附着位置过低等，可使胎儿胎盘循环障碍，导致流产。

（2）母体因素

1）急性传染病，可因病原体或毒素经胎盘侵入，造成胎儿死亡，或因高热、中毒引起宫缩导致流产。

2）严重贫血或心力衰竭，致胎儿缺氧死亡。

3）内分泌失调，如黄体功能不全，致蜕膜发育不良，影响孕卵发育。

4）子宫发育不良、子宫肌瘤或畸形，也可妨碍胚胎发育；或因子宫颈内口松弛，不能承受增大的胎儿胎囊压力，致晚期流产。

5）强烈的精神刺激、外伤或性交也可引起流产。

（3）外界因素：可导致流产的有毒物质有镉、铅、有机汞、有机磷及放射性物质等。这些有毒物质可能是直接作用于胎儿体细胞，也可能通过胎盘影响胎儿，造成流产。

（4）免疫因素：妊娠后由于母儿双方免疫不适应而导致母体排斥胎儿，以致发生流产。现已发现的有关免疫因素有父方的组织相容性抗原、胎儿抗原、母体细胞免疫调节失衡、孕期中母体封闭抗体不足、母体抗父方淋巴细胞的细胞毒抗体不足等。

（5）母儿血型不合：母儿血型不合者常引起晚期流产，例如 ABO 血型及 Rh 血型不合者。

2. 病理　流产发生时，常常是胚胎或胎儿先死亡，然后底蜕膜出血；或先是胎盘后出血，形成胎盘后血肿，继而促进子宫收缩，排出胚胎或胎儿。在妊娠的最初 8 周，发育中的胎盘与子宫蜕膜连接不紧密，流产时妊娠物易从子宫壁剥离排出，出血不多；妊娠 8～12 周时，胎盘与子宫蜕膜紧密连接，流产时妊娠物往往不能完全从子宫壁剥离排出，影响子宫收缩，出血较多；妊娠 12 周以后，由于胎盘已完全形成，流产时常常是先出现腹痛，然后排出胎儿、胎盘，出血较少。

3. 临床表现及处理措施

（1）临床表现：流产的临床表现主要是阴道流血和下腹疼痛。又根据临床表现不同分为先兆流产、难免流产、不完全流产、完全流产、稽留流产、习惯性流产六种类型。

（2）处理原则：先兆流产需保胎观察，其他类型流产均应在确诊后尽快清除宫腔内容物，排空子宫，防止出血和感染。

二、护理评估

1. 健康史　询问末次月经时间、早孕反应情况。了解阴道流血的色、量及有无臭味，有无妊娠物排出等；此外，还应了解有无全身性疾病、生殖器官疾病，有无接触有害物质，既往有无流产史等。

2. 身体状况

（1）症状：阴道流血和腹痛是主要症状。观察阴道流血量及持续时间，有无腹痛，腹痛的部位、性质及程度。

（2）体征：测量体温、脉搏、呼吸及血压，评估有无贫血及休克体征。妇科检查阴道内有无妊娠物排出或堵于子宫颈口，有无血液从子宫颈流出，子宫颈是否扩张，子宫大小是否与妊娠月份相符，有无压痛等。

3. 辅助检查　常用的是妊娠实验、hCG 测定、B 型超声检查。如为稽留流产应做出凝血时间、凝血酶原时间、血纤维蛋白原含量、血小板计数等凝血功能检查，排除 DIC。

4. 心理社会因素　孕妇对阴道流血往往十分紧张，对胎儿的安危十分担忧，可表现为恐惧、伤心、忧郁和烦躁不安等。

三、护理目标

（1）患者能叙述流产的相关知识，焦虑有所缓解。

（2）患者体温正常。

（3）及时发现休克患者，并使其得到及时抢救和护理。

四、护理措施

（一）预防措施

（1）消除流产诱发因素。

（2）预防感染，保持会阴清洁，每日两次会阴擦洗，每次大小便后及时清洗会阴。必要时给予抗生素预防感染。

（二）急救护理

（1）大量阴道流血时，应立即测量血压、脉搏，正确估计出血量。立即建立静脉通道，做交叉配血，做好输血、输液的准备工作。

（2）需急诊手术时，及时做好术前准备。术中密切观察患者生命体征，术后注意观察子宫收缩情况及阴道流血量。子宫内清出物应送病理检查。

（三）一般护理

建议合理饮食，加强营养，增强抵抗力，防止发生贫血。告知先兆流产者绝对卧床休息，加强日常生活护理。

（四）病情监测

观察患者生命体征、阴道流血量、腹痛情况及有无阴道排出物等。如出现体温升高或白细胞总数异常，及时报告医生。

（五）配合治疗

（1）先兆流产：绝对卧床休息，禁止性生活，必要时可适当使用对胎儿影响小的镇静药。黄体功能不全者可给予黄体酮 10～20mg，每日 1 次或隔日肌注 1 次。经过两周治疗，若症状不见缓解或加重者，表明胚胎发育异常，应终止妊娠。

（2）难免流产：一旦确诊，应尽早使胚胎及胎盘组织完全排出，并预防出血和感染。妊娠小于 12 周，用刮宫术；妊娠大于 12 周，可用缩宫素静脉滴注引产。护士应做好手术准备，协助医生完成手术，并遵医嘱用药。

（3）不完全流产：一经确诊，应及时行刮宫术或钳刮术，清除宫内残留组织。出血多伴有休克者应同时输血、输液纠正休克，并给予抗生素预防感染。

（4）完全流产：症状消失，B 型超声检查宫腔内无残留组织，一般不需特殊处理。

（5）稽留流产：因死亡胚胎组织机化，与子宫壁粘连紧密，刮宫困难。也因时间过长，可能发生凝血机制障碍，导致 DIC，造成严重出血。处理前做凝血功能相关检查，并做好输血准备。若凝血功能正常，口服炔雌酚 1mg 每日 2 次，或口服己烯雌酚 5mg，每日 3 次，连用 5d，以提高子宫肌对缩宫素的敏感性。做好手术准备，协助医生完成手术，注意监测患者生命体征，防止子宫穿孔和出血。若凝血功能障碍，应尽早使用肝素、纤维蛋白原及输新鲜血液等，待凝血功能好转后，再行刮宫术或引产术。

（6）习惯性流产：孕前查找原因，对症处理。对原因不明的，在有妊娠征兆时，就要强调休息，禁止性生活，补充维生素，也可给予黄体酮治疗，直至妊娠 10 周或超过以往发生流产的月份。

（7）流产并发感染：治疗原则是积极控制感染，尽快清除宫内残留物。出血不多时，应先控制感染，再行清宫术。阴道流血多时，在静脉滴注抗生素下，用卵圆钳将宫内残留物夹出，使出血减少，不可刮宫，以免感染扩散，待感染控制后再彻底刮宫。

（六）心理护理

护士应理解患者因失去胎儿而出现伤感、悲观的情绪，帮助患者及家属接受现实，顺利度过悲伤期。护士还应向患者及家属解释流产的相关知识，与其共同讨论此次流产的原因，帮助他们为再次妊娠做好准备。

（七）健康指导

（1）加强卫生宣传，使孕妇和家属对流产有正确的认识。

（2）早期妊娠应避免性生活，勿做重体力劳动，防止发生流产。

（3）对习惯性流产的妇女要求下次妊娠确诊后卧床休息，禁止性生活，加强营养，补充维生素，治疗时间应超过以往发生流产的妊娠月份。

（方　虹）

第六节　外阴炎

一、外阴炎

（一）概述

外阴部皮肤或前庭部黏膜发炎，称为外阴炎。由于外阴部位暴露于外，又与尿道、肛门、阴道邻近，因此外阴较易发生炎症。外阴炎可发生于任何年龄的女性，多发生于大、小阴唇。外阴炎以非特异性外阴炎多见。

（二）病因

（1）外阴与尿道、肛门临近，经常受到经血、阴道分泌物、尿液、粪便的刺激，若不注意皮肤清洁易引起外阴炎。

（2）糖尿病患者糖尿的刺激、粪瘘患者粪便的刺激以及尿瘘患者尿液的长期浸渍等。

（3）穿紧身化纤内裤，导致局部通透性差，局部潮湿以及经期使用卫生巾的刺激，均可引起非特异性外阴炎。

（4）营养不良可使皮肤抵抗力低下，易受细菌的侵袭，也可发生本病。

（三）护理评估

1. 健康史　重点评估患者年龄；平时卫生习惯；内裤材质及松紧度；是否应用抗生素及雌激素治疗；是否患有糖尿病、老年性疾病或慢性病等；育龄妇女应了解其采用的避孕措施及此次疾病症状等。

2. 临床表现　外阴皮肤瘙痒、疼痛、烧灼感，于活动、性交、排尿、排便时加重。检查见局部充血、肿胀、糜烂，常有抓痕，严重者形成溃疡或湿疹。慢性炎症可使皮肤增厚、粗糙、皲裂，甚至苔藓样变。严重时腹股沟淋巴结肿大且有压痛，体温升高，白细胞数量增多。糖尿病性外阴炎常表现为皮肤变厚，色红或呈棕色，有抓痕，因为尿糖是良好的培养基而常并发假丝酵母菌感染。幼儿性外阴炎还可发生两侧小阴唇粘连，覆盖阴道口甚至尿道口。

3. 辅助检查　取外阴处分泌物做细菌培养，寻找致病菌。

4. 心理社会评估　评估出现外阴瘙痒症状后对患者生活有无影响，以及影响程度；患者就医的情况及是否为此产生心理负担。

5. 治疗原则

（1）病因治疗：积极寻找病因，若发现糖尿病应积极治疗糖尿病，若有尿瘘、粪瘘，应及时行修补术。

（2）局部治疗：可用 1∶5 000 高锰酸钾液坐浴，每日 2 次，每次 15～20 分钟。若有破溃涂抗生素软膏或局部涂擦 40% 紫草油。此外，可选用中药苦参、蛇床子、白癣皮、土茯苓、黄柏各 15g，川椒 6g，水煎熏洗外阴部，每日 1～2 次。急性期可选用微波或红外线局部物理治疗。

（四）护理诊断和医护合作性问题

1. 皮肤黏膜完整性受损　与炎症引起的外阴皮肤黏膜充血，破损有关。

2. 舒适的改变　与皮肤瘙痒、烧灼感有关。

3. 知识缺乏　缺乏疾病及其防护知识。

（五）计划与实施

1. 预期目标

（1）患者能正确使用药物，避免皮肤抓伤，皮损范围不增大。

（2）患者症状在最短时间内解除或减轻，舒适感增强。

（3）患者了解疾病有关的知识及防护措施。

2. 护理措施

（1）告知患者坐浴的方法：取高锰酸钾放入清洁容器内加温开水配成 1∶5 000 的溶液，配制好的溶液呈淡玫瑰红色。每次坐浴 20 分钟，每日 2 次。坐浴时，整个会阴部应全部浸入溶液中，月经期间停止坐浴。

（2）应积极协助医生寻找病因，进行外阴处分泌物检查，必要时进行血糖或尿糖检查。

（3）指导患者遵医嘱正确使用药物，将剂量、使用方法向患者解释清楚。

（4）告知患者按医生要求进行复诊，治疗期间如出现新的症状或症状加重应及时就诊。

3. 健康指导

（1）保持外阴部清洁干燥，严禁穿化纤及过紧内裤，穿纯棉内裤并每日更换。

（2）做好经期、孕期、分娩期及产褥期卫生护理。发现过敏性用物后立即停止使用。

（3）饮食注意勿饮酒或辛辣食物，增加新鲜蔬菜和水果的摄入。

（4）严禁搔抓局部，勿热水烫洗和用刺激性药物或肥皂擦洗外阴。

（5）配制高锰酸钾溶液时，浓度不可过高，防止灼伤局部皮肤。

（六）护理评价

患者在治疗期间能够按医嘱使用药物，症状减轻。患者了解与外阴炎相关知识及防护措施。

二、前庭大腺炎

（一）概述

前庭大腺炎是病原体侵入前庭大腺引起的炎症。包括前庭大腺脓肿和前庭大腺囊肿。前庭大腺位于两侧大阴唇后 1/3 深部，腺管开口于处女膜与小阴唇之间。因解剖部位的特点，在性交、分娩等其他情况污染外阴部时，病原体容易侵入而引起前庭大腺炎。此病多见于育龄妇女，幼女及绝经后妇女较少见。

（二）病因

主要病原体为内源性及性传播疾病的病原体。内源性病原体有葡萄球菌、大肠杆菌、链球菌、肠球菌等。性传播疾病的病原体常见的是淋病奈瑟菌及沙眼衣原体。

急性炎症发作时，病原体首先侵犯腺管，腺管呈急性化脓性炎症，腺管开口往往因肿胀或渗出物凝聚而阻塞，脓液不能外流、积存而形成脓肿，称前庭大腺脓肿。在急性炎症消退后腺管堵塞，分泌物不能排出，脓液逐渐转为清液而形成囊肿，或由于慢性炎症使腺管堵塞或狭窄，分泌物不能排出或排出不畅，也可形成囊肿。

（三）护理评估

1. 健康史　重点评估患者年龄，平时卫生习惯，近期是否有流产、分娩等特殊情况，育龄妇女应了解其性生活情况，有无不洁性生活史。

2. 临床表现　炎症多发生于一侧，初起时局部肿胀、疼痛、灼热感，行走不便，有时会致大小便困难。检查见局部皮肤红肿、发热、压痛明显。若为淋病奈瑟菌感染，挤压局部可流出稀薄、淡黄色脓汁。当脓肿形成时，可触及波动感，脓肿直径可达 5~6cm，患者出现发热等全身症状。当脓肿内压力增大时，表面皮肤变薄，脓肿自行破溃，若破孔大，可自行引流，炎症较快消退而痊愈，若破孔小，引流不畅，则炎症持续不消退，并可反复急性发作。慢性期囊肿形成时，患者有外阴部坠胀感，偶有性交不适，检查时局部可触及囊性肿物，常为单侧，大小不等，无压痛。囊肿可存在数年而无症状，有时可反复急性发作。

3. 辅助检查　可取前庭大腺开口处分泌物作细菌培养，确定病原体。

4. 心理社会评估　评估症状出现后对患者生活影响的程度；评估患者就医的情况及有无因害怕疼痛和害羞的心理而使自己的疾病未能得到及时治疗及对疾病的治愈是否有信心等。对性传播疾病的病原体感染的患者，应通过与其交谈、接触了解其心理状态，帮助患者积极就医并采取正确的治疗措施。

5. 治疗原则　根据病原体选用口服或肌注抗生素。在获得培养结果前应使用广谱抗生素治疗。此外，可选用清热、解毒的中药，如蒲公英、紫花地丁、金银花、连翘等，局部热敷或坐浴。脓肿形成后可切开引流并作造口术。单纯切开引流只能暂时缓解症状，切口闭合后，仍可形成囊肿或反复感染，故应行造口术。

（四）护理诊断和医护合作性问题

1. 舒适的改变　与局部皮肤肿胀、疼痛有关。

2. 焦虑　与疾病反复发作有关。

3. 体温升高　与脓肿形成有关。

4. 知识缺乏　缺乏前庭大腺炎的相关知识及预防措施。

（五）计划与实施

1. 预期目标

（1）患者在最短时间内解除或减轻症状，舒适感增强。

（2）患者紧张焦虑的心情恢复平静。

（3）患者及时接受治疗，体温恢复正常。

（4）患者了解前庭大腺炎的相关知识并掌握预防措施。

2. 护理措施

（1）急性炎症发作时，患者需卧床休息，保持外阴部清洁。

（2）局部热敷或用 1：5 000 高锰酸钾溶液坐浴，每日 2 次。

（3）遵医嘱正确使用抗生素。

（4）引流造口的护理：术前护理人员应备好引流条。术后应局部保持清洁，患者最好取半卧位，以利于引流。每日用 1：40 络合碘棉球擦洗外阴 2 次，并更换引流条，直至伤口愈合。以后继续用 1：5 000 高锰酸钾溶液坐浴，每日 2 次。

3. 健康指导　注意个人卫生，尤其是经期卫生；勤洗澡勤换内裤，外阴处出现局部红、肿、热、痛时及时就诊，以免延误病情。

（六）护理评价

患者接受治疗后，舒适感增加，症状减轻。患者能够了解前庭大腺炎的相关知识并掌握了预防措施，焦虑感减轻，并能保持良好的卫生习惯，主动实施促进健康的行为。

（胡月玲）

第七节　阴道炎

一、滴虫阴道炎

（一）概述

滴虫阴道炎是由阴道毛滴虫感染而引起的阴道炎症，是临床上常见的阴道炎。

（二）病因

阴道毛滴虫适宜在温度为 25～40℃、pH 值为 5.2～6.6 的潮湿环境中生长，在 pH 5 以下或 7.5 以上的环境中不能生长。滴虫的生活史简单，只有滋养体而无包囊期，滋养体活力较强，能在 3~5℃的环境中生存 21 日；在 46℃时生存 20~60 分钟；在半干燥环境中约生存 10 小时；在普通肥皂水中也能生存 45~120 分钟。阴道毛滴虫呈梨形，后端尖，大小为多核白细胞的 2~3 倍。虫体顶端有 4 根鞭毛，体部有波动膜，后端有轴柱凸出。活的滴虫透明无色，呈水滴状，诸鞭毛随波动膜的波动而摆动。

滴虫有嗜血及耐碱的特性。隐藏在腺体及阴道皱襞中的滴虫，在月经前、后，阴道 pH 发生变化时得以繁殖，引起炎症的发作。阴道毛滴虫能消耗或吞噬阴道上皮细胞内的糖原，阻碍乳酸生成，使阴道内 pH 值升高。滴虫不仅寄生于阴道，还常侵入尿道或尿道旁腺，甚至膀胱、肾盂以及男性的包皮皱褶、尿道或前列腺中。

临床上，滴虫阴道炎往往与其他阴道炎并存，多合并细菌性阴道病。

（三）发病机制与传染方式

1. 发病机制　滴虫主要是通过其表面的凝集素及半胱氨酸蛋白酶黏附于阴道上皮细胞，进而经阿米巴样运动的机械损伤以及分泌物的蛋白水解酶、蛋白溶解酶的细胞毒作用，共同损伤上皮细胞，并诱导炎症介质的产生，最后导致上皮细胞溶解、脱落，局部炎症发生。

2. 传染方式　①经性交直接传播：与女性患者有一次非保护性交后，约 70% 男性发生感染，通过性交男性传给女性的概率更高。由于男性感染后常无症状，因此易成为感染源；②经公共浴池、浴盆、浴巾、游泳池、坐式便器、衣物等间接传播；③医源性传播：通过污染的器械及敷料传播。

（四）护理评估

1. 健康史　询问患者的年龄，可能的发病原因。了解患者个人卫生及月经期卫生保健情况，以及症状与月经的关系。了解其性伙伴有无滴虫感染，发病前是否到公共浴池或游泳池等。

2. 临床表现

（1）潜伏期：4~28 日。

（2）症状：有 25%~50% 患者在感染初期无症状，其中 1/3 在感染 6 个月内出现症状，症状的轻重取决于局部免疫因素、滴虫数量多少及毒力强弱。滴虫阴道炎的主要症状是阴道分泌物增加及外阴瘙痒，分泌物为稀薄的泡沫状，黄绿色有臭味。瘙痒部位主要为阴道口及外阴，间或有灼热、疼痛、性交痛等。若尿道口有感染，可有尿频、尿痛，有时可见血尿。阴道毛滴虫能吞噬精子，并能阻碍乳酸生成，影响精子在阴道内存活，可致不孕。

（3）体征：检查时见阴道黏膜充血，严重者有散在出血斑点，甚至宫颈有出血点，形成"草莓样"宫颈。后穹隆有大量白带，呈灰黄色、黄白色稀薄液体或黄绿色脓性分泌物，常呈泡沫状。带虫者阴道黏膜常无异常改变。

3. 辅助检查　在阴道分泌物中找到滴虫即可确诊。生理盐水悬滴法是进行阴道毛滴虫检查最简便的方法。具体方法是：在载玻片上加温生理盐水 1 小滴，于阴道后穹隆处取少许分泌物混于生理盐水中，立即在低倍光镜下寻找滴虫。显微镜下可见到波状运动的滴虫及增多的白细胞被推移。此方法敏感性为 60%~70%。对可疑但多次未能发现滴虫的患者，可取阴道分泌物进行培养，其准确率可达 98%。取阴道分泌物送检时应注意及时和保暖，并且在取分泌物前 24~48 小时避免性交、阴道灌洗及局部用药，取分泌物时应注意不要使用润滑剂等。

目前，检查阴道毛滴虫还可用聚合酶链反应，其敏感性为90%，特异性为99.8%。

4. 社会心理评估　评估患者的心理状况，了解患者是否会因害羞不愿到医院就诊。同时评估影响治疗效果的心理压力和反复发作造成的苦恼，以及家属对患者的理解和配合。

5. 治疗原则　由于阴道毛滴虫可同时感染尿道、尿道旁腺、前庭大腺，因此，滴虫阴道炎患者需要全身用药，主要治疗的药物为甲硝唑和替硝唑。

（1）全身用药方法：初次治疗可单次口服甲硝唑2g或替硝唑2g。也可选用甲硝唑400mg，每日2次，7日为一个疗程；或用替硝唑500mg，每日2次，7日为一个疗程。女性患者口服药物治疗治愈率为82%～89%，若性伴侣同时治疗，治愈率可达95%。患者服药后偶见胃肠道反应，如食欲减退、恶心、呕吐。此外，偶见头痛、皮疹、白细胞数量减少等，一旦发现应停药。

（2）局部用药：不能耐受口服药物治疗的患者可以选用阴道局部用药。但单独阴道用药的效果不如全身用药好。局部可选用甲硝唑阴道泡腾片200mg，每晚1次，连用7日。局部用药的有效率低于50%。局部用药前，可先用1%乳酸液或0.1%～0.5%醋酸液冲洗阴道，改善阴道内环境，以提高疗效。

（五）护理诊断和医护合作性问题

1. 舒适的改变　与阴部瘙痒及白带增多有关。

2. 自我形象紊乱　与阴道分泌物异味有关。

3. 排尿异常　与尿道口感染有关。

4. 性生活型态改变　与炎症引起性交痛，治疗期间禁性生活有关。

（六）计划与实施

1. 预期目标

（1）患者在最短时间内解除或减轻症状，舒适感增强。

（2）经过积极治疗和护理，患者阴道分泌物增多及有异味的症状减轻。

（3）患者能积极配合治疗，相应症状得到缓解。

（4）患者了解治疗期间禁性生活的重要性。

2. 护理措施

（1）指导患者注意个人卫生，保持外阴部清洁、干燥，尽量避免搔抓外阴部，以免局部皮肤损伤加重症状。

（2）向患者讲解易感因素和传播途径，特别是要到正规的浴池和游泳池等场所活动。

（3）治疗期间禁止性生活：服用甲硝唑或替硝唑期间及停药24小时内要禁酒，因药物与乙醇结合可出现皮肤潮红、呕吐、腹痛、腹泻等反应。甲硝唑能通过乳汁排泄，因此，哺乳期妇女用药期间及用药后24小时内不能哺乳。

（4）性伴侣治疗：滴虫阴道炎主要是由性交传播，性伴侣应同时治疗，治疗期间禁止性生活。

（5）观察用药反应：患者口服甲硝唑后如出现食欲减退、恶心、呕吐，以及头痛、皮疹、白细胞数量减少等，应及时告知医生并停药。

（6）留取阴道分泌物送检时，应注意及时和保暖。告知患者在取分泌物前24～48小时避免性交、阴道灌洗及局部用药，取分泌物时应注意不要使用润滑剂等。

3. 健康指导

（1）预防措施：作好卫生宣传，积极开展普查普治工作，消灭传染源。严格管理制度，应禁止滴虫患者或带虫者进入游泳池。浴盆、浴巾等用具应消毒。医疗单位必须作好消毒隔离，防止交叉感染。

（2）治疗中注意事项：患病期间应每日更换内裤，内裤及洗涤用毛巾应用开水煮沸消毒5~10分钟，以消灭病原体。洗浴用具应注意专人使用，以免交叉感染。

（3）随访：部分滴虫阴道炎治疗后可发生再次感染或与月经后复发，治疗后应随访到症状消失。告知患者如治疗7日后症状仍持续存在应及时复诊。

（4）治愈标准：滴虫阴道炎常于月经后复发，应向患者解释检查治疗的重要性，防止复发。复查阴道分泌物时，应选择在月经干净后来院复诊。若经3次检查阴道分泌物为阴性时，为治愈。

（七）护理评价

患者了解滴虫阴道炎的相关知识及预防措施。治疗期间能够按医生的方案坚持用药，并按时复诊，使疾病得到彻底治愈。

二、外阴阴道假丝酵母菌病

（一）概述

外阴阴道假丝酵母菌病（VVC）由假丝酵母菌引起的一种常见的外阴阴道炎，曾被称为外阴阴道念珠菌病。外阴阴道假丝酵母菌病发病率较高，据资料显示，约75%的妇女一生中至少患过一次VVC，其中40%~50%的妇女经历过一次复发。

（二）病因

引起外阴阴道假丝酵母菌病的病原体80%~90%为白假丝酵母菌，10%~20%为光滑假丝酵母菌、近平滑假丝酵母菌及热带假丝酵母菌等。该菌对热的抵抗力不强，加热至60℃一小时即可死亡，但对干燥、日光、紫外线及化学制剂有较强的抵抗力。酸性环境适宜假丝酵母菌的生长，有假丝酵母菌感染的阴道 pH 值多在 4.0~4.7 之间，通常 <4.5。

白假丝酵母菌为条件致病菌，约10%~20%的非孕妇女及30%孕妇阴道中有此菌寄生，但菌量很少，并不引起症状。但当全身及阴道局部免疫力下降，尤其是局部免疫力下降时，病原体大量繁殖而引发阴道炎。常见的诱发因素有妊娠、糖尿病、大量应用免疫抑制剂及广谱抗生素。妊娠时机体免疫力下降，雌激素水平高，阴道组织内糖原增加，酸度增高，有利于假丝酵母菌生长。此外，雌激素可与假丝酵母菌表面的激素受体结合，促进阴道黏附及假菌丝形成。糖尿病患者机体免疫力下降，阴道内糖原增加，适合假丝酵母菌繁殖。大量应用免疫抑制剂使机体抵抗力降低。长期应用广谱抗生素，改变了阴道内病原体的平衡，尤其是抑制了乳杆菌的生长。其他诱因有胃肠道假丝酵母菌、含高剂量雌激素的避孕药，另外，穿紧身化纤内裤及肥胖会使会阴局部温度及湿度增加，假丝酵母菌易于繁殖而引起感染发生。

（三）发病机制与传染方式

1. 发病机制　假丝酵母菌在阴道内寄居以致形成炎症，要经过黏附、形成菌丝、释放侵袭性酶类等过程。假丝酵母菌通过菌体表面的糖蛋白与阴道宿主细胞的糖蛋白受体结合，黏附宿主细胞，然后菌体出芽形成芽管和假菌丝，菌丝可穿透阴道鳞状上皮吸收营养，假丝酵母菌进而大量繁殖。假丝酵母菌生长过程中，分泌多种蛋白水解酶并可激活补体旁路途径，产生补体趋化因子和过敏毒素，导致局部血管扩张、通透性增强和炎性反应。

2. 传染方式 ①内源性传染，假丝酵母菌除寄生阴道外，还可寄生于人的口腔、肠道，这三个部位的念珠菌可互相传染，当局部环境条件适合时易发病；②性交传染，少部分患者可通过性交直接传染；③间接传染，极少数患者是接触感染的衣物间接传染。

（四）护理评估

1. 健康史 评估患者有无诱发因素存在，如妊娠、糖尿病、长期应用激素或抗生素或免疫抑制剂等情况，以及发病后的治疗情况，是否为初次发病。

2. 临床表现 主要表现为外阴瘙痒、灼痛，严重时坐卧不宁，异常痛苦，还可伴有尿频、尿痛及性交痛。急性期白带增多，白带特征是白色稠厚呈凝乳或豆渣样。检查见外阴抓痕，小阴唇内侧及阴道黏膜附有白色膜状物，擦除后露出红肿黏膜面，急性期还可能见到糜烂及浅表溃疡。

由于患者的流行情况、临床表现轻重不一，感染的假丝酵母菌菌株、宿主情况不同，对治疗的反应有差别。为利于治疗及比较治疗效果，目前将外阴阴道假丝酵母菌病根据宿主情况、发生频率、临床表现及真菌种类不同分为单纯性外阴阴道假丝酵母菌病和复杂性外阴阴道假丝酵母菌病。具体分类方法如表22－1。

表22－1 外阴阴道假丝酵母菌病的临床分类

	单纯性 VVC	复杂性 VVC
发生频率	散发或非经常发生	复发性
临床表现	轻到中度	重度
真菌种类	白假丝酵母菌	非白假丝酵母菌
宿主情况	免疫功能正常	免疫力低下或应用免疫抑制剂或糖尿病、妊娠

3. 辅助检查

（1）悬滴法检查：将10%氢氧化钾或生理盐水1滴滴于玻片上，取少许阴道分泌物混于其中，混匀后在显微镜下寻找孢子和假菌丝。由于10%氢氧化钾可溶解其他细胞成分，假丝酵母菌检出率高于生理盐水，阳性率为70%～80%。

（2）培养法检查：若有症状而多次悬滴法检查均为阴性，可用培养法。将阴道分泌物少许放入培养管内培养，结果（＋）确诊。

（3）pH值测定：若pH＜4.5，可能为单纯性假丝酵母菌感染，若pH＞4.5，并且涂片中有大量白细胞，可能存在混合感染。

4. 心理社会评估 外阴阴道假丝酵母菌病患者由于自觉症状较重，严重影响其日常生活和学习，特别是影响患者入睡，多会出现焦虑和烦躁情绪，因此，护理人员应着重评估患者的心理反应，了解其对于疾病和治疗有无顾虑，特别是需停用激素和抗生素的患者要做好解释工作，以便积极配合治疗。

5. 治疗原则

（1）消除诱因：若有糖尿病应积极治疗；及时停用广谱抗生素、雌激素、类固醇激素。

（2）局部用药：单纯性VVC可选用以下药物进行局部治疗：①咪康唑栓剂，每晚1粒

（200mg），连用 7 日，或每晚 1 粒（400mg），连用 3 日；②克霉唑栓剂或片剂，每晚 1 粒（150mg）或 1 片（250mg），连用 7 日或每日早晚各 1 粒（150mg），连用 3 日，或 1 粒（500mg），单次用药；③制霉菌素栓剂，每晚 1 粒（10 万 U），连用 10 ~ 14 日。复杂性 VVC 局部用药选择与单纯性 VVC 基本相同，均可适当延长治疗时间。

（3）全身用药：单纯性 VVC 也可选用口服药物：①伊曲康唑每次 200mg，每日 1 次口服，连用 3 ~ 5 日，或用 1 日疗法，口服 400mg，分两次服用；②氟康唑 150mg，顿服。复杂性 VVC 全身用药选择与单纯性 VVC 基本相同，均可适当延长治疗时间。

（4）复发性 VVC 的治疗：外阴阴道假丝酵母菌病治疗后容易在月经前复发，故治疗后应在月经前复查白带。VVC 治疗后约 50% ~ 10% 复发。对复发病例应检查原因，如是否有糖尿病、应用抗生素、雌激素或类固醇激素、穿紧身化纤内裤、局部药物的刺激等，消除诱因。性伴侣应进行假丝酵母菌的检查及治疗。由于肠道及阴道深层假丝酵母菌是重复感染的重要来源，抗真菌剂以全身用药为主，可适当加大抗真菌剂的剂量及延长用药时间。

（五）护理诊断及医护合作性问题

1. 睡眠型态改变　与阴部奇痒、烧灼痛有关。

2. 焦虑　与疾病反复发作有关。

3. 知识缺乏　缺乏疾病及防护知识。

4. 皮肤黏膜完整性受损　与炎症引起的阴道黏膜充血、破损有关。

（六）计划与实施

1. 护理目标

（1）患者在最短时间内解除或减轻症状，睡眠恢复正常。

（2）患者紧张焦虑的心情恢复平静。

（3）患者能够掌握有关外阴阴道假丝酵母菌病的防护措施。

（4）患者能正确使用药物，皮肤破损范围不增大。

2. 护理措施

（1）心理护理：VVC 患者多数有焦虑及烦躁心理，护理人员应耐心倾听其主诉，并安慰患者，向其讲清该病的治疗效果及效果显现时间，使其焦虑、烦躁情绪得到缓解和释放。还应告知患者按医生的用药和方案坚持治疗和按时复诊，不要随意中断，以免影响疗效。

（2）局部用药指导：局部用药前可用 2% ~ 4% 碳酸氢钠液冲洗阴道，改变阴道酸碱度，不利于假丝酵母菌生长，可提高疗效。阴道上药时要尽量将药物放入阴道深处。

（3）保持外阴清洁和干燥，分泌物多时应勤换内裤，用过的内裤、盆及毛巾应用开水烫洗或煮沸消毒 5 ~ 10 分钟。

3. 健康指导

（1）注意个人卫生，勤换内裤，用过的内裤、盆及毛巾均应用开水烫洗，尽量不穿紧身及化纤材质内衣裤。

（2）讲解外阴阴道假丝酵母菌病的易感因素，强调外阴清洁的重要性，洗浴卫生用品专人使用，避免交叉感染，特别注意妊娠期和月经期卫生，出现外阴瘙痒等症状及时就医。

（3）尽量避免长时间应用广谱抗生素，如有糖尿病应及时、积极治疗。

（4）患病及治疗期间应注意休息，避免过度劳累。饮食上增加新鲜蔬菜和水果的摄入，禁食辛辣食物及饮酒。

（七）护理评价

患者了解外阴阴道假丝酵母菌病的相关知识及预防措施。治疗期间能够遵医嘱坚持用药，并按时复诊，使疾病得到彻底治愈。随着病情的恢复，患者焦虑及烦躁心理得到缓解。

三、细菌性阴道病

（一）概述

细菌性阴道病是阴道内正常菌群失调所致的一种混合感染。曾被命名为嗜血杆菌阴道炎、加德纳菌阴道炎、非特异性阴道炎、棒状杆菌阴道炎，目前被命名为细菌性阴道病。细菌性阴道病是临床及病理特征无炎症改变的阴道炎。

（二）病因

细菌性阴道病非单一致病菌所引起，而是多种致病菌共同作用的结果。

（三）病理生理

生理情况下，阴道内有各种厌氧菌及需氧菌，其中以产生过氧化氢的乳杆菌占优势。细菌性阴道病时，阴道内乳杆菌减少而其他细菌大量繁殖，主要有加德纳尔菌、动弯杆菌、类杆菌、消化链球菌等及其他厌氧菌，部分患者合并人型支原体，其中以厌氧菌居多。厌氧菌的浓度可以是正常妇女的100～1 000倍。厌氧菌繁殖的代谢产物使阴道分泌物的生化成分发生相应改变，pH值升高，胺类物质、有机酸和一些酶类增加。胺类物质可使阴道分泌物增多并有臭味。酶和有机酸可破坏宿主的防御机制而引起炎症。

（四）护理评估

1. 健康史　了解患者阴道分泌物的形状，分泌物量是否增多和有臭味。

2. 临床表现　细菌性阴道病多发生在性活跃期妇女。10%～40%患者无临床症状，有症状者主要表现为阴道分泌物增多，有鱼腥臭味，于性交后加重。可伴有轻度外阴瘙痒或烧灼感。分泌物呈灰白色、均匀一致、稀薄，常黏附在阴道壁，其黏稠度低，容易将分泌物从阴道壁拭去。阴道黏膜无充血等炎症表现。

3. 辅助检查　细菌性阴道病临床诊断标准为下列检查中有3项阳性即可明确诊断。

（1）阴道分泌物为匀质、稀薄白色。

（2）阴道 pH>4.5 阴道分泌物 pH 值通常在 4.7～5.7 之间，多为5.0～5.5。

（3）胺臭味试验阳性：取阴道分泌物少许放在玻片上，加入10%氢氧化钾1～2滴，产生一种烂鱼肉样腥臭气味即为阳性。

（4）线索细胞阳性：取少许分泌物放在玻片上，加一滴生理盐水混合，置于高倍显微镜下寻找线索细胞。线索细胞即阴道脱落的表层细胞，于细胞边缘黏附大量颗粒状物即各种厌氧菌，尤其是加德纳菌，细胞边缘不清。严重病例，线索细胞可达20%以上，但几乎无白细胞。

（5）可参考革兰染色的诊断标准，其标准为每个高倍光镜下，形态典型的乳杆菌≤5，两种或两种以上其他形态细菌（小的革兰阴性杆菌、弧形杆菌或阳性球菌）≥6。

4. 心理社会评估　了解患者对自身疾病的心理反应。一般情况下，患者会因为阴道分泌物的异味而难为情，有一定的心理负担。

5. 治疗原则　细菌性阴道病多选用抗厌氧菌药物，主要有甲硝唑、克林霉素。甲硝唑抑制厌氧菌生长，而不影响乳杆菌生长，是较理想的治疗药物，但对支原体效果差。

（1）全身用药：口服甲硝唑 400mg，每日 2~3 次，共 7 日或单次口服甲硝唑 2g，必要时 24~48h 重复给药 1 次。甲硝唑单次口服效果不如连服 7 日效果好。也可选用口服克林霉素 300mg，每日 2 次，连服 7 日。

（2）局部用药：阴道用甲硝唑泡腾片 200mg，每晚 1 次，连用 7~14 日。2% 克林霉素软膏涂阴道，每晚 1 次，每次 5g，连用 7 日。局部用药与全身用药效果相似，治愈率可达 80%。

（五）护理诊断和医护合作性问题

1. 自我形象紊乱　与阴道分泌物异味有关。

2. 知识缺乏　缺乏疾病及防护知识。

（六）计划与实施

1. 护理目标

（1）帮助患者建立治疗信心，积极接受治疗，使症状及早缓解。

（2）患者能够掌握有关生殖系统炎症的防护措施。

2. 护理措施

（1）心理护理：向患者解释异味产生的原因，告知患者坚持用药和治疗，症状会缓解，使患者心理负担减轻。

（2）用药指导：向患者讲清口服药的用法、用量，阴道用药的方法及注意事项。

（3）协助医生进行阴道分泌物取材，注意取材时应取阴道侧壁的分泌物，不应取宫颈管或后穹隆处分泌物。

（4）阴道局部可用 1% 乳酸溶液或 0.5% 醋酸溶液冲洗阴道，改善阴道内环境以提高疗效。

3. 健康指导

（1）注意个人卫生，勤换内裤。平时尽量不穿紧身及化纤材质内衣裤。清洁会阴部用品要专人专用，避免交叉感染。

（2）阴道用药方法：阴道用药最好选在晚上睡前，先清洗会阴部，然后按医嘱放置药物，药物最好放置在阴道深部，可保证疗效。

（七）护理评价

患者阴道分泌物减少，异味消除，并了解细菌性阴道病的相关知识，掌握全身及局部用药方法。

四、萎缩性阴道炎

（一）概述

萎缩性阴道炎常见于自然绝经及卵巢去势后妇女，也可见于产后闭经或药物假绝经治疗的妇女。因卵巢功能衰退，雌激素水平降低，阴道壁萎缩，黏膜变薄，上皮细胞内糖原含量减少，阴道内 pH 值增高，局部抵抗力降低，致病菌容易入侵繁殖引起炎症。

（二）病因

由于卵巢功能衰退、雌激素水平降低、阴道壁萎缩、黏膜变薄，上皮细胞内糖原含量减少、阴道内 pH 值增高、局部抵抗力下降，致病菌容易侵入并繁殖，而引起炎症。

（三）护理评估

1. 健康史　了解患者的年龄、是否已经绝经、是否有卵巢手术史、盆腔放射治疗史或药物性闭经史、近期身体状况、有无其他慢性疾病等。

2. 临床表现　主要症状为阴道分泌物增多及外阴瘙痒、灼热感。阴道分泌物稀薄，呈淡黄色，严重者呈血样脓性白带，患者有性交痛。

阴道检查见阴道呈萎缩性改变，上皮萎缩、菲薄、皱襞消失，阴道黏膜充血，有小出血点，有时见浅表溃疡。若溃疡面与对侧粘连，阴道检查时粘连可被分开而引起出血，粘连严重时可造成阴道狭窄甚至闭锁，炎症分泌物引流不畅可形成阴道积脓或宫腔积脓。

3. 辅助检查

（1）阴道分泌物检查：取阴道分泌物在显微镜下可见大量基底层细胞及白细胞而无滴虫及假丝酵母菌。

（2）宫颈细胞学检查：有血性白带的患者应行宫颈细胞学检查，首先应排除子宫颈癌的可能。

（3）分段诊刮：有血性分泌物的患者，应根据其情况进行分段诊刮，以排除子宫恶性肿瘤。

4. 心理社会评估　萎缩性阴道炎患者多数为绝经期妇女，由于绝经期症状已经给患者带来严重的心理负担，患者多表现出严重的负性心理情绪，如烦躁、焦虑、紧张等。护理人员应对患者各种情绪反应做出准确评估，同时了解家属是否存在不耐烦等不良情绪。

5. 治疗原则　萎缩性阴道炎的治疗原则是抑制细菌生长及增加阴道抵抗力，常用药物有以下几种。

（1）抑制细菌生长：用 1% 乳酸液或 0.5% 醋酸液冲洗阴道，每日 1 次，可增加阴道酸度，抑制细菌生长繁殖。阴道冲洗后，用甲硝唑 200mg 或氧氟沙星 100mg，放于阴道深部，每日 1 次，7~10 日为 1 疗程。

（2）增加阴道抵抗力：针对病因给雌激素治疗，可局部用药，也可全身用药。己烯雌酚 0.125~0.25mg，每晚放入阴道深部 1 次，7 日为一疗程或用 0.5% 己烯雌酚软膏涂局部涂抹。全身用药，可口服尼尔雌醇，首次 4mg，以后每 2~4 周服 1 次，每次 2mg，维持 2~3 个月。尼尔雌醇是雌三醇的衍生物，剂量小、作用时间长、对子宫内膜影响小，较安全。对应用性激素替代治疗的患者，可口服结合雌激素 0.625mg 或戊酸雌二醇 1mg 和甲羟孕酮 2mg，每日 1 次。乳癌或子宫内膜癌患者慎用雌激素制剂。

（四）护理诊断和医护合作性问题

1. 皮肤黏膜完整性受损　与炎症引起的阴道黏膜充血、破损有关。

2. 舒适的改变　与皮肤瘙痒、烧灼感有关。

3. 知识缺乏　缺乏疾病及其防护知识。

4. 焦虑　与外阴瘙痒等症状有关。

（五）计划与实施

1. 预期目标

（1）患者能正确使用药物，避免皮肤抓伤，皮损范围不增大。

（2）患者在最短时间内解除或减轻症状，舒适感增强。

（3）患者了解疾病有关的知识及防护措施。

（4）患者焦虑感减轻，能够积极主动配合治疗。

2. 护理措施

（1）心理护理：认真倾听患者对疾病的主诉及其内心感受；耐心向患者讲解有关萎缩性阴道炎的相关知识、治疗方法及效果，帮助其树立治疗信心。同时，与其家属沟通，了解家属的态度与反应，积极做好家属工作，使其能够劝导患者，减轻焦虑及烦躁情绪。

（2）用药指导：嘱患者遵医嘱用药，年龄较大的患者，应教会家属用药，使家属能够监督或协助使用。

3. 健康指导

（1）注意个人卫生，勤换内裤。平时尽量不穿紧身及化纤材质内衣裤。

（2）阴道用药方法：阴道用药最好选在晚上睡前，先清洗会阴部，然后按医嘱放置药物，药物最好放置在阴道深部，以保证疗效。

（六）护理评价

患者阴道分泌物减少，外阴瘙痒症状减轻或消失。患者焦虑紧张情绪好转，其家属能够理解并帮助患者缓解情绪及治疗疾病。

（景晓娜）

第八节　子宫颈炎

宫颈炎症是妇科最常见的疾病之一，包括宫颈阴道部炎症及宫颈管黏膜炎症。临床上多见的宫颈炎是宫颈管黏膜炎。子宫颈炎又分为急性子宫颈炎和慢性子宫颈炎，临床上以慢性子宫颈炎多见。

一、急性子宫颈炎

（一）概述

急性子宫颈炎是病原体感染宫颈引起的急性炎症，其常与急性子宫内膜炎或急性阴道炎同时发生。

（二）病因

急性宫颈炎主要见于感染性流产、产褥期感染、宫颈损伤或阴道异物并发感染。常见的病原体为葡萄球菌、链球菌、肠球菌等。近年来随着性传播疾病的增加，急性宫颈炎病例也不断增多。病原体主要是淋病奈瑟菌、沙眼衣原体。淋病奈瑟菌及沙眼衣原体均感染宫颈管柱状上皮，沿黏膜面扩散引起浅层感染，病变以宫颈管明显，引起黏液脓性宫颈黏膜炎。除宫颈管柱状上皮外，淋病奈瑟菌还常侵袭尿道移行上皮、尿道旁腺及前庭大腺。沙眼衣原体感染只发生在宫颈管柱状上皮，不感染鳞状上皮，故不引起阴道炎，仅形成急性宫颈炎症。

葡萄球菌、链球菌更易累及宫颈淋巴管，侵入宫颈间质深部。

（三）病理

肉眼见宫颈红肿，宫颈管黏膜充血、水肿，脓性分泌物可经宫颈外口流出。镜下见血管充血，宫颈黏膜及黏膜下组织、腺体周围大量中性粒细胞浸润，腺体内口可见脓性分泌物。

（四）护理评估

1. 健康史　了解患者近期有无妇科手术史、孕产史及性生活情况，评估患者的身体状况。

2. 临床表现　主要症状为阴道分泌物增多，呈黏液脓性，阴道分泌物的刺激可引起外阴瘙痒和灼热感，伴有腰酸及下腹部坠痛。此外，常有下泌尿道症状，如尿急、尿频、尿痛。沙眼衣原体感染还可出现经量增多、经间期出血、性交后出血等症状。

妇科检查见宫颈充血、水肿、黏膜外翻，有黏液脓性分泌物从宫颈管流出。衣原体宫颈炎可见宫颈红肿、黏膜外翻、宫颈触痛，且常有接触性出血。淋病奈瑟菌感染还可见到尿道口、阴道口黏膜充血、水肿以及多量脓性分泌物。

3. 辅助检查　宫颈分泌物涂片作革兰染色：先擦去宫颈表面分泌物后，用小棉拭子插入宫颈管内取出，肉眼看到拭子上有黄色或黄绿色黏液脓性分泌物，然后作革兰染色，若光镜下平均每个油镜视野有 10 个以上或每个高倍视野有 30 个以上中性粒细胞为阳性。

急性宫颈炎患者还应进行衣原体及淋病奈瑟菌的检查，包括宫颈分泌物涂片作革兰染色、分泌物培养、酶联免疫吸附试验及核酸检测。

4. 心理社会评估　急性宫颈炎一般起病急，症状重，患者多会表现出紧张及焦虑的情绪，特别是有不洁性生活史的患者，担心自己患有性传播疾病，严重者可出现恐惧心理。护理人员应仔细评估患者患病后的内心感受，发现其不良情绪并进行合理的心理疏导。

5. 治疗原则　主要针对病原体治疗，应做到及时、足量、规范、彻底治疗，如急性淋病奈瑟菌性宫颈炎，性伴侣需同时治疗。

（1）单纯急性淋菌性宫颈炎应大剂量、单次给药，常用第三代头孢菌素及大观霉素。

（2）衣原体性宫颈炎治疗常用的药物有四环素类、红霉素类及喹诺酮类。

（五）护理诊断和医护合作性问题

1. 舒适的改变　与阴道分泌物增多、腰骶部疼痛及下腹部坠痛有关。

2. 焦虑　与对疾病诊断的担心有关。

3. 排尿型态改变　与炎症刺激产生尿频、尿急、尿痛症状有关。

4. 知识缺乏　缺乏急性宫颈炎病因、治疗及预防等相关知识。

（六）计划与实施

1. 预期目标

（1）经治疗后患者在最短时间内解除或减轻症状，舒适感增强。

（2）患者紧张焦虑的心情得到缓解。

（3）患者治疗后排尿型态恢复正常。

（4）患者了解急性宫颈炎的病因及治疗方法，掌握了预防措施。

2. 护理措施

（1）患者出现症状后及时到医院急诊，使疾病能够得到及时诊断、正确治疗，并指导患者按医嘱使用抗生素。

（2）对症处理：急性期应卧床休息。出现高热患者在遵医嘱用药的同时可给予物理降温、酒精或温水擦浴，也可用冰袋降温，并定时监测体温、脉搏、血压。有严重腰骶部疼痛的患者可遵医嘱服用镇痛药。有尿道刺激症状者应多饮水，以减轻症状。

（3）心理护理：耐心倾听患者的主诉，了解和评估患者的心理状态。向患者介绍急性宫颈炎的发病原因及引起感染的病原菌，特别是要强调急性宫颈炎的治疗效果和意义，增强患者治疗疾病的信心，鼓励其坚持并严格按医嘱服药。

3. 健康指导

（1）指导患者做好经期、孕期及产褥期的卫生；指导患者保持性生活卫生，以减少和避免性传播疾病。

（2）指导患者定期进行妇科检查，发现宫颈炎症积极予以治疗。

（七）护理评价

患者症状减轻或消失，焦虑紧张的情绪有所缓解，并随着症状的消失进一步好转并恢复正常。患者了解急性宫颈炎的相关知识，并掌握了预防措施。

二、慢性宫颈炎

（一）概述

慢性宫颈炎多由急性宫颈炎转变而来，常因急性宫颈炎未治疗或治疗不彻底，病原体隐藏于宫颈黏膜内形成慢性炎症。

（二）病因

慢性宫颈炎多由于分娩、流产或手术损伤宫颈后，病原体侵入而引起感染。也有的患者无急性宫颈炎症状，直接发生慢性宫颈炎。慢性宫颈炎的病原体主要为葡萄球菌、链球菌、大肠杆菌及厌氧菌，其次为性传播疾病的病原体，如淋病奈瑟菌及沙眼衣原体。

目前沙眼衣原体及淋病奈瑟菌感染引起的慢性宫颈炎亦日益增多。此外，单纯疱疹病毒也可能与慢性宫颈炎有关。病原体侵入宫颈黏膜，并在此处潜藏，由于宫颈黏膜皱襞多，感染不易彻底清除，往往形成慢性宫颈炎。

（三）病理

慢性宫颈炎根据病理组织形态临床上分为以下几种。

1. 宫颈糜烂样改变　以往称为"宫颈糜烂"，并认为是慢性宫颈炎常见的一种病理改变。随着阴道镜的发展以及对宫颈病理生理认识的提高，"宫颈糜烂"这一术语在西方国家的妇产科教材中已被废弃。宫颈外口处的宫颈阴道部外观呈细颗粒状的红色区，称宫颈糜烂样改变。糜烂面边界与正常宫颈上皮界限清楚、糜烂面为完整的单层宫颈管柱状上皮所覆盖，由于宫颈管柱状上皮抵抗力低，病原体易侵入发生炎症。在炎症初期，糜烂面仅为单层柱状上皮所覆盖，表面平坦，称单纯性糜烂，随后由于腺上皮过度增生并伴有间质增生，糜烂面凹凸不平呈颗粒状，称颗粒型糜烂。当间质增生显著，表面不平现象更加明显呈乳突状，称乳突型糜烂。幼女或未婚妇女，有时见宫颈呈红色，细颗粒状，形似糜烂，但事实上并无明显炎症，是宫颈管柱状上皮外移所致，不属于病理性宫颈糜烂。

2. 宫颈肥大　由于慢性炎症的长期刺激，宫颈组织充血、水肿，腺体和间质增生，还可能在腺体深部有黏液潴留形成囊肿，使宫颈呈不同程度的肥大，但表面多光滑，有时可见到宫颈腺囊肿突起。由于纤维结缔组织增生，使宫颈硬度增加。

3. 宫颈息肉　宫颈管黏膜增生，局部形成突起病灶称为宫颈息肉。慢性炎症长期刺激使宫颈管局部黏膜增生，子宫有排除异物的倾向，使增生的黏膜逐渐自基底部向宫颈外口突出而形成息肉（图22-1），一个或多个不等，直径一般约1cm，色红、呈舌形、质软而脆，易出血，蒂细长，根部多附着于宫颈管外口，少数在宫颈管壁。光镜下见息肉中心为结缔组织伴有充血、水肿及炎性细胞浸润，表面覆盖单层高柱状上皮，与宫颈管上皮相同。宫颈息肉极少恶变，恶变率 <1%，但临床上应注意子宫恶性肿瘤可呈息肉样突出于宫颈口，应予以鉴别。

4. 宫颈腺囊肿　在宫颈转化区中，鳞状上皮取代柱状上皮过程中，新生的鳞状上皮覆盖宫颈腺管口或伸入腺管，将腺管口阻塞。腺管周围的结缔组织增生或瘢痕形成，压迫腺管，使腺管变窄甚至阻塞，腺体分泌物引流受阻，潴留形成囊肿（图22-2）。检查时见宫颈表面突出多个青白色小囊泡，内含无色黏液。若囊肿感染，则外观呈白色或无组织，宫颈阴道部外观很光滑，仅见宫颈外口有脓性分泌物堵塞，有时宫颈管黏膜增生向外口突出，可见宫颈口充血发红。

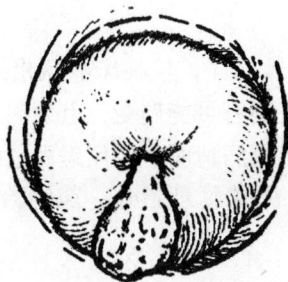

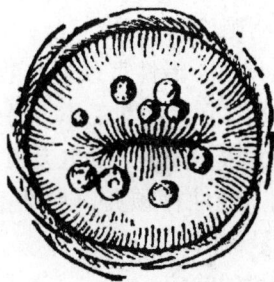

图22-1　宫颈息肉　　　　图22-2　宫颈腺囊肿

5. 宫颈黏膜炎　病变局限于宫颈管黏膜及黏膜下组织，宫颈阴道部外观光滑，宫颈外口可见有脓性分泌物，有时宫颈管黏膜增生向外突出，可见宫颈口充血、发红。由于宫颈管黏膜及黏膜下组织充血、水肿、炎性细胞浸润和结缔组织增生，可使宫颈肥大。

（四）护理评估

1. 健康史　了解和评估患者的一般情况、现身体状况、婚姻状况及孕产史。

2. 临床表现

（1）症状及体征：慢性宫颈炎的主要症状是阴道分泌物增多。由于病原体、炎症的范围及程度不同，分泌物的量、性质、颜色及气味也不同。阴道分泌物多呈乳白色黏液状，有时呈淡黄色脓性，伴有息肉形成时易有血性白带或性交后出血。当炎症沿宫骶韧带扩散到盆腔时，可有腰骶部疼痛、盆腔部下坠痛等。当炎症涉及膀胱下结缔组织时，可出现尿急、尿频等症状。宫颈黏稠脓性分泌物不利于精子穿过，可造成不孕。

妇科检查时可见宫颈有不同程度糜烂、肥大，有时质较硬，有时可见息肉、裂伤、外翻及宫颈腺囊肿。

（2）宫颈糜烂的分度：根据糜烂面积大小将宫颈糜烂分为3度（图22-3）。轻度指糜烂面小于整个宫颈面积的 1/3；中度指糜烂面占整个宫颈面积的 1/3 ~ 2/3；重度指糜烂面占整个宫颈面积的 2/3 以上。根据糜烂的深浅程度可分为单纯型、颗粒型和乳突型 3 型。诊断宫颈糜烂应同时表示糜烂的面积和深浅。

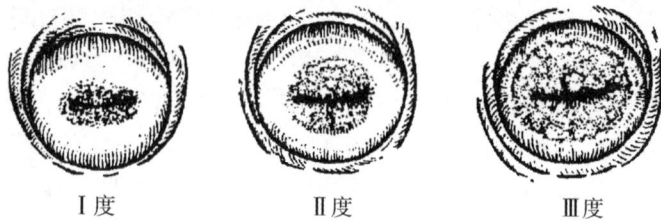

Ⅰ度　　　　　　Ⅱ度　　　　　　Ⅲ度

图 22 - 3　宫颈糜烂分度

3. 辅助检查

（1）淋病奈瑟菌及衣原体检查：用于有性传播疾病的高危患者。

（2）宫颈刮片、宫颈管吸片检查：主要用于鉴别宫颈糜烂与宫颈上皮内瘤样病变或早期宫颈癌。

（3）阴道镜检查及活体组织检查：当高度怀疑宫颈上皮内瘤样病变或早期宫颈癌时，进行该项检查以明确诊断。

4. 心理社会评估　慢性宫颈炎一般药物治疗效果欠佳，且临床症状出现时间较长，症状虽不重但影响其日常生活和工作，另外慢性宫颈炎还有可能癌变，上述因素使患者思想压力大，易产生烦躁和不安。家属也会因为患者的情绪及病情而产生焦虑和紧张的负性情绪。

5. 治疗原则　慢性宫颈炎以局部治疗为主，可采用物理治疗、药物治疗及手术治疗，其中以物理治疗最常用。

（1）宫颈糜烂的治疗

1）物理治疗：物理治疗是最常用的有效治疗方法，其原理是以各种物理方法将宫颈糜烂面单层柱状上皮破坏，使其坏死脱落后，为新生的复层鳞状上皮覆盖。创面愈合需 3 ~ 4 周，病变较深者需 6 ~ 8 周。常用方法有激光治疗、冷冻治疗、红外线凝结疗法及微波法等。宫颈物理治疗有出血、宫颈管狭窄、不孕、感染的可能。

2）药物治疗：局部药物治疗适用于糜烂面积小和炎症浸润较浅的病例，过去局部涂硝酸银或铬酸腐蚀，现已少用。中药有许多验方、配方，临床应用有一定疗效。如子宫颈粉，内含黄矾、金银花各 9 克，五倍子 30 克，甘草 6 克。将药粉洒在棉球上，敷塞于子宫颈，24 小时后取出。月经后上药，每周 2 次，4 次为一疗程。已知宫颈糜烂与若干病毒及沙眼衣原体感染有关，也是诱发宫颈癌因素。干扰素是细胞受病毒感染后释放出的免疫物质，为病毒诱导白细胞产生的干扰素。重组人 $\alpha_2 a$ 干扰素具有抗病毒、抗肿瘤及免疫调节活性，睡前 1 粒塞入阴道深部，贴近宫颈部位，隔日 1 次，7 次为一疗程，可以重复应用。若为宫颈管炎，其宫颈外观光滑，宫颈管内有脓性排液，此处炎症局部用药疗效差，需行全身治疗。取宫颈管分泌物作培养及药敏试验，同时查找淋病奈瑟菌及沙眼衣原体，根据检测结果采用相应的抗感染药物。

（2）宫颈息肉治疗：宫颈息肉一般行息肉摘除术，术后将切除的组织送病理组织学检查。

（3）宫颈管黏膜炎治疗：宫颈管黏膜炎需进行全身治疗，局部治疗效果差。根据宫颈管分泌物培养及药敏试验结果，选用相应的抗生素进行全身抗感染治疗。

（4）宫颈腺囊肿：对小的宫颈腺囊肿，无任何临床症状的可不进行处理，若囊肿较大或合并感染者，可选用微波治疗或用激光治疗。

（五）护理诊断和医护合作性问题

1. 舒适的改变　与阴道分泌物增多、腰骶部疼痛及下腹部坠痛有关。

2. 焦虑　与接触性出血、不孕及该病有癌变可能有关。

3. 有感染的可能　与物理治疗创面有关。

4. 知识缺乏　缺乏慢性宫颈炎治疗、治疗前后注意事项及预防措施等相关知识。

（六）计划与实施

1. 预期目标

（1）患者在最短时间内解除或减轻症状，舒适感增强。

（2）患者紧张焦虑的心情恢复平静。

（3）物理治疗期间未发生感染。

（4）患者能够了解治疗方法并掌握慢性宫颈炎治疗前后注意事项及预防措施。

2. 护理措施

（1）心理护理：了解患者的心理状态及负性情绪表现程度，并进行心理疏导。帮助患者建立治疗的信心，并能够坚持治疗。同时应与家属沟通，评估家属对患者疾病的态度及看法，帮助其了解该病相关知识，使其能够主动关心和照顾患者。

（2）物理治疗的护理

1）治疗前护理：治疗前应配合医生做好宫颈刮片检查，有急性生殖器炎症的患者应暂缓此项检查先进行急性炎症的治疗，物理治疗应选择在月经干净后3~7日内进行。

2）治疗后护理：宫颈物理治疗后均有阴道分泌物增加，甚至有大量水样排液，此时患者应保持外阴部清洁，必要时垫会阴垫并及时更换，以防感染发生。一般术后1~2周脱痂时有少许出血属正常现象，如患者阴道流血量多于月经量应及时到医院就诊。在创面尚未完全愈合期间（4~8周）禁盆浴、性交和阴道冲洗，以免发生大出血和感染。治疗后须定期检查，第一次检查时间是术后2个月月经干净后，复查内容有观察创面愈合情况及有无颈管狭窄等。

（3）用药指导：向患者解释药物的用法及使用注意事项。

3. 健康指导

（1）预防措施：积极治疗急性宫颈炎；定期作妇科检查，发现宫颈炎症予积极治疗；避免分娩时或器械损伤宫颈；产后发现宫颈裂伤应及时缝合。

（2）物理治疗后，患者应禁性生活和盆浴2个月。保持外阴的清洁和干燥，每日用温开水清洗会阴并更换内裤及会阴垫。

（3）患者应遵医嘱定期进行随诊。

（七）护理评价

患者接受护理人员的指导后焦虑紧张的情绪有所缓解，其家属能够主动关心和帮助患者治疗疾病。物理治疗期间未发生感染，了解了慢性宫颈炎的相关知识，并掌握了物理治疗的注意事项及预防措施。

（景晓娜）

第九节　盆腔炎性疾病

一、盆腔炎性疾病

（一）概述

盆腔炎性疾病是指女性上生殖道的一组感染性疾病，主要包括子宫内膜炎、输卵管炎、输卵管卵巢脓肿、盆腔腹膜炎。炎症可局限于一个部位，也可同时累及几个部位，最常见的是输卵管炎及输卵管卵巢炎，单纯的子宫内膜炎或卵巢炎较少见。盆腔炎性疾病大多发生在性活跃期有月经的妇女。初潮前、绝经后或未婚者很少发生盆腔炎性疾病，若发生盆腔炎性疾病也往往是由于邻近器官炎症的扩散。

（二）病因

引起盆腔炎性疾病的病原体有两个来源，即内源性和外源性，两种病原体可单独存在，也可混合感染，临床上通常为混合感染。

1. 内源性病原体　来自原寄居于阴道内的菌群，包括厌氧菌和需氧菌。厌氧菌及需氧菌都可单独感染，但通常是混合感染。常见的为大肠杆菌、溶血性链球菌、金黄色葡萄球菌、脆弱类杆菌、消化球菌、消化链球菌。

2. 外源性病原体　主要为性传播疾病的病原体，如沙眼衣原体、淋病奈瑟菌、支原体等。

（三）感染途径

1. 经淋巴系统蔓延　细菌经外阴、阴道、宫颈及宫体创伤处的淋巴管侵入盆腔结缔组织及内生殖器其他部分，是产褥感染、流产后感染及放置宫内节育器后感染的主要传播途径，多见于链球菌、大肠杆菌、厌氧菌引起的感染。

2. 沿生殖器黏膜上行蔓延　病原体侵入外阴、阴道后或阴道内的菌群沿黏膜面经宫颈、子宫内膜、输卵管黏膜蔓延至卵巢及腹腔，是非妊娠期、非产褥期盆腔炎性疾病的主要感染途径。淋病奈瑟菌、沙眼衣原体及葡萄球菌等常沿此途径扩散。

3. 经血循环传播　病原体先侵入人体的其他系统，再经血循环感染生殖器，为结核菌感染的主要途径。

4. 直接蔓延　腹腔其他脏器感染后，直接蔓延到内生殖器，如阑尾炎可引起右侧输卵管炎。

（四）病理

1. 急性子宫内膜炎及子宫肌炎　子宫内膜充血、水肿，有炎性渗出物，严重者内膜坏死、脱落形成溃疡。镜下见大量白细胞浸润，炎症向深部侵入形成子宫肌炎。

2. 急性输卵管炎、输卵管积脓、输卵管卵巢脓肿　急性输卵管炎主要由化脓菌引起，根据不同的传播途径而有不同的病变特点。病变以输卵管间质炎为主。轻者输卵管仅有轻度充血、肿胀、略增粗；重者输卵管明显增粗、弯曲，纤维素性脓性渗出物多或与周围组织粘连。

若炎症经子宫内膜向上蔓延，首先引起输卵管黏膜炎，输卵管黏膜肿胀、间质水肿、充血及大量中性粒细胞浸润，引起输卵管黏膜粘连，导致输卵管管腔及伞端闭锁，若有脓液积聚于管腔内则形成输卵管积脓。

卵巢很少单独发生炎症，白膜是良好的防御屏障。卵巢常与发生炎症的输卵管伞粘连而发生卵巢周围炎，称输卵管卵巢炎，习称附件炎。炎症可通过卵巢排卵的破孔侵入卵巢实质形成卵巢脓肿，脓肿壁与输卵管积脓粘连并穿通，形成输卵管卵巢脓肿。脓肿多位于子宫后方或子宫、阔韧带后叶及肠管间粘连处，可破入直肠或阴道，若破入腹腔则引起弥漫性腹膜炎。

3. 急性盆腔结缔组织炎　内生殖器急性炎症时或阴道、宫颈有创伤时，病原体经淋巴管进入盆腔结缔组织而引起结缔组织充血、水肿及中性粒细胞浸润，以宫旁结缔组织炎最常见，首先表现为局部增厚、质地较软、边界不清，然后向两侧盆壁呈扇形浸润，若组织化脓则形成盆腔腹膜外脓肿，可自发破入直肠或阴道。

4. 急性盆腔腹膜炎　盆腔内器官发生严重感染时，往往蔓延到盆腔腹膜，发生炎症的腹膜充血、水肿，并有少量含纤维素的渗出液，形成盆腔脏器粘连。当有大量脓性渗出液积聚于粘连的间隙内，可形成散在小脓肿；积聚于直肠子宫陷凹处则形成盆腔脓肿，较多见。脓肿的前方为子宫，后方为直肠，顶部为粘连的肠管及大网膜，脓肿可破入直肠而使症状突然减轻，也可破入腹腔引起弥漫性腹膜炎。

5. 败血症及脓毒血症　当病原体毒性强，数量多，患者抵抗力降低时，常发生败血症。多见于严重的产褥感染、感染流产，近年也有报道放置宫内节育器、输卵管结扎手术损伤器官引起的败血症，若不及时控制，往往很快出现感染性休克，甚至死亡。发生感染后，若身体其他部位发现多处炎症病灶或脓肿，应考虑有脓毒血症存在，但需经血培养证实。

6. Fitz–Hugh–Curtis 综合征　指肝包膜炎症而无肝实质损害的肝周围炎，淋病奈瑟菌及衣原体感染均可引起，5%～10%输卵管炎可出现此综合征。

（五）护理评估

1. 健康史　评估和了解患者的年龄、职业、近期身体状况等，特别要了解患者有无不洁性生活史，及目前表现出的各种症状。

2. 临床表现　可因炎症轻重及范围大小而有不同的临床表现，轻者无症状或症状轻微。

（1）症状

1）常见症状：盆腔炎性疾病常见症状包括下腹痛、发热、阴道分泌物增加。月经期发病可出现月经量增加，经期延长。

2）下腹痛：腹痛为持续性，活动后或性交后加重。

3）重症症状：病情严重的可有寒战、高热、头痛、食欲缺乏。

4）其他：若出现腹膜炎，可有消化系统症状如恶心、呕吐、腹胀、腹泻等。若有脓肿形成，可有下腹包块及局部压迫刺激症状；包块位于子宫前方可出现膀胱刺激症状；包块位于子宫后方可有直肠刺激症状；若在腹膜外可致腹泻、里急后重感和排便困难。

（2）体征

1）盆腔炎性疾病的患者体征差异较大，轻者无明显异常表现或妇科检查仅发现宫颈举痛或宫体压痛或附件区压痛。

2）严重患者全身检查时，表现为急性病容，体温升高、心率加快，下腹部有压痛、反跳痛及肌紧张，叩诊鼓音明显，肠鸣音减弱或消失。

3）盆腔检查：①阴道可见大量脓性分泌物，并有臭味；②宫颈充血、水肿、宫颈举痛，当宫颈管黏膜或宫腔有急性炎症时，将宫颈表面分泌物拭净，可见脓性分泌物从宫颈口流出；③宫体稍大，有压痛，活动受限；④子宫两侧压痛明显，若为单纯输卵管炎，可触及增粗的输卵管，有压痛；⑤若为输卵管积脓或输卵管卵巢脓肿，可触及包块且压痛明显，不活动；⑥宫旁结缔组织炎时，可扪到宫旁一侧或两侧有片状增厚或两侧宫骶韧带高度水肿、增粗，压痛明显；⑦若有盆腔脓肿形成且位置较低时，可扪及后穹隆或侧穹隆有肿块且有波动感，三合诊常能协助进一步了解盆腔情况。

3. 辅助检查　临床诊断盆腔炎性疾病需同时具备下列 3 项：①下腹压痛伴或不伴反跳痛；②宫颈或宫体举痛或摇摆痛；③附件区压痛。以下标准可增加诊断的特异性。

（1）宫颈分泌物培养或革兰染色涂片：淋病奈瑟菌阳性或沙眼衣原体阳性。

（2）血常规检查：WBC 计数 $> 10 \times 10^9$/L。

（3）后穹隆穿刺：抽出脓性液体。

（4）双合诊、B 超或腹腔镜检查检查：发现盆腔脓肿或炎性包块。腹腔镜检查能提高确诊率。其肉眼诊断标准有：①输卵管表面明显充血。②输卵管壁水肿。③输卵管伞端或浆膜面有脓性渗出物。

（5）分泌物做细菌培养及药物敏感试验：在做出急性盆腔炎的诊断后，要明确感染的病原体，通过剖腹探查或腹腔镜直接采取感染部位的分泌物做细菌培养及药物敏感试验结果最准确，但临床应用有一定的局限性。宫颈管分泌物及后穹隆穿刺液的涂片、培养及免疫荧光检测虽不如直接采取感染部位的分泌物做培养及药物敏感试验准确，但对明确病原体有帮助，涂片可作革兰染色，若找到淋病奈瑟菌可确诊，除查找淋病奈瑟菌外，可以根据细菌形态及革兰染色，为选用抗生素及时提供线索，培养阳性率高，可明确病原体。

（6）免疫荧光：主要用于衣原体检查。

4. 心理 - 社会评估　盆腔炎性疾病症状明显且较严重，特别是治疗不及时或未能使用恰当的抗生素时，患者往往会出现焦虑、甚至是恐惧心理。此时护理人员应重点了解患者的心理状态，评估因症状而造成的焦虑、恐惧的程度。同时，了解家属的态度。

5. 治疗原则　主要为抗生素药物治疗，必要时手术治疗。

（1）药物治疗：应用抗生素的原则：经验性、广谱、及时及个体化。根据细菌培养及药物敏感试验合理选用抗生素治疗。盆腔炎性疾病经抗生素积极治疗，绝大多数能彻底治愈。

由于急性盆腔炎的病原体多为需氧菌、厌氧菌及衣原体的，混合感染，需氧菌及厌氧菌又有革兰阴性及革兰阳性之分，因此，在抗生素的选择上多采用联合用药。常用的抗生素有第二代头孢菌素、第三代头孢菌素、氨基糖苷类、喹诺酮类及甲硝唑等。

（2）手术治疗：可根据情况选择开腹手术或腹腔镜手术。手术范围原则上以切除病灶为主，下列情况为手术指征。

1）药物治疗无效：盆腔脓肿形成，经药物治疗 48～72 小时，体温持续不降，患者中毒症状加重或包块增大者，应及时手术，以免发生脓肿破裂。

2）输卵管积脓或输卵管卵巢脓肿：经药物治疗病情有好转，继续控制炎症数日，肿块仍未消失但已局限化，应行手术切除，以免日后再次急性发作。

3）脓肿破裂：突然腹痛加剧、寒战、高热、恶心、呕吐、腹胀，检查腹部拒按或有中毒性休克表现，均应怀疑为脓肿破裂，需立即剖腹探查。

（3）支持疗法：患者应卧床休息。取半卧位，此卧位利用脓液积聚于直肠子宫陷凹而使炎症局限。高热量、高蛋白、高维生素流食或半流食饮食，注意补充水分，保持水电解质平衡，高热时可给予物理降温。

（4）中药治疗：主要为活血化瘀、清热解毒药物，如银翘解毒汤、安宫牛黄丸及紫血丹等。

（六）护理诊断和医护合作性问题

1. 高热　与盆腔感染引起体温升高有关。
2. 下腹痛　与盆腔感染引起坐殖器脓肿形成有关。
3. 营养失调：低于机体需要量　与高热、食欲缺乏、恶心、呕吐等症状有关。
4. 潜在的并发症：感染性休克　与未能及时应用有效抗生素致病情加重有关。
5. 知识缺乏　缺乏盆腔炎性疾病的相关知识及预防措施。
6. 恐惧　与盆腔炎性疾病症状重、持续时间长有关。

（七）计划与实施

1. 预期目标
（1）患者体温升高时得到及时处理。
（2）经治疗患者下腹痛症状减轻甚至消失。
（3）患者体液平衡，未发生水、电解质紊乱。
（4）经积极抗感染治疗，患者未出现感染性休克等并发症。
（5）患者了解盆腔炎性疾病的相关知识，并掌握该病的预防措施。
（6）患者恐惧感消失，能够积极配合治疗。

2. 护理措施
（1）一般护理：卧床休息，半卧位有利于脓液积聚于直肠子宫陷凹而使炎症局限。给予高热量、高蛋白、高维生素流食或半流食，补充液体，注意纠正电解质紊乱及酸碱失衡，必要时少量输血，以增加身体抵抗力。尽量避免不必要的妇科检查，禁行阴道灌洗，以免引起炎症扩散，若有腹胀应行胃肠减压或肛管排气。腹痛时遵医嘱使用镇痛药。

（2）高热的护理：应每4小时测体温、脉搏、呼吸1次，体温超过39℃时应首先采用物理降温。根据患者全身状况，给予酒精或温水擦浴，也可用冰袋降温，若体温下降不明显，可按医嘱给药降温，如吲哚美辛（消炎痛）等。在降温过程中，患者大量出汗，可出现血压下降、脉快、四肢厥冷等虚脱症状，故应密切观察体温、脉搏、呼吸、血压，每0.5~1小时监测1次，同时应及时配合医生给予静脉输液或加快液体速度，必要时吸氧。应及时为患者更换被褥及衣物，鼓励其多饮水。

（3）使用抗生素期间，注意观察患者有无过敏反应或药物毒性反应，严格执行药物输入时间，以确保体内的药物浓度，维持药效。

（4）严格掌握产科、妇科手术指征，做好术前准备。进行妇科手术时严格无菌操作，术后做好护理，预防感染。

3. 健康宣教

（1）治疗盆腔炎性疾病时，患者应积极配合医生，按时按量应用抗生素药物，并注意用药后的反应，观察症状是否有减轻。

（2）治疗期间应停止工作和学习，卧床休息，并取半坐卧位，这样有利于健康的恢复。

（3）饮食上应高热量、高蛋白、高维生素流食或半流食，注意多喝水，特别是高热的患者应用退热药后，需及时补充水分和盐分，可口服淡盐水，以保持水电解质平衡。

（4）教会患者或家属进行物理降温的方法和注意事项。

（5）平时注意性生活卫生，减少性传播疾病，经期禁止性交。做好经期、孕期及产褥期的卫生。

（6）保持良好的心态，树立战胜疾病的信心，以积极的态度坚持治疗。

（八）护理评价

患者全身、局部症状及阳性体征消失，身体康复，并了解盆腔炎性疾病的相关知识，并掌握防护措施，有良好的卫生习惯。在治疗期间，患者能够按时按量服用药物，未发生水电解质平衡紊乱及感染性休克等并发症。患者的心情恢复平静，能积极配合治疗，其家属在精神上能主动关心患者，生活上仔细照顾患者。

二、盆腔炎性疾病后遗症

（一）概述

盆腔炎性后遗症是指盆腔炎性疾病的遗留病变，主要改变为组织破坏、广泛粘连、增生及瘢痕形成。

（二）病理

输卵管卵巢炎及输卵管炎的遗留改变可造成输卵管阻塞及增粗；输卵管卵巢粘连形成输卵管卵巢肿块；输卵管伞端闭锁、浆液性渗出物聚集形成输卵管积水；输卵管积脓或输卵管卵巢脓肿的脓液吸收，被浆液性渗出物代替形成输卵管积水或输卵管卵巢囊肿。积水输卵管表面光滑，管壁甚薄，由于输卵管系膜不能随积水输卵管囊壁的增长扩大而相应延长，故积水输卵管向系膜侧弯曲，形似腊肠或呈曲颈的蒸馏瓶状，卷曲向后，可游离或与周围组织有膜样粘连。

盆腔结缔组织炎的改变为主韧带、骶韧带增生、变厚，若病变广泛，可使子宫固定。

（三）护理评估

1. 健康史　了解患者患盆腔炎性疾病的时间、过程、治疗情况，以及近期的身体状况。

2. 临床表现

（1）慢性盆腔痛：盆腔炎性疾病后慢性炎症形成的粘连、瘢痕以及盆腔充血，常引起下腹部坠胀、疼痛及腰骶部酸痛，常在疲劳、性交后及月经前后加重。

（2）盆腔炎反复发作：由于盆腔炎性疾病后遗症造成的输卵管组织结构的破坏，局部防御功能减退，若患者仍有高危因素，可造成盆腔炎性疾病再次感染导致反复发作。

（3）不孕输卵管粘连阻塞可致患者不孕。盆腔炎性疾病后出现不孕发生率为20%～30%。不孕的发生率与发作的次数有关，随着发作次数的增加，不孕的可能性增大。

（4）异位妊娠：盆腔炎后异位妊娠的发生率是正常女性的8～10倍，发生率随盆腔炎发作次数的增加而增大。

(5) 体征：若为盆腔结缔组织病变，子宫常呈后倾后屈，活动受限或粘连固定，子宫一侧或两侧有片状增厚、压痛，宫骶韧带常增粗、变硬，有触痛。若为输卵管炎，则在子宫一侧或两侧触到呈索条状的增粗输卵管，并有轻度压痛。若为输卵管积水或输卵管卵巢囊肿，则在盆腔一侧或两侧触及囊性肿物，活动多受限。

3. 辅助检查　盆腔炎性疾病后遗症可进行腹腔镜及 B 超检查协助诊断。

4. 心理社会评估　盆腔炎性疾病后遗症的患者往往精神负担较重，护理人员应重点关注患者对疾病的认识及态度，是否有消极情绪，特别是有无悲观失望的表现。还应了解家属和亲友对患者的态度，以帮助患者寻求支持。

5. 治疗原则　对盆腔炎性疾病后遗症尚无有效的治疗方法，重在预防。一般采用综合治疗，可缓解症状，增加受孕机会。

(1) 物理疗法：温热能促进盆腔局部血液循环，改善组织营养状态，提高新陈代谢，以利炎症吸收和消退。常用的有短波、超短波、微波、激光、离子透入（可加入各种药物如青霉素、链霉素）等。

(2) 中药治疗：慢性盆腔炎以湿热型居多，治疗以清热利湿，活血化瘀为主，方剂为丹参18g、赤芍15g、木香12g、桃仁9g、金银花30g、蒲公英30g、茯苓12g、丹皮9g、生地9g，剧痛时加延胡索9g。有些患者为寒凝气滞型，治则为温经散寒、行气活血，常用桂枝茯苓汤加减，气虚者加党参15g、白术9g、黄芪15g，中药可口服或灌肠。

(3) 其他药物治疗：应用抗炎药物的同时，也可采用糜蛋白酶5mg 或透明质酸酶1 500U 肌内注射，隔日 1 次，7~10 次为一疗程，以利粘连分解和炎症的吸收。个别患者局部或全身出现过敏反应时应停药。在某些情况下，抗生素与地塞米松同时应用，口服地塞米松0.75mg，每日 3 次，停药前注意地塞米松应逐渐减量。

(4) 手术治疗：有肿块如输卵管积水或输卵管卵巢囊肿应行手术治疗；存在小感染灶，反复引起炎症急性发作者也应手术治疗。手术以彻底治愈为原则，避免遗留病灶有再复发的机会，行单侧附件切除术或全子宫切除术加双侧附件切除术。对年轻妇女应尽量保留卵巢功能。

（四）护理诊断和医护合作性问题

1. 舒适的改变　与腰骶部疼痛及下坠感有关。

2. 焦虑　与病程长，治疗效果不明显有关。

3. 知识缺乏　缺乏盆腔炎性疾病后遗症的相关知识。

（五）计划与实施

1. 预期目标

(1) 经治疗护理患者症状解除或减轻，舒适感增强。

(2) 患者紧张焦虑的情绪得到缓解，树立了治疗疾病的信心。

(3) 患者能够掌握有关治疗及防护措施。

2. 护理措施

(1) 心理护理：对患者的心理问题进行疏导，解除患者思想顾虑，增强治疗的信心。

(2) 指导患者适当加强锻炼，注意劳逸结合，提高机体抗病能力。

（3）指导患者按医嘱正确服药。

3. 健康指导　注意加强营养及饮食搭配，增加蛋白质及维生素的摄入，增加体力。其他见盆腔炎性疾病的相关章节。

（六）护理评价

见盆腔炎性疾病的相关章节。

（赵　毅）

第二十三章 儿科疾病护理

第一节 小儿肺炎护理

肺炎（pneumonia）是由不同致病原或其他因素所引起的肺部炎症。临床以发热、咳嗽、气促、呼吸困难及肺部固定湿啰音为各型肺炎的共同表现。肺炎是婴幼儿时期的常见病，肺炎死亡占小儿死亡的第一位，被卫生部列为小儿重点防治的四病之一（肺炎、腹泻、佝偻病、贫血）。一年四季均可发病，以冬春季节多见。

一、分类

目前，小儿肺炎的分类尚未统一，常用的分类方法有以下几种。

1. 病理分类 可分为大叶性肺炎、小叶性肺炎（支气管肺炎）、间质性肺炎等。

2. 病因分类

（1）感染性肺炎：如病毒性肺炎、细菌性肺炎、真菌性肺炎、支原体肺炎、衣原体肺炎、原虫性肺炎。

（2）非感染性肺炎：如吸入性肺炎、过敏性肺炎坠积性肺炎等。

3. 病程分类

（1）急性肺炎：病程 <1 个月。

（2）迁延性肺炎：病程 1～3 个月。

（3）慢性肺炎：病程 >3 个月。

4. 病情分类

（1）轻症肺炎：主要是呼吸系统受累，其他系统无或仅轻微受累，无全身中毒症状。

（2）重症肺炎：除呼吸系统受累外，其他系统也受累，且全身中毒症状明显。

5. 临床表现典型与否分类

（1）典型性肺炎：指由肺炎链球菌、金黄色葡萄球菌、流感嗜血杆菌、大肠杆菌等引起的肺炎。

（2）非典型性肺炎：指由肺炎支原体、衣原体、军团菌、病毒等引起的肺炎。2003 年春季在我国发生一种传染性非典型性肺炎，世界卫生组织（WHO）将其命名为严重急性呼吸道 综合征（severe acute respiratory syndrome，SARS），初步认定由新型冠状病毒引起，以肺间质病变为主，传染性强，病死率高。

临床上若病原体明确，则以病因分类命名，否则常按病理分类命名。

支气管肺炎（bronchopneumonia）为小儿最常见的肺炎，故本节重点介绍。

二、病因

引起肺炎的病原体有病毒、细菌、支原体、真菌等。发达国家小儿肺炎病原以病毒为主，如呼吸道合胞病毒、腺病毒、流感病毒等；发展中国家小儿肺炎病原以细菌为主，如肺炎链球菌、葡萄球菌、链球菌等。近年来肺炎支原体、衣原体和流感嗜血杆菌引起的肺炎有增多趋势。营养不良、维生素 D 缺乏性佝偻病、先天性心脏病等患儿易患本病，且病情严重，易迁延不愈。

三、临床表现

1. 轻症肺炎　仅表现为呼吸系统症状和相应的肺部体征。

（1）症状：大多起病较急，主要表现为发热、咳嗽、气促和全身症状。①发热：热型不定，多为不规则热，新生儿和重度营养不良儿可不发热，甚至体温不升；②咳嗽：较频，初为刺激性干咳，以后咳嗽有痰，新生儿则表现为口吐白沫；③气促：多发生在发热、咳嗽之后；④全身症状：精神不振、食欲减退、烦躁不安、轻度腹泻或呕吐。

（2）体征：呼吸加快，40～80 次/min，可有鼻翼扇动、点头呼吸、三凹征、唇周发绀。肺部可听到较固定的中、细湿啰音，以背部、两肺下方、脊柱两旁较易听到，深吸气末更为明显。

2. 重症肺炎　除呼吸系统症状和全身中毒症状加重外，常有循环、神经和消化系统受累的表现。

（1）循环系统：常见心肌炎、心力衰竭。前者主要表现为面色苍白、心动过速、心音低钝、心律不齐，心电图显示 ST 段下移、T 波低平或倒置；后者主要表现为呼吸困难加重，呼吸加快（＞60 次/min），烦躁不安，面色苍白或发绀，心率增快（婴儿＞180 次/min，幼儿＞160 次/min），心音低钝或出现奔马律，肝脏迅速增大等。重症革兰氏阴性杆菌肺炎还可发生微循环障碍、休克甚至 DIC。

（2）神经系统：发生脑水肿时出现烦躁或嗜睡、意识障碍、惊厥、前囟隆起、瞳孔对光反射迟钝或消失、呼吸节律不齐甚至停止、脑膜刺激征等。

（3）消化系统：表现为食欲减退、呕吐或腹泻。发生中毒性肠麻痹时出现明显腹胀，呼吸困难加重，肠鸣音消失；发生消化道出血时出现呕吐咖啡样物，大便潜血试验阳性或柏油样便。

若延误诊断或金黄色葡萄球菌感染者可引起并发症。如在肺炎的治疗过程中，中毒症状及呼吸困难突然加重，体温持续不退或退而复升，应考虑脓胸、脓气胸、肺大泡等并发症的可能。

四、辅助检查

1. 血常规检查　病毒性肺炎白细胞总数大多正常或降低；细菌性肺炎白细胞总数及中性粒细胞常增高，并有核左移。

2. 病原学检查　可作病毒分离或细菌培养，以明确病原体。血清冷凝集试验在 50%～70% 的支原体肺炎患儿中可呈阳性。

3. 胸部 X 线检查　早期肺纹理增粗，以后出现大小不等的斑片状阴影，可融合成片，可伴有肺不张或肺气肿。

五、治疗原则

主要为控制感染，改善通气功能，对症治疗，防治并发症。①根据不同病原体选用敏感抗生素控制感染；使用原则为早期、联合、足量、足疗程，重症患儿宜静脉给药；用药时间应持续至体温正常后 5~7d，临床症状消失后 3d。抗病毒可选用利巴韦林等；②止咳、平喘、纠正水电解质与酸碱平衡紊乱、改善低氧血症；③中毒症状明显或严重喘憋、脑水肿、感染性休克、呼吸衰竭者，可应用糖皮质激素，常用地塞米松，疗程 3~5d；④发生感染性休克、心力衰竭、中毒性肠麻痹、脑水肿等，应及时处理。脓胸和脓气胸者应及时进行穿刺引流。

六、护理评估

1. 健康史　评估发病情况，患儿食欲情况及生长发育史，既往有无反复呼吸道感染史，家族中有无呼吸道疾病史，病前有无呼吸道传染病如麻疹、百日咳等。

2. 身体状况　评估患儿有无发热、咳嗽、气促、呼吸困难、鼻扇、三凹征、唇周发绀及肺部啰音等症状和体征，并注意热型及痰液情况；观察有无循环、神经、消化系统受累的临床表现。及时了解血常规、胸片等结果及意义。根据病原学检查结果评估用药效果、药物敏感程度及不良反应。

3. 心理社会状况　评估患儿及家长对疾病的心理反应，对疾病的病因和防护知识的了解程度，居住环境及经济状况如何，了解患儿既往有无住院经历，家长对患儿有无照顾能力等。

七、常见护理诊断

1. 清理呼吸道无效　与呼吸道分泌物过多、痰液黏稠、咳嗽无力有关。
2. 气体交换受损　与肺部炎症致通气、换气功能障碍有关。
3. 体温过高　与肺部感染有关。
4. 潜在并发症　心力衰竭、中毒性脑病、中毒性肠麻痹等。

八、预期目标

(1) 患儿能顺利有效地咳痰，呼吸道通畅。
(2) 患儿呼吸困难、发绀消失，呼吸平稳。
(3) 患儿体温恢复正常。
(4) 患儿住院期间不出现并发症。

九、护理措施

1. 保持呼吸道通畅

(1) 保持室内空气新鲜，定时开窗通风，避免直吹或对流风。保持适宜的温湿度，室温维持在 18~22℃，湿度以 50%~60% 为宜。

(2) 饮食宜给予易消化、营养丰富的流质、半流质饮食，多喂水。少量多餐，避免过饱影响呼吸。喂哺时应耐心，哺母乳者应抱起喂，防止呛咳。重症不能进食时，给予静脉输液，输液时应严格控制输液量及滴注速度，最好使用输液泵，保持均匀滴入。

（3）及时清除口鼻分泌物，分泌物黏稠者应用超声雾化或蒸汽吸入；分泌物过多影响呼吸时，应用吸引器吸痰。

（4）帮助患儿取合适的体位并经常更换，翻身拍背，帮助痰液排出，防止坠积性肺炎。方法是五指并拢，稍向内合掌，由下向上、由外向内地轻拍背部。

（5）指导和鼓励患儿进行有效的咳嗽。

（6）根据病情或病变部位进行体位引流。

（7）按医嘱给予祛痰剂。

2. 改善呼吸功能

（1）凡有缺氧症状，如呼吸困难、口唇发绀、烦躁、面色灰白等情况时应立即给氧。一般采用鼻前庭给氧，氧流量为 0.5~1L/min，氧浓度不超过 40%，氧气应湿化，以免损伤呼吸道黏膜。缺氧明显者可用面罩给氧，氧流量 2~4L/min，氧浓度为 50%~60%。若出现呼吸衰竭，则使用人工呼吸器。

（2）病室环境安静、空气新鲜、温湿度适宜。做好呼吸道隔离，为防止交叉感染，不同病原引起的肺炎应分别收治。

（3）护理操作应集中完成，以减少刺激，避免哭闹。

（4）按医嘱使用抗生素治疗肺部炎症、改善通气，并注意观察药物的疗效及不良反应。

3. 维持体温正常　发热者应注意体温的监测，警惕高热惊厥的发生，并采取相应的降温措施。

4. 密切观察病情

（1）若患儿出现烦躁不安、面色苍白、呼吸加快（>60 次/min）、心率增快（婴儿 180 次/min，幼儿 160 次/min）、出现心音低钝或奔马律、肝脏短期内迅速增大时，考虑肺炎合并心力衰竭，应及时报告医生，立即给予吸氧、并减慢输液速度。若患儿突然口吐粉红色泡沫痰，应考虑肺水肿，可给患儿吸入经 20%~30% 乙醇湿化的氧气，间歇吸入，每次吸入不宜超过 20min。

（2）若患儿出现烦躁、嗜睡、惊厥、昏迷、呼吸不规则等，应考虑脑水肿、中毒性脑病的可能，应立即报告医生并配合抢救。

（3）若患儿病情突然加重，体温持续不降或退而复升，咳嗽和呼吸困难加重，面色青紫，应考虑脓胸或脓气胸的可能，及时报告医生，配合进行胸穿或胸腔闭式引流，并做好术后护理。

5. 健康指导　向患儿或家长解释疾病的有关知识和防护知识。指导家长合理喂养，婴儿期提倡母乳喂养；多进行户外活动；注意气候变化，及时增减衣服，避免着凉，一旦上感，及时治疗，以免继发肺炎；让家长了解所用药物名称、剂量、用法及副作用；指导患儿不随地吐痰、咳嗽时应用手帕或纸巾捂住嘴，尽量使痰飞沫不向周围喷射。

十、护理评价

患儿气促等缺氧症状体征是否消失；能否有效地咳痰，呼吸道是否通畅；体温是否恢复到正常；住院期间有否产生各种并发症。

（李素霞）

第二节　小儿腹泻护理

小儿腹泻（infantile diarrhea），或称腹泻病，是由多种病原、多种因素引起的，以大便次数增多和大便性状改变为特点的一组临床综合征，严重者可引起脱水和电解质紊乱。发病年龄以 6 个月~2 岁多见，其中 1 岁以内者约占半数。一年四季均可发病，但夏秋季发病率最高。

一、病因

（一）易感因素

1. **消化系统发育不成熟**　胃酸和消化酶分泌不足，消化酶活性低，对食物质和量变化的耐受性差。

2. **生长发育快**　对营养物质的需求相对较多，消化道负担较重。

3. **机体防御功能差**　婴儿血液中免疫球蛋白、胃肠道 SIgA 及胃内酸度均较低，对感染的防御能力差。

4. **肠道菌群失调**　新生儿出生后尚未建立正常肠道菌群，或因使用抗生素等导致肠道菌群失调，使正常菌群对入侵肠道致病菌的拮抗作用丧失，而引起肠道感染。

5. **人工喂养**　由于不能从母乳中获得 SIgA 等成分，加上食物、食具易被污染等因素，其发病率明显高于母乳喂养者。

（二）感染因素

1. **肠道内感染**　可由病毒、细菌、真菌、寄生虫引起，尤以病毒和细菌多见。

（1）病毒感染：寒冷季节的婴幼儿腹泻 80% 由病毒感染引起，以轮状病毒引起的秋冬季小儿腹泻最为常见，其次是埃可病毒和柯萨奇病毒等。

（2）细菌感染（不包括法定传染病）：以致腹泻大肠杆菌为主，包括致病性大肠杆菌（EPEC）、产毒性大肠杆菌（ETEC）、侵袭性大肠杆菌（EIEC）、出血性大肠杆菌（EGEC）和黏附－集聚性大肠杆菌（EAEC）。其次是空肠弯曲菌和耶尔森菌等。

（3）真菌感染：以白色念珠菌多见，其次是曲菌和毛霉菌等。

（4）寄生虫感染：常见有蓝氏贾第鞭毛虫、阿米巴原虫和隐孢子虫等。

2. **肠道外感染**　因发热及病原体毒素作用使消化功能紊乱，或肠道外感染的病原体（主要是病毒）同时感染肠道，故当患中耳炎、肺炎、上呼吸道、泌尿道及皮肤感染时，可伴有腹泻。

（三）非感染因素

1. **饮食因素**　如喂养不定时、食物的质和量不适宜、过早给予淀粉类或脂肪类食物等均可引起腹泻。

2. **气候因素**　气候突然变化、腹部受凉使肠蠕动增加；天气过热致消化液分泌减少或口渴饮水过多，都可诱发消化功能紊乱而引起腹泻。

3. **过敏因素**　如对牛奶、大豆（豆浆）及某些食物成分过敏或不耐受而引起腹泻。

二、发病机制

导致腹泻发生的机制包括肠腔内存在大量不能吸收的具有渗透活性的物质（渗透性腹泻）、肠腔内电解质分泌过多（分泌性腹泻）、炎症所致的液体大量渗出（渗出性腹泻）及肠道运动功能异常（肠道功能异常性腹泻）等。但临床上不少腹泻并非由某单一机制引起，而是多种机制共同作用的结果。

（一）感染性腹泻

大多数病原微生物通过污染的食物、水，或通过污染的手、玩具及日用品，或带菌者传播进入消化道。当机体的防御功能下降、大量的微生物侵袭并产生毒力时可引起腹泻。

1. 病毒性肠炎　病毒侵入肠道后，使小肠绒毛细胞受损，导致小肠黏膜回吸收水、电解质能力下降，肠液在肠腔内大量集聚而引起腹泻；同时，发生病变的肠黏膜细胞分泌双糖酶不足且活性低，使肠腔内的糖类消化不完全并被肠道内细菌分解成小分子的短链有机酸，使肠腔的渗透压增高，进一步造成水和电解质的丧失，加重腹泻。

2. 细菌性肠炎　产毒性大肠杆菌主要通过其产生的肠毒素使水及电解质向肠腔内转移，肠道分泌增加，导致水样腹泻；侵袭性大肠杆菌可侵入肠黏膜组织，产生广泛的炎性反应，导致血便或黏液样便。

（二）非感染性腹泻

主要是由饮食不当引起。当摄入食物的质和量突然改变并超过消化道的承受能力时，食物不能被充分消化吸收而积滞于小肠上部，使局部酸度减低，有利于肠道下部细菌上移和繁殖，使食物发酵和腐败而产生短链有机酸，致肠腔的渗透压增高，并协同腐败性毒性产物刺激肠壁致肠蠕动增加，引起腹泻，进而发生脱水和电解质紊乱。

三、临床表现

（一）临床分期

1. 急性腹泻　病程 <2 周的腹泻。

2. 迁延性腹泻　病程在 2 周至 2 个月之间的腹泻。

3. 慢性腹泻　病程 >2 个月的腹泻。

（二）临床分型

1. 轻型腹泻　多由饮食因素或肠道外感染引起。起病可急可缓，以胃肠道症状为主，主要表现为食欲不振，偶有溢奶或呕吐。大便次数增多，一般每天多在十次以内，每次大便量不多，稀薄或带水，呈黄色或黄绿色，有酸味，常见白色或黄白色奶瓣和泡沫。无脱水及全身中毒症状，多在数日内痊愈。

2. 重型腹泻　多由肠道内感染引起。起病常较急，除有较重的胃肠道症状外，还有明显的脱水、电解质紊乱及全身中毒症状。

（1）胃肠道症状：腹泻频繁，每日大便从十余次到数十次；除了腹泻外，常伴有呕吐（严重者可吐咖啡样物）、腹胀、腹痛、食欲不振等。大便呈黄绿色水样、量多，含水分多，可有少量黏液。

（2）水、电解质和酸碱平衡紊乱症状：有脱水、代谢性酸中毒、低钾及低钙、低镁血症等。

（3）全身中毒症状：如发热，体温可达40℃，烦躁不安，精神萎靡或嗜睡，进而意识模糊，甚至昏迷、休克等。

（三）几种常见肠炎的临床特点

1. **轮状病毒肠炎** 好发于秋、冬季，以秋季流行为主，故又称秋季腹泻。多见于6个月~2岁的婴幼儿，起病急，常伴有发热和上呼吸道感染症状，无明显中毒症状。病初即出现呕吐，大便次数多，量多，呈黄色或淡黄色，水样或蛋花汤样，无腥臭味。常并发脱水、酸中毒及电解质紊乱。本病为自限性疾病，自然病程约3~8d。近年报道，轮状病毒感染也可侵犯多个脏器，如中枢神经系统、心肌等。

2. **大肠杆菌肠炎** 多发生在5~8月气温较高的季节。致病性和产毒性大肠杆菌肠炎大便呈蛋花汤样或水样，混有黏液，常伴呕吐，重者有发热、脱水、酸中毒及电解质紊乱；侵袭性大肠杆菌肠炎大便呈黏液样，带脓血，有腥臭味，常伴恶心、呕吐、腹痛和里急后重，可出现严重的全身感染中毒症状甚至休克；出血性大肠杆菌肠炎大便开始呈黄色水样便，后转为血水便，有特殊臭味，常伴腹痛，大便镜检有大量红细胞。

3. **抗生素诱发性肠炎** 由于使用大量抗生素，致肠道菌群失调，使继发肠道内耐药的金黄色葡萄球菌、某些梭状芽孢杆菌和白色念珠菌等大量繁殖而引起肠炎，体弱儿、长期应用肾上腺皮质激素和免疫功能低下者多见。真菌性肠炎多为白色念珠菌感染所致，常并发于其他感染如鹅口疮，大便次数增多，黄色稀便，泡沫较多带黏液，有时可见豆腐渣样细块（菌落）。

（四）迁延性腹泻和慢性腹泻

迁延性腹泻和慢性腹泻多与营养不良和急性期治疗不彻底有关。表现为腹泻迁延不愈，病情反复，大便次数和性质不稳定，严重时可出现水、电解质紊乱。

（五）"生理性腹泻"

多见于<6个月的婴儿，外观虚胖，常有湿疹；表现为生后不久即出现腹泻，但除大便次数增多外，无其他症状，食欲好，不影响生长发育，添加辅食后，大便即逐渐转为正常。近年研究发现此类腹泻可能为乳糖不耐受的一种特殊类型。

四、辅助检查

1. **大便常规** 肉眼检查大便的性状如外观、颜色、是否有黏液脓血等；大便镜检有无脂肪球、白细胞、红细胞等。

2. **病原学检查** 细菌性肠炎大便培养可检出致病菌；真菌性肠炎，大便镜检可见真菌孢子和菌丝；病毒性肠炎可做病毒分离等检查。

3. **血液生化** 血钠测定可了解脱水的性质；血钾测定可了解有无低钾血症；碳酸氢盐测定可了解体内酸碱平衡紊乱的程度及性质。

五、治疗原则

调整饮食，预防和纠正脱水，合理用药，加强护理，预防并发症。

（1）调整饮食（参见护理措施部分）。

（2）纠正水电解质及酸碱平衡紊乱。

（3）药物治疗

1）控制感染：病毒性肠炎以饮食疗法和支持疗法为主，一般不用抗生素。其他肠炎应对因选药，如大肠杆菌肠炎可选用氨苄西林、卡那霉素、复方新诺明等；抗生素诱发性肠炎应停用原使用的抗生素，可选用万古霉素、新青霉素、抗真菌药物等；寄生虫性肠炎可选用甲硝唑、大蒜素等。

2）微生态疗法：有助于恢复肠道正常菌群的生态平衡，抵御病原菌侵袭，控制腹泻，常用双歧杆菌、嗜酸乳杆菌等。

3）黏膜保护剂：腹泻与肠黏膜屏障功能破坏有密切关系，因此维护和修复肠黏膜屏障功能是治疗腹泻的方法之一，常用十六角蒙脱石。

4）对症治疗：腹泻一般不宜用止泻剂，因止泻会增加毒素的吸收；腹胀明显者可肌注新斯的明或肛管排气；呕吐严重者可肌注氯丙嗪或针刺足三里等。

（4）预防并发症：迁延性、慢性腹泻常伴营养不良或其他并发症，必须采取综合治疗措施。

六、护理评估

1. 健康史　评估喂养史，如喂养方式、喂何种乳品、冲调浓度、喂哺次数及每次量、添加辅食及断奶情况；有无不洁饮食史及食物过敏史；是否有腹部受凉或过热致饮水过多；是否有上感、肺炎等肠道外感染病史。

2. 身体状况　评估患儿生命征如神志、体温、脉搏、呼吸、血压等；腹泻开始时间、次数、颜色、性状、量，有无呕吐、腹胀、腹痛、里急后重等不适；评估脱水程度和性质，有无低钾血症和代谢性酸中毒症状；检查肛周皮肤有无发红、糜烂、破损。了解大便常规、致病菌培养、血液生化等化验结果及意义。

3. 心理社会状况　评估家长对疾病的心理反应及认识程度、文化程度、喂养及护理知识等；评估患儿家庭的居住环境、经济状况、卫生习惯等。

七、常见护理诊断

1. 腹泻　与感染、喂养不当、肠道功能紊乱等有关。

2. 体液不足　与腹泻、呕吐致体液丢失过多和摄入不足有关。

3. 体温过高　与肠道感染有关。

4. 有皮肤完整性受损的危险　与大便刺激臀部皮肤有关。

5. 潜在并发症　水、电解质及酸碱平衡紊乱。

6. 知识缺乏　家长缺乏喂养知识及相关的护理知识。

八、预期目标

（1）患儿排便次数减少至正常。

（2）患儿腹泻、呕吐好转，脱水和电解质紊乱纠正。

（3）患儿体温逐渐恢复正常。

（4）患儿臀部皮肤保持正常。

（5）患儿不发生酸中毒、低血钾等并发症。

（6）家长能掌握小儿喂养知识及腹泻的预防、护理知识。

九、护理措施

1. 腹泻的护理

（1）调整饮食：继续喂养，但必须调整和限制饮食，停喂不消化和脂肪类食物，母乳喂养者可限制哺乳次数，缩短每次哺乳时间，暂停辅食；人工喂养儿可喂米汤、酸奶、脱脂奶等。待腹泻次数减少后给予流质或半流质饮食如粥、面条，少量多餐，随着病情稳定和好转，逐步过渡到正常饮食。呕吐严重者，可暂时禁食 4~6h（不禁水），待好转后继续喂食，由少到多，由稀到稠。病毒性肠炎多有双糖酶缺乏，不宜用蔗糖，并暂停乳类喂养，改用酸奶、豆浆等。腹泻停止后逐渐恢复营养丰富的饮食，并每日加餐一次，共 2 周。

（2）控制感染：选用针对病原菌的抗生素以控制感染，严格执行消毒隔离，感染性腹泻与非感染性腹泻患儿应分室居住，护理患儿前后要认真洗手，腹泻患儿用过的尿布、便盆应分类消毒，以防交叉感染。

2. 体液不足的护理

3. 发热护理　密切观察体温变化，体温过高时应给患儿多饮水、擦干汗液、及时更换汗湿的衣服、头枕冰袋等。

4. 维持皮肤完整性（尿布皮炎的护理）　选用吸水性强的、柔软布质或纸质尿布，避免使用不透气塑料布或橡皮布；尿布湿了及时更换，每次便后用温水清洗臀部并擦干，以保持皮肤清洁、干燥；局部皮肤发红处涂以 5% 鞣酸软膏或 40% 氧化锌油并按摩片刻，促进局部血液循环；也可采用暴露法，臀下仅垫尿布，不加包扎，使臀部皮肤暴露于空气中或阳光下；局部皮肤溃疡可用灯光照射，每次照射 20~30min，每日三次，使局部皮肤蒸发干燥。照射时护士必须坚持守护患儿，避免烫伤，照射后局部涂以油膏。

5. 密切观察病情

（1）监测生命征：如神志、体温、脉搏、呼吸、血压等。

（2）观察大便情况：观察并记录大便次数、颜色、性状、量，做好动态比较，为输液方案和治疗提供可靠依据。

（3）观察全身中毒症状：如发热、烦躁、嗜睡、倦怠等。

（4）观察水、电解质和酸碱平衡紊乱症状：如代谢性酸中毒表现、低血钾表现、脱水情况及其程度。

6. 健康指导

（1）宣传母乳喂养的优点，指导合理喂养，避免在夏季断奶。按时逐步添加辅食，防止过食、偏食及饮食结构突然变动。

（2）注意饮食卫生，食物要新鲜，食具要定时消毒。教导小儿饭前便后洗手，勤剪指甲，培养良好的卫生习惯。

（3）加强体格锻炼，适当户外活动。

（4）注意气候变化，防止受凉或过热。

（5）避免长期滥用广谱抗生素。

十、护理评价

患儿体温及大便是否恢复正常；脱水是否得到纠正；臀部皮肤是否保持正常；患儿是否发生酸中毒、低血钾等并发症；家长能否掌握小儿喂养知识及腹泻的预防、护理知识。

（李　娟）

第三节　小儿惊厥护理

惊厥（convulsion）是指全身或局部骨骼肌突然发生不自主的收缩，常伴有意识障碍，是儿科较常见的急症。小儿惊厥的发生率是成人的 10~15 倍，尤以婴幼儿多见。

一、临床特点

惊厥典型表现为突然意识丧失，头向后仰，面部、四肢肌肉呈强直性或阵挛性抽搐，眼球固定、上翻或斜视，口吐白沫、牙关紧闭，面色青紫。部分患儿有大小便失禁，严重者出现颈项强直、角弓反张。新生儿惊厥不典型，以微小发作多见，如呼吸暂停、两眼凝视、反复眨眼或咀嚼动作、一侧肢体抽动等。发作大多在数秒钟或几分钟内自行停止，严重者可持续数十分钟或反复发作，抽搐停止后多入睡。病因不同惊厥状态亦不同。

1. 惊厥持续状态　惊厥发作持续 30min 以上，或两次发作期间意识不能恢复者称惊厥持续状态，为惊厥危重型，多见于癫痫大发作。由于惊厥时间过长，可引起缺氧性脑损害、脑水肿甚至死亡。

2. 高热惊厥　是指小儿在 6 个月~4 岁期间，单纯由发热诱发的惊厥。是小儿惊厥常见的原因，多见于急性上呼吸道感染初期，当体温骤升至 38.5~40℃ 或更高时，突然发生惊厥。根据发作特点和预后分为两型。

（1）单纯型高热惊厥：首次发作年龄在 4 个月~3 岁，最后复发不超过 6~7 岁；先发热后惊厥，惊厥多发生于发热 24h 内；多为全身性大发作，发作时间短暂，发作后意识恢复快，没有神经系统异常体征；热退后一周脑电图恢复正常；有遗传倾向。

（2）复杂型高热惊厥：惊厥发作持续 15min 以上；在 24h 以内惊厥发作 1 次以上；惊厥形式呈局限性发作，发作后有暂时性麻痹；热性惊厥复发 5 次以上；初次发作年龄小于 6 个月或大于 6 岁；体温不太高时即可出现惊厥；有高热惊厥家族史。

高热惊厥多数患儿随年龄增长而停止发作，约 2%~7% 转变为癫痫，危险因素为：原有神经系统发育异常；有癫痫家族史；首次发作有复杂性高热惊厥的表现。

3. 低钙血症　多见于 4 个月~3 岁的婴幼儿，好发于冬末春初，表现为突然发作、双眼球上翻、面肌颤动、四肢颤动、意识丧失或可表现为手足搐搦或喉痉挛，一般不发热。血清钙 <1.75mmol/L，游离钙 <1.75mmol/L。

4. 其他原因引起的惊厥　如颅内感染者常有颅内压增高，精神、神志改变及神经系统阳性体征，脑脊液检查常异常；颅内出血、缺氧缺血性脑病、脑外伤等引起的惊厥除神经系统的症状及体征外，可有窒息史或外伤史，头颅 CT、B 超、脑电图检查异常。

二、护理评估

1. 健康史 询问起病情况，有无明显的病因及诱因，患儿是否有发热、缺钙、中毒、外伤等情况。询问有无惊厥史，既往发作的频率及时间等；询问出生时有无产伤、窒息、高热惊厥家族史。对已诊断为癫痫的患儿，应了解其抗癫痫药物的使用情况。

2. 症状、体征 检查患儿体温、意识情况，观察惊厥持续时间、抽搐的部位（全身性或局限性）、惊厥发作次数；检查呼吸和循环功能，尤其要注意脉搏、血压、呼吸的次数、节律、呼吸形态和深浅度；观察瞳孔变化及肢体运动，有无神经系统阳性体征。

3. 社会、心理 小儿发作时多伴有意识丧失和坠床，甚至有呼吸的改变，家长会产生恐惧、焦虑，评估家长及患儿对此症状的认识，家长对治疗护理措施的了解程度。评估患儿及家长的精神和情感状态。

4. 辅助检查 及时收集血、尿、大便标本，进行实验室检查及相关辅助检查，寻找惊厥原因。

三、常见护理问题

1. 有窒息的危险 与惊厥发作、意识障碍、咳嗽反射和呕吐反射减弱导致误吸有关。
2. 有受伤的危险 与抽搐发作有关。
3. 体温过高 与感染或惊厥持续状态有关。
4. 恐惧 与担忧疾病的预后有关。
5. 知识缺乏 家长缺乏有关急救、护理、预防知识。
6. 合作性问题 颅内压增高。

四、护理措施

（一）急救处理

1. 惊厥发作时不要搬运 应就地抢救，立即松解患儿衣扣，让患儿去枕平卧，头偏向一侧，以防衣服对颈、胸部的束缚影响呼吸及呕吐物误吸发生窒息。将舌轻轻向外牵拉，防止舌后坠阻塞呼吸道引起呼吸不畅，及时清除呼吸道分泌物及口腔呕吐物，保持呼吸道通畅。

2. 保持安静 禁止一切不必要的刺激，治疗、护理尽量集中进行。

3. 供给氧气 窒息时施行人工呼吸。

4. 立即按医嘱给予止惊药物 地西泮（安定），每次 0.1 ~ 0.25mg/kg（最大剂量10mg），静脉缓慢推注，速度应小于每分钟 1mg，必要时 20min 后可重复，此药起效快，5min 内生效，但作用时间短暂，注射速度过快时可致呼吸抑制。苯巴比妥钠，每次 8 ~ 10mg/kg，肌肉注射，此药作用时间长，不良反应小。10% 水合氯醛，每次 0.5ml/kg，保留灌肠。

5. 对因止惊 低血糖引起的惊厥，必须静注葡萄糖；低血钙引起的惊厥，须补充钙剂或镁剂。惊厥伴高血压者宜给降压药，惊厥持续时间长并出现呼吸节律改变或瞳孔大小不等时，疑有脑水肿者，宜同时应用脱水剂。因食物中毒或药物中毒所致惊厥，必须做相应的处理。

（二）一般护理

1. 防止外伤

（1）对已出牙的患儿在上下齿之间放置牙垫或人工气道，防止舌咬伤。

（2）床边设置防护床档，防止坠床。有栏杆的儿童床应在栏杆处放置棉垫，以防患儿抽搐时碰到栏杆上，同时注意将床上的一切硬物移开，以免造成损伤。若患儿发作时倒在地上，应就地抢救，及时移开可能伤害患儿的一切物品，切勿用力强行牵拉或按压患儿肢体，以免骨折或脱臼。对可能再次发生惊厥的患儿要有专人守护，以防患儿发作时受伤。

（3）对可能发生皮肤损伤的患儿应将纱布或棉球放在患儿的手心或腋下，防止皮肤摩擦受损。

2. 高热的护理

（1）卧床休息，每4h一次测量体温，体温突然升高或骤降时要随时测量并记录。

（2）及时采取正确、合理的降温措施。物理降温常用方法有：打开包被、冷水毛巾湿敷额部、解热贴敷前额、温水擦浴等方法。必要时按医嘱采用药物降温。

（3）观察降温过程中有无虚脱表现，如面色苍白，大量出汗等，出现虚脱时应立即处理。

（4）降温后出汗较多，应及时更换衣服及被褥，防止受凉。

（5）做好口腔护理：根据病情鼓励患儿多饮水，进食高热量、高蛋白、高维生素、易消化的流质或半流质。

3. 观察病情变化

（1）注意患儿体温、脉搏、呼吸、血压、瞳孔及神志改变。发现异常及时通报医生，以便采取紧急抢救措施。

（2）惊厥发作时，应注意惊厥类型。若惊厥持续时间长、频繁发作，应警惕有无脑水肿、颅内压增高的表现，如发现患儿收缩压升高、脉率减慢、呼吸节律慢而不规则、双侧瞳孔扩大，则提示颅内压增高，应及时报告医生，并及时采用降颅内压措施。

（3）密切观察患儿用药后的反应，有无药物的副作用。

4. 健康教育

（1）根据患儿及家长的接受能力选择适当的方式向他们讲解惊厥的有关知识。让家长明白惊厥经急救停止发作以后，还应继续彻底地进行病因治疗，以防止惊厥复发。

（2）指导家长掌握惊厥发作时的应对措施。如发作时要就地抢救，指压人中穴，保持安静，不能摇晃或抱着患儿往医院跑，以免加重惊厥，造成机体损伤。应在发作缓解时迅速将患儿送往医院查明原因，防止再发作。

（3）对高热惊厥的患儿家长应说明高热惊厥发作易于缓解，但以后也容易复发，及时控制体温是预防惊厥的关键措施，指导家长在患儿发热时进行物理降温和药物降温的方法。

（4）对原有癫痫的患儿，要说明擅自停药的危害性，应按时服药，不能随便停药。同时强调定期门诊随访的重要性，根据病情及时调整药物。

（刘俊霞）

第四节　小儿异物护理

异物可以是任何物质，只要其体积大小适当，均可被小儿吞入消化道，吸入呼吸道，塞入耳道、鼻腔、直肠、膀胱或阴道内。按异物的位置、梗阻的程度、异物性质能引起的组织反应而产生各种症状。临床上时常表现为梗阻、穿孔和刺激征。常需急诊取除异物，特别是呼吸道异物，是小儿常见危重急症。多见于 5 岁以内小儿，病情程度取决于异物性质和气道阻塞程度。重者可造成窒息，甚至死亡。

一、临床特点

往往有异物吸入、吞入或放入病史。不同部位的异物存留，往往有特定的临床表现，详细的检查有助于诊断。

1. 外耳道异物　可有耳痛、耳鸣或听力障碍。耳镜检查可发现。

2. 鼻腔异物　多有一侧性鼻塞、鼻涕带血含脓、有臭气。做耐心细致的鼻腔检查常可见异物。多嵌于下鼻甲与鼻中隔之间。

3. 咽、食管异物　颈部可有肿胀压痛，可有咽痛、吞咽困难、唾液外溢等。存留较大异物时可出现呼吸困难。

4. 气管异物　可出现刺激性咳嗽、吸气性呼吸困难、声音嘶哑及气喘喉鸣等，可听到"拍击音"或突然发生窒息，可直接做喉镜或支气管镜检查。

5. 支气管异物　常表现为阵发性痉挛性咳嗽。若含脂酸的植物性异物存留于支气管内，可刺激气管黏膜，产生高热、咳嗽、咳痰等炎症症状，容易误诊为肺部炎症。

6. 胃肠道异物　大多不引起任何症状，能顺利地由肠道经肛门排出。少数带有棱角或尖刺的异物可引起腹痛、肠道出血等。但很少发生胃肠穿孔，因此临床常无腹膜炎症状。

7. 直肠异物　可发生便秘症状，肠壁损伤可引起直肠出血，进行直肠指检可以发现异物，检查者有时可用手指将其挖出。

8. 软组织异物　可有触痛或压迫症状，位置表浅者可扪及。

9. 辅助检查

（1）X 线检查：X 线透视和摄片可见不透 X 线异物的位置和形状。如胃肠道异物为透 X 线物质，钡餐检查可提示异物停留部位。如透 X 线的气管支气管异物胸透或拍片可发现肺不张、肺气肿、纵隔气肿、纵隔摆动等。

（2）内镜检查：可明确有无异物，同时可顺便取出异物。

二、急救处理

（一）外耳道异物

（1）细小的异物，用生理盐水将其冲洗出来。

（2）圆球形的异物，用小钩从异物后钩出。切勿用镊子夹取，以免将异物推向深部。

（3）昆虫先在黑暗处将电筒放在耳边，使虫子见光爬出。无效时用乙醇滴入耳内，使其溺死，再用耳镊取出。

（二）鼻腔异物

用手指压紧无异物的鼻孔，用力擤鼻。无效时：

（1）平卧头低位。

（2）0.1%肾上腺素溶液滴入患侧鼻腔。

（3）圆形质硬异物，用一弯钩自前鼻孔伸入，经异物上方伸至异物后面，然后向前钩出。也可用回形针拉开，将小回开口处捏合，手持大回，以小回伸入鼻腔钩取异物。

（4）有黏膜肿胀和溃疡的取异物后用1%呋麻滴鼻剂滴鼻腔。

（三）咽异物

（1）咽部喷1%地卡因作表面麻醉。

（2）喉镜下用长弯钳钳取。

（3）尖锐的异物钳取后应用抗生素。

（四）喉、气管、支气管异物突发窒息的紧急处理

（1）叩背胸部挤压法，适用于<1岁的患儿，分四步。

1）患儿背部朝上，头低于肩胛线，注意不应呈倒立位。用右手掌跟部冲击患儿肩胛骨之间4~5次，方向向前、向下。

2）患儿面部朝上，用右手示指、中指冲击患儿胸骨下段4~5次，方向同上。

3）清除患儿口鼻部的异物或分泌物。

4）如患儿无呼吸，立即给予复苏（面罩加压吸氧）。

上述四步循环4~5次后，若无效，则给予复苏皮囊加压吸氧。

（2）Heimlich手法：即横膈下腹部挤压法，以解救儿童完全性上呼吸道阻塞。该挤压法增加胸腔内压，产生人工催咳，迫使气体及异物从气道内排出。此法适用于神志仍清醒的患儿。

1）站于患儿背后，用双臂从患儿腋下围抱住胸部。

2）将一只手握成拳头，拇指侧对着患儿的腹部中线脐的稍上方，正好在剑突的下面。

3）用另一只手握住这个拳头，施行5次快速的冲压，注意不要碰到剑突或肋骨的下缘，以免伤及内脏器官。

4）冲压应是间断的确切的动作，以排出异物解除阻塞，冲压应连续进行直到异物排出。

（3）挤压腹部法，适用于>1岁神志不清的患儿。

1）患儿骑坐于医护人员的两腿上，背朝医护人员，医护人员双手握拳，拇指侧放于患儿剑突和脐连线的中点，快速向上向内冲击压迫，手法应轻柔。重复6~10次。

2）检查患儿口腔，清除其内分泌物或异物。

3）无自主呼吸者，给复苏皮囊加压呼吸。

（4）准备好气管插管用物，协助气管插管。

（5）若上述处理仍未解除窒息，准备好气管切开包。

（6）紧急情况下，在家长同意下，可用大号针头穿刺环甲膜，以争取时间。

（7）如异物为液体凝胶类，应立即电动吸引。

（8）保持静脉通路通畅，以便应用药物。

（五）气管、支气管异物无窒息时的处理

（1）避免剧烈活动、剧烈哭闹，避免雾化吸入，避免剧烈咳嗽，避免肺部叩击、吸痰。

（2）尽早 X 线胸透或摄片。

（3）抽血作凝血酶谱、乙肝三系、艾滋病病毒抗体测定。

（4）纤支镜、气管镜术前禁食、禁水 4～6h，术前半小时肌注地西泮 0.1～0.3mg/kg、阿托品 0.01～0.03mg/kg。

（六）食管异物

（1）食管镜直视下将异物取出。

（2）禁止用吞咽食物的方法将异物推下或用手指盲目挖取。

（3）尖锐的异物已发生局部感染的先用抗生素，再行手术。

（七）胃肠道异物

（1）照常进食，检查排出的大便有无异物。

（2）对停留在某一部位达 5d 而毫无移动的或并发胃肠穿孔、梗阻或溃疡出血的，以手术取出。

（八）直肠异物

（1）直肠内注入植物油使其自行排出。

（2）肛门镜直视下取出异物，嵌塞性异物扩张肛门括约肌后钳取。

三、护理措施

见图 23－1。

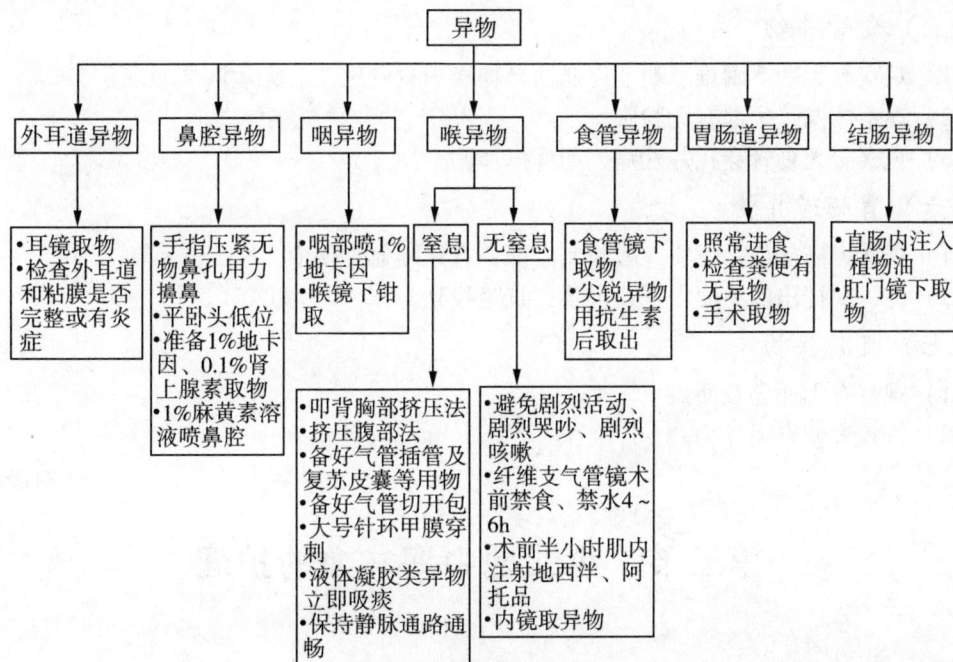

图 23－1　异物急救程序

（一）外耳道异物

（1）观察有无耳鸣、耳痛、听力减退、昆虫爬行骚动感。

（2）观察外耳道和黏膜有无损伤或炎症。

（二）鼻腔异物

（1）观察有无一侧性鼻塞，鼻涕带血含脓，有臭气。阻塞严重的有无头昏、头痛等鼻窦炎症状。

（2）观察鼻前庭有无红肿及脓血性分泌物。

（3）观察鼻黏膜有无肿胀及溃疡。

（三）咽异物

（1）观察有无吞咽困难、疼痛及咽部异物感。

（2）鱼刺类异物观察有无刺伤咽部而并发感染症状，如疼痛加剧、发热、颈部肿胀和压痛等现象。

（3）尖锐的异物，须观察有无脓肿形成。

（四）喉、气管、支气管异物

（1）观察面色、口唇有无发绀、呼吸有无暂停、吸气性呼吸困难、三凹征、喉鸣、声音嘶哑、吞咽困难及咯血症状。

（2）有无阵发性强烈的咳嗽、憋气、呕吐等症状，并与身体活动的关系。

（3）观察有无异物刺激和感染引起的炎症反应，如分泌物增多、咳嗽加重或出现高热等。

（4）钳取异物后，观察有无喉水肿并发症，一旦出现予镇静、激素、抗生素治疗。

（五）食管异物

（1）观察有无咽下困难、咽下疼痛及异物横于食管感。有无唾液增多现象。

（2）观察体温、颈部有无肿胀。

（3）观察有无食管穿孔并发症，如疼痛加剧。

（六）胃肠道异物

（1）观察腹痛部位、性质、腹膜刺激征，有无呕血、便血。

（2）在每次排出的大便中查找异物，直至找到为止。

（七）直肠异物

（1）观察有无便秘及便血。

（2）查找大便有无异物。

（刘俊霞）

第五节　小儿地中海贫血的护理

一、定义

地中海贫血又称海洋性贫血，是由一种或几种珠蛋白链的合成受到部分或完全抑制，导致血红蛋白成分组成异常，引起的组遗传性溶血性贫血。

二、疾病分类

组成珠蛋白的肽链有4种，即α、β、γ、δ链，地中海贫血按照受累的氨基酸链来分类，通常将地中海贫血分为α、β、δβ和δ等4种类型，其中以α和β地中海贫血较为常见。

三、病因

本病是由于珠蛋白基因的缺失或点突变所致，是合成血红蛋白的珠蛋白链减少或缺失导致血红蛋白结构异常，这种含有异常血红蛋白的红细胞变形性降低，寿命缩短，可以提前被人体的肝脾等破坏，导致贫血甚至发育等异常。

四、地中海贫血的分型

α地中海贫血：根据造成病情的严重性将其分为4种类型：静止型、轻型、中间型、重型；β地中海贫血：根据造成病情的严重性分为3种类型：轻型地中海贫血、中间型地中海贫血、重型地中海贫血。

五、地中海贫血的遗传

如果个携带者（轻型地中海贫血）与个非携带者婚配，通常他们的子女有一半的概率成为携带者，但都不会患上重型地中海贫血症，但是如果两个携带者婚配，每次怀孕有25%的可能性孩子是非携带者50%的可能性孩子是携带者（轻型地中海贫血），还有25%的可能性孩子是重型地中海贫血患者。

六、临床表现（β地中海贫血）

1. 轻型　也被称作携带者状态，意思是指人体携带了地中海贫血的基因。患者无症状或轻度贫血，脾不大或轻度大。这些人通常能正常生活，但可能有轻微的贫血症状，多在重型患者家族调查时被发现。

2. 中间型　多于幼童期出现症状，其临床表现介于轻型和重型之间，中度贫血，脾脏轻或中度大，黄疸可有可无，骨骼改变较轻。

3. 重型　患儿出生时无症状，至3~12个月开始发病，呈慢性进行性贫血，面色苍白，肝脾大，发育不良，常有轻度黄疸，症状随年龄增长而日益明显。伴骨骼改变，首先发生于掌骨，以后为长骨和肋骨，最后为肋骨，形成特殊面容：表现为头颅变大、额部隆起、颧骨增高、鼻梁塌陷，两眼距增宽、眼睑浮肿。患儿常并发气管炎或肺炎。当并发含铁血黄素沉着症时，因过多的铁沉着于心肌和其他脏器如肝、胰腺、脑垂体等而引起该脏器损害的相应症状，其中最严重的是心力衰竭，它是贫血和铁沉着造成心肌损害的结果，是导致患儿死亡的重要原因之一。本病如不治疗，多于5岁前死亡。

七、实验室诊断

（一）轻型地中海贫血

成熟红细胞有轻度形态改变，红细胞渗透脆性正常或减低，血红蛋白电泳显示HbA_2含

（0.035~0.060），这是本型的特点。HbF 含量正常。

（二）重型地中海贫血

血液涂片表现为严重的小红细胞性贫血，红细胞大小不等。可见泪滴形细胞，靶型红细胞及有核红细胞。红细胞渗透脆性明显减低。HbF 含量明显增高，大多 >0.40，这是诊断重型 β 地贫的重要依据。

八、疾病治疗

轻型地贫无需特殊治疗。中间型和重型地贫应采取下列种或数种方法给予治疗。

1. 一般治疗　注意休息和营养，积极预防感染。适当补充叶酸和维生素 B_{12}。

2. 输血和去铁治疗　此法在目前仍是重要治疗方法之一。少量输注红细胞法仅适用于中间型 α 和 β 地贫，使血红蛋白维持在 60~70g/L。对于重型 β 地贫应从早期开始给予中、高量输血，维持患儿的血红蛋白（Hb）>90g/L，以使患儿生长发育接近正常和防止骨骼病变。其方法是：先反复输注浓缩红细胞，使患儿血红蛋白含量达 120~150g/L，然后每隔 2~4 周输注浓缩红细胞 1 次，使血红蛋白含量维持在 90g/L 以上。但本法容易导致含铁血黄素沉着症，故应同时给予铁螯合剂治疗（铁血黄素沉着症是指血管内溶血时红细胞破坏，产生过多的游离血红蛋白由肾脏排出，产生血红蛋白尿，其中一部分被肾小管上皮细胞重吸收并降解，生成含铁血黄素，铁血黄素沉积于各组织器官，引起相应组织器官的损害）。

3. 铁螯合剂　通常在定期输红细胞开始后的 1~2 年（即累计输红细胞 10~30 次），应检查血清铁蛋白（SF）水平，当 SF >1 000μg/L 时应开始去铁治疗。临床广泛使用去铁胺，每日 25~30mg/kg，每晚 1 次连续皮下注射 12 小时，或加入等渗葡萄糖液中静滴 8~12 小时，每周 5~7 天，长期应用。或加入红细胞悬液中缓慢输注。去铁胺副作用不大，偶见过敏反应，长期使用偶可白内障和长骨发育障碍，剂量过大可引起视力和听觉减退。维生素 C 与螯合剂联合应用可加强去铁胺从尿中排铁的作用。

4. 脾切除　对血红蛋白 H 病和中间型 β 地贫的疗效较好，对重型 β 地贫效果差。脾切除可致免疫功能减弱，应在 5~6 岁以后施行并严格掌握适应证。

脾切除指征：

（1）输血量日益增多，每年输血量大于 200ml/kg。

（2）脾功能亢进。

（3）巨脾引起压迫症。

（4）一般年龄在 5 岁以上。

5. 造血干细胞移植　异基因造血干细胞移植是目前能根治重型 β 地贫的唯一方法。

九、护理诊断/问题

1. 活动无耐力　与贫血致组织缺氧有关。

2. 疼痛　与慢性溶血引起的肝脾肿大有关。

3. 发育异常　与骨骼发育畸形有关。

4. 器官衰竭　与铁血黄素沉着有关。

十、护理措施

1. 病情观察　评估患儿贫血的程度，了解患儿血红蛋白数值。观察患儿面色，有无疲乏无力及活动后心慌气短，巩膜、皮肤巩膜有无黄染，观察患儿有无生长发育迟缓，身材矮小、消瘦、颧骨突出等外形异常表现。

根据外周血血红蛋白含量将贫血分为轻、中、重、极重 4 度。

（1）轻度：新生儿期 144～120g/L，儿童 129～90g/L。

（2）中度：新生儿 120～90g/L，儿童 90～60g/L。

（3）重度：新生儿 90～60g/L，儿童 60～30g/L。

（4）极重度：新生儿 <60g/L，儿童 <30g/L。

2. 活动与休息　轻型患儿如仅有轻度贫血可适当减少活动；重型患儿一般伴有重度贫血应绝对卧床休休息，减少机体耗氧量防止贫血性心脏病的发生。

3. 饮食护理　避免进食一切可能引起溶血的食物或药物（抗疟药、解热镇痛药、磺胺类、青蒿素、蚕豆等等），多饮水，勤排尿，促进溶血后所产生的毒性物质排泄。

4. 预防感染　注意患儿个人卫生，勤给患儿洗澡、洗头、更衣，室内保持空气新鲜，经常开窗通风，勤漱口、早晚刷牙，口腔内有血泡或溃疡的涂以碘甘油，保持大便通畅。

5. 输血的护理　输血是治疗本病的主要方法之一。

（1）正确填写化验单，禁止同时采集两个病员的血标本，要严格查对制度，以防混淆，发生差错。

（2）根据医嘱凭提血单取血，应与血库人员共同认真查对病人床号、姓名、住院号、供血者及受血者血型、交叉配血试验结果，血量及采血日期，血瓶包装是否严密，有无裂痕。切实检查血液质量。正常库血分为两层，上层为血浆呈淡黄色半透明，下层为红细胞呈均匀暗红色，两者界限清楚，且无凝块，查对准确无误方可签字取回使用。

（3）血液从血库取后勿剧烈震荡，以免红细胞破坏而引起溶血。另外，血液不能加温以免血红蛋白凝固变性而引起反应。从血库取出后应在半小时内输入，不宜久置。

（4）取血回病区后，应经另一人按上述要求再次核对无误方可输用。

（5）输入两瓶以上血液时，两瓶血之间须输入少量等渗盐水。

（6）输血时，血液内不得随意加入其他药品，如钙剂、酸性或碱性药品，高渗或低渗液，以防血液凝集或溶解。

（7）输血过程中，应密切观察有无局部疼痛，有无输血反应，如有严重反应，应立即通知医生，停止输血，并保留余血以备检查分析原因

（8）掌握输血速度，开始宜慢，每分钟 15 滴，观察 15 分钟后若病人无不适，再根据病情调节滴速，一般成人每分钟 40～60 滴，儿童 15～20 滴/分，大量失血病人速度稍快，心脏病人速度宜慢，并注意观察病情变化。［不同血制品输注顺序血小板＞血浆＞红细胞不同血制品的输注时间血小板 1U <30min 血浆 200ml <30min 红细胞 1U≤4h（一般情况下）］。

6. 应用铁螯合剂的护理　虽然强有力的输血治疗已明显改善患儿的生存质量，但不进行及时和持续的去铁治疗，患儿并发含铁血黄素沉着症，引起器官损害或死亡。目前的治疗是皮下或静脉注射铁螯合剂去铁胺，使大量的铁从尿中排出。应用时应注意以下几点：①应用去铁胺时要严格控制速度。由于去铁胺半衰期仅 1 小时，故通常采用连续皮下注射 12 小

时或持续静脉滴注 8～12 小时等方法，以保证治疗效果；②观察尿量及尿色的变化。使用后由于铁复合物的排出使尿色变深为浓茶色或洗肉水色；③指导在使用去铁胺的同时服用维生素 C 可增加铁复合物的排出；④观察药物的不良反应。局部反应，注射部位出现红肿、疼痛、硬结、烧灼感、皮疹，一般无需停药。如有寒战、发热及视力下降、听力下降、白内障等全身反应，一旦发生及时给予处理；⑤该药不稳定，粉针剂要在 4℃ 以下存储，注射用水溶解后 24 小时内用完。

7. 心理护理　向患儿及家长介绍有关本病的知识，帮助患儿及家长建立战胜疾病的信心，从而配合治疗。

十一、疾病预防

开展人群普查和遗传咨询、作好婚前指导以避免地贫基因携带者之间联姻，对预防本病有重要意义。采用基因分析法进行产前诊断，可在妊娠早期对重型 β 和 α 地贫胎儿作出诊断并及时中止妊娠，避免胎儿水肿综合征的发生和重型 β 地贫患者出生，是目前预防本病行之有效的方法。

（耿会英）

第六节　小儿自身免疫性溶血性贫血护理

一、概述

自身免疫性溶血性贫血是一种获得性免疫性贫血，是有患儿体内产生了与自身红细胞抗原起反应的自身抗体吸附于红细胞表面，从而引起红细胞过早地破坏而产生的一种溶血性贫血。可发生于任何年龄阶段，小儿时期最常见的疾病。

二、病因

特发性小儿自身免疫性溶血性贫血病因不明。继发性常见的病因有：

1. 感染　可由病毒、细菌、支原体或疫苗接种等引起，病原体包括伤寒、链球菌、金黄色葡萄球菌、结核、肝炎病毒、巨细胞包涵体病毒、EB 病毒、疱疹病毒、流感病毒、腺病毒、胰腺炎病毒、水痘、风疹及肺炎支原体（非典型肺炎）、螺旋体属感染（如钩端螺旋体病）等。

2. 免疫性疾病　常见于系统性红斑狼疮、类风湿性关节炎、皮肤炎、特发性血小板减少性紫癜、免疫缺陷病、无丙种球蛋白血症、异常丙种球蛋白血症和骨髓移植等。

3. 恶性肿瘤　如白血病、淋巴瘤、霍奇金病等。

4. 多种药物　可通过半抗原药物依赖性非特异性抗体（如青霉素类、头孢美素类等）或通过免疫复合物（如奎宁奎尼丁等）或诱导真性自身抗体（如甲基多巴、左旋多巴等）而破坏细胞，发生溶血性贫血。

主要有三种类型：

（1）青霉素类：亦称药物吸附型。青霉素、先锋霉素、四环素等药物吸附于红细胞表面形成新的抗原，免疫系统制造抗体，通常是 IgG 与之结合而发生溶血。

（2）甲基多巴型：α-甲基多巴引起的 AIHA 属自身免疫性，60% 见于 HIA-B$_7$。

（3）免疫复合物型：这是由于 IgM 与药物反应，激活了补体系统，C$_3$b 沉积于红细胞表面，进而导致巨噬细胞对带有 C$_3$b 的红细胞发生攻击和吞噬。少数 IgG 抗体也可为冷凝型，类似 IgM，见于阵发性寒冷性血红蛋白尿。这种抗体与红细胞膜上的血型 P 抗原结合，通过补体而发生溶血性贫血。

抗体性质是温抗体型的，在 37℃ 时作用最强，又分为温性不完全抗体和温性溶血素。温性不完全抗体是一种不完全抗体，为 IgG 型；温性溶血素为 IgM 型。冷抗体型于 4℃ 时作用最强，是一种完全抗体，它又可分为冷凝激素和冷溶血素。前者是 IgM 型，能引起冷凝激素综合征；后者是 IgG 型，能引起阵发性寒冷性血红蛋白尿。两者又各有混合型。

三、症状

本病可根据病因、抗体的类型、起病缓急和临床经过分类。

1. 根据病因分类　分为特发性 AIHA 和继发性 AIHA 两类，小儿患者以特发性居多，约占 70%。

2. 根据抗体性质分类　分为温抗体型和冷抗体型两类，可根据第一类冷凝集素试验阳性，第二类冷热溶血试验阳性，均具有确诊意义。

（1）温抗体型：根据起病急缓和临床经过分类分为急性型、亚急性型和慢性型三种类型小儿患者以急性型多见，与成人患者多为慢性型不同。临床表现随病因和抗体类型的不同而有所不同。

（2）冷抗体型：可根据临床表现和抗人球蛋白试验诊断，判断下列两种类型，可根据第一类冷凝集素试验阳性，第二类冷热溶血试验阳性，均具有确诊意义。

四、实验室检查

不同的类型，有不同的典型症状，可偏重不同的检查项目。

1. 温抗体型

（1）外周血象：大多数病例血红蛋白 <60g/L，球形和嗜多色性红细胞多见。由于 IgG 抗体可以与幼红细胞和网织红细胞结合，使骨髓中的幼红细胞和网织红细胞减少，急性型的网织红细胞常 >10%，慢性型者有时减少，亚急性型者多轻度增加，再障危象时网织红细胞可极度减少。白细胞总数通常升高，可出现类白血病反应。如无 Even 综合征时，血小板通常正常。急性型患者常有较重贫血，慢性型和亚急性型患者的贫血大多较轻。

（2）胆红素和珠蛋白测定：血清间接胆红素增加，尿胆原增加，结合珠蛋白降低或消失。

（3）抗人球蛋白试验（Coombs′test）：分两种类型：直接试验（direct antiglobulin test, DAT）测定吸附于红细胞表面的不完全抗体；间接试验（indirect antiglobulin test, IAT）测定血清中游离的不完全抗体。本病这两种试验大多呈阳性，但极少数患者（2%~4%）试验结果始终阴性。这种情况的发生主要与抗人球蛋白试验的敏感性不强有关。当每个红细胞表面附着的 IgG 分子为 40~200 个时，已可引起溶血，但由于 IgG 分子数量不足，直接试验可呈阴性反应。只有当每个红细胞表面的 IgG 分子达到 200~500 个以上时才能测出阳性结果。为了提高本试验的灵敏度，目前已有人应用放射免疫或补体结合抗体消耗试验等测定红细胞表面每一个 IgG 分子,以证实本病的诊断。此外,本试验阴性也与所用抗人球蛋白试剂的局限性有关,这是因为有 0.5% ~ 2.5% 的患者仅有 IgA 自身抗体而无 IgG 和 IgM 抗体,对于这些极少数病例,可用其抗人球蛋白 IgA 特异血清直接检测。此试验结果阳性是诊断本病的重要依据。

(4) 红细胞渗透脆性试验:发病病情进展时脆性增高,症状缓解时可正常。

(5) 酶处理红细胞凝集试验:将经胰蛋白酶、木瓜蛋白酶或菠萝蛋白酶处理的 Rh 基因型的 O 型红细胞分别与病人血清孵育,发生凝集反应者说明病人血清中存在抗红细胞游离抗体。温性自身溶血素(IgM)可使酶处理红细胞直接溶解。

(6) 骨髓象:骨髓红系统明显增生。

2. 冷抗体型 – 冷凝集病

(1) 血象:血涂片红细胞形态可正常,轻至中度贫血。

(2) 冷凝集素试验:在寒冷和补体参与下,冷凝集素(本病患者的血液中多数为 IgM,仅极个别为 IgA 或 IgG),与自身红细胞发生凝集。本试验阳性是诊断本病的重要依据。在 4℃本试验滴度增高,效价可高达 1 : 1 000 以上,少数患者在 2 ~ 5℃时其效价为 1 :(16 ~ 256)。温度接近体温时凝集现象则消失。

(3) 直接抗人球蛋白试验:阳性。

3. 冷抗体型 – 阵发性冷性血红蛋白尿症

(1) 血象:具有典型血管内溶血的血液学检查结果。

(2) 尿液检查:反复发作者出现含铁血黄素尿。

(3) 冷热溶血试验阳性:本试验阳性是诊断本病的重要依据。本病患者的血清中含有自身冷溶血素(属非凝集素性 IgG),是抗红细胞的自身冷抗体。当患者全身或局部处于 16℃以下时,冷抗体与自身的红细胞相结合。加入与病人红细胞血型相配的血清或豚鼠血清(提供补体),当温度升至 37℃时,即发生溶血。

(4) 直接抗人球蛋白试验:血红蛋白尿发作时,常呈现阳性,溶血发作间期为阴性。

4. 常规检查 常规做 X 线胸片、B 超和心电图等检查,其他根据临床需要选择。

五、治疗

1. 一般治疗 积极控制原发病,防治感染,以免引起溶血危象。危重病例需注意水电解质平衡及心肾功能,溶血危象者宜采取碱化尿液的措施,应用低分子右旋糖酐以防 DIC 发生等。

2. 药物治疗

(1) 肾上腺糖皮质激素:对温抗体性溶血,肾上腺皮质激素为首选。能抑制巨噬细胞吞噬包被有自身抗体的红细胞,干扰巨噬细胞膜的 Fc 受体的表达和功能;减少红细胞膜与抗体结合;减少自身抗体的生成(多在治疗数周后)。急性严重的溶血应用甲泼尼龙(甲基泼尼松龙)按 40mg/(m² · d),静脉滴注,于 1 ~ 2 天后病情稳定后改为泼尼松口服;口服药应在静滴停用前开始。对于病情较轻的,开始即可口服泼尼松 40 ~ 60mg/(m² · d),分 3 ~ 4 次。4 ~ 7 天后可改为一次性口服,以减轻副作用。若血红蛋白稳定在 100g/L 以上,网织红细胞下降,即可将泼尼松用量减半,此后再缓慢减量。若持续稳定则可于病程 2 个月后停药。若减量或停药后又出现溶血,可加量至控制溶血的剂量。为了减轻肾上腺皮质激素的副作用，凡需长期服用的，尽可能隔天顿服。小儿时期应用肾上腺皮质激素治疗的有效率为32%~77%。

（2）免疫抑制药：因其副作用多，不宜首选。适用于激素治疗无效或激素维持量过高者；脾切除无效或脾切除后复发者。常用的有硫唑嘌呤（6-TG）、巯嘌呤（6-MP）和环磷酰胺（CTX）等，多与激素联用，待血象恢复正常，可先将激素减量，再将免疫抑制药减量。其中以硫唑嘌呤较为常用，剂量为 2~2.5mg/（kg·d），环磷酰胺（CTX）剂量为1.5~2mg/（kg·d）。如疗效满意，疗程不短于 3 个月；如试用 4 周而疗效不满意，应增加剂量或换用其他药物（如环孢素）。在治疗中应注意观察血象和防治感染。

（3）达那唑（danazol）：有免疫调节作用，还能抑制补体与红细胞的结合。可与激素合用，待贫血纠正后，可将激素逐渐减停，以达那唑维持。也有激素无效，用达那唑达到缓解的报道。

（4）大剂量人血丙种球蛋白滴注、抗淋巴（或胸腺）细胞球蛋白滴注、长春碱类等，但仍需进一步观察研究。

3. 输血与血浆置换　因对温抗体型者输血后可因输入补体而引起溶血反应，而且血型鉴定与交叉配血在本病患者往往有困难，输血应慎重。因红细胞表面的抗原位点被自身抗体阻断所致。为纠正严重贫血而需要输血时，宜输入红细胞。每次输入的浓缩红细胞量以100ml 为宜，为减少补体作用，可用经生理盐水洗涤后的同型红细胞。输血速度宜缓慢，并密切观察病情，检查患者血清若发现游离血红蛋白增多，应立即停止输血。在正常人，血浆置换 1~1.5 个血浆容积，可有效降低血清 IgG 水平约 50%。但由于抗体持续产生和大量IgG 分布在血管外，从而限制了血浆置换的疗效。

4. 脾切除　适应以下人群：对激素治疗有禁忌证者；经大剂量激素治疗无效者；需长期用较大剂量激素才能维持血红蛋白于正常水平者；激素与免疫抑制药联用仍不能控制溶血者；经常反复发作者。温抗体型患者脾切除后约有 50% 的原发性者、30% 的继发性者可获缓解。冷抗体型患者脾切除治疗仅少数病例有效。

5. 静脉注射丙种球蛋白　大剂量静脉注射丙种球蛋白：0.4~1.0g/kg，连用5d，对小部分 IgG 介导的免疫性溶血性贫血有一定疗效，但疗效短暂。

6. 其他　胸腺切除术等治疗方法，但有待于进一步临床观察。

六、护理

1. 饮食护理　在自身免疫性溶血性贫血患者发作期不应吃酸性食品如猪肉、牛肉、鸡肉、蛋黄、鲤鱼、鳗鱼、牡蛎、干鱿鱼、虾、白米、面粉制品、花生、啤酒等，此时的患者要选择碱性食品如豆腐、海带、奶类及各种蔬菜水果等；以保证自身免疫性溶血性贫血患者更好的恢复健康。

2. 生活调理　患者们需要根据自身病情的发展情况做好护理工作，要注意感染、劳累、精神刺激等常常成为此病发作的因素，此时患者要做到起居有常，患者也要随气候的变化及时的增减衣服，避免外感而导致病情加重。

3. 精神调理　患者自己要正确对待自身免疫性溶血性贫血疾病，在恢复过程中要避免重体力劳动，更要避免精神紧张、调情致、勿激动，此时患者可以根据自己的情况做一些适当运动，以增强体质，但气血亏虚患者勿练气功，以免动气耗血加重气血虚。

4. 防止感染　在康复过程中的自身免疫性溶血性贫血患者要注意皮肤、黏膜的清洁护理，更要保持口腔清洁以预防肛周感染；此时的患者一旦身体不适应及时就医诊治，但是不要做手术进行治疗，更要避免外伤等情况出现，若是急需治疗也要通过其他方式来进行，以避免影响到之前治疗自身免疫性溶血性贫血的效果。

七、预防保健

原发性急性型患者多呈自限性，即使无特殊治疗亦可自愈。温抗体型中的急性型预后一般较好，对激素治疗反应敏感，病程约 1 个月，大多能完全恢复，但合并血小板减少者，可因出血而致死亡。慢性型患者常继发于其他疾病，其预后与原发病的性质有关。病死率可达 11% ~35%。冷抗体型中的冷凝集素综合征急性型的病程呈一过性，预后良好。慢性型者在冬天时病情可恶化，夏天时缓解，病情长期持续反复。阵发性寒冷性血红蛋白尿继发急性型患者的预后与原发病的治愈与否有关。一般在原发病治愈后此病即可痊愈。

（耿会英）

第七节　支气管哮喘护理

支气管哮喘简称哮喘，是由多种炎症细胞（如嗜酸性粒细胞、肥大细胞、T 淋巴细胞、嗜中性粒细胞、气道上皮细胞等）和细胞组分参与的气道慢性炎症性疾病。这种慢性炎症导致气道高反应性的增加，并引起反复发作性的喘息、气急、胸闷或咳嗽等症状，常在夜间和（或）清晨发作、加剧，通常出现广泛多变的可逆性气流受限，多数患儿可自行缓解或经治疗缓解。哮喘是当今世界威胁公共健康最常见的慢性肺部疾病。

一、临床特点

1. 症状

（1）起病较急，反复发作咳嗽和喘息，有过敏性鼻炎者发作前可先有鼻痒、打喷嚏、干咳，然后出现喘憋、气急、胸闷。

（2）根据临床表现哮喘可分为急性发作期、慢性持续期和临床缓解期。

1）哮喘急性发作期：喘息、气促、咳嗽、胸闷等症状突然发生，或原有症状急剧加重，常有呼吸困难，常因接触变应原、刺激物或呼吸道感染诱发。其程度轻重不一，病情加重可在数小时或数天内出现，偶尔可在数分钟内即危及生命。

2）慢性持续期：每周不同频度和（或）不同程度地出现症状（喘息、气急、胸闷、咳嗽等）。

3）临床缓解期：症状、体征消失，肺功能恢复到急性发作前水平，并维持 3 个月以上。

（3）哮喘发作以夜间更为严重，一般可自行或用平喘药物后缓解。若哮喘急性严重发作，经合理应用拟交感神经药物仍不能缓解，称作哮喘持续状态。

（4）患儿在呼吸极度困难时，哮喘最主要体征——喘息可以不存在。年幼儿常伴有腹痛。

2. 体征

（1）中重度哮喘发作时胸廓饱满呈吸气状，颈静脉怒张。严重呼吸困难时呼吸音反而减弱，哮鸣音消失。叩诊两肺呈鼓音，心浊音界缩小，提示已发生肺气肿，并有膈下移，致使可触及肝脾。

（2）听诊全肺布满哮鸣音，可闻及干啰音。

（3）严重持续哮喘气道阻塞可出现桶状胸。无并发症时较少有杵状指。

3. 分类　根据 1998 年全国儿科哮喘协作组制定的儿童哮喘防治常规将儿童哮喘分为婴幼儿哮喘和儿童哮喘、咳嗽变异性哮喘。

（1）儿童哮喘：3 岁以上哮喘反复发作，平喘药有明显疗效，发作时肺部闻及哮鸣音。

（2）婴幼儿哮喘：3 岁以下，有其他过敏史，哮喘发作 ≥3 次，发作时肺部闻及哮鸣音，父母有哮喘病史。

（3）咳嗽变异性哮喘：又称隐性哮喘。咳嗽反复或持续一个月以上，常在夜间和（或）清晨发作，运动后加重，痰少，临床无感染征象，或经长期抗生素治疗无效而平喘药可使咳嗽发作缓解，有个人或家族过敏史，变态原测试阳性。

4. 辅助检查

（1）痰液嗜酸性粒细胞（EOS）上升，血清免疫球蛋白 IgE 上升。

（2）胸部 X 线检查多数患儿在发病期呈单纯过度充气及血管阴影增加。

（3）支气管舒张试验阳性，可助哮喘诊断。

二、护理评估

1. 健康史　询问发病史，有无过敏源接触史，有无呼吸道感染现象，家庭成员有无呼吸道疾病，一、二级亲属中有无过敏性鼻炎、荨麻疹、哮喘等变态反应疾病史，以及患儿的以往发病史（有无湿疹史）。

2. 症状、体征　检查患儿，评估呼吸困难的症状、体征和严重程度。

3. 社会、心理　评估患儿及家长对本病的认识程度及有无焦虑和恐惧，评估家庭社会支持系统。

4. 辅助检查　了解外周血白细胞、血气分析、肺功能、过敏源测定等检查结果。

三、常见护理问题

1. 低效性呼吸形态　与气道狭窄、阻力增加有关。

2. 清理呼吸道无效　与气道水分丢失、分泌物黏稠有关。

3. 焦虑、恐惧　与疾病的痛苦、环境的改变有关。

4. 有体液失衡的危险　与进食少、出汗多、呼吸快有关。

5. 合作性问题　呼吸衰竭。

四、护理措施

1. 消除呼吸窘迫、维持气道通畅

（1）用药护理：支气管扩张剂（如拟肾上腺素类，茶碱类及抗胆碱药物）可采用吸入疗法、口服、皮下注射或静脉滴注等方式给药，其中吸入治疗具有用量少、起效快、不良反应小等优点，是首选的药物治疗方法。使用吸入疗法时可嘱患儿在按压喷药于咽喉部的同时深吸气，然后屏气10s。目前常用的拟肾上腺素类药物有硫酸沙丁胺醇气雾剂、硫酸特布他林气雾剂等。拟肾上腺素类药物的副作用主要是心动过速、血压升高、虚弱、恶心、过敏反应及反常的支气管痉挛，每周用药不能超过10ml。常用茶碱类药物有氨茶碱，注射剂一般用于哮喘发作严重时，每日用量不超过 $1.2 \sim 1.5g$ 为宜，一般不静脉推注，以免引起心律失常，其不良反应主要有胃部不适、恶心、呕吐、头晕、头痛、心悸及心律不齐等。另外由于氨茶碱的有效浓度与中毒浓度很接近，故宜做血药浓度监测，使之维持在 $10 \sim 15\mu g/ml$ 的最佳血药浓度。如和拟肾上腺素类药物联合应用时，两药均应适当减量，因两药合用易诱发心律失常。发热、患有肝脏疾病、心脏功能或肾功能障碍及甲状腺功能亢进者尤需慎用。合用西咪替丁、喹诺酮、大环内酯类药物等可影响氨茶碱代谢而排泄缓慢，应减少用量。正确使用糖皮质激素。布地奈德是一种非卤代化糖皮质激素，它具有很强的局部抗炎作用，雾化吸入后可以以较高浓度快速到达靶器官，直接作用于支气管的固有细胞，如上皮细胞、内皮细胞、平滑肌细胞和分泌腺细胞等，以及局部炎性细胞，抑制炎症损伤，从而降低气道高反应性，减少腺体分泌，改善呼吸功能，缓解哮喘症状。

（2）吸氧：哮喘时大多有缺氧现象，故应给予氧气，以减少无氧代谢，预防酸中毒。氧气浓度以40%为宜。哮喘严重时常并发呼吸性酸中毒，应给予持续低流量吸氧，同时密切观察患儿呼吸频率、节律、深浅度的变化及缺氧改善情况和生命体征、神志变化，并密切监测动脉血气分析值。严重呼吸困难、呼吸音降低甚至哮鸣音消失，吸氧后仍有发绀，血气分析 $PaCO_2$ 大于8.65kPa（65mmHg）应考虑机械通气。

（3）体位：采取使肺部扩张的体位，可取半坐卧位或坐位。

（4）呼吸道护理：补充足够的水分，定时翻身拍背，雾化吸入，湿化气道，稀释痰液，防止痰栓形成，病情许可时采用体位引流，痰多、无力咳嗽者及时吸痰。

2. 保证休息　过度的呼吸运动、低氧血症使患儿感到极度的疲倦，给患儿提供一个安静、舒适的环境利于休息，病房内空气流通、新鲜，无灰尘、煤气、油雾、油漆味及其他一切刺激性物质及花鸟等过敏源。护理操作应尽可能地集中进行。采取措施缓解恐惧心理，确保安全，促使患儿放松。

3. 心理护理　进行耐心的解释，指出哮喘是完全可以控制的，同时请哮喘控制较好的患儿现身说法，树立战胜疾病的信心。对容易接受消极暗示的人，应给予积极暗示，保持情绪稳定、心情愉快，必要时可帮助患儿转移注意力。家庭成员应尽力创造和谐、温馨的环境，不要过于关心或疏忽患儿。

4. 提高活动耐力　协助日常生活，指导患儿活动，尽量避免情绪激动及紧张的活动。活动前后，监测其呼吸和心率情况，活动时如有气促、心率加快可给予吸氧并给予休息。依病情而定，逐渐增加活动量。

5. 密切监测病情　观察哮喘发作情况，当呼吸困难加重时有无呼吸音及哮鸣音的减弱或消失、心率加快等。另外应密切监测患儿是否有烦躁不安、气喘加剧、心率加快、神志模糊等情况。警惕呼吸衰竭及呼吸骤停等并发症的发生，同时还应警惕哮喘持续状态的发生。

6. 哮喘持续状态的护理

（1）给予半坐卧位或端坐卧位：保持病室安静，避免有害气体及强光刺激。

（2）改善缺氧，保持呼吸道通畅：温湿化面罩给氧，浓度以40%为宜，流量约4～

5L/min，使 PaO_2 保持在 70mmHg（9.3kPa）以上，及时清除呼吸道分泌物，必要时做好机械通气准备。

（3）遵医嘱应用支气管扩张剂和抗感染药物，并观察药物疗效。

（4）镇静：极度烦躁时酌情应用镇静剂，如 10% 水合氯醛灌肠。禁用吗啡与盐酸哌替啶（杜冷丁）和氯丙嗪（冬眠灵）。

（5）守护并安抚患儿，教会患儿作深而慢的呼吸运动。

（6）维持水和电解质平衡，保持静脉通路。

7. 健康教育

（1）饮食指导：尽量避免食入会激发哮喘发作的食物如蛋、牛奶、肉、鲜鱼、虾、蟹。但也不要过分小心谨慎，在忌食方面，婴幼儿应警惕异体蛋白，儿童应少吃生痰的食物，如鸡蛋、肥肉、花生、油腻食品等。在哮喘发作期，应注意多补充水分，进清淡流质，避免脱水或痰稠难以咳出而加重呼吸困难。

（2）指导呼吸运动：呼吸运动可以强化横膈肌，在进行呼吸运动前，应先清除患儿鼻通道的分泌物。避免在寒冷干湿的环境中运动。

1）腹部呼吸：①平躺，双手平放在身体两侧，膝弯曲，脚平放；②用鼻连续吸气，但胸部不扩张；③缩紧双唇，慢慢吐气直到吐完，重复以上动作 10 次。

2）向前弯曲运动：①坐在椅上，背伸直，头前倾，双手放在膝上；②由鼻吸气，扩张上腹部，胸部保持直立不动，由口将气慢慢吹出。

3）侧扩张运动：①坐在椅上，将手掌放在左右两侧的最下肋骨上；②吸气，扩张下肋骨，然后由嘴吐气，收缩上胸部和下肋骨。③用手掌下压肋骨，可将肺底部的空气排出。

4）重复以上动作 10 次。

（3）介绍有关用药及防病知识告诫患儿必须严格遵守医嘱用药，不能突然停药，以免引起疾病复发。

五、出院指导

（1）协助患儿及家长确认导致哮喘发作的因素，评估家庭及生活环境中的变态原，避免接触变态原，去除各种诱发因素，如避免患儿暴露在寒冷空气中，避免与呼吸道感染的人接触，不养宠物，不种花草，不接触烟尘，被褥保持清洁干燥，禁用阿司匹林、普萘洛尔、吲哚美辛等药物。

（2）使患儿及家长能辨认哮喘发作的早期征象（如鼻痒、咳嗽、打喷嚏等）及适当的处理方法。

（3）提供出院后用药资料，不能自行停药或减药。

（4）教会患儿在运动前使用支气管扩张剂（预防性药物）预防哮喘发作。

（5）介绍呼吸治疗仪的使用和清洁。

（6）出院后适当参加体育锻炼，多晒太阳，增强机体抗病能力。

（7）指导心理卫生，保持良好的心境，正确对待疾病，不宜过分的轻视或重视，并积极与其交流沟通。避免过度劳累和情绪激动，消除不良刺激。

（耿会英）

第八节　急性肾小球肾炎护理

急性肾小球肾炎是一组不同病因所致的感染后免疫反应引起的急性弥漫性肾小球炎性病变，以链球菌感染后急性肾炎最为常见。肾小球以毛细血管内皮细胞增生为主，病程多在 1 年内。本病一般预后良好，发展为慢性肾炎者罕见。少数严重病例起病 2 周内可出现高血压脑病、严重循环充血、急性肾功能不全的严重表现。

一、临床特点

1. 典型症状

（1）前驱症状：急性起病，多数病例病前 1~2 周有呼吸道或皮肤感染史。

（2）水肿、少尿：早期常有水肿，先见于眼睑，严重时迅速延及全身。水肿时尿量减少。

（3）血尿：常为起病的首发症状，多为镜下血尿，其中 30%~50% 患儿有肉眼血尿。

2. 体征

（1）水肿：程度不等，呈非凹陷性，严重病例可有少量胸腔积液或腹水。

（2）高血压：约 1/2 患儿有高血压，学龄儿童 >130/90mmHg，学龄前儿童 >120/80mmHg。

3. 严重表现

（1）高血压脑病：多发生于急性肾炎病程早期，起病一般较急，表现为剧烈头痛、频繁恶心呕吐，继之视力障碍，眼花、复视、暂时性黑矇，并有嗜睡或烦躁，如不及时治疗则发生惊厥、昏迷，少数暂时偏瘫、失语，严重时发生脑疝。

（2）严重循环充血：临床表现为气急、不能平卧，胸闷，咳嗽，口吐粉红色血性泡沫，听诊肺底湿啰音、心跳呈奔马律，肝大压痛等左右心衰竭症状。危重者可因肺水肿于数小时内死亡。

（3）急性肾功能不全：临床表现为少尿或无尿，血尿素氮、血肌酐升高，高血钾，代谢性酸中毒。

4. 辅助检查

（1）尿常规：以红细胞为主，可伴有蛋白尿、白细胞尿、管型尿。

（2）血沉：早期一般增快，提示病情处于活动阶段。

（3）抗"O"。大部分患儿升高，可持续 6 个月。

（4）补体 C_3：血补体 C_3 于 6~8 周内一过性低下，是链球菌感染后肾炎的首要确诊条件。

（5）肾功能：常有一过性氮质血症，血肌酐及尿素氮轻度升高，经利尿数日后，氮质血症即可恢复正常。

（6）腹部 B 超：多数患儿肾脏有肿胀，结构模糊，呈弥漫性病变。

二、护理评估

1. 健康史　询问发病前有无上呼吸道感染或皮肤感染史，水肿及其发生发展过程，以往有无类似疾病发生。

2. 症状、体征 评估患儿有无水肿及水肿的部位、性质和程度；尿量是否减少，尿色是否呈茶色、烟灰水样、鲜红色或洗肉水样；血压有否升高；有无心悸、气短，不能平卧等循环充血表现。

3. 社会、心理 了解患儿的心态，家长对本病的了解程度及对患儿健康的需求。

4. 辅助检查 了解患儿尿常规、肾功能、补体 C_3 等检查结果。

三、常见护理问题

1. 体液过多 与肾小球滤过率下降有关。
2. 活动无耐力 与水钠潴留、血压升高有关。
3. 合作性问题 高血压脑病、严重循环充血、急性肾功能不全。
4. 有感染的危险 与机体抵抗力下降有关。

四、护理措施

1. 环境 要求病室阳光充足，空气新鲜，室温保持在 18～20℃。减少病室的探访人数及次数，以防交叉感染。

2. 休息 起病 2 周内患儿应卧床休息，待水肿消退、血压降至正常、肉眼血尿消失，可下床轻微活动。

3. 饮食 有水肿及高血压的患儿应限制钠盐摄入，每日钠盐量 1～2g；有氮质血症时限制蛋白质的入量，每日 0.5g/kg；供给高糖饮食以满足患儿热量需要；除非严重少尿或循环充血，一般不必严格限水。在尿量增加，水肿消退，血压正常后可恢复正常饮食，以保证患儿生长发育的需要。

4. 皮肤护理 加强全身皮肤黏膜清洁工作，注意保护水肿部位的皮肤，以免损伤而引起感染。注意腰部保暖，可促进血液循环，增加肾血流量，增加尿量，减轻水肿。

5. 观察病情变化

（1）观察尿量、尿色，准确记录 24h 出入液量，每日晨测体重 1 次。患儿尿量增加，肉眼血尿消失，提示病情好转。如尿量持续减少，出现头痛、恶心、呕吐等，要警惕急性肾功能不全的发生，此时应嘱患儿绝对卧床休息，精确记录出入液量，严格控制液体量，给无盐、低优质蛋白、高碳水化合物饮食，并做好透析前的准备工作。

（2）每 8h 一次监测血压，血压显著增高者，酌情增加测量次数。若出现血压突然升高，剧烈头痛、眼花、呕吐等，提示高血压脑病可能，立即绝对卧床休息，抬高头肩 15°～30°，吸氧，并遵医嘱予镇静、降压、利尿处理。

（3）密切观察患儿有无烦躁不安、不能平卧、胸闷、心率增快、尿少、肝脏肿大，发现上述症状立即予以吸氧、半卧位、严格控制液体摄入，并通知主管医生。

6. 观察药物治疗的效果和副作用 应用降压药后应定时测量血压，评价降压效果，并观察有无不良反应。如应用利血平后可有鼻塞、面红、嗜睡等副作用；应用硝苯地平降压的患儿避免突然起立，以防直立性低血压的发生；应用利尿剂，尤其静脉注射呋塞米后，要注意有无利尿过度，导致脱水、电解质紊乱等。

7. 健康教育

（1）告知患儿及家长本病是一种自限性疾病，无特异治疗，主要是休息，对症处理，加强护理。本病预后良好，发展为慢性肾炎者少见。

（2）认真向患儿及家长讲解休息的重要性，以及疾病不同阶段对饮食的特殊要求，取得患儿及家长的配合。

（3）指导家长正确留取尿标本。

五、出院指导

1. 休息　出院后可在室内适当活动，至第 2 个月，如病情恢复顺利，血沉正常，可以上学，但要免体育课，避免剧烈运动。一般在病情稳定 3 个月后，可逐渐恢复体力活动。

2. 饮食　宜清淡、少刺激、易消化的食物。多吃新鲜蔬菜和去皮水果，忌吃罐头食品。如血压正常，水肿消退，可给予普通饮食，不必忌口，以免影响小儿的生长发育。

3. 预防感染　向患儿及家长说明预防呼吸道及皮肤感染的重要性。患儿居室内要保持空气新鲜，不要门窗紧闭。应尽量谢绝亲友探视，特别是患感冒的人，以预防呼吸道感染。同时应经常洗澡，保持皮肤清洁，夏秋季节要预防蚊虫叮咬。衣服要常洗晒，以预防皮肤感染。

4. 每周化验尿常规 1 次　待尿蛋白阴性，尿中红细胞偶见或消失，就可以每 2～4 周化验 1 次。送化验盛尿的容器要清洁，容器内如有其他物质，会影响化验结果。尿标本以留取晨起第一次尿较好。

（耿会英）

第九节　急性颅内压增高护理

急性颅内压增高是指由于多种原因引起脑实质及其液体增加所致的脑容积和重量增多所造成颅内压力增高的一种严重临床综合征。重者可迅速发展成脑疝而危及生命，是儿科的常见急症之一。

一、病因和发病机制

不同年龄阶段的小儿，颅内压增高的原因各异。新生儿主要由于缺氧缺血性脑病、产伤、颅内出血等所致；婴幼儿主要由于颅内感染、颅内出血和脑积水等所致。

1. 急性感染　感染后24h 之内可出现脑水肿致颅内压增高表现。

2. 脑缺氧　严重缺氧数小时之内即可出现脑水肿，常见原因有颅脑损伤、窒息、心跳骤停、休克、心力衰竭和呼吸衰竭、肺性脑病、癫痫持续状态、严重贫血、溺水等均可引起。

3. 颅内出血　常见于颅内畸形血管或动脉瘤破裂、蛛网膜下隙出血、婴儿维生素 K 缺乏症、血友病和白血病等，偶见颅内血管炎引起的血管破溃出血。

4. 各种中毒　一氧化碳或氰化物中毒、重金属中毒、农药中毒、食物和酒精中毒等。

5. 水、电解质平衡紊乱　急性低钠血症、水中毒，以及各种原因所致酸中毒等。

6. 颅内占位病变　脑肿瘤、颅内血肿、脑血管畸形和寄生虫病等。

7. 其他　如高血压脑病、瑞氏综合征、各种代谢性疾病等。

二、病理变化

脑水肿的病理改变主要是充血和水肿。

1. 大体标本　可见脑肿胀、脑组织变嫩，似有流动感。脑膜充血、脑沟回浅平、切面灰质与白质分界不清，白质明显肿胀，灰质受压，侧脑室体积减小或呈裂隙状。

2. 组织学改变

（1）细胞外水肿：细胞和微血管周围间隙明显增宽，HE 染色可见粉红色的水肿液，白质含水量增加呈海绵状。

（2）细胞内水肿：灰质及白质细胞肿胀，尤以星状胶质细胞最明显，核淡染，胞质内出现空泡，有时核呈固缩状态。神经纤维髓鞘肿胀、变形或断裂。微血管扩张，内皮细胞肿胀甚至坏死。

（3）脑疝形成：当肿胀的脑组织容积和重量继续增加，颅内压力不断增高，迫使较易易位的脑组织被挤压到较低空间或空隙中去，形成脑疝，导致中枢性呼吸衰竭，甚至呼吸骤停危及生命。小儿囟门或颅缝未闭合时，对颅内结构扩张有一定的缓冲作用，可暂时避免颅内高压对脑的损伤，容易掩盖病情。

三、临床表现

1. 头痛　颅内压增高使脑膜、血管及颅神经受到牵拉及炎性变化刺激神经而致头痛。开始时为阵发性头痛，以后转为持续性，部位以前额及双颞侧为主，轻重不等。常于咳嗽、打喷嚏、用力大便、弯腰或起立时加重。婴幼儿变得烦躁不安、尖叫、拍打头部。

2. 喷射性呕吐　颅高压刺激第四脑室底部及延髓的呕吐中枢而引起喷射性呕吐，与进食无关，多无恶心症状，清晨较重，呕吐后头痛症状减轻。

3. 头部体征　1 岁以内小儿测量头围有诊断价值，婴幼儿可见前囟紧张隆起，失去正常搏动，前囟迟闭可与头围增长过快并存，同时可有颅骨骨缝裂开。

4. 意识障碍　颅内高压引起大脑皮质的广泛损害及脑干上行网状结构损伤，使患儿发生不同程度的意识障碍。如早期有性格改变、表情淡漠、嗜睡或不安、兴奋，以后可致昏迷。

5. 眼部体征　眼部改变多提示中脑受压。主要有：①眼球突出。②复视。③视野变化。④眼底检查：慢性颅内压增高可表现出视盘水肿的症状，急性脑水肿时很少见，在婴幼儿更为罕见。

6. 生命体征改变　血压升高、脉压增大、呼吸障碍、体温升高等。

7. 脑疝表现

（1）小脑幕切迹疝：表现为瞳孔忽大忽小，双侧大小不等，对光反射迟钝或消失，单侧或双侧眼睑下垂，斜视或凝视；呼吸异常有双吸气、叹气样呼吸、抽泣样呼吸、下颌呼吸、呼吸暂停。

（2）枕骨大孔疝：多继发于小脑幕切迹疝，表现为昏迷迅速加深，瞳孔缩小后散大，对光反射消失，眼球固定，可因中枢性呼吸衰竭而致呼吸骤停。

（3）脑死亡：颅内压升高到颅内平均动脉水平时，可出现脑血流阻断状态，称为"脑填塞"。此时脑循环停止，若短时间内得不到纠正，脑细胞则发生不可逆损害，常伴有临床脑死亡。

四、辅助检查

1. 腰椎穿刺　颅内压测定，颅内压 1.47 ~ 2.67kPa（11 ~ 20mmHg）为轻度增高，2.80 ~ 5.33kPa（21 ~ 40mmHg）为中度增高，>5.33kPa（40mmHg）为重度增高。

2. X 线检查　颅缝增宽可见于婴儿和 10 岁以下的儿童。

3. 头部 CT 检查　有脑组织丰满、脑沟回变浅、脑室受压缩小、中线结构移位等表现。

4. 影像学检查　头部 B 超、脑电图、脑 MRI、脑 MRA 等影像学检查。

五、治疗要点和预后

治疗小儿颅高压应采取综合性措施，必须严密守护，密切观察病情变化，在积极治疗原发病的同时，及时合理地控制脑水肿，以预防脑疝形成。因小儿颅高压最常见的原因为脑水肿，故主要针对脑水肿进行治疗，治疗小儿急性脑水肿的一线药物目前公认为甘露醇、地塞米松和呋塞米（速尿）。

1. 病因治疗　去除病因，制止病变发展是治疗本病的根本措施。如抗感染、纠正休克与缺氧、改善通气状况、防治二氧化碳潴留、清除颅内占位性病变等。

2. 急诊处理　意识障碍严重，疑有脑疝危险时，需行气管插管，保持气道通畅，以气囊通气或呼吸机控制呼吸，监测血气。快速静脉注入 20% 甘露醇 0.5 ~ 1g/kg，有脑疝表现时可 2h 给药 1 次；有脑干受压体征和症状者，行颅骨钻孔减压术，也可做脑室内或脑膜下穿刺，以降低和监测颅内压。

3. 降低颅内压

（1）20% 甘露醇：一般用量为每次 0.5 ~ 1.0g/kg，4 ~ 8h 一次，严重的颅高压或脑疝时，每次剂量 1.5 ~ 2.0g/kg，2 ~ 4h 一次。甘露醇无明确禁忌证，但对心功能减退的患儿应慎用，这是因用药后血容量突然增加，有引发心力衰竭的可能。久用或剂量过大可导致水、电解质紊乱。

（2）利尿剂：重症或脑疝者可合并使用利尿剂如呋塞米（速尿），静脉注射每次 0.5 ~ 1mg/kg（用 20ml 的液体稀释），15 ~ 25min 开始利尿，2h 作用最强，持续 6 ~ 8h，可在两次应用高渗脱水剂之间或与高渗脱水剂同时使用。

（3）肾上腺皮质激素：有降低颅内压的作用，对血管源性脑水肿疗效较好。地塞米松的抗炎作用较强。对水、钠潴留作用甚微，故可首选。开始剂量为每次 0.5 ~ 1mg/kg，每 4 小时静脉注射，用 2 ~ 3 次后改 0.1 ~ 0.5mg/kg，每天 3 ~ 4 次，连用 2 ~ 7d。

（4）巴比妥类药物：可减少脑血流，降低脑有氧和无氧代谢率。以戊巴比妥钠和硫喷妥钠较常用。硫喷妥钠首次剂量 15mg/kg，以后每小时 4 ~ 6mg/kg 静脉滴注，血液浓度不宜超过 5mg/L。戊巴比妥钠首次剂量为 3 ~ 6mg/kg，以后 2 ~ 3.5mg/kg 静脉滴注，血液浓度不宜超过 4mg/L，最好维持 72h 以上。

（5）中药：山莨菪碱（654 - 2），每次 1.0 ~ 2.0mg/kg 静脉注射可缓解脑血管痉挛，改善脑微循环，从而增加脑供氧，减轻脑水肿；大黄可用于感染性脑水肿，有通便泻下、促进毒素排泄作用。

4. 液体疗法 液体入量每天 1 000ml/m²，量出为入，入量应略少于出量，用 3 ~ 5 (10% 葡萄糖)：1（生理盐水）的含钾液。如同时有循环障碍，应按"边补边脱"原则给予低分子右旋糖酐等扩容；有酸中毒者按血气测定逐步给予纠正。

5. 其他措施

（1）气管切开和人工呼吸机的应用：对严重颅内高压的患儿，如因深昏迷及频繁惊厥，呼吸道内痰液阻塞，导致明显缺氧紫绀，经一般吸痰和供氧不能缓解者，应作气管插管或切开术以利排痰和供氧，力争缩短脑缺氧的时间。

（2）应用冬眠药物和物理降温：对过高热或难以控制的高热、伴有频繁惊厥的患儿，经用一般退热止惊的方法无效时，可用冬眠药物和物理降温。

六、常见护理诊断及问题

1. 调节颅内压能力下降 与脑实质体积增大或颅内液体量增加有关。
2. 舒适度的改变 与头痛、呕吐和颅内压增高有关。
3. 潜在并发症
（1）脑疝：与颅内压增高有关。
（2）窒息：与呼吸道分泌或呕吐物吸入有关。
（3）受伤：与抽搐有关。
4. 体温异常 与感染和体温调节中枢受压有关。
5. 知识缺乏 家长缺乏有关颅内压增高的护理和预后知识。

七、护理措施

（1）保持环境安静，严密观察病情变化。定时监测生命体征，检查瞳孔、肌张力及有无惊厥、意识状态改变等。有脑疝前驱症状者，检查或治疗时不可猛力转头、翻身，护理操作宜集中进行，减少对患儿的刺激。

（2）患儿卧床时将床头抬高 15° ~ 30°，以利颅内血液回流。但当有脑疝前驱症状时，则以平卧位为宜。

（3）遵医嘱应用 20% 甘露醇脱水，15 ~ 30min 快速滴注，注射时避免药物外漏。

（4）氧气吸入，保持呼吸道通畅，昏迷抽搐患儿头偏向一侧。及时清除呼吸道分泌物，必要时做好气管插管和气管切开准备。

（5）做好生活护理，防止压疮的发生，定时翻身，受压部位可放置气垫，对于昏迷患儿注意眼、口、鼻及皮肤护理，防止暴露性角膜炎、中耳炎、口腔炎、吸入性肺炎，加强口腔护理。

（6）体温过高时给予物理降温。体温每下降 1℃，颅内压可下降 5.5%。头部用冰帽降温。

（7）及时止惊，在应用止惊药过程中，注意是否发生呼吸及心血管功能抑制。

八、健康教育

（1）根据家长文化程度和接受能力选择适当方式向家长讲解疾病的发病原因及预后，安慰和鼓励他们树立信心战胜疾病，与医务人员配合。

（2）解释保持安静的重要性及保证患儿头肩抬高位的意义。

（3）应向高热患儿的家长介绍物理降温方法，以预防惊厥再次发作。

（4）指导家长在日常生活中注意观察患儿有无肢体活动障碍、智力低下等神经系统后遗症，定期到医院进行复查。

（耿会英）

第十节　急性呼吸衰竭护理

急性呼吸衰竭（acute respiratory failure，ARF）简称呼衰，是小儿时期常见急症之一。由于直接或间接原因导致的呼吸功能异常，使肺脏不能满足机体代谢的气体交换需要，造成动脉血氧下降和（或）二氧化碳潴留，并由此引起一系列生理功能和代谢紊乱的临床综合征。

一、病因和发病机制

急性呼吸衰竭是由多种疾病发展到一定阶段而出现的一种呼吸系统并发症。小儿急性呼吸衰竭以呼吸系统疾病为主，中枢神经系统疾病次之。小儿急性呼吸衰竭的常见病因有：

1. 气道病变引起的阻塞性通气功能障碍　重症支气管肺炎，哮喘发作，喉炎及气管异物。

2. 肺泡损害及肺泡面积下降引起的换气功能障碍　广泛肺泡炎症、ARDS、肺水肿、肺不张、气胸或胸腔积液、弥漫性肺间质纤维化等。

3. 胸廓活动减弱或呼吸衰竭引起的限制性通气功能障碍　胸廓严重畸形、严重脊柱后侧突、广泛胸膜增厚、大量胸腔积液或气胸等引起胸廓活动受限制；脊髓灰质炎、多发性神经根炎、重症肌无力、呼吸肌负荷加重等引起呼吸肌活动减弱，均可使肺扩张受到影响，导致肺通气量减少。

4. 脑部病变引起的呼吸中枢功能障碍　脑部炎症、血管病变、肿瘤、外伤、代谢性酸中毒和药物中毒等，均可直接或间接损害呼吸中枢，导致呼吸功能抑制、通气功能减弱。

急性呼吸衰竭分为中枢性和周围性两大类。中枢性呼吸衰竭因呼吸中枢的病变，呼吸运动发生障碍，通气量明显减少；周围性呼吸衰竭由呼吸器官或呼吸肌病变所致，可同时发生通气与换气功能障碍。

二、病理变化

急性呼吸衰竭时机体的基本改变为缺氧、二氧化碳潴留和呼吸性酸中毒，脑细胞渗透性发生改变，出现脑水肿。呼吸中枢受损，通气量减少，其结果又加重呼吸性酸中毒和缺氧，则形成恶性循环。严重的呼吸性酸中毒则影响心肌收缩力，心搏出量减少，血压下降，肾血流量减少，肾小球滤过率降低，导致肾功能不全，产生代谢性酸中毒，使呼吸性酸中毒难于代偿，酸中毒程度加重，血红蛋白与氧结合能力减低，血氧饱和度逐渐下降，形成又一个恶性循环。

三、临床表现

1. 呼吸系统的症状　呼吸困难是呼吸衰竭最早出现的症状。

（1）中枢性呼吸衰竭：主要表现为呼吸节律的改变，可呈各种异常呼吸，如潮式呼吸、叹息样呼吸、双吸气及下颌式呼吸等，严重者可有呼吸暂停。

（2）周围性呼吸衰竭：主要表现为呼吸节律不规则，早期呼吸加快加深，三凹征及鼻翼扇动明显，严重时呼吸变慢变浅，呈点头、张口呼吸。

2. 缺氧与二氧化碳潴留

（1）早期缺氧的重要表现：心率增快、缺氧开始时血压可升高，继而下降。此外可有面色发青或苍白。急性严重缺氧开始时烦躁不安，进一步发展可出现甚至昏迷、惊厥。当 $PaO_2 < 5.3kPa$（40mmHg），$SaO_2 < 0.75$ 时出现紫绀，脑、心、肾等重要脏器供氧不足，严重威胁生命。

（2）二氧化碳潴留的常见症状：有出汗、烦躁不安、意识障碍等。由于体表毛细血管扩张，可有皮肤潮红、嘴唇暗红、眼结膜充血。早期或轻症则心率快、血压升高，严重时血压下降，年长儿可伴有肌肉震颤等，但小婴儿并不多见。二氧化碳潴留的确切诊断要靠血液气体检查，一般认为 $PaCO_2$ 升高到 10.6kPa（80mmHg）左右，临床可有嗜睡或谵妄，重者出现昏迷，其影响意识的程度与 $PaCO_2$ 升高的速度有关。

3. 呼吸衰竭时其他系统的变化

（1）神经系统：烦躁不安是缺氧的早期表现，年长儿可有头痛。动脉 pH 值下降，CO_2 潴留和低氧血症严重者均可影响意识，甚至昏迷、抽搐，症状轻重与呼吸衰竭发生速度有关。因肺部疾患引起的呼吸衰竭可导致脑水肿，而发生中枢性呼吸衰竭。

（2）循环系统：早期表现为心率增快、血压升高。严重时常出现心律失常，并可致心力衰竭或心源性休克等。

（3）消化系统：常有腹胀、肠麻痹。少数发生消化道溃疡及出血。

（4）肾功能障碍：尿中可出现蛋白、红细胞、白细胞及管型等。尿少或无尿，严重缺氧可引起急性肾衰竭。

（5）水和电解质平衡：呼吸衰竭时血钾偏高，血钠改变不大，部分患儿有水、钠潴留倾向，有时发生水肿，呼吸衰竭持续数天者，为代偿性呼吸性酸中毒。

四、辅助检查

1. 血气分析　呼吸衰竭早期及轻症者，PaO_2 降低，$PaCO_2$ 正常（Ⅰ型呼衰，即低氧血症呼衰）；晚期及重症者，PaO_2 降低，$PaCO_2$ 增高（Ⅱ型呼衰，即高碳酸血症呼衰）。在海平面、休息状态、呼吸室内空气的情况下，$PaO_2 \leqslant 6.65kPa$（50mmHg），$PaCO_2 \geqslant 6.65kPa$（50mmHg），$SaO_2 \leqslant 0.85$，可诊断为呼吸衰竭。

2. 根据病因做相应的检查　如胸部 X 线片、头颅 CT 等。

五、治疗要点和预后

治疗原则是治疗原发病及防治感染；纠正酸碱失衡及水、电解质紊乱；改善呼吸功能；维持各系统的功能；及时进行辅助呼吸。

1. 病因治疗　根据病史、体检及实验室检查结果，及时处理。选用对患儿敏感的抗生素防治感染。

2. 保持呼吸道通畅　呼吸道通畅对改善通气功能有重要作用。由积痰引起的呼吸道梗阻常是造成或加重呼吸衰竭的重要原因，因此在采用其他治疗方法前要清除呼吸道分泌物及其他可能引起呼吸道梗阻的因素，以保持呼吸道通畅。

3. 给氧　紫绀和呼吸困难都是给氧的临床指征。心率快和烦躁不安是早期缺氧的重要表现。在排除缺氧以外的其他原因后，可作为给氧的指征。应根据病情选用适当的给氧方式，以提高氧分压，缓解组织缺氧，减轻心肌负荷。常用的给氧方式有鼻导管吸氧、面罩给氧、氧气头罩和持续气道正压给氧（CPAP）。

4. 控制感染　呼吸道感染常是引起呼吸衰竭的原发病或诱因，也是呼吸衰竭治疗过程中的重要并发症。抗生素治疗目前仍是控制呼吸道感染的主要手段，同时应增加患儿机体的免疫力。此外，还要尽量减少患儿重复感染的机会，吸痰时应注意无菌操作，并在条件许可时尽早拔出气管插管。

5. 支持疗法　适当的营养支持有利于患儿肺组织的修复，可增加机体免疫能力，减轻呼吸肌疲劳。

6. 药物治疗

（1）呼吸兴奋剂：直接兴奋呼吸中枢，增加通气量和呼吸频率。适用于呼吸道通畅而呼吸表浅的早期呼吸衰竭患儿。常用药物有洛贝林和尼可刹米等。

（2）纠正酸中毒药物的应用：呼吸衰竭时以呼吸性酸中毒最常见，纠正呼吸性酸中毒应从改善通气功能入手，若同时伴有代谢性酸中毒，血液 pH 值 <7.20 时，应在改善通气的同时适当补充碱性药物，常用 5% 碳酸氢钠溶液，用量为每次 2~5ml/kg。

（3）强心剂及扩血管药物：并发心力衰竭时，及时使用洋地黄制剂如地高辛、毛花苷C，以增强心肌收缩力，减慢心率，减少心肌耗氧。

（4）其他：肾上腺皮质激素的应用可减少炎症渗出，增加应激功能，缓解支气管痉挛，改善通气。有脑水肿时可加用脱水剂；急性心功能不全有肾功能不全或尿少时，可选用利尿剂。

7. 人工呼吸器的应用　由于各种原因引起的呼吸衰竭、呼吸减弱或消失、呼吸肌麻痹、中枢功能障碍，经加压给氧及对因治疗后，仍有明显缺氧和二氧化碳潴留，血气分析 $PaCO_2 \geq 8kPa$（60mmHg）时即用人工呼吸器。

六、常见护理诊断及问题

1. 气体交换受损　与肺通气或换气障碍及肺循环障碍有关。

2. 清理呼吸道无效　与呼吸系统疾病导致呼吸道分泌物增多或排痰困难有关。

3. 不能维持自主呼吸　与呼吸肌麻痹及呼吸中枢功能障碍有关。

4. 恐惧（家长）　与患儿病情危重、家长担心疾病预后有关。

5. 知识缺乏　家长缺乏对本病的相关知识及护理。

七、护理措施

1. 注意环境　保持环境安静，病室每天开窗通风换气 2~3 次，每次 15~20min，注意保暖，室温保持 20~22℃，湿度 60% 左右，以减少水分从呼吸道散失。

2. 充分休息　急性期患儿卧床休息，取半卧位或坐位休息，以利膈肌活动，使肺活量增加。保证患儿衣服宽松，被褥松软、轻、暖，以减轻对呼吸运动的限制，增加舒适感。

3. 保持呼吸道通畅　根据病情定时翻身、拍背，使痰液易于排出。遵医嘱给予超声雾化吸入，每天 3~4 次，湿化气道，同时可加用解痉、化痰、消炎等药物，有利于痰液排出。

4. 合理用氧　根据血氧饱和度调整给氧浓度，一般采用鼻导管、面罩、头罩给氧，通常应低流量（1~2L/min）、低浓度（25%~30%）持续给氧。病情严重时可适当提高氧浓度，但持续时间不超过 4~6h。氧疗期间应定期做血气分析。

5. 密切观察病情　监测呼吸系统和循环系统，包括呼吸频率、节律与心率、心律、血压及血气分析。注意观察患儿的全身情况、神志、面色、指趾端末梢循环及应用呼吸兴奋剂后的反应。保证患儿足够的营养和液体供给，对昏迷患儿应给予鼻饲或静脉高营养，准确记录 24h 出入量。

6. 器械护理　做好人工辅助呼吸器的护理。

八、健康教育

（1）针对患儿及家属的焦虑，热情接待家属，鼓励他们说出关心和需询问的问题，并耐心解答。

（2）关心体贴患儿，及时向家长介绍患儿病情变化，在治疗和护理前应做好充分的说明解释，减轻患儿及家长的恐惧心理。

（3）对病情危重患儿的家长给予同情和安慰，病情缓解后针对不同的原发病进行相应的健康指导。

（耿会英）

第十一节　急性心力衰竭护理

急性心力衰竭是指由于多种原因，心肌收缩力短期内明显降低和（或）心室负荷明显增加，导致心排血量急剧下降甚至丧失排血功能，体循环或肺循环压力急剧上升，临床出现血循环急性瘀血的临床综合征。一般为原代偿阶段的心脏由某种诱发因素突然诱发形成，以左心衰竭为主。

一、病因

1. 原发性心肌舒缩功能障碍

（1）心肌病变：主要见于心肌病、心肌炎、心内膜弹力纤维增生症等。

（2）心肌代谢障碍：见于高原病、休克、严重贫血，新生儿重度窒息和呼吸窘迫综合征等。

2. 心脏负荷过重

（1）压力负荷过重：又称后负荷过重，指心脏在收缩时承受的阻抗负荷增加。

造成左心室压力负荷过重的原因有：主动脉流出道梗阻、主动脉瓣狭窄、主动脉缩窄、左心发育不良综合征、高血压等。

造成右心室压力负荷过重的原因有：肺动脉瓣狭窄、肺动脉高压、新生儿持续性肺动脉高压等。

（2）容量负荷过重：又称前负荷过重。

左心室容量负荷过重见于：动脉导管未闭、室间隔缺损、主动脉瓣或二尖瓣关闭不全等。

右心室容量负荷过重见于：房间隔缺损、完全性肺静脉异位引流、三尖瓣或肺动脉瓣关闭不全等。严重贫血、甲状腺功能亢进、肾脏疾病等常引起双心室容量负荷过重。

3. 心脏舒张受限　常见于心室舒张期顺应性降低：肥厚型心肌病、限制型心肌病、心包疾病（缩窄或填塞）。二尖瓣狭窄和三尖瓣狭窄可使心室充盈受限，导致心房衰竭。

但新生儿和婴儿心衰的病因与年长儿不同。

二、诱发因素

1. 感染　感染是诱发心衰的常见诱因，其中以呼吸道感染占首位，其次为风湿热。

2. 心律失常　尤其是快速型心律失常，既可诱发心衰又可加重心衰。心动过缓虽然每搏量减少，但可使心排血量降低，也可诱发心衰。

3. 输血或输液　输血或输液过多或过快。

4. 出血与贫血

5. 活动过多

6. 电解质紊乱和酸碱平衡失调　酸中毒是诱发心衰的常见诱因。电解质紊乱诱发心衰常见于低血钾、低血镁和低血钙。

三、发病机制

1. 心脏代偿机制　在心力衰竭发生前或发生过程中，心功能由心肌纤维伸长、心肌肥厚及心率增快等机制进行代偿。

（1）心肌纤维伸长：心肌纤维的收缩力和收缩速度在一定范围内随着心肌纤维的伸长而增强和变快，但超出此范围，心肌收缩反而减弱、减慢。

（2）心肌肥厚：心肌肥厚随心肌纤维伸长而发生，这需要较长时间。心肌纤维不能增殖，只能靠肥厚来增加其收缩力，但若心肌肥厚超过一定范围，即可出现心力衰竭。

（3）心率增快：心房张力增高产生交感神经反射使心率增快，以代偿性地增加每分钟排血量。但心率增快可增加心肌耗氧量，且当心率超过 160 次/min 时，心脏舒张期缩短，心室充盈量减少，心排血量反而下降，从而加重心力衰竭。

2. 体循环的反应　心力衰竭时体循环的反应主要是由低心排血量所引起的一系列反应，主要表现为心排血量及心排血指数下降，动静脉血氧阶差增加，血液在脑、肾和肝等器官内的血流量减少，但冠状循环的流量变化不大。

3. 肺循环的反应　在心力衰竭时，随着心肌收缩力的减弱、心室容量的增加和心肌纤维伸长度的受限，左室舒张期末压升高，左房压肺静脉压力亦随之升高，导致肺充血。

4. 内分泌反应　主要有交感神经的应急反应，尿钠排泄系统的激活以及继发尿钠排泄因子的刺激反应。

四、临床表现

临床上根据病变的心腔和瘀血部位，可分为左心、右心和全心衰竭，其中以左心衰竭开始较多见，以后再发展为右心衰竭。

1. 左心衰竭　主要表现为肺瘀血。患儿在起初活动后才有气急，以后休息时也有气急。婴幼儿表现为呼吸浅速。其他症状有干咳、苍白多汗、四肢厥冷、喂养困难等。急性左心衰竭最严重的表现为急性肺水肿，患儿出现极度呼吸困难、端坐呼吸、烦躁不安、皮肤湿冷，并有喘鸣音。年长儿可咳出粉红色泡沫痰，并可出现紫绀。肺部可听到湿啰音和哮鸣音，心脏听诊可有舒张期奔马律。

2. 右心衰竭　主要由体循环静脉回流障碍导致器官瘀血、功能障碍引起。临床体征为肝肿大和颈静脉饱满。婴儿因颈静脉不易观察，故肝脏大成了右心衰竭的首要表现，很少引起下肢凹陷性水肿。年长儿右心衰竭的表现与成人相同，肝肿大和水肿为突出表现。水肿多见于下肢、面部等，随体位而定，颈静脉可见明显饱胀。

3. 全心衰竭　患儿同时具有左、右心衰竭的临床表现，或以某一侧心力衰竭表现为主。当左心衰竭逐渐发展而导致右心也发生衰竭时，右心衰竭的出现常使左心衰竭的肺瘀血表现得以减轻。

五、诊断

1. 心功能分级　为了评价患儿的心功能状况，美国纽约心脏病协会制定了心功能分级标准，它将心功能分为以下四级。

Ⅰ级：仅有心脏病体征（如杂音），但体力活动不受限。

Ⅱ级：一般体力活动无症状，但较重的劳动后可引起易疲劳、心悸及呼吸急促。

Ⅲ级：能耐受较轻的体力活动，仅能短程行走，当步行时间稍长、快步或登楼时有呼吸困难、心悸等。

Ⅳ级：体力活动能力完全丧失，休息时仍有心衰的症状和体征，如呼吸困难、水肿及肝脏肿大等，活动时症状加剧。

婴儿的心功能分级，拟定如下：

Ⅰ级：无症状，吮乳和活动与正常儿无异。

Ⅱ级：婴幼儿吮乳时有轻度呼吸急促或多汗，年长儿活动时有气促，但生长发育正常。

Ⅲ级：吮乳和活动有明显呼吸急促，吃奶时间延长，生长发育落后。

Ⅳ级：休息时亦有症状，呼吸急促，有三凹征、呻吟和多汗。

2. 心力衰竭的诊断标准　具备以下4项考虑心衰。

（1）呼吸急促：婴儿 >60 次/min，幼儿 >50 次/min，儿童 >40 次/min。

（2）心动过速：婴儿 >160 次/min，儿童 >120 次/min。

（3）心脏扩大：体格检查、X线检查和超声心动图检查证实心脏扩大。

（4）烦躁、喂养困难、体重增长过速、尿少、水肿、多汗、紫绀、喘咳、阵发性呼吸困难。

上述四项加下列一项或上述两项可确诊：①肝脏肿大，婴幼儿肋下 ≥3cm，儿童 >1cm，进行性肝肿大或伴触痛更有意义；②肺水肿；③奔马律。

六、辅助检查

1. X线检查　心力衰竭患儿可出现左心、右心心影增大，左心衰竭患儿有肺门阴影增大、肺纹理增粗的表现。

2. 实验室检查　①临床常用测量中心静脉压的升高来判断病情。②血清胆红素和谷丙转氨酶可略增高。③尿液检查发生改变。

3. 心电图检查　可提示左、右心室的肥厚、扩大。

4. 超声心动图检查　对心力衰竭的病因诊断及心力衰竭的严重程度的判断有重要价值。

5. 其他　有创血流动力学监测、放射性核素扫描和收缩时间间期测定等方法。

七、治疗要点和预后

1. 病因治疗　是解除心衰原因的重要措施。

2. 一般治疗

（1）卧床休息，保持安静。

（2）吸氧：对气急和紫绀的患儿应及时给予吸氧，$1 \sim 2 L/min$ 低流量持续吸氧可增加血氧饱和度。

（3）镇静：烦躁、哭闹可增加新陈代谢和耗氧量，使心衰加重，可适当给予镇静剂。

（4）纠正代谢紊乱：心衰时易发生酸中毒、低血糖和电解质紊乱，必须及时纠正。

（5）限制钠盐和液体入量。

3. 药物治疗

（1）洋地黄制剂的应用：洋地黄能增加心肌的收缩力、减慢心率，从而增加心排血量，改善体、肺循环。小儿一般用地高辛，其作用时间与排泄速度均较快，口服 1h 后浓度达最高水平，$5 \sim 6h$ 后心肌组织和血清内地高辛浓度呈恒定比例关系。急性心衰也可静注毛花苷C（西地兰），每次剂量 $0.01 \sim 0.015 mg/kg$，必要时隔 $3 \sim 4h$ 重复，一般应用 $1 \sim 2$ 次后改用地高辛在 24h 内洋地黄化。

小儿心力衰竭多急而重，故多采用首先达到洋地黄化的方法，然后根据病情需要继续用维持量。病情较重或不能口服者可选择地高辛静脉注射，首次给洋地黄化总量的 1/2，余量分 $2 \sim 3$ 次，每隔 $6 \sim 8h$ 静脉注射 1 次，多数患儿可于 $12 \sim 24h$ 内达到洋地黄化。能口服的患儿，开始给予口服地高辛，首次给洋地黄化总量的 1/3 或 1/2，余量分为 2 次，每隔 $6 \sim 8h$ 给予。洋地黄化后 12h 可开始给予维持量。维持量每天为洋地黄化总量的 1/5，分 2 次给予。

（2）利尿剂的应用：利尿剂能使潴留的水、钠排出，减轻心脏负荷，以利心功能的改善。对心力衰竭急重病例或肺水肿患儿，可选用快速强力利尿剂，一般应用呋塞米（速尿）。

（3）其他药物治疗：小动脉和静脉的扩张可使心室前后负荷降低，从而增加心搏出量，使心室充盈量下降、肺部充血的症状得到缓解。常用药物有硝普钠等。

八、常见护理诊断及问题

1. 心排血量减少　与心肌收缩力降低有关。

2. 活动无耐力　与心排血量减少致组织缺氧有关。

3. 体液过多　与心功能下降、微循环瘀血、肾灌注不足、排尿减少有关。

4. 气体交换受损　与肺循环瘀血有关。

5. 潜在并发症　药物不良反应、肺水肿。

6. 知识缺乏　患儿家长缺乏有关急性心力衰竭的护理及预防知识。

7. 焦虑　与疾病的痛苦、危重程度及住院环境改变有关。

九、护理措施

1. 减轻心脏负担，增强心肌功能

（1）休息：患儿可取半卧位，各项护理操作应集中，减少刺激，避免引起婴幼儿哭闹，鼓励年长患儿保持情绪稳定。根据心衰的不同程度安排不同的休息，心功能不全Ⅰ度，应增加休息时间，但可起床，并在室内做轻微体力活动；Ⅱ度心功能不全应限制活动，增加卧床时间；Ⅲ度心功能不全应绝对卧床休息。随着心功能的恢复，逐步增加活动量。

（2）保持大便通畅，避免排便用力。鼓励患儿食用纤维较多的蔬菜、水果等。必要时给予甘油栓或开塞露通便。

（3）控制水、盐摄入：心力衰竭伴水肿的患儿应限制钠盐和水分的摄入，饮食宜清淡，宜用低钠、低脂肪、富含维生素、易于消化的低热量饮食，以降低基础代谢率，减轻心脏负担。婴儿喂奶也要少量多次，所用奶头孔宜稍大，但需注意防止呛咳。吸吮困难者采用滴管，必要时可用鼻饲。水肿严重时应限制入量，静脉补液时滴速不可过快，以防加重心衰。

2. 氧疗　患儿呼吸困难和有紫绀时应给予氧气吸入，有急性肺水肿如咳粉红色泡沫痰时，可用20%～30%乙醇湿化氧气，以降低肺泡内泡沫的表面张力使之破裂，增加气体与肺泡壁的接触面积，改善气体交换。

3. 密切观察病情　注意观察生命体征，对患儿进行有效心电监护，详细记录出入量，定时测量体重，了解水肿增减情况。

4. 合理用药　观察药物作用。

（1）应用洋地黄制剂时要注意给药方法，仔细核对剂量、密切观察洋地黄的中毒症状。

1）每次注射前应测量脉搏，必要时听心率，须测1min。婴儿脉率<90次/min，年长儿<70次/min时或脉律不齐，应及时与医生联系决定是否继续用药。

2）注意按时按量服药。为了保证洋地黄剂量准确，应单独服用，勿与其他药物同时应用。如患儿服药后呕吐，要与医生联系，及时补服或从其他途径给药。

3）患儿如出现心率过慢、心律失常、恶心呕吐、食欲减退；色视、视力模糊、嗜睡、头晕等毒性反应，应先停服洋地黄，并与医生联系及时采取相应措施。

（2）应用利尿剂时注意用药时间和剂量、开始利尿的时间和尿量，以及患儿的反应等。用药期间须给患儿进食含钾丰富的食物，如牛奶、香蕉、橘子等，或按医嘱给氯化钾溶液，以免出现低血钾症和增加洋地黄的毒性反应，同时应观察低钾表现，如四肢无力、腹胀、心音低钝、心律失常等，一经发现，应及时处理。

（3）应用血管扩张剂时，应密切观察心率和血压的变化，避免血压过度下降，给药时避免药液外渗，以防局部组织坏死。硝普钠遇光可降解，故使用或保存时应避光，药要随时随配，防止溶液变色。

十、健康教育

（1）向患儿及家属介绍心力衰竭的病因、诱因、护理要点及防治措施，根据病情指导并制订合理的生活作息制度和饮食方案，避免不良刺激。

（2）示范日常生活护理操作，特别强调不能让患儿用力，如翻身、进食及大便时要给予及时的帮助，以免加重心脏负担。病情好转后酌情指导患儿逐渐增加活动量，不能过度劳累。

（3）教会年长儿自我检测脉搏的方法，教会家长掌握出院后的一般用药和家庭护理的方法。

（耿会英）

第十二节 急性肾功能衰竭护理

急性肾功能衰竭（acute renal failure，ARF）简称急性肾衰，是指由于肾本身或肾外因素引起急性肾功能减退，伴有明显的代谢紊乱和氮质血症，多伴有少尿或无尿而言。

一、病因

急性肾功能衰竭可有很多原因引起。按病因和肾脏的关系可分为肾前性、肾性和肾后性。

1. 肾前性 任何原因引起的血容量减少，如严重脱水、失血、休克等都可导致肾血流量下降，出现少尿或无尿。脱水、呕吐、腹泻、外科手术大出血、烧伤等情况下，此时肾实质并无器质性病变，故又称肾前性氮质血症、肾前性少尿。

2. 肾性 是儿科最常见肾衰原因，由肾实质损害所致。各种原因引起的肾小球疾病如急性肾小球肾炎、急进性肾炎；肾小管疾病如各种肾毒性抗生素、生物毒素以及败血症所产生的内毒素均可直接引起肾小管上皮细胞坏死，严重的间质水肿、炎症可使肾血流量减少，以致肾功能衰竭。

3. 肾后性 任何原因引起的肾脏以下的尿路梗阻致肾盂积水、肾实质损伤，如尿路结石、先天性尿路畸形、膀胱输尿管反流等都可继发肾盂肾炎、积脓、肾乳头坏死等，最终导致肾功能衰竭。

二、发病机制

急性肾衰引起少尿的发病机制尚不十分清楚，可能为多种因素综合作用的结果；不同病因、不同机制、不同病情，其发病机制亦不同。新生儿期以围产期缺氧、败血症、严重溶血或出血较常见；婴儿期以严重腹泻脱水、重症感染及先天性畸形引起为多见；年长儿则常因各型肾炎、各型休克引起。目前尚无一种学说能圆满解释急性肾衰的发病机制。

1. 肾血流减少学说 任何原因引起血管内有效循环量减少，使肾血流减少，均可引起急性肾衰，导致少尿。

2. 肾小管损伤学说 肾缺血或中毒均可引起肾小管损伤，使肾小管上皮细胞变性、坏死、基膜断裂。肾小管内液反漏入间质，造成肾间质水肿。

3. 缺血再灌注性肾损伤学说　肾缺血后当肾血流再通时，反而可见细胞的损伤继续加重称为缺血再灌注性肾损伤。目前认为细胞内钙超负荷和氧自由基在急性肾缺血再灌注性损伤中起重要作用。

三、病理变化

由于肾缺血造成的肾损害可见轻度灶性坏死占据整个肾单位，肾小管部分（皮质和髓质连接处）更为显著；肾毒性物质造成的肾损害为呈现一种特有弥漫的远曲小管坏死，肾小管基膜无改变。肾脏组织病理改变与肾功能指标间常无相关关系。

四、临床表现

1. 少尿性肾衰　一般分为 3 期：少尿期、多尿期和恢复期。

（1）少尿期：尿量 <400ml/d，或每天 <250ml/m²，少尿可突然发生或逐渐加重。持续时间与受损程度及病因有关。一般持续 10d 左右，持续 2 周以上或在病程中少尿与无尿间断出现者预后不良，大部分患儿死于少尿期。此期主要表现为：

1）水潴留：表现为全身水肿，严重者可发生心力衰竭，常为此期死亡的重要原因。

2）电解质紊乱：常表现为"三高三低"，即：高钾、高磷、高镁和低钠、低钙、低氯血症，其中以高钾血症多见，是最危险的电解质紊乱，可引起死亡。

3）代谢性酸中毒：尿少时机体的酸性代谢产物排不出，蓄积体内引起酸中毒。表现为呼吸深长、面色灰、口唇樱桃红，可伴心律不齐。

4）氮质血症：首先出现消化系统症状，中枢神经系统受累可出现意识障碍、躁动、谵语、抽搐、昏迷等尿毒症脑病症状。

5）心力衰竭，肺水肿：主要表现为呼吸困难、不能平卧、心率加快、肺底出现湿性啰音、下肢水肿等。

6）高血压：长期少尿患儿可出现不同程度高血压，严重者可出现高血压脑病。

7）易合并感染：70% 左右的肾衰患儿可合并严重感染，以呼吸道及泌尿道感染为常见，约 1/3 急性肾衰患儿死于感染。

（2）多尿期：尿量逐渐增多，5 ~6d 可达利尿高峰，表明肾功能有所好转，排出体内积存水分，但也可能是肾小管回收原尿的量有所减少而发生利尿，因此不能放松警惕。多尿持续时间不等，一般为 5 ~10d，部分患儿可长达 1 ~2 个月。此期主要表现为：

1）低钠血症及脱水：由于大量水和钠由尿中丢失，必要时应注意补钠。

2）低钾血症：当每天尿量增加至 500 ~1 000ml 以上时，大量钾从尿中排出，可出现低钾血症，此期应注意钾的补充。

3）抵抗力低而易感染：可加强支持疗法，必要时输血或白蛋白。

（3）恢复期：多尿期后肾功能逐渐恢复，血尿素氮及肌酐浓度逐渐恢复正常。一般肾小球滤过功能恢复较快，尿毒症的症状逐渐消失，体质恢复多需数月。

2. 非少尿性肾衰　非少尿性肾衰是指无少尿或无尿表现，每天平均尿量仍可达600 ~800ml。

五、辅助检查

1. 尿液检查　尿沉渣，镜下可见红细胞、白细胞、上皮细胞和管型。尿蛋白＋～＋＋。尿比重＜1.010。肾衰指数（RFI）常＞2。

$$肾衰指数 = \frac{尿钠浓度（mmol/L）\times 血肌酐浓度（mg/dl）}{尿肌酐浓度（mg/dl）}$$

2. 血液检查　血尿素氮升高；血浆二氧化碳结合力下降；电解质紊乱。血常规检查多提示贫血、白细胞增多、血细胞比容下降。

3. B型超声波检查　B超显示双肾增大，肾动脉阻力指数（RI）明显增高，见于部分病例。

六、治疗要点和预后

1. 少尿期治疗

（1）严格控制水分入量：每天进入液量＝尿量＋不显性失＋异常损失水分（食物代谢和组织分解所产生的内生水）。不显性失水按400ml/（$m^2 \cdot d$）或婴儿20ml/（kg·d）、幼儿15ml/（kg·d）、儿童10ml/（kg·d）计算，体温每升高1℃增加水75ml/（$g^2 \cdot d$）。内生水按100ml/（$g^2 \cdot d$）计算。

每天应注意评估患儿含水状态，临床有无脱水或水肿；每天测体重，如入量控制合适，每天应减少10～20mg/kg。血钠不低于130mmol/L以下，血压稳定。

（2）热量和蛋白质入量：早期只给碳水化合物，供给葡萄糖3～5mg/（kg·d）静脉点滴，可减少机体自身蛋白质分解和酮体产生。饮食可给予低蛋白、低盐、低钾和低磷食物。蛋白质应限制在0.5～1.0mg/（kg·d）为宜，且应以优质蛋为主，如鸡蛋、肉类、奶类蛋白为佳。

（3）高钾血症的治疗：血钾＞6.5mmol/L为危险界限，应积极处理。

1）重碳酸盐：用5%碳酸氢钠2ml/kg静脉注射，在5min内完成。如未恢复正常，15min后可重复1次。

2）葡萄糖酸钙：钙可以拮抗钾对心肌的毒性作用，10%葡萄糖酸钙10ml静滴，5min开始起作用，可持续1～2h。

3）高渗葡萄糖和胰岛素：促进钾进入细胞内，每3～4mg葡萄糖配1单位胰岛素，每次用1.5mg/kg糖可暂时降低血钾1～2mmol/L，15min开始起应用，可持续12h或更长，必要时可重复。以上三种疗法在高钾急救时可单独或联合应用，有一定疗效，但不能持久。因此在治疗的同时可开始准备透析。

4）透析：血透及腹透均有效，前者作用更快。

（4）低钠血症：应区分是稀释性或低钠性。在少尿期前者多见，严格控制水分入量多可纠正，一般不用高渗盐进行纠正，如用则会引起容量过大而导致心衰。低钠性者当血钠120mmol/L，且又出现低钠综合征时，可适当补充3%NaCl 1.2ml/kg，能提高血钠1mmol/L，可先给前者3～6ml/kg，能提高后者2.5～5mmol/L。

（5）代谢性酸中毒的处理：轻症多不需治疗。当HCO_3^-＜12mmol/L时，应给予碳酸氢钠。

（6）高血压、心力衰竭及肺水肿的治疗：治疗应严格限制水分入量、限盐、利尿及降压等，必要时透析。

2. 多尿期治疗

（1）低钾血症的矫治：尿量增多，钾从尿中排出易致低钾，可给 2～3mmol/（kg·d）口服，如低钾明显可静脉补充，其浓度一般不超过 0.3%。

（2）水钠的补充：由于利尿水分大量丢失可致脱水和丧失钠盐，应注意补充，补充后尿量可能过多，故又应适当限制水分。

3. 控制感染　约 1/3 患儿死于感染，应积极控制。可选择敏感抗生素，但应注意保护肾脏功能。

4. 透析治疗　早期透析可降低死亡率，根据具体情况选用血透或腹透。

七、常见护理诊断及问题

1. 潜在并发症　心力衰竭，以及水、电解质紊乱。
2. 营养失调：低于机体需要量　与摄入不足及丢失过多有关。
3. 有感染危险　与免疫力低下有关。
4. 焦虑，恐惧　与本病预后不良有关。
5. 知识缺乏　与家长缺乏本病的相关知识有关。

八、护理措施

1. 密切观察病情，维持体液平衡

（1）密切观察病情变化，注意体温、呼吸、脉搏、心率、血压等变化。急性肾衰常以心力衰竭、心律失常、感染，以及水、电解质紊乱等为主要死亡原因，应及时发现其早期表现，并随时与医生联系。

（2）少尿期护理：此期应严格控制液体入量，宁少勿多，保持液体的相对平衡；使用利尿剂、多巴胺等促进排尿，加强尿的监测，包括尿的量、颜色、性状、比重和渗透压的监测。加强内环境的监测，防止电解质和酸碱平衡紊乱。积极应用防治肾衰的药物。

（3）多尿期的护理：此期以维持水、电解质和酸碱平衡为重点，由于肾功能尚未恢复，需要继续控制补液量。同时注意观察患儿是否存在脱水的情况，如皮肤干燥、口渴等，防止因体内液体缺失而引起循环和代谢方面的不良后果；继续治疗氮质血症，包括透析。要严密监测，防止并发症。

（4）根据病情控制液体的入量，准确记录 24h 出入量，包括口服和静脉进入的液量、尿量和异常丢失量，如呕吐、胃肠引流液、腹泻时粪便内水分等都需要准确测量；每天定时测体重。

2. 一般护理　保证患儿卧床休息，休息时应视病情而定，一般少尿期、多尿期均应卧床休息，恢复期逐渐增加适当活动。做好心理护理，给予患儿和家长精神支持。

3. 加强营养支持　少尿期应限制水、盐、钾、磷和蛋白质的摄入量，供给足够的热量，以减少蛋白质的分解；不能进食者从静脉中补充葡萄糖、氨基酸、脂肪乳剂等。胃肠功能正常的患儿应尽早开始胃肠营养支持，可通过口服或鼻饲的方式摄入，给予高热量、高维生素、低蛋白质、易消化的食物。

4. 预防感染

（1）保持病室的清洁和空气净化，定期开窗通风。

（2）严格执行无菌操作，尽量避免不必要的介入性操作。

（3）加强皮肤护理及口腔护理，保持皮肤清洁、干燥。

（4）定时翻身、拍背，保持呼吸道通畅。

（5）合理应用抗生素，但要注意避免产生耐药性与合并真菌感染。

九、健康教育

（1）急性肾衰是危重病之一，患儿及家属有恐惧感，应教育患儿及家长积极配合医生治疗，并解释患儿实行早期透析的目的及重要性，以取得家长的支持和理解。

（2）告诉家长对本病并发症的观察，定期进行复查。

（耿会英）

第十三节　溶血性贫血护理

溶血性贫血是由于红细胞破坏增多、增快，超过造血代偿能力所发生的一组贫血。按发病机制可分为葡萄糖 – 6 – 磷酸脱氢酶缺陷症、免疫性溶血性贫血等。

一、临床特点

（一）葡萄糖 – 6 – 磷酸脱氢酶缺陷症

葡萄糖 – 6 – 磷酸脱氢酶（G – 6 – PD）缺陷症是一种伴不完全显性遗传性疾病，因缺乏 G – 6 – PD 致红细胞膜脆性增加而发生红细胞破坏，男性多于女性。临床上可分为无诱因的溶血性贫血，蚕豆病，药物诱发和感染诱发等溶血性贫血以及新生儿黄疸五种类型。此病在我国广西壮族自治区、海南岛黎族、云南省傣族为最多。

1. 症状和体征　发病年龄越小，症状越重。患儿常有畏寒、发热、恶心、呕吐、腹痛和背痛等，同时出现血红蛋白尿，尿呈酱油色、浓茶色或暗红色。血红蛋白迅速下降，多有黄疸。极重者甚至出现惊厥、休克、急性肾衰竭和脾脏肿大，如不及时抢救可于 1～2d 内死亡。

2. 辅助检查

（1）血象：溶血发作时红细胞与血红蛋白迅速下降，白细胞可增高，血小板正常或偏高。

（2）骨髓象：粒系、红系均增生，粒系增生程度与发病年龄呈负相关。

（3）尿常规：尿隐血试验60%～70%呈阳性。严重时可导致肾功能损害，出现蛋白尿、红细胞尿及管型尿，尿胆原和尿胆红素增加。

（4）血清游离血红蛋白增加，结合珠蛋白降低，Coombs 试验阴性，高铁血红蛋白还原率降低。

（二）免疫性溶血性贫血

由于免疫因素如抗体、补体等导致红细胞损伤、寿命缩短而过早地破坏，产生溶血和贫血症状者称为免疫性溶血性贫血。常见为自身免疫性溶血性贫血。

1. **症状和体征** 多见于 2～12 岁的儿童,男多于女,常继发于感染尤其是上呼吸道感染后,起病大多急骤,伴有虚脱、苍白、黄疸、发热、血红蛋白尿等。病程呈自限性,通常 2 周内自行停止,最长不超过 6 个月。溶血严重者可发生急性肾功能不全。

2. **辅助检查**

(1) 血象:大多数病例贫血严重,血红蛋白 <60g/L,网织红细胞可高达 50%。慢性迁延型者严重时可发生溶血危象或再生障碍性贫血危象。可出现类白血病反应。

(2) 红细胞脆性试验:病情进展时红细胞脆性增加,症状缓解时脆性正常。

(3) Coombs 试验:大多数直接试验强阳性,间接试验阴性或阳性。

二、护理评估

1. **健康史** 询问家族中有无类似患儿;有无可疑药物、食物接触史,如注射维生素 K 或接触樟脑丸或食用过蚕豆及其蚕豆制品;最近有无上呼吸道感染史;发病季节。

2. **症状、体征** 评估患儿有无畏寒、发热、面色苍白、黄疸、茶色尿和腹痛、背痛及其程度与性质,有无脏器衰竭的表现。

3. **社会、心理** 评估患儿家长对本病的了解程度,家庭经济状况及社会支持系统。

4. **辅助检查** 了解血红蛋白、红细胞、网织细胞数量、骨髓化验结果、尿常规等。

三、常见护理问题

1. **活动无耐力** 与贫血致组织缺氧有关。

2. **体温过高** 与感染、溶血有关。

3. **有肾脏受损危险** 与血红蛋白尿有关。

4. **焦虑** 与病情急、重有关。

5. **知识缺乏** 家长及患儿缺乏该疾病相关知识。

6. **自我形象紊乱** 与长期应用大剂量糖皮质激素,引起库欣貌有关。

四、护理措施

(1) 急性期卧床休息,保持室内空气新鲜,避免受凉,血红蛋白低于 70g/L 者应绝对卧床休息,减少耗氧量。

(2) 明确疾病诊断及发病原因后,G－6－PD 缺陷者应避免该病可能的诱发因素如感染,服用某些具有氧化作用的药物、蚕豆等。

(3) 溶血严重时要密切观察生命体征、尿量、尿色的变化并记录。若每日尿量少于 250ml/m² ,或学龄儿童每日 <400ml,学龄前儿童 <300ml,婴幼儿 <200ml,应警惕急性肾衰竭的可能,要控制水的入量(必要时记 24h 出入液量),注意水、电解质紊乱,防止高钾血症,遵医嘱纠正酸中毒,及时碱化尿液以防急性肾衰竭。

(4) 自身免疫性溶血性贫血患儿应遵嘱及时应用免疫抑制剂,并观察免疫抑制剂如糖皮质激素、环孢霉素 A (CsA)、环磷酰胺(CTX)等药物的副作用。

(5) 溶血严重时应立即抽取血交叉,遵医嘱输洗涤红细胞并做好输血相关护理。

(6) 行脾切除的患儿应做好术前术后的护理。

（7）健康教育

1）疾病确诊后应向家长讲解引起溶血性贫血的各种可能因素，尽可能找到致病原因，避免感染，G－6－PD 缺乏患儿应避免服用氧化类药物、蚕豆，避免接触樟脑丸等，以免引起疾病复发。

2）告知家长该病的相关症状及干预措施，如血红蛋白低时应绝对卧床休息，出现腹痛、腰酸、背痛、尿色变化时应及时告知医务人员。

3）做好各种治疗、用药知识的宣教，向家长详细说明使用激素及其他免疫抑制剂等药物可能会出现的各种并发症及应对措施，以减轻患儿及家长的顾虑，积极配合治疗。

4）做好脾切除的术前术后健康宣教。

五、出院指导

（1）饮食指导：给以营养丰富，富含造血物质的食品。G－6－PD 缺陷患儿（蚕豆黄）应避免食用蚕豆及其制品，避免应用氧化类的药物（磺胺类、呋喃类、奎宁、解热镇痛类、维生素 K 等），小婴儿要暂停母乳喂养（疾病由母亲食用蚕豆后引起者），防止接触樟脑丸。

（2）脾大的患儿平时生活中要注意安全，防止外伤引起脾破裂。脾切除患儿免疫功能较低，应注意冷暖，做好自身防护，避免交叉感染。

（3）定期检查血常规（包括网织细胞计数），如发现面色发黄、血红蛋白低于 70g/L 应来院复诊，必要时输血治疗。

（4）G－6－PD 缺陷症的患儿要随身携带禁忌药物卡。

（5）自身免疫性溶血病患儿要按医嘱继续正确用药，注意激素药物的不良反应（高血压、高血糖、精神兴奋、库欣貌、水肿等）。告知家长，服药后引起的容貌改变是暂时的，不能擅自停药或减药，以免病情反复或出现其他症状；如出现发热及严重药物不良反应应及时来院就诊。

（耿会英）

第十四节　手足口病护理

手足口病（hand－foot－mouth disease，HFMD）又称手足口综合征，是近几年临床上较多见的一种由多种肠道病毒感染引起的，以手、足、口腔等部位发生丘疱疹为主要特征的传染病。一般 3～11 月为发病季节，5～7 月为发病高峰。任何年龄均可患此病，但以 1～4 岁儿童为多见，约占病人数的 85%～95%。手足口病一般一周内可康复，但若有疱疹破溃，则易导致传染。大多数病人症状轻微，以发热和手、足、口腔等部位的皮疹或疱疹为主要症状，个别病人可引起心肌炎、肺水肿、无菌性脑膜炎、脑膜脑炎等并发症，可导致死亡。手足口病常出现周期性暴发或流行，因此手足口病的预防控制工作十分重要。

引起手足口病的肠道病毒有 20 多种，包括柯萨奇病毒 A 组（Coxasckievirus A，CVA）的 2、4、5、7、9、10、16 型等，B 组（Coxasckievirus B，CVB）的 1、2、3、4、5 型等；肠道病毒 71 型（Huinan Enterovirus 71，EV71）；埃可病毒（Echovirus，ECHO）等。其中以 EV71 及 CVA16 型较为常见。

一、流行病学

1. 传染源　人是人肠道病毒的唯一宿主，病人和隐性感染者均为本病的传染源。发病前数天，感染者咽部与粪便就可检出病毒，通常以发病后 1 周内传染性最强。该病的潜伏期为 2~7d。

2. 传播途径　肠道病毒可经胃肠道（粪－口途径）传播，也可经呼吸道（飞沫、咳嗽、打喷嚏等）传播，亦可因接触病人口鼻分泌物、皮肤或黏膜疱疹液及被污染的手及物品等造成传播。该病传播方式多样，以通过人群密切接触传播为主。

（1）间接接触传播病毒：可通过唾液、疱疹液、粪便等污染的手、毛巾、手绢、牙杯、玩具、食具、奶具以及床上用品、内衣等引起间接接触传播。

（2）飞沫传播：病人咽喉分泌物及唾液中的病毒可通过飞沫传播。

（3）水源传播：如接触被病毒污染的水源。

（4）医院感染：门诊交叉感染和口腔器械消毒不合格亦是造成传播的原因。

3. 易感人群　人对肠道病毒普遍易感，但不是每一个人感染后都会发病。成人多已通过隐性感染获得相应抗体，不易感。不同年龄组均可感染发病，以 5 岁以下儿童为主，尤以 3 岁及以下儿童发病率最高。由于不同病原型别感染后抗体缺乏交叉保护力，因此，人群可反复感染发病。此病每隔 2~3 年可在人群中流行 1 次。

4. 流行特征　小儿手足口病是 20 世纪 80 年代新发现的一种发疹性传染病，年龄一般在 5 岁以下，尤以婴幼儿多见，夏秋季节易于大范围流行，该病流行无明显的地区性，全年均可发生，一般 5~7 月份为发病高峰。托幼机构等易感人群集中单位可发生暴发。肠道病毒传染性强、隐性感染比例大、传播途径复杂、传播速度快、控制难度大，容易出现暴发和短时间内较大范围流行。

手足口病是全球性传染病，世界大部分地区均有流行报道。1957 年新西兰首次报道该病，1958 年分离出柯萨奇病毒，1959 年提出"手足口病"命名。美国、澳大利亚、意大利、法国、荷兰、西班牙、罗马尼亚、巴西、加拿大、德国等国家经常发生由各型柯萨奇、埃可病毒和 EV71 引起的手足口病。1975 年保加利亚发生 EV71 感染大流行，共有 705 名儿童受到感染，其中，149 侧发生了急性弛缓型瘫痪，44 例死亡。日本是手足口病发病较多的国家，历史上有过多次大规模流行。我国自 1981 年在上海发现本病以后，北京、河北、天津、福建、吉林、山东、湖北、广东等十几个省（市）均有报道。

二、临床表现

手足口病潜伏期为 2~10d，平均 3~5d，病程一般为 7~10d。急性起病，发热，口腔黏膜出现散在疱疹，手、足和臀部出现斑丘疹、疱疹，疱疹周围可有炎性红晕，疱内液体较少。疹子具有不像蚊虫叮咬、不像药物疹、不像口唇牙龈疱疹、不像水痘"四不像"的特点；同时还有不痛、不痒、不结痂、不结疤的"四不"特征。可伴有咳嗽、流涕、食欲不振等症状。部分病人无发热，仅表现为皮疹或疱疹。一般预后良好，少数病例，特别是 EV71 感染患儿，可出现脑膜炎、脑炎、脑脊髓炎、神经源性肺水肿、循环障碍等严重症状，可导致死亡或留有后遗症。

三、诊断

1. 临床诊断

（1）普通病例发热伴手、足、口、臀部皮疹，部分病例可无发热。

（2）重症病例出现神经系统受累、呼吸及循环功能障碍等表现，实验室检查可有外周血白细胞增高、脑脊液异常、血糖增高，脑电图、脑脊髓磁共振、胸部 X 射线、超声心动图检查可有异常。

极少数重症病例皮疹不典型，临床诊断困难，需结合实验室检测做出诊断。若无皮疹，临床不宜诊断为手足口病。

2. 实验室诊断　临床诊断病例符合下列条件之一者，即可实验室确诊。

（1）自咽拭予或咽喉洗液、粪便或肛拭子、脑脊液、疱疹液、血清以及脑、肺、脾、淋巴结等组织标本中分离到人肠道病毒（指包括 CVA16 和 EV71 等有明确证据表明可以导致手足口病的人肠道病毒）。

（2）自咽拭子或咽喉洗液、粪便或肛拭子等标本中检测到 CVA16 或 EV71 特异性核酸，或从脑脊液、疱疹液、血清以及脑、肺、脾、淋巴结等组织标本中检测到人肠道病毒（指包括 CVA16 和 EV71 等有明确证据表明可以导致手足口病的人肠道病毒）的特异性核酸。

（3）血清标本人肠道病毒型特异性中和抗体滴度≥1∶256，或急性期与恢复期血清肠道病毒特异性中和抗体有 4 倍或 4 倍以上的升高。

3. 聚集性病例诊断　1 周内，同一托幼机构或学校等集体单位发生 5 例及以上手足口病病例；或同一班级（或宿舍）发生 2 例及以上手足口病病例；或同一自然村发生 3 例及以上手足口病病例；或同一家庭发生 2 例及以上手足口病病例。

四、治疗

目前无特异性治疗方法，以支持疗法为主，绝大多数病人可自愈。感染后的治疗可采用口服板蓝根冲剂、抗病毒口服液和多种维生素；或用抗病毒药膏涂抹患处，消炎止痛。更重要的是预防，在生活中注意婴幼儿的营养、休息，避免日光曝晒，防止过度疲劳，抵抗力降低。目前也尚无特异性的疫苗。

五、预防

对于手足口病的预防主要是做好重点人群及重点机构的预防控制。

1. 散居儿童的预防控制措施

（1）饭前便后、外出回家后要用肥皂或洗手液等给儿童洗手；看护人接触儿童前、替幼童更换尿布、处理粪便后均要洗手。

（2）婴幼儿的尿布要及时清洗、曝晒或消毒；注意保持家庭环境卫生，居室要经常通风，勤晒衣被。

（3）婴幼儿使用的奶瓶、奶嘴及儿童使用的餐具使用前后应充分清洗、消毒；不要让儿童喝生水、吃生冷食物。

（4）本病流行期间不宜带儿童到人群聚集、空气流通差的公共场所；避免接触患病儿童。

（5）儿童出现发热、出疹等相关症状要及时到医疗机构就诊。

（6）居家治疗的患儿避免与其他儿童接触，以减少交叉感染；父母要及时对患儿的衣物进行晾晒或消毒，对患儿粪便及时进行消毒处理。

2. 托幼机构预防控制措施

（1）每日进行晨检，发现可疑患儿时，要采取立即送诊、居家观察等措施；对患儿所用的物品要立即进行消毒处理。

（2）出现重症或死亡病例，或1周内同一班级出现2例及以上病例，建议病例所在班级停课10d；1周内累计出现10例及以上或3个班级分别出现2例及以上病例时，经风险评估后，可建议托幼机构停课10d。

（3）教育、指导儿童养成正确洗手等良好的卫生习惯；老师要保持良好的个人卫生状况。

（4）教室和宿舍等场所要保持良好通风；定期对玩具、儿童个人卫生用具（水杯、毛巾等）、餐具等物品进行清洗消毒。

（5）定期对活动室、寝室、教室、门把手、楼梯扶手、桌面等物体表面进行擦拭消毒。

（6）托幼机构应每日对厕所进行清扫、消毒，工作人员应戴手套，工作结束后应立即洗手。

（7）托幼机构应配合卫生部门采取手足口病防控措施。

3. 医疗机构的预防控制措施

（1）各级医疗机构应加强预检分诊，专辟诊室（台）接诊发热、出疹的病例。增加候诊及就诊等区域的清洁消毒的次数，室内清扫时应采用湿式清洁方式。

（2）医务人员在诊疗、护理每一位病例后，均应认真洗手或对双手消毒，或更换使用一次性手套。

（3）诊疗、护理手足口病病例过程中所使用的非一次性仪器、体温计及其他物品等要及时消毒。

（4）对住院患儿使用过的病床及桌椅等设施和物品必须消毒后才能继续使用。

（5）患儿的呼吸道分泌物和粪便及其污染的物品要进行消毒处理。

（耿会英）

第十五节 特发性血小板减少性紫癜护理

原发性血小板减少性紫癜又称自身免疫性血小板减少性紫癜，是小儿最常见的出血性疾病。其主要临床特点是：皮肤、黏膜自发性出血，血小板减少，骨髓巨核细胞数正常或增多，出血时间延长，血块收缩不良，束臂试验阳性。本病分为急性型与慢性型两种类型。

一、急性型原发性血小板减少性紫癜

（一）病因和发病机制

本型患儿发病前常有急性病毒性感染病史，病毒感染使机体产生相应的抗体，这类抗体可与血小板膜发生交叉反应，使血小板受到损伤而被单核巨噬细胞系统所清除；此外，在病毒感染后，体内形成的抗原－抗体复合物可附着于血小板表面，使血小板易被单核－巨噬细胞系统吞噬和破坏而导致血小板减少。

（二）临床表现

此型较为常见，多见于 2~8 岁小儿，男女发病数无差异。患儿于发病前 1~3 周常有急性病毒感染史，如上呼吸道感染、流行性腮腺炎、水痘、风疹、麻疹、传染性单核细胞增多症等，偶亦见于接种麻疹减毒活疫苗或皮内注射结核菌素之后发生。起病急，常伴有发热，主要表现为自发性皮肤和黏膜出血，多为针尖大小出血点，不凸出或稍凸出于皮面，压之不褪色；有时表现为瘀斑和紫癜，分布不均，通常以四肢较多，在易于碰撞的部位更多见，躯干则较少见，常伴有鼻衄或齿龈出血，少见胃肠道大出血，偶见肉眼血尿。青春期女性患者可有月经过多。少数患者可有结膜下和视网膜出血。颅内出血少见，如一旦发生，则预后严重。出血严重者可致贫血。淋巴结不肿大。肝、脾偶见轻度肿大。

本病呈自限性经过，85%~90% 患儿于发病后 1~6 个月内能自然痊愈。约有 10% 患儿转变为慢性型。病死率约为 1%，主要致死原因为颅内出血。

（三）实验室检查

1. 血象　血小板计数通常低于 $20 \times 10^9/L$。失血较多时，可有贫血，白细胞数正常。出血时间延长，凝血时间正常，血块收缩不良，血清凝血酶原消耗不良。

2. 骨髓象　骨髓巨核细胞数正常或增多，巨核细胞的胞体大小不一，以小型巨核细胞较为多见；幼稚巨核细胞增多，核分叶减少，且常有空泡形成、颗粒减少和胞浆少等现象。

3. 其他　束臂试验阳性。

（四）治疗

1. 一般治疗　在急性出血期间以住院治疗为宜，应避免外伤，卧床休息；合并感染者给予抗生素治疗；避免应用抑制血小板的药物。

2. 肾上腺皮质激素治疗　其主要药理作用是：降低毛细血管通透性；抑制血小板抗体产生；抑制巨噬细胞破坏有抗体吸附的血小板。常用泼尼松，剂量为每日 1.5~2mg/kg，分 3 次服。出血严重者可用冲击疗法：地塞米松每日 1.5~2mg/kg，或甲基强的松龙每日 20~30mg/kg，静脉点滴，连用 3 天，症状缓解后改服泼尼松。用药至血小板数回升至接近正常水平时即可逐渐减量，疗程一般不超过 4 周。停药后如有复发，可再用泼尼松治疗。

3. 大剂量丙种球蛋白　其主要作用是：抑制巨噬细胞对血小板的结合与吞噬，从而干扰单核细胞吞噬血小板；抑制血浆中的免疫复合物与血小板结合，使血小板免受破坏；抑制自身免疫反应，使抗血小板的抗体减少。常用剂量为每日 0.4g/kg，连续 5 天静脉滴注。

4. 输血及输血小板　严重出血者可输新鲜血。输血可改善贫血，有时为了迅速控制出血，可输注血小板。

二、慢性型原发性血小板减少性紫癜

（一）病因

患儿发病前多有前驱感染史。其发病原因尚未完全明了。

（二）临床表现

病程超过 6 个月，多见于学龄期儿童。男女发病数约 1：3。起病缓慢，出血症状较轻，主要为皮肤和黏膜出血点，可为持续性出血或反复发作出血，每次发作可持续数月甚至数年。反复发作者脾常轻度肿大。病程呈发作与间歇缓解交替出现，在间歇期可全无出血或仅有轻度鼻衄，间歇期的长短不一，可自数周至数年。约30%患儿于发病数年后可自然缓解。

（三）实验室检查

实验室检查结果大致与急性型相同，但血小板数较急性型略高，常为 $30 \times 10^9 \sim 80 \times 10^9$/L，血小板数达 50×10^9/L 以上时可无出血症状。骨髓巨核细胞显著增多，但产生血小板的巨核细胞明显减少，巨核细胞可见形态改变，其核、浆发育不平衡，胞浆出现空泡变性。

（四）治疗

1. 一般治疗　基本同急性型。无明显出血倾向时可继续上学，但应避免外伤，注意防止感染。对症应用止血、生血药如氨肽素、利血生等。

2. 肾上腺皮质激素治疗　首选泼尼松 60mg/（$m^2 \cdot d$），连用 3~4 周后逐渐减量，每 1~2 周减量 1/4，并改为隔日 1 次清晨服药，以减少副作用。如治疗 3~4 周无效，宜停用，改其他疗法。如有效（血小板 $> 50 \times 10^9$/L），可以小量维持，以不出血及无明显副作用为度。

3. 免疫抑制疗法　应用肾上腺皮质激素治疗无效的病例可试用，也可用于脾切除无效者。可选用长春新碱每次 0.05~0.075mg/kg（总量 <2mg），或小剂量每次 0.02~0.03mg/kg，加入等渗氯化钠中缓慢静滴，每周 1 次，连用 4~6 周；环磷酰胺每日 1.5~3mg/kg，分 3 次口服，连用 8 周无效者停药，有效者可沿用至 12 周；环孢素 A 每日 4~9mg/kg，分 3 次口服，疗程 2~3 月。要严密监测免疫抑制剂的副作用。

4. 脾切除　适用于病程超过 1 年，反复严重出血者，血小板持续小于 50×10^9/L，内科治疗无效者。手术宜在 6 岁后进行，以免术后免疫力降低而发生暴发性感染。术前必须做骨髓检查，巨核细胞数减少者，切脾疗效差，不宜切脾。

5. 大剂量丙种球蛋白静注　适用于激素治疗无效，或用后有明显副作用者；患消化道疾病口服药不易吸收者；在严重出血时需切脾的术前准备用药，短期内提高血小板数到安全水平。

6. 其他　达那唑（danazol）、大剂量维生素 C、干扰素等对部分病例有效。

（五）常见护理诊断

（1）出血与血小板减少有关。

（2）有感染的危险与皮质激素和/或免疫抑制剂应用导致免疫功能下降有关。

（3）恐惧与严重出血有关。

（4）知识缺乏家长缺乏本病的相关知识。

（六）护理措施

1. 密切观察病情变化

（1）注意观察皮肤黏膜瘀点（斑）有无增减变化；监测血小板数量变化，当外周血血小板 $< 20 \times 10^9$/L 时，常有自发性出血。

（2）监测生命体征，观察神志、面色，记录出血量。如面色苍白加重，呼吸、脉搏增快，出汗，血压下降提示失血性休克；若患儿烦躁、嗜睡、头痛、呕吐，甚至惊厥、昏迷提示颅内出血；若呼吸变慢或不规则，双侧瞳孔不等大，对光反射迟钝或消失提示可能合并脑疝。如有消化道出血常伴腹痛、便血；肾出血伴有血尿、腰痛。如有上述情况出现，应及时与医生联系。

2. 止血　口、鼻黏膜出血可用浸有1%麻黄素或0.1%肾上腺素的棉球、纱条或明胶海绵局部压迫止血。无效者，可请耳鼻喉医生会诊，以油纱条填塞，2~3天后更换。严重出血者遵医嘱给止血药、输同型血小板。

3. 避免外伤

（1）提供安全的床铺卧床休息，床头、床栏的尖角用软垫子包扎，忌玩锐利玩具，以免碰伤、刺伤。

（2）禁食坚硬、多刺的食物，防止损伤口腔黏膜及牙龈出血。

（3）保持大便通畅，防止用力大便时腹压增高而诱发颅内出血。

（4）尽量减少有创操作，如肌肉注射、深静脉穿刺抽血，必要时应延长压迫时间，以免形成深部血肿。

4. 预防感染　应与感染患儿分室居住，保持室内空气清新。注意保持出血部位清洁，嘱患儿不要用手抓皮肤，以防破溃感染。注意个人卫生，培养良好的卫生习惯。

5. 心理护理　出血及止血技术操作均可使患儿产生恐惧心理，表现为不合作、烦躁、哭闹等，而使出血加重。故应向家长及患儿耐心解释止血的目的，争取患儿的配合。

（七）保健指导

（1）教会家长识别出血征象和学会压迫止血的方法，一旦发现出血，立即到医院复查或治疗。

（2）忌服阿司匹林类或含阿司匹林的药物；服药期间不与感染患儿接触，去公共场所时戴口罩，注意保暖，尽量避免感冒，以防加重病情或复发。

（3）指导预防损伤，如尽量不做剧烈的、有对抗性的运动，常剪指甲，选用软毛牙刷等。

（4）脾切除的患儿易患呼吸道和皮肤化脓性感染，且易发展成败血症。在术后2年内，患儿应定期随诊，并遵医嘱应用抗生素和丙种球蛋白，以增强抗感染能力。

（耿会英）

第十六节　血友病护理

血友病是遗传性凝血功能障碍的出血性疾病。抗血友病球蛋白（AHG，Ⅷ因子）缺乏最常见，称血友病甲；血浆凝血活酶成分（PTC，Ⅸ因子）缺乏，称血友病乙；血浆凝血活酶前质（PTA，Ⅺ因子）缺乏最少见，称血友病丙。其共同特点为终身轻微损伤后有长时间出血倾向。

一、病因与发病机制

血友病甲和乙均为X连锁隐性遗传，男性发病，女性传递。血友病丙为常染色体显性或不完全性隐性遗传，男女均发病或传递疾病。因子Ⅷ、Ⅸ、Ⅺ缺乏均可使凝血过程的第一阶段中凝血活酶生成减少，引起血液凝固障碍，导致出血倾向。因子Ⅷ是一种大分子复合物，由小分子量的具凝血活性的Ⅷ：C和大分子量的血管性假性血友病因子（vonWillebrand Factor，vWF）所组成，其中Ⅷ：C的含量很低，仅占因子Ⅷ复合物的1%。Ⅷ：C是一种水溶性球蛋白，80%由肝合成，余20%由脾、肾和单核－巨噬细胞等合成，其活性易被破坏，在37℃储存24小时后可丧失50%。血友病甲患者Ⅷ：C减低或缺乏的机理尚未明了。vWF为因子Ⅷ的载体，它具有使血小板黏附于血管壁的功能。当vWF缺乏时，则可引起出血和因子Ⅷ缺乏。

因子Ⅸ是一种由肝合成的糖蛋白，在其合成过程中需要维生素K的参与。因子Ⅺ也是在肝内合成，在体外储存时其活性稳定，故给本病患者输适量储存血即可补充因子Ⅺ。

二、临床表现

血友病甲出血程度的轻重与血浆中Ⅷ：C的活性高低有关：活性为0～1%者为重型，患者自幼即有自发性出血、反复关节出血或深部组织（肌肉、内脏）出血，并常导致关节畸形；2%～5%为中型，患者于轻微损伤后严重出血，自发性出血和关节出血较少见；6%～20%者为轻型，患者于轻微损伤或手术后出血时间延长，但无自发性出血或关节出血；20%～50%为亚临床类型，仅于严重外伤或手术后有渗血现象。

血友病乙的出血症状与血友病甲相似，其轻重分型亦相似，因子Ⅸ活性少于2%者为重型，很罕见。绝大多数患者为轻型，出血症状较轻。

血友病丙的杂合子患儿无出血症状，只有纯合子才有出血倾向。患儿的出血程度与因子Ⅺ的活性高低无相关性。本病患者常合并Ⅴ、Ⅶ等其他因子缺乏。

三、实验室检查

血友病甲、乙、丙实验室检查的共同特点是：①凝血时间延长（轻者正常）；②凝血酶原消耗不良；③白陶土部分凝血活酶时间延长；④凝血活酶生成试验异常。出血时间、凝血酶原时间和血小板正常。当凝血酶原消耗试验和凝血活酶生成试验异常时，为了进一步鉴别三种血友病，可作纠正试验，其原理为：正常血浆经硫酸钡吸附后尚含有因子Ⅷ和Ⅺ，不含因子Ⅸ，正常血清含有因子Ⅸ和Ⅺ，不含因子Ⅷ；据此，如患者凝血酶原消耗时间和凝血活酶生成时间被硫酸钡吸附后的正常血浆所纠正，而不被正常血清纠正，则为血友病甲；如以上两试验被正常血清所纠正而不被硫酸钡吸附的正常血浆纠正，则为血友病乙；若以上两试验可被正常血清和硫酸钡吸附正常血浆所纠正，则为血友病丙。用免疫学方法测定Ⅷ：C及因子Ⅸ的活性，对血友病甲或乙有诊断意义。

四、治疗

本组疾病尚无根治疗法。

（一）预防出血

自幼养成安静生活习惯，以减少和避免外伤出血，了解该病的规律，不做剧烈活动，不玩锐利之物；7～8岁之前易受外伤，必须加强生活管理；对年长儿应进行战胜疾病信心的教育，说明本病如能防出血，可健康生活；避免一切不必要的手术；必须手术时，术前应输新鲜血或抗血友病球蛋白干燥血浆，待凝血时间正常后再行手术。

（二）局部处理

关节腔出血、肿胀时，可给局部冷敷，并用强力绷带缠扎，减少活动。关节腔出血停止、肿痛消失后，可做适当体疗，以防关节畸形；软组织出血时可加压包扎；牙龈出血宜先用温水将血块冲去，然后用止血药或明胶海绵沾血浆、鲜血、肾上腺素或云南白药敷贴；鼻出血可局部冷敷和用肾上腺素棉球加压填塞。

（三）替代疗法

补充所缺乏的凝血因子及失血量。

1. 因子Ⅷ、Ⅸ浓缩剂　按每 1U/kg 输入因子Ⅷ，可提高血浆中因子Ⅷ活性 2%，输同剂量因子Ⅸ仅可提高其活性 1%。输入须每隔 12 小时 1 次，维持血浆中有效浓度。

2. 输血浆　血友病甲患者宜输新鲜血浆，按 1ml/kg 输注可提高因子Ⅷ活性 2%。血友病乙患者可输储存 5 天以内的血浆，输入量一次以 10ml/kg 为宜。

3. 抗血友病球蛋白（AHG）干燥　血浆每瓶含 200U AHG（1U = 1ml 正常血浆中 AHG 的含量），以 50～100ml 注射用水溶化后静脉滴注。AHG 宜早期补充，首次量要足（8～14U/kg），以后每 12 小时可重复静脉滴注一次，剂量为首次剂量的一半，以保持有效的 AHG 止血浓度，一般手术或严重出血需要加大 2 倍的剂量，大手术或颅内出血需要加大 4～5 倍的剂量。

4. 输新鲜全血　采血 6 小时内输给患者，剂量为 10ml/kg，可提高因子Ⅷ活性 10%。因子Ⅷ半衰期为 12～14 小时，因此疗效仅维持 2 天左右，适用于轻症患者。

（四）基因治疗

有报道血友病乙的基因疗法已获成功。

五、常见护理诊断

1. 潜在并发症　出血。
2. 组织完整性受损　与皮肤、黏膜、关节或深部组织出血有关。
3. 疼痛　与关节腔出（积）血及皮下、肌肉血肿有关。
4. 躯体移动障碍　与关节腔积血，肿痛、活动受限及关节畸形、功能丧失有关。
5. 有受伤的危险　与凝血因子缺乏、患儿年龄小、对疾病认识不足和/或不能识别危险因素有关。
6. 自尊紊乱　与疾病终身性有关。

六、护理措施

（一）防治出血

（1）预防出血，避免损伤：尽量避免有创性操作，如肌内注射、深部组织穿刺，必须穿刺时，须选用小针头，拔针时延长按压时间，以免出血和形成深部血肿。尽量避免手术，必须手术时，应在术前、术中和术后补充所缺乏的凝血因子。

（2）遵医嘱尽快输注所缺乏的凝血因子，认真阅读说明书，按要求稀释后输注，滴速不宜过快，输注时严密观察有无发热、寒战、头痛等不良反应，严重不良反应者，应停止输注，并保留制品和输液器送检。

（3）局部止血：皮肤、口鼻黏膜出血可局部压迫止血。出血部位加压 10～15 分钟，冷敷。口鼻出血也可用浸有 0.1% 的肾上腺素或新鲜血浆的棉球、明胶海绵压迫。必要时请五官科会诊，以油纱条填塞，保持口鼻黏膜湿润，48～72 小时后拔出油纱条。

（二）观察病情

观察生命体征、神志、皮肤黏膜瘀斑、瘀点增减及血肿消退情况，记录血压变化及出血量，及时发现内脏及颅内出血，并积极组织抢救。

（三）减轻疼痛

疼痛主要发生在出血的关节和肌肉部位。肌肉、关节出血早期可以用弹力绷带加压包扎、冰袋冷敷，抬高患肢、制动并保持其功能位。必要时关节腔穿刺抽取积血。

（四）预防致残

关节出血停止，肿痛消失后，应逐渐增加活动，以防畸形。反复关节出血致慢性关节损害者，应进行康复指导与训练。严重关节畸形可行手术矫正。

（五）心理护理

关心患儿，协助其适应患病的现实，鼓励年长儿表达想法，减轻其心理压力，维护患儿的自尊。鼓励年长儿参与自身的护理，如日常生活自理，以利于增强自信心和自我控制感。提供适龄的游戏活动，减轻孤独感。

七、保健指导

（1）指导家长对患儿出血症状的观察、出血的预防措施，为患儿提供安全的活动环境，并与学校配合告知其病情，限制活动。

（2）教会家长及年长儿必要的应急护理措施如局部止血法，以便能得到尽快处理。

（3）鼓励患儿规律、适度的体格锻炼和运动，增强关节周围肌肉的力量和强度，延缓出血和使出血局限化。

（4）对家长进行遗传咨询，使其了解本病的遗传规律和筛查基因携带者的重要性。基因携带者孕妇应行基因分析产前检查，如确定胎儿为血友病患者，可及时终止妊娠。

（5）忌用抑制血小板的药物，如阿司匹林、吲哚美辛（消炎痛）、双嘧达莫（潘生丁）等。

（耿会英）

第十七节　新生儿溶血病护理

新生儿溶血病（haemolytic disease of the newborn，HDN）是指母婴血型（ABO 系统或 Rh、MN 等系统）不合，母亲体内产生与胎儿红细胞不配合的 IgG 型抗体所引起的同种被动免疫性溶血病，是一种发生于胎儿和新生儿早期的自限性免疫性溶血有关的综合征。以往又称为"胎儿有核红细胞增多症"。具父方血型抗原（恰为母方缺乏）的胎儿红细胞在妊娠期经胎盘进入母体，刺激母体产生相应的 IgG 型免疫抗体，当这些抗体经胎盘进入胎儿/新生儿血液循环时，与胎儿或新生儿的红细胞结合的 IgG 抗体通过与单核 - 巨噬细胞系统的 Fc

受体相互作用，导致吞噬和（或）细胞毒作用（ADCC），破坏红细胞，发生溶血。临床表现为宫内胎儿死胎、死产、水肿胎和新生儿溶血性黄疸或胆红素脑病，甚至死亡。早至胎龄18周可评估 HDN 的严重度。活产婴出生时溶血高峰，生后黄疸和贫血则严重。其诊断标准：①既往不明原因的死胎，死产或新生儿溶血性黄疸史；②血型和血型抗体测定存在血型不合；③直接抗人球蛋白试验阳性为可疑，抗体放散（释放）试验阳性为诊断依据。

一、发病机制

1. 红细胞抗原系统　人类红细胞抗原系统非常复杂，有 ABO、Rh、Kidd、MNSs、Dufy、Diego、Kell、Lewis 及 P 等 29 个系统，500 多种抗原。

（1）ABO 血型系统：调控人类 ABO 血型表型的基因位于第 9 对染色体上，其抗原是由多糖和多肽组成的糖蛋白复合物。多肽部分具抗原性，多糖部分决定其特异性。我国汉族 HDN 绝大多数由 ABO 系统抗体引起。汉族 O 型、A 型和 B 型比例各占 30% 左右，母子 ABO 血型不合妊娠发生率高达 26.9%，子代 ABO 溶血病发病率为（0.75 + 0.25）% ~ 4.7%，占新生儿溶血病的 85%，死亡率为 1.4%，死胎率为 0.3%。患婴母亲多（约 90% 左右）为 O 血型，胎儿多为 A 型（$A_1 > A_2$），约占 50%，其次为 B 型（35%）。母为 A 型（或 B），胎儿为 B/AB（或 A/AB）则少见。具有家庭集聚性。由于 O 型人的 H 抗原与 A 或 B 抗原差异较大，则免疫原性强，其血清中免疫性血型抗体明显高于非 O 型者。因母体孕前可能受自然界中含类 A 或 B 血型物质（存在于细菌、寄生虫、植物、疫苗、精液及唾液等）致敏，已产生抗 A（B）IgG，故本病第一胎发病者达 40% ~ 50%。随着分娩次数增加，发病率会相应增高，病情相对严重，以后妊娠中约 1/3 胎儿病情重于第一胎，3/1 与第一胎相似，另 1/3 则病情轻于第一胎。早产儿红细胞 A、B 血型抗原性弱，较少发病。ABO 系统中的亚型和变异型个体可产生不规则抗 A 或抗 B 抗体，亦可发生免疫性溶血反应。

（2）Rh 血型系统：Rh 血型系统抗原的编码基因 RhD 和 RhCE 两个基因位于 1 号染色体上，Rh 血型系统是红细胞血型系统中最复杂的系统，具高度的多态性，有 C、c、D、E、e 等五种抗原。抗原性强弱顺序为 D > E > C > c > e，其中 D 抗原具高度免疫原性。当红细胞含 DD 或 Dd 抗原即为 Rh 阳性，含 dd 抗原为 Rh 阴性。Rh - D 有三种变异体：①弱 D 变异型，中国人中为弱 D - 15；②部分 D 抗原，中国人中有 D - VI 型等 4 种；③DEL 型在国人中也有报道（主要为 Rh - D1227A 等位基因）。前两种类型均可引起同种免疫反应。在东方人群中，Rh - D 基因频率为 95%，表现型频率为 99.6%。白种人群阴性频率为 15%。我国汉族 Rh 阴性人群占 0.24% ~ 1.0%，Rh 不合妊娠为 0.3%，约 1/20 胎儿发病。但少数民族 Rh 阴性人群多（占 15.7% ~ 30%）。若母为 Rh - D 阴性，父为阳性，其子女 Rh - D 阳性几率约 65%，其中 10% 可能发病。我国汉族 Rh 溶血病约占新生儿溶血病的 14.6%，死亡率 20.5%，死胎率 1.6%。我国 Rh 血型中不少为 CCDee（占 18.4% ~ 66.0%）及 CcDee（5.3% ~ 19.9%），该两种血型缺少（E）或（CE）抗原，易引起 RhE 溶血病。国内 Rh 溶血病中 RhD 占 52.5%，Rh（E）+ Rh（CE）占 34.4%，RhcD 占 4.9%，RhDE 占 3.3%，Rhc 占 2.5%。Rh - D 同种免疫易发生于母子 ABO 血型相合者（占 10% ~ 20%），不易发生于 ABO 血型不相合者（约 2%）（这是由于后者从胎盘漏入母体血液循环的 ABO 异型胎儿红细胞会迅速被 ABO 系统的 IgM 抗体和补体结合，在肝脏被网状细胞清除，而肝脏不易产生免疫应答，产生抗体的可能性小）。抗 Rh IgG 必须由输血或经"胎盘失血"的人类红细胞致敏产生，第一胎时渗入的胎儿红细胞较多，致母体初次致敏免疫，产生免疫抗体和记忆性B淋巴细胞，第二胎再次渗入母体的胎儿红细胞上抗原刺激引起回忆反应，产生抗体增加，故本病多发生于第二胎以后胎儿，第一胎者仅7.4%（上海）。决定产生抗D抗体的重要因素之一是抗原的量，据估计进入母体的胎儿血 >0.1ml，致敏可能性为3%，0.25~1.0ml为25%；>5ml可达65%。在流产或分娩72小时内给母体注射人抗Rh IgG，可完全阻止抗体产生。红细胞上抗原的不同表型也影响免疫强度，R2r表型的红细胞（表达抗原量更多）更易刺激母体产生抗Rh-D抗体。一般免疫反应溶血主要在胎儿脾脏，高浓度抗体时可发生血管内溶血，胎儿发生贫血、髓外造血（肝脾大），有核红细胞增加及黄疸。妊娠早期发生反应则症状重，贫血为主，无黄疸，最重者致死胎或胎儿水肿、心力衰竭；妊娠晚期发生反应，产前才达溶血高峰者，出生后黄疸重及胆红素脑病，贫血较轻。

（3）其他血型系统：目前随着国内、外输血技术发展，报告非ABO和Rh血型系统的其他系统的血型不规则抗体所致的新生儿溶血病例增多，多以红细胞系统单一抗体，偶见复合抗体或混合抗体。抗体多来自MN、P、Kidd、Kell、Duffy及Digeo等系统，多为免疫性IgG，如抗-D、抗Ce、抗K、抗Tj、抗jk^a、抗Fy^{b}及抗Di^{a}等，亦有抗M-HDN。不规则抗体所致输血反应较常见，如抗E、抗M、抗Le^a、抗Le^b、抗e、抗C、抗JK^{a}及抗Fy^{b}等。

1）MN、Ss及U血型系统：1927年Landsteiner等发现MN抗原，后来Race等发现与MN密切相关的S和s。以后又发现了与MN、Ss相关的U抗原，目前合称为MNSsU系统。其抗原多态性数目仅次于Rh系统，主要有M、N、S及s四个抗原。Mur抗原在中国人中发生率为6%~7%。在MNSsU系统中，抗M最常见，其次为抗N。多为自然发生的冷抗体，其中抗M是干扰血型鉴定最常见的抗体。抗2H、抗2N、抗2S及抗2u都可引起HDN，抗S和抗MUr大多为免疫性抗体，可引起HDN和严重的输血后溶血反应。抗MUr在东亚和东南亚地区发生率很高。总之，抗M、抗N、抗S、抗s和抗U都可引起新生儿溶血病和溶血性输血反应。

2）Kell血型系统：Kell系统主要抗原为K和k，基因型可为KK、Kk及kk。Kell在输血上的重要性仅次于ABO和Rh系统。我国汉族人群中几乎所有都是kk，K基因频率极低。Kell系统的抗原性很强，K抗原的免疫性约为D抗原免疫性的10倍。抗K抗体多为IgG. 可引起新生儿溶血病和速发与迟发性溶血性输血反应。

3）Kidd血型系统：Kidd系统有四种表型，即Jk(a$^+$b$^-$)、Jk(a$^+$b$^+$). Jk(a$^-$b$^+$)及Jk(a$^-$b$^-$)型。常见抗原为Jk^{a}和Jk^b，其相关抗体均可引起新生儿溶血病，国内的Jk^{a}基因频率<0.6。

4）Duffy血型系统：该血型系统有两个抗原Fy^{a}和Fy^b。中国人的Fy^{a}基因频率>0.9。抗Fy^{a}和Fy^{b}有IgM与IgG型，后者尤其是抗Fy^{a}者可引起新生儿溶血病及溶血性输血反应。

5）Diego血型系统：Diego血型系统由Di^{a}和Di^{b}抗原组成。我国人群中Di^{a}抗原基因频率为0.0184，Di^{b}为0.982。抗Di^{a}和Di^{b}抗原的抗体都可引起新生儿溶血病和溶血性输血反应，且可发生于第一胎第一产者。

2. 免疫性溶血反应　母体内产生的免疫性同种ABO血型抗体或非ABO血型系统的不规则抗体IgG通过胎盘进入胎儿体内与胎儿红细胞的相应抗原结合，致敏红细胞在单核-吞噬细胞系统内被破坏，导致不同程度溶血。重者致胎儿死亡，如胎儿存活，出生后新生儿体内来自母体的抗体继续引起新生儿红细胞溶血。

有许多影响 HDN 发生和溶血程度的因素：①血型抗体的类型及效价，人类 IgG 分子有四种亚群（IgG_1 ~ IgG_4），均可通过胎盘，但 IgG_1 和 IgG_3 较易通过胎盘，且与巨噬细胞的 Fc 受体的亲和力强于 IgG_2 及 IgG_4（不介导溶血或轻），更易引起溶血。在 Rh 溶血病，对 IgG_1 敏感者比对 IgG_3 敏感者受累更重，若 IgG_1 和 IgG_3 联合可能导致更严重溶血。有研究显示 FcR II 受体（CD32）的亚型与 IgG_1 的连接密切相关；不同的 Rh 和抗体导致的 HDN 严重程度不一，以抗 D 引起的 HD 重，RhcE 抗体所致者较轻；②母体血中血型抗体效价与新生儿 HDN 发生及严重程度有一定关系，ABO 血型抗体由于孕期进入母体的胎儿红细胞较少，母体产生抗体量少，效价低。但随着孕期增加，绒毛膜破裂、前置胎盘、胎盘早剥以及妊娠高血压症等致母体血窦开放，进入母体的胎儿红细胞增加，使母体产生抗体增加，抗体效价增加，且随孕周的增加而升高，当超过机体的保护机制可致溶血，当抗体效价 < 32，发病率为 5.9%；≥64 时发病率 73.8%，若孕妇血清中 IgG 抗 A（B）效价 ≥128，胎儿很可能受害；效价 ≥512，几乎 100% 受害，孕妇流产或死胎概率更大。在 Rh 溶血病，孕次越多，产生抗体效价越高，胎儿患病机会越多，病情也越重；此外还与胎盘屏障结构、IgG 抗体运转至胎盘的效率、血型抗原的组织分布、胎儿血型物质含量多少和红细胞抗原强弱亦有关。最近有研究以丈夫淋巴细胞主动免疫治疗有效降低 HDN 溶血程度及胆红素水平，认为 HLA 系统参与了 HDN 的发生发展及预后。

二、新生儿溶血病的实验室检测

1. 产前胎儿血型检测　随着人们对血型系统免疫学认识逐步深入及分子生物学实验室检验技术的进步，产前确定胎儿血型对早期预测及干预 HDN 显得极为必要。

（1）ABO 基因型及其分型：以 PCR – SSP 技术检测 ABO 血型基因型可精确至其亚型，有助于 ABO 不合 HDN 的预测和诊断，亦可为研究血型亚型与溶血严重程度相关性及亚型输血提供依据。

（2）Rh 基因型：Rh 血型的血清学分型只能检测 Rh 阳性还是阴性，无法得知 Rh 阳性者是纯合子还是杂合子。PCR – RhD 基因定型技术（多用 PCR – SSP 法）则可达此目的。若 Rh 阴性孕妇的丈夫是 Rh 阳性纯合子，则胎儿为 Rh 阳性，若丈夫为 Rh 阳性杂合子，则胎儿 Rh 阳性概率为 50%。

可在不同孕期从羊水、绒毛及脐带血中获得胎儿细胞作血型基因定型，此类方法费用高、技术复杂，且有一定危险，易造成流产和感染。目前正研究非创伤性从孕妇外周血分离胎儿红细胞或血浆中胎儿 DNA 进行血型定型，并已获得成功。

2. 致敏红细胞及血型抗体的检测　致敏红细胞和血型抗体的测定目前广泛用于临床 HDN 的产前/产后诊断的"三项试验"包括改良的直接抗人球蛋白试验、游离抗体检测和热放散试验。其中直接人抗球蛋白试验是检查新生儿红细胞是否致敏；热放散试验与前者相同，仅方法不同，均为新生儿溶血病的确诊试验。前者在 Rh 溶血病中阳性率高，ABO – HDN 中直接抗球蛋白试验很弱，甚至严重病例也只为弱阳性，在非 ABO – HDN 中阳性在 " + " 以上，可以此区分 ABO 与非 ABO – HDN，且阳性越强，则溶血越重；热放散试验阳性对 ABO – HDN 最有诊断价值。游离抗体试验是检测血清中游离抗体。

近年来以微柱凝胶免疫检测法（MGT）替代传统的 Coombs 试验用于红细胞血型抗原抗体的检测。MGT 是一种新的改良抗人球蛋白试验技术，其基本原理是通过调节凝胶的浓度来控制凝胶间隙的大小，使其间隙只能允许游离的红细胞通过，从而使游离红细胞与聚集红细胞（吸附抗体的）分离。实验时红细胞与血清在含有葡聚糖凝胶的特制小试管中孵育，经过离心，如果抗原抗体不相适应，则未发生凝聚，红细胞沉于管底为阴性反应；如抗原抗体相适应，则抗体吸附抗体的红细胞聚集于凝胶上，红细胞不易下沉，固定于凝胶间，即为阳性反应。本法检出抗体效价水平比传统方法高出 1～3 个滴度，阳性率高，少有假阳性，方法简便、快速（1 小时内），易实现标准化及自动化。

单核细胞单层试验（monocyte monolayer assay，MMA）是根据致敏红细胞在体内免疫反应而设计的体外模拟实验。取健康人外周血单核细胞涂于玻片上，加上致敏的 Rh - D 阳性红细胞，经 37℃ 水浴箱 30 分钟后 NS 洗去未被吸附或吞噬的红细胞，瑞氏 - 吉姆萨染色。油镜下观察 200～600 个单核细胞，计数发生黏附或吞噬的单核细胞数，计出百分数。若 ≥5%，提示有 92.9% 可能发生 ABO - HDN；<5%，发生 ABO - HDN 的可能性较小。也可用于 Rh - D - HDN 的临床评估。其灵敏度及准确率均高于抗体效价测定。在国外已作为临床诊断 HDN 的常规辅助诊断方法。

有研究表明 ABO、Rh 及其他血型不合 HDN 患儿"三项试验"阳性检出率随时间延长逐渐下降。出生后 24 小时内阳性检出率为 91.5%，1～3 天阳性检出率为 81.6%，4～7 天阳性检出率为 38.4%，8～14 天阳性检出率为 16.8%，15 天后阳性检出率 0%。

3. 母体血液循环中胎儿红细胞的检测　HDN 与胎儿红细胞进入母体血液循环中的数量、概率及母体对胎儿红细胞的免疫反应有关。用流式细胞术检测母血中微量细胞群，进行定性及定量分析，可在产前非侵入性定量检测胎 - 母间出血量，对早期诊断 Rh - HDN 有一定作用。

三、护理措施

1. 一般护理
（1）注意患儿的保暖、皮肤口腔清洁。
（2）保持输液通畅患儿水电解质平衡。
（3）避免低体温、低血糖、酸中毒，以减少未结合胆红素与清蛋白的结合，从而减少对脑的损害。

2. 合理喂养，保证营养供给　若患儿吸吮无力，拒奶，可给予滴管喂养、鼻饲或静脉营养。

3. 病情观察　除生命体征观察外，还应重点观察。
（1）黄疸的进展情况：观察皮肤、巩膜、大小便的色泽变化、血清胆红素测定值的变化。
（2）贫血的进展情况：监测实验室检查结果，观察患儿呼吸、心率、尿量的变化、肝脾大小，判断有无心力衰竭。
（3）有无胆红素脑病的表现：观察患儿的吸吮力、肌张力、哭声、精神反应。有无抽搐。

4. 对症护理
（1）光疗护理：同新生儿黄疸光疗护理常规。
（2）换血术的护理：换血可采用脐静脉或外周静脉换血。
1）准备好各种血源及各种抢救物品，抽吸胃内食物，防止呕吐误吸。

2）置患儿于辐射式抢救台上，心电监护，监测患儿的体温、呼吸、血压、血氧饱和度。

3）换血过程中，严格记录入量和出量，并保持出入速度相对一致，注意保暖。

4）换血术后置患儿于光疗床上，应注意腹部体征（如肠袢、腹部皮肤的颜色、紧张度），伤口有无渗血。

5）术后 6~8h 监测 1 次胆红素，观察大便及小便的颜色、量，尿量 > 2~3mL/（kg·h）。

6）术后可禁食 12~24h，必要时可鼻饲，补充所需的热量。

7）术后 1 周左右拆线，观察脐部伤口有无红肿、渗液。

8）观察患儿的瞳孔、前囟张力、四肢肌张力及有无抽搐等神经系统症状。

9）观察体温、心率、呼吸、血压、血氧饱和度及毛细血管再充盈时间。

5. 主要的护理问题

（1）角膜组织完整性受损：与眼睛接触光疗灯或长期戴眼罩有关。

（2）活动无耐力：与溶血导致红细胞数量减少引起运氧能力受损有关。

（3）感染：与皮肤黏膜屏障功能低下有关。

（4）焦虑：与家长缺乏知识有关。

（耿会英）

参考文献

[1] 陈灏珠. 实用内科学. 北京: 人民卫生出版社, 2013.

[2] 张文武. 急诊内科学. 北京: 人民卫生出版社, 2012.

[3] 万学红, 卢雪峰. 诊断学. 第8版. 北京: 人民卫生出版社, 2013.

[4] 郭继鸿, 王志鹏. 临床实用心血管病学. 北京: 北京大学医学出版社, 2015.

[5] 李羲, 张劭夫. 实用呼吸病学. 北京: 化学工业出版社, 2010.

[6] 黄定九. 内科理论与实践. 上海: 上海科学技术出版社, 2009.

[7] 王尊松, 崔美玉, 王建宁. 肾脏病临床诊治. 北京: 军事医学科学出版社, 2010.

[8] 刘新光. 消化内科. 北京: 人民卫生出版社, 2009.

[9] 唐承薇, 程南生. 消化系统疾病. 北京: 人民卫生出版社, 2011.

[10] 黎磊石, 刘志红. 中国肾脏病学. 北京: 人民军医出版社, 2008.

[11] 黄志强. 实用临床普通外科学. 北京: 科学技术文献出版社, 2009.

[12] 汤文浩. 普外科精要. 北京: 科学出版社, 2010.

[13] 赵华, 皮执民. 胃肠外科学. 北京: 军事医学科学出版社, 2010.

[14] 姜洪池. 普通外科疾病临床诊疗思维. 北京: 人民卫生出版社, 2012.

[15] 高志靖. 普通外科临床经验手册. 北京: 人民军医出版社, 2014.

[16] 雷鸣, 周然. 外科疾病. 北京: 科学出版社, 2011.

[17] 关广聚. 新编肾脏病学. 济南: 山东科学技术出版社, 2009.

[18] 张有生, 李春雨. 实用肛肠外科学. 北京: 人民军医出版社, 2009.

[19] 黄筵庭, 王正康. 腹部外科新手术. 北京: 中国协和医科大学出版社, 2007.

[20] 任卫东, 常才. 超声诊断学. 北京: 人民卫生出版社, 2013.

[21] 郭万学. 超声医学. 第6版. 北京: 人民军医出版社, 2011.

[22] 熊立凡. 临床检验基础. 第4版. 北京: 人民卫生出版社, 2007.

[23] 吴晓蔓. 临床检验基础实验指导. 第3版. 北京: 人民卫生出版社, 2007.

[24] 黄人健, 李秀华. 现代护理学高级教程. 北京: 人民军医出版社, 2014.

[25] 王爱平. 现代临床护理学. 北京: 人民卫生出版社, 2015.

[26] 唐少兰, 杨建芬. 外科护理. 北京: 科学出版社, 2015.

[27] 黄素梅, 张燕京. 外科护理学. 北京: 中国医药科技出版社, 2013.

[28] 李淑迦, 应兰. 临床护理常规. 北京: 中国医药科技出版社, 2013.

[29] 李建民, 孙玉倩. 外科护理学. 北京: 清华大学出版社, 2014.

[30] 尹安春, 史铁英. 内科疾病临床护理路径. 北京: 人民卫生出版社, 2014.